EWERBECK · DER SÄUGLING

DER SÄUGLING

PHYSIOLOGIE, PATHOLOGIE UND THERAPIE IM ERSTEN LEBENSJAHR

VON

HANS EWERBECK

PROF. DR. MED., ÄRZTLICHER DIREKTOR
DES KINDERKRANKENHAUSES DER STADT KÖLN

MIT EINEM GELEITWORT VON

PROF. DR. C. BENNHOLDT-THOMSEN

MIT 56 ZUM TEIL FARBIGEN ABBILDUNGEN

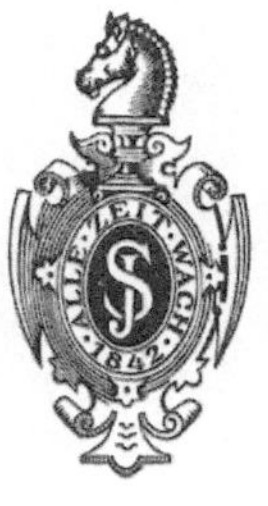

SPRINGER-VERLAG
BERLIN · GÖTTINGEN · HEIDELBERG
1962

ISBN-13: 978-3-642-92833-8 e-ISBN-13: 978-3-642-92832-1
DOI: 10.1007/978-3-642-92832-1

Softcover reprint of the hardcover 1st edition 1962

Geleitwort

Kein Pädiater vermag heute noch die Kinderheilkunde unserer Zeit in ihrer Gesamtheit zu überblicken. Eine alle Gebiete beherrschende Kenntnis gibt es nicht mehr. Das gilt für Forschung, Diagnostik und Therapie in gleicher Weise. Aus diesem Tatbestand sind Konsequenzen zu ziehen. Eine ist die Aufteilung der Bearbeitung der verschiedensten Gebiete durch *Experten.*

Wie das erfolgen kann, ist in diesem Buche am Beispiel der *Physiologie und Klinik des ersten Lebensjahres* belegt worden. Es ist ein neuer Weg. Möge er zum Ziele führen. Es sind durch die *Person des Autors, sein umfassendes Wissen* und die *Art seines Vorgehens* die Voraussetzungen dazu gegeben.

Köln, Herbst 1961 — Prof. Dr. C. Bennholdt-Thomsen

Vorwort

Die Klinik des ersten Lebensabschnittes hat in den letzten Jahrzehnten im deutschen Schrifttum keine umfassende Darstellung mehr gefunden, obwohl in zahllosen Arbeiten die Empirie des Klinikers durch die Ergebnisse physiologischer, physiologisch-chemischer und bakteriologischer Forschung ergänzt und seine Arbeitshypothesen bestätigt oder berichtigt wurden. Dieses kaum noch zu übersehende Schrifttum ist bis zum Jahre 1953 in den „Biologischen Daten für den Kinderarzt" von zahlreichen Autoren übersichtlich und großenteils vollständig zusammengefaßt worden. Leider bestätigt es sich immer wieder, daß selbst in den Kliniken nur wenige Pädiater die Zeit aufbringen, das so umfangreich präsentierte Gut an Wissen vom Standpunkt des Klinikers oder praktisch tätigen Kinderarztes im Hinblick auf den Säugling zu sichten, weiter zu verfolgen und für die Säuglingskrankheiten vorteilhaft auszuwerten. So werden heute noch immer betrübliche Erfahrungen gesammelt, die bei Kenntnis der besonderen Organverhältnisse im Säuglingsalter zu vermeiden gewesen wären. Krankheitsverläufe werden als unvermeidbar hingenommen, die man hätte beeinflussen können und Maßnahmen ergriffen ohne die Physiologie des Säuglings genügend zu berücksichtigen.

Es erschien deshalb wünschenswert, den schwierigen Versuch zu unternehmen, einmal im klinischen Schrifttum die vorhandene Lücke zu schließen und gleichzeitig in diesem Zusammenhang die Gebiete der Neugeborenen- und Säuglings-Physiologie vom Standpunkt des Klinikers aus zu prüfen und soweit darzustellen, daß sowohl die vielfach modifizierte Pathogenese im Säuglingsalter als auch die notwendige Handlungsweise des Therapeuten leichter und eingängiger verständlich würde. Für einige dieser Darstellungen, vor allem auch für den physiologischen Abschnitt, wäre es vielleicht einfacher und in den Augen mancher Fachleute besser gewesen, eine Reihe von Spezialisten zur Mitarbeit heranzuziehen. Sicher hätten dadurch die einzelnen Kapitel an Ausführlichkeit gewonnen, wenn auch mit der Gefahr verbunden, daß manchem Problem über seine klinische Bedeutung hinaus Aufmerksamkeit geschenkt worden wäre. Die Physiologie des jungen Säuglings sollte aber gerade für den praktisch tätigen Pädiater geschildert werden, so daß es gewinnbringender erschien, durch die Einheitlichkeit der Darstellungsart sowie z.B. durch die häufigen Zusammenfassungen den Überblick zu erleichtern und die Einordnung in die klinische Problematik zu gewährleisten.

Der Entschluß zu einer Monographie wurde auch dadurch erleichtert, daß viele große und wichtige Gebiete der Pädiatrie, wie zahlreiche Infektionskrankheiten, innere Erkrankungen, Krankheiten des Bewegungsapparates und Allergosen, im Säuglingsalter noch unbedeutend sind und andere, wie z.B. die kongenitalen Vitien, in speziellen Publikationen zur Verfügung stehen, auf die bei gleichzeitiger Beschränkung auf die wichtigsten Fakten nur hinzuweisen war. Dies wäre auch für den Leser zu bedenken, der vielleicht an einer gewissen Unvollständigkeit dieses ersten Versuches Anstoß nimmt.

So wurde die vorliegende Arbeit mehr als Nachschlagebuch für den Pädiater in der kinderärztlichen Praxis, bei der Neugeborenenbetreuung, bei der eigenen Ausbildung in Kinderkliniken geplant und weniger als Lehrbuch für Studenten bestimmt. Zahlreiche Literaturhinweise sollten auch dem wissenschaftlich tätigen Kliniker als Anknüpfungspunkte das Einarbeiten in noch problematische oder lückenhafte Gebiete erleichtern, die zu eigener Arbeit locken. Bei dieser Ausrichtung war es möglich, nicht nur gesichertes Standardwissen zu bringen, sondern auch aktuelle Forschungsergebnisse und subjektive Beobachtung darzustellen, wie sie die Klinik vermittelt, auch wenn ihr endgültiger Wert noch fragwürdig erschien und vielleicht manchmal die Kritik des sachverständigen Lesers provoziert wird. Bei der Quantität der laufend erscheinenden Literatur werden sich ohnehin vielfach neue Gesichtspunkte ergeben, die eine Korrektur der hier geschilderten Auffassungen notwendig machen wird.

So bleibt nur die Hoffnung, daß ein Teil der angestrebten Ziele erreicht wurde und der Dank an alle, die das Werden des Buches ermöglichten. In erster Linie gilt dieser Dank meinem Lehrer, Herrn Prof. Dr. C. BENNHOLDT-THOMSEN, dessen erfahrener Rat mir immer zur Verfügung stand und der in großzügiger Weise die Auswertung des Krankengutes und Bildmaterials seiner Klinik gestattete. Den Kollegen Privat-Dozent Dr. BACHMANN, Privat-Dozent Dr. SCHWENK und Dr. KEUTH danke ich für die kritische Lektüre einzelner Kapitel, Fräulein A. WERNER für ihren unermüdlichen Einsatz bei der Abfassung des Manuskriptes und beim Lesen der Korrekturen.

Köln, Herbst 1961 Prof. Dr. HANS EWERBECK

Inhaltsverzeichnis

Die Physiologie des Neugeborenen und Säuglings

A. Das Neugeborene

1. Körperliche Beschaffenheit

Nach einer *durchschnittlichen Schwangerschaftsdauer* von 280 ± 15—21 Tagen [*20, 310, 434, 486*] wird das intrauterine Leben mit seiner parenteralen Ernährung und placentaren Atmung beendet, wenn die Nabelschnur durchtrennt ist. Damit beginnt das Neugeborenendasein, dessen Ende durch das Abfallen der Nabelschnur bestimmt wird.

Das *Geburtsgewicht* des reifen Neugeborenen schwankt zwischen 2600 und 4500 g und beträgt im Mittel beim Knaben 3400 g und beim Mädchen 3360 g [*204*].

Dies hängt nicht nur von genetischen Bedingungen ab, sondern wird auch durch äußere Faktoren mitbestimmt. So kann bei älteren Müttern, nach mehreren Schwangerschaften, bei günstiger sozialer Lage und bei verlängerter Schwangerschaft mit einem höheren Geburtsgewicht gerechnet werden [*434, 435, 483*]. Die *verlängerte Schwangerschaft* führt allerdings nicht immer zu einer Erhöhung des Geburtsgewichtes, sondern kann mit der Geburt eines übertragenen, eines überreifen oder auch eines spätgeborenen Kindes beendet werden.

Ein *übertragenes Kind* ist bei der Geburt eutroph, denn es hat sich während des längeren Aufenthaltes in utero normal weiterentwickelt und ist dem normalgeborenen Kind an Körpergröße und Gewicht überlegen, weil es einen Teil der postnatalen Entwicklung bereits in der Schwangerschaft vorweggenommen hat. Das *überreife Kind* dagegen ist bei der Geburt trotz möglicher Überlänge ausgetrocknet und dystroph *(pränatale Dystrophie)*. Verschiedene Umstände haben ihm während der verlängerten Schwangerschaft Schaden zugefügt, etwa die nach Ablauf der normalen Schwangerschaftszeit für die Versorgung des Kindes zunehmende Insuffizienz der Placenta oder die Ungunst der räumlichen Verhältnisse für das inzwischen übergroße Kind oder die Abnahme der Fruchtwassermenge. Die zunehmende Austrocknung der Frucht in solchen Fällen wird damit erklärt, daß das Kind gegen Ende der Schwangerschaft immer mehr Fruchtwasser ohne entsprechenden Nachschub trinkt und über den kindlichen Kreislauf und die Placenta wieder an die Mutter abgibt. Das *spätgeborene Kind* schließlich entspricht in Gewicht, Größe und Beschaffenheit einem normalen Neugeborenen trotz seiner eindeutig verlängerten Schwangerschaft. Es ist also weder überschwer noch übergroß, wie das übertragene Kind, noch zeigt es Zeichen der Dystrophie wie das überreife Neugeborene.

Die Umstellung auf das extrauterine Leben wird von einer *physiologischen Gewichtsabnahme* begleitet, die ihr Maximum zwischen dem 3. und 5. Tag zeigt. Der Gewichtsverlust beträgt dabei in der Regel 5—9% des Geburtsgewichtes [*483, 1023*]. Erst zwischen dem 10. und 14. Lebenstag wird das Geburtsgewicht wieder erreicht und überschritten.

Die *Haut* des reifen Neugeborenen ist, und zwar besonders stark an Rücken, Nacken und in der Kreuzbeingegend, mit der *Vernix caseosa* (Käseschmiere) salbenartig überzogen. Dieses Smegma embryonicum aus abgestoßenen Epithelien und Hauttalg, besitzt bactericide Eigenschaften, vermag die Haut des

Feten vor den macerierenden Einwirkungen des Fruchtwassers zu schützen und sie für den Geburtsakt schlüpfrig zu machen. Die darunter erscheinende Haut des reifen Neugeborenen ist glatt und hellrot mit einem leicht cyanotischen Einschlag, der aber nach den ersten Atemzügen verschwindet und einem kräftigen Rot Platz macht. Diese typische, manchmal etwas fleckige Rötung *(Erythema neonatorum)*, bedingt durch die geringe Dicke der Epidermis und des Corium, ist individuell verschieden stark ausgeprägt und vom Reifezustand des Kindes abhängig. Sie hält über die ersten Lebenstage an. Auch das sog. *Erythema toxicum* (MAYERHOFER) (s. Abb. 1), jene flüchtigen urticariellen oder papulösen Veränderungen besonders am Gesäß des Neugeborenen, ist in den ersten 2 bis 3 Lebenstagen physiologisch und verschwindet bis zum 16. Tag spurlos. Selten zeigt es auch einen vesiculösen Charakter *(Bullosis allergica)*. Für eine allergische Ursache sprechen Eosinophilie im Blut und den befallenen Hautabschnitten.

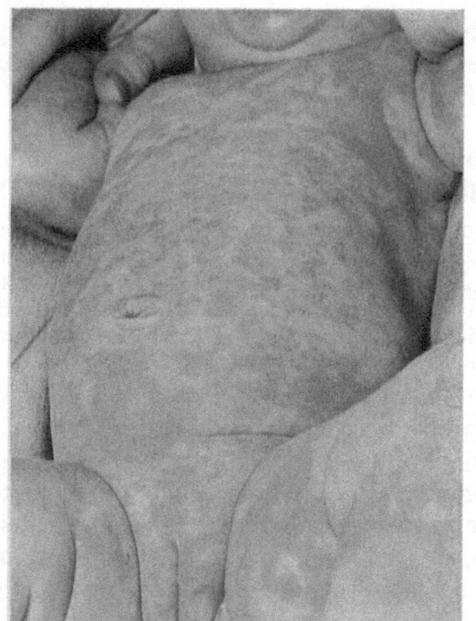

Abb. 1. Erythema toxicum neonati

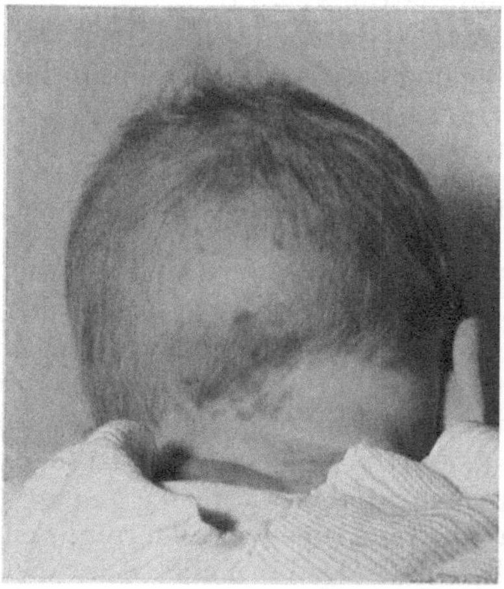

Abb. 2. Storchenbiß

Als Folge der funktionellen Unreife der Talgdrüsen nähert sich die aktuelle Reaktion der Neugeborenenhaut mehr dem Neutralpunkt (um p_H 6,7), während die Erwachsenenhaut ja sauer reagiert.

Auf der Nase und in ihrer Umgebung zeigen sich häufig kleine, stecknadelkopfgroße, weißliche Pünktchen, die sog. *Milien* oder *Comedones neonatorum*, die im Laufe der ersten Lebenswoche verschwinden. Die *Acne des Neugeborenen* s. S. 43. Sternchenförmige, hellrote *Naevi* (Teleangiektasien) zeigen sich bei etwa 50% aller Neugeborenen im Nacken, seltener über dem Occiput, auf der Nasenwurzel, am Augenlid oder auf den Lippen. Sie werden beim Schreien dunkler, sind als „Storchenbiß" (s. Abb. 2) bekannt und verschwinden nach wenigen Wochen von selbst. Nur selten bleiben schwache Residuen auch am Ende des 1. Lebensjahres noch sichtbar. Diese harmlosen Veränderungen dürfen nicht mit den dunkelroten erhabenen *Hämangiomen* verwechselt werden, weil diese im Gegensatz zu den Teleangiektasien ohne Therapie nicht verschwinden (s. S. 471).

Das *subcutane Fettgewebe* ist beim Neugeborenen sehr gut ausgebildet. Bezogen auf Körperoberfläche oder Körpergewicht entspricht es in seiner Dicke etwa dem Fünffachen des Fettpolsters eines fettleibigen Erwachsenen [*50*]. Dabei ist das Fett selbst noch unreif, von festerer Konsistenz und besitzt einen höheren Schmelzpunkt und weniger Ölsäure als das Körperfett des Erwachsenen.

Der *Turgor*, also jene durch den Grad der Wassereinlagerung bestimmte Elastizität der Haut, die sich unter anderem an der Retraktionsgeschwindigkeit einer Hautfalte messen läßt, ist beim Neugeborenen infolge des Wasserreichtums der Haut besonders groß. An den Augenlidern kann sogar gelegentlich der Eindruck eines leichten Ödems entstehen, auch ohne daß geburtstraumatische Folgen vorliegen.

Die *Kopfbehaarung* ist meist schüttern, das einzelne Haar etwa 2 cm lang und dunkler gefärbt als das spätere bleibende Haarkleid des Kindes. Die Behaarung der Augenumrandung ist schwach ausgebildet und oft kaum zu erkennen. Die *Finger-* und *Fußnägel* sind dünn, bedecken oder überragen aber Finger- und Zehenkuppen. Das *Knorpelgerüst* der Ohren und Nasenspitze ist deutlich zu tasten.

Das *Gesicht* des Neugeborenen ist als Folge eines intrauterinen Druckes oder des Geburtsvorganges nicht selten etwas asymmetrisch, reguliert sich aber in den ersten Lebenswochen. Der Unterkiefer erscheint auffallend klein, der Oberkiefer dafür gut ausgebildet und oft etwas vorstehend, die Stirn ist hoch gewölbt. Im Vergleich zum Gesicht erscheint der *Hirnschädel* sehr groß und übertrifft im Umfang auch den Brustumfang des Kindes (s. Körpermaße S. 534). Die *große Fontanelle* zwischen Stirn- und Scheitelbeinen variiert in der Diagonalen zwischen 1,8:2,0 —3,0:2,6 cm [*805*]. Die *kleine Fontanelle* zwischen Scheitelbeinen und Hinterhauptsbein und die beiden Seitenfontanellen zwischen Scheitelbein, Hinterhauptsbein und Schläfenbein sind bei der Geburt noch offen und kaum fingerkuppengroß. Unmittelbar nach der Geburt können die Schädelknochen als Folge des Geburtsvorganges mehr oder weniger ineinander verschoben sein. Bei der Hinterhauptslage schieben sich gewöhnlich Stirn- und Hinterhauptsbein unter die Scheitelbeine und das beim Geburtsvorgang nach hinten gelegene Scheitelbein unter das vorliegende Scheitelbein. Im Gegensatz zu der genannten Gesichtsverformung bilden sich diese Verschiebungen aber bereits in den ersten Lebenstagen wieder zurück, so daß der typisch walzenförmige, dolichocephale Schädel des Neugeborenen entsteht. Auch die *Geburtsgeschwulst* (Caput succedaneum), jene Rückflußstauung von Lymphe und Blut im Gewebe durch den sich öffnenden Muttermund, die bis zu petechialen Blutungen am Cornealrand oder der Conjunctiva führen kann, gehört zu diesen reversiblen, mechanischen Schäden, die bereits im Laufe der ersten 3 Tage wieder völlig verschwinden, selbst wenn das Kind infolge seiner Gesichts- oder Steißlage sehr entstellt worden war.

Bei den *Proportionen des Körperbaues* fällt der verhältnismäßig große Kopf auf, der $^1/_4$ der Körperlänge (beim Erwachsenen $^1/_8$) einnimmt. Er sitzt mit einem kurzen Hals auf einem *faßförmigen Thorax*, dessen Transversaldurchmesser nur wenig über den Sagittaldurchmesser hinausgeht und dessen horizontal gestellte Rippen weitgehend in Inspirationsstellung zu stehen scheinen. Das *Abdomen* ragt wegen der Größe seiner Organe, der Weichheit der Bauchmuskulatur und wegen der bereits bestehenden Fettpolster über die Thoraxebene empor. Nicht selten besteht beim Neugeborenen auch noch eine Rectusdiastase, die mit zunehmender Entwicklung der Bauchmuskulatur von selbst verschwindet. Im Epigastrium zeigt sich manchmal eine knötchenförmige Erhebung durch einen hervorstehenden *Processus xyphoides*, dessen Behandlung sich ebenfalls erübrigt. Der untere *Leberrand* überragt den Rippenbogen um 2—5 cm [*623*], die *Milz* ist bei 13,5% aller Neugeborenen am unteren Pol zu tasten [*623*]. Die *Leistenkanäle* sind in der Regel zwar noch offen, aber so klein, daß auch beim Schreien kein Bruch hervortritt.

Die *Nabelschnur* enthält zwei enge, dickwandige Nabelarterien, eine weite, dünnwandige Nabelvene und Reste des Allantoisganges (Ductus omphalo-entericus). Sie sind beim gesunden Neugeborenen durch Kontraktion der Gefäßmuskulatur sofort nach der Abnabelung geschlossen. Anatomisch tritt aber eine Obliteration erst bis zum Ende der 3. Lebenswoche ein, so daß bis dahin eine ascendierende Infektion leicht möglich ist. Ende der 1. Lebenswoche fällt dann der eingetrocknete Nabelschnurrest ab und hinterläßt die *Nabelwunde*, die normalerweise bis zum 14. Lebenstag abgeheilt ist. Dieser Augenblick markiert das Ende der Neugeborenenperiode. Das gelegentliche Übergreifen der Bauchhaut auf den unteren Abschnitt der Nabelschnur, der sog. *Hautnabel*, kann vom Nabelbruch dadurch unterschieden werden, daß der Nabelring selbst nicht erweitert ist.

Die Größe der *Genitalien* zeigt beim Mädchen infolge der perinatalen Hormoneinwirkungen (s. S. 43) große Variationsmöglichkeiten. Beim Jungen sind diese Einflüsse äußerlich nicht zu sehen; die Testes liegen normalerweise im Scrotalsack, zumindest im Inguinalkanal und lassen sich leicht nach unten drängen. Nicht selten besteht unter Bevorzugung der rechten Seite eine Hydrocele. Der Penis ist bereits mit erektilem Gewebe ausgestattet, wodurch ein Priapismus möglich ist. Das Praeputium ist noch an die Glans angeheftet und sollte nicht artefiziell gelöst werden.

Die *Körperhaltung* in Ruhe ist beim Neugeborenen in den ersten Lebenswochen sehr charakteristisch: die Extremitäten liegen in Flexionsstellung mit leicht nach hinten und innen gekrümmten Unterschenkeln, die Füße zeigen eine deutliche Vagusstellung mit Dorsalflexion, ohne daß ein Klump- oder Hakenfuß vorliegt. Beugt man in Rückenlage die Oberschenkel im Hüftgelenk, so daß sie zur Körpersenkrechten einen Winkel von 90° bilden, dann können sie so weit abduziert werden, daß die Knie sich bis auf etwa 8 cm der Unterlage nähern lassen. Beim Mißlingen dieses Versuches muß an einen angeborenen Adductorenspasmus oder an eine kongenitale Hüftgelenksluxation gedacht werden.

2. Funktionelles Verhalten des Neugeborenen

a) Atmung

α) Einsetzen der Atmung

Rhythmische Atembewegungen können vom Feten schon intrauterin gemacht werden [*227, 760, 892*], wobei Fruchtwasser bis in die tieferen Luftwege gelangen kann, um dort resorbiert zu werden [*227*]. Jedenfalls läßt sich fast bei allen Neugeborenen Amnionflüssigkeit in den Alveolen nachweisen, bei 15% der Fälle sogar in größeren Mengen [*255*]. Man weiß allerdings nicht, wieviel davon erst während des Geburtsaktes aspiriert wird [*9, 135, 884*]. Es mag sein, daß diese intrauterinen Atembewegungen durch die in den letzten Schwangerschaftswochen immer schwierigere Sauerstoffversorgung des Feten über das Atemzentrum ausgelöst werden [*767*].

Die extrauterine *Atmung beginnt als Schnappatmung*, also mit einer entwicklungsgeschichtlich älteren Atemform [Peiper A., *710*], die bis zu 45 sec lang und bei erschwerter Geburt oder unter dem Einfluß von Äther noch länger dauern kann [*837*]. Erst dann setzt die regelmäßige und pausenlose Atmung ein. Der *erste Schrei* ist nicht mit dem ersten Atemzug verbunden, sondern löst sich erst nach 6—8 sec und einigen schnappenden Atemzügen. Das Auftreten des ersten Atemzuges hängt offenbar nicht allein vom O_2- und CO_2-Gehalt des kindlichen Blutes ab [*378*]. Jedenfalls vermag zusätzliche CO_2-Zufuhr das Atemzentrum des asphyktischen Neugeborenen nicht anzuregen [*225*]. Auch andere Mittel, wie Lobelin oder Coramin, die beim Erwachsenen die Atmung zu stimulieren vermögen, sind beim asphyktischen Neugeborenen wirkungslos oder haben sogar einen depressorischen Effekt [*224*]. Vor allem durch große Dosen wird die Reaktionsfähigkeit der extramedullären Chemoreceptoren in der Aorta und Carotis [*161*], die das Nichtansprechen des Atemzentrums eigentlich kompensieren sollten [*833*], beeinträchtigt [*887*]. Auch das Absinken des O_2-Gehaltes im Blut, das vom Neugeborenen viel länger als vom Erwachsenen ertragen wird, scheint allein den Atemmechanismus noch nicht in Gang zu setzen, eher sinkt unter diesen Umständen beim Neugeborenen der Grundumsatz [*166*] und steigen der Milchsäurespiegel und das Blut-p_H als Zeichen beginnenden anaeroben Stoffwechsels an [*378*]. Aber auch Kälte und mechanische Reize können als einzige Ursache des Atembeginns nicht anerkannt werden [*710*). Vermutlich wirken sie nur in Kombination mit der Asphyxie nach Ausschaltung des Placentarkreislaufs reflexauslösend für die Atmung.

So beginnt das Neugeborene sein Leben in einem apnoischen Anfall; denn erst der mit der Schnappatmung in das Blut gelangende Sauerstoff scheint die für die rhythmische Atmung verantwortlichen höheren Atemzentren in Funktion zu setzen [*39, 708, 837*]. Für den ersten Atemzug muß dabei eine beträchtliche Arbeit geleistet werden, da ein negativer Druck von 25—60 cm Wasser [*8*] bzw. 18—26 mm Hg [*885*] zu überwinden ist, den die atelektatischen Lungen mit ihrer großen Oberflächenspannung dem Eindringen der Luft entgegensetzen [*341*]. Der Atemapparat des gesunden Neugeborenen ist aber dieser Anforderung wohl gewachsen, da er einen negativen Druck bis zu 50 cm Wasser zu erzeugen imstande ist [*885*]. Ist die Lunge erst einmal entfaltet, dann genügt für die Beatmung der Neugeborenenlunge nur noch ein Druck von 12—15 cm H_2O.

Schon die ersten Atemzüge füllen alle Abschnitte der Lunge mit Luft, und zwar zuerst die vorderen Abschnitte [*256, 712*], dann auch die Komplementärräume an der Basis der Lunge und um das Herz sowie die paravertebralen Regionen, die sich erst in den ersten Tagen völlig entfalten. Bis dahin dürften Rasselgeräusche, die in diesen Lungenabschnitten zu hören sind, keinen Anlaß zur Besorgnis geben. Auch darf unter der Bezeichnung „Atelektase", um die es sich bei jedem Neugeborenen handelt, in diesem Stadium kein pathologischer Zustand verstanden werden, denn noch 18% aller Neugeborenen zeigen zwischen dem 6. und 10. Lebenstag bei genauer Röntgenkontrolle atelektatische Bezirke [*889*]. Auch bei beträchtlicher Ausdehnung dieser Atelektasen leidet dabei die O_2-Sättigung des Blutes nicht [*886*], weil die Atemfläche ausreicht und die atelektatischen Bezirke weniger durchblutet sind [*707*].

β) Atemwege, Atemmechanik

Die *Atemmechanik* ist infolge der besonderen anatomischen Verhältnisse der oberen Luftwege und des Brustkorbes beim Neugeborenen besonders leicht irritabel.

Die *Nase* ist in bezug zum Schädel sehr klein, die Choanen sind eng und sitzen wegen der geringen Höhenausdehnung der Nase so nahe aufeinander, daß die Ventilation praktisch nur durch die Pars communicans zwischen den Muscheln und der Nasenscheidewand möglich ist. So führen geringfügige Anlässe, wie z. B. schon die in den ersten Tagen häufige hyperämische Schleimhautschwellung, leicht zu einer Behinderung der Nasenatmung und sind Ursache für das beim gesunden Neugeborenen häufig hörbare deutliche *Schniefen*. In $^1/_3$ der Fälle enthält der Nasenschleim schon vom 4. Tag an zahlreiche Eosinophile, die sich bis zum 3. Lebensmonat nachweisen lassen, ohne daß eine Allergie besteht oder sich entwickelt [*606*].

Die relativ große *Zunge* liegt der hinteren Rachenwand in größerer Ausdehnung an, weil der verhältnismäßig tief sitzende harte Gaumen bzw. der Nasenboden mit der hinteren Rachenwand im Gegensatz zum Erwachsenen nicht einen rechten, sondern einen stumpfen Winkel bilden. Sie erlaubt nicht, bei der Inspektion größerer Abschnitte des *Pharynx* leicht zu übersehen. Drückt man allerdings mit einem Spatel die Zunge genügend weit nach vorne, dann bekommt man leicht sogar die Epiglottis zu sehen, ein Zeichen, daß der Kehlkopf beim Neugeborenen außergewöhnlich hoch liegt (in Höhe des 2. Halswirbels). Vor allem in Rückenlage kann deshalb die Zunge leicht auf den Kehldeckel zurückgleiten und bei der Inspiration unter einem entsprechenden Geräusch angesaugt werden.

Die *Lungenventilation* wird aber nicht nur durch die engen Verhältnisse des Nasopharynx, sondern auch durch die horizontale Stellung der Rippen und ihre geringen Exkursionsmöglichkeiten beeinträchtigt, so daß der Neugeborene zu einem ausreichenden Gaswechsel im wesentlichen mit dem *Zwerchfell* atmen muß, durch dessen Kontraktion gleichzeitig die unteren Rippen etwas angehoben werden [*112*, *720*], während man am Zwerchfellansatz selbst und am Sternum vor allem in den ersten Lebenstagen leichte Einziehungen bei der Inspiration bemerken kann. Die Zwerchfellatmung wiederum hat mit dem Widerstand der Bauchorgane zu kämpfen und wird zusätzlich noch durch die Weichheit und Nachgiebigkeit der Rippen in ihrer Wirksamkeit eingeschränkt, so daß man von einer *physiologischen Ateminsuffizienz* des Neugeborenen sprechen kann [*112*].

Trotz allem aber führt die Arbeitsleistung der Atmung des Neugeborenen bezogen auf den Grundumsatz [*163*] als Vergleichszahl zu den gleichen Werten des *Minutenvolumens* und der Alveolarleistung wie beim Erwachsenen. Allerdings kann er wegen des geringen Volumens der Respirationsluft von 15 bis 21 ml [*187*] nur durch eine physiologische Tachypnoe das durchschnittliche Atemminutenvolumen von 498 ml [*163*, *239*] erreichen und damit seinen O_2-Bedarf decken, vor allem, weil die funktionelle Residualluft relativ viel geringer ist als beim Erwachsenen [*61*]. Günstig dafür ist, daß sein funktioneller Totraum mit 5 ml [*163*], bezogen auf die Respirationsluft, nicht größer ist als beim Erwachsenen (etwa $^1/_3$ der Respirationsluft). Bei Hypoxie aber besteht nur eine geringe Möglichkeit, durch Steigerung der Atemfrequenz die O_2-Versorgung zu bessern. So zeigt sich auch von seiten des Atemmechanismus die Wichtigkeit einer ausreichenden Sauerstoffversorgung des Neugeborenen [*637*]. Mit 48,2 Atemzügen in der Minute im Durchschnitt [*1020*], bei Extremwerten zwischen 16 und 116, besteht deshalb bei der Geburt die höchste *Atemfrequenz* des Menschen [*187*, *665*]. Bei der Streubreite der Normzahlen kann man jedenfalls aus Atemfrequenz und auch aus Atemtiefe keinen Schluß auf die Sauerstoffversorgung des Neugeborenen ziehen. Muskeltonus und Hautfarbe sind dabei stichhaltigere Symptome.

Die *Atemrhythmik* ist beim gesunden Neugeborenen gleichmäßig. Ein- und Ausatemlänge sind gleich groß und durch keine Pause getrennt [*39*, *710*]. Selten findet man ein verlängertes, etwas ruckartiges Inspirium mit einer kleinen anschließenden Pause (Zahnradatmung nach [*188*]). Noch seltener zeigt auch das reife Neugeborene eine periodische Atmung mit oder ohne apnoische Pausen (Cheyne-Stokes), die am ehesten beim Einschlafen zu beobachten ist [*665*].

Sie scheint aber ohne wesentliche Bedeutung für das Minutenvolumen der Atmung zu sein [*188*]. Im Schlaf selbst wird die Atemfrequenz langsamer, die Tiefe nimmt zu und das Minutenvolumen ab [*188*].

γ) O_2-Versorgung

Die geschilderte Atemmechanik erlaubt es jedenfalls, daß rund 80% aller Neugeborenen nach 60 min Atmung eine normale Sauerstoffsättigung von durchschnittlich 94% erreichen, nachdem sie bei der Geburt im Durchschnitt nur 61% beträgt [*480*]. Dieser vorübergehende O_2-Mangel bei der Geburt wird vom Neugeborenen viel besser als vom Organismus des Erwachsenen ertragen. So kann sich ein Neugeborenes noch nach einer Asphyxie von mehr als 10 min später normal entwickeln [*887*].

Auch bei Tieren ist die Toleranz gegen Sauerstoffmangel bei der Geburt und in den ersten 6—12 Lebenstagen etwa 8—10mal größer als später [*98, 261, 320, 413, 764, 869*]. Befristeter O_2-Mangel wird am längsten im späten Fetalleben ertragen [*320*]. Die Ursache dafür liegt neben dem noch niedrigen O_2-Bedarf des Gehirns in dieser Zeit [*955, 695*] und dem Besitz an fetalem Hämoglobin vor allem in der Möglichkeit des Neugeborenen, den O_2-Verbrauch durch Drosselung der Energiegewinnung einzuschränken und in der noch vorhandenen Fähigkeit zur anaeroben Energiegewinnung [*412, 1012*], deren Bedeutung für den Neugeborenen allerdings neuerdings wieder bestritten wird [*167*]. So werden von Frühgeborenen O_2-Spannungen im arteriellen Blut bis zu 77% ohne Dyspnoe oder Cyanose vertragen, während beim reifen Neugeborenen dabei schon deutliche Symptome bestehen [*111*]. Beide können sich aber ohne Schwierigkeit auf eine O_2-Konzentration von 15% in der Atemluft über längere Zeit einstellen (bis 40 Tage) und dann mit einer O_2-Sättigung von 80—90% gut gedeihen [*881*].

Leider läßt sich im Einzelfall die Toleranz gegen Sauerstoffmangel nicht abschätzen, sondern erst später am Ausbleiben von Cerebralschäden erkennen. Bei normalem Einsetzen der Atemmechanik wird allerdings die aus Gründen der Lebenssicherung große Toleranzbreite gegenüber Sauerstoffmangel des Neugeborenen nicht beansprucht, weil sein Atemminutenvolumen, bezogen auf die Körperoberfläche (der einzig erlaubte Vergleich nach [*188*]), infolge der hohen Atemfrequenz nahe an die Erwachsenenwerte herankommt [*886*]. Pro Kilogramm Körpergewicht ist es sogar größer als beim Erwachsenen.

Infolge der hohen Atemfrequenz ist die alveoläre Kohlensäurespannung beim Neugeborenen nach einem hohen Wert unmittelbar nach der Geburt (43,5 mm Hg) mit durchschnittlich 29,8 mm Hg (22,8—30,1 mm Hg) nieder [*1020*]. Bei ungestörter Diffusion (im Gegensatz zu unreifen Frühgeborenen) kann dies als direktes Maß der arteriellen CO_2-Spannung angesehen werden, die in späteren Lebensabschnitten deutlich höher liegt (bei Säuglingen 31,6 mm Hg nach [*993*], Kleinkindern 37,3 mm Hg und Erwachsenen 41,1 mm Hg nach [*964*]).

δ) Zusammenfassung

Die Atmung beginnt durch physiko-mechanische und biochemische Reize (Asphyxie), ausgelöst als Schnappatmung und geht nach dem ersten Schrei in eine rhythmische Atmung über. Damit entfaltet sich die Lunge zum größten Teil. Eine völlige Entfaltung tritt erst nach einigen Tagen ein. Primäre Atelektasen in normalem Umfang beeinträchtigen die O_2-Versorgung des Neugeborenen nicht. Die Atemwege selbst sind eng und die Nasenatmung leicht zu behindern. Die Ventilation erfolgt fast ausschließlich durch Zwerchfellatmung. Die hohe Atemfrequenz von 38—48 Atemzügen je Minute ermöglicht, bezogen auf Grundumsatz oder Körperoberfläche, dieselben Werte für das Atemminutenvolumen wie beim Erwachsenen. Deshalb ist eine Kompensation bei Sauerstoffmangel durch Frequenzsteigerung nur beschränkt möglich. Eine Atemfrequenzabnahme kann nicht durch Steigerung des Atemvolumens kompensiert werden und führt schnell zur Hypoxydose und Hyperkapnie. Allerdings ist der Neugeborene relativ resistent gegen O_2-Mangel durch seine Möglichkeit, die Energieerzeugung zu drosseln und seine Fähigkeit zum verstärkt anaeroben Stoffwechsel.

b) Kreislauf

α) Umstellung nach der Geburt

Während der fetale Kreislauf placentar ausgerichtet ist und Umleitungen wie den Ductus Arantii, den Ductus Botalli und das Foramen ovale benützen muß, um alle besonders sauerstoffhungrigen Organe genügend zu arterialisieren, kann sich der *bleibende Kreislauf* nach Einsetzen der Lungenatmung *pulmonal ausrichten* und auf diese Umleitungen verzichten (s. Abb. 3).

Die Nabelarterien sind anatomisch so angelegt, daß auf Abkühlung und Austrocknung, vor allem aber unter der Zunahme der Sauerstoffspannung des sie durchströmenden Blutes nach dem ersten Atemzug von durchschnittlich 3,1 auf 10,3 Vol.-% [*376*] eine Kontraktion eintritt [*321, 449, 755*]. Mit Hilfe von besonderen muskulären Drosseleinrichtungen [*985*] wird dabei ein sicherer Gefäßverschluß erreicht und das Verbluten des Kindes vermieden, auch wenn die Nabelschnur nur abgerissen wird. Bei der *Nabelvene* tritt ein derartig sicherer Verschluß nicht ein, weil er für das Kind bedeutungslos ist. Das Abbinden des Nabels geschieht also mehr aus konventionellen als aus physiologischen Gründen [*38*]. Auch der *Ductus venosus Arantii* ist als partielle „Ecksche Fistel“ für den Kreislauf des Neugeborenen wenig wichtig. Er schließt sich in den ersten beiden Lebenswochen ebenfalls mit Hilfe muskulärer Drosseleinrichtungen [*501*]. Der *Ductus Botalli*, gemessen an der Farbstoffverdünnung [*740*] oder der Sauerstoffsättigung in Hand und Fuß [*233*], bleibt nach der Geburt bei normalen Lungenverhältnissen noch einige Tage, allerdings nur in umgekehrter Stromrichtung, d. h. mit einem vorwiegenden Links-Rechts-Shunt [*221*], offen und schließt sich auf den O_2-Anstieg im Blut erst durch Kontraktion der Gefäßwandmuskulatur [*7, 381, 382*] im 2.—3. Lebensmonat auch anatomisch.

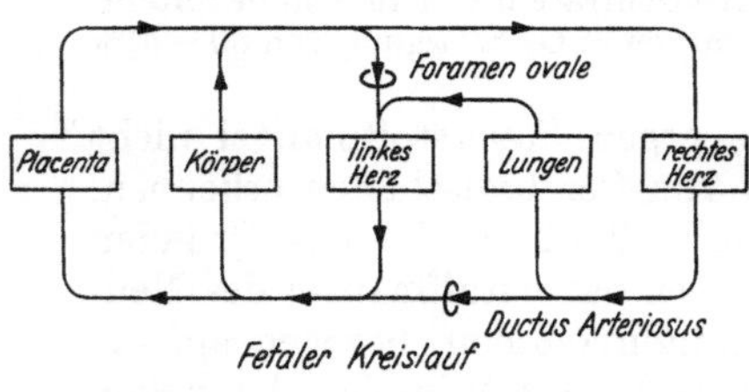

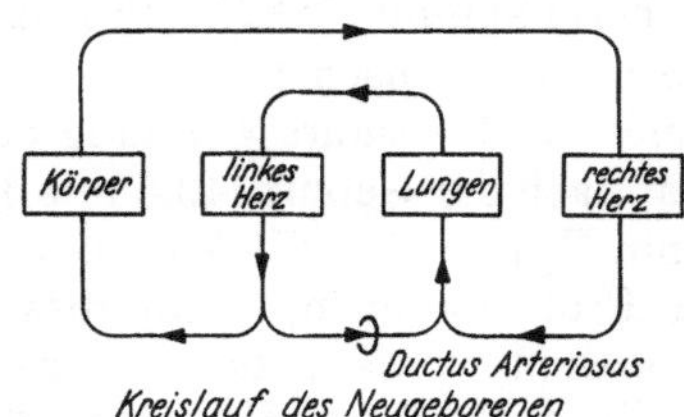

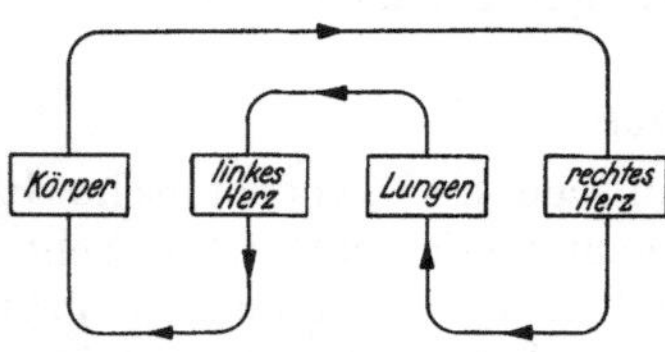

Abb. 3. Umstellung des Kreislaufs nach G. S. DAWES, J. C. MOTT, J. G. WIDDICOMBE: J. Physiol. (Lond.) **128**, 344, 361, 384 (1955)

β) Das Herz

Das *Herz des Neugeborenen* ist mit 19,5—23,6 g (nach [*663*]), bezogen auf das Körpergewicht, relativ schwerer als beim Erwachsenen. Bezieht man allerdings bei dieser Berechnung das Gewicht der bis zur Geburt mitversorgten Placenta mit ein, so verschwindet diese Differenz. Man könnte geneigt sein, nach Verlust der Placenta mit einer gewissen Leistungsreserve des Herzens zu rechnen, vor allem da sich auch das Herzgewicht bis zum Ende des 1. Lebensjahres nur verdoppelt, das Körpergewicht aber verdreifacht [*663*]. Es wird sich zeigen, daß dies aber ein Fehlschluß ist. Die absoluten *Herzmaße* zeigen röntgenologisch beim Neugeborenen eine starke Streubreite, so daß Normwerte ohne klinische Bedeutung sind [*40*]. Diese Schwankungen der Normalmaße mögen damit zusammenhängen, daß die Umstellung bei der Geburt eine starke Belastung des Herzens darstellt.

Schon in den letzten Schwangerschaftsmonaten hat sich das Schlagvolumen der rechten Herzkammer unter einem stärkeren Wachstum der Muskulatur dieses Herzabschnittes vermehrt, so daß das rechte Herz in der Regel beim ausgetragenen Neugeborenen gleichschwer oder schwerer als die linke Herzkammer ist [*377, 432*]. Der Blutdruck ist im rechten Ventrikel in den letzten Schwangerschaftswochen genau so groß wie im linken, da beide Herzhälften durch den Ductus arteriosus gleichgeschaltet sind und zusammen das Blut in die Aorta pumpen [*181*]. Mit dem Einsetzen der Lungenatmung *sinkt* nun plötzlich *der Druck im Lungenkreislauf* durch die Beseitigung von Sperrmechanismen im Lungengefäßsystem [*383*] und wohl auch Streckung der Alveolarcapillaren [*8*] auf 20% oder weniger seines Ausgangswertes ab, wodurch das inzwischen erstarkte rechte Herz entlastet wird und im Ductus Botalli die bereits genannte Stromumkehr zum Links-Rechts-Shunt einsetzt, so daß die Lunge für die ersten Lebenstage auch aus der Aorta Blut erhalten kann [*16, 181*] und damit eine ausreichende Arterialisierung des Blutes auch bei einer nur partiellen Lungenentfaltung besser gewährleistet ist (s. Abb. 3). Ist der Lungenwiderstand in pathologischen Fällen noch zu groß oder wird er durch sekundäre Atelektasen wieder größer, dann nimmt der Blutstrom im Ductus Botalli wieder die ursprüngliche Richtung des fetalen Lebens ein. Auf Grund dieser Verhältnisse wird die *Druckdifferenz zwischen dem rechten und linken Herzen* von 1:3 bis 1:4, wie beim Erwachsenen in der Neugeborenenperiode noch nicht erreicht [*365*], so daß es nicht überrascht, daß eine auskultatorische Diagnose von Septumdefekten in diesem Zeitabschnitt meist unmöglich ist. Die *Drucksteigerung im linken Vorhof* hat ihre Ursache in dem nun einsetzenden verstärkten Zufluß aus den Lungen [*339*] und sie bewirkt den funktionellen Verschluß des Foramen ovale. Anatomisch bleibt allerdings diese Öffnung noch länger bestehen und ist selbst nach 8 Wochen noch bei 25% aller Säuglinge durchgängig [*154*].

Die starke Belastung des Herzens, *vor allem des linken Ventrikels* unmittelbar nach der Geburt durch die plötzliche Kreislaufumstellung sowie die notwendige Steigerung des Blutvolumens (s. S. 10) führen zu einer *vorübergehenden Dilatation*, die man an Hand des EKGs, vor allem in den ersten 30 min nach der Geburt, als Zeichen einer physiologischen Überbelastung deuten kann [*339*]. Die Herzgröße nimmt aber dann schnell schon in den ersten 5 Lebenstagen wieder um 10—25% ihres Ausgangswertes ab [*834*], so daß dann die Belastungsdilatation im wesentlichen als überwunden angesehen werden kann.

Das Herz des Neugeborenen hat dann eine ausgesprochen *kugelige Form* und liegt breit der vorderen Brustwand an, so daß der Spitzenstoß im IV. Intercostalraum (ICR) ein Querfinger außerhalb der Medioclavicularlinie zu tasten ist.

Anatomisch finden sich neben der erwähnten starken Wandentwicklung des rechten Ventrikels weite Herzostien und häufig kleine Knötchen (Noduli albini) am Rande der Atrioventrikularklappen sowie nicht selten kleine Klappenhämatome, vor allem an den Semilunarklappen.

Die *Herztöne* fallen durch ihren regelmäßigen Abstand voneinander (Embryokardie) auf. Außerdem ist beim Neugeborenen häufig der erste Herzton, der Muskelton, auch über der Herzbasis deutlicher zu hören. *Systolische Herzgeräusche* über der Herzspitze sind nicht selten [*582, 877*] und müssen primär auf den noch nicht vorhandenen Verschluß fetaler Verbindungen und auf die Belastungsdilatation bezogen werden. So kann in etwa 40% der Fälle beim Neugeborenen das Geräusch des noch offenen Ductus Botalli gehört werden [*64*].

Im *EKG* besteht ein ausgesprochener Rechtstyp, wobei die Herzachse fast horizontal verläuft [*384, 529, 863*]. Die P-Zacke ist in der Regel hoch und breit, besonders in der zweiten Ableitung. Die PQ-Dauer ist länger als beim älteren Säugling. Die ST-Strecke zeigt in den ersten 3 Lebenstagen nicht selten eine leichte Senkung [*906, 954*] und geht dann vom 3.—4. Tag in eine leichte Erhebung (0,5—0,1 mV) über. Manchmal kann sie bis auf pathologische Werte von 0,1—0,2 mV ansteigen [*668*]. Die T-Zacke ist in den ersten Lebenstagen sehr niedrig, oft isoelektrisch [*307, 431, 863*]. Nicht selten bestehen in den ersten Lebenstagen *Extrasystolen,* die aber als physiologische Umstellungsfolge bezeichnet werden können, da sie ohne Therapie verschwinden [*1006*]. Eine *respiratorische Arrhythmie* besteht während der Neugeborenenperiode[1]. Ob diese typischen EKG-Veränderungen des Neugeborenenherzens nur durch eine Drehung der Herzachse um die frontale Ebene [*668*] oder durch die Herzbelastung infolge der Kreislaufumstellung bedingt und dann als Beeinträchtigung der Arbeitsmuskulatur zu deuten sind [*429, 742*], ist bis jetzt noch nicht sicher zu entscheiden [*449*].

γ) Der Kreislauf

Die *Pulsfrequenz* beträgt beim Neugeborenen im Durchschnitt 125 und steigt in den ersten Lebenstagen auf 136/min an [*668*]. Diese Frequenzverlangsamung unmittelbar nach der Geburt gegenüber der Pulsfrequenz des Feten vor der

[1] Häufiger (47% der Neugeborenen) als im 1. Monat (22%) oder 2.—3. Monat (11%) [*293*].

Geburt (130—160) wird durch die Zunahme des Blutvolumens und die Abnahme des Kreislaufgebietes nach Abnabelung der Placenta erklärt. Bei Belastungen wie Schreien und Trinken kann die Pulsfrequenz auf 160—200/min ansteigen. Ein deutlicher *Pulsus irregularis* kann die Folge der Anpassungsschwierigkeiten sein, die sich auch in *Sinusarrhythmien* [*293*] und in den starken Druckschwankungen bei der oscillographischen Pulsmessung bemerkbar machen [*53*].

Der *Blutdruck* des Neugeborenen wurde früher in der Regel zu tief angegeben [*104*, *762*, *797*, *811*]. Bei Verwendung einer Luftmanschette von 2,5 cm Breite [*774*] und eines Oscillographen ist der durchschnittliche Mittelwert bei der Geburt 78/40 mm Hg und steigt dann bis zum 10. Lebenstag auf 87/47 mm Hg an. In der Nabelvene ist der Druck unmittelbar nach der Geburt durchschnittlich 85 mm H_2O, um bald auf unmeßbare Werte abzufallen [*706*]. Nur nach pathologischen Geburten und bei Gestosen der Mutter sind die Blutdruckwerte des Neugeborenen niedriger [*640*, *755*, *1016*]. Bei diesen Druckverhältnissen ist die *Stromgeschwindigkeit* des Blutes (gemessen im Finger) in den ersten 48 Std 0,09 cm/cm²/min $\pm$ 0,03, am 4.—5. Tag 0,13 $\pm$ 0,04 und beim Erwachsenen 0,29 (0,25—0,38) nach 1022. Das *Gefäßsystem* des Neugeborenen ist so angelegt, daß unter diesen Bedingungen, anders als bei größeren Kindern, die Hirn-, Leber- und Abdominalorgane besser durchblutet werden als die Extremitäten [*588*]. Die Gefäßwände im *Capillarbereich* zeigen dabei ein eigentümliches Verhalten: ihre *Resistenz* ist nämlich im Saugglockenversuch unmittelbar nach der Geburt größer (bis 600 mm Hg) als später (250—400 mm Hg nach [*65*, *1026*]). Bei reifen Neugeborenen ist im übrigen die Capillarresistenz größer als bei Frühgeborenen [*1026*].

δ) Zusammenfassung

Auf Anstieg der O_2-Spannung im Blut, auf Abkühlung und Austrocknung verschließen sich die Nabelarterien durch Kontraktion. Als Folge der Kreislaufumstellung erfolgt der Verschluß des Ductus arteriosus Botalli nach einigen Tagen und der Schluß des Ductus venosus Arantii in den ersten beiden Lebenswochen. Die Druckdifferenz zwischen dem linken und rechten Herzen setzt erst langsam ein und hat die Erwachsenenwerte in der Neugeborenenperiode noch nicht erreicht. Sie genügt aber zum funktionellen Verschluß des ovalen Fensters. Durch die Kreislaufumstellung und die Blutvolumensteigerung im Zusammenhang mit Geburt und Abnabelung entsteht beim Neugeborenen eine starke Herzbelastung mit kurzfristiger Herzdilatation bis zum 5. Lebenstag. Eine kugelige Herzfigur mit fast horizontaler Herzachse ist dann typisch. Systolische Geräusche, Extrasystolen und respiratorische Arrhythmie können häufig beobachtet werden. Die Pulsfrequenz liegt zwischen 125—136/min, der Blutdruck steigt von 78/40 auf 87/47 mm Hg an.

c) Das Blut

α) Blutvolumen

Bis zum Verschluß der Nabelgefäße strömt dem kindlichen Kreislauf eine nicht unerhebliche Menge Blut (60—180 ml [nach *347*, *600*]) als sog. *Reserveblut aus der Placenta* zu. Die Menge des überströmenden Blutes ist abhängig 1. vom Augenblick des Abnabelns, da der Nachstrom vor allem während der Wehentätigkeit in der Nachgeburtsperiode erfolgt [*685*], 2. von der Lage des Kindes in bezug auf die Mutter, da kein Nachstrom erfolgt, wenn das Kind über die Placentahöhe angehoben wird, 3. vom Augenblick des ersten Schreiens, da dann ebenfalls eine Gewichtszunahme durch nachströmendes Placentablut erfolgt [*347*].

Sofort nach der Geburt nimmt das intravasale Blutvolumen wieder ab. Dabei verschwindet nicht nur Plasma in das Interstitium, sondern auch die Erythrocyten geben Wasser ab [*297*]. Vielleicht haben die bisherigen Untersuchungen über das Gesamtblutvolumen bei Neugeborenen zu hohe Werte ergeben. Tatsächlich muß man doch in den ersten 6—24 Std nach der Geburt mit einem Blutvolumen von $8{,}47 \pm 1{,}0\%$ des Körpergewichtes [*646*] und in den nachfolgenden ersten 10 Lebenstagen mit einem Volumen von $9{,}8 \pm 0{,}87$ rechnen. Das Plasmavolumen liegt dann bei 4,41% des Körpergewichtes.

β) Das Serumeiweiß

Zwischen dem Serumeiweiß der Mutter und des Feten bestehen keine quantitativen, nur qualitative Zusammenhänge [*245, 900*]. So liegt der *Serumeiweißspiegel* bei der Geburt mit durchschnittlich 5,11—5,50 g-% deutlich unter der mütterlichen Serumeiweißkonzentration. Im Anschluß daran fallen die Durchschnittswerte beim Säugling noch weiter ab, bis sie etwa 17% unter dem Ausgangswert liegen [*835*]. Dieser Tiefpunkt liegt etwa am Ende des 1. Lebensmonats. Die Ursache für die höhere Eiweißkonzentration bei der Geburt liegt in der Tatsache, daß der Fet von der Mutter mit fertigem Serumeiweiß, und zwar mit Albuminen und γ-Globulinen [*93*] versorgt wird, während α- und $\beta_{2A} + \beta_{2M}$-Globuline von der Placenta nicht oder nur in verschwindenden Mengen in den fetalen Kreislauf durchgelassen werden (s. Abb. 4). Vermutlich spielt aber die Placenta selbst als Bildungsstätte für Eiweißkörper eine gewisse Rolle, da die Serumeiweißkonzentration in der Nabelvene größer ist als in den Nabelarterien [*730*][1]. Die nach der Geburt immer stärker werdende *Hypoproteinämie* [*688, 835*] wäre so auch zu verstehen, da nun die Serumeiweißbildung in erster Linie von der Funktionstüchtigkeit der Leber abhängt, deren Anpassungsschwierigkeiten in den ersten Lebenswochen bekannt ist (s. S. 25).

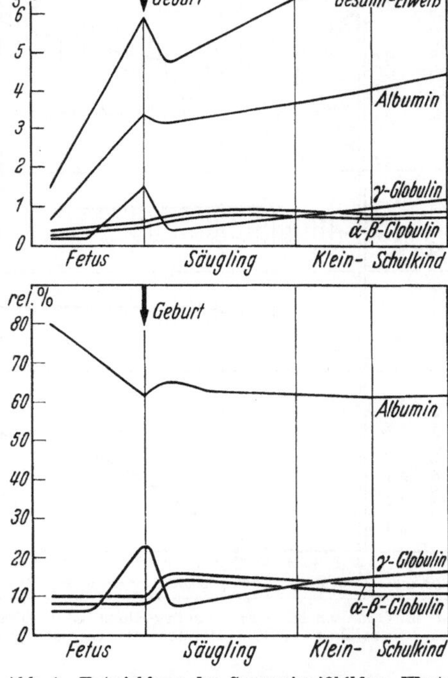

Abb. 4. Entwicklung des Serumeiweißbildes. Werte in g-% und rel.-% nach H. Plückthun in Linneweh: Die physiologische Entwicklung des Kindes, S. 316. Berlin-Göttingen-Heidelberg: Springer 1959

Auch die einzelnen Serumeiweißfraktionen zeigen beim Neugeborenen wieder die größten Unterschiede im Vergleich mit den Normalwerten des Erwachsenen (s. Tabelle 1).

Es fällt dabei besonders auf, daß die γ-Globulinfraktion bei der Geburt immer über dem mütterlichen γ-Globulinspiegel liegt.

Da das neugeborene Kind erst gegen Ende des 1. Lebensmonats in ausreichender Menge selbst γ-Globuline zu produzieren beginnt, handelt es sich dabei also um diaplacentar übertragene Globulinfraktionen, die mit einer Halbwertzeit von etwa 20 Tagen aus dem kindlichen Kreislauf verschwinden. Dieser Prozeß läßt sich auch mit immunologischen Methoden

[1] Allerdings werden Albumine und γ-Globuline nicht in der Placenta gebildet, wie mit markiertem Glycin gezeigt werden konnte [*173*].

Tabelle 1. *Serumeiweißfraktionen (in Prozent des Gesamteiweißes). Veronal-Natriumveronalpuffer* $p_H = 8{,}4$, $\mu = 0{,}1$

	Albumine	Globuline		
		α	β	γ
Neugeborene[1] . . .	64,7 ± 2,8	8,05 ± 2,0	6,3 ± 2,0	20,3 ± 3,5
Erwachsene[2]. . . .	63,2 ± 2,5	9,0 ± 1,8	13,7 ± 0,3	14,1 ± 2,0

[1] Nach Ewerbeck und Levens [*246*].
[2] Nach Ewerbeck [*248*].

für die 2—3 unterscheidbaren γ-Globulinfraktionen nachweisen, deren Konzentration von der Geburt an bis zum 2. Lebensmonat abfällt. Die zugeführte Nahrung, wie Kolostralmilch, reife Frauenmilch oder Kuhmilchpräparationen sind dabei ohne Einfluß [*822*]. Etwa um die 6. Lebenswoche schließlich stellt sich ein dynamisches Gleichgewicht durch Abbau der mütterlichen γ-Globuline und Aufbau eigener γ-Globuline in der Höhe von etwa 400 mg-% im Serum ein [*415*]. Zu diesem Zeitpunkt ist die *Hypergammaglobulinämie* verschwunden [*457, 703*]. Die ebenfalls immunologisch wichtigen $\beta_{\text{-}2A+2M}$-Globuline verhalten sich anders. Sie werden offenbar nicht diaplacentar übertragen und fehlen beim Neugeborenen [*415*]. Ihre Synthese setzt erst im 2. Trimenon ein und führt zu Werten, die deutlich unter denen des Erwachsenenalters liegen. Ein Teil dieser β_2-Globuline, darunter das Makroglobulin $\beta_{\text{-}2M}$ werden schon von der 2. Lebenswoche an in geringen Mengen gebildet [*521*] (s. Abb. 5). Auch das eine oder beide β_1-Globuline können am Ende des 1. Lebensjahres noch fehlen [*230*]. Die α- und β-Lipoproteide sind bei der Geburt ebenfalls noch nicht vorhanden und lassen sich erst nach der ersten Nahrungsaufnahme nachweisen. Die Erwachsenenwerte werden im Laufe des 1. Lebensjahres erreicht [*283*].

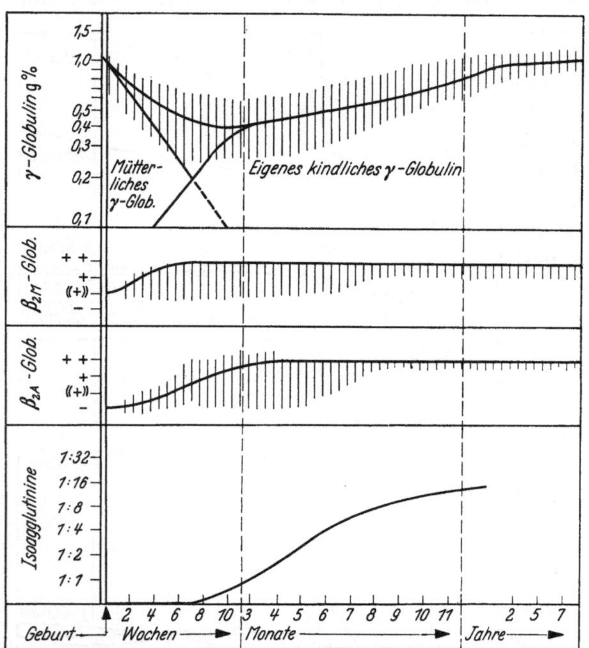

Abb. 5. Verhalten der γ-, β_{2A}- und β_{2M}-Globuline und der Isoagglutinine im 1. Lebensjahr nach W. A. Hitzig: Helv. paediat. Acta **12**, 597 (1957)

Die *glykolytischen Fermente* (Aldolase nach [*292*], Milchsäuredehydrogenase) und die Transaminasen zeigen beim Neugeborenen vielleicht als Folge der erhöhten Membranpermeabilität in diesem Zeitabschnitt eine verstärkte Aktivität, die im 1. Trimenon unterschiedlich schnell absinkt. Dabei ist die Serum-Glutamat-Pyruvat-Transaminase vom 3. Monat an stärker als die Glutamat-Oxalacetat-Transaminase erniedrigt [*898*].

γ) Die Erythrocyten

Unmittelbar nach der Geburt finden sich im Capillarblut höhere Erythrocytenzahlen als in allen späteren Lebensabschnitten (s. Abb. 6).

Die großen Schwankungen in den absoluten Zahlenangaben der Literatur sind nicht nur methodisch, sondern auch durch die Tatsache beeinflußt, daß infolge des Verlustes an Plasmawasser in der Peripherie beim Neugeborenen starke Differenzen zwischen dem Capillar- und dem Venenblut auftreten, wobei im Capillarblut durchschnittlich 0,5 Mill. Erythrocyten und bis zu 3,6 g Hämoglobin mehr gefunden werden als im Venen- und vor allem im Nabelvenenblut [*264, 694, 696, 986*].

Sicherlich ist aber der Bestand an zirkulierenden Erythrocyten entscheidend geringer, als sich aus den Konzentrationen im Capillarblut ergibt, wie inzwischen mit P^{32}-markierten Erythrocyten nachgewiesen wurde [*204*]. So liegen im Venenblut die Mittelwerte bei 4,72 Mill. Erythrocyten [*84*] also nicht höher als bei gesunden älteren Kindern. Im *Capillarblut* schwanken die Angaben für Neugeborene zwischen 4,8—7,1 Mill., wobei im allgemeinen zwischen der ersten und dritten Lebensstunde noch ein weiterer Anstieg um etwa 10% der Erythrocytenzahlen und um etwa 17 bis 20% der Hämoglobinwerte gefunden wird [*986*].

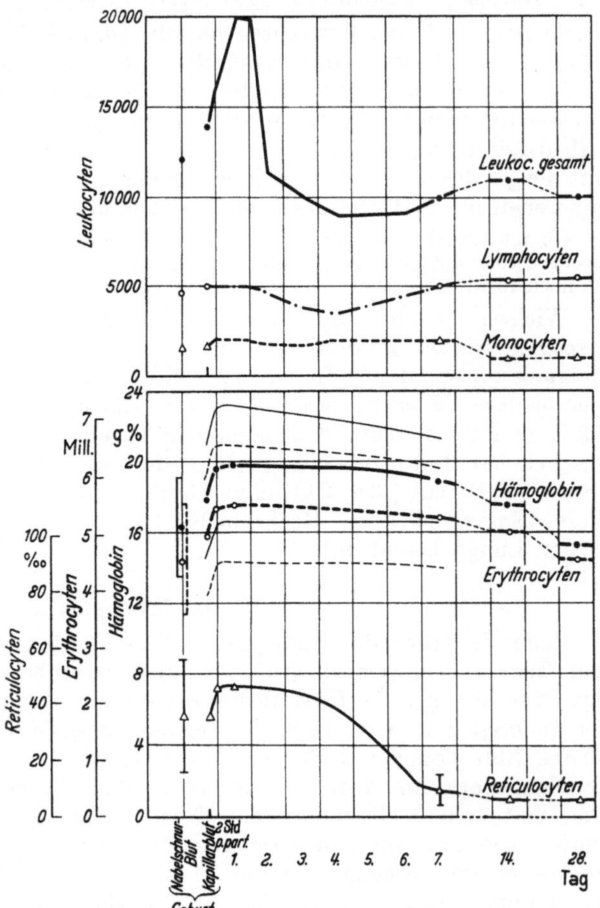

Abb. 6. Schematische Darstellung des Verhaltens der Blutwerte in der Neugeborenenperiode nach K. BETKE: Ergebn. inn. Med. Kinderheilk., N.F. 9, 437 (1958)

Man kann diese Veränderungen als unmittelbare Folge der bereits genannten Bluteinschwemmung aus der Placenta nach der Geburt in den kindlichen Kreislauf deuten, vor allem wenn man sich daran erinnert, daß bei Kaiserschnittkindern diese Veränderungen geringer sind oder überhaupt nicht auftreten [*433, 599, 829, 859*]. Die aus dieser Bluteinschwemmung resultierende Hypervolumämie würde dann durch Abfiltration des Plasmas in das interstitielle Gewebe beseitigt, während die Erythrocyten im Kreislauf bleiben, woraus sich ein Anstieg ihrer Konzentration in der Peripherie ergibt. Natürlich kann man auch an die mechanischen Einflüsse des Geburtsprozesses im Sinne des Stress bei der Erklärung dieser „Polyglobulie" denken, vor allem da man als Zeichen des Reizes auf das Knochenmark immer *Erythroblasten* und zwar zwischen 1 und 7,3%, berechnet auf 100 Leukocyten im peripheren Blut, findet [*19, 131*]. Auch die *Reticulocyten* sind bei der Geburt schon vermehrt (30—50‰) und scheinen in den ersten 2—3 Std schon weiter anzusteigen, um bis zur 6. Std wieder abzufallen. Man findet aber noch über die ersten drei Lebenstage hinaus erhöhte Reticulocytenzahlen, dann erst sinken sie auf Werte unter 10‰ ab [*72*]. Danach darf nicht übersehen werden, daß bei der Genese der Polycytämie des Neugeborenen auch noch eine gewisse Intensivierung der Neubildungsrate der cellulären Blutbestandteile eine Rolle spielt [*998*]. Im übrigen bestehen beim Neugeborenen eine typische *Anisocytose*, eine *Makrocytose* mit einem mittleren Erythrocytendurchmesser von 8—9 μ und ein erhöhtes *Erythrocytenvolumen* [*72, 204*].

Auch die *Resistenz der Erythrocyten* gegen hypotonische Kochsalzlösungen zeigt beim Neugeborenen anomale Werte. Der Hämolysebeginn liegt zwar, wie beim Erwachsenen, in der Regel zwischen 0,44 und 0,40% NaCl, das Ende der Hämolyse tritt dagegen meist erst unter 0,30% ein [*322, 696, 986*]. Andere Autoren haben einen Hämolysebeginn bereits bei 0,71% [*986*] beobachtet und benützen diese Tatsache zusammen mit dem Nachweis einer *Minderleistung verschiedener Fermentsysteme* (Aktivität der Katalase $^2/_3$, der Glyoxalase $^1/_2$, der Cholinesterase $^2/_3$ der Erwachsenennorm [*66*, 538, *540*] dieser Erythrocyten [*478, 540*] für den Beweis einer *verkürzten Lebensdauer der Neugeborenenerythrocyten* [*539*]. Für die Nabelerythrocyten konnte dies mit Sicherheit auch schon nachgewiesen werden [*643, 644*], für die übrigen Erythrocyten wurden bisher normale Lebenszeiten angenommen [*696*]. Nun haben es aber neuerdings Untersuchungen mit Fe_{59} oder Cr_{51} wahrscheinlich gemacht, daß die Erythrocyten des Neugeborenen in der Regel doch nur 80 Tage und nicht 120 Tage leben [*311*].

Ob tatsächlich zwei verschiedene Erythrocytenpopulationen bestehen, wovon die eine aus der Leber und die kleineren Erythrocyten aus dem Knochenmark stammen [*282, 401, 642*], ist noch nicht ganz sicher entschieden.

Wichtig ist aber die Tatsache, daß die Neugeborenenerythrocyten einen *herabgesetzten Oxydationsschutz* zu besitzen scheinen [*539*], womit vielleicht die Neigung zur spontanen Innenkörperbildung in vivo zusammenhängt [*303, 1009*]. Der niedere *Carbanhydrasegehalt* der Erythrocyten des Neugeborenen von etwa 1,3 E und 0,8 E beim Frühgeborenen gegenüber 3,5 E beim Erwachsenen ist anscheinend ohne große biologische Bedeutung [*326*]. Jedenfalls ist dieses häufig bestätigte Defizit [*326, 242*] ohne Einfluß auf den CO_2-Spiegel im Blut, obwohl dieses Enzym nach der Reaktion $H_2CO_3 \rightarrow CO_2 + H_2O$ das Freisetzen von CO_2 in der Lunge beschleunigt.

δ) Das Hämoglobin

Beim Verhalten des Hämoglobins finden sich zwei Abweichungen gegenüber den Erwachsenenwerten. Auf der einen Seite besitzt der einzelne *Erythrocyt* mit 38×10^{-12} g *mehr Hämoglobin* als der des Erwachsenen (29×10^{-12} g), auf der anderen Seite liegt auch das *Gesamthämoglobin* in Gramm pro 100 ml peripheres Blut von der 2. Std nach der Geburt hoch und bewegt sich während der Neugeborenenperiode zwischen 16,2—25,5 g-% mit einem Mittel um 21,2 g-%. Die Werte unmittelbar nach der Geburt sind ähnlichen Schwankungen unterworfen wie die von den Erythrocytenzahlen bereits geschilderten, d. h. daß sie von einem Ausgangswert um 16 g-% bis zur 2. Std ansteigen und daß sich bei diesem Anstieg wieder eine Abhängigkeit von der Abnabelung feststellen läßt. Findet diese innerhalb der ersten 30 sec nach der Geburt statt, dann steigt das Hämoglobin weniger an (von 15,9 auf 18,9 g-% in einer Stunde bei einem Erythrocytenanstieg von 4,56 auf 5,57 Mill. nach [*599*]). Wird die Placenta vor der Abnabelung ausgepreßt, dann finden sich später auch höhere Hämoglobinwerte und Erythrocytenzahlen (Anstieg innerhalb einer Stunde von 15,64 auf 21,6 g-% Hb und 4,42 Mill. auf 5,99 Mill. Erythrocyten nach [*599*]). In jedem Fall aber setzt nach dem 4. oder 5. Lebenstag eine langsame *Abnahme der Hämoglobinwerte* ein, die nach der Neugeborenenperiode dann immer deutlicher wird (s. Abb. 6). Auch der Hämatokritwert fällt von etwa 52% bei der Geburt auf 45% am 10. Lebenstag ab.

Darüber hinaus ist das *Hämoglobin des Neugeborenen* auch qualitativ anders beschaffen. Über dieses sog. fetale Hämoglobin (Hb F) sind schon zahlreiche besondere Eigenschaften bekannt [*71*]. Es handelt sich um einen einheitlichen, genau definierten Blutfarbstoff, der sich gegenüber dem Erwachsenenhämoglobin durch eine abweichende Aminosäurenzusammensetzung mit erhöhtem Isoleucingehalt auszeichnet, sich mit Salzen schwerer fällen läßt, ein etwas verändertes Absorptionsspektrum besitzt, aber vor allem eine *hohe Resistenz gegen alkalische Denaturierung* und eine erniedrigte gegen Saponin [*578*] aufweist [*68, 82, 525, 532, 537, 1021*], wohl sein einfachstes und auffälligstes Unterscheidungsmerkmal gegenüber dem Erwachsenenhämoglobin (Hb A).

Daneben besitzt das Hb F noch eine Reihe biologischer Eigenschaften, die auch von klinischer Bedeutung sind [*536*]. So ist es z. B. leichter oxydierbar und deshalb auch gegen Methämoglobinbildner besonders empfindlich. Damit erklärt sich die besondere Anfälligkeit junger Säuglinge gegenüber Nitrit, Anilin- und Nitrobenzolvergiftungen. Auch nitrathaltiges Brunnenwasser bildet eine Gefahr, weil es im Magen-Darmkanal zu Nitrit reduziert werden kann [*70*].

Die Bereitschaft zur *Oxygenation*, d. h. zur Aufnahme der reversiblen Sauerstoffbindung ist beim Hb F eher etwas geringer als beim Hb A (= Hämoglobin adult). Trotzdem aber wird in vivo durch eine an die Erythrocyten gebundene Eigenschaft erreicht, daß das Hb F im Erythrocyten eine höhere Sauerstoffaffinität als das mütterliche Hb besitzt [*144, 695*]. Auf diese Weise gelingt es, daß bei gleichem O_2-Druck das fetale Blut eine höhere O_2-Sättigung als das mütterliche Blut besitzt. Besonders wichtig aber erscheint die Tatsache, daß das Hb F besonders schnell Sauerstoff abgibt [*70*], so daß der Fet fast $^4/_5$ des ihm angebotenen O_2 dem Blut entnehmen kann, während postpartal bald nur noch etwa bis zu $^1/_3$ des Angebotes entnommen wird [*696*]. Das Hb A ist im Fet schon von der 12. Graviditätswoche an nachzuweisen und besitzt bei der Geburt einen Anteil von 20—80% des Gesamthämoglobinbestandes.

Im Hinblick auf den minimalen O_2-Partialdruck, der intrauterin herrscht, sind diese besonderen Eigenschaften des Hb F also die Voraussetzungen für eine ausreichende Sauerstoffversorgung des fetalen Gewebes. Aber auch postpartal ist der Prozentsatz von noch vorhandenem Hb F neben den höheren Erythrocytenzahlen und dem größeren Blutvolumen sowie dem höheren Hb-Gehalt des einzelnen Erythrocyten für die Sauerstoffversorgung in den ersten Lebenstagen von Bedeutung. Der Anteil des Hb F verschwindet dann in den ersten 3—4 Lebensmonaten fast völlig [*152, 696, 862*]. Es wird aber auch später noch vom Kind synthetisiert und tritt unter besonderen Belastungen (Anämie, Infektionen) wieder vermehrt auf [*536, 972*].

ε) Die Leukocyten

Im weißen Blutbild zeigt sich bei der Geburt eine *Leukocytose* mit Werten zwischen 15000—45000 [*26*] und einem Mittelwert zwischen 20000 [*26*] und 22000 [*493*]. Dieses Maximum wird in der Regel erst zwischen der 12. und 24. Lebensstunde erreicht. Anschließend fallen die Zahlen wieder ab und bewegen sich vom 3. Lebenstag an zwischen 8000 und 16500 [*274*]. Die *Neugeburten-Hyperleukocytose* des 1. Lebenstages wird in erster Linie durch eine Ausschwemmung der Granulocyten unter entsprechender Linksverschiebung hervorgerufen [*274*][1]. Nach der Granulocytose der ersten Lebenstage, die mit dem Absinken der Gesamtleukocytenzahlen verschwindet, kommt es zu einer leichten *Zunahme der Lymphocyten*. Etwa zwischen dem 6.—8. Lebenstag tritt dann eine *Leukocytenkreuzung* ein, d. h. ein Anstieg der absoluten Lymphocytenzahlen bis über die Zahl der Granulocyten (s. Abb. 6). Auch der Anteil der Monocyten an der Gesamtleukocytenzahl wird während der Neugeborenenperiode größer und beträgt am Beginn der 2. Lebenswoche bis zu 18%. Anschließend fallen die Monocyten-

[1] Eine besonders starke Peroxydasegranulation der Zellen ist ebenfalls typisch [*169*] vielleicht eine Folge der Hypoxydose während der Geburt.

werte wieder schnell ab [*26*]. Einen Teil dieser Blutbildveränderungen, die auch noch andere Parallelreaktionen im allgemeinen Stoffwechsel besitzen (s. S. 29), hat man kausal der Geburt als Stressfolge zugeordnet und sie im Sinne von SELYE als „Adaptionssyndrom“ gedeutet [*139*, *823*, *966*], auch wenn sie nicht von einem entsprechenden Eosinophilensturz begleitet werden. Ein „Sturz“ läßt sich bei den absolut niedrigen Eosinophilenzahlen des Neugeborenenblutes schlecht beurteilen, auch wenn ihn manche Autoren zu erkennen glauben [*508*, *823*]. Jedenfalls ist aus dem Verhalten der weißen Zellen bei Neugeborenen kein Schluß auf das Vorliegen etwaiger infektiöser Prozesse erlaubt.

ζ) Die Thrombocyten

Abgesehen von den Werten im Nabelschnurblut, die der Erwachsenennorm entsprechen [*284*], findet man in der Neugeborenenperiode niedere Zahlen mit einer Tendenz zum Anstieg mit zunehmendem Lebensalter [*257*, *628*, *884*]. Normalerweise kann man in dieser Zeit etwa die Hälfte bis $^2/_3$ der Erwachsenenwerte erwarten [*566*].

η) Das Knochenmark

Nach der Geburt hat das Knochenmark die extramedulläre Blutbildung völlig abgelöst und man findet nun im ganzen Skelet, auch in den Röhrenknochen, rotes, blutbildendes Mark. Erst in der späteren Kindheit wird dieses Mark in den distalen Anteilen des Skelets durch Fettmark ersetzt. So kann also in diesem frühen Lebensabschnitt auch unter krankhaften Umständen eine notwendige zusätzliche Blutbildung nicht durch Umwandlung von Fettmark in blutbildendes Mark erreicht werden, sondern nur durch eine erneute Aktivierung extramedullärer Blutbildungszentren. Die bisher in der Literatur vorliegenden qualitativen Untersuchungen des Neugeborenenmarks zeigen so große Schwankungen in ihren Ergebnissen, daß man keine Normalwerte angeben kann. Im allgemeinen geht aus ihnen aber hervor [*696*], daß in der Neugeborenenperiode die Erythropoese im Vergleich zur Leukopoese deutlich in den Vordergrund tritt. So ist der Quotient Granuloblasten : Erythroblasten bei Neugeborenen 1,10 und bei Kindern zwischen 7 und 12 Jahren 2,03 [*699*]. Außerdem findet sich sowohl in der roten als auch in der weißen Reihe eine deutliche Linksverschiebung der Zelltypen. Das Knochenmark ist also in diesem Lebensabschnitt besonders aktiv [*296*], aber trotz der großen räumlichen Ausdehnung in seiner Leistungsfähigkeit noch beschränkt [*546*].

ϑ) Die Blutgerinnung

Die physiologische Blutungsbereitschaft des Neugeborenen hat ihre Hauptursache in Veränderungen des Gerinnungsvorganges während der Neugeborenenperiode.

Dieser ist nach der heutigen Vorstellung sehr viel komplizierter als die ursprüngliche Annahme von MORAWITZ, bei der sich unter der Einwirkung von Thrombokinase (= Thromboplastin = Faktor III) und Ca das Prothrombin (Faktor II) in Thrombin umwandelte, das seinerseits das Fibrinogen (Faktor I) in Fibrin überführt. Man weiß heute, daß der Gerinnungsvorgang ein fermentativer Prozeß ist, der in Phasen verläuft (nach MARBET und WINTERSTEIN [*591*]).

In der *Vorphase* kommt es zu einer Vasoconstriction und nach Alteration der Blutplättchen zu einer Plättchenagglutination. Dabei wird die Hülle von zahlreichen Plättchen zerstört, wobei neben Histamin, das die Plättchenagglutination beschleunigt und Serotonin, das die Vasoconstriction verstärkt und Antifibrinolysin, wodurch das gebildete Fibrin vor dem Abbau geschützt werden soll, vor allem vier gerinnungsaktive Substanzen frei werden:

1. der Plättchenfaktor I, durch den die Umwandlung von Prothrombin in Thrombin beschleunigt wird,

2. der Plättchenfaktor II, der die Thrombinwirkung verstärkt,

3. der Plättchenfaktor III (Lipoprotein), der bei der Thromboplastinbildung beteiligt ist und

4. der Plättchenfaktor IV, ein Heparinantagonist.

Die anschließend beginnende *erste Phase* der Blutgerinnung führt zur Bildung von *Thromboplastin* aus den genannten Plättchenfaktoren und den Plasmafaktoren VIII (antihämophiles Globulin) und IX (Christmas-Faktor) sowie X (Koller-Faktor, Stuart-Prower-Faktor). Das Blutthromboplastin ist also ein Reaktionsprodukt aus den genannten und vielleicht auch noch weiteren unbekannten Faktoren im Gegensatz zum Gewebsthromboplastin, das nach neuerer Auffassung eine chemisch gut definierte Verbindung darstellt [*591*].

In der *zweiten Phase* entsteht aus dem Prothrombin (Faktor II) des Plasmas unter der Einwirkung des Thromboplastins und der Plasmafaktoren V und dem daraus entstehenden Faktor VI, dem Faktor VII sowie Calciumionen das *Thrombin*, ein wasserlösliches schwefelhaltiges Glucoproteid.

In der *dritten Phase* wird aus Fibrinogen (Faktor I), wohl im Rahmen eines Polymerisationsprozesses, durch kleine Mengen Thrombin *Fibrin* gebildet.

Zur *Nachphase* der Gerinnung gehört die Retraktion, die von der Anwesenheit der Thrombocyten abhängt, und die Fibrinolyse. Natürlich vollziehen sich die verschiedenen Phasen der Blutgerinnung nicht nacheinander, sondern teilweise gleichzeitig.

Von den für die Blutgerinnung notwendigen Faktoren sind einige erwiesenermaßen in der Neugeborenenperiode verändert. Am bekanntesten ist der *niedere Prothrombinspiegel* im Plasma von durchschnittlich 70—80% am 1. Tag und 20—44% des Erwachsenenwertes am 3. Lebenstag [*207*, *813*, *967*], der zu einer erheblichen *Prothrombinzeitverlängerung* in der zweiten Gerinnungsphase von durchschnittlich 19—22 sec führt [*1010*] anstatt des Normalwertes von 14 sec beim Erwachsenen. Erst am Ende der Neugeborenenperiode nähert sich der Prothrombinspiegel wieder dem Ausgangswert bei der Geburt. Die Ursache für diese Störung liegt vor allem in einer vorübergehenden *Verminderung des Plasmafaktors VII*, die sich aber durch Vitamin K-Behandlung verhindern läßt [*207*], so daß bei rechtzeitigen Vitamin K-Gaben in den ersten Lebensstunden nicht nur der Verminderung dieses Faktors vorgebeugt werden kann, sondern auch sein späterer Anstieg beschleunigt wird [*749*]. Eine gleiche Wirkung wird dabei auf den Prothrombinspiegel ausgeübt. Auch die Behandlung der Mutter 4 Std vor der Geburt mit 10—25 mg Vitamin K vermag die Anfangswerte dieser Gerinnungswerte beim Neugeborenen zu erhöhen, wobei das wasserlösliche Vitamin K weniger wirksam als das fettlösliche ist [*749*]. Dieser Vitamin K-Mangel, einmal bedingt durch eine ungenügende Versorgung von seiten der Mutter, zum anderen durch die noch fehlende Produktion des Vitamin K im kindlichen Darm infolge der erst beginnenden bakteriellen Besiedelung ist zwar ein wesentlicher Faktor beim Absinken des Prothrombinspiegels, er ist aber nicht der einzige Grund dafür, da es mit diesem Medikament nicht gelingt, beim Neugeborenen die Werte der Erwachsenen zu erreichen. Auch ist der Faktor VII schon zwischen dem 3. und 5. Lebensmonat den Erwachsenenwerten angeglichen, der Prothrombinspiegel aber erst am Ende des 1. Lebensjahres [*967*]. Naheliegenderweise hat man zur Erklärung dieser Tatsache die physiologische Unreife der Leber und ihre Beeinträchtigung durch den Geburtsakt herangezogen, da nach komplizierten Geburten und nach langer Wehentätigkeit besonders niedrige Prothrombinwerte gefunden werden [*967*, *996*, *1010*].

Der ebenfalls in der zweiten Phase zur Thrombinbildung notwendige *Faktor V* (Proaccelerin) ist dagegen bei der Geburt leicht *vermehrt* und fällt dann in den ersten Lebenstagen etwas ab, um am 7. Tag die normale Höhe zu erreichen [*967*]. Auch die in der ersten Phase notwendigen *Plättchenfaktoren* sind zumindest im Nabelschnurblut in ihrer Aktivität um mehr als die Hälfte *vermindert* [*542*]. Die Aktivität des *Christmas-Faktors* [*50*] liegt im Durchschnitt bei 49% der Erwachsenenrate [*1*]. Das in der dritten Gerinnungsphase notwendige

Fibrinogen, das normalerweise etwa 4% der Plasmaproteine ausmacht [*160*], also beim Erwachsenen in einer Konzentration von 200—500 mg/100 ml Plasma anzutreffen ist, liegt bei der Geburt ebenfalls um etwa die Hälfte *niedriger* als der mütterliche Fibrinogenspiegel und steigt erst bis zum Ende der Neugeborenenperiode zur unteren Grenze der Erwachsenennorm an [*747, 813, 914*], überschreitet diese tiefe Grenze aber auch bis zum Ende des 1. Lebensjahres nicht [*967*]. Ebenso verhält es sich mit den Faktoren VIII und IX [*544*].

Eine wichtige Rolle spielen bei der Blutgerinnung auch die Inhibitoren, wie das im Plasma befindliche *Antithromboplastin*, das *Heparin*, das *Antithrombin*$_3$, durch welches Thrombin inaktiviert wird, dann das *Antithrombin*$_4$, welches die Prothrombinumwandlung hemmt und schließlich das *Fibrinolysin*, das in der Nachphase der Gerinnung von Bedeutung ist. Von diesen Inhibitoren der Gerinnung sind in den ersten Tagen nach der Geburt das Heparin [*895*], das Antithrombin$_4$ [*113*] und das Fibrinolysin [*380, 679*] regelmäßig *erhöht*. Es ist anzunehmen, daß dadurch noch zusätzlich die Blutungsbereitschaft des Neugeborenen beeinflußt wird.

Vergleichszahlen über die *Gerinnungszeit des Neugeborenen* anzugeben ist schwierig, weil sie von der angewandten Methode abhängt. Der Beginn der Gerinnung liegt in der Regel an der unteren Grenze der Erwachsenennorm (3—6 min), ist dann beim Auftreten des physiologischen Ikterus mit einem Maximum am 3. Lebenstag etwas verspätet um bis zum Ende der Neugeborenenperiode wieder zum Ausgangsniveau zurückzukehren [*113, 696*]. Bei der Benützung von Methoden, die auch den Abschluß der Blutgerinnung kennzeichnen (z. B. nach Fonio) zeigt sich, daß die Gerinnung beim Neugeborenen in der Regel später als beim Erwachsenen (25—30 min) beendet ist, ja oft unvollkommen bleibt [*113*]. Die *Blutungszeit* liegt dafür im Bereich der Erwachsenennorm (3—4 min).

Die *Capillarresistenz* als letzte für die Blutungsneigung verantwortliche Komponente ist beim Neugeborenen unmittelbar nach der Geburt größer (bis 600 mm Hg beim Saugglockenversuch) in den anschließenden ersten Lebenstagen aber erniedrigt [*647, 981, 1010, 1025*], um dann aber wieder in der ganzen frühen Kindheit gegenüber dem Erwachsenen erhöhte Werte zu zeigen.

Die vom Fibrinogengehalt des Blutes weitgehend bestimmte *Blutsenkungsgeschwindigkeit* ist beim Neugeborenen extrem langsam. Sie beträgt 1—4 mm in der ersten Stunde und bleibt bei dieser Geschwindigkeit etwa über den 1. Lebensmonat [*856*] mit der Mikromethode nach Pantschenko. Die Ursache dieses Verhaltens ist noch nicht bekannt.

ι) Der Icterus neonatorum (der physiologische Neugeborenenikterus)

Neben dem Verhalten der Gerinnungsfaktoren ist es vor allem die *Hyperbilirubinämie*, die im Neugeborenenblut auffällt. Sie besteht bei allen Neugeborenen und ist immer schon im Nabelschnurblut nachweisbar. Nur wenn der Bilirubinspiegel etwa 5 mg-% im Blut überschreitet, macht sie sich als Gelbfärbung in den Skleren, dann am Rumpf und schließlich im Gesicht und an den Extremitäten bemerkbar. Da dies 50—90% aller Neugeborenen am 3. Lebenstag betrifft [*103*], spricht man von der *physiologischen Gelbsucht*.

Oft verbirgt sich die Hautverfärbung hinter dem Neugeborenenerythem und wird dann, auch bei beträchtlichem Ausmaß, nicht erkannt, wenn man nicht durch Druck mit einem Glasspatel die vermehrte Durchblutung der Hautcapillaren kurzfristig verhindert. Allerdings gibt es keinen kritischen Serumbilirubinspiegel, bei dessen Überschreitung eine sichtbare Gelbfärbung auftreten muß [*179*]. Eine erhöhte Capillarpermeabilität, experimentell z. B. durch Histamininjektionen [*422*] und klinisch z. B. durch O_2-Mangel, führt zu einer stärkeren Farbstoffimprägnation der Haut.

Normalerweise besteht etwa am 2.—6. Tag mit durchschnittlich 4—8 mg indirektem (unkonjugiertem) Bilirubin der Höhepunkt der Hyperbilirubinämie. Nach 8 Tagen ist das Bilirubin dann in der Regel wieder unter 1 mg-% abgesunken (s. Abb. 7). Je leichter und je unreifer das Kind bei der Geburt ist, um so höher, nicht selten bis 15 oder 20 mg-%, steigt das Bilirubin an, und um so später liegt auch der Tag des Höhepunktes sowie der Tag, an dem wieder normale Bilirubinwerte, oft erst in der 3. Lebenswoche, erreicht werden [*263*].

Vom einfachen Icterus neonatorum wird das Neugeborene nicht beeinträchtigt. Wenn er stärkere Grade erreicht, beginnt eine gewisse Schläfrigkeit und Trinkfaulheit. Dann ist es auch notwendig, differentialdiagnostische Erwägungen anzustellen (s. S. 184, Tabelle 22).

Im Urin läßt sich das Bilirubin auch beim physiologischen Ikterus nachweisen [*193*], in der Regel allerdings erst bei höheren Blutwerten [*552*]. Im *Meconium* und *Stuhl* finden sich Urobilinogen, Urobilin und Bilirubin in den ersten 3 Tagen nur in ganz geringen Mengen [*1023*]. Erst dann steigt die Ausscheidung an. Auch die Körpersekrete, wie *Liquor* und *Magensaft*, können gallenfarbstoffhaltig werden. Es besteht ein gewisses Abhängigkeitsverhältnis von der Höhe des Blutspiegels. Die Bilirubinkonzentration im Liquor verhält sich z. B. zu derjenigen im Blut wie 1:13 [*773*]. Nur beim Vorliegen von cerebralen Hämorrhagien steigen die Liquorwerte, dann allerdings unabhängig von den Blutwerten, stark an (Xanthochromie des Liquors).

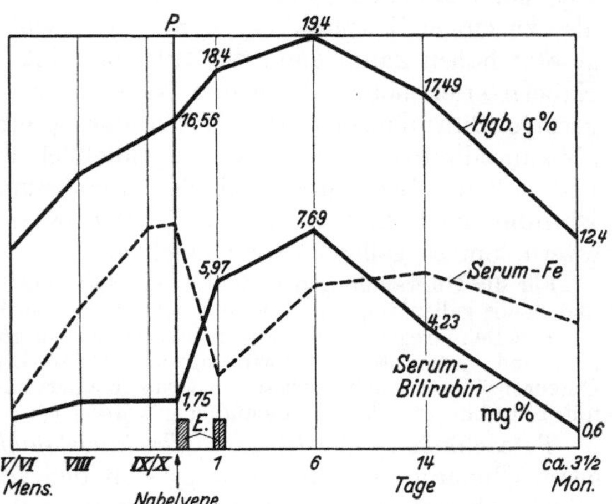

Abb. 7. Hämoglobinkonzentration, Serumeisen- und Serumbilirubinspiegel des Kindes während der letzten Schwangerschaftsmonate, im Augenblick der Geburt und in den ersten Lebenswochen. „P" bedeutet Partus und die beiden Säulen den Serumeiweißwert im Nabelschnurblut und am Ende des 1. Lebenstages (von SCHÄFER nach Tabellen von VAHLQUIST zusammengestellt). K. H. SCHÄFER in LINNEWEH: Die physiologische Entwicklung des Kindes, S. 14. Berlin-Göttingen-Heidelberg: Springer 1959

Die *Ursache des Icterus neonatorum* ist sowohl hämatogen als auch hepatogen. Zweifellos stammt das im Blut vermehrt auftretende Bilirubin aus dem Hämoglobinabbau. Auch findet sich beim Neugeborenen eine gegenüber den Verhältnissen beim Erwachsenen erhöhte Blutmauserung, wie aus der gesteigerten Pyrrolkörperausscheidung [*534, 535*] und dem Nachweis einer vermehrten Erythrocytenphagocytose (Erythrorhexis) in den reticuloendothelialen Zellen von Leber, Milz und Knochenmark in der Neugeborenenperiode [*534, 535*] hervorgeht. Sicherlich besteht beim Neugeborenen aber kein akut verstärkter Blutzerfall etwa mit dem Ziel, die Neugeborenenpolyglobulie zu beseitigen, wie man es früher angenommen hat, denn die dafür vorgebrachten Argumente, wie schnell abfallende Erythrocytenzahlen nach der Geburt und Reduktion des Gesamtblutvolumens, lassen sich auch anders erklären, wie bereits gezeigt wurde (s. S. 13). Die etwas beschleunigte Blutmauserung beim Neugeborenen ist also kein akutes mit der Umstellung auf das postfetale Leben zusammenhängendes Ereignis, sondern beruht auf der verkürzten Lebensdauer der Erythrocyten in dieser Zeit und betrifft die ganzen ersten Lebensmonate des Säuglings (s. S. 14).

Ob diese Lebenszeitverkürzung nun mit der ansteigenden Sauerstoffspannung im kindlichen Blut nach Einsetzen der Lungenatmung zusammenhängt oder mit der Tatsache, daß sich zwangsläufig nach der Geburt große Capillargebiete vom allgemeinen Kreislauf ausschalten und die da noch befindlichen Erythrocyten einer entsprechenden Aggression unterliegen [*812*] oder ob schließlich noch andere Faktoren eine Rolle spielen, wie z. B. der nach der Geburt einsetzende Anstieg der Blutlipoide infolge der beginnenden oralen Fettaufnahme [*576*], ist noch nicht bekannt. Unspezifische Kälteagglutinine und Blutgruppenantikörper haben jedenfalls mit der Pathogenese des Neugeborenenikterus nichts zu tun [*607*].

Der Bilirubinanfall, vor allem in den ersten Tagen nach der Geburt, ist nicht so groß, als daß nicht eine funktionstüchtige Leber diesen ohne das Auftreten einer Gelbsucht verarbeiten könnte, vor allem wenn man in Betracht zieht, welche geringen Mengen funktionstüchtigen Lebergewebes notwendig sind, um beim Erwachsenen den Bilirubinausscheidungsmechanismus aufrechtzuerhalten. Der hohe Bilirubingehalt des Nabelschnurblutes (0,86—1,4 g-% [nach *414*]), also zu einem Zeitpunkt, an dem eine beschleunigte Hämolyse noch nicht eingesetzt haben kann, dann die Tatsache, daß die Bilirubinkonzentration in den Nabelarterien höher als in den Nabelvenen ist [*168*, *265*] und schließlich der geringe Bilirubingehalt des Meconiums sprechen dafür, daß die Hämoglobinabbauprodukte intrauterin fast ausschließlich durch die Placenta eliminiert werden und daß die Leber erst nach der Abnabelung gezwungen wird, das indirekte Bilirubin nach SCHMID und TALAFANT [*838*, *926*] mit Glucuronsäure zu verestern, um es gallenfähig zu machen.

Für die Umwandlung des „indirekten Bilirubins" in das mit Glucuronsäure konjugierte und damit gallenfähige direkte Bilirubin ist ein spezifisches Enzym, die Uridin-Diphosphat-Glucose-Dehydrogenase verantwortlich, die sich in großen Mengen in der Leber nachweisen läßt und unter deren Einwirkung aus Uridin-Diphosphat-Glucose Uridin-Diphosphat-Glucuronsäure entsteht. Diese wiederum reagiert unter der Einwirkung einer Transferase mit Bilirubin, das damit gallenfähig geworden ist.

Tatsächlich ist die *Glucuronidbildungsfähigkeit der Leber* infolge eines passageren Glucuronyltransferasemangels in den ersten Lebenstagen noch *träge* und bildet sich erst bis zum 50. Lebenstag normal aus [*968*], ein Vorgang, der auch bei neugeborenen Tieren zu beobachten ist [*117*]. Das hat zur Folge, daß die Ausscheidungsfähigkeit der Neugeborenenleber pro Gewichtseinheit für Bilirubin nur 1—2% der Eliminierungskraft der Erwachsenenleber beträgt. Bei normaler Funktion müßte sie imstande sein, die Tagesproduktion des Neugeborenen an Bilirubin in etwa 15 min auszuscheiden [*80*]. Für diese Auffassung, daß nämlich *die Neugeborenenleber* an die ihr zufallende neue Funktion der Gallenfarbstoffausscheidung in den Darm *erst adaptiert werden muß*, sprechen verschiedene Fakten. Einmal finden sich in den ersten 36 Std nur wenig Gallenfarbstoffe im Duodenum [*403*]. Dann ist die Ausscheidung von Gallenfarbstoffen im Stuhl bei ikterischen Neugeborenen geringer als bei nichtikterischen [*790*, *968*]. Schließlich finden sich auch noch andere Symptome der Ausscheidungsschwäche (s. S. 25), so daß eigentlich nur noch zu diskutieren ist, ob die Ursache dafür etwa in einer allgemeinen Unreife des Organes allein oder in der durch die Geburt bedingten vorübergehenden Hypoxydose der Leber zu suchen ist, die ja auch beim Erwachsenen zu einem passageren Bilirubinanstieg führen kann und wofür die Tatsache spricht, daß die Gelbsucht beim Neugeborenen umso schwerer verläuft, je stärker eine intrauterin, bei der Geburt oder postpartal durchgemachte Hypoxydose war. Schließlich kann dabei auch die Umstellung der Leberdurchblutung nach dem Schluß des Ductus Arantii von Einfluß sein, die ja auch die postpartale Leberlappengröße verändert (s. S. 25).

Zusammengefaßt kann also festgestellt werden, daß bei allen Neugeborenen der Bilirubinspiegel im Blut bei der Geburt erhöht ist und in den ersten Lebenstagen noch weiter ansteigt. Bei den meisten Neugeborenen und umso früher, je unreifer das neugeborene Kind ist, macht sich dies auch in einer Gelbsucht bemerkbar. Das Bilirubin stammt zwar aus dem abgebauten Blutfarbstoff, die

Gelbsucht tritt aber auf, weil die Leber die Bilirubinexkretion in den Darm in nennenswertem Umfang erst von der Geburt an übernimmt und dieser Aufgabe, vielleicht noch unter dem Eindruck des Geburtsvorganges, nicht richtig gewachsen ist.

ϰ) Zusammenfassung

Das *Blutvolumen* kann um 50—180 ml durch Placentarblut vermehrt werden und liegt nach kurzfristiger postpartaler Hypervolumämie bei $9{,}8 \pm 0{,}87\%$ des Körpergewichtes weiter hoch. Auch das Plasmavolumen ist größer als später. Die *Serumeiweißkonzentration* wird bei der Geburt geringer als bei der Mutter gefunden und sinkt noch weiter mit einer relativen *Hyperalbuminämie* ab. Da ein Teil der Globulinfraktionen in unterschiedlichem Umfang von der Mutter übernommen werden und erst im Laufe der ersten Lebenswochen selbst produziert werden können, besteht gleichzeitig eine *Hypoglobulinämie* mit Ausnahme der γ-Globuline. Die *Erythrocyten* sind im Capillarblut vermehrt, ihre Lebensdauer ist verkürzt. Die *Hämoglobinkonzentration* im Gesamtblut und im Einzelerythrocyten sowie der Hämatokritwert sind erhöht. 50—80% des Hämoglobins ist von der Art des fetalen Hämoglobins. Das Verhalten der Leukocyten siehe Abb. 6, S. 13. Im Knochenmark besteht eine starke Aktivität mit Betonung der Erythropoese. Die *Blutgerinnung* ist verzögert durch Mangel an verschiedenen Gerinnungsfaktoren und vermehrtes Angebot an Gerinnungsinhibitoren. Gleichzeitig ist die *Capillarresistenz* erhöht.

Dem durch die leicht verkürzte Erythrocytenlebensdauer etwas vermehrten Bilirubinanfall ist die noch geringfügige Glucuronidbildungsfähigkeit der Neugeborenenleber bei der plötzlichen Umstellung von placentarer auf hepatische Bilirubineliminierung nicht ganz gewachsen. Die Folge ist die kurzfristige Stauung indirekten Bilirubins im Blut, der sog. *physiologische Ikterus* des Neugeborenen mit seinem Maximum am 3. Lebenstag.

d) Die Verdauungsorgane

α) Anatomische Verhältnisse

Direkt hinter dem Lippenrot liegt eine Zone, die wulstartig vorgewölbt und radiär gefurcht ist und die ganze Mundöffnung einrahmt (Luschka-v. Pfaundlersche *Lippenpolsterformation*). Sie dichtet beim Saugakt die Mundhöhle ab und verschwindet beim Brustkind erst nach Monaten. Auch dem *Wangenfettpolster* (Corpus adiposum malae Bichat) wird beim Saugakt eine physikalische Bedeutung im Sinne einer Abstützung der Wangen gegenüber dem im Munde entstehenden Unterdruck zugeschrieben. Es fällt auf, daß dieses Polster bei Abmagerungszuständen erst später verschwindet. Da es weniger Ölsäure und mehr Palmitin- und Stearinsäure als das subcutane Fett enthält [*558*], mag dies mit seiner chemischen Beschaffenheit zusammenhängen. Die *Zunge* ist kurz, breit und besitzt besonders gut ausgebildete Papillae fungiformes. Ihre Spitze ist weitgehend durch das Zungenbändchen am Unterkiefer fixiert. Sie wird von niederen Alveolarwülsten umgeben, die den Abschluß des Mundes beim Trinken verstärken und in der Gegend der späteren Schneide- und Eckzähne deutliche Kauränder tragen (*Robin-Magitotsche Falte*). Als Reste von Epithelsträngen, die nach der Geburt durch Bindegewebswucherungen abgelöst werden, zeigen sich oft am Zahnfleisch, besonders aber auch an der mittleren Raphaea des Pallatums weiße umschriebene Erhebungen aus geschichteten Epithelkugeln (*Bohnsche Knötchen*). Der harte Gaumen selbst ist häufig auffällig blaß, ohne daß dies eine Bedeutung hätte.

Die Besonderheiten des Pharynx s. S. 5.

Der *Oesophagus* beginnt beim Neugeborenen in Höhe des 3.—4. Halswirbels, also höher als im späteren Kindesalter. Die physiologischen Engen am Ringknorpel, am Aortenbogen, am linken Stammbronchus und am Zwerchfell sind auch beim Neugeborenen schon nachweisbar. Wie beim Erwachsenen liegt die *Kardia* dann in Höhe des 10.—11. Brustwirbels, aber weiter ventral als später [*405*].

Der *Magen* zeigt röntgenologisch die vielfältigsten Formen (Angelhaken-, Stierhorn-, Tabakbeutel- und Retortenform [nach *397*]), wobei die große Kurvatur in senkrechter

Haltung des Kindes je nach Füllungszustand zwischen dem 8. Brust- und 4. Lendenwirbel, meist in Höhe des 12. Brustwirbels zu finden ist [*397*, *974*]. In der Mittellinie vor der Wirbelsäule, in manchen Fällen schon etwas rechts davon in der Höhe des 1. Lendenwirbels vor der Leberpforte findet man dann den Pylorus. Die *Kapazität des Magens*, bei der Geburt mit 30—60 ml beginnend, ist bis zum Ende der Neugeborenenperiode auf etwa 80 ml angestiegen.

Der *Darm* und besonders der *Dünndarm* ist beim Neugeborenen relativ lang. Das Längenverhältnis zwischen Dünndarm und Dickdarm beträgt 6:1, beim Säugling 5:1 und beim Erwachsenen 4:1. Die verschiedenen Dünndarmabschnitte lassen sich röntgenologisch noch nicht differenzieren, vor allem reicht die letzte Ileumschlinge noch nicht bis ins kleine Becken und der untere Pol des Coecums ist in der Höhe des oberen Darmbeinkamms zu suchen. Deshalb ist das *Colon ascendens* sehr kurz und der Übergang ins Transversum oft nicht sicher zu differenzieren, es läßt sich aber auch schon beim Neugeborenen an den Thaenien erkennen. Das *Sigmoid* ist sehr viel länger im Verhältnis zum übrigen Dickdarm als beim Erwachsenen.

β) Die motorische Verdauungsfunktion

Schon intrauterin, wo laufend Fruchtwasser geschluckt und resorbiert wird, setzt die Funktion des Magen-Darmtraktes ein und läßt sich mit Kontrastmittelinjektionen in den Amnionsack schon bei 15 Wochen alten Feten nachweisen [*180*, *891*]. Die gleiche Beweiskraft besitzt das Auftreten von Lanugohaaren im normalen Meconium sowie die häufige Entwicklung eines Hydramnions bei hochsitzendem angeborenem Intestinalverschluß, welcher die Resorption des geschluckten Fruchtwassers unmöglich macht. Die eigentliche Aktivität beginnt erst nach dem ersten Trinkversuch. Dann aber setzt ein eindrucksvoller Anpassungsvorgang ein, der den Verdauungstrakt in 10—14 Tagen von der intrauterinen Minimalleistung aus instandsetzt, täglich eine Milchmenge zu verarbeiten, die beim Erwachsenen, bezogen aufs Körpergewicht, etwa 10 Liter und bezogen auf Körperoberfläche 4,5 Liter betrüge.

Der *Saugakt* hängt von der rhythmischen Tätigkeit des Saugzentrums ab, das imstande ist, auch dem Atemzentrum seinen Rhythmus aufzuzwingen [*711*], obwohl es stammesgeschichtlich jünger ist. Der *hochstehende Kehlkopfeingang* erlaubt dabei, daß die Nahrung rechts und links am Kehlkopfeingang vorbeigleiten kann [*405*, *841*], obwohl der Neugeborene und auch der Säugling die Atmung während des Schluckens für einen Sekundenbruchteil unterbricht [*553*]. Reflektorisch an den Rhythmus des Saugens ist der *Schluckakt* gekoppelt. Dabei entspricht in der Regel einem Saugakt auch ein Schluckakt. Saug-, Schluck- und Atemzentrum arbeiten dann also im gleichen Takt [*711*].

Beim Saugakt [*553*] selbst wird unter gleichzeitigem luftdichtem Umfassen des Warzenhofes oder des Saugers der Flasche der Unterkiefer gesenkt und durch den in der Mundhöhle entstehenden Unterdruck von 10—30 mm H_2O die Warze und ein Teil des Warzenhofes in den Mund gesaugt. Die Milch wird aber zum größten Teil erst beim anschließenden Schluß des Unterkiefers durch Druck auf die Milchgänge entleert. Die *Brust wird also mehr durch eine Kaubewegung als durch Saugen entleert.*

Die *Peristaltik der Speiseröhre* gehorcht einem langsameren Rhythmus. Sie ist beim Neugeborenen noch gering tonisiert, so daß ihre Förderleistung und Transportgeschwindigkeit noch klein ist. Erst im 2. Lebensmonat besteht eine kräftigere Peristaltik. Der Hiatus oesophageus ist in seiner Öffnungs- und Sperrfunktion beim Neugeborenen und Frühgeborenen häufig insuffizient, wenn auch eine ausgeprägte Verschlußfunktion bereits in diesem Lebensalter besteht. Auch die *Kardia* hat ihre Sperrfunktion noch nicht ausreichend aufgenommen, so daß sie nicht nur beim Saug- und Schluckakt, sondern auch während der Inspiration und beim Schreien häufig offensteht und Anlaß zu einem Reflux in den Oesophagus und zum Spucken und Erbrechen der getrunkenen Nahrung geben kann [*553*].

Die *Magenperistaltik* ist weniger aktiv und weniger frequent als beim älteren Säugling [*95*], so daß die *Magenverweildauer* eines Teils der Nahrung bei einigen

Neugeborenen 8—24 Std betragen kann [*397*]. Die *Magen-Darmpassagezeit* beträgt am 1. Lebenstag durchschnittlich 31 Std und selten weniger als 25 Std. Sie verkürzt sich dann am 2. Lebenstag auf durchschnittlich 23, am 3. auf 10 und am 7. auf 7 Std [*793*]. Kontrastmittel erreichen beim Neugeborenen erst nach 3—6 Std das Coecum, während sie beim Erwachsenen nach $2^1/_2$ Std dort nachweisbar sind und nach 24 Std im Stuhl auftreten. Beim Neugeborenen dagegen findet man sie bereits nach 8 Std im Stuhl, so daß die Colonpassage relativ kürzer zu sein scheint [*397*]. *Luft* wird schon unmittelbar nach der Geburt geschluckt und findet sich bald, und zwar nach 15 min im Jejunum, nach 2 Std im Ileum und nach 3 Std im Colon, wenn keine Mißbildungen vorliegen [*984*]. Anschließend verteilt sich die Luft gleichmäßig über Dünn- und Dickdarm, während sie bei älteren Kindern ja nur vorübergehend im Dünndarm nachzuweisen ist [*700*].

Der *Darm* selbst ist bei der Geburt *steril*. Bereits nach 5—24 Std treten aber, und zwar in der Regel durch eine ascendierende Infektion, Bakterien, in erster Linie Enterokokken, Coli und sporenbildende Anaerobier auf [*4, 362*]. Der Darminhalt, der bei 50% der Neugeborenen in den ersten 12 Std zum erstenmal entleert wird, besteht aus einer weichen, homogenen, zäh klebrigen Substanz, die in der Regel geruchlos und von braun-schwarzer Farbe ist. Dieses *Meconium* trägt bei der ersten Entleerung an der Spitze häufig sichtbar einen gelblichen Schleimpfropf (Meconiumpfropf) und enthält abgestoßenes Darmepithel, Schleim, Kalkseifenkristalle, Lanugohaare, wenige eingedickte Galle (vor allem Biliverdin), Blutgruppensubstanz [*538*] sowie sämtliche Verdauungsfermente und reagiert leicht sauer [*682, 748*]. Seine Menge beträgt in der Regel 100—200 g. Rund 25% der Neugeborenen entleeren das erste Meconium in der 12.—24. Lebensstunde, 7% am 2. Tag und nur 0,6% nach 48 Std [*875*]. Dann treten *Übergangsstühle* von dünnerer Konsistenz auf, die sauer riechen und bräunlich bis grünlich gefärbt sind. Sie machen schließlich dem normalen Säuglingsstuhl Platz, der in seiner Verfassung von der zugeführten Nahrung abhängt.

Auf die *Häufigkeit der Stühle* ist die Art der Nahrungsdarreichung, ob vierstündlich oder nach Verlangen des Kindes ohne Einfluß [*686*]. Dagegen ist bei Flaschenkindern die Stuhlzahl in den ersten 5 Lebenstagen größer als bei Brustkindern. Man erklärt dies mit dem langsamen Ingangkommen der Brustmilchproduktion. Immer aber tritt die größte Anzahl der Stühle etwa um den 5. Lebenstag auf, mit einem Mittel von 4,4 Stühlen pro Tag. Allerdings kann man auch bei völlig gesunden Neugeborenen bis zu 14 Stühle pro Tag beobachten. Auch wenn, wie besonders bei Brustkindern, dabei eine sehr dünne, oft wäßrige Konsistenz, reichlich Schleim und eine grüne Farbe bei saurer Reaktion gefunden wird, darf nicht die Diagnose einer Dyspepsie gestellt werden. Man spricht in diesen Fällen von „*Übergangskatarrh*", um damit anzudeuten, daß es sich um eine noch im Bereich der physiologischen Variation liegende Reaktion der Darmschleimhaut auf den Beginn der enteralen Verdauung mit Keimaszension und Kohlenhydratvergärung handelt. Diese Symptome verschwinden auch in der Regel nach den ersten Tagen von selbst. Aber auch bei normaler Stuhlzahl und Konsistenz sieht gerade der Frauenmilchstuhl in der Neugeborenenperiode häufig schleimig-bröckelig aus und gewinnt erst später seine typische Beschaffenheit. Die Stühle des von Anfang an künstlich ernährten Kindes sind in der Regel trockener und von mehr brauner als gelber Farbe.

γ) Die sekretorische Verdauungsfunktion

Die Reaktion des spärlichen ersten *Speichels* nach der Geburt ist meist sauer [*288*] und gelangt über die neutrale Reaktion in den alkalischen Bereich, wenn die erste Speichelsekretion eingesetzt hat [*177*]. Dieser erste Speichel enthält bereits geringe Mengen von Ptyalin (Amylase bzw. Diastase), aber seine diastatische Kraft erreicht nur etwa $^1/_5$ des Erwachsenenspeichels [*398*]. Erst gleichzeitig mit der Zunahme der Speichelmenge steigt auch die fermentative Kraft an [*178, 462*].

Im Magen findet man unmittelbar nach der Geburt etwa 0,5—4 ml *Magensaft* mit einem p_H von 8,33—3,15, meist zwischen p_H 6,5 und 8,0 gelegen. Schon nach 4—5 Std ist das p_H auf 1—3 abgesunken und bleibt dann nach 24 Std bei einem durchschnittlichen p_H-Wert von 1,45 stehen [*219, 337, 404, 440, 639, 772*]. Nur etwa 10—30% aller reifen Neugeborenen zeigen keine freie HCl im Magensaft [*936*]. Es ist anzunehmen, daß die Produktion eines so salzsäurereichen Magensekretes auf hormonellem Wege noch durch den mütterlichen Organismus und durch den Geburtsstress bewirkt wird [*291*], vor allem da nach dem 2. Lebenstag die Menge der freien HCl im Magen bis auf ganz geringe Werte mit einem Tiefpunkt um den 8. Lebenstag abfällt und erst in der 2. Lebenswoche wieder langsam ansteigt, ohne die hohen Werte des Geburtstages wieder zu erreichen.

Auch die Histaminreaktion des Magensaftes verläuft beim Neugeborenen in ähnlicher Weise [*170*]. Es mag sein, daß das heftige Erbrechen eines salzsäurereichen Magensaftes bei manchen Neugeborenen dadurch zu erklären ist [*767*]. Die Fermentproduktion ist in dieser Zeit im Sinne einer werdenden Funktion, ähnlich wie beim Speichel, noch gering, aber es lassen sich schon von Anfang an sowohl Pepsin als auch Labferment und Lipase nachweisen.

Die *Pankreasfermente*, wie Trypsin, Lipase und Diastase werden schon im Fetalleben produziert, aber ihre Aktivität und Menge ist beim Neugeborenen noch geringer und steigt erst bis zum Ende des 1. Lebensjahres an [*254, 517*]. Die *Fermente der Dünndarmschleimhaut* sind ebenfalls schon beim Fet nachweisbar und beim Neugeborenen reichlich vorhanden. Über ihre fermentative Kraft und ihre quantitative Produktion ist allerdings bisher noch nichts bekannt. Jedenfalls aber genügt ihre Menge, um eine geeignete Nahrung abzubauen, ohne daß es zu Störungen käme (s. S. 29), und gesicherte Befunde über einen Mangel an Eiweiß-, Fett- und Kohlenhydrate-spaltende (außer Stärke) Fermente beim Neugeborenen, selbst wenn er 4 oder mehr Wochen zu früh geboren wird, existieren bisher noch nicht [*568*]. Auch das Sekretin, das den Verdauungsprozeß steuernde Hormon, ist bereits beim Neugeborenen und Frühgeborenen nachgewiesen worden [*32*].

Insgesamt fällt im ganzen Darmtrakt die *starke Ausbildung der* sezernierenden und resorbierenden *Schleimhaut* und gleichzeitig die *Feinheit der Darmwandmuskulatur* auf. Die Größe des enterohepatischen Flüssigkeitskreislaufes und die Labilität der Darmmotorik, die von der Neugeborenenperiode an sich über die ganze Säuglingszeit erstreckt, mag damit in Zusammenhang stehen [*346*]. Für den Neugeborenen aber besonders kennzeichnend ist die *erhöhte Durchlässigkeit* der Darmschleimhaut *für native Proteine* [*298, 342*], die bei gesunden Erwachsenen nur für minimale Mengen besteht. So können in dieser Periode auch funktionstüchtige Antikörper intestinal resorbiert werden [*961*]. Gleichzeitig ist aber auch eine intestinale Sensibilisierung möglich, so daß der Verfütterung nicht denaturierten artfremden Eiweißes in der Neugeborenenperiode mit einer gewissen Skepsis begegnet werden muß.

δ) Zusammenfassung

Das zentral gesteuerte rhythmische Saugen und Schlucken ermöglicht eine gefahrlose Nahrungsaufnahme, weil der Kehlkopf so hoch steht, daß die flüssige Nahrung am Kehlkopfeingang vorbeigleiten kann. Atmen und Trinken sind deshalb gleichzeitig möglich. Die Magenverweildauer kann noch 8—24 Std betragen, die *Magen-Darmpassagezeit* verkürzt sich von 31 auf rund 7 Std während der Neugeborenenperiode. Luft ist 3 Std nach der Geburt gleichmäßig verteilt in Dünn- und Dickdarm nachweisbar. Die *mittlere Stuhlhäufigkeit* beträgt vom 5. Lebenstag an 4—5 Stühle pro Tag. Die *Fermentproduktion* des Verdauungstraktes beginnt langsam an Intensität zuzunehmen, natives Eiweiß wird resorbiert, so daß eine enterale Sensibilisierung durch artfremdes Eiweiß möglich ist.

e) Die Leber

Die Leber des Neugeborenen ist mit 4,4% des Körpergewichtes relativ *groß* (beim Erwachsenen 2,4% des Körpergewichtes) und fällt vor allem durch die offenbar bevorzugte Entwicklung des linken Leberlappens auf. Seine Masse erreicht etwa die Hälfte des rechten Leberlappens. Dieser nimmt erst nach der Geburt an Größe zu, wohl infolge der Durchblutungsänderung nach der Abnabelung. Da er vorzüglich mit Blut aus Magen und Dünndarm versorgt wird, erfolgt für ihn nach Einsetzen der oralen Ernährung eine erhebliche Mehrdurchblutung Diese Durchblutungsänderung, die auch zu morphologischen Alterationen im histologischen Bild führt, wird von Manchen als Ursache für die funktionelle Leistungsschwäche der Neugeborenenleber angesehen [*237*]. Der linke Leberlappen wird vorzüglich von Milzblut durchflossen, so daß sich seine Leistung und Durchströmung nach der Geburt nicht wesentlich verändert. Der rechte untere Leberrand überragt in der Medioclavicularlinie 2—5 cm den Rippenbogen [*623*]. Die obere Grenze der Leberdämpfung liegt in der Medioclavicularlinie etwa auf der Höhe der 5.—6. Rippe und verläuft dann fast waagerecht. Der linke Leberlappen erfüllt die Zwerchfellkuppe noch ganz und berührt die Milz. Histologisch finden sich in der Neugeborenenleber kaum erkennbare Läppchenstrukturen; sie bilden sich erst später mit zunehmendem Druckabfall von der Pfortader zur Lebervene hin aus und sind erst am Ende des 1. Lebensjahres deutlich sichtbar vorhanden [*247, 251, 711*].

Die *Leistungsfähigkeit* der Leber entwickelt sich erst allmählich. Abgesehen von den Schwierigkeiten bei der Regulierung des Bilirubinspiegels [*691, 821, 1023*] (s. S. 19) sind die üblichen *Leberfunktionsproben* (Weltmannsches Koagulationsband, Cephalin-Cholesterin-Flockungsreaktion nach HANGER, Thymoltrübungstest und Thymolflockungsprobe, alkalische Phosphatase [nach *90*]) in der Regel *normal*. Nur die *Bromsulfaleinausscheidung* ist *verzögert* [*195, 603, 643, 645, 1028*]. Auch die *Gallensäuren* sind im Blut auf über 10 mg-% vermehrt [*481*], der *Blutammoniakspiegel* liegt höher als normal [*157*] und die Harnstoffbildung ist vermindert [*676*]. Auf dem *Eiweißsektor* sind im Zusammenhang mit der verminderten Leberleistung die Störungen im Gerinnungsmechanismus (s. S. 16) und die Hypoproteinämie (s. S. 11) im ersten Trimenon zu nennen, der *Fettstoffwechsel* fällt durch seine Neigung zur Ketonkörperbildung auf, während der intermediäre *Kohlenhydratstoffwechsel* durch den bevorzugt glykolytischen Abbau mit Anstieg des Pyruvat- und Milchsäurespiegels [*324*] bei gleichzeitig geringer Fähigkeit zur Glykogenbildung während der Neugeborenenperiode gekennzeichnet ist [*971*]. Ein Teil dieser Symptome einer geringen Leistungsbreite der Neugeborenenleber verschwindet nach den ersten 10 bis 14 Lebenstagen wieder wie etwa die Ausscheidungsschwäche für Bilirubin und Bromsulfalein oder ein Teil der Gerinnungsstörungen des Blutes. Andere Symptome begleiten den Säugling noch während des ganzen 1. Lebensjahres, wie die Produktionsschwäche für Serumeiweiß und die Labilität des intermediären Stoffwechsels.

Die *Gallenblase* des Neugeborenen ist noch nicht zu tasten, da sie weit hinter dem Leberrand liegt, nur etwa 3 ml faßt und trotz ihrer Größe wenig Galle enthält [*711*].

Zusammenfassung

Die relativ große Leber besitzt bei der Umstellung auf das extrauterine Dasein nur eine geringe Leistungsbreite praktisch aller Funktionen, die bei zusätzlichen Belastungen zu Insuffizienzsymptomen Anlaß geben kann, ohne daß ein Leberschaden vorzuliegen braucht.

f) Die Nieren

α) Anatomische Verhältnisse

Beim reifen Neugeborenen haben die Nieren in der Regel ihre Aszension beendet und stehen mit dem oberen Nierenpol, wie beim Erwachsenen in der Höhe des 11.—12. Brustwirbels, wegen der Größe der Leber allerdings rechts meist tiefer als links. Ihre relative Länge bedingt, daß der untere Nierenpol etwas oberhalb der Crista ilica zu finden ist. Sie sind in ihrem Lager meist gut zu tasten und in allen Richtungen um etwa 3 cm leicht zu verschieben. Wie die Leber, so sind auch die Nieren, bezogen auf das Körpergewicht, relativ schwerer als beim Erwachsenen [*442*].

Makroskopisch fällt die lobuläre Struktur der fetalen Niere auch beim Neugeborenen noch auf, die mehr oder weniger während des ganzen ersten Lebensjahres bestehen bleibt. Die Rindenmarkgrenze ist sehr deutlich zu unterscheiden und das Mark stärker ausgebildet. *Mikroskopisch* wird die Grenzzone zwischen Rinde und Mark vor allem dadurch deutlich, daß die juxtamedullären Glomerula und die dazugehörigen Gefäße sehr viel größer und deutlicher ausdifferenziert sind als die rindennahen Glomerula [*951*]. Der *Durchblutungstyp*, bei dem vor allem die Gefäße um die dünnen Schenkel der Henleschen Schleifen der marknahen Nephrome durchblutet werden, ähnelt etwas dem der Crush-Nieren. Sicherlich bestehen bei dieser *Bevorzugung des Marks* und der marknahen Bezirke bei der Durchblutung Beziehungen zur Nierenfunktion des Neugeborenen [*143, 951*]. Die *Bowmanschen Kapseln* sind besonders in den rindennahen Glomerula noch mit kubischem Epithel ausgekleidet, das erst langsam bis zum 2. Lebensjahr dem normalen dünnen Plattenepithel weicht. Auch die Henleschen Schleifen sind großenteils noch sehr kurz.

β) Nierenfunktion

Schon ab 4. Schwangerschaftsmonat bildet die Niere einen hypotonen Urin, der in das Fruchtwasser ausgeschieden wird. Er enthält geringe Mengen von Harnstoff und Harnsäure und soll für die Hypotonie der Amnionflüssigkeit verantwortlich sein [*587*]. Die Masse der harnpflichtigen Substanzen wird allerdings, wie Reststickstoff und Harnsäure, über die Placenta eliminiert [*667, 730*], so daß ihre Werte bei der Geburt bei Mutter und Kind praktisch identisch sind.

Die *Blase* enthält bei der Geburt durchschnittlich 45 ml Urin [*931*]. In den ersten Lebenstagen wird dann etwa 3—4mal täglich Urin in einer *Menge* von 10—50 ml produziert. Das bedeutet durchschnittlich 13,8 ml Urin pro Liter Körperflüssigkeit in 24 Std, während der Erwachsene im Durchschnitt 16,7 ml pro Liter Körperflüssigkeit eliminiert [*224*]. Pro Quadratmeter Körperoberfläche beträgt die *Nierenleistung* des Neugeborenen etwa 80—200 ml in 24 Std, die des Erwachsenen unter gleichen Bedingungen 350 ml pro m^2/24 Std (s. auch S. 95). Nur in Ausnahmefällen tritt beim gesunden Neugeborenen die *erste Miktion* erst nach 72 Std ein, ohne daß Mißbildungen vorliegen [*812*]. *Der Urin* ist von blaßgelber Farbe, reagiert sauer und hat ein spezifisches Gewicht von etwa 1003. Die osmolare Konzentration beträgt im Durchschnitt 420 mosm/l gegenüber 1224 mosm/l beim Erwachsenen. Maximal kann die Konzentration beim Neugeborenen bis auf 600—800 mosm/l ansteigen, während der Erwachsene bis

1400 mosm/l konzentrieren kann [*205, 365*]. Jedenfalls läßt die geringe Differenz zur osmolaren Konzentration des Plasmas (310 mosm/l) beim Neugeborenen die Schwierigkeit der Urinproduktion in den ersten Lebenstagen erkennen. Als Folge der geringen Flüssigkeitszufuhr in den ersten Lebenstagen kann das spezifische Gewicht auf 1012—1015 am 2.—3. Tag ansteigen und schwankt anschließend wieder zwischen 1006 und 1010 [*936*]. Gleichzeitig vermehrt sich aber auch die Konzentration von Harnstoff, Harnsäure und Reststickstoff bis zu 50—60 mg-% im Blut [*442*], die erst wieder bis zum 8.—10. Tag abfällt. Daraus geht hervor, daß die Neugeborenenniere nicht imstande ist, durch stärkere Konzentration harnpflichtige Stoffe auch mit wenig Flüssigkeit auszuscheiden. Auch ist an der osmolaren Konzentration des normalen Urins zu erkennen, daß der Neugeborene auch ohne Flüssigkeitsmangel mit der gleichen Wassermenge weniger gelöste Substanz ausscheiden kann als der Erwachsene. So besteht also in den ersten Lebenstagen eine gewisse *physiologische Isosthenurie* [*442*], ein „physiologischer" Diabetes insipidus. Die *Konzentrationsschwäche* läßt sich mit der um ein Vielfaches geringeren Ansprechbarkeit des Tubulusapparates auf Adiuretin leicht erklären, die eine geringere Wasserrückresorption zur Folge hat [*392*]. Zusätzlich wird noch ein besonders niederer Adiuretingehalt des Hypophysenhinterlappens in dieser Zeit diskutiert [*389*]. Dagegen scheint der die Natriumausscheidung fördernde Faktor auch schon beim Neugeborenen nachweisbar zu sein [*655*].

In den ersten 10 Tagen nimmt dann die Urinproduktion bis auf etwa $^{2}/_{3}$ der Flüssigkeitsaufnahme, d. h. bis auf 100—300 ml pro Tag zu. Dabei ist der Urin noch immer das Produkt einer beschränkten Nierenfunktion. Eine Reihe von *Clearance-Untersuchungen* mit Inulin, Harnstoff, Perabrodil, Kochsalz und P-Amino-Hippursäure sowie Phenolrot haben erniedrigte Werte sowohl der Glomerulusfiltration als auch der Tubulusfunktion ergeben. Sie betragen teilweise 20—40% der Clearancewerte des Erwachsenen [*46, 184, 289, 329, 442, 613, 617, 897, 997, 1028*]. Danach scheint die Leistung der Glomeruli weiterentwickelt zu sein als die des Tubulusapparates [*997*]. Bezieht man die Nierenleistung nicht auf die Körperoberfläche, sondern auf die extracelluläre Flüssigkeitsmenge [*132*], dann scheint die verminderte Nierenleistung vor allem durch die unreife Tubulusfunktion bedingt zu sein, während die Glomerulusfiltration schon bereits nach wenigen Tagen die Erwachsenengröße zeigt. Von den *Elektrolyten* werden in den ersten Lebenswochen *Natrium* und *Kalium* aus extrarenalen Gründen vermindert ausgeschieden, während der tubuläre Austausch dieser Ionen wie beim Erwachsenen normal verläuft [*616*]. Die *Chlorclearance* ist in den ersten Lebenswochen nieder, besonders nieder beim Frühgeborenen, steigt aber unter Belastung fast zu normalen Werten wieder an [*330, 616*]. Der tubuläre *Bicarbonataustausch* ist — gemessen in mäq/100 ml Glomerulusfiltrat — schon beim Frühgeborenen in der gleichen Größenordnung wie beim Erwachsenen, bezogen allerdings auf Körperoberfläche wegen der dann geringeren glomerulären Filtrationsrate, beim Säugling kleiner. Vor allem das frühgeborene Kind kann deshalb nicht in der gleichen Weise eine Alkalose bekämpfen wie der Erwachsene [*953, 977*]. Die *Phosphatclearance* ist beim Brustkind sehr nieder, was bisher als Zeichen einer verminderten Leistungsfähigkeit der Neugeborenenniere gedeutet wurde. Füttert man allerdings Kuhmilchpräparate, dann steigt sie auf Erwachsenenwerte an, so daß die Urinausscheidung wohl mehr von der intestinalen Resorption abhängt [*185, 620, 769*]. Die tubuläre *Rückresorptionsrate der Phosphate* und die *Ansprechbarkeit* der Nieren *auf Parathormon* entsprechen den Verhältnissen beim Erwachsenen [*769, 896*]. Man muß deshalb annehmen, daß der hohe Serumphosphatspiegel vor allem beim jungen Säugling eine Folge verminderter glomerulärer Filtration ist. Die tubuläre *Rückresorption von Elektrolyten*, also die Fähigkeit, einen maximal verdünnten Urin zu produzieren, ist beim Neugeborenen und frühgeborenen Kind bereits am 5.—7. Lebenstag wie beim Erwachsenen ausgebildet [*15*]. Aus dem Vorhandensein einer physiologischen Acidose und aus der Neigung, bei entsprechenden Belastungen schnell in eine Acidose zu entgleisen, hat man beim Neugeborenen und frühgeborenen Kind lange Zeit auf eine Leistungsinsuffizienz der Nieren in bezug auf die Regulation des Säure-Basen-Stoffwechsels geschlossen. Trotz der Fähigkeit, das p_H des Urins genauso tief, nämlich bis auf 4,9 zu senken wie beim Erwachsenen, zeigt der Urin bei diesen Kindern gewöhnlich eine geringe titrierbare Acidität, die auch nach Säurebelastung nicht zunimmt. Erst bei gleichzeitigen Gaben von Natriumphosphat ist der sehr junge Säugling ebenfalls imstande, die titrierbare Acidität des Urins auf die Erwachsenenwerte zu steigern, so daß man jetzt das Verhalten der Titrationsacidität nicht durch eine physiologische Nierenunreife, sondern eher durch einen alimentär bedingten Mangel an Phosphaten erklären möchte [*794*], vor allem da die H-Ionenausscheidung und Ammoniakformation selbst beim frühgeborenen Kind in entsprechenden Stoffwechsellagen durchaus normal sein kann. Die Neigung zur Acidose und geringe Fähigkeit, eine acidotische Stoffwechsellage zu bekämpfen, wäre dann im jungen Lebensalter durch zwei wesentliche Faktoren bestimmt: einmal durch die geringe Phosphatzufuhr, vor allem beim Brustkind, ein Puffer, der zur H-Ionenausscheidung im Rahmen des physiologischen Urin-p_{Hs} notwendig ist [*614*] und zweitens durch die Tatsache, daß bei der altersspezifischen Ernährung auch weniger Kationen zum Austausch zur Verfügung stehen als beim Erwachsenen [*175*]. Damit wäre die Neigung des sehr jungen Säuglings zur Acidose mehr eine Folge extrarenaler, alimentärer und metabolischer Faktoren als ein Ergebnis einer noch unreifen Nierenfunktion.

Die physiologische Unreife läßt sich allerdings noch aus der *Stickstoffausscheidung im Urin* in den ersten Lebenstagen erkennen [*41*]. Neben Polypeptiden [*441*] kommt es dabei vor allem zu einem Verlust von Aminosäuren wie Arginin, Cystin [*74*], Lysin, Alanin, Threonin, Serin, Glutaminsäure, Asparaginsäure und Prolin. Basische Aminosäuren werden nicht vermehrt ausgeschieden [*222*]. Die *Aminoacidurie* ist etwa fünfmal so groß wie beim Erwachsenen [*441*]. Die *Gesamt-N-Ausscheidung* dagegen, pro Kilogramm und Tag berechnet, ist beim Neugeborenen am ersten Lebenstag viel kleiner als beim Erwachsenen (30,5 mg/kg/Tag anstatt 203 mg/kg/Tag). Sie steigt dann bis zum 5. Lebenstag auf 59,9 mg/kg und Tag an. In der Konzentration des Stickstoffs im Urin zeigen sich weniger große Unterschiede (97 mg/100 g Urin beim Neugeborenen, am 3. Tag 812 mg/100 ml Urin, beim Erwachsenen 919 mg/100 ml Urin [nach *41*]).

Von diesem Gesamt-N ist beim Neugeborenen der Prozentsatz des *Harnstoffs* mit 60—70% oder ungefähr 70 mg/Tag bzw. 18,3 mg/kg/Tag geringer als beim Erwachsenen, dessen Stickstoffausscheidung etwa zu 80% aus Harnstoff besteht (ungefähr 0,96 g/Tag oder 170 mg/kg/Tag). Dafür ist der *Harnsäurenanteil* höher (5—7%) als später (1,5% [nach *41*]). Auch der Anteil des *Ammoniak-N* ist größer als später (7—8% statt 5% [nach *41*]), so daß täglich etwa 2,0 mäq/kg/Tag in einer Konzentration bis zu 40 mäq/l ausgeschieden werden [*446*]. *Kreatin*, das von erwachsenen Männern überhaupt nicht und von Frauen nur in Spuren ausgeschieden wird, tritt spontan während der ganzen Kindheit im Urin auf. Beim Neugeborenen beträgt sein Anteil an der Gesamtstickstoffausscheidung etwa 2%, das bedeutet etwa 4,6 mg/kg Körpergewicht/Tag [*149*]. 3—4% des ausgeschiedenen N bestehen in *Kreatinin*. Bezogen auf das Körpergewicht sind das 5—9 mg/kg pro Tag im Vergleich zum Erwachsenen (18—23 mg/kg) also nicht viel [*14*], wobei nicht nur die geringere prozentuale Muskelmasse (23% des Körpergewichtes anstatt 43% beim Erwachsenen), sondern auch die Diät eine entscheidende Rolle spielen [*149*, *595*]. Selten findet man im Neugeborenenurin auch *Proteine* [*208*], besonders zwischen dem 2. und 5. Tag, wobei es sich nicht nur um Serumalbumin, sondern auch um Globuline handelt [*244*, *390*]. Das Auftreten von Zucker (s. S. 30), Aceton, Acetessigsäure im Urin und von Epithelzellen, granulierten und hyalinen Zylindern im Sediment sind in der 1. Lebenswoche normal. Uratkristalle, vor allem nach einer längeren Periode der Anurie des Neugeborenen, geben oft ein ziegelrotes Sediment, das auf an sich harmlose Harnsäureinfarkte schließen läßt *(Infarkturin)*, nicht mit Blut verwechselt werden darf und eine positive Eiweißprobe vortäuschen kann [*208*]. Ansäuern der Urinprobe mit Essigsäure verhindert diesen Irrtum.

Trotz der nachgewiesenen Leistungsschwäche befindet sich das Neugeborene aber nicht im Zustand einer latenten Niereninsuffizienz, sondern es ist, wie sich aus Elektrolytwerten, Alkalireserve und stabilen p_H-Werten um 7,4 erkennen läßt, den normalen Anforderungen der Neugeborenenperiode gewachsen. Dafür neigt es aber bei besonderen Belastungen schneller zur Entgleisung in Richtung Exsiccose und Acidose.

γ) Die ableitenden Harnwege

Die noch sehr dünnwandigen Ureteren verlaufen häufig geschlängelt. Die *Blase*, mit einer durchschnittlichen Kapazität von 80 ml [*331*], liegt höher und kann bei starker Füllung ganz aus dem kleinen Becken nach oben treten, so daß sie mit dem oberen Pol bis zum Nabel reicht [*394*]. Deshalb liegt beim Mädchen auch der hinteren Blasenwand nur der Uterus und noch nicht die Vagina an. Dieser *relative Blasenhochstand* bedingt einen ebenfalls relativ langen inneren Abschnitt der Harnröhre, der zudem beim Mädchen stark nach vorn konkav gekrümmt verläuft [*394*].

δ) Zusammenfassung

Die relativ großen Nieren sind nach dem Ausfall der Placenta als Ausscheidungsorgane noch *leistungsschwach* und benötigen viel Flüssigkeit zur Eliminierung harnpflichtiger Substanzen, da sie die osmolare Konzentration des Urins nur gering über die des Plasmas zu steigern vermögen. Bei ungenügender Wasserzufuhr steigt das spezifische Gewicht des Urins deshalb nicht über 1015 an, während Harnstoff, Harnsäure und Reststickstoff im Blut, wie in den ersten 3 Lebenstagen üblich, zunehmen können. Eiweiß, Kreatin, Kreatinin, Zucker, Ketonkörper, granulierte und hyaline Zylinder gehören zu den normalen Bestandteilen des Neugeborenenurins. Auch am Säure-Basen-Stoffwechsel beteiligen sich die Nieren noch wenig, da Säureäquivalente nur beschränkt in Form von primären Phosphaten und mehr als NH_4-Salze eliminiert werden. Dieser Vorgang wird aber heute mehr durch extrarenale Faktoren, vor allem durch Phosphatmangel erklärt. Jedenfalls ist aber die bei Belastungen im jungen Säuglingsalter auftretende Neigung zur Exsiccose und Acidose nicht zuletzt durch die noch geringe Leistungsfähigkeit der Nieren mitbedingt.

g) Der Stoffwechsel

α) Der Eiweißstoffwechsel

Nach der Geburt ist die Stickstoffbilanz negativ. Daraus und aus dem Verhalten des respiratorischen Quotienten läßt sich erkennen, daß der Neugeborene in den ersten 3—5 Lebenstagen hungert [*81*, *784*]. Während anfänglich 25—30% des zugeführten N wieder ausgeschieden werden, sinkt dieser Prozentsatz bis zum 7. Tag auf 5% [*830*]. In der 2. Woche besteht in der Regel eine positive Stickstoffbilanz. Sie kann allerdings schon am 3. Tag wieder positiv werden, wenn der Neugeborene die eiweißreiche Kolostralmilch (s. Tabelle 47, S. 537) oder Kuhmilch [*260*] erhält, während sie länger negativ bleibt, wenn reife Frauenmilch verabfolgt wird [*81, 550*]. Die Hauptursache der schnelleren Beseitigung der negativen Stickstoffbilanz bei Kolostralernährung ist sicher in der Tatsache zu suchen, daß bestimmte Proteine, wie homologes Eiweiß ganz allgemein, besonders aber beim Neugeborenen resorbiert werden können, ohne daß dabei durch Verdauungsfermente des Magen-Darmkanals eine hydrolytische Spaltung eintreten muß [*671*]. Jedenfalls sieht man daraus, daß die negative Stickstoffbilanz in dieser Zeit nicht allein einem erhöhten Gewebsabbau und -umbau infolge der Umstellung des Neugeborenenorganismus auf das postfetale Leben zuzuschreiben ist, sondern daß sie auch mit der Eiweißzufuhr zusammenhängt. Die *Einschmelzung körpereigenen Eiweißes* in dieser Periode läßt sich aus der Erhöhung des Rest-N-Anteils im Urin und aus der starken Ausschwemmung von Harnsäure zwischen dem 2. und 5. Lebenstag ablesen. Dann kann die Ausscheidung bis auf 12—24 mg pro Kilogramm Körpergewicht Harnsäure ansteigen, während sie beim normalen Erwachsenen nur 7—8 mg/kg Körpergewicht beträgt [*830*]. Die Ausscheidung anderer Stickstoffsubstanzen wurde bereits im vorangegangenen Abschnitt besprochen. Unter allen Bestandteilen der Nahrung wird das Eiweiß vom Neugeborenen am leichtesten aufgenommen.

β) Der Kohlenhydratstoffwechsel

In den ersten Lebensstunden verbrennt das Neugeborene zur Energiegewinnung vor allem körpereigenes Glykogen, wie aus dem Verhalten des respiratorischen Quotienten hervorgeht. Dieser sinkt dann bis zum 3. Lebenstag ab, um wieder anzusteigen und zeigt damit an, daß nun der Fettvorrat des Organismus angegriffen wird. Man erkennt aus diesem Verhalten, daß der Neugeborene zwar imstande ist, intermediär seine Kohlenhydrate abzubauen, daß ihn aber nur ein *geringer Glykogenvorrat* vor der Fetteinschmelzung bewahrt und daß er von einer reichlichen Kohlenhydratzufuhr sehr abhängig ist. Auch der Kohlenhydratreichtum der Frauenmilch läßt dies erkennen. Sowohl Disaccharide wie Milchzucker als auch Monosaccharide (Dextrose) werden schon kurz nach der Geburt schnell vom Darm resorbiert. Die schnelle Resorption bedeutet allerdings noch keine *Utilisation*, wenigstens nicht bei den Disacchariden, da die Leber z. B. gerade für den Abbau der Galaktose verantwortlich ist und sich dieser Aufgabe in der Neugeborenenzeit noch nicht immer gewachsen zeigt, wie am Auftreten von Galaktose im Urin leicht zu erkennen ist. Auch kann man am 3. und 4. Lebenstag etwa in der Hälfte der Fälle noch eine Laktosurie beobachten, die dann bis zum 10. Lebenstag verschwindet [*787*], da die in der Darmwand auftretende Lactase offenbar nur bei Anwesenheit von Milchzucker im Darminhalt gebildet wird (adaptive Enzymbildung) und anfänglich noch nicht genügend vorhanden ist [*295*]. Schließlich können auch andere Kohlenhydrate, wie Fructose und Glucose bei entsprechender oraler Belastung im Neugeborenenurin als Zeichen einer Utilisationsschwäche auftreten. Bei der Geburt entspricht der Blutzucker des Neugeborenen dem mütterlichen Wert, aber schon nach 1—6 Std nach Verbrauch des eigenen Glykogenvorrats fällt er auf durchschnittlich 60—70 mg ab [*505, 758*]. Die enzymatisch bestimmte „wahre Glucose“ sinkt sogar auf Werte von 8—80 mg-%, im Durchschnitt auf 26,3 $\pm$ 3,65 mg-% in den ersten Lebensstunden ab, eine Tatsache, die besonders bei der Beurteilung von Kindern diabetischer Mütter Beachtung verdient. Trotz derartig niedriger Blutzuckerwerte findet man keine Zeichen einer Hypoglykämie. Trotz ausreichender Kohlenhydratzufuhr halten sich diese niederen Werte meist bis zum 2. oder 3. Lebenstag, oft mit einem besonderen Tiefpunkt erst um diese

Zeit, erreichen aber dann im Durchschnitt am 5. Lebenstag die untere Grenze der Erwachsenennorm [*522*, *683*, *847*, *873*].

Sicher trägt zu diesem Verhalten auch die enorme Insulinempfindlichkeit (verminderte Insulintoleranz) des Neugeborenen bei [*295*]. Trotz der Neigung zu niederen Blutzuckerwerten in dieser Periode sind die eigenen Glykogendepots noch nicht völlig verbraucht, da sich auf eine Adrenalinbelastung (0,03 mg/kg Körpergewicht [nach *191*]) doch noch ein Blutzuckeranstieg, am geringsten allerdings in den ersten 24 Lebensstunden, erreichen läßt. Bis zum Ende der Neugeborenenperiode entwickelt sich die Adrenalinreaktion dann entsprechend der eines Erwachsenen [*191*].

Abgesehen von der sicher sehr geringen Kohlenhydratzufuhr in den ersten Lebenstagen muß man aber unter diesen Umständen doch wohl auch einer mangelnden Regulationsleistung des Neugeborenenorganismus und der Leberunreife einen wesentlichen Einfluß auf die physiologische Hypoglykämie einräumen. Sie spielt sicher noch im ganzen Säuglingsalter eine Rolle und geht parallel mit dem physiologischen Kohlenhydrathunger des Säuglingsorganismus.

Schließlich besteht gerade in den ersten Lebenstagen nach der Geburt noch eine Neigung zur *unvollständigen Verbrennung* der Kohlenhydrate, die dabei auf der Stufe von *Brenztrauben- und Milchsäure* stehenbleiben. Beide Substanzen finden sich auch im Blut vermehrt, Brenztraubensäure vor allem in den ersten 5 Std bis zum 4. Tag [*324*] nach der Geburt, dann fallen ihre Werte ab, während die Milchsäurewerte noch weiter erhöht bleiben. Sie werden beide auch in großen Mengen im Urin ausgeschieden [*324*, *352*, *844*]. Da bis zu dieser Stufe beim Abbau kein O_2 verbraucht wird und kein CO_2 entsteht, erlaubt dieser anaerobe Stoffwechsel eines Teiles der Kohlenhydrate dem Neugeborenen O_2-Mangelzustände besser als später zu überstehen. Allerdings gewinnt er auf diese Weise auch nur etwa $^1/_6$ der Energie, die beim aeroben Abbau bis CO_2 und H_2O freiwerden kann. Auch das mag wieder mit dem Kohlenhydrathunger des sehr jungen Säuglings in Beziehung stehen [*745*].

γ) Der Fettstoffwechsel

Da die Kolostralmilch zwar eiweißreich, aber fettarm ist, kann man annehmen, daß das neugeborene Kind offenbar weniger Fett benötigt und vielleicht auch weniger verträgt.

Fettbilanzen unter Berechnung der Zufuhr und Messung des im Kot ausgeschiedenen Fettes geben nur ein grobes und ungenaues Maß für die Fettresorption, da einmal das ausgeschiedene Fett nicht nur aus der Nahrung stammt, sondern auch vom Organismus ausgeschieden wird oder von den Darmbakterien herstammen kann [*592*], zum anderen auch das Körperfett zum Teil aus Kohlenhydraten und Eiweiß entsteht.

Läßt man dies unberücksichtigt, dann werden vom Neugeborenen nach dem 1. Lebenstag bis zu 80%, ab dritter Woche 85—95% des Nahrungsfettes „retiniert". Dabei erreicht Butterfett weniger hohe Werte als Frauenmilchfett [*426*, *427*, *779*], so daß bei seiner Zufuhr bis zur 8. Lebenswoche durchschnittlich 25% der Zufuhr im Stuhl erscheint [*328*].

Die *Fettausnützung*, gemessen am Verhältnis des ausgeschiedenen Stuhlfettes zum aufgenommenen Nahrungsfett, ist in der Neugeborenenzeit also *schlecht* und auch bei beschränkter Fettzufuhr geringer als im späteren Säuglingsalter [*210*, *211*, *213*, *785*]. Die geringe Fähigkeit zur Fettresorption läßt sich auch an den Vitamin A-Resorptionskurven demonstrieren [*158*] und geht einher mit der Tatsache, daß der Neugeborene nur sehr wenig Gallensäuren produziert [*211*, *213*], die für die Emulgierung der Fette als Voraussetzung zur Spaltung und auch zur Resorption ungespaltener Fette [*99*, *190*, *279*] besonders notwendig sind. Schließlich läßt sich auch histologisch nachweisen, daß der exkretorische Teil des Pankreas noch so wenig entwickelt ist, daß man mit einem Lipasemangel zu rechnen hat. Im Serum steigt der Gesamtfettgehalt, und zwar besonders schnell bis zum 3. und 4. Lebenstag [*870*] in den ersten 6—10 Lebenstagen an. Die prozentuale Verteilung der einzelnen Fettfraktionen s. Tabelle 2.

Tabelle 2. *Lipide im Serum während der Neugeborenenperiode.* (Nach St. Raefstedt und B. Swahn [*744*])

	Nabelschnurblut		Capillarblut 1.—6. Tag		Erwachsenennorm
	Mittelwert	Schwankungsbreite	Mittelwert	Schwankungsbreite	mg-%
Gesamtfett	347 ± 1	210—600	591 ± 18	340—890	530
Cholesterin (total).	75 ± 2	50—110	138 ± 4	98—200	237
Cholesterinester . .	53 ± 2	28—81	88 ± 3	37—137	70—75
Freies Cholesterin .	22 ± 1	13—34	50 ± 2	25—105	40—70
Lipoidphosphor . .	3,0 ± 0,1	1,9—5,3	5,3 ± 0,2	2,8—7,1	11,2
Phosphorlipoide . .	75 ± 3	48—133	131 ± 4	70—178	142

δ) Der Mineralstoffwechsel

Das Neugeborene ist mineralärmer (2,5% bezogen auf frische Körpersubstanz) als der Erwachsene (3,8—5% [nach *27*]). Seine Reserven an Mineralien hängen zwar vom Gesundheitszustand der Mutter ab, aber Mangelzustände sind während der Neugeborenenperiode nicht zu bemerken. Unmittelbar bei der Geburt ist der Gesamtelektrolytgehalt im *Nabelschnurblut* etwa 3 mäq/l tiefer als bei der Mutter, vor allem infolge besonders niederer Natriumwerte [*817*]. Andere Autoren [*118, 661*] geben mit durchschnittlich 142 mäq/l um etwa 2 mäq/l höhere Natriumwerte als bei der Mutter an. Im Gewebe findet sich *Natrium* in höherer Konzentration als beim Erwachsenen, während es im Serum praktisch Normalwerte aufweist [*516*]. Dafür ist die Kaliumkonzentration im Gewebe beim Neugeborenen gering, während es mit 7—10 mäq/l schon bei der Geburt höher in Blut und Serum konzentriert sein kann als bei der Mutter (5,1—5,3 mäq/l [nach *33*]). Sonst steigt der Spiegel von Kalium im Serum nur als Folge der Dehydrierung und mangelnden Nierenleistung in den ersten Tagen über die Erwachsenennorm an, um sich ihr dann anzugleichen [*137*]. *Im Urin* wird Natrium und Kalium in den ersten beiden Lebenstagen vermehrt ausgeschieden. Dann verringert sich die Ausscheidung bis zum 4. Tag, um gegen Ende der Neugeborenenperiode [*882*] wieder etwas anzusteigen.

An *Calcium* ist der Neugeborenenkörper bei der Geburt besonders reich. Von den etwa 21,0 g Gesamtgehalt hat er 12,1 g zwischen dem 8. und 10. Schwangerschaftsmonat erhalten [*314, 918*]. Das erklärt den *niedrigen Calciumbestand der Frühgeborenen.* Nach der Geburt fällt der relative Calciumgehalt, vor allem bei Brustmilchernährung in den ersten Lebenswochen um durchschnittlich 23% des ursprünglichen Bestandes ab [*516*], da sich der Organismus auf das Angebot einstellen muß. Die Bilanz wird bald nach der Geburt wieder positiv. Das meiste Calcium, nicht nur das mit der Nahrung aufgenommene, wird durch den Stuhl ausgeschieden, nur minimale Mengen erscheinen im Urin. Beim Neugeborenen findet die Zufuhr durch Nahrungsart und -menge ihre Grenze. Mit 500 g Frauenmilch erhält er am 8. Tag etwa 100 mg Ca. Mit der gleichen Menge $^1/_2$-Kuhmilch bekommt er 290 mg Ca und hat dabei auf beiden Wegen genug, um den *täglichen Bedarf von 100—150 mg Ca* zu decken. Jedenfalls besteht kein Grund zur Annahme, daß Resorption und Einbau von Ca beim jungen Säugling noch beeinträchtigt sind. Auch kann bis heute noch nicht sicher festgestellt werden, welche Ca-Mengen als Zufuhr etwa optimal sind. Sicher bestehen große Variationsmöglichkeiten, die ohne Krankheitserscheinungen vom gesunden Säugling toleriert werden. Nur vom Frühgeborenen ist bekannt, daß auch bei Vitamin D-Zufuhr auf die Dauer aus der Frauenmilch zu wenig Calcium retiniert wird. In der *Nabelschnur* ist der *Calciumblutspiegel* bei der Geburt im Durchschnitt 1 mg-% höher als bei der Mutter. Dann schwankt er zwischen 7,3 bis 16,9 mg-% (3,5—8,4 mäq/l) mit einem Mittel um 11,27 mg-% (5,6 mäq/l) [*946*]. Bis zum 3. Lebenstag erfolgt ein leichter Abfall bis auf 9,93 (4,95 mäq/l) (7,2 bis 12,3 mg-%), dann wieder ein Anstieg bis zum 7. Lebenstag auf durchschnittlich 10,45 mg-% (5,2 mäq/l) (7,5—13,9 mg-%). Die *ultrafiltrierbare Calciumfraktion*, die unter anderem bis zu 2 mg-% ionisiertes Calcium und außerdem an Citronensäurekomplex gebundenes Ca enthält, schwankt in dieser Zeit zwischen 5,3 bis 5,9 mg-% (2,65—2,95 mäq/l). Sie befindet sich damit schon in der gleichen Höhe wie in den ersten 3 Lebenswochen [*22, 400, 565*]. Damit wird der Calciumabfall nach der Geburt, vor allem vom kolloidgebundenen (eiweißgebundenen) Ca getragen.

Der *Phosphorgehalt* des Neugeborenen ist entsprechend dem Ca-Verhalten nach einem allerdings geringeren Anstieg in den letzten Graviditätsmonaten hoch (etwa 17,5 g [nach *204*]). Das zeigt sich auch am Blutspiegel des anorganischen P, der bei Neugeborenen (Nabelschnur) zwischen 4,2—8 mg-% mit einem Mittel um 5,55 mg-% (3,2 mäq/l) höher als bei der Mutter (2,4—4,4 mg-%) (1,4—2,6 mäq/l) liegt [*946*]. Im Gegensatz zum Verhalten des Ca steigt der Blutphosphor bis zum 3. Tag aber noch weiter an (3,7—8,6, im Mittel 6,08 mg-%) (3,5 mäq/l), um anschließend wieder abzufallen (am 7. Tag 3,5—7,6, im Mittel 5,93 mg-%) (3,45 mäq/l) [nach *946*]. Diese postnatalen Schwankungen im Blutcalcium- und Phosphorspiegel führen zu einer Erniedrigung des Ca-P-Quotienten, die in besonders starker Weise bei kuhmilchgefütterten Kindern auftritt und mit der Neugeborenentetanie in Zusammenhang steht (s. S. 227). Jedenfalls senkt die Fütterung der phosphorreichen Kuhmilch mit ihrem sehr niedrigen Ca-P-Quotienten auch diesen Quotienten im Blut des Neugeborenen. In der Frauenmilch beträgt dieser Quotient 2,4, in der Kuhmilch 1,3. Trotz der Zunahme des Phosphorbestandes vor der Geburt ist der *Neugeborenenkörper* mit 0,47 g-% insgesamt *P-ärmer* als der Erwachsene (1,16 g-% [nach *204, 516*]). *Im Urin* kann in den ersten Lebenstagen in Übereinstimmung mit der Harnsäurenausscheidung eine gewisse vermehrte Phosphorelimination stattfinden [*550*]. Nach wenigen Tagen aber geht die Phosphatausscheidung auf die sehr niedrigen Werte des Neugeborenen- und Säuglingsalters zurück [*350*]. Die aufs engste mit dem Ca-P-Stoffwechsel und dem Knochenwachstum verknüpften *alkalischen Serumphosphatasen* steigen erst langsam während der Neugeborenenperiode von 7,1 Bodansky-Einheiten bei der Geburt über 8,9 E bis zum 15. Lebenstag [*42*] zu den hohen Werten des 1. Lebensjahres (9,5—15) [nach *156*] an.

Unter den Anionen finden sich trotz des relativ hohen *Gesamtchlorgehalts* des Neugeborenenkörpers (0,15—0,19% gegenüber 0,12% beim Erwachsenen) [nach *27*] bei der Geburt im *Nabelschnurblut* etwas erniedrigte Chlorwerte (109,2 bis 106,2 mäq/l) [nach *275, 352*], entsprechend dem gesenkten Gesamtelektrolytgehalt. In den ersten Lebenstagen während der Dehydration steigt dieser Wert dann bis zur oberen Grenze der Norm an (107 mäq/l) [nach *618*]. In der Folgezeit entsprechen die Chlorwerte etwa denen des Erwachsenen [*947*]. Im *Urin* findet in den ersten zwei Lebenstagen eine Ausschwemmung von Chlor statt, die sich gegen den 4. Lebenstag verringert [*882*]. Das Verhalten des Bicarbonats wird auf S. 38 im Zusammenhang mit der Alkalireserve besprochen.

Im Gegensatz zum Phosphor ist der Neugeborenenkörper reicher an *Schwefel* (0,246 g-%) als der des Erwachsenen (0,195 g-%) [nach *204, 516*]. Im Blut ist der anorganische Schwefel in den ersten 3—4 Tagen während der Dehydrierung etwas erhöht, dann an der oberen Grenze der Erwachsenennorm [*106*], was mit der Nierenfunktion in dieser Zeit in Zusammenhang gebracht wird [*137*].

Im *Eisenstoffwechsel* zeigen sich während der Neugeborenenperiode bemerkenswerte Verschiebungen. Schon während der Schwangerschaft sorgt ein komplizierter Transportmechanismus dafür, daß fast unabhängig von der mütterlichen Eisenversorgung der kindliche Organismus genügend Eisen erhält.

Die Bindungskapazität für Eisen des mütterlichen Serums hat während der Gravidität von etwa 300 γ-% auf etwa 450 γ-% zugenommen, die des Neugeborenen mit 225 γ-% ist relativ nieder. Der *Serumeisenspiegel* der Mutter ist dagegen von 100 auf 80 γ-% gesunken, der des Kindes beträgt bei der Geburt 150 γ-% [*108, 555, 962*]. Gegen dieses Konzentrationsgefälle entnimmt das in der Placenta sitzende Apoferritin dem eisenbindenden Globulin Transferrin des mütterlichen Serums das Eisenion und gibt es an das Transferrin (Siderophyllin) des kindlichen Serums weiter, eine Fähigkeit, die mit Unterschieden in der Eisenbindungskapazität der genannten Eiweißkörper erklärt wird [*825*]. Diese Eisenübertragung über die Ferritinstufe ist durchaus mit der Dünndarmresorption zu vergleichen [*1017*] und geht so rasch, daß schon nach 40 min radioaktives Fe, das kurz vor der Geburt der Mutter verabfolgt wurde, im Fetalkreislauf erscheint [*731*]. So ist gewährleistet, daß trotz der angespannten Eisenbilanz der Mutter [*10, 541*] eine optimale Versorgung des Kindes nicht nur mit Hämoglobineisen (etwa 200 mg), sondern auch mit einer gewissen Menge Depoteisen im Gewebe [*11*] möglich ist. Dieses Depoteisen steht dann als leicht mobilisierbares Ferritineisen mit RES zur Verfügung, während es zu Hämosiderinablagerungen als Depoteisen zweiter Ordnung [*858*] beim gesunden Neugeborenen nicht kommt.

Insgesamt wird ein *Eisengehalt* des Neugeborenen von etwa 340 mg angenommen [*887*]. Davon befindet sich in der Leber ein Eisendepot, das sich vor allem in den letzten Graviditätsmonaten angesammelt hat, in einer Höhe von 35—75 mg [*470, 950*]. Der *Serumeisenspiegel* liegt unmittelbar nach der Geburt bei 160 γ-%, also außergewöhnlich hoch. Es stürzt anschließend in den ersten 24 Std fast auf $^1/_3$ des ursprünglichen Wertes, um anschließend bis zum 14. Tag auf durchschnittlich 125 γ-% wieder anzusteigen [*958*].

Ursprünglich hat man für diesen Vorgang die Unterbrechung des Placentarkreislaufes verantwortlich gemacht [*684*]. Heute wird er durch die Stresswirkung der Geburt erklärt [*823*], weil die verschiedensten cerebralerregenden Eingriffe, wie Lumbalpunktionen, Ultrakurzwellenbestrahlungen der Stammhirngegend oder Encephalographien [*819*] ebenfalls eine Hyposiderämie erzeugen und dadurch die starke Abhängigkeit des Eisenstoffwechsels von zentralnervösen, wahrscheinlich im Stammhirn gelegenen Regulationszentren beweisen [*819*]. Eine vorübergehende Abwanderung des Serumeisens in das RES ist dabei die unmittelbare Stressfolge. Aber auch das aus dem Hämoglobinabbau stammende Eisen, das nicht unmittelbar gebraucht wird, speichert der Neugeborene als Eisenreserve vorübergehend im RES, vor allem in der Leber und Milz [*825*].

Auch das für die Hämoglobinbildung wichtige *Kupfer* zeigt in der Neugeborenenperiode eigentümliche Bewegungen. Der prozentuale Kupfergehalt der fetalen Leber verdoppelt sich in den letzten drei Schwangerschaftsmonaten und sinkt dann nach der Geburt rasch wieder ab. Man erklärt das mit der Beteiligung des Kupfers an der postpartalen Mobilisierung vorhandener Eisendepots. Der *Serum-Kupfer-Spiegel* ist mit durchschnittlich 50 γ-% bei der Geburt nieder. Der *Kupfergehalt derErythrocyten* ist aber im Gegensatz zu dem des Erwachsenen oder älteren Kind sehr viel höher als im Serum. Bis zum Ende der Neugeborenenperiode steigen die Serumkupferwerte offenbar etwas an [*110*]. So kann also schon in dieser Zeit das obligate reziproke Verhältnis von Eisen und Kupfer im Serum festgestellt werden, bei dem sich immer neben hohen Eisenwerten ein tiefer Kupferspiegel und umgekehrt antreffen läßt.

ε) Grundumsatz und Wärmehaushalt

Wie bereits erwähnt, liegt der *respiratorische Quotient* (R.Q.), also das Verhältnis von ausgeatmeter Kohlensäure zu verbrauchtem Sauerstoff, gemessen im Gasvolumen beim Neugeborenen unmittelbar nach der Geburt, wenig unter 1, sinkt dann aber relativ schnell auf 0,8 und anschließend bis zum 3. Lebenstag auf 0,73 ab. Bis zum 6. Tag erfolgt dann ein langsamer Anstieg auf 0,82 [*54, 832*]. Da der R.Q. bei reiner Kohlenhydratverbrennung um 1, bei Fettverbrennung um 0,71, bei Eiweißverbrennung um 0,8 liegen müßte [*541*], ist daraus zu erkennen, daß die *Energiequelle in den ersten Lebensstunden* zu $^2/_3$ aus der Kohlenhydratverbrennung und zu $^1/_3$ aus der Fettverbrennung stammt. Im Laufe des 1. Tages ändert sich dieses Verhältnis in $^2/_3$ Fett- und $^1/_3$ Kohlenhydratverbrennung. Am 2. und 3. Lebenstag werden nur noch 5—10% der Calorien aus der Kohlenhydrat- und 92—95% aus der Fettverbrennung gewonnen. Anschließend nimmt die Kohlenhydratverbrennung auf Grund der oralen Ernährung bis zum Ende der Neugeborenenperiode wieder zu und der Umsatz des anfänglich vor allem körpereigenen Fettes ab. Normalerweise stammt dann die Energie etwa zu 30% aus Kohlenhydrat- und 70% aus Fettabbau [*887*].

Pro Kilogramm Körpergewicht hat das Neugeborene einen *hohen Grundumsatz* von durchschnittlich 42 [*440*] bzw. 44,6 Calorien [*664*]. Er steigt schon in den ersten Lebenstagen noch weiter an, während der Durchschnittswert des Erwachsenen nur 24 Calorien/kg Körpergewicht beträgt.

Die Ursache liegt einmal in der Notwendigkeit, nach Verlassen des intrauterinen homöothermen Milieus in der poikilothermen Umgebung mit der eigenen Wärmeregulation zu beginnen, zum anderen im größeren Energiebedarf für die körperliche Bewegung in der atmosphärischen Luft statt im Fruchtwasser. Schließlich erfordert auch die pulmonale Aufnahme von Sauerstoff aus der Luft eine größere motorische Anstrengung als vorher.

Diese Übergangsphase zeichnet sich vor allem durch eine große Labilität des calorischen Stoffwechsels aus. Allein körperliche Bewegung kann den Grundumsatzbedarf bis zu 100% überschreiten [*664*] und Schreien kann zu einem durchschnittlichen Anstieg von 65%, in einigen Fällen bis zu 200% führen [*53, 54, 327*]. So sind also Grundumsatzbedingungen in dieser Phase schwer zu erreichen. Bezogen auf die Körperoberfläche beträgt der Grundumsatz des Neugeborenen durchschnittlich 612 Calorien/m^2 [*54*] bzw. 658/m^2 [*54, 664*]. Schon in den ersten Lebenstagen ist ein weiterer Anstieg bis auf durchschnittlich 930 Calorien/m^2 Oberfläche zu verzeichnen [*143*]. Die *große Körperoberfläche* bezogen auf das Körpergewicht des Neugeborenen von etwa 700 cm^2/kg im Vergleich mit dem Erwachsenenwert von 200 cm^2/kg, läßt es verständlich erscheinen, daß das Neugeborene pro Kilogramm mehr Wärme erzeugt als der Erwachsene, während die Wärmeerzeugung, bezogen auf die Maßeinheit der Körperoberfläche, etwas geringer ist als im Erwachsenenalter. Auf der anderen Seite läßt sich aus dem Verhältnis von Körperoberfläche und Körpergewicht erkennen, daß die *Abkühlungsfläche pro Kilogramm* Körpergewicht beim Neugeborenen über *dreimal größer ist als beim Erwachsenen.* BENEDIKT und TALBOT [*54*] haben eine Formel angegeben, mit der sich der Grundumsatz des Neugeborenen mit einer Fehlerrate von $\pm 6\%$ berechnen läßt:

$$\text{Grundumsatz} = \text{Körperlänge (cm)} \cdot 12{,}65 \cdot 0{,}103\sqrt[3]{\text{kg}^2}\ \text{Körpergewicht.}$$

Das Ergebnis der Wärmeproduktion zeigt sich auch beim Neugeborenen an der *Körpertemperatur* als Differenz von Wärmeproduktion und Wärmeverlust. Sofort nach der Geburt führen äußere Abkühlung während Abnabelung und Reinigungsbad wegen noch unzureichender Wärmeproduktion [*120, 913*] bei einer durchschnittlichen *Geburtstemperatur* von 37,6^0 zu einem *initialen Temperatursturz* von maximal 2^0 in 1—2 Std. Die hauptsächliche Ursache dafür liegt klar auf der Hand, wenn man bedenkt, daß schon 15 min Aufenthalt in unbekleidetem Zustand in einem Raum von 21,7^0 die Körpertemperatur des Neugeborenen um 1,8^0 abfallen läßt [*101*]. Bei normaler Versorgung ist dieser

Temperatursturz nach 12 Std wieder überwunden. Daran schließt sich vom 2.—3. Tag und bei frühzeitiger Fütterung etwas früher eine leichte „*Hyperthermie*“ etwa um 37,1° an, bis sich dann ab 5. Tag der Normwert von 36,7° einstellt.

Diese physiologische Temperaturerhöhung des Neugeborenen in den ersten Lebenstagen deutet man als Umstellungsfolge auf die eigene Wärmeproduktion. Sie kann in 10—30% der Fälle als einmalige Temperaturzacke auch über 38,5° ansteigen [*101, 913*] (s. auch Durstfieber S. 226). Aber auch in den nun folgenden Tagen der Neugeborenenperiode besteht noch eine große Temperaturabhängigkeit von der Umgebung, die mit zunehmendem Lebensalter immer geringer wird. Sie ist vor allem ein Ergebnis des geringen Schutzes vor Wärmeverlust bei relativ großer Körperoberfläche und der geringen Fähigkeit zu Kältezittern und Schweißproduktion [*30, 119, 241, 626, 752*]. Nicht zuletzt wird sie auch noch durch die unvollständige Fähigkeit zur Wärmeproduktion beeinflußt.

Bei guter Wärmeisolation von außen zeigt das Neugeborene eine ausgesprochene *Monothermie*. Die Tagestemperatur liegt, wohl infolge der noch geringen Wärmeproduktion durch Bewegung, im Durchschnitt nur 0,1° über dem Nachtwert [*484, 515*]. Im späteren Säuglingsalter werden diese Schwankungen größer.

ζ) Calorienbedarf

Von praktisch größerer Bedeutung ist auch im Neugeborenenalter der tatsächliche Bedarf an Bruttocalorien, der nicht nur die Energie für den Grundstoffwechsel, sondern auch für Muskeltätigkeit, Wachstum und Verlust in den Exkrementen decken muß. Für die Neugeborenenperiode gibt es aber über diese Fragestellung noch keine Untersuchungen. Man muß deshalb auf berechnete Zahlen zurückgreifen, die, abgeleitet von Untersuchungen bei größeren Kindern, nur Näherungswerte geben können. Das Ergebnis solcher Berechnungen [*52, 664, 887*] ist in der Tabelle 3 zusammengestellt.

Tabelle 3. *Calorienbedarf in der Neugeborenenperiode ohne Wachstumsbedarf*

Grundmsatz	45 cal/kg/Tag
+30% für Muskeltätigkeit	14 cal/kg/Tag
+10% für Kotverlust	5 cal/kg/Tag
+14% für spezifische dynamische Wirkung .	6 cal/kg/Tag
	70 cal/kg/Tag

Der *Wachstumsbedarf*, der auf dieser Tabelle nicht verzeichnet ist, scheint beim Neugeborenen noch ohne großen Einfluß auf den Stoffwechsel zu sein [*927*]. Er wird für das frühe Säuglingsalter auf 16% [*367*] bis 40% [*887*] des Grundumsatzes geschätzt. Spontan werden vom Neugeborenen am 4. Lebenstag durchschnittlich 90 cal/kg und am 11. Tag 117 cal/kg aufgenommen [*252*]. Die Differenz zwischen den Zahlen der Tabelle 3 und den spontan aufgenommenen Calorien ergäbe einen Wachstumsbedarf von 45—100% des Grundumsatzes. Geht man aber von dem Calorienbedarf auch ohne Wachstumsanteil aus (70 Cal-kg/Tag) und vergleicht diesen Bedarf mit der calorischen Leistung der weiblichen Brustdrüse während des Wochenbettes, wie ihn Künzer auf Grund der Literaturangaben errechnet hat [*541*], dann ergibt sich, daß ein normales Neugeborenes (3250 g schwer) an der Brust erst ab 3. Lebenstag den energetischen Bedarf des reinen Grundumsatzes und am 6. Tag zum erstenmal den gesamten energetischen Bedarf gedeckt bekommt (berechnete Calorienleistung der mütterlichen Brust [*541*] am 2. Lebenstag etwa 100, am 3. 140, am 4. 180, am 5. 210, am 6. 230 und am 10. Tag etwa 300 Calorien).

η) Wasserhaushalt

Die intrauterine Abnahme des Wassergehaltes im Gesamtorganismus von 95—97% auf 75% [*471*] wird in der ersten Zeit der Neugeborenenperiode besonders schnell fortgesetzt. Die Ursache der *postpartalen Entwässerung*, erkennbar an der physiologischen Gewichtsabnahme liegt in der geringen Flüssigkeitsaufnahme in den ersten Lebenstagen. Mit zunehmender oraler Flüssigkeitszufuhr kommt es wieder zu einer Wassereinlagerung, die vorübergehend zu einem etwas höheren Wassergehalt des Körpers als zur Zeit der Geburt führen kann. Im Durchschnitt besitzt der Neugeborene etwa *10% Körperwasser mehr als der Erwachsene*, bei dem man mit 70%, bezogen auf Kilogramm Körpergewicht, rechnet [*270*].

Auch die *Wasserverteilung* zeigt in der Neugeborenenperiode gewisse Besonderheiten. Einmal ist der Bestand an *intracellulärer Flüssigkeit* mit *30%* infolge des relativ geringeren Zellgehaltes des Neugeborenenkörpers *geringer als beim Erwachsenen* (45%), zum anderen ist beim Neugeborenen *mehr Wasser interstitiell* gelagert (*45%* statt 15—20% beim Erwachsenen [nach *262, 445*]). Auch an diesen Verhältnissen ist die relativ große Körperoberfläche des Neugeborenen mitbeteiligt, da die Haut bis zu 80% ihres Gewichtes interstitielle Flüssigkeit enthält, so daß beim Neugeborenen etwa 20% des Gesamtwasserbestandes in der Haut fixiert sind, während sie beim älteren Säugling nur 8,9% des Körperwassers enthält [*502, 503*].

Die *Wasserausscheidung*, deren Größe den Wasserbedarf in erster Linie bestimmt, erfolgt zu etwa 50% der gesamten Ausscheidung durch die Nieren. Ihre Leistungsfähigkeit läßt sich in der Wasserbelastung (30 ml/kg Körpergewicht oral oder intravenös) messen. Dabei scheidet das Neugeborene in den ersten 3 Std weniger als 10%, das 3 Tage alte Neugeborene etwa 35%, das 7 Tage alte Kind etwa 50% der zugeführten Menge aus. Nach Ablauf der ersten 2 Lebenswochen adaptiert sich die verlangsamte Wasserausscheidungsfähigkeit der Nieren an die Erwachsenenwerte, so daß nun in den ersten 3 Std 100% der zugeführten Flüssigkeitsmenge ausgeschieden werden [*15*]. Über die Größe der *Perspiratio insensibilis*, die in der späteren Kindheit und beim Erwachsenen selbst unter Grundumsatzbedingungen etwa 25% des Wasserverlustes beansprucht, liegen wenig ausgesprochene Neugeborenenuntersuchungen vor. Bei sehr jungen Kindern hat sich gezeigt, daß pro Quadratmeter Hautoberfläche mit großen individuellen Schwankungen der Wasserverlust von 15,3 in den ersten 8 Lebenswochen auf 18,5 ml bis zum 12. Lebensmonat ansteigt [*567*]. Bezogen auf Kilogramm Körpergewicht besteht allerdings ein Abfall dieser Werte. Der Neugeborene hat dann eine Perspiratio insensibilis von 21,7—37,5 g/kg/Tag (rund 1 ml/kg/Std [nach *690*]), der Säugling in der 8. Lebenswoche von 22,8 g im 12. Lebensmonat von 19 g und der Erwachsene von 11,5—20,0 g/kg/Tag [*391, 857*]. Jedenfalls muß man bis zum Ende der Neugeborenenperiode mit einem absoluten Wasserverlust durch die Perspiratio insensibilis von etwa 30—90 ml/Tag rechnen. Dabei beziehen sich diese Zahlen nur auf Grundumsatzbedingungen, denn bei Nahrungsaufnahme kommt noch in steigendem Umfang der dadurch bedingte unsichtbare Wasserverlust dazu. Er ist um so größer, je höher der Caloriengehalt der zugeführten Nahrung ist oder bei gleichbleibendem Caloriengehalt je größer die Flüssigkeitsmenge der Nahrung ist [*800*] und kann dann leicht um das Doppelte der unter Grundumsatzbedingungen geltenden Werte erreichen. Die dritte Ursache des Wasserverlustes ist die Ausscheidung durch den Darm. Sie beträgt beim Säugling etwa 20—30 ml. Beim Neugeborenen sind keine sicheren Angaben vorhanden, und bei der stark wechselnden Stuhlproduktion in dieser Periode Durchschnittswerte auch schwer zu erhalten.

Der *durchschnittliche Wasserbedarf* ist in den ersten 3—4 Lebenstagen sehr gering. Erst wenn der postnatale Gewichtssturz mehr als 10% des Geburtsgewichtes beträgt, muß die Flüssigkeitszufuhr gesteigert werden, vor allem wenn sich Turgorverlust bemerkbar macht. Der Wasserbedarf am 3. Lebenstag hängt etwas von der Art der gegebenen Nahrung ab (s. S. 112) und liegt zwischen 120 und 180 g. Er steigt dann bis zum 10. Lebenstag auf 400—500 g an [*444*], so daß das Neugeborene am Ende der Neugeborenenperiode 125—150 ml Wasser/kg Körpergewicht benötigt.

Der *physiologische Gewichtsverlust* nach der Geburt ist also vor allem durch eine Entwässerung des Organismus bedingt und damit eine Begleiterscheinung der Umstellung auf die orale Ernährung. Es gelingt ohne weiteres, ihn durch forcierte Flüssigkeitszufuhr weitgehend zu beseitigen, vor allem wenn man durch gleichzeitige Zuckergaben die Zelleinschmelzung des hungernden Organismus bremst. Allerdings besteht beim gesunden Neugeborenen für ein solches Vorgehen keinerlei Veranlassung, im Gegenteil, bei der bestehenden Ödemneigung in diesem Zeitabschnitt und bei der noch ungenügenden Nierenfunktion können leicht Ödeme provoziert werden. Es ist deshalb richtiger, die beim Brustkind immer eintretende Gewichtsabnahme auch beim künstlich ernährten Kind als physiologisch anzunehmen, und nur dann einzuschreiten, wenn die Gewichtsabnahme 10% des Geburtsgewichtes überschreitet (s. auch S. 226).

ϑ) Der Säure-Basen-Stoffwechsel

Yllpö [*1024, 1027*] hat bereits 1916 die Auffassung vertreten, daß sich das Neugeborene in einem *physiologisch acidotischen Zustand* befände, den er mit einer ungenügenden Sauerstoffversorgung in Zusammenhang brachte. Nun besitzt aber der Neugeborene bereits nach 60 min Atmung (s. S. 4) eine normale Sauerstoffsättigung von 94% [*480*]. Der Bicarbonatgehalt (Alkalireserve) im Plasma ist wie beim Frühgeborenen [*45*] auch beim Neugeborenen mit einer typischen Neigung zur Instabilität niedriger (22 mäq/l [nach *596, 597*]) als beim Erwachsenen (24—34 mäq/l). Der CO_2-Gehalt liegt zwischen 40 und 50 Vol.-% und auch P_{CO_2} liegt tief [*991*]. Das p_H schwankt zwischen 7,30—7,46 mit einem Mittel um 7,38. Es handelt sich nach diesen Befunden also um eine *kompensierte Stoffwechselacidose*, hervorgerufen durch eine Vermehrung der organischen Säuren auf etwa das Doppelte der Erwachsenenwerte, die als Folge des noch anomalen Kohlenhydratstoffwechsels in der fetalen und ersten postfetalen Zeit auftreten [*45*]. Neben der Leber ist daran ursächlich vor allem die bereits besprochene geringe Leistungsfähigkeit der Nieren beteiligt, die mit ihrer geringen Konzentrationsfähigkeit hauptsächlich organische Säuren ausscheiden, und zwar in den ersten 24 Std vor allem Brenztraubensäure, deren Ausscheidung dann nachläßt, während die Milchsäureausscheidung noch weiter hoch bleibt [*745*]. Die bereits zitierte noch geringe Umwandlung von dibasischem in monobasisches Phosphat, erkennbar an der geringen titrierbaren Acidität des Urins bei fast normalem Urin-p_H, erklärt den geringen Anteil der Nieren an der Acidosebekämpfung in dieser Zeit und das Auftreten einer „physiologischen Acidoseneigung“.

ι) Zusammenfassung

Nach der Abnabelung werden mit einem Maximum am 3. Tag die Symptome eines *Hungerstoffwechsels* bemerkbar. Nach dem 3. Tag wird bei Kolostralmilchfütterung die anfänglich negative N-Bilanz positiv, während dies bei künstlicher Ernährung oder bei Zufuhr reifer Frauenmilch erst in der 2. Lebenswoche eintritt. Im *Zuckerstoffwechsel* reichen die Glykogenvorräte nur über die ersten Lebensstunden, dann wird bei fehlender Kohlenhydratzufuhr körpereigenes Fett verbrannt. Der Fähigkeit zur uneingeschränkten Zuckerresorption steht nur ein begrenztes Utilisationsvermögen für Zucker gegenüber, das bei gleichzeitiger *Neigung zur Hypoglykämie* leicht zur Ausscheidung von Di- und Monosacchariden im Urin führt. Eine starke *Insulinempfindlichkeit* bei normaler Adrenalinreaktion bestätigt die starke Labilität des Kohlenhydratstoffwechsels. Intermediär wird der *glykolytische Abbau* stärker bevorzugt. Er kann anaerob auf der Stufe des Pyruvats und der Milchsäure stehen bleiben. Eine *geringere Energieerzeugung* und die Neigung zur *metabolischen Acidose* sind die Folgen. Noch *schlechter* ist die *Fettausnutzung*. Geringe Gallensäureproduktion und Lipasemangel führen zu einer schlechten Resorption, so daß die Hypolipämie erst am Ende der Neugeborenenperiode überwunden wird. Die *Mineralarmut* des Neugeborenen ist gleichzeitig durch relativ hohe Na-, S- und Cl-Werte und einen geringen K-Bestand gekennzeichnet. Im Vergleich zu älteren Säuglingen besitzt das Neugeborene, bezogen auf Körpergewicht, auch relativ viel Ca, P und Fe, da es mit diesem Bestand in den ersten Lebenswochen weitgehend auskommen muß, ehe durch ausreichende orale Zufuhr der steigende Bedarf gedeckt werden kann.

Der *Grundumsatz pro Kilogramm* Körpergewicht ist fast doppelt so *hoch* wie beim Erwachsenen, nicht zuletzt infolge des starken Wärmeverlustes durch die über dreimal so große Körperoberfläche/kg Körpergewicht. Der *initiale Temperatursturz* und die physiologische *Hyperthermie* des Neugeborenen lassen auf eine bestehende Ungeübtheit auch der Wärmeregulation schließen, die nach wenigen Tagen überwunden ist. Dann beginnt die typische *Monothermie* des jungen Säuglings.

Der *Calorienbedarf* liegt beim Neugeborenen bei mindestens 70 cal/kg/Tag. Der *Wasserbedarf* steigt von anfänglich niederen Werten bis zum Ende der Neugeborenenperiode auf 125—150 ml/kg Körpergewicht/Tag an. Beim *Wasserreichtum des Neugeborenenorganismus*, vor allem an *interstitieller Flüssigkeit*, ist dieser Bedarf durch die relativ *hohe Perspiratio insensibilis* und die geringe Konzentrationsfähigkeit der Nieren bedingt. Ihr geringes Leistungsvermögen zeigt sich auch in der *Neigung des Säure-BasenStoffwechsels zur Entgleisung*. Nicht zuletzt infolge der Besonderheiten des Kohlenhydratstoffwechsels besteht normalerweise beim Neugeborenen eine *kompensierte metabolische Acidose*.

h) Die endokrinen Organe

α) Die Hypophyse

Der *Hypophysenvorderlappen* überwiegt mit einem durchschnittlichen Gewicht von 120 mg [*162*] deutlich gegenüber dem *Hinterlappen* mit 15 mg [*389*]. Der Canalis craniopharyngeus ist in der Regel noch nicht verödet [*802*] und bildet am oralen Ende die sog. Rachendachhypophyse, die noch sehr ausgeprägt ist und die gleichen Zellen wie die eigentliche Hypophyse enthält [*153, 669*], nämlich eosinophile, basophile und chromophobe Zellen in wechselnder Anzahl [*641*]. Der *Zwischenlappen* ist als cystischer Hohlraum zwischen dem Vorderlappen (Adenohypophyse) und dem Hinterlappen (Neurohypophyse) beim Neugeborenen noch nachweisbar und verschwindet bis zum Erwachsenenalter.

Über die *Hormonproduktion der Adenohypophyse* ist bis auf den gelungenen Nachweis von Prolactin auch bei männlichen Neugeborenen [*903*] nichts Sicheres bekannt. Beim Tier ist die ACTH-, Thyreotropin- und Gonadotropinproduktion nachgewiesen worden [*735*]. Das Vasopressin und Adiuretin des *Hypophysenhinterlappens* ist dagegen in 4—6mal geringerer Konzentration als in der Neurohypophyse des Erwachsenen vorhanden [*389, 393*]. Auch die hypothalamischen Kerngebiete, die primären Produktionsstätten dieser Neurosekrete [*63*] besitzen bei der Geburt anscheinend viel geringere Mengen davon als später [*778*]. Das geht morphologisch mit einer ausgesprochenen Unreife dieses Systems einher, so daß auch eine wenig differenzierte Osmoreception angenommen werden kann. Die bereits geschilderten Auffälligkeiten in der Regulation des Wasserhaushaltes während der Neugeborenenperiode (s. S. 37) hängen also nicht nur von der Unreife der Nierenfunktion ab, sondern auch von der geringen Produktion des antidiuretischen Hormons und von der zwar vorhandenen, aber geringeren Ansprechbarkeit der Chemoreceptoren im Hypothalamus [*393*].

β) Die Nebennieren

Das relative Gewicht dieser Organe nimmt während der fetalen Entwicklung besonders schnell zu und beträgt etwa 4 g bei der Geburt, ist also, bezogen auf das Körpergewicht, etwa 10mal höher als beim Erwachsenen. Die Nebennieren scheinen makroskopisch nur aus Rindensubstanz zu bestehen, die eine dunkle blutüberfüllte innere und eine hellere periphere Schicht zeigt, während das zentral gelegene Mark nur mikroskopisch zu erkennen ist [*133*]. Die innere Zone, auch fetale transitorische Rinde genannt, besitzt wohl Beziehungen zur späteren Zona reticularis und zeigt bereits 3 Tage nach der Geburt Nekrosen als Zeichen der beginnenden schnellen Involution [*56*]. Das Ende dieser Involution und die Zunahme reiner Marksubstanzen ist nicht genau zu bestimmen. Terminangaben schwanken zwischen 2 Wochen nach der Geburt und dem Ende des 1. Lebensjahres [*56, 118, 934*]. Am schnellsten geht der Involutionsprozeß in der 2. Lebenswoche vonstatten.

Über die *Funktion* dieser *fetalen Rindenschicht* ist die Ansicht noch geteilt. Man hat sie als Zeichen einer verstärkten Androgenproduktion angesehen mit dem Ziel, den kindlichen Organismus im Mutterleib vor der Überflutung mit mütterlichen oestrogenen Substanzen und einer überstarken Feminisierung zu bewahren [*56, 1030*]. Es ist allerdings nicht gelungen, aus diesem Gewebe tatsächlich androgene Substanzen zu extrahieren [*142, 306*], aber der *hohe 17-Ketosteroidblutspiegel* beim Neugeborenen (~100 γ-%, bei der Mutter nur ~50 γ-% [nach *301, 302*]) und die relativ hohe 17-Ketosteroidausscheidung während der ersten Lebenstagen (1,0—1,23 mg/Tag [nach *1030*]) sprechen doch wieder für diese Hypothese [*677*], da solche Werte erst im Kleinkindesalter wieder erreicht werden. Allerdings muß man dabei berücksichtigen, daß an der C-17-Ketosteroidausscheidung außer den Nebennierenandrogenen auch die eigentlichen Corticosteroide mitbeteiligt sind, und daß schließlich auch die noch nicht völlig reife Leber in ihrer Beziehung zum Auf- und Abbau der 17-Ketosteroide ihren Einfluß erkennen lassen mag. Es ist auch auffällig, daß Neugeborene mit adrenogenitalem Syndrom eine ganz normale Involution der fetalen Schicht in der Nebennierenrinde aufweisen, wobei nur die eigentliche Zona reticularis, die sich erst postpartal entwickelt und sich histologisch sehr deutlich von der Fetalschicht und der Zona fasciculata unterscheidet, besonders frühzeitig und stark ausgebildet ist. Ob in der fetalen Schicht neben den Androgenen auch noch Steroide vermehrt gebildet werden, die bisher noch in die Gruppe der sog. inaktiven Steroide zu zählen sind, da ihre biologische Wirkung noch nicht ausreichend bekannt ist, muß noch geklärt werden. Auf 10 mg ACTH, also eine hohe Dosis, erfolgt übrigens schon in den ersten Lebenstagen eine mäßige Reduktion der Eosinophilen [*258*].

An *Corticosteroiden* (Mineralcorticoide, gebildet in der peripheren Zona glomerulosa und Glucocorticoide, gebildet in der mittleren Zona fasciculata) ist entsprechend der geringen Breite der Schichten bei der Geburt im Neugeborenenalter nur mit einer geringen Produktion zu rechnen. Die niedrige Ausscheidung von *17-Hydroxycorticoiden* im Urin [*75, 78*] und die niederen Plasmacorticoidwerte zwischen dem 2. und 6. Lebenstag [*513*] bestätigen die Annahme, daß in diesem Lebensabschnitt eine Unterfunktion der Nebennierenrinde besteht. *Im Nabelschnurblut* dagegen liegt der Corticoidspiegel weit über der Norm des Erwachsenen, wenn auch unter den Werten des dann erhöhten mütterlichen Corticoidspiegels. Auch aus der gleichförmigen Reaktion von Mutter und Kind nach Injektionen von Hydrocortison bei den Müttern [*634*] ergibt sich, daß die Corticoide des Neugeborenen in den ersten Lebensstunden zum Teil von der Mutter stammen. Interessant ist die Reaktion des Mineralhaushaltes auf ACTH-Injektion: Im Gegensatz zum Erwachsenen erfolgt bei Neugeborenen und Frühgeborenen eine erhöhte Na-Ausscheidung, aber auch die K-Ausscheidung steigt etwas an. Desoxycorticosteron führt, wie später, zur Na-Retention [*512*, *551*]. Die Ursache dieser Reaktion ist noch unklar. Die *Ursache der Involution* der Nebennierenrinde ist nur zum Teil bekannt. Die geringe Entwicklung der Außenschicht wird durch die Unterdrückung der fetalen ACTH-Produktion durch die mütterlichen Corticosteroide erklärt [*510*]. Die starke Entwicklung der Innenzone führt man auf den Einfluß des im ersten Teil der Gravidität in großen Mengen gebildeten Choriongonadotropins zurück [*792*], dessen Wirkung später durch das von der fetalen Hypophyse unter der Stimulation der Placentaoestrogene produzierte Luteinisierungshormon abgelöst wird [*300*]. Trotz dieser verständlichen Kausalzusammenhänge besteht eine sinnvolle Erklärung der Involution der Nebennierenrinde heute noch nicht. Schon in der 2. Lebenswoche führt dann eine Belastung mit ACTH oder Adrenalin beim gesunden Neugeborenen zu einer normalen Reaktion, also zu einem Anstieg der 17-Ketosteroidausscheidung und einem Abfallen der Bluteosinophilen [*445*]. Auch die Natrium- und Chlorausscheidung läßt sich nach den ersten Lebenstagen [*511*] durch hohe ACTH-Gaben steigern [*300*]. Im übrigen fällt auf, daß die Nebennierenrinde in dieser Zeit fast lipoidfrei ist und sich erst am Ende der Neugeborenenperiode mit Lipoiden anreichert.

Das *Nebennierenmark* ist beim Neugeborenen makroskopisch kaum nachweisbar. Dafür sind aber in den ersten Lebensjahren noch andere chromaffine paraganglionäre Gewebe vorhanden, vor allem das an der Teilungsstelle der Bauchaorta liegende *Zuckerkandlsche Organ* (Paraganglion aorticum), das später atrophiert, und etwa noch 40 kleinere chromierbare Paraganglien im retroperitonealen Raum. Dadurch werden trotz des gering vorhandenen Nebennierenmarks genügend Markhormone produziert, wobei allerdings gerade beim Neugeborenen bevorzugt *Noradrenalin* und erst allmählich auch Adrenalin ausgeschüttet werden [*243*]. Auch morphologisch läßt sich am Zurücktreten der Adrenalin produzierenden A-Zellen im chromaffinen Gewebe des Neugeborenen der Nachweis erbringen, daß im ersten Lebensabschnitt das chromierbare Gewebe noch nicht auf eine Alarmreaktion eingerichtet ist, bei der vor allem Adrenalin produziert wird. Die Ruhesekretion des Nebennierenmarkes führt hauptsächlich zur Produktion von Noradrenalin [*430*]. Erst jenseits der Neugeborenenzeit nimmt der Anteil des Adrenalins an der Gesamtabgabe von Nebennierenmarkhormonen zu, wie sich am Verhalten von anderen Symptomen einer Alarmreaktion (Eosinophile, Blutzucker, Blutdruck) erkennen läßt. Der ältere Säugling jedenfalls ist dazu in einer fast überschießenden Weise imstande.

γ) Die Geschlechtshormone

1. Männliche Keimdrüsen

Zur Zeit der Geburt finden sich beim reifen Neugeborenen die *Testes* in 90% der Fälle im Scrotum. Dabei steht der rechte oft etwas höher als der linke, weil er langsamer descendiert. Meist schließen sich die Processus vaginales erst nach 14 Lebenstagen, so daß noch eine freie Kommunikation zur Peritonealhöhle besteht. Auch hierbei ist die rechte Verbindung gewöhnlich noch größer als die linke. Auch ist der rechte Hoden oft etwas größer als der linke und beide besitzen ein *durchschnittliches Maß* von 1,5:0,7 cm, das bis zur Pubertät praktisch unverändert bestehen bleibt [*759*]. Nur ein Gewichtswachstum ist festzustellen, da das Gewicht mit 0,5—0,8 g bei der Geburt etwa halb so groß ist wie vor der Pubertät. Auch das Gewicht der Nebenhoden steigt von 0,2—0,12 g beim Neugeborenen auf 0,8—0,24 g beim 10jährigen Kind an [*714*]. In der gleichen Zeit wachsen die *Samenblasen* von 0,05 auf 0,1 g [*350*] und die *Prostata* von 0,91 auf 1,6 g mit [*714*]. Erst anschließend setzt das Wachstum für die Pubertät ein.

Histologisch findet man in den Testes beim Neugeborenen außer den Samen- und Sertoli-Zellen, die beide erst zur Pubertät erscheinen, alle anderen bekannten Zellelemente. Die Kanälchen sind noch eng, das Bindegewebe ist reichlich vertreten (s. auch Schwangerschaftsreaktionen beim Neugeborenen), und selbst die Leydigschen Zwischenzellen, die Quelle des Testosterons, sind im Bindegewebe ist zwischen den Tubuli seminiferi viel zahlreicher vertreten als in der späteren Kindheit bis hin zur Pubertät [*723*]. An Nebenhoden und Samenblasen lassen sich keine wesentlichen Besonderheiten feststellen [*933*].

Hormonell sind die Testes bereits während des Fetallebens aktiv und induzieren die männliche Genitalentwicklung wohl hauptsächlich durch Produktion von testosteronähnlichen Substanzen, denn man hat nachweisen können, daß Mütter von Knaben in den letzten Schwangerschaftsmonaten mehr 17-Ketosteroide im Urin ausscheiden als Mütter von Mädchen [*933*]. Auch wenn der größere Teil dieser Abbauprodukte von Androcorticoiden der kindlichen Nebennieren stammen mag, ist dieser Befund doch bemerkenswert.

Die relativ große *Prostata* des Neugeborenen ist ödematös und hyperämisch, so daß durch Druck auf die Pars prostatica der Urethra in einigen Fällen eine vorübergehende Behinderung des Harnabflusses möglich ist [*116*]. *Histologisch* zeigen sich eine squamöse Metaplasie und umschriebene Hyperplasien der Epithelzellen in den Acini, woraus sich eine gewisse Sekretionsleistung ablesen läßt [*648*]. Metaplasie und Hyperplasie werden in der Neugeborenenperiode durch degenerative Veränderungen beseitigt. Das geht mit einer deutlichen Volumenminderung des Organs in der ersten Säuglingsperiode einher [*648*].

2. *Weibliche Geschlechtsdrüsen und Uterus*

Die *Ovarien* sind bei der Geburt mit jeweils 0,2 g Gewicht relativ groß und entalten etwa 400000 Eizellen, die durch Bindegewebe getrennt, noch im Inneren der Organe liegen. Nur 200—400 davon gelangen später funktionstüchtig an die Oberfläche des Ovariums, während die meisten atretisch werden. Graafsche Follikel findet man schon vom 7. Fetalmonat an in allen Stadien der Reifung und Regression [*374, 687*]. Allerdings kommt es nicht zum Platzen der Follikel und zur Bildung eines Corpus luteum [*206*]. Der *Uterus* zeigt in den letzten beiden Fetalmonaten ein besonders schnelles Wachstum und wiegt bei der Geburt durchschnittlich 1,88 g, um im 1. Lebensjahr wieder auf 1,36 g im Durchschnitt abzunehmen [*987*]. Die Ursache für dieses vorübergehende Wachstum liegt in der Überschwemmung des kindlichen Organismus mit mütterlichen Oestrogenen im letzten Schwangerschaftsmonat, die es nicht erlaubt, die eigene Hormonproduktion des weiblichen Neugeborenen zu beurteilen und deren Folgen man als Schwangerschaftsreaktionen am Neugeborenen beobachtet.

3. *Schwangerschaftsreaktionen*

Unter welchem Hormoneinfluß das Kind in den letzten Schwangerschaftswochen steht, mag aus den Ausscheidungswerten der oestrogenen Substanzen und ihrer Abbauprodukte im 24 Std-Harn der Mutter hervorgehen. Darin ist am Ende der Schwangerschaft von den Follikelhormonen das Oestradiol um das 10fache, das Oestron um das 30fache, das Oestriol um das 60fache des höchsten Cycluswertes angestiegen [*890*]. Die Ursache dafür liegt in der Tatsache, daß diese Substanzen auch in der Placenta gebildet werden. Auch das Gelbkörperhormon Progesteron entsteht nicht nur im Ovar, sondern auch in der Placenta, so daß unmittelbar vor dem Ende der Schwangerschaft der Pregnandiolwert auf das 7fache des höchsten Cycluswertes ansteigt [*965*].

Als Folge davon findet man einmal *Pregnandiol* auch im Urin des Neugeborenen [*510, 777*], dann auch Schwangerschaftsreaktionen oder eine Miniaturpubertät des Neugeborenen [*361*], deren Symptome an Prostata (s. S. 42) und Uterus bereits beschrieben wurden. Der *Uterus* ist auch blutreicher und kann endometriale Blutaustritte zeigen als Quelle des sog. *Vaginalblutens* des Neugeborenen [*200*]. Die an den *Ovarien* beschriebene Follikelreifung ist ebenfalls eine Folge mütterlicher Hormoneinwirkung, die sich auch an den *Testes* beobachten läßt. Hier findet man in den letzten Fetalmonaten regressive Veränderungen, unter anderem ein Weiterwerden der Kanälchen und Zurücktreten des Bindegewebes, die nach der Neugeborenenperiode wieder verschwinden [*192*]. Das *Vaginalepithel* hypertrophiert vorübergehend [*278*], enthält während dieser Zeit auch reichlich Glykogen [*200*], und macht unter starken Desquamativprozessen in der Neugeborenenperiode eine schnelle Involution durch. Unter dem Erscheinungsbild eines mehr oder weniger starken Fluor albus, der auch blutig durchsetzt sein kann, werden das Vaginalepithel und die Cervixschleimhaut abgestoßen.

Das *äußere Genitale* ist meist stark geschwollen, die Labien treten auffallend hervor und die Clitoris ist kongestioniert, so daß der Verdacht auf Pseudohermaphroditismus auftreten kann. Kleine, oft stecknadelkopfgroße Prominenzen an der inneren Oberfläche der Labien verschwinden oder werden während der ersten Lebenswoche unter gleichzeitigem Auftreten einer weißlichen, *fluorartigen Exsudation* auf diesen Schleimhautpartien fast unsichtbar. Die äußere Schwellung des weiblichen Genitales ist spätestens ab 14. Lebenstag nicht mehr nachweisbar. Beim männlichen Neugeborenen sind entsprechende Veränderungen am äußeren Genitale nicht zu beobachten.

Das während der letzten Fetalmonate auftretende starke Wachstum der *Brustdrüsen* bei beiden Geschlechtern ist ebenfalls eine ausgesprochene Schwangerschaftsreaktion. Bei der Geburt besteht das Drüsengewebe aus einem festen, diskusförmigen Körper von ungefähr 1 cm Durchmesser und 7 mm Dicke mit einem Gewicht von etwa 1 g [*734*]. Vom 2.—3. Lebenstag an tritt in diesem Körper bei 95% aller Neugeborenen eine zunehmende hyperämische Schwellung auf, die ihr Maximum zwischen dem 8. und 12. Tag zeigt. Zeichen einer beginnenden Sekretion sind histologisch und bei der Geburt festzustellen [*196*], äußerlich sichtbar wird diese „*Hexenmilch*" in Gestalt von einigen Tropfen einer opalescenten weißlich-grauen Flüssigkeit erst zwischen dem 3. und 4. Lebenstag. Das Maximum der Sekretion kann auch erst zwischen dem 8. und 45. Lebenstag liegen. Die histologische Rückbildung der Brustdrüse ist im Durchschnitt zwischen dem 6. und 8. Lebensmonat beendet [*196*, *482*]. Je höher das Geburtsgewicht ist, um so früher setzt die Lactation ein und um so länger dauert sie. Im übrigen gibt es Kinder, bei denen die Sekretion erst nach 3 Wochen beginnt. *Frühgeborene* zeigen entweder gar keine oder nur eine sehr geringe Reaktion an den Brustdrüsen. Bei den schwereren Frühgeborenen kommt es etwa bei 50% der Fälle zu einer geringen Produktion der Hexenmilch. Bei Kindern mit einem Gewicht unter 1600 g ist die Milchproduktion ein sehr seltenes Ereignis [*482*, *275*].

An der *Haut* wird die *Acne* des Neugeborenen mit zu den Zeichen der *Miniaturpubertät* gezählt. Schon während der letzten Schwangerschaftsmonate beginnen die Talgdrüsen eine starke Aktivität zu zeigen. Sie liefern dabei einen wesentlichen Bestandteil der Vernix caseosa. Diese vermehrte Talgproduktion kann besonders auf der Nase und in den umliegenden Gesichtspartien, nicht selten aber auch an anderen Körperstellen dazu führen, daß Talgmassen die Ausführungsgänge verstopfen und cystenartig erweitern. Als kleine weißliche punktförmige Erhebung ist dann jede einzelne Talgdrüse an den genannten Stellen zu sehen. Diese sog. „*Milien*" sind physiologisch und praktisch bei jedem Neugeborenen zu beobachten. In einzelnen Fällen aber treten sie bis zur Stecknadelkopfgröße selbst an den Extremitäten auf, liegen dann in kleinen Gruppen zusammen und sind nicht selten mit sehr harten Talgmassen gefüllt. Auch ohne Behandlung verschwindet diese sog. Acne bis zum Ende der Neugeborenenperiode von selbst.

Daß alle diese Veränderungen durch oestrogene und vielleicht auch androgene Substanzen hervorgerufen werden, die von Mutter oder Placenta stammen, kann heute nicht mehr bezweifelt werden [*121, 200, 721*]. Auch lassen sich diese Veränderungen durch weitere Oestradiolgaben unterhalten [*871*] und schließlich kann man nachweisen, daß der typische Anstieg der Oestrogene im mütterlichen Blut auch beim männlichen und nicht nur beim weiblichen Neugeborenen besteht [*121, 865, 894*], wobei der kindliche Oestrogenspiegel etwa 70% des mütterlichen beträgt [*876*]. Die bereits erwähnte Oestrogenausscheidung im Urin ist eine Folge dieser Hormonüberschwemmung [*121, 721*].

Während die Milchproduktion bei der Frau von einem funktionellen Zusammenspiel von oestrogenen Substanzen (Brustwachstum), Progesteron (Proliferation des Drüsengewebes) und Hormonen des Hypophysenvorderlappens (Auslösung der Sekretion, Prolactin?) abhängt, scheint die Brustdrüsenreaktion der Neugeborenen vor allem von Oestrogenen und Hypophysenvorderlappenhormonen bestimmt zu sein. Beide Substanzgruppen lassen sich vermehrt im kindlichen Blut nachweisen, und es ist gelungen, durch ihre künstliche Zufuhr die Lactation beim Neugeborenen hervorzurufen [*121, 200, 304*]. Die Quelle des im Sinne des „Prolactins" wirksamen Hypophysenvorderlappenhormons, das während der Produktion der Hexenmilch im Urin der Neugeborenen, und zwar in einer dem Umfang der Lactation etwa entsprechenden Menge ausgeschieden wird, ist bisher noch nicht sicher [*583*]. Es ist naheliegend, anzunehmen, daß es von der Mutter stammt. Aber im Hinblick auf den gelungenen Nachweis von „Prolactin" auch beim männlichen Neugeborenen [*903*] und auf die manchmal sehr lange bestehende Lactation des Neugeborenen (s. oben) ist es nicht ausgeschlossen, daß auch die kindliche Hypophyse diesen Prozeß unterhält [*887*]. Im übrigen ist es durchaus möglich, daß ein Teil der oestrogenen Substanzen, durch die die Schwangerschaftsreaktionen beim Neugeborenen hervorgerufen werden, auch im Kind selbst entstehen, da man in Leber, Nebennieren und in einigen Fällen auch in den Nieren größere Mengen Oestrogene nachweisen konnte als in der jeweiligen Placenta [*705*]. In überwiegender Weise sind es allerdings die mütterlichen Hormone, auf die der kindliche Organismus erst mit der „Miniaturpubertät" reagiert und die er dann mit dem „Miniaturklimakterium" wieder abbaut [*559*].

δ) Die Schilddrüse

Die in der Literatur angegebenen *Normalgewichte* beim Neugeborenen schwanken zwischen 1,2—7 g [*734, 933*] mit einem Mittel von etwa 3 g. Dabei scheint eine gewisse Abhängigkeit vom Wohnort des Neugeborenen zu bestehen, da die durchschnittlichen Gewichte in Kropfgegenden höher sind als in kropfarmen Gebieten. Unmittelbar nach der Geburt nimmt das Schilddrüsengewicht etwas ab, dann aber verdoppelt es sich nur bis zum Ende des 1. Lebensjahres. Die Drüse ist also *bei der Geburt* relativ groß. Histologisch zeigen sich reichlich kolloidgefüllte Follikel, die Follikelwandzellen sind kugelig, zeigen eine starke *sekretorische Aktivität* und ihr relativer Jodgehalt entspricht dem des Schilddrüsengewebes Erwachsener [*151, 236, 701*]. Das Kind scheint also von der mütterlichen Schilddrüse unabhängig zu sein, obwohl die Placenta für die Schilddrüsenhormone in beiden Richtungen durchgängig ist [*933*], wie auch mit markiertem (J^{131}) Thyroxin und Trijodthyronin nachgewiesen werden konnte [*343*]. Allerdings ist der diaplacentare Hormontransport zwischen Mutter und Kind zu gering, um bei Schilddrüsenmangel des Feten die Entstehung eines Myxödems zu verhindern. Auch scheint eine gewisse Placentaschwelle dafür zu sorgen, daß der kindliche Schilddrüsenhormonspiegel immer niedriger als derjenige der Mutter liegt [*619*]. Die postpartale Gewichtsabnahme der Drüse ist histologisch mit einem raschen Kolloidverlust unter gleichzeitiger Ausstoßung von Follikelwandzellen verbunden, Veränderungen, die mit dem Geburtsvorgang in Zusammenhang gebracht werden und mit einer eindeutigen Hyperaktivität der Schilddrüse in der 1. Lebenswoche verbunden sind, wie aus dem Verhalten des proteingebundenen Jods und des Butanol-extrahierbaren Jods zu erkennen ist. Das eiweißgebundene Jod steigt von durchschnittlich 8,3 γ-% beim Neugeborenen in den ersten 3 Lebenstagen auf durchschnittlich 12 γ-% an, um dann bis zum Ende des 1. Lebensmonates auf durchschnittlich 6,3 γ-% abzufallen, ein Wert, der bis zum Ende des 1. Lebensjahres gehalten wird und bis zum 3. Lebensjahr auf durchschnittlich 5,5 γ-% weiter absinkt [*174*]. Ähnliche Bewegungen macht das Butanol-extrahierbare Jod (von 5,5 γ-% auf 9,9 γ-% und im Laufe des 1. Lebensjahres auf 6,5 γ-%) mit [*724*].

ε) Die Nebenschilddrüsen (Epithelkörperchen)

Die Nebenschilddrüsen sind mit 1—2 mm Durchmesser bei der Geburt wesentlich kleiner als später, oft eingebettet in die Schilddrüsen und bei der makroskopischen Untersuchung schwer zu finden. Histologisch fallen neben zahlreichen hellen Zellen die festen Bindegewebsstränge auf, die noch kein Fett enthalten. Auch die acidophilen Zellen fehlen noch völlig. Sie erscheinen in der Regel erst um das 10. Lebensjahr [*734, 933*]. Das Hormon der Nebenschilddrüsen scheint die Placenta in Richtung Kind—Mutter nicht durchschreiten zu können [*142*]. Umgekehrt dürfte eine gewisse Einwirkung des mütterlichen Nebenschilddrüsenhormons auf das Kind vorhanden sein [*485*]. Damit erklärt man auch den physiologisch vorhandenen mäßigen *Hypoparathyreoidismus* des Neugeborenen in den ersten Lebenstagen [*34*]. Als äußere Zeichen dafür lassen sich das Absinken des Blutcalciums unmittelbar nach der Geburt, die Abnahme der Phosphorausscheidung und die Zunahme der Hypocalcämie bei phosphatreicher Nahrung anführen, wie sie sich besonders bei frühzeitiger Kuhmilchfütterung einstellen. Erst zwischen dem 5. und 7. Lebensmonat scheint sich die normale Belastbarkeit des Nebenschilddrüsengewebes einzustellen [*887*]. Auch das Auftreten der Neugeborenentetanie läßt sich mit der noch nicht erreichten Funktionstüchtigkeit der Nebenschilddrüsen in Zusammenhang bringen [*34*].

ζ) Der Thymus

Der *Thymus* des Neugeborenen ist relativ *groß*. Seine zwei Lappen liegen im vorderen Mediastinum breitbasig dem Herzen auf und reichen mit zwei Fortsätzen bis zur oberen Apertur des Thorax. Dabei sind sie sowohl mit dem Sternum als mit dem Perikard verwachsen. Sein Gewicht wird von allen Gedeihstörungen schnell beeinflußt, so daß Normzahlen nur schwer zu erhalten sind. Sie dürften zwischen 11—17 g beim ausgetragenen Neugeborenen liegen [*734, 933*]. Bis zum Ende des 1. Lebensjahres findet dann eine dauernde Gewichtszunahme bis auf durchschnittlich 20 g statt. Das funktionelle Verhalten des Thymus beim gesunden Neugeborenen und Säugling ist noch unbekannt. Nur bei Infektionskrankheiten und Unterernährung hat man das Auftreten einer Hypoplasie beobachtet, die aber nicht von klinischer Bedeutung ist. Diese zeigt sich erst bei der Thymushyperplasie (s. S. 439).

η) Das Pankreas

Die *Langerhansschen Inseln*, die Produktionsstätten der inkretorischen Sekrete, sind beim Neugeborenen zahlreicher und morphologisch anders zusammengesetzt als beim Erwachsenen. Die das Glucagon produzierenden A-Zellen treten in den Vordergrund, so daß ihr Verhältnis zu den Insulinproduzierenden B-Zellen 1:1,0—1,5 anstatt 1:3,5 beträgt [*864, 932*]. Über den Umfang der *Insulinproduktion* beim Neugeborenen liegen keine sicheren Beobachtungen vor. Beim neugeborenen Tier ist der prozentuale Insulingehalt des Pankreas etwa 2—3mal höher als bei älteren Tieren [*269*]. Besonders große Langerhanssche Inseln und manchmal auch eine Vermehrung ihrer Anzahl findet man bei Kindern diabetischer Mütter [*395, 733*]. Diese Hyperplasie und Hypertrophie sind vermutlich nicht eine Folge der Zuckerüberschwemmung des kindlichen Organismus (s. S. 193), die wohl die Ursache der starken Fettentwicklung bei Kindern diabetischer Mütter ist ([*734*], s. auch S. 191). Eine Ersatzleistung für das Insulindefizit bei der Mutter kommt jedenfalls nicht in Frage, da Insulin nicht imstande ist, die Placentaschranke zu überschreiten [*636, 638, 893*]. Über die *Glucagon*produktion des Neugeborenen ist noch nichts bekannt.

ϑ) Zusammenfassung

Die *Hypophyse* zeigt noch eine geringe Aktivität, so daß die Konzentrationsschwäche der Nieren auch einem Adiuretindefizit zuzuschreiben ist.

In den relativ schweren *Nebennieren* fällt morphologisch eine schnelle Involution der inneren „fetalen" Rindenschicht auf, deren wesentlichsten hormonalen Aufgaben im intrauterinen Leben (Schutz des Kindes vor Feminisierung durch oestrogene Substanzen) postpartal offenbar beendet sind. Gesicherte Befunde über die Aufgaben der Fetalschicht der Nebennierenrinde bestehen aber noch nicht. Im übrigen läßt die Hormonausscheidung im Urin den Schluß auf eine *große Aktivität der Nebennierenrinde* beim Neugeborenen zu, während die *Adrenalinproduktion* noch gering ist.

In den normalerweise descendierten *Testes* und in der *Prostata* finden sich histologische Zeichen der mütterlichen Oestrogeneinwirkung. Eine dadurch bedingte Hyperämie der Prostata kann vorübergehend den Urinabfluß behindern. Besonders starke „*Schwangerschaftsreaktionen*" bestehen beim weiblichen Neugeborenen. Sowohl das äußere Genitale als auch Uterus und Vagina sind hyperämisch, kongestioniert, und in den Ovarien treten reife Follikel auf. Zu diesen Symptomen einer „*Miniaturpubertät*" passen sowohl das Wachstum der Brustdrüsen des Neugeborenen, die zwischen dem 3. und 4. Lebenstag „Hexenmilch" produzieren, als auch die vermehrte Talgproduktion in der Haut bis zur „Neugeborenenacne".

Die *Schilddrüse* zeigt eine starke sekretorische Aktivität. Sie nimmt in der Neugeborenenperiode unter gleichzeitigem Kolloidverlust an Gewicht ab, während die *Nebenschilddrüsen* im Sinne eines mäßigen Hypoparathyreoidismus noch nicht sehr funktionstüchtig sind. Die relative Größe der *Thymusdrüse* ist für das Neugeborene geradezu typisch. In den Inseln des *Pankreas* finden sich vor allem Glucagon produzierende A-Zellen, während die Insulinproduzenten im histologischen Bild zurücktreten, ein Verhalten, das mit den Besonderheiten des Zuckerstoffwechsels leicht in Zusammenhang zu bringen ist.

i) Zentralnervensystem

α) Anatomie

Das *Gehirn* hat bei der Geburt mit einem durchschnittlichen Gewicht zwischen 350 und 430 g [*719, 734*] bereits $^1/_3$ seines Endgewichtes erreicht und macht $^1/_{10}$ des Körpergewichtes des Neugeborenen aus, während es beim Erwachsenen nur $^1/_{40}$ des jeweiligen Körpergewichtes beträgt. *Histologisch* sind zwar die einzelnen Zellschichten, die Kerne und die Hauptleitungsbahnen gut zu erkennen, aber die *Zellen* selbst sind noch *unreif* und vor allem haben sich die *Markscheiden* noch nicht genügend und vielfach überhaupt *noch nicht ausgebildet*. Daraus kann man erkennen, daß das Großhirn noch nicht funktionstüchtig ist und daß vor allem die Bewegungen noch nicht von der Hirnrinde und den Pyramidenbahnen beeinflußt und durch das Corpus striatum gebremst werden können, so daß nur reflektorische Massenbewegungen möglich sind, die extrapyramidal vom Pallidum gesteuert werden [*711*].

Trotz seiner Größe ist also das *Gehirn das unreifste Organ* des Neugeborenen. Nur die für das extrauterine vegetative Leben unbedingt notwendigen Zentren zeigen eine relativ weitgehende Entwicklung, wie das Atemzentrum und die im verlängerten Mark liegenden zentralen Regulationsstellen für Kreislauf und Nahrungsaufnahme.

Das *Kleinhirn* ist bei der Geburt mit durchschnittlich 18—21 g relativ leichter als das Resthirn, wächst aber dafür in den ersten Lebensmonaten schneller als das Großhirn, was wohl mit seiner Beanspruchung als Organ der koordinierten Bewegungen und des Gleichgewichtes zusammenhängt [*140*, *719*]. Bis zum Erwachsenenalter nimmt das Kleinhirn um das 7fache, das Großhirn um das 3—4fache an Gewicht zu [*719*]. Das Gehirn ist auch wasserreicher als später und füllt bei der Geburt die Schädelkalotte zu 97%, beim Erwachsenen nur zu 92% aus [*816*], so daß die Liquorräume relativ kleiner zu sein scheinen. Aber vielleicht hängt diese Verschiebung auch mit dem Geburtsprozeß per vaginam zusammen, bei dem der Liquor aus den Meningealräumen getrieben wird, da man bei Kindern nach Sectio gewöhnlich größere Mengen Liquor findet, so daß bei diesen ein Verhältnis zwischen Schädelkalotte und Gehirn wie beim Erwachsenen besteht [*734*]. Jedenfalls ist der Flüssigkeitsreichtum des Gehirns bei der Geburt nicht als Ödem zu bezeichnen. Das *Rückenmark* ist bis auf die Pyramidenbahnen schon relativ weit entwickelt. Der Conus terminalis der Cauda equina endet in Höhe des 3. Lendenwirbels, also etwa ein Wirbel tiefer als beim Erwachsenen.

Der *Liquor* ist beim Neugeborenen in 90% der Fälle nicht hämorrhagisch. Bei den restlichen 10% finden sich *Erythrocyten*, aber fast $^{2}/_{3}$ dieser Kinder entwickeln sich trotzdem völlig normal [*957*]. Ein *xanthochromer Liquor* beim Neugeborenen ist immer pathologisch, da die Verfärbung nur von abgebauten Erythrocyten stammen kann [*814*]. Der *Bilirubingehalt* im Neugeborenenliquor steht in einer direkten Korrelation zum Bilirubinspiegel im Blut, auch ohne daß geburtstraumatische Schädigungen oder eine Blutgruppeninkompatibilität vorliegen müssen. So kann man auch beim physiologischen Ikterus mit Bilirubin im Liquor rechnen. Besonders hohe Werte liegen allerdings nur bei geburtstraumatischen Blutungen vor [*571*]. In der übrigen Zusammensetzung des Neugeborenenliquors finden sich ebenfalls Besonderheiten [*585*] (s. Tabelle 46, S. 536). Der *Gesamteiweißgehalt* ist erhöht durch Vermehrung vor allem der Globuline, aber auch der Albumine. Trotzdem zeigen die Labilitätsreaktionen, wie die Normomastixreaktion, einen normalen Ausfall. Dagegen ist die *Pandy-Reaktion* während der ganzen Neugeborenenperiode mehr oder weniger stark positiv. Auch die *Zellen* sind bis zu 30/3, im Durchschnitt 12/3 oder 4 ganzen Zellen vermehrt. Der *Liquorzucker* ist in Relation zum tiefen Blutzuckerwert des Neugeborenen ebenfalls erniedrigt.

β) Funktion

Die Unreife des Nervensystems macht sich beim Neugeborenen in eindringlicher Weise am funktionellen Verhalten bemerkbar. Unmittelbar nach der Geburt besteht eine allgemeine *Hypotonie* der Muskulatur, die aber schon nach wenigen Stunden bis spätestens Tagen von einem leichten *Hypertonus* abgelöst wird. Man erklärt ihn durch die noch fehlende Funktionstüchtigkeit der Bewegungszentren in der Hirnrinde und durch die noch ruhende Striatumfunktion. Über dieses Gebiet existieren aber umfassende Darstellungen aller Erscheinungen [*23*, *307*, *709*, *710*, *788*]. Grundsätzlich gilt für alle in diesem Stadium überhaupt auslösbaren Reflexe, daß die erwartete Reaktion erst nach einer *Reizsummation*, also nach länger anhaltendem oder wiederholtem Reiz eintritt. Dann findet man die *Provokationszone verbreitert*. Schließlich löst ein bestimmter Reiz nicht nur die erwartete und dazugehörige Reaktion, sondern auch weitere Bewegungen aus. So kann z. B. die Prüfung des Patellarsehnenreflexes von einer Kontraktion der gegenseitigen Adductoren gefolgt sein.

Besonders wichtig sind die mit der *Nahrungsaufnahme zusammenhängenden Reflexe.* Dazu gehören die Wendung des Gesichtes zu einer Wärmequelle, das Vorwölben und Spitzen des Mundes auf Beklopfen des Mundwinkels, also das sog. „Schnauzphänomen“ [*285*], „Schnutenphänomen“ [*67*] oder „Mundphänomen “[*242*] und schließlich der Saugreflex, der auf die gleichen Berührungsreize der Lippen und der Mundumgebung beginnt.

Bemerkenswert sind auch einige andere Reflexmechanismen, die für den Neugeborenen typisch sind und mit zunehmender Reifung des Nervensystems beim gesunden Säugling schließlich verschwinden. Am bekanntesten ist der *Mororeflex* (Erschütterungs-, Startling-Phänomen), der sich bei dem auf dem Rücken liegenden Kind auf verschiedene Weise auslösen läßt, z. B. durch plötzliche Höhenänderung, durch Erschütterung des Tisches, durch lautes Geräusch oder durch leichten Schlag auf die vordere Bauchwand. Die Reaktion besteht in einer schnellen Seitwärtsführung der Arme mit anschließender Adduktion der Arme im Bogen zur Brust hin. MORO hat dieses Phänomen als Klammerreflex und damit als Schutzbewegung des Kindes gedeutet. Es ist allerdings auffallend, daß bei diesem Reflex die Finger gespreizt werden, was bei einer Festhaltebewegung nicht zu verstehen ist. Am besten läßt sich wohl der Reflex als Schreckreaktion deuten, die durch Bewegungsbeschleunigung über die Bogengänge ausgelöst wird. Nur bei 25% aller Neugeborenen fehlt dieser Reflex [*161*]. Er verschwindet mit dem 4. Lebensmonat. Ein zweiter Reflexmechanismus, der Stütz- und Gehmechanismus *(Aufrichtungs-, Righting-Reflex),* findet sich in gleicher Häufigkeit bei normalen Neugeborenen. Er besteht darin, daß die Berührung der Fußsohle in ihrer gesamten Fläche durch eine Unterlage zu einer Streckung des dazugehörigen Beines und zu einer gleichzeitigen Beugung in Hüft- und Kniegelenk des anderen Beines führt. Wird dabei das Neugeborene auch noch nach vorne geneigt, dann fällt auch das gebeugte Bein nach vorwärts und streckt sich, sobald dessen Fußsohle die Unterlage ebenfalls berührt hat und das vorher gestreckte Bein wird angezogen (Marche automatique [nach *24*]).

Die *tonischen Stellreflexe* schließlich sind lage- und bewegungsabhängig und verantwortlich für Stellung und Gleichgewicht des Körpers im Raum. Bekannt ist der tonische Halsreflex auf die Extremitäten (nach MAGNUS). Beim liegenden Säugling führt eine passive Drehung des Kopfes nach einer Seite zu einer Streckung des gleichseitigen und zu einer Beugung im Hüft- und Kniegelenk des gegenseitigen Beines. Meist bewegen sich auch die oberen Extremitäten gleichsinnig. Dieser Reflex fehlt nur bei einem Viertel der Neugeborenen und verschwindet im 2. Lebenshalbjahr beim gesunden Kind. Weitere tonische Reflexe lassen sich von der Haut auslösen [*710*], unter denen der bekannteste der sog. *tonische Handgreifreflex* nach ROBINSON [*776*] ist, der darin besteht, daß jeder Gegenstand, den das Kind in die Hand bekommt, von den Fingern fest umschlossen wird, so daß das ganze Kind daran emporzuheben ist. Eine Verstärkung des Zuges verstärkt auch die Klammerung. Hierbei handelt es sich also tatsächlich um eine Schutzeinrichtung. Der Greifreflex wird mit zunehmendem Alter schwächer, ist aber bis zum 24. Lebensmonat noch häufig nachweisbar [*161*]. Auch am Fuß läßt er sich in entsprechender Weise auslösen.

Von den *klinisch wichtigen Reflexen* ist der *Patellarsehnenreflex* beim Neugeborenen vorhanden. Der *Achillessehnenreflex* ist zwar schwer auslösbar, aber auch in der Regel vorhanden. Das *Babinskische Zeichen* ist immer vorhanden, es verschwindet mit zunehmender Pyramidenreifung und ist zwischen dem 6. und 18. Lebensmonat nicht mehr leicht und im 3. Lebensjahr überhaupt nicht mehr auslösbar. Das gleiche gilt vom *Zeichen nach* ROSSOLIMO *und* MENDEL-BECHTEREW. Der *Cremasterreflex* ist beim Neugeborenen fast nie auszulösen und auch der *Bauchdeckenreflex* ist nur bei der Hälfte der Neugeborenen positiv [*789*]. Dann aber wird er nicht selten von Mitbewegungen der Beine oder Arme begleitet. Die entsprechenden Reflexe an den Armen, wie der Biceps- oder Brachioradialisreflex, sind ebenfalls beim Neugeborenen bereits positiv.

γ) Sinnesorgane

Die *Haut* ist den anderen Sinnesorganen mit ihrer Fähigkeit, *Schmerz, Wärme, Kälte* und *Berührung* zu empfinden, in der Entwicklung weit vorausgeeilt, um das Neugeborene vor Schäden zu bewahren [*710*]. Dabei sind besonders gut die Augen geschützt, bei denen eine Berührung, auch in der Umgebung, sofort einen Lidschluß hervorruft. Der bei älteren Kindern einsetzende *Wisch- oder Kratzeffekt* zur Beseitigung der Störung fehlt beim Neugeborenen noch und erscheint erst im 3. Lebensmonat [*375, 923*]. Auch auf *Wärme* und *Kälte* reagiert das Neugeborene bereits. So gilt das bekannte Zittern des Unterkiefers unmittelbar nach der Geburt und in den ersten Lebenswochen als erste Kältereaktion [*89*]. Der *Geschmackssinn* ist schon sofort nach der Geburt vorhanden, auch wenn er eine erheblich höhere Reizschwelle als später besitzt. Süß und salzig können deshalb nur in höheren Konzentrationen unterschieden werden [*468, 545*]. Der *Geruchssinn* ist in den ersten Lebensstunden vorhanden, allerdings noch weniger differenziert als der Geschmackssinn und mit einer etwa 10fach höheren Reizschwelle als beim Erwachsenen [*468*].

Das Auge des Neugeborenen, dessen Irisfarbe wegen der geringen Entwicklung des Irisstroma immer grau-blau ist und seine bleibende Farbe erst nach einigen Monaten, oft aber erst im 2. Lebensjahr erhält, ist anatomisch völlig arbeitsfähig. Es unterscheidet sich vom Auge des Erwachsenen durch die weniger entwickelte Fovea centralis, wodurch ein punktförmiges Scharfsehen unmöglich ist, und durch die stärkere Krümmung der Hornhaut und Linse, die Ursache der *physiologischen Hyperopie*, die im Verlauf der ersten Lebensjahre verschwindet [*861*]. Über den Beginn der Akkommodationsfähigkeit bestehen keine genauen Angaben. Die Koordination der Bulbusbewegung ist unter experimentellen Bedingungen schon beim Neugeborenen zu erreichen [*37, 307*], aber eine gebrauchsfähige Koordination und damit ein *Fixieren* stellt sich erst mit einer deutlich wahrnehmbaren Entwicklung *bis zum 3. Lebensmonat* ein [*12*]. Die *Pupille* verengt sich auf *Lichteinfall* [*49*] und auch der *konsensuelle Lichtreflex* der Pupille ist bereits vorhanden [*789*], allerdings ist die Pupillenreaktion in diesem Alter noch träge und erreicht ihre präzise Geschwindigkeit erst etwa mit 6 Monaten [*799*]. Die *Augenlider* werden in den ersten 4 Wochen noch ungleichmäßig bewegt, reagieren aber auf Lichteinfall und Berührung sofort mit Lidschluß [*546, 736*]. Die *Tränendrüsen* schließlich arbeiten von Anfang an, Tränen als Zeichen der Unlust werden aber erst nach den ersten Lebenswochen produziert.

Die *Hörfähigkeit* des Neugeborenen ist einmal durch die Tatsache beeinträchtigt, daß der sehr enge häutige Gehörgang noch mit Vernix caseosa gefüllt ist und zum anderen, daß auch die Paukenhöhle noch nicht voll funktionsfähig ist, da sie bis zur Geburt Schleim enthielt und erst nach dem ersten Atemzug pneumatisiert wird. Man nimmt deshalb eine Schwerhörigkeit des Neugeborenen an, die allerdings wohl auch noch besteht, wenn sich der äußere Gehörgang gereinigt hat. Anatomisch besteht dafür kein weiterer Anhalt, weil Mittel- und Innenohr beim Neugeborenen fertig gebildet vorliegen [*12, 601*].

δ) Das EEG

Im Elektroencephalogramm läßt sich bereits nach dem 7. Schwangerschaftsmonat elektrische Aktivität nachweisen [*929*]. Allerdings sind auch beim reifen Neugeborenen die ableitbaren Ströme noch träge und unregelmäßig, inkonstant und ohne Zeichen einer Phasenbildung. In den ersten Lebenstagen wird die Hirnstromkurve dann ruhiger und strukturierter, vor allem beim Einschlafen und im ruhigen Schlaf mit typischen „Schlafgruppen" im Kurvenbild. Photostimulation, akustische, taktile, Schmerz- und Geruchsreize erzeugen keine sichere Änderung. Bei Krampfanfällen findet man allerdings auch beim Neugeborenen hinweisende Veränderungen, die aber wieder verschwinden können. Die Deutung des Neugeborenen-EEG ist erschwert, da auch beim klinisch gesunden Neugeborenen auffallende Befunde vorkommen können, die von Krampfäquivalenten nicht zu unterscheiden sind [*848*].

ε) Der Schlaf des Neugeborenen

Nach einer Zeit geringer Reaktionsfähigkeit, die unmittelbar nach der Geburt beginnt und nach 1—2 Std ihren Höhepunkt erreicht hat, fällt das Neugeborene in einen tiefen Schlaf, aus dem es kaum erweckbar ist. Erst nach 5—8 Std vergrößert sich allmählich die Reaktionsfähigkeit wieder. Nun beginnt ein leises Wimmern und schließlich ein kräftiges Schreien. Dann ist der Augenblick gekommen, in dem es zum erstenmal angelegt werden kann. Noch während der ganzen Neugeborenenperiode ist das *Schlafbedürfnis* aber besonders groß, so daß fast 90% des Tages schlafend zugebracht werden [*904*]. Dabei wird eine typische *Schlafhaltung* eingenommen, bei der sich das Neugeborene zusammenkrümmt und beide Hände vor die Nase hält, eine Haltung, die nach STIRNIMANN [*904*] noch aus der Fetalzeit stammt. Erst später entwickelt sich die eigentliche Schlafhaltung des Säuglings. Im übrigen ist in der ganzen Neugeborenenperiode das schlafende Kind kaum erregbar. Alle Bewegungen sind verschwunden, die Lider sind geschlossen und die *Augäpfel* in der Regel unabhängig und verschieden stark nach innen und oben verdreht. Die *Atemfrequenz* ist abgefallen, manchmal zeigt sie rhythmische Schwankungen und die Atemtiefe hat zugenommen.

ζ) Zusammenfassung

Das *Zentralnervensystem* ist das *unreifste Organ* des Neugeborenen. Nur in den vegetativen Zentren besteht schon eine gewisse Reife. Auch das EEG stützt diese Auffassung. Das *Rückenmark* ist bis auf die Pyramidenbahnen schon relativ weit entwickelt. Der *Liquor* ist nur bei Blutungen und schwerem Ikterus nicht klar, besitzt aber einen höheren Eiweißgehalt mit positiver Pandy-Reaktion und niederen Zuckerwerten. Zellzahlen bis 30/3 sind normal.

Neurologisch ist die Trägheit der Reaktionen auf auslösende Reize charakteristisch. Außer den mit der Fütterung zusammenhängenden Reflexen bestehen noch eine Reihe *Massenreflexe*, die in den ersten Monaten wieder verschwinden, wie der Moro-Reflex, der Gehreflex oder die tonischen Stellreflexe, die sich teleologisch nicht deuten lassen. Der Achillessehnenreflex, der Patellarsehnenreflex und die Zeichen nach BABINSKI, ROSSOLIMO und MENDEL-BECHTEREW sind beim Neugeborenen physiologisch. Die *Hautsensibilität* ist schon ausgeprägt, Wärme- und Kälteempfinden vorhanden. Geruchs- und Geschmackssinn fallen durch ihre höhere Reizschwelle auf. Das *Auge* wird mit seiner physiologischen Hyperopie erst langsam bis zum Ende des ersten Trimenons in Gebrauch genommen. Die *Hörfähigkeit* ist noch deutlich reduziert.

k) Immunologie des Neugeborenen

α) Der diaplacentare Schutz

Im Sinne der Arterhaltung wäre eine besonders gute Infektabwehr beim Neugeborenen zu fordern. Alle bisherigen Untersuchungen haben aber ergeben, daß der Neugeborene *schlechter immunisierbar* ist als später [*59*, *959*], zumindest größere Antigenmengen benötigt, um eine genügende Antikörperbildung zu erreichen. Auf S. 11 wurde bereits besprochen, daß die γ-Globuline des Neugeborenen im wesentlichen von der Mutter stammen, da er selbst die Produktion dieser Immunantikörper durchschnittlich erst nach 6—8 Wochen aufnimmt [*810*], so daß zwischen dem 2. und 3. Lebensmonat eine Hypogammaglobulinämie besteht [*457*, *703*]. Gleichzeitig fehlen noch die typischen follikulären Strukturen in den Lymphknoten. Die Plasmazellen, die ja die cellulären Bildungsstätten der Antikörper darstellen [*232*, *240*], beginnen erst langsam nach der Geburt zu erscheinen [*601*]. Das Neugeborene ist also darauf angewiesen, seine *Antikörper diaplacentar* auf dem Blutweg oder über die Amnionflüssigkeit [*105*], oder später vielleicht mit dem Colostrum aufzunehmen, um geschützt zu werden [*48*, *325*, *622*, *704*, *807*]. Damit erhebt sich die Frage nach der *Durchlässigkeit der Placenta* sowohl für Antikörper als auch für Antigene, da sich gezeigt hat, daß auch der Fetus, wenn auch nur in geringem Maße, imstande ist, Antikörper zu bilden.

Für die Durchlässigkeit spricht das Vorkommen von hohen und bleibenden Titern neutralisierender Antikörper gegen Toxoplasmose bei kongenitaler Infektion [*806*] wie auch die Konzentration und Persistenz von Antikörpern bei Kindern, deren Mütter während der Gravidität mit genügend hohen Dosen Impfstoff vacciniert wurden [*572*].

Die *Durchlässigkeit* der Placenta *für Antigene* ist sehr unterschiedlich. Gewisse bakterielle und damit vergleichbare Krankheitserreger, wie Spirochaeta pallida und Tuberkelbacillen, erreichen das Kind erst nach der Infektion der Placenta und deren entzündlichen Veränderungen. Bei anderen Erregern, wie Gonokokken und Pneumokokken, ist es schwer nachzuweisen, ob die Infektion transplacentar oder erst unmittelbar bei der Geburt erfolgt ist [*622*]. Das Histoplasma capsulatum und auch das Toxoplasma Gondii vermögen die Placenta anscheinend ohne vorherige Veränderung zu passieren [*734*]. Dasselbe gilt von verschiedenen Virusarten, wie die Erreger von Masern, Wasserpocken, Herpes, die sehr leicht zu einer Infektion des Feten führen können, während andere Virusarten, wie z. B. die Erreger der Poliomyelitis, schlechter passieren und trotz relativ häufiger Infektion der Mutter selten zu einer Erkrankung des Kindes Anlaß geben [*29*, *369*]. Die Angaben über die Häufigkeit fetaler Infektionen bei mütterlichen Viruserkrankungen, auch im gefährlichen Zeitraum der ersten Graviditätswochen, schwanken so, daß individuelle Unterschiede in der Placentardurchlässigkeit angenommen werden müssen [*377*]. Auch während des fetalen Lebens ändert sich diese Durchlässigkeit, wie an der zeitigen Abhängigkeit der fetalen Infektion mit Spirochäten zu erkennen ist. So ist z. B. noch kein Fall eines Neugeborenen mit frischen Röteln oder in der Inkubation dieser Erkrankung beschrieben worden, obwohl das Vorkommen der Embryopathia rubeolosa die Möglichkeit der Infektion zu einem anderen Zeitpunkt beweist.

Auch bei der *Versorgung des Feten mit Antikörpern* spielt diese wechselnde Durchlässigkeit eine Rolle und erklärt einige von den in der Literatur vorliegenden Unstimmigkeiten. In manchen Fällen mag es an der Antikörperstruktur selbst liegen, was sich besonders leicht an der Blutgruppeninkompatibilität und ihren Folgen zeigen läßt (s. S. 178). Das Diphtherieantitoxin z. B. vermag sehr leicht die Placenta zum Kind hin zu überschreiten [*47*, *572*, *675*, *959*]. Auch das Tetanusantitoxin findet wenig Behinderung an der Placentaschranke [*115*]. Bei anderen Antikörpern wiederum scheint ein gewisser Schwellenwert im mütterlichen Titer notwendig zu sein, um beim Kind einen entsprechenden Anstieg hervorzurufen (s. Tabelle 4).

Im einzelnen liegen *bei den wichtigsten Infektionskrankheiten* folgende passiven Immunitätsverhältnisse des Neugeborenen vor:

1. Diphtherie. 84% aller Neugeborenen besitzen eine negative Schickreaktion der Haut, also mindestens *0,03 IE Antitoxineinheiten im Serum.* Bis zum Ende des 1. Lebensjahres ist die Zahl der schicknegativen Kinder auf 10% reduziert, wobei die Brustkinder weniger schnell schicknegativ werden als künstlich ernährte. Zu Beginn des 2. Lebensjahres sind fast alle Kinder schickpositiv, d. h. diphtherieempfänglich [*436*]. Im Serum ist der Antitoxingehalt bei Mutter und Kind bei der Geburt in der Regel noch übereinstimmend [*438*]. *Wenn die Mutter also selbst Antitoxine besitzt, ist auch das Kind bei der Geburt geschützt.* Nicht geschützte Kinder können nach der Geburt an Diphtherie erkranken,

Tabelle 4. *Transplacentarer Übertritt von Antikörpern.* [Nach *780, 964*]

Art der Antikörper	Übertragung		
	frei	teilweise	nicht
Antitoxische und antibakterielle Antikörper:			
Diphtherie	+		
Tetanus	+		
Pertussis	+		
Typhus H	+		
Typhus O			+
Pathogene Coli	+	+	
Dysenterie		+	
Antivirale Antikörper:			
Masern	+		
Poliomyelitis	+		
Grippe	+		
Herpes	+		
Komplementbindende Antikörper:			
Wa.R.-Antikörper bei Lues		+	
Wa.R.-Antikörper bei atypischer Pneumonie	?	?	
Toxoplasmose	+		
Histoplasmin	+		
Vaccine	+		
Antihämolysine:			
Antistreptolysin	+		
Antistaphylolysin	+		
Allergische Antikörper:			
Blockierende allergische Antikörper	+		
Sensibilisierende Antikörper			+
Antierythrocytäre Antikörper:			
Anti-A-, Anti B-Isoagglutinine		(+)	+
Anti-A-, Anti B-Immunoagglutinine	+		
Anti-Rh	+		
Anti-M	+		
Anti-S	+		
Anti-Fy^a	+		
Anti-Le^a und -Le^b			+
Sog. „inkomplette Kälte-Antikörper" bzw. Komplementproteine	+		
Antileukocytäre Antikörper	+		
Lupus erythematodes-Faktor	?	+	
Antithrombocytäre Antikörper		+	
Antikoagulantien	+		

die geschützten können echte Bacillenträger werden. Eine intrauterine Infektion mit Diphtherie ist bisher noch nicht beschrieben worden [*812*]. Bei Untersuchungen auf Empfänglichkeit muß berücksichtigt werden, daß die Neugeborenenhaut träge reagiert und eine negative Schickreaktion vortäuschen kann [*436*].

2. Scharlach. Das Neugeborene und der Säugling in den ersten 5—6 Lebensmonaten sind gegen diese Krankheit weitgehend gefeit. Glaubhafte Erkrankungen in diesem Alter wurden kaum beschrieben [*315*], so daß erfahrene Pädiater, wie GLANZMANN, scharlachkranke Mütter ihr Kind weiterstillen lassen, ohne eine Infektion der Kinder zu befürchten. Die Immunitätsverhältnisse sind aber, wie bei den meisten Streptokokkenerkrankungen, sehr kompliziert und noch nicht alle bekannt. Man weiß nur, daß der Antitoxingehalt des kindlichen

Serums mit dem der Mutter übereinstimmt [*949*], und daß das Nabelschnurserum imstande ist, ein Auslöschphänomen nach SCHULTZ-CHARLTON hervorzurufen. Auch Antistreptolysin und Streptokokkenantifibrinolysin gehen von der Mutter auf das Kind über [*570*, *673*, *700*]. Sie besitzen aber offenbar eine relativ kurze Lebensdauer, da ihre Halbwertszeit nur 24 Tage beträgt und der weitere Abfall in den ersten 12 Wochen exponential erfolgt. Bei einem Drittel der Kinder ist der Antistreptolysingehalt bei der Geburt höher als bei der Mutter [*915*].

3. Keuchhusten. Eine intrauterine Infektion ist bisher noch nicht beschrieben worden. Die *in der Regel* immune Mutter ist aber *nicht imstande, dem Kind für die ersten Lebensmonate Schutz* gegen diese Krankheit *zu verleihen.* Sterbefälle an Keuchhusten rekrutieren sich deshalb hauptsächlich aus dem 1. Lebensjahr [*316*]. Auch bei dieser Erkrankung setzt sich die Abwehrbereitschaft aus verschiedenen Komponenten zusammen, denn zwischen der Komplementbindungsreaktion im mütterlichen und im Nabelschnurblut besteht zwar eine deutliche Abhängigkeit [*988*], aber der Titer beim Kind ist so niedrig, daß er ohne praktische Bedeutung ist. Erst eine Vaccination der Mutter während der Schwangerschaft gegen Keuchhusten läßt den Titer auch beim Kind auf eine bemerkenswerte Höhe ansteigen [*159*, *500*]. Es ist danach anzunehmen, daß die Placenta nur einen Teil der Antikörper zum Kind übertreten läßt, so daß bei zu lange zurückliegender mütterlicher Erkrankung der mütterliche Antikörperspiegel zu niedrig ist, um das Kind genügend zu schützen. Der diaplacentare Übertritt komplementbindender Antikörper ist übrigens auch im Tierversuch nachgewiesen worden [*57*]. Eine eigene Produktion scheint in den ersten drei Lebensmonaten nicht möglich zu sein, während Agglutinine bei Erkrankungen in diesem Lebensabschnitt lebhaft gebildet werden [*58*]. Bei der Infektionsabwehr scheinen aber beide Arten von Antikörpern eine entscheidende Rolle zu spielen, wie sich an ihrem Verhalten bei größeren Kindern zeigt. Das Kind erfährt also nur einen ungenügenden Schutz durch die Mutter, so daß eine Infektionsprophylaxe notwendig ist, solange noch keine Vaccination durchgeführt wurde.

4. Tetanus. Das Tetanusantitoxin kann ohne weiteres die Placenta zum Kind hin überschreiten [*115*]. Das ist aber ohne praktische Bedeutung, da nur eine laufende aktive Vaccination, aber nicht einmal eine selbst durchgemachte Tetanuserkrankung die Mutter mit einem ausreichenden Schutz versieht [*574*], so daß das Neugeborene als *schutzlos* anzusehen ist.

5. Typhus, Paratyphus, Ruhr. Ein Übertritt von Antikörpern auf das Kind ist sowohl bei der Ruhr als auch beim Typhus in geringem Umfang [*359*] möglich, bei Typhus allerdings nicht gegen das Endotoxin des Bakterienleibes (O-Antigen), sondern gegen das H-Antigen (Geißel-Substanz [nach *349*, *622*, *851*, *874*, *944*]). Dadurch ist das Neugeborene *nur ungenügend geschützt.* Auch eine intrauterine Infektion ist möglich [*812*].

6. Influenza. Eine gewisse bactericide Kraft gegen diese Bacillen ist in der Regel im Neugeborenenblut und in den ersten Lebenswochen vorhanden [*276*], die aber als *Schutz nicht ausreicht.* Eine diaplacentare Infektion ist möglich [*812*].

7. Lues. Nach der heutigen Auffassung gibt es dabei zwei Arten von humoralen Antikörpern, einmal die univalenten, die sich durch die Komplementbindungsreaktion nachweisen lassen und wohl die Träger der Immunität gegen die Erreger sind [*1003*], dann die bivalenten Antikörper, die durch die Flokkungs- und Klärungsreaktionen erfaßt werden und denen man die Entstehung der allergischen Phänomene zuspricht [*761*, *975*]. Die bivalenten Antikörper werden wegen ihrer relativ großen Molekülstruktur von der intakten Placenta großenteils zurückgehalten. Die univalenten Antikörper besitzen ein kleineres Molekül, das die Placentaschranke fast ungehindert passiert. Sie lassen sich deshalb mit besonders empfindlichen Komplementbindungsreaktionen, wie der Kardiolipin-Komplementbindungsreaktion oder der Pallida-Reaktion, ebenfalls als Komplementbindungsreaktion, leicht beim Neugeborenen nachweisen. Allerdings sind diese Reagine kurzlebig und verschwinden häufig schon nach 20 Tagen, spätestens nach 72 Tagen, vor allem weil ihr ursprünglicher Titer meist niedrig ist [*294*]. Sie lassen sich übrigens beim Neugeborenen nachweisen, auch ohne daß eine luische Infektion vorliegt, nämlich dann, wenn die mütterliche Lues rechtzeitig ausgeheilt ist und nur die Antikörper auf das Kind übergegangen sind [*294*]. Keine Erfahrungen bestehen darüber, ob ihre Aktivität groß genug ist, um die Infektion des neugeborenen Kindes in einem solchen Falle zu verhindern.

8. Staphylokokken. Antistaphylolysine sind beim Neugeborenen immer vorhanden und teilweise in einem höheren Titer nachweisbar als bei der Mutter [*123, 713, 962, 963*]. Sie werden erst in den letzten Schwangerschaftswochen auf das Kind übertragen, können also bei Frühgeborenen einen tieferen Titer zeigen. Ihre Konzentration fällt in den ersten drei Lebensmonaten ab und steigt von da an langsam auf Erwachsenenwerte, die im 7. Lebensjahr in der Regel erreicht werden.

9. Streptokokken. Bei 42% der Neugeborenen ist der *Antistreptolysintiter* höher als bei der Mutter. Außerdem besitzt er bei reifen Neugeborenen höhere Werte als bei Frühgeborenen. Der Titer fällt dann in der Regel vom Beginn des 2. Monats ab und liegt noch am Ende des 1. Lebensjahres mit 28,7 $\pm$ 4,2 E deutlich niedriger als bei den Müttern bei der Geburt mit 137,1 $\pm$ 12,4 E [*523*].

10. Masern. Bei Viruserkrankungen liegen *andere Verhältnisse* vor. So ist der Neugeborene und der *Säugling bis zum 5. Lebensmonat* gegen Masern *praktisch immun* [*317, 402*]. Gegen Ende dieser Zeit nimmt dann die Anfälligkeit gegen diese Erkrankung immer stärker zu. Die kongenitale Immunität besteht ausschließlich bei Kindern, deren Mütter Masern durchgemacht haben. Sie ist außerdem wohl nicht rein humoral gebunden, da sie einmal länger dauert als die durchschnittliche Lebensdauer von Antikörpern beträgt, und zum anderen eine Masernprophylaxe mit Neugeborenenserum nicht wie mit Erwachsenenserum wirkungsvoll zu sein scheint [*670*]. Infektionen sind während der ganzen ersten 5 Lebensmonate möglich, sie laufen aber inapparent und führen zu einer bleibenden Immunität (stille Feiung [nach *402*]). An dem sehr viel milderen Verlauf der Masernerkrankung zwischen dem 5. und 8. Lebensmonat läßt sich erkennen, daß auch in dieser Zeit noch ein gewisser mütterlicher Schutz vorhanden sein muß [*186, 317, 581, 728*]. Wie bei mit Rekonvaleszentenserum geschützten Kindern ist die Inkubationszeit so lang auch häufig verlängert. „*Konnatale Masern*" nach intrauterinen Infektionen sind mehrfach beschrieben worden und führen teilweise zur vorzeitigen Unterbrechung der Schwangerschaft. Dabei können die Kinder schon bei der Geburt oder nach wenigen Tagen ein typisches Masernexanthem zeigen [*223, 317*].

11. Wasserpocken. Sie können intrauterin übertragen werden und gleichzeitig wie bei der Mutter oder kurz danach auch beim Neugeborenen auftreten [*318*]. Die von der Mutter etwa übertragene passive Immunität scheint nicht groß und vor allem nicht so anhaltend zu sein wie bei Masern.

12. Pocken. Auch bei nicht immunen Müttern ist die Empfänglichkeit beim Neugeborenen im 1. Lebensjahr gering. Das mag damit zusammenhängen, daß der Pockenantikörpertiter (nachgewiesen mit der Hämagglutinationshemmungsreaktion) in 70% der Neugeborenen höher als bei der Mutter ist. Er geht in den ersten 4—5 Tagen dann zurück, um sich auf ein niederes Niveau einzustellen.

Ein Teil der hohen Werte unmittelbar nach der Geburt mag unspezifisch sein, grundsätzlich wird aber auch dieser Antikörper durch die Placenta von der Mutter übernommen und fällt dann in seiner Konzentration in den ersten 3 Lebensmonaten ab, so daß er dann bei über der Hälfte der Kinder nicht mehr nachzuweisen ist [*921*]. Klinisch sind *erst Ende des ersten Trimenons schwerere Erkrankungen* beobachtet worden, bis dahin höchstens abortive Verläufe [*419*]. Auch intrauterine Infektionen sind möglich und führen in etwa 30% der Fälle zum Abort [*666*]. Dabei lassen sich, wie auch bei den ausgetragenen erkrankten Kindern noch deutliche Zeichen der durchgemachten Krankheit feststellen. Bei Mehrlingsschwangerschaften sind auch schon Erkrankungen nur eines Kindes vorgekommen [*610*]. Eine *Schutzimpfung in der Schwangerschaft* hinterläßt offenbar *keinen sicheren Schutz für das Kind* [*419*]. Sie kann aber in den ersten 3 Graviditätsmonaten durchgeführt, für den Fet bedeutungsvoll sein. Jedenfalls fand sich in einer großen Reihe von 4172 zu Beginn der Schwangerschaft geimpften Müttern eine Mißbildungsrate von 1,63%, während bei nicht geimpften Müttern nur 1,37% mißgebildete Kinder beobachtet wurden [*336*].

13. Poliomyelitis. Der Übertritt neutralisierender Antikörper auf das Kind ist mit Sicherheit nachgewiesen worden [*528*, *658*, *907*]. Alle Neugeborenen und Säuglinge im 1. oder 2. Lebensmonat besitzen im Neutralisationstest, allerdings in geringerer Konzentration als die Mutter [*25*], Antikörper mindestens gegen einen Poliomyelitisvirustyp. Bei 75 % dieser Kinder lassen sich Antikörper gegen alle drei Typen, bei 17% gegen zwei Typen nachweisen. Im 6. Lebensmonat besitzen nur etwa noch die Hälfte der Kinder Antikörper gegen alle drei und nur noch 70% Antikörper wenigstens gegen einen Virustyp. Vergleicht man diese Befunde mit der Halbwertszeit der Immunglobuline, dann fällt die überraschend lange Schutzperiode für die Mehrzahl der Kinder auf. Sie wird damit erklärt, daß *unter dem mütterlichen Schutz in den ersten Lebensmonaten bereits die Auseinandersetzung mit dem Poliomyelitisvirus beginnt.* Nach einer inapparenten Infektion oder einer scheinbar unspezifischen Erkrankung beginnt dann eine bleibende Immunität bzw. eine eigene Produktion von spezifischen Antikörpern. Entsprechende experimentelle und klinische Beobachtungen vermögen diese Hypothese zu unterstützen [*277*]. Ähnliche Verhältnisse bestehen bei den Antikörpern gegen Coxsackievirus-Infektionen [*625*].

14. Mumps. Komplementbindende *Antikörper sind in 98% der Fälle beim Neugeborenen* bereits vorhanden [*973*]. Bis zum 6. Lebensmonat allerdings sind bei den meisten Säuglingen die Antikörper nicht mehr nachweisbar.

Auch die Träger der *unspezifischen Abwehr*, wie das *Properdin* [*726*], sind im Nabelschnurblut [*528*] während der Neugeborenenperiode und bis zum 3.—4. Monat als Zeichen der verminderten unspezifischen Resistenz erniedrigt, obwohl die Mutter gleichzeitig normale oder erhöhte Properdinwerte besitzt [*579*]. Ein ähnliches Verhalten zeigen die *Komplementfaktoren C 1—C 4* [*520*, *579*] und das *C-reaktive Protein*, das in der Nabelschnur und in der Neugeborenenperiode auch bei hohem mütterlichem Titer fehlt und erst in den ersten 6 Lebensmonaten zu hohen Werten ansteigt [*722*]. Schließlich ist die Phagocytose-fördernde Fähigkeit (Opsonine) des Serums beim Neugeborenen meist gering [*359*], vor allem enthält das Nabelschnurblut den hitzestabilen Faktor der Opsonine nur in geringer Konzentration [*359*].

Die empirisch bekannte *Schutzlosigkeit des Neugeborenen* ist damit objektivierbar und die Wichtigkeit der passiv von der Mutter erhaltenen Antikörper erneut bewiesen.

β) Trophogene Immunität

Verglichen mit der Menge der diaplacentaren Antikörper ist der zweite Weg der Protektion durch die Mutter über die Kolostralmilch von geringer Bedeutung.

Bei Tieren spielt er eine große Rolle [*605*, *840*], und zwar scheint in der Tierwelt ein Zusammenhang zwischen der Dichte der Placentaschranke und der oralen Versorgung des Jungtieres mit Immunkörpern zu bestehen. Bei Tieren, die eine mehrschichtigere Placenta als der Mensch besitzen und bei anderen hämochorealen Placentaliern wie Kaninchen, Meerschweinchen, Maus oder Ratte, ist der Antikörperspiegel im Colostrum besonders hoch.

Allerdings sind auch in der globulinreichen *Kolostralmilch* des Menschen *Antikörper* gefunden worden, so z. B. Diphtherieantitoxin [*573*], Coliagglutinine [*199*], Staphylokokkenantitoxine [*1015*] sowie Anti-A- und Anti-B-Agglutinine bis zu einem Titer von 64000. Es ist aber nicht nachgewiesen, daß diese Antikörper auch in einer für die Immunitätslage des Neugeborenen wichtigen Menge resorbiert werden [*97*, *801*]. Bei der AB0-Inkompatibilität besteht jedenfalls kein Zusammenhang zwischen Milchtiter und Titer beim Kind. An der Tatsache der Resorption kann allerdings nicht gezweifelt werden, da es gelungen ist, aus arteigenem Eiweiß Diphtherieantitoxine in den ersten 4 Lebenstagen durch Fütterung aufnehmen zu lassen [*960*]. Auch wird in dieser Zeit mehr Antitoxin aufgenommen als von älteren Kindern, aber die Gesamtmenge ist doch sehr gering, wie sich aus dem Anstieg des Antitoxinspiegels im kindlichen Blut ablesen läßt, und die Immunisierung über die Nabelschnur scheint beim menschlichen Neugeborenen leichter zustandezukommen. Es ist nicht möglich nachzuweisen, daß die im Colostrum vorhandenen Rh-Antikörper vom Neugeborenen resorbiert werden [*150*]. So besteht also auch heute noch die vor 50 Jahren von v. Pfaundler geäußerte Meinung zu Recht, daß die Antikörper in der Kolostralmilch für die Immunisierung des menschlichen Neugeborenen von geringer Bedeutung seien [*718*]. Eine gewisse Sensibilisierungsmöglichkeit kann allerdings in dieser Zeit der erhöhten Darmpermeabilität nicht ausgeschlossen werden [*226*].

γ) Die Allergie des Neugeborenen

Das Problem der Neugeborenen-Allergie und -Sensibilisierbarkeit hängt eng mit dem vorigen Fragenkomplexen zusammen. Auch bei sicher allergischen Neugeborenen, die später gegen die Testsubstanz positiv reagieren [*976*], läßt sich eine solche Überempfindlichkeit in den ersten 48 Std nach der Geburt wegen der noch geringen Reaktionsfähigkeit der Neugeborenenhaut nicht nachweisen [*917*]. Zumeist stellt sich die Hautsensibilität erst nach der 2. Lebenswoche ein, und allergische Reaktionen sind kaum vor dem 3. Lebensmonat zu erwarten. Die einer solchen Reaktion zugrunde liegende Sensibilisierung kann durchaus schon intrauterin, also transplacentar erfolgt sein [*750*, *751*], ein Vorgang, der bei älteren Kindern nur während Darmstörungen möglich ist [*226*]. Die intrauterine Übertragung von Allergieantikörpern setzt eine gewisse Mindestkonzentration im mütterlichen Blut voraus, da etwa nur $^1/_8$—$^1/_{16}$ davon die Placenta passieren kann. So dient die Placenta selbst auf diesem Gebiet als Schutzmechanismus für das Kind. Die Immunisierbarkeit durch aktive Vaccination s. S. 530, Rh-Antikörper s. S. 179.

δ) Zusammenfassung

Die noch *ungenügende Immunisierbarkeit* und Antikörperbildungsfähigkeit wird durch *diaplacentare Übernahme von Immunkörpern* der Mutter kompensiert. Dieser Vorgang ist bei Diphtherie, Scharlach, Staphylokokken- und Streptokokkeninfektionen, sowie bei Masern, Pocken, Poliomyelitis und Mumps von klinischer Bedeutung, weil ein in der Regel ausreichender Schutz des Kindes besteht, wenn die Mutter selbst spezifische Antikörper besitzt. Auch gegen zahlreiche andere Infektionskrankheiten werden, wenn auch in unzureichender Konzentration oder Qualität, Antikörper diaplacentar übernommen. Die enterale Aufnahme von Antikörpern aus der Muttermilch *(trophogene Immunität)* ist zwar möglich, aber für die Immunisierung von geringer Bedeutung.

Eine *diaplacentare Infektion* durch Virusarten ist in der Regel leicht möglich, während bakterielle und ähnliche Erreger den Fet erst nach Infektion der Placenta erreichen können. Eine *diaplacentare Sensibilisierung* mit Allergenen ist theoretisch gut denkbar, aber wegen der schlechten Sensibilisierbarkeit des Neugeborenen von geringer praktischer Bedeutung.

B. Der Säugling

1. Die körperliche Entwicklung

a) Das Gewicht

Nach Überwindung des physiologischen Gewichtsverlustes wird zwischen dem 8. und 14. Lebenstag das Geburtsgewicht wieder erreicht. Dann setzt eine *regelmäßige Gewichtszunahme* ein, deren Schnelligkeit vom Geburtsgewicht des Kindes abhängt (s. Abbildung 8). Die *tägliche Gewichtszunahme* ist beim sehr jungen Säugling größer als im 2. Lebenshalbjahr. Die genauen Werte für jedes Quartal s. Tabelle 5.

Tabelle 5. *Gewichtszunahme im ersten Lebensjahr.* (Nach W. Lenz [*562*])

Alter in Monaten	Gewichtszunahme pro Tag g	pro Woche g	pro Monat g
0—3	25	172	750
3—6	21	144	630
6—9	15	103	450
9—12	11	78	340

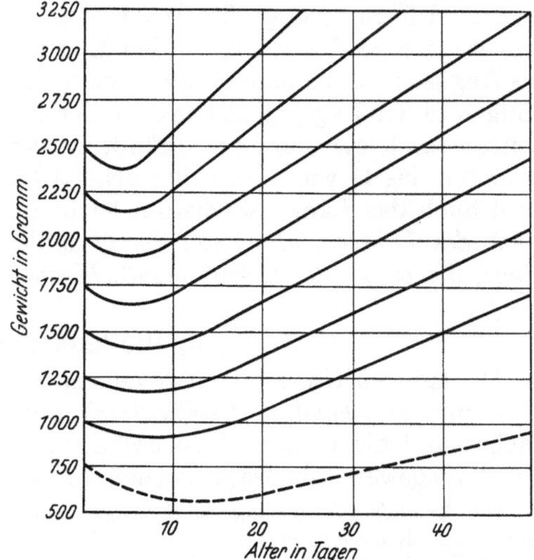

Abb. 8. Normgewichtskurven für Frühgeborene nach E. Holt jr.: J. Pediat. **33**, 570 (1948)

Auf diese Weise wird das Geburtsgewicht in den ersten 5 Monaten verdoppelt und bis zum Ende des 1. Lebensjahres verdreifacht. Ein niedriges Geburtsgewicht wird früher verdoppelt, ein hohes Geburtsgewicht später.

Eine ideale Gewichtskurve findet sich um so häufiger, je seltener der Säugling gewogen wird. Bei täglichen oder gar mehreren Wägungen pro Tag schwankt innerhalb des ersten Quartals die Gewichtskurve bis zu 100 g/Tag, später zwischen 100 und 300 g/Tag. Die *Tagesschwankungen* hängen von der Nahrungszufuhr und von der Rhythmik des Wasserstoffwechsels ab. Die im ersten Trimenon notwendige tägliche Wägung sollte deshalb immer zur gleichen Tageszeit durchgeführt werden, am besten morgens nach der ersten Mahlzeit. Aber auch dann erfolgt bei der Mehrzahl der Säuglinge die Gewichtszunahme nur unregelmäßig, z. B. an einem Tag 60 g, am nächsten 10 und am dritten 40 g. Auch Gewichtsstillstand oder geringfügige Abnahmen während eines Tages können auftreten, ohne daß krankhafte Zustände vorliegen müssen. Nur ein sehr kleiner Teil der Säuglinge zeigt auch im ersten Trimenon bei täglicher Wägung eine so regelmäßige Gewichtskurve, wie sie in den Kliniken aus schwesternpsychologischen Gründen immer wieder zu finden ist, und wie sie sich dann von selbst darstellt, wenn nur 1—2mal pro Woche gewogen wird, wie das im zweiten Trimenon erlaubt und richtig ist. Die *jahreszeitliche Rhythmik* mit einem besonders schnellen Gewichtsanstieg im August und Dezember spielen im Säuglingsalter noch keine Rolle (s. auch Gewichtstabellen im Anhang).

Die *Zunahme an trockener Körpersubstanz* ist während des Säuglingsalters *größer* als es dem Gewichtswachstum entspricht, weil gleichzeitig der Wassergehalt des Körpers von 80% beim Neugeborenen auf 74—70% im 12. Lebensmonat zurückgeht. Davon ist vor allem die extracelluläre Flüssigkeit betroffen, die sich von 45% auf 35—27% reduziert [*839*], während die Zellmasse mit ihrem dem jeweiligen Zellalter entsprechenden Gehalt an intracellulärer Flüssigkeit, zunimmt.

b) Die Körpergröße

Auch die Kontrolle des Längenwachstums ist zur Beurteilung des Gesundheitszustandes beim Säugling von Bedeutung (Zahlen s. Tabelle im Anhang). Die exakte Körperlänge des Neugeborenen kann wegen der vorhandenen Schädeldeformation erst am Ende der Neugeborenenperiode bestimmt werden. *In den ersten 3 Lebensmonaten* zeigt das *Längenwachstum* in Fortsetzung der Verhältnisse während der Fetalzeit noch eine besonders starke Intensität, die sich bis zum Ende des 1. Lebensjahres immer mehr abschwächt. So beträgt die durchschnittliche Wachstumszunahme im 1. Lebenshalbjahr monatlich 2—3 cm, im 2. Lebensjahr 1—1,5 cm. Die größte Wachstumsgeschwindigkeit liegt etwa im 4. Lebensmonat. Sie wird auch durch den Einfluß des UV-Lichtes in den Monaten März bis August noch besonders intensiviert. Längenwachstum und Gewichtszunahme hängen in der Regel nicht von einander ab, können aber durch bestimmte Krankheitszustände gleichartig beeinflußt werden. Dabei reagiert in den ersten Lebensmonaten das Gewicht schneller als das Längenwachstum. Im 2. Lebenshalbjahr wird auch das Längenwachstum leicht durch ernste Störungen beeinflußt. Am *Ende des 1. Lebensjahres* soll der gesunde Säugling etwa *die Hälfte der Körperlänge, die er bei der Geburt besaß, hinzugewonnen haben.*

c) Die Skeletentwicklung

Die meisten Knochen entwickeln sich bekanntlich als Ersatzknochen (enchondrale und *perichondrale Ossifikation*), nur wenige wie die Knochen des Schädeldaches und die meisten Gesichtsknochen primär ohne knorpelige Präformation im Bindegewebe als Deckknochen *(desmale Knochenbildung)*.

Die *Ersatzknochenbildung* setzt voraus, daß ein präformiertes Knorpelgewebe abgebaut und durch Knochengewebe ersetzt wird. Bei den Röhrenknochen beginnt dieser Prozeß in der Schaftmitte. Oberflächliche Zellen der Knorpelhülle wandeln sich zu Osteoblasten um und bilden eine Knochenmanschette (perichondrale Ossifikation). Zelldegenerationen und Kalkablagerungen auf der Innenseite dieser Manschette zeigen regressive Veränderungen im Knorpel an, die durch eindringende Mesenchymzellen (Chondroclasten) und vorsprießende Gefäße vollendet werden. Fermentativ und durch Phagocytose werden die Reste des Knorpels zerstört. Die zu Osteoblasten umgewandelten Mesenchymzellen beginnen nun gleichzeitig osteoide Substanzen zu bilden. Ihre Aktivität läßt sich am Vorhandensein von großen Mengen von Ribonucleinsäure [*443*] und von Enzymen, wie alkalische Phosphatase und Cytochromoxydase im Cytoplasma [*272*], erkennen. Auch im Osteoid läßt sich reichlich alkalische Phosphatase nachweisen [*273*]. Die ursprünglich fibröse Struktur des Osteoids verschmilzt schließlich zu breiten Bändern, in die sich zur endgültigen Verkalkung schnell Knochensalze ablagern. Der genauere Prozeß dieser Verkalkung, als dessen Endprodukt sich Hydroxylapatit ($3 \cdot Ca_3(PO_4)_2 \cdot Ca(OH)_2$) bildet, ist weitgehend unbekannt. Bei der Kristallbildung selbst werden die verschiedensten Vorstadien zusammen mit anderen Knochenmineralien durchlaufen, wobei Natrium, Kalium, Magnesium, Calcium als Kationen und Carbonat, Hydroxyl, Chlorid, Fluorid, Phosphate und Citrat als Anionen mit im Spiele sind. Es handelt sich dabei um Vorgänge, die mit den bekannten Kationenaustauschern zu vergleichen sind, wobei interessant ist, daß zu den Grundbestandteilen der Knorpelsubstanz neben Eiweiß und Polysacchariden die Chondroitinschwefelsäure gehört, der die Eigenschaften eines Kationenaustauschers nachgewiesen wurde [*91*]. Schließlich scheint auch das Glykogen sowohl bei der präparatorischen Verkalkung des Knorpels vor dessen Abbau, als auch bei der endgültigen Knochenbildung eine große Rolle zu spielen, weil es in starker Konzentration in den Knorpelzellen und in etwas geringerer Konzentration in den Osteoblasten zu finden ist [*348*]. Jedenfalls ist ohne seine Anwesenheit eine Calcifizierung nicht möglich und die zur Glykogenolyse notwendige Phosphorylase findet sich im Osteoid auch jedesmal dort, wo die anorganischen Substanzen sich anzureichern beginnen.

Auf diese Weise entsteht beim *Röhrenknochen* durch *perichondrale Verknöcherung* die *Diaphyse*, die im Inneren keinen Knorpel, sondern nur noch osteogenes Gewebe oder sog. primäres Markgewebe enthält. Die beiden Enden der Diaphyse werden wie eine Flasche mit einem Korken durch einen Knorpelpfropf, die Epiphyse, verschlossen, so daß das rasch zunehmende primäre Markgewebe bei seinem Wachstum die beiden Epiphysenenden vor sich hertreibt.

Am Übergang von der Diaphyse zur knorpeligen Epiphyse kommt es zu typischen, für die *enchondrale Ossifikation* charakteristischen Veränderungen.

Die Knorpelzellen ordnen sich in Reihen- oder Säulenform an, wobei die der Diaphyse am nächsten liegenden ältesten Zellen immer größer werden und sich gegenseitig abplatten. Die Reste der Knorpelmatrix zwischen den Zellen werden mit Kalk inkrustiert (die sog. präparatorische Verkalkung). An der Kontaktzone zwischen Knorpel und Markraum gehen die inzwischen blasig gewordenen Knorpelzellen zugrunde und die aus dem primären Mark stammenden Osteoblasten beginnen auf den Resten der pfeilerförmig stehengebliebenen Grundsubstanz Kalk abzulagern, so daß die ebenfalls aus dem primären Mark sprossenden Capillaren an einem ungeordneten Vordringen gehindert werden. So entwickelt sich bei ungestörter enchondraler Ossifikation eine leicht gehöckerte *Epiphysenplatte*, die aus den zahlreichen gleichförmig verteilten Grundsubstanzpfeilern besteht und im Röntgenbild als *Epiphysenlinie* zu erkennen ist. Wird die Gleichförmigkeit dieses Prozesses bei Ossifikationsstörungen beeinträchtigt, dann bildet sich auch die Epiphysenscheibe unregelmäßig aus und die Epiphysenlinie zeigt einen bizarren Verlauf. Das vorsprossende primäre Markgewebe löst dann mit seinen Osteoblasten die verkalkte Knorpelgrundsubstanz (primäre Spongiosa) wieder auf und ersetzt sie mit erneuter Osteoblastentätigkeit durch die sekundäre Spongiosa.

Dieser *lebhafte Auf- und Abbau* (Resorption und Apposition) der Knochensubstanz, der sich auch mit Isotopen nachweisen läßt, führt zu einem dynamischen Gleichgewicht, zu einem dauernden Austausch von Calcium, Phosphor und den anderen beteiligten Ionen, und läßt sich vergleichen mit dem Verhalten der Aminosäuren oder des Stickstoffs im Serumeiweiß. Der Stoffwechsel ist *im frühkindlichen Knochen besonders lebhaft*.

Die *Epiphysenkerne* beginnen ihre Ausbildung als Ossifikationszentrum durch Einwanderung von Gefäßen und Mesenchym vom Perichondrium her. Ihr jeweiliges *Auftreten* ist *gewissen Gesetzmäßigkeiten* unterworfen, so daß aus Röntgenbildern das *Ossifikationsalter des Kindes* bestimmt werden kann. Allerdings verläuft die Verknöcherung der einzelnen Skeletregionen oft nicht streng gleichzeitig, so daß die Röntgenaufnahme eines einzelnen Fuß- oder Handgelenkes nur mit Vorbehalt als Grundlage zur Beurteilung des Knochenalters herangezogen werden darf. Seitendifferenzen zwischen den Körperhälften sind dagegen geringfügig. Abgesehen von einer oft erheblichen individuellen Streuung beim Auftreten der Knochenkerne bestehen noch Geschlechtsdifferenzen, da das weibliche Skelet trotz geringerer Körperlänge im Durchschnitt eine schnellere Entwicklung zeigt. In den ersten Lebensmonaten ist es vorteilhafter, Röntgenaufnahmen von Knie und Fuß zu machen, um das Skeletalter zu bestimmen, weil bis zum 12. Monat an den oberen Extremitäten nur die Epiphysenkerne des Os capitatum, des Hamatum, der distalen Radiusepiphyse, des Capitulum humeri und des Processus coracoideus am Schulterblatt sichtbar werden.

Auch aus dem Verhalten der *Schädelknochen* ergeben sich gewisse Anhaltspunkte zur Beurteilung des Knochenalters. Die *große Fontanelle* (s. S. 3) verkleinert sich gleichmäßig während des 1. Lebensjahres und ist zwischen dem 9. und 16. Lebensmonat, mit großer individueller Schwankungsbreite, geschlossen. Sie wird also am Ende des 1. Lebensjahres in der Regel noch offen und am Ende des 2. Lebensjahres in der Regel verschlossen gefunden. Die *kleinere hintere Fontanelle* zwischen Scheitelbeinen und Hinterhauptsbein schließt sich zwischen dem 2. und 4. Lebensmonat, die Seitenfontanellen zwischen Scheitelbein, Hinterhauptsbein und Schläfenbein um die 6. Lebenswoche. Die *Schädelnähte*, besonders die Lambdanaht zwischen Hinterhauptsbein und Scheitelbein, sind beim jungen Säugling noch deutlich zu tasten. Eine feste Verzahnung tritt erst gegen Ende des 5.—6. Lebensmonats ein, aber auch ohne pathologische Ursachen kann die Beweglichkeit noch länger andauern. Eine *Weichheit der Schädelknochen* im Sinne der Kraniotabes ist nur beim Nachweis anderer rachitischer Symptome als Zeichen einer Vitamin D-Mangelrachitis zu deuten. Diese *konnatale Kraniotabes* tritt bei Kindern von Primiparae häufiger (24,2%) als bei Kindern von Multiparae (10,8%) auf. Sie wird praktisch nur bei Entbindungen in Kopflage gefunden und dann häufiger an der rechten als an der linken Kopfseite, in der Regel auf der Seite, die bei der Geburt gegen die Symphyse der Mutter gedrückt wurde. Es ist deshalb durchaus möglich, daß mechanische Momente bei der Entstehung dieser nichtrachitisch bedingten Kraniotabes eine Rolle spielen [*79*].

Die Wachstumsgeschwindigkeit der einzelnen Körperteile s. Tabelle 43 im Anhang.

Röntgenologisch findet man im 1. Lebensjahr eine zunehmende *physiologische Osteoporose*, d. h. eine Abnahme des osteoiden Gewebes, eine Verschmälerung der Corticalis, eine Zunahme der Maschenweite der Spongiosa, eine Verschmälerung der Spongiosabälkchen und eine Vergrößerung der Markräume [*902*]. Sie ist eine Folge der Calciumarmut der Brustmilch, da die Muttermilch in den ersten 3 Lebensmonaten etwa nur $^1/_3$ der Calciummenge liefert, die erforderlich wäre, um bei der Wachstumsgeschwindigkeit den relativen Calciumgehalt des Körpers auf der Höhe des Neugeborenenstandes zu erhalten [*560*] (s. auch Calciumstoffwechsel, S. 32 und 85).

d) Die Zahnentwicklung

Die Anlage der Milchzähne beginnt bereits beim 16 mm großen Embryo, und im 4. Schwangerschaftsmonat lösen sich die Zahnkeime von der Zahnleiste ab und beginnen kurz danach Kalk einzulagern. Auch die Anlage der bleibenden Zähne entwickelt sich in dem gleichen Zeitraum, nur beginnt ihre Verkalkung erst bei der Geburt. Bei der Bildung der Hartsubstanzen der Zähne muß zwischen Dentin und Schmelz unterschieden werden, da die Dentinbildung während der ganzen Lebensdauer des Zahnes gleichmäßig weiter erfolgt, während die *Schmelzbildung* in zeitlich streng getrennten Abschnitten eintritt. Dabei schreitet die Verkalkung von der Spitze *periodisch* bis zu den Wurzeln vor, so daß sich Calcifikationsstörungen an *Ringbildungen* des Zahnschmelzes erkennen lassen. Die pränatale Kalkeinlagerung erfolgt in der Regel optimal, so daß der erste Ring von der Demarkationslinie zwischen der pränatalen und postnatalen Calcifikation gebildet wird. Seine Entstehung hängt mit dem Einfluß des Geburtstraumas auf den Kalkstoffwechsel und dessen gestörtes Gleichgewicht in den ersten Lebenswochen zusammen. Entsprechend der frühkindlichen physiologischen Osteoporose (s. oben) ist die Calcifizierung des Zahnes während des 1. Lebensjahres normalerweise nicht sehr gut, so daß sich zusätzliche Belastungen, wie schwere Ernährungsstörung oder langdauernde Infektionen, auch in den Mineralisationsschichten des Milchgebisses und der bleibenden Zähne als Schmelzringe bemerkbar machen können.

Beim normalen *Durchbruch* übt der wachsende Zahn einen Druck auf die überdeckende Schleimhaut aus, so daß die Gingiva infolge einer Druckatrophie vor der durchbrechenden Krone zurückweicht. Als erstes erscheinen zwischen dem *6. und 8. Lebensmonat* die beiden *unteren mittleren Schneidezähne* und kurz darauf die beiden oberen Partner. Die seitlichen Schneidezähne brechen in der Regel um den 10. Lebensmonat durch, wobei die oberen vor den unteren seitlichen Schneidezähnen zu erscheinen pflegen. Schwankungen von $\pm$2—3 Monaten sind physiologisch. Von einem *verzögerten Durchbruch* spricht man, wenn die ersten Zähne spätestens bis zum Ende des 1. Lebensjahres auftreten. Eine verspätete Dentition ist vor allem bei schweren cerebralen Schäden, bei Myxödem, Mongolismus, Rachitis oder Lues zu befürchten. Beim Fehlen solcher Ursachen muß durch eine Röntgenuntersuchung ein *angeborener Zahnmangel* ausgeschlossen werden. Sehr selten tritt auch einmal ein *verfrühter Zahndurchbruch* ein. So können schon bei der Geburt oder kurz danach ein oder zwei untere Schneidezähne erscheinen. Allerdings ist dabei zu prüfen, ob es sich um einen normalen oder um einen überzähligen Milchzahn handelt, der sich in der Regel durch Deformierung, schlechte Verkalkung oder losen Sitz zu erkennen gibt. Im Zweifelsfall muß auch hier eine Röntgenkontrolle die Situation klären und der Zahn dann entfernt werden, wenn er wegen seines losen Sitzes aspiriert werden könnte oder beim Stillen stört.

Die normalen *Begleiterscheinungen des Zahnens* bestehen in einer gewissen Unruhe der Kinder, erhöhter Salivation, Schlafstörungen, übler Laune und der Tendenz, dauernd die Finger in den Mund zu stecken. Die früher vertretene Ansicht, Fieber, Durchfall oder Krämpfe seien auf die Zahnung zurückzuführen, entbehrt jeder Grundlage. Man kann allerdings beobachten, daß bei hochfieberhaften Erkrankungen der Zahndurchbruch beschleunigt eintritt. Bei einem *erschwerten Zahndurchbruch* finden sich Rötung, Schwellung und erhöhte Schmerzempfindlichkeit des Zahnfleisches. Eine Behandlung erübrigt sich, vor allem ist eine Incision der Gingiva zur Erleichterung des Durchbruchs wegen der drohenden Infektionsgefahr zu vermeiden. Unter *Eruptionsgingivitis* wird ein besonders starker Grad dieser Erscheinungen verstanden. Auch sie bedarf keiner speziellen Behandlung, solange kein Fieber oder andere Symptome einer Zahnkeimentzündung auftreten.

e) Sichtbare Veränderungen des Körpers

Die *Haut* verliert in den ersten Lebenswochen den Charakter der Neugeborenenhaut, sie ist zwar immer noch sehr dünn, aber es beginnen sich individuelle Unterschiede in der Hautdicke zu zeigen. Langsam setzt die *Pigmentation* ein, die nach dem ersten Trimenon ihre volle Ausbildung erfahren hat. Eine starke Durchblutung und große Elastizität geben der Haut ein gutes Reaktionsvermögen, so daß aus Konsistenz, Turgor und Farbe besser als beim Erwachsenen der Gesundheitszustand des Säuglings erkannt werden kann.

Das *Unterhautfettgewebe*, dessen kräftige Ausbildung die typisch rundlichen Körperformen des gesunden Säuglings bestimmen, entsteht bei manchen Kindern erst nach der Neugeborenenperiode in bemerkenswerter Weise. Sein Umfang erlaubt beim sehr jungen Säugling noch keinen Rückschluß auf die konstitutionelle Beschaffenheit oder spätere Entwicklung des Kindes. Der *Fettansatz*, der vor allem in den ersten 6 Lebensmonaten schnell zunimmt, beginnt im Gesicht, geht dann auf Arme, Beine, Brust und Rücken über. Etwa von der 6. Lebenswoche an bildet sich auch das Bauchfett aus. Im zweiten Lebenshalbjahr wird infolge der beginnenden statischen Funktionen weniger Fett angesetzt. Dafür macht die Ausbildung der Muskulatur nun schnelle Fortschritte. Bei der Palpation fühlt sich *das gesunde* Fett des Säuglings *derb* und *fest* an und unterscheidet sich damit deutlich von dem mehr schlaffen Fett des pastösen Säuglings, bei dem sich Wasserverluste besonders schnell bemerkbar machen.

Die *chemische Zusammensetzung* nähert sich im Laufe des ersten Lebensjahres infolge Abnahme des Palmitinsäure- und Zunahme des Ölsäuregehaltes langsam derjenigen des Erwachsenenfettes.

Das *Haarkleid* des Säuglings macht im ersten Lebensjahr einen großen Wandel durch. Beim ersten Haarkleid ist ein sehr tiefer Haaransatz über der Stirn und an den Schläfen nicht als Degenerationszeichen zu werten, sondern gehört zum Bild des gesunden, sehr jungen Säuglings. Es geht schon während der Neugeborenenperiode oder im Verlauf des ersten Lebensjahres verloren und wird dann durch das *zweite Haarkleid* ersetzt, das sich in der Regel vom ersten in der Farbe erheblich unterscheidet. Dabei ist ein Farbwechsel von hell zu dunkel häufiger als umgekehrt. Das Nachwachsen des zweiten Haarkleides kann aber so langsam vor sich gehen, daß viele Säuglinge bis zum 12. oder 15. Lebensmonat praktisch kahl erscheinen. Die *Augenwimpern* wachsen wohl zum Schutz des Auges in der Regel schneller.

Der *Brustkorb* verändert im Laufe des ersten Jahres die beim Neugeborenen beschriebene faßförmige Konfiguration mit ihren fast horizontal stehenden Rippen. Der Brustumfang nimmt zu, und im 2. Lebenshalbjahr überholt der Querdurchmesser den sternovertebralen Durchmesser. Gleichzeitig *senken sich die Rippen*, so daß sich die Thoraxform der des Erwachsenen langsam angleicht und der Übergang zur thorakalen Atmung möglich wird. Ende des 1. Lebensjahres nähert sich der *Brustumfang* dem Kopfumfang oder er überschreitet ihn bereits.

Der Leib tritt mit zunehmendem Lebensalter immer mehr an Umfang zurück, ist aber immer noch gut gewölbt und hängt vor allem nach der Fütterung an den Seiten etwas über. Die *Bauchdecken* sind straff, aber bei einem ruhigen Kind lassen sich die Bauchorgane leicht palpieren. Der untere Leberrand rückt langsam nach oben und befindet sich am Ende des 1. Lebensjahres etwa 1,5 cm unter dem Rippenbogen. In 12,7% der Fälle ist auch bei gesunden Säuglingen der untere Milzpol zu tasten [*623*]. Wenn das Kind schließlich zu sitzen beginnt, sinkt auch das Abdomen wegen der zunehmenden Muskelentwicklung unter das Thoraxniveau zurück und nimmt nur bei allgemeinen Erkrankungen, besonders aber bei Magen-Darmkrankheiten mit Meteorismus, die für den sehr jungen Säugling typische umfangreiche Konfiguration wieder an.

Das *Genitale* ist nach Abklingen der postpartalen Übergangserscheinungen, abgesehen von den individuellen Variationsmöglichkeiten in bezug auf die Größe, während des Säuglingsalters unauffällig. Erst nach mehreren Monaten pflegt sich das *Praeputium* völlig von der Glans zu lösen. Wenn der Urin unbehindert entleert werden kann, ist ein artefizielles Zurückstreifen des Praeputiums nicht nur unnötig, sondern zu vermeiden, da Infektionen eintreten können. Auch für eine Circumcision besteht dann in diesem Alter keine ärztliche Indikation.

f) Zusammenfassung

Hinter der physiologischen *Gewichtszunahme* verbirgt sich eine *Abnahme des* relativen *Wassergehaltes* des Organismus, so daß die Substanzgewinne beim gesunden Säugling größer sind, als es die Waage angibt. Krankheiten beeinflussen im 1. Lebenshalbjahr das Körpergewicht mehr als das Längenwachstum. Am Ende des 1. Jahres ist das Gewicht verdreifacht und die Körperlänge hat um die Hälfte der Geburtsgröße zugenommen.

Das *Skeletwachstum* ist nicht nur ein Produkt des Ca-P-Stoffwechsels, sondern auch ein Ergebnis einer normalen Mesenchymfunktion, die Knorpelbildung, Knorpelabbau, Osteoidbildung und Verkalkung harmonisch ermöglicht. Der entstandene Knochen ist einem dauernden Ab- und Aufbau unterworfen, der beim Säugling besonders lebhaft ist und sich in bezug auf die daran beteiligten Ionen mit Ebbe und Flut vergleichen läßt. Das Auftreten der *Ossifikationszentren der Epiphysenkerne* variiert im 1. Lebensjahr stark. Zur röntgenologischen Bestimmung des Skeletalters eignet sich im 1. Lebensjahr das Knie und die Fußwurzel besser als die Handwurzel.

Die *große Fontanelle* schließt sich zwischen dem 9. und 16. Monat, *die kleine* zwischen dem 2. und 4. Vom 6.—8. Lebensmonat ($\pm$2—3 Monate) ist normalerweise mit dem *Durchbruch der* unteren, dann der oberen mittleren *Schneidezähne* zu rechnen, um den 10. Monat folgen die seitlichen Schneidezähne.

Die *Haut* hat nach dem ersten Trimenon ihre volle Pigmentationsfähigkeit erreicht und verleiht durch zunehmenden Fettgehalt im Unterhautfettgewebe in den ersten 6 Lebensmonaten dem Organismus einen immer wirkungsvolleren Schutz und dem Körper die willkommenen rundlichen Formen des gesunden Säuglings. Konsistenz, Aussehen und Turgor erlauben dem Erfahrenen leicht, den Gesundheitszustand des Säuglings zu beurteilen. Nach Verlust des ersten *Haarkleides* des Neugeborenen überrascht das zweite Haarkleid fast regelmäßig durch die andere, meist dunklere Pigmentation und oft durch die Langsamkeit der Entwicklung. Inzwischen hat sich auch der *Körperbau* geändert. Der Brustkorb verläßt die Faßform, wächst in die Breite und überholt an Umfang den Kopfumfang. Die thorakale Atmung, durch die Senkung der Rippen ermöglicht, wird mit Beginn des Sitzens immer wirkungsvoller und gleichzeitig sinkt das vorher typisch große Abdomen unter das Thoraxniveau zurück.

2. Funktionelles Verhalten

a) Die Atmung

α) Die Atemwege und die Lungen

Die *Nase* bleibt im ersten Lebensjahr eng, so daß die Nasenatmung wie beim Neugeborenen leicht zu behindern ist. Die *Nebenhöhlen* dehnen sich aber schon deutlich aus. Vor allem gilt dies für die Kieferhöhlen, die am Ende des ersten Lebensjahres etwa 7 × 11 × 8 mm messen und im Röntgenbild bereits nachweisbar sind. Auch die *Siebbeinzellen*, die schon beim Neugeborenen angelegt sind, werden größer und geben Gelegenheit für chronische Entzündungen. Die Stirnhöhlen beginnen ihr Wachstum erst im zweiten Lebensjahr [*714*].

Im *Pharynx* verkleinert sich der ursprünglich stumpfe Winkel zwischen Nasenboden bzw. Gaumen und hinterer Rachenwand, so daß die Racheninspektion im Laufe der ersten 12 Lebensmonate immer leichter möglich wird. Auch durch das in bezug auf die Mundhöhle zurückbleibende Wachstum der Zunge wird die Übersicht erleichtert. Der *lymphatische Rachenring* macht nach der Neugeborenenperiode eine schnelle Entwicklung durch. Sie beginnt bei der *Rachenmandel*, die bei den Infekten der oberen Luftwege im Säuglingsalter eine große Rolle spielt, und ergreift dann die Gaumentonsillen, während die übrigen Anteile des Waldeyerschen Ringes erst später ausgebildet werden.

Der *Kehlkopf* liegt während der ganzen Säuglingszeit noch sehr hoch und rückt bis zum Ende des ersten Lebensjahres mit dem unteren Rande des Ringknorpels langsam bis zur Höhe des 4. Halswirbels nach unten. Die *Luftröhre* wächst in ihrem Durchmesser während dieser Zeit nur unwesentlich von 5,7 × 6 mm auf 7,0 × 7,8 mm [*238*]. Trotz der relativen Dicke ihrer Wand bietet sie noch wenig Widerstand gegen Druck von außen. Entsprechend eng sind auch die Ausmaße der tieferen Luftwege.

Die *Lungen* eilen in ihrer Entwicklung während der ersten 12 Monate der allgemeinen Körperentwicklung voraus. Ihr Gewicht verdreifacht sich und das Volumen nimmt um das 3,4fache zu [*238*]. Das absolute *Lungenvolumen* steigt bei der rechten Lunge von etwa 80 ml bei der Geburt auf 200—300 ml am Ende des ersten Lebensjahres an. Rechte und linke Lunge verhalten sich durchschnittlich zueinander wie 4:3. Die *Lungenoberfläche* zeigt noch die für den Säugling typischen Rippenfurchen, da die noch schwache Intercostalmuskulatur dem Lungeninnendruck nachgibt, so daß sich die Lunge vor allem paravertebral in die Zwischenrippenräume wulstartig vorwölbt. Für den *Gasaustausch* ist die Entwicklung der Acini während des ersten Lebensjahres besonders wichtig. Beim Neugeborenen finden sich pro Raumeinheit noch spärliche Alveolen, so daß die respiratorische Oberfläche klein ist. Sie vergrößert sich aber durch knospenähnliches Wachstum der Bronchioli und laufende Differenzierung des Lungengewebes infolge Vermehrung und Vergrößerung der Acini in den ersten Lebensmonaten schnell [*238*].

Diese Entwicklung hat ihren Höhepunkt erst im Schulalter des Kindes erreicht. Damit besitzt das Lungengewebe noch lange die Möglichkeit, verlorengegangenes Lungengewebe durch regenerative Lungenhyperplasie wieder zu ersetzen [*408*, *662*].

β) Die Atemfunktion

Die *Lungenventilation* erfolgt im 1. Lebenshalbjahr noch wie beim Neugeborenen vor allem durch Zwerchfellkontraktionen. Erst dann senken sich die Rippen langsam aus ihrer horizontalen Stellung, so daß größere Atemexkursionen möglich werden. Damit nimmt die Atemfrequenz zugunsten der Atemtiefe ab und der Säugling gewinnt bis zum Ende des 1. Lebenshalbjahres die Fähigkeit, durch Zunahme der Atemfrequenz und Atemtiefe Sauerstoffmangel zu kompensieren. So steigt das *Minutenvolumen* etwa mit dem Körpergewicht an und beträgt in den ersten 12 Lebensmonaten durchschnittlich 174—220 ml/kg Körpergewicht [*114*]. Dabei nimmt das *Atemvolumen* von 20 beim Neugeborenen auf 70—100 beim einjährigen Kind zu und gleichzeitig die *Atemfrequenz* von 40 auf 23—24/min ab [*114*, *531*]. Die *Atemrhythmik* ist nach der Neugeborenenzeit immer gleichmäßig. Gegen Ende des 1. Lebensjahres stellt sich langsam die Pause zwischen Ausatmung und Einatmung ein. Die *Ventilationsgröße* nimmt beim Säugling nach dem Erwachen um 35%, und beim Trinken um 62% zu, was zu einer Steigerung der O_2-Sättigung von 1,2—3,5% Oxyhämoglobin führt [*305*].

Wissenswert ist auch, daß in den ersten Lebenswochen der *Druck im Pleuraraum* noch dem atmosphärischen Druck entspricht und nur während der Inspiration absinkt und negativ wird. Offenbar hängt diese Tatsache mit der noch relativ großen Ausdehnung des Herzens und der Thymusdrüse während dieser Zeit zusammen. Deshalb genügt in diesem Alter die Adhäsion beider Pleurablätter aneinander, um bei Eröffnung des Thorax die Lunge entfaltet zu halten. Erst wenn der Brustumfang zunimmt und im 2. Lebenshalbjahr die Rippenatmung immer wirksamer wird, besteht auch bei extremer Exspiration im Pleuraraum ein negativer Druck [*1007*]. In den *topographischen Verhältnissen der Lunge* und der Lungenlappen und in ihren Beziehungen zum Brustkorb ändert sich in den ersten 12 Monaten nicht viel, da die Entwicklung beider Organe ziemlich gleichförmig verläuft. Nur die *vordere untere Lungengrenze* wandert perkutorisch um einen Intercostalraum, etwa von der 5. auf die 6. Rippe, nach unten, da die Zwerchfellrippenwinkel nun besser beatmet werden. Absolut gesehen treten natürlich — gleichzeitig mit dem Absinken der Rippen aus der Horizontalen — alle Lungengrenzen etwas tiefer, aber das macht sich deutlich erst im 2. Lebensjahr bemerkbar.

Die *Steuerung der Atmung* erfolgt nach der Neugeborenenperiode durch das Hauptatemzentrum im verlängerten Mark. Nur unter dem Einfluß schwerer exogener Schäden, wie Ernährungsstörungen, Hirnblutungen und Exsiccosen, kann es noch in der Säuglingszeit zu einem Zerfall des Atemzentrums kommen (PEIPER), so daß die regelmäßige Rhythmik durch eine periodische Atmung abgelöst wird. Sie entspricht der Cheyne-Stokesschen Atmung des Erwachsenen. Noch eingreifendere Störungen, besonders leicht im Verlauf von Keuchhusten oder schweren Brechattacken, oder bei Frühgeborenen, können eine Schnappatmung hervorrufen, die nach Ausfall der höheren Atemzentren von einem tiefer gelegenen Schnappzentrum aus gesteuert wird.

In diesem Zusammenhang ist auch der *Singultus des Säuglings* zu erwähnen, der vor allem in den ersten Lebensmonaten leicht durch die Nahrungsaufnahme ausgelöst wird. Es dauert dann meistens etwa 10 min und beeinträchtigt das Kind wenig. Vermutlich handelt es sich um eine Sonderform der Schnappatmung, die durch ein Singultuszentrum im Bereich des Schnappzentrums (PEIPER) gesteuert wird. Der Singultus läßt sich auch im Tierversuch durch O_2-Entzug und CO_2-Zufuhr auslösen. Eine wirksame Therapie gibt es nicht.

γ) Zusammenfassung

Das besonders *schnelle Lungenwachstum* im 1. Lebensjahr steigert das Atemvolumen um das 4—5fache. So kann die hohe Atemfrequenz des jungen Säuglings reduziert werden und trotzdem das Minutenvolumen entsprechend dem Körpergewicht zunehmen, wobei sich gleichzeitig die *Atemreserve* für besondere Belastungen *verbessert*. Bei sehr schweren exogenen Störungen kann die zentrale Steuerung der normalen rhythmischen Atmung unterbrochen werden. Die einsetzende periodische Atmung, schließlich die Schnappatmung wird von tiefer gelegenen Zentren gesteuert, die wohl auch den anfallartigen Singultus des sehr jungen Säuglings unterhalten, der meist nach Nahrungsaufnahme auftritt.

b) Das Herz und der Kreislauf

Das Herz ist beim Säugling noch *kugelförmig*, der Herzspitzenstoß im 4. Intercostalraum außerhalb der Medioclavicularlinie zu tasten. Die *Herzachse* verläuft fast horizontal und richtet sich nur langsam auf. Das Gewicht steigt von durchschnittlich 16,5 g bei Mädchen und 17,24 g bei Knaben auf 44,2 g im Durchschnitt an [*253*]. Dabei nimmt die rechte Kammer um 30%, der linke Ventrikel aber um 130% zu. Die Herzmuskelfasern sind nur halb so dick wie beim Erwachsenen und das Reizleitungssystem noch nicht so deutlich von der Arbeitsmuskulatur zu unterscheiden [*527*].

Die *Herztöne* zeigen auch bei phonokardiographischer Kontrolle in der Säuglingszeit einige Besonderheiten. Der erste Ton dauert länger als der zweite, er ist relativ fest an die Q-Zacke des EKGs gekoppelt und selten gespalten. Der zweite Ton beginnt, weniger fest gekoppelt, nach der T-Zacke und ist nicht selten gespalten. Mit zunehmendem Lebensalter nimmt die Lautstärke der Herztöne zu. In 17% der Fälle findet man einen *dritten Herzton* und sehr häufig ist der *vierte* oder *Vorhofton* zu registrieren [*221*]. Rein auskultatorisch ist die Differenzierung der Muskeltöne von den Klappentönen beim Säugling oft recht schwierig und nur mit Hilfe des Carotis- oder Radialispulses leichter möglich. Der Klappenton über der Pulmonalis (P II im 2. Intercostalraum links neben dem Sternalrand) ist stärker akzentuiert als der zweite Ton über der Aorta (A II im 2. Intercostalraum rechts neben dem Sternalrand).

Im *EKG* verschwindet der ausgesprochene *Rechtstyp* bis zum Ende des 1. Lebensjahres langsam. Er wird nicht nur durch eine stärkere Querlagerung als eine Drehung der Herzachse um die Sagittalebene verursacht, sondern wahrscheinlich eher durch eine Drehung des Herzens um die Längsachse mit einer stärkeren Einstellung in die Frontalebene hervorgerufen [*429*], aber sicher läßt sich das bis jetzt noch nicht entscheiden. Gegen Ende des 1. Lebensjahres läßt sich immer deutlicher eine *respiratorische Arrhythmie* feststellen, die beim Neugeborenen schon vorkommen kann.

Auch die *Herzaktionsphasen*, gemessen durch synchrone Registrierung von EKG, Herzschall und Carotispuls, zeigen beim Säugling einige Besonderheiten. Die *Austreibungszeit*, normalerweise streng von der Herzfrequenz abhängig, ist beim Säugling *relativ* lang. Auch die *Druckanstiegszeit* dauert *länger* als bei älteren Kindern. Beides kann als Zeichen einer geringeren Kontraktionskraft und Belastungsfähigkeit des frühkindlichen Herzens gewertet werden. Die übrigen Größen der Herzaktion sind im wesentlichen frequenz- und altersabhängig und nähern sich erst in der späteren Kindheit der Erwachsenennorm [*416, 507*].

Während die Herzarbeit und Herzleistung des linken Ventrikels pro Gramm Myokard nach WEZLER in allen anderen Altersstufen mit Ausnahme der Pubertätszeit von der Kindheit an etwa gleich groß sind, verhält sich das beim Säugling anders. Seine *Herzarbeit* pro Gramm Myokard ist *fast 30%*, die *Leistung* aber nur etwa *21% geringer* als beim 3jährigen Kind [*506*]. Daraus läßt sich erkennen, wie das Säuglingsherz *durch gesteigerte Frequenz geringere Muskelkraft kompensiert,* so daß die Arbeit pro Zeiteinheit, also die Leistung, dann doch größer ist, als es der Arbeitskraft des Herzmuskels in diesem Lebensabschnitt entspricht. Zu dem relativ kleinen Schlagvolumen des Säuglingsherzens, das trotz schneller Frequenz nur ein relativ kleines und durch Frequenzsteigerung nur wenig zu vergrößerndes Minutenvolumen erreicht, kommt also noch eine geringe Herzmuskelkraft, vor allem des linken Ventrikels. So ist das *Säuglingsherz nur als beschränkt leistungsfähig* zu bezeichnen [*333, 527*]. In dieser Situation

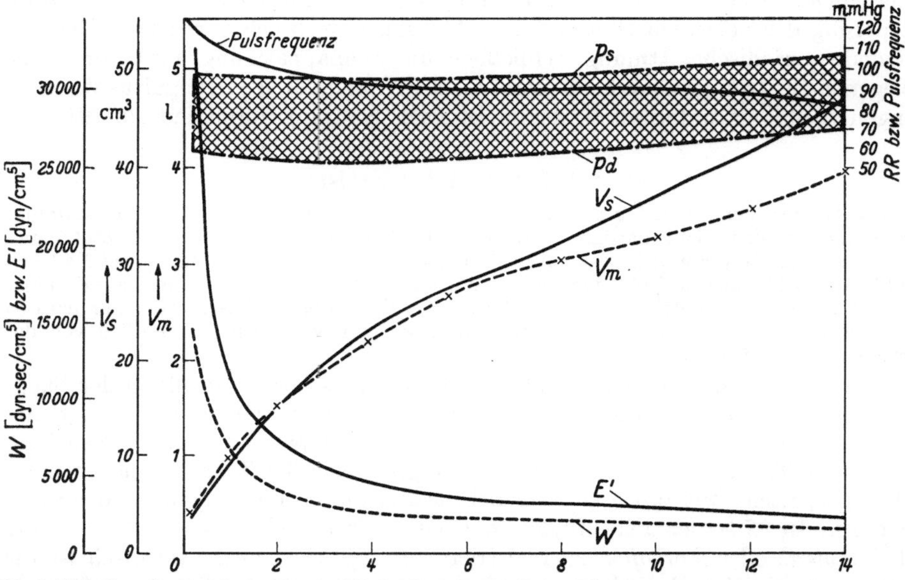

Abb. 9. Verhalten der Kreislaufgrößen im Kindesalter. P_s systolischer Blutdruck; P_d-diastolischer Blutdruck, V_s Schlagvolumen des Herzens; V_m Minutenvolumen des Herzens; E' Volumenelastizitätskoeffizient; W peripherer Gesamtwiderstand. Charakteristisch die hohe Pulsfrequenz, niedriges Schlag- und Minutenvolumen des Herzens bei gleichzeitigem hohem peripherem Gesamtwiderstand und hohem Volumenelastizitätskoeffizient. (Nach KEUTH und nach BOLT.) (H. EWERBECK u. KL. WECHSELBERG: Die Kreislauffunktion im Kindesalter in OPITZ-DE RUDDER: Pädiatrie. Berlin-Göttingen-Heidelberg: Springer 1957)

kann man das *Verhalten der anderen Kreislaufgrößen* beim Säugling als Ausdruck einer *sinnvollen Regulation* zur Erhaltung der zentralen Sauerstoffversorgung und des Blutdrucks ansehen [*506*].

So finden sich sehr *hohe Werte des Elastizitätskoeffizienten* und des *Volumenelastizitätsmoduls,* also eine relativ geringe Dehnbarkeit der Wände des Aorta-Iliacarohres, und als Folge davon eine besonders *große Pulswellengeschwindigkeit.* Auch der *periphere Gesamtwiderstand* des Gefäßsystems ist beim Säugling besonders *groß* und nimmt mit zunehmendem Lebensalter ab (s. Abb. 9). Daraus geht hervor, daß die *Kreislaufperipherie* unter einer gewissen *Drosselung* steht, die mit ansteigendem Lebensalter abnimmt, so daß im Hinblick auf die Herzleistung lebenswichtige Gebiete besser versorgt werden und der Gesamtblutdruck trotz des kleinen Schlagvolumens relativ hoch bleibt. Eine weitere Kompensation besteht schließlich in der *größeren arteriovenösen Sauerstoffdifferenz* beim gesunden Säugling von 6,4 Vol.-% gegenüber 4,6 Vol.-% beim Erwachsenen [*504*]. Auf diese Weise wird die Peripherie trotz ihrer Drosselung, sei sie nun anatomisch durch die noch geringe Anzahl arteriovenöser Anastomosen [*527*] oder funktionell durch Gefäßkontraktionen bedingt, ausreichend mit Sauerstoff versorgt. Dabei mag besonders im 1. Trimenon der Anteil des fetalen Hämoglobins mit seiner Fähigkeit, leicht Sauerstoff abzugeben, eine gewisse Rolle spielen. So ist die ganze Kreislauffunktion an die geringe Leistungsfähigkeit vor allem des linken Ventrikels im Säuglingsalter angepaßt, der seinerseits durch schnelles Muskelwachstum in dieser Zeit bis zu Beginn des 2. Lebensjahres einer solchen Anpassung nicht mehr bedarf.

Die *Zirkulationszeit* (gemessen mit Fluorescin 0,07 ml/kg Körpergewicht), die beim Neugeborenen wegen des offenen Ductus arteriosus noch sehr kurz ist (7,8 ± 1,4 sec), steigt bis zum 12. Lebensmonat auf durchschnittlich 10 sec an [*689*].

Die *Pulsfrequenz* sinkt im 1. Lebensjahr von den Neugeborenenwerten langsam auf durchschnittliche Zahlen von 100—110/min ab. Tachykardien treten bei den geringsten Belastungen auf, so daß die Schwankungsbreite der Norm zwischen 80 und 160/min liegt.

Der *Blutdruck*, bei Belastungen kurzfristig ebensolchen Schwankungen unterworfen, steigt unter Grundumsatzbedingungen nach der Neugeborenenzeit schnell auf durchschnittlich 95—97 mm Hg systolisch und 55 mm Hg diastolisch an [*506*]. Die Pulswellengeschwindigkeit ist beim Säugling besonders groß [*332*]. Das *Herzschlagvolumen* steigt von 3,5 ml beim 2 Monate alten Säugling auf 9,2 ml am Ende des 1. Lebensjahres an. Damit hat es die Periode der beschränkten Leistungsfähigkeit verlassen und liegt mit 0,8—0,97 ml/kg Körpergewicht in der Höhe des Erwachsenenwertes (Wezler), besitzt allerdings noch nicht die Größe der späteren Kindheit von 1,3 ml/kg Körpergewicht, die dort als Folge des für das Wachstum notwendigen größeren Kraftwechsels gedeutet wird [*999*, *1000*]. Das *Minutenvolumen* steigt von ungefähr 400 auf 980 ml an am Ende des 1. Lebensjahres. Bezogen auf den Grundumsatz ist es damit beim Säugling kleiner als später (Grundumsatz:Minutenvolumen beim 2 Monate alten Säugling 551, beim einjährigen Kind 514 und vom 4. Lebensjahr bis zum Erwachsenenalter 350—400).

Zusammenfassung

Das typisch *kugelige Herz* des Säuglings wächst im 1. Lebensjahr unregelmäßig: die linke Kammer nimmt um 130%, die rechte nur um 30% zu. Dabei ist die *Kraft des Herzmuskels noch gering*, und zwar pro Gramm Herzmuskulatur etwa 30% geringer als beim 3jährigen Kind. Die *hohe Schlagfrequenz*, noch 100—110 am Ende des 1. Lebensjahres, ermöglicht dabei trotzdem eine *höhere Arbeitsleistung*, die nur 21% geringer ist als beim 3jährigen Kind. Das anfänglich kleine Schlagvolumen und die geringe Muskelkraft erlauben bei Belastungen keine Kompensation durch Schlagvolumenvergrößerung wie beim Erwachsenen, sondern nur durch Frequenzzunahme, eine unökonomische und wenig leistungsfähige Reaktion. Das *Säuglingsherz ist also arm an Reserven* und wenig belastbar, wie sich auch an den übrigen Kreislaufgrößen erkennen läßt. Diese zeigen eine gewisse *Drosselung der Kreislaufperipherie*, die mit zunehmendem Alter abnimmt, so daß Blutdruck und zentrale Sauerstoffversorgung trotz der geringen Leistungsfähigkeit des Herzens von Anfang an aufrechterhalten werden können.

c) Das Blut

Die Hypervolumämie des Neugeborenenalters geht in den ersten Lebenswochen und -monaten mit starker individueller Schwankungsbreite zurück. Die *kreisende Blutmenge* beträgt in der zweiten Hälfte des 1. Lebensjahres nur noch 6,9—8% des Körpergewichtes [*652*, *804*]. Damit sind die mit der Farbstoffmethode bestimmten Werte des Erwachsenen beinahe erreicht (im Mittel 6,98% mit einem Normalbereich von 5,1—8,6% [nach *204*]). Bestimmungsmethoden mit P^{32} ergeben beim Erwachsenen ein geringeres Blutvolumen von 6,66%, diese Methoden sind aber beim Kind aus grundsätzlichen Erwägungen nicht anwendbar.

Das *Serumeiweiß* steigt nach seinem Tiefpunkt am Ende des 1. Lebensmonats zwischen 4,8 und 5,5 g-% wieder an und zwar bis zum 6. Lebensmonat, in dem die 6 g-%-Grenze überschritten wird, relativ rasch und dann langsamer bis zum

Ende des 1. Lebensjahres, an dem sich langsam die Erwachsenennorm einstellt [*835*]. Das Verhalten der einzelnen elektrophoretisch zu trennenden *Serumeiweißfraktionen* s. Abb. 4, S. 11. Typisch für das Säuglingsalter sind die für den Erwachsenen ungewöhnlich *hohen Albuminwerte* um 70% bei gleichzeitig relativ hohen *α-Globulinkonzentrationen* zwischen 9,7—17,4% [*487*] und niederen *β*- und *γ*-Globulinzahlen [*250*], die ihren Tiefpunkt im 3.—4. Lebensmonat besitzen [*688, 901*]. Bis zum Ende des 1. Lebensjahres haben sich die elektrophoretischen Fraktionen des kindlichen Serums entsprechend den Erwachsenenwerten normalisiert.

Die *Erythrocytenzahlen* sinken nach der Neugeborenenperiode steil ab und erreichen zwischen der 8. und 10. Lebenswoche mit 3,8 Mill. ihr Minimum (s. Abb. 10). Diese sog. *Trimenonanämisierung* [*535*] macht sich auch in den *Hämoglobinwerten* bemerkbar, die bis zum gleichen Termin auf durchschnittlich 11,5g-% abgesunken sind. Dann steigen die Erythrocytenzahlen bald wieder an, während die Hämoglobinwerte fast auf gleicher Höhe stehenbleiben. Am Ende des 1. Lebensjahres finden sich schließlich 5 Mill. Erythrocyten (Normalbereich 4,0—5,5 Mill.) und ein mittlerer Hämoglobingehalt des Blutes von 11,6g-% (Normalbereich 9—14,6 g-%). Die *Reticulocyten* zeigen niedere Werte zwischen der 2. und 4. Lebenswoche, dann einen Anstieg bis auf 16‰ (9—29,4‰) Ende des 4. Lebensmonats. Dann fallen sie langsam wieder auf durchschnittlich 9‰ im 12. Lebensmonat ab. Damit liegen sie im ganzen 1. Lebensjahr deutlich *über den Erwachsenenwerten* (durchschnittlich 7,5‰ [nach *204*]). Wie schon aus der Abb. 10 hervorgeht, führt der Anstieg der Erythrocytenzahlen bei gleichbleibenden Hb-Werten zu einem Absinken des *Hämoglobingehaltes der einzelnen Zelle* von durchschnittlich 38×10^{-12} g bei der Geburt über 27×10^{-12} g am Ende des 6. Lebensmonats auf 25×10^{-12} g am Ende des 1. Lebensjahres. Gleichzeitig sinkt auch der *mittlere Erythrocytendurchmesser* von 8,0 μ auf 7,1 μ und das Erythrocytenvolumen von 106 μ^3 auf 77 μ^3 [*204*]. Wie BETKE dargestellt hat, bleibt deshalb die mittlere Hb-Konzentration im Erythrocyten bis zum 6. Lebensmonat mit etwa 34% unverändert [*69, 72*], so daß man bis dahin von einer *normochromen Anämie* sprechen kann, dann aber stellt sich immer stärker eine *hypochrome Anämie* ein, die in einer bemerkenswerten Korrelation zur *Eisenversorgung* des jungen Säuglings steht.

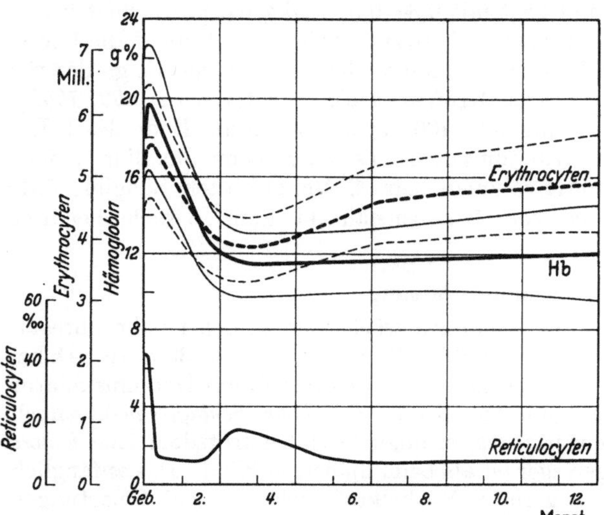

Abb. 10. Schematische Darstellung des Verhaltens der Blutwerte im 1. Lebensjahr nach K. BETKE: Hämatologie der ersten Lebenszeit. Ergebn. inn. Med. Kinderheilk., N.F. 9, 437 (1958)

Er lebt bis zum 3. oder 4. Lebensmonat von dem diaplacentar übernommenen Eisen, das sich vor allem aus dem überhöhten Hämoglobinbestand rekrutiert, der in den ersten 2 Lebensmonaten langsam abgebaut wird und dessen nicht unmittelbar zum Hämoglobinaufbau benötigtes Eisen zunehmend als Hämosiderin in Leber, Milz und Knochenmark abgelagert wird, um später zur Verfügung zu stehen [*827, 866*]. Nur etwa 20% des transplacentar übernommenen Eisens nimmt den direkten Weg über die Speicherorgane, um dann im 2. Lebenshalbjahr utilisiert zu werden. *Erst vom 3. Lebensmonat an* wird auch *oral gegebenes Eisen zur Hb-Synthese verwendet,* aber noch 70% des Hb-Eisens stammen am Ende des 1. Lebensjahres aus den von der Mutter übernommenen Eisenbeständen [*888*], die bei mütterlichem Eisenmangel geringer sind [*323*].

Auf Grund dieser Beobachtungen ist die sog. *Trimenonanämie* weder als Folge eines Eisenmangels noch einer Knochenmarkinsuffizienz zu bezeichnen. Das Mark ist sicher imstande, das Mehrfache der normalen Anforderung zu leisten, wie bei Säuglingen mit angeborenen Vitien leicht zu erkennen ist, die ohne Schwierigkeiten höhere Hämoglobinwerte aufrechterhalten können. BETKE möchte die Regulierung des Hämoglobinbestandes auf durchschnittlich 11 g-% beim jungen Säugling sogar als physiologische und erwünschte Regulation des Organismus zum Schutz gegen ein überhöhtes O_2-Angebot ansehen [*71*, *72*]. Jedenfalls wird sie verursacht *durch einen besonders schnellen Abbau des Hb F*, der in den ersten 8 Lebenswochen zu einer fast 50%igen Reduktion des kreisenden Hämoglobins führt [*852*, *853*]. Dies wird mit einer starken Zunahme der Erythropoese von der 5. Lebenswoche an mit einem Maximum um den 4. Lebensmonat beantwortet, die praktisch zu einer Verdoppelung des Hb-Bestandes führt. Da gleichzeitig infolge des Wachstums die kreisende Blutmenge entsprechend zunimmt, macht sich das in der Hämoglobinkonzentration allerdings kaum bemerkbar. *Die hypochrome Phase* im Blutbild des Säuglings, die *im 2. Trimenon* langsam *beginnt* und vor allem bei Frühgeborenen *im 2. Lebenshalbjahr* sehr *ausgeprägt* werden kann, *ist sideropenischer Genese,* wie sich auch aus dem niedrigen Serumeisenspiegel in dieser Zeit [*109*, *824*, *958*] und dem nun fehlenden Hämosiderin im Knochenmark nachweisen läßt. Mit der Abnahme des eigenen Eisenbestandes ist der Säugling vom 3. oder 4. Lebensmonat an zunehmend auf das Nahrungseisen angewiesen. Bei Brustkindern ist die Eisenzufuhr im allgemeinen genügend groß und auch bei ausgetragenen, künstlich ernährten Kindern ist bei frühzeitiger Gemüsezufuhr ein Eisenmangel nicht zu befürchten. Bei Frühgeborenen dagegen und nach Infektionen mit ihrer beschleunigten Ferrokinetik wird der Eisenmangel im Blutbild immer deutlicher. Während sich die Trimenonanämie nicht durch Eisengaben, sondern nur durch Bluttransfusionen beeinflussen läßt, ist die hypochrome Anämie des 2. Lebenshalbjahres durch Eisengaben leicht zu bekämpfen [*109*, *824*, *958*]. Allerdings verschwinden die Hypochromie des Erythrocyten und die Hyposiderämie dabei nicht völlig, so daß K. H. SCHÄFER sie auch als physiologisch bezeichnen möchte [*136*]. Nur der durch Eisenmangel selbst bedingte Anteil ist ferrosensibel, was sich beim Vergleich von Brustkindern mit künstlich ernährten Kindern leicht erkennen läßt. Beim Brustkind steigen nämlich Hämoglobin und Färbeindex nach Erreichen des Tiefpunktes schnell wieder an, während beide bei künstlich ernährten Kindern noch längere Zeit erniedrigt bleiben. Diese Diskrepanz ist verständlich, weil die Kuhmilch nicht nur *eisenärmer* als die Frauenmilch ist, sondern auch durch ihren Phosphatüberschuß und hohen Gehalt an Phytinsäure des beigemischten Schleimes [*547*] *schlechte Resorptionsbedingungen für Eisen* bietet.

Deshalb vermag eine *tägliche Verabreichung von 5—10 mg Eisen vom 3. Lebensmonat* an beim künstlich ernährten Säugling den Hämoglobinwert auf durchschnittlich 12—13 g zu erhalten und damit die Differenz im Blutbild zwischen Brustkind und künstlich ernährtem Kind zu beseitigen [*136*, *547*]. Beim Brustkind kann man auf eine medikamentöse Eisenzufuhr verzichten [*136*], bei künstlich ernährten Säuglingen nur bei sehr frühzeitiger Zufütterung von Gemüsekost.

Die Anisocytose geht im Laufe des 1. Lebensjahres zurück, verschwindet aber erst im 3. Lebensjahr völlig. Die *osmotische Resistenz* der Erythrocyten ist nach der Neugeborenenzeit normal.

Die *Leukocytenzahlen* liegen nach der Neugeborenenperiode im ganzen 1. Lebensjahr im Mittel zwischen 9000 und 10000 ± 2000 [*69, 72, 493, 782*] s. auch Abb. 6, S. 13. Die Spontanschwankungen der Leukocyten sind im 1. Lebensjahr groß, aber eine von der Tageszeit oder von der Nahrungsaufnahme abhängige Rhythmik läßt sich nicht feststellen. Auch die früher oft genannte *Schreileukocytose* des Säuglings hat sich neuerdings *nicht bestätigen lassen*. Eher fallen die Leukocytenzahlen beim Schreien ab.

Das *Differentialblutbild* ist im ganzen 1. Lebensjahr durch eine *relative Lymphocytose* von 55—65% gekennzeichnet [*493*]. Die Thrombocyten steigen nach den niederen Werten des Neugeborenen auf die normalen Werte des Erwachsenen an.

Das *Knochenmark* fällt im ganzen Säuglingsalter durch eine besonders große Zelldichte auf. Mit zunehmendem Lebensalter tritt zwar die Erythropoese immer mehr zurück, aber das normale Verhältnis des Erwachsenen mit $^1/_3$ Erythropoese und $^2/_3$ Leukopoese wird meist bis zum Ende des 1. Lebensjahres noch nicht erreicht. Außerdem fällt auch im Mark eine starke Lymphocytose auf.

Die *Blutgerinnung* verläuft nach den Besonderheiten der Neugeborenenzeit praktisch normal. Die einzelnen Gerinnungsfaktoren zeigen schon in den ersten Lebenswochen eine mehr oder weniger schnelle Annäherung an die Erwachsenenwerte. So hat z. B. das *Prothrombin* am Ende der Neugeborenenperiode 70% der Erwachsenennorm erreicht und sich bis spätestens zum Ende des 1. Lebensjahres an diese völlig angeglichen. Die Werte für die Blutungs- und Gerinnungszeit s. Tabelle 44 im Anhang.

Zusammenfassung

Das relative *Blutvolumen* hat bis zum Ende des 1. Lebensjahres auf die Erwachsenennorm abgenommen und die Konzentration des *Serumeiweißes* zur gleichen Grenze zugenommen. Die nach der Geburt immer deutlicher werdende Anämisierung *(Trimenonanämie)* ist eine *Folge des schnellen Hb F-Abbaues*, dem das Mark trotz heftiger Aktivierung der Erythropoese bei gleichzeitig wachstumsbedingter Blutvolumenvermehrung nicht genügend schnell nachkommen kann. Ein Eisenmangel besteht dank der von der Mutter übernommenen Reserve in diesem Zeitabschnitt noch nicht. Die *sideropenische Phase der Säuglingsanämie* fällt erst in das *2. Lebenshalbjahr* und wird besonders deutlich beim künstlich ernährten Säugling bemerkbar, bei dem ab 3. Lebensmonat Eisengaben das Hämoglobin auf 12—13 g-%, auf dem Normalwert für Brustkinder zu halten vermag, während vorher oral gegebenes Eisen nicht utilisiert wird. Durch frühzeitig und ausreichend verabreichter eisenhaltiger Gemüsekost kann diese Eisenmedikation vermieden werden. Nach der starken Beanspruchung der Erythropoese im 1. Halbjahr tritt *im Knochenmark* langsam das normale Verhältnis der Erythropoese zur Leukopoese von 1:2 ein. Auch im *weißen Blutbild* zeigen sich mit 10000 ± 2000 Leukocyten und 55—65% Lymphocyten als Normwerte im ganzen 1. Lebensjahr noch außergewöhnliche Verhältnisse. Dafür hat sich die Blutgerinnung praktisch normalisiert.

d) Die Verdauung

α) Die anatomischen Verhältnisse

An den *Speicheldrüsen* ist zu erkennen, wie schnell sich die Verdauungsorgane während des Säuglingsalters entwickeln: sie haben ihr Gewicht mit 3 Monaten verdoppelt, mit 6 Monaten verdreifacht und im 2. Lebensjahr verfünffacht [*3*]. Im übrigen spielt aber die Mundverdauung beim Säugling keine große Rolle. Der *Oesophagus* macht das allgemeine Längenwachstum mit, seine Wand ist zwar contractil, aber sehr weich, was bei Magensondierungen zu Komplikationen führen kann. Bei einem 2 Monate alten Säugling muß dazu eine Sonde von der Dicke von 7—8 mm, im 2. Lebenshalbjahr eine solche von 9—10 mm Dicke genommen werden. Das Verhältnis der Rumpflänge zur Speiseröhrenlänge beträgt im Säuglingsalter 1:0,35, beim Erwachsenen 1:0,26. Der Oesophagus ist also relativ lang. Am Ende des 1. Lebensjahres beträgt die Entfernung von der Zahnreihe bis zur Kardia 23—24 cm.

Der *Magen* vergrößert schnell seine Kapazität von 80 ml am Ende der Neugeborenenzeit auf über 170 ml im 3. Lebensmonat, 260 ml zu Beginn des 2. Lebenshalbjahres und 460 ml am Ende des 1. Lebensjahres [*714*]. Obwohl seine Kapazität im 1. Trimenon also nur um etwa 50% zunimmt, hat sich seine Schleimhautoberfläche in dieser Zeit aber fast um das $3^1/_2$fache vergrößert und damit seine Leistungsfähigkeit entsprechend stark zugenommen. Der *Pyloruskanal* ist beim Säugling noch verhältnismäßig lang, aber auch seine Weite relativ groß.

Der *Dünndarm* wächst von rund 340 cm auf 480 cm, der *Dickdarm* von 66 auf 83 cm, so daß die Gesamtlänge des Darmes am Ende des 1. Lebensjahres rund 5 m beträgt. Aber noch immer ist, wie beim Neugeborenen, die Ausdehnung des Dünndarms relativ groß im Vergleich zu der des Dickdarms. Röntgenologisch ist das Jejunum vom Ileum nicht an der feingefiederten Innenzeichnung, sondern höchstens durch die Lage zu unterscheiden, weil die Ileumschlingen mehr rechts unten und die Jejunumschlingen mehr links oben zu finden sind. Der untere Pol des *Coecums* wandert langsam tiefer und liegt am Ende des 7. Monats in der rechten Darmbeingrube. Das Colon ascendens ist also länger geworden und der Übergang zum Transversum leichter zu erkennen. Der *Appendix* hat am Ende des 1. Lebensjahres seine endgültige Lage erreicht.

Die *Leber* nimmt an Gewicht von der Geburt bis zum Ende des 1. Lebensjahres etwa um das 2,5fache zu und wiegt dann etwa 320 g. Dabei hat sich der linke Leberlappen nur um etwa das 2,2fache, der rechte Leberlappen stärker vergrößert. Der untere Leberrand steigt langsam nach kranial und nähert sich dem Rippenbogen, überragt aber noch am Ende des 1. Lebensjahres 2—3 cm den Rippenbogen in der Medioclavicularlinie. Der linke Leberlappen reicht bis zur Milz, die er noch bis zum 7. Lebensmonat berührt und füllt dabei die ganze Zwerchfellkuppe aus. Der rechte Leberlappen reicht caudal bis zur Nebenniere. Die *Gallenblase* kommt im 3. Lebensmonat hinter dem Leberrand hervor. Sie hat ihre Kapazität seit der Geburt verzehnfacht und faßt Ende des 1. Lebensjahres 30—35 ml [*3*]. *Das Pankreas* ist mit 9,5 cm bis zum Ende des 12. Lebensmonats etwa doppelt so lang wie bei der Geburt und hat sein Gewicht mit 8—9 g mehr als verdreifacht. Das Drüsenparenchym tritt aber gegenüber dem stark entwickelten Bindegewebe noch stark zurück.

β) Die Physiologie der Verdauung

Die *Sekretion des Speichels* steigt im 1. Lebensjahr auf etwa 50—150 ml/Tag an (beim Erwachsenen 1—$1^1/_2$ Liter [nach 459]), wobei seine diastatische Kraft noch gering bleibt [*828*]. Seine Konsistenz ist viscöser als später und der stärkeren Mucinbeimengung schreibt man eine kolloidstabilisierende Fähigkeit bei der Milchgerinnung zu [*3*]. Rhodankalium und Rhodannatrium, die Aktivatoren der baktericiden Kraft des Magensaftes fehlen im Säuglingsspeichel noch ganz [*765*]. Der Saug- und Schluckakt ist auf S. 22 beschrieben.

1. Die Magenverdauung

Im Magen ist die *Bildung von HCl* und *von eiweißspaltenden Fermenten* ebenfalls eine *werdende Funktion* [*126*]. p_H-Werte um 1,8, die dem Wirkungsoptimum des Pepsins entsprechen, werden kaum im Nüchternzustand erreicht. Die höchsten Werte liegen dann, mit der Antimonelektrode gemessen, zwischen 1,9 und 2,4 [*911*]. Der *Verlauf der Magenacidität* während der Fütterung richtet sich nach der Sekretion der Magenschleimhaut, dem p_H-Wert der Nahrung und ihrer Pufferungskapazität, der Größe der aufgenommenen Mahlzeit, dem fermentativen Abbauprozeß, der Schleimproduktion des Magens und schließlich nach dem Entleerungsmechanismus. Eine rasche Entleerung kann deshalb trotz geringer Sekretionsleistung eine hohe Acidität zur Folge haben und eine verlangsamte trotz besserer HCl-Produktion eine niedrigere aktuelle Acidität verursachen [*286*].

Die Frauenmilch mit ihrer leicht alkalischen Reaktion von p_H 6,97—7,10 und ihrem geringen Säurebindungsvermögen von etwa 8,5 ml n/10 HCl auf 100 ml Milch ermöglicht noch die höchste Acidität im Magen zwischen p_H 3,5 und 5 während des Verdauungsprozesses.

Bei allen künstlich ernährten Kindern werden wegen der starken Pufferungskapazität der Kuhmilch von 32—55 ml n/10 HCl auf 100 ml Kuhmilch diese Werte entweder überhaupt nicht oder erst dann erreicht, wenn der größte Teil der Nahrung den Magen bereits verlassen hat. Auch die Art der gefütterten künstlichen Nahrung ist dabei von einem gewissen Einfluß, so daß bei gesäuerten Milcharten mit einem p_H zwischen 5 und 5,2 die Magenacidität zwischen 5,5 und 2 liegt, während sie bei der nicht gesäuerten Nahrung mit einem p_H von 6—6,7 in der 1. Stunde der Magenverweildauer noch über p_H 6 gefunden wird und erst später tiefere Werte erreicht [*911*].

Die *Menge des sezernierten Magensaftes* hängt von der gegebenen Nahrung ab. Die Kuhmilch ist ein größerer Saftlocker als die Frauenmilch, so daß bei Frauenmilchfütterung mit etwa 13%, bei Kuhmilchfütterung mit 30—40% Verdünnung durch sezernierten Magensaft gerechnet wird. Für die Sekretionsleistung ist vor allem der Caseingehalt der gefütterten Nahrung, kaum aber ihr Kohlenhydrat- oder Fettgehalt verantwortlich [*3*].

Das Problem, daß trotz der für die Pepsinwirkung zu geringen Acidität im Säuglingsmagen schon eine heftige Eiweißverdauung stattfinden kann, ist von Buchs weitgehend geklärt worden, dem es im Jahre 1940 auf die Anregung Freudenbergs gelang, ein zweites eiweißspaltendes Ferment im Magen, das *Kathepsin*, nachzuweisen, dessen Eigenschaften heute weitgehend bekannt sind [*62*, *125*, *126*, *127*, *629*]. Es hat sein Wirkungsoptimum zwischen p_H 3—4, seinen Wirkungsbereich zwischen p_H 3—6 im Gegensatz zu Pepsin, das nur zwischen p_H 1 und 3 wirksam ist, und braucht nicht wie das Pepsin durch HCl erst aktiviert zu werden.

Wahrscheinlich handelt es sich dabei um einen ganzen Fermentkomplex und womöglich um Substanzen, die sich vom Pepsin gar nicht völlig trennen lassen, sondern nur Abwandlungsprodukte derselben Grundsubstanz sind [*126*]. Die Produktion dieser Magenproteasen mit peptischer und katheptischer Wirksamkeit nimmt während der ganzen Säuglingszeit quantitativ und qualitativ zu. Mißt man ihre Aktivität im Verdauungsversuch in Tyrosin-N je Minute, dann findet man pro Milliliter Magensaft beim Neugeborenen 40, beim Säugling im 1. Lebenshalbjahr 65 und im 2. Lebenshalbjahr bis 125 γ Stickstoff. Bei Frühgeborenen liegen diese Werte für Kathepsin mit 13 und für Pepsin mit 7 noch tiefer [*385*]. Nach der von Buchs [*127*] angegebenen Definition in Fermenteinheiten enthält 1 ml Magensaft beim Säugling 0,7, beim Kleinkind 1,5 und beim Erwachsenen 2—4 Fermenteinheiten. Das entspricht einer Tagesproduktion von 150 Fermenteinheiten beim Säugling, von 750 beim Kleinkind und 6000 E beim Erwachsenen.

Die *Labungsfähigkeit* des Magensaftes von sehr jungen Säuglingen ist wieder sehr gering; sie nimmt erst am Ende des 1. Lebensjahres die Werte der Erwachsenen an [*127*]. Es ist möglich, daß diese Fähigkeit durch Kathepsin oder Pepsin übernommen wird, weil das eigentliche Parachymosin (Rennin), das Ferment der Labung, unter den Magenproteasen im Säuglingsmagen bisher noch nicht nachgewiesen werden konnte.

Die *Magenverdauung* der Milch beginnt mit der Labgerinnung, die nach der Erreichung des p_H-Optimums für die Labung (p_H 6) einsetzt und zu einer proteolytischen Abspaltung von Molkenalbumosen in der Höhe von 1—2,5% des Gesamtstickstoffes aus dem α-Casein führt. Daraufhin coaguliert das Casein und nimmt ionisiertes Calcium auf, so daß Käsestoff, also *Paracaseincalcium*, entsteht. Nur bei höherer Acidität, in der Nähe des isoelektrischen Punktes der Milch (bei p_H 4,6), geht die Labgerinnung in eine Säurefällung des Caseins über. Bei dieser Gerinnung wird das Fett in der natürlichen Emulgierungsgröße in die Caseinbröckel eingeschlossen. Unmittelbar an die Labgerinnung schließt sich die *katheptische Eiweißspaltung* an, deren Wirkungsbereich bei p_H 6 beginnt und ihr Maximum zwischen p_H 3 und 4 zeigt. Die Proteine werden nun bis zu Polypeptiden abgebaut. Erst in der 3. Std der Magenverweildauer, wenn entsprechend niedere p_H-Werte eingetreten sind, kann auch die *peptische Proteolyse* einsetzen, deren Endstufe ebenfalls Polypeptide sind.

Die meisten denaturierten Eiweißkörper der üblichen Nahrungsmittel außer Milch, wie Cerealien, Brot, Fleisch und Eierweiß verlangen allerdings einen stärkeren proteolytischen Angriff, wie er erst bei höheren Aciditätswerten zwischen p_H 3 und 4 durch Pepsin und Kathepsin gemeinsam möglich ist. Da die Salzsäureproduktion der Magenschleimhaut aber erst im 2. Trimenon solche p_H-Werte auch im gefüllten Magen erlaubt, ergibt sich daraus schon eine sehr sichere Terminierung für die erste Zufütterung einer solchen Kost.

Das Verhältnis zwischen *Salzsäure- und Chloridproduktion* im Magensaft ist auf Abb. 11 zu erkennen. Daraus geht hervor, daß bei künstlicher Ernährung mehr Cl in Form von HCl produziert wird, um die trotzdem geringere Acidität zu erreichen. Ein relativ geringer Anteil der im Magen auftretenden Chlorionen ist allerdings bei der eigentlichen HCl-Bildung beteiligt, während der größte Teil

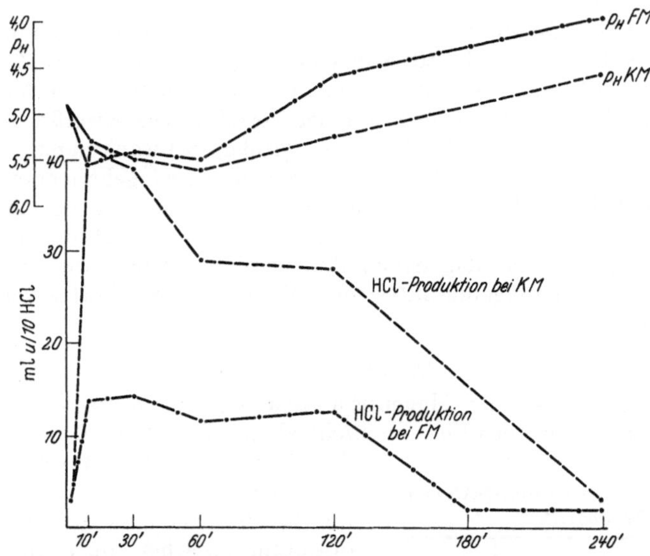

Abb. 11. Verhalten der p_H-Werte im Magensaft bei Fütterung mit Frauenmilch oder Kuhmilch und die dafür aufgebrachte HCl-Produktion

an Kationen gebunden auftritt. Aber auch diese Fraktion ist bei künstlich ernährten Säuglingen viel größer, woraus wieder die stärkere Belastung des künstlich ernährten Säuglings zu erkennen ist [*992*].

Für die auch erst langsam in größeren Mengen produzierten *Magenlipasen* sind die niederen Aciditätsverhältnisse des Säuglingsmagens nur günstig, weil ihr Aktionsoptimum um p_H 7 liegt und jenseits von p_H 5 eine Lipolyse im Magen nicht mehr möglich ist. *Bei der Frauenmilchfütterung* wird die *Spaltung des Fettes* bereits im Magensaft durch die muttermilcheigene, vorher durch die Lipokinase des Magensaftes aktivierte Lipase schnell vorangetrieben. Sie übernimmt mehr als $^2/_3$ der Fettspaltung, so daß fast 40—50% des Frauenmilchfettes bereits im Magen und oberen Dünndarm gespalten werden. Das Ende der Fettspaltung wird durch das Auftreten höherer Aciditätswerte bestimmt, wobei auch die freiwerdenden Fettsäuren einen hemmenden Einfluß haben. *Bei der Kuhmilch ist die Fettspaltung* dagegen nur auf die Magenlipase angewiesen, so daß dabei nur $^3/_5$ der Spaltung des Frauenmilchfettes erreicht wird [*286*]. In beiden Fällen aber erfährt die Fettspaltung durch den Umstand einen fördernden Einfluß, daß die Lipasen mit dem Fett zusammen in die Caseingerinnsel eingeschlossen werden und damit weitgehend vor der steigenden Acidität der Umgebung geschützt werden. Außerdem findet noch eine gewisse Aktivierung der Lipasen durch die bei der proteolytischen Verdauung entstehenden Polypeptide statt.

Durch die Freisetzung von Fettsäuren wirkt die *Fettspaltung* auch *salzsäuresparend.* Vor allem bei Kuhmilchfütterung liefern die stärker dissoziierten niederen Fettsäuren schon 2 Std nach der Fütterung etwa die Hälfte der Magenacidität [*3*]. Aber trotzdem muß der Säuglingsmagen wegen der großen Pufferungskapazität der Kuhmilch, vor allem im 1. Halbjahr mehr Salzsäure produzieren, als bei Frauenmilchfütterung, denn bei dieser wird zu dieser Zeit nach FREUDENBERG die Acidität fast völlig durch die hochmolekularen schwach dissoziierten Fettsäuren der Lipolyse bedingt, und erst im 2. Halbjahr wird die Magensäuerung auch bei Frauenmilchzufuhr weitgehend von der Salzsäureproduktion übernommen, wie am veränderten Pufferungsvermögen des Mageninhaltes festzustellen ist.

Die *durchschnittliche Magenverweildauer* beträgt bei Frauenmilch im 1. Lebensmonat etwa 2 Std, später 2—3 Std, wobei kleine Reste noch längere Zeit im Magen bleiben können, während die erste geronnene Milch schon wenige Minuten nach der Nahrungsaufnahme den Magenpförtner verläßt. Die eiweißreicheren Kuhmilchmischungen besitzen, allerdings mit großen Schwankungen, eine etwas größere Magenverweildauer, während bei gleichem Caseingehalt oder bei Homogenisierung auch Kuhmilchpräparate den Säuglingsmagen im gleichen Zeitraum wie Frauenmilch verlassen [*557*]. Die in normalen Milchmischungen zugeführten Fettmengen vermögen die Magenverweildauer nicht zu beeinflussen. Fettanreicherung oder eine ungenügende intestinale Verdauung des Fettes verlängern die Magenpassage.

2. *Die Darmverdauung*

Die *Verdauungsarbeit* der Magenproteasen wird *im oberen Dünndarm* fortgesetzt, so lange das p_H des Chymus nicht alkalischer als p_H 6 wird. Damit die *Eiweißverdauung* nun durch *Trypsin* und *Chymotrypsin* fortgesetzt werden kann, müßte der Chymus in ihr Wirkungsoptimum zwischen p_H 7 und 9 geraten. Tatsächlich schwankt aber die Wasserstoffionenkonzentration des Dünndarmchymus in der Regel nur zwischen p_H 4 und 6, so daß ein ununterbrochener Eiweißabbau nur durch das Kathepsin erfolgen kann [*127*]. Erst im Jejunum und oberen Ileum werden die neutralen oder alkalischen Chymuswerte erreicht, die dem Trypsin und Erepsin einen Abbau bis zur Aminosäure erlauben. Die Ursache für diese langsame Aciditätsabnahme liegt in dem geringeren Bicarbonatgehalt des Duodenalsekretes und der ebenfalls noch geringfügigen Produktion von Gallensäuren und gallensauren Salzen im Säuglingsalter [*218*]. Die Eiweißverdauung wird also weiterhin im wesentlichen durch Kathepsin getragen, das auch von der Darmwand produziert wird.

Tabelle 6. *Pankreasfermentproduktion im Säuglingsalter*

Alter in Monaten	Diastase	Lipase	Trypsin
0—2	4	21	137
3—6	25	26	139
7—12	114	34	250

Die *Fermente des Pankreas* werden im 1. Lebensjahr mit zunehmender Qualität und Quantität produziert. Beim *Trypsin* beträgt die Produktion anfänglich nur 30—50% der späteren Kindheit, während die relative *Lipaseaktivität* des Pankreas schon fast so groß ist wie bei Erwachsenen. Die *Diastaseproduktion* ist in den ersten Lebensmonaten verschwindend gering und steigt bis zum 12. Lebensmonat nur langsam auf Höhen an, die etwa bei 5—10% der Werte größerer Kinder oder Erwachsener liegen [*212*, *309*, *815*, *864*] (s. auch Tabelle 6).

Bei Ernährungsstörungen kann die Diastaseaktivität im Duodenalsaft wieder völlig verschwinden, während die Trypsin- und Lipasewerte praktisch unverändert bleiben [*815*]. Offenbar ist also die Diastaseproduktion eine Funktion des Pankreas, die besonders labil ist.

Korrespondierend damit fanden wir *im Blut* in Bestätigung von A. Loeschke [*575*] beim Säugling sehr niedere und mit zunehmendem Lebensalter ansteigende *Diastasewerte* [*458*], die erst Ende des 1. Lebensjahres die Erwachsenennorm erreichen. Besonders niedrig sind die Blutdiastasewerte auch bei Frühgeborenen. Ernährungsstörungen sind ohne gesetzmäßigen Einfluß auf die Blutdiastase bis auf die Möglichkeit sehr großer Schwankungen um den Normalbereich bei wiederholten Untersuchungen [*36*].

Der im Magen begonnene *Fettabbau* setzt sich unter der Einwirkung der genügend vorhandenen Pankreaslipase im Dünndarm fort. Ihr Reaktionsoptimum liegt zwar im alkalischen Bereich, aber auch bei p_H 6 besitzt sie noch die Hälfte und bei p_H 5 noch $^1/_4$ ihrer Leistungsfähigkeit [*3*], so daß sie beim Säugling auch schon im oberen Dünndarm wirksam werden kann.

Jedenfalls beträgt die lipolytische Aktivität des Duodenalsaftes im 1. Trimenon 33% und bis zum 12. Lebensmonat 40% der beim Erwachsenen zu findenden Aktivität. Die Spaltprodukte des Fettabbaues unterstützen die Emulgierungstätigkeit der Gallensäuren, während die gallensauren Salze wiederum neben Proteinen, Eiweißabbauprodukten und Kalkseifen die Lipaseaktivität zu steigern vermögen, so daß schließlich etwa 99% des Nahrungsfettes gespalten werden können (s. auch Fettstoffwechsel, S. 82).

Die *Kohlenhydratverdauung* muß, soweit sie nicht schon in geringem Umfang infolge des den mitgeschluckten Speichel im Magen durch Ptyalinwirkung eingetreten ist, durch die Pankreasfermente vollzogen werden. Auch Polysaccharide, wie Stärke, werden durch Ptyalin und Pankreasamylase schnell zu Dextrinen abgebaut, wobei man allerdings entsprechend der noch geringen Diastaseproduktion in den ersten 2 Lebensmonaten doch bei 70% und bis zum 5. Monat bei etwa 45% aller künstlich ernährten Säuglinge Stärke im Stuhl findet, die mit der Jodprobe nachweisbar ist. Dies ist für den künstlich ernährten Säugling nicht ganz unerwünscht. Die unabgebaute Stärke hat eine gärungsmindernde Wirkung, weil in die Stärketeilchen (Amylopektin-Gel) kristalloide Zuckerarten, wie Mono- und Disaccharide hineindiffundieren können, während die großmolekularen zuckerspaltenden Fermente dazu nicht imstande sind [*657*]. Dieser Effekt tritt allerdings nur dann auf, wenn mehr Stärke verfüttert wird, als die diastatische Kraft des Säuglingsdarmes zu spalten vermag. Ein ähnliches Prinzip wird durch den Zusatz von Schleimstoffen zur Säuglingsnahrung verfolgt, die durch ihren besonderen Aufbau für die menschliche Diastase nicht oder nur schwer angreifbar sind, so daß sie nur durch die Bakterienfermente abgebaut werden können (s. S. 117).

Der weitere *Stärkeabbau von Dextrinen zu Maltose* erfolgt ebenfalls unter der Einwirkung der Amylase, allerdings langsamer. Die Disaccharide, vor allem Maltose und Saccharose, werden unter dem Einfluß der α-Glucosidasen des Darmsaftes zu Glucose gespalten, deren Wirkungsoptimum zwischen p_H 4,5 bis 6,8 liegt [*286*]. Für den milchtrinkenden Säugling ist die *β-Galaktosidase* (Lactase) von besonderer Bedeutung, die wohl nur bei Anwesenheit von Milchzucker in der Nahrung gebildet wird.

Ihr Reaktionsoptimum liegt zwischen p_H 4 und 5, während im alkalischen Bereich ihre Aktivität schnell abnimmt und bei p_H 6 nur noch $^4/_5$, bei p_H 7 nur noch die Hälfte beträgt. Eine ungenügende Produktion dieses Fermentes führt beim Neugeborenen zur *Lactosurie*, die bis zum 10. Lebenstag verschwindet und nur noch bei pathologischen Zuständen gesteigerter Darmpermeabilität wieder auftreten kann.

Die verschiedenen, dem Säugling zu verabreichenden Kohlenhydrate bieten dem enteralen Abbau unterschiedliche Schwierigkeiten. Sie nehmen etwa in dieser Reihenfolge zu: Glucose, Saccharose, Maltose, Fructose, Lactose, Malzextrakt,

Dextrine, Stärke, Cellulose (nach ADAM). Die *Resorption* ist von der Magen-Darmpassagezeit, von der Verfassung der Darmschleimhaut — eine Schädigung setzt auch die Glucoseresorption herab — und von der Vitaminzufuhr abhängig. Sie erfolgt bei Glucose und Galaktose schnell, bei der Fructose etwas langsamer. *Der fermentative Kohlenhydratabbau ist bis zum Coecum weitgehend abgeschlossen.* Die dort noch vorhandenen, vor allem makromolekularen Polysaccharide fallen der *bakteriellen Gärung* anheim. Im Vergleich mit der Gesamtaufnahme an Kohlenhydraten ist die aus dem Gärungsabbau stammende und im Colon resorbierte Menge an Mono- und vielleicht auch Disacchariden aber gering. Die Gärungsprozesse dagegen beeinflussen entscheidend die Darmflora und die Geschwindigkeit der Peristaltik.

3. *Die Bakterienflora*

Auch beim Säugling ist die Bakterienflora des Darmes von großer Bedeutung für den enteralen Verdauungsvorgang. In gesunden Tagen stammen $^1/_4$—$^1/_3$, beim darmkranken Säugling bis zu $^2/_3$ der Trockensubstanz und bis zur Hälfte des Gesamtstickstoffs im Stuhl aus der Bakterienflora. Bei Stickstoffbilanzen ist das zu berücksichtigen. Im Dünndarm verhindert die Schleimhautresistenz zusammen mit dem bakterienfeindlichen p_H des Chymus beim gesunden Säugling das Haftenbleiben von Keimen, erst *im Dickdarm* fehlt dieser Schutzmechanismus, so daß sich dort eine *spezifische Bakterienflora* ausbilden kann. Nur unter pathologischen Bedingungen kommt es zu einer Keimaszension in den Dünndarm (s. S. 286).

Ein beliebtes Verfahren zur Untersuchung der Darmflora ist die Prüfung des Ausstrichbildes des Stuhles bzw. die kulturelle Untersuchung der Stuhlkeime. Allerdings kann damit keine verbindliche Aussage über das Verhalten der Flora im oberen und mittleren Dünndarm und im oberen Dickdarm gemacht werden.

Etwa vom 3. Lebenstag an wird die Meconiumflora (s. S. 23) durch eine recht eintönige Besiedlung mit „*Bacterium bifidum*" (Lactobacillus bifidus) ersetzt. Mit diesem Keim, der zur normalen Scheidenflora gehört, wird das Kind beim Geburtsakt oral infiziert und seine Darmbesiedelung erfolgt deszendierend.

Es handelt sich dabei um ein unbewegliches, grampositives, nicht sporen- und nicht gasbildendes Stäbchen von unregelmäßig gewellter äußerer Kontur [*612*]. Es gehört als fakultativer Aerobier zu den acidophilen Bakterien und hat deshalb sein Wachstumsoptimum zwischen p_H 5,5 und 5,9. Bei der Anpassung an ein anderes Milieu kann dieser Keim seine äußere Form verändern (Pleomorphismus), ohne daß dies ein Degenerationszeichen wäre.

Im *Frauenmilchstuhl* findet sich im Verhältnis 100000:1 neben der Bifidumflora noch *Bacterium acidophilum* [*3*] und in ganz geringer Anzahl auch *Enterokokken, Bacterium coli, Bacterium lactis aerogenes* und einzelne Sporenbildner. Er ist dabei von salbiger Konsistenz und goldgelber Farbe. Sein Geruch ist aromatisch säuerlich und seine Reaktion liegt im schwach sauren Bereich von neutral bis p_H 5,6. Der *typische Geruch* stammt von dem spezifischen Aroma der Bifidumflora, das sich auch auf Nährbodenkulturen nachweisen läßt. Eine stärkere Säuerung mit einem unter 5,4 liegenden Stuhl-p_H führt zu grünen Stühlen, weil das von WERNSTEDT nachgewiesene Oxydationsferment der Darmschleimhaut in diesem sauren Milieu wirksam wird und Bilirubin zu Biliverdin oxydiert [*995*]. Beim Brustkind sind grüne Stühle also kein Zeichen für krankhafte Verdauungsprozesse.

Das *Bacterium bifidum* gehört übrigens auch beim Erwachsenen zu den regelmäßigen und quantitativ wichtigen Darmbewohnern. Das *Gedeihen* dieses Keimes *hängt* aber stark *von der Art der Ernährung* ab. Schon beim Brustkind tritt die Bifidumflora auf die Beifütterung künstlicher Nahrung im Stuhl stark zurück, während gleichzeitig eine sehr mannigfaltige Mischflora zunimmt. Führt der Reichtum der zugefütterten Nahrung an Kohlenhydraten zu einer Zunahme des Zuckergehaltes des Dickdarmchymus, dann entwickelt sich eine acidophile Flora aus Bifidum, Acidophilum und Milchsäurestreptokokken, während bei eiweißreicher und zuckerarmer Kost eine Mischflora aus Bacterium coli und Bacterium lactis aerogenes in den Vordergrund tritt. Diese letztgenannten Bakterien überwiegen bei reiner künstlicher Nahrung zusammen mit den Enterokokken immer stärker [*3*, *612*].

Die Tatsache, daß für Brustmilchkinder fast eine Monokultur der Bifidumflora typisch ist, war schon lange bekannt und wurde immer mit dem guten Gedeihen eines natürlich ernährten Säuglings in Verbindung gebracht, obwohl man über das Wesen dieser Symbiose lange Zeit wenig wußte. Sicher ist nur, daß die Bifidumflora von der Intaktheit der Dünndarmfunktion abhängt und daß sie durch saures Chylusmilieu und die Anwesenheit von Lactose, Maltose und Monosacchariden und bestimmten Bestandteilen der Frauenmilch gefördert wird, während Kalkseifen sowie der Anstieg des p_H des Chymus zum alkalischen Bereich ihr Wachstum stark beeinträchtigt. Da Frauenmilchfütterung innerhalb 24—96 Std eine typische Bifidumflora in den Faeces entstehen läßt, lag die Annahme eines *spezifischen Wachstumsprinzips* für diese Flora in der Frauenmilch nahe. Die Suche danach war lange Zeit vergeblich, so daß man die Entstehung dieser Flora dem Zusammenspiel verschiedener Nahrungsfaktoren zuschrieb [*612*], wobei vor allem eine gewisse Mindestmenge an Milchzucker notwendig sei, die mindestens das 2,6fache der angebotenen Eiweißmenge betragen soll [*717*].

1948 hat nun PETUELY über einen thermostabilen *bifidogenen Wirkstoff* von Oligosaccharidcharakter (β-Galaktosido-Fructose, auch „Lactulose") berichtet, den er aus der Frauenmilch isolieren konnte und dessen Wirksamkeit vor allem in frischer Frauenmilch nachzuweisen war [*715*, *716*]. Der Zusatz dieses Faktors zur künstlichen Nahrung führte nach 24—96 Std zu einer fast reinen Bifidumflora im Stuhl. P. GYÖRGY hat dann 1953 ebenfalls einen *Bifidusfaktor* beschrieben [*355*] den KUHN als N-haltiges Tetrasaccharid (N-Acetyl-Glucosamin) aufgeklärt hat, das sich in besonders hoher Konzentration in der menschlichen Kolostralmilch und in geringerer Menge in der reifen Frauenmilch findet, während die Kuhmilch nur ganz geringe Spuren davon besitzt. Auch dieser Faktor, in geringen Mengen der Kuhmilch zugesetzt, soll beim künstlich ernährten Säugling in wenigen Tagen eine Bifidumflora erzeugen können [*979*]. Interessant ist, daß die isolierten Faktoren sich in vivo und in vitro unterschiedlich verhalten. So ist der Petuelysche Wirkstoff in vitro offenbar unwirksam und der Györgysche Faktor fördert wohl nur das Wachstum einer Mutante des Bacterium bifidum, das Bacterium parabifidum oder den Typ B (Penn-Mutante).

Die angestrengten Bemühungen, auch beim künstlich ernährten Kind eine Bifidumflora zu erzeugen und zu erhalten, brachten eine Menge Befunde zutage. So erwies sich die *Lactose* geradezu als *physiologischer Zucker für die Bifidumflora* [*3*, *901*]. Auch eine bestimmte, der Frauenmilch ähnliche *Relation zwischen Milchzucker und Fett* (Milchzucker-Fettquotient = 1,5) und zwischen Milchzucker und Eiweiß (Milchzucker-Eiweißquotient = 2,6) in der künstlichen Nahrung ist für das Wachstum der Bifidum- oder wenigstens einer acidophilen Flora von entscheidender Bedeutung [*656*, *659*]. Die Tatsache, daß die β-Lactose leichter eine Bifidumflora zu erzeugen vermag, als die vor allem im käuflichen Milchzucker vorhandene α-Lactose ist aber in der Praxis bedeutungslos, weil im α:β-Lactoseverhältnis zwischen Frauenmilch und Kuhmilch kein Unterschied besteht [*357*]. Auch das *Cystin*, die einzige Aminosäure, die in der Frauenmilch in höherer Konzentration als in der Kuhmilch enthalten ist, besitzt einen wachstumsfördernden Einfluß auf die erwünschte Bifidumflora [*86*]. Neben den wachstumsfördernden Stoffen hat ADAM, der sich diesem Problem besonders intensiv gewidmet hat, auch eine Reihe von *wachstumshemmenden Stoffen* in der Nahrung nachweisen können, die großenteils, so wie Calciumsalze, Kalkseifen und höhere Konzentrationen von Casein die gemeinsame Eigenschaft besitzen, die Chymusreaktion zur alkalischen Seite hin zu beeinflussen. Eine solche Milieuänderung im Chymus ist aber, abgesehen vielleicht vom Mangel der genannten oder anderer Bifidumwirkstoffe, die Hauptursache, daß die Bakterien der Coligruppen und die Enterokokken die Oberhand gewinnen und die acidophile Flora vertreiben. In welcher Weise dies den sehr jungen Säugling belasten kann, wird noch zu besprechen sein.

Auch für die Erklärung der *Bedeutung der Bifidumflora für den Säugling* hat man viel Mühe aufgewendet. Einmal wird gern eine Steigerung des enteralen Infektionsschutzes über die natürliche Schleimhautresistenz hinaus durch die wachstumsverdrängenden Eigenschaften der Bifidumflora auf Coli, Pneumokokken, Proteus und B. mesentericus angenommen [*3, 612*]. Allerdings handelt es sich dabei nicht um eine echte antibiotische Wirkung [*102*]. Dann kann die saure Chymusreaktion selbst als Schutzmechanismus gedeutet werden, weil das Wachstumsoptimum der meisten pathogenen Erreger im neutralen oder leicht alkalischen Milieu liegt. Schließlich bildet das Bacterium bifidum reichlich Vitamin B_1, das die Resorption schwer löslicher Kalksalze im Darm fördert [*231*] und damit den Calciumspiegel im Serum zu erhöhen vermag. Bei der kalkarmen Frauenmilch kann dies von Bedeutung sein. Vitamin K dagegen wird vom Bifidumbacterium weniger produziert als von Coli [*469*]. Weitere Vitaminbildung wird zwar vermutet, ist aber bis heute noch nicht bewiesen. Im übrigen war bei sehr vielen früheren Beobachtungen über das Bifidumproblem noch unbekannt, daß noch mit zahlreichen *Untergruppen* zu rechnen ist [*36*]. So findet sich bei 90% aller Brustkinder das Bacterium bifidum, Typ A, das als spezifische Wirkstoffe zum Wachstum Biotin, Pantothensäure und Cystein benötigt, während bei Flaschenkindern mit Bifidumflora in 91% dieser Typ nicht nachweisbar ist, sondern meist der Typ B, Lactobacillus bifidum variatio pennsylvania, der sog. Penn-Typ. Der Typ A ist also das Bacterium bifidum im engeren Sinne [*313*] und es scheint nicht ohne weiteres möglich zu sein, auch bei günstiger künstlicher Ernährung gerade diesen Typ im Stuhl zu züchten, selbst wenn man das Auftreten einer sog. Bifidumflora erreicht hat.

Die *beim künstlich ernährten Kind* auftretende *Mischflora* als Zeichen der obligat einsetzenden Eiweißfäulnis zeigt ein gewisses Gleichgewicht zwischen den genannten acidophilen und den neutrophilen Bakterien, vor allem aus der *Coli aerogenes*-Gruppe. Die Coliflora nimmt bei Verdauungsstörungen noch zu.

Sie zeichnet sich einmal durch eine zahlreich differenzierte Verwandtschaft, die im einzelnen bei Ernährungsstörungen eine Rolle spielen kann, dann aber auch durch eine große Anpassungsfähigkeit an wechselnde Bedingungen aus. Ihr Wachstumsoptimum liegt zwischen p_H 6,4 und 7,1. Sie vermag auf der einen Seite *Eiweiß auf dem Wege der Fäulnis abzubauen*, wobei in vivo die Indicanausscheidung im Urin sofort zunimmt und der Ammoniakkoeffizient im Urin ansteigt, während unter Antibiotica-, z. B. Streptomycingaben, beide Symptome durch Hemmung der enteralen Fäulnisvorgänge wieder rückgängig gemacht werden können [*692, 781*]. Bei bevorzugtem Eiweißabbau steigt das p_H des Chymus bzw. Nährbodens auf 7,5—8 an. Diese Alkalität ist aber dann selbst ein Hemmfaktor für eine weitere Colivermehrung. Auf der anderen Seite vermag diese Flora auch *Kohlenhydrate auf dem Wege der Gärung abzubauen*, wobei ein p_H zwischen 4,7 und 5,1 entsteht. Auch dieser stark saure Bereich wirkt schließlich auf das weitere Keimwachstum hemmend. Die durch serologische Differenzierung zu trennenden verschiedenen Colitypen können im Stuhlbild des gleichen Patienten wechseln, so daß z. B. im Verlauf von Ernährungsstörungen Glucose und Lactose vergärende Colibakterien durch Saccharose vergärende Typen verdrängt werden. Über die besondere Gruppe der Dyspepsiecoli s. S. 289. Wie die Bifidumflora, so ist auch die Coliflora sehr *durch das angebotene Nährsubstrat zu beeinflussen*. Casein und Caseinate in höheren Konzentrationen im Chymus hemmen zwar die Colientwicklung, bei entsprechendem Zuckerentzug oder vorherigem Zuckerabbau durch Gärung wird aber dann auch dieses Eiweiß vor allem nach vorheriger tryptischer Andauung angegriffen und unter Freisetzung von primären Aminen, flüchtigen Phenolen und Indol weiter abgebaut. Tryptische Abbauprodukte fördern übrigens wieder die Zuckergärung durch Colistämme, wobei unter starker Säurebildung Essigsäure und andere organische Säuren sowie CO_2 und H_2 frei werden. Gleichzeitig vermögen unter solchen Gärungsbedingungen einige Colistämme auch Tyrosin zu Thyramin und Histidin zu Histamin zu decarboxylieren [*364*], so daß also unter diesen Bedingungen bakterieller Eiweißabbau und Zuckervergärung gleichzeitig vonstatten gehen und biogene Amine frei werden können.

Aber nicht nur für die Bakterienentwicklung sind die chemischen Vorgänge im Chymus von entscheidender Bedeutung. Auch die *Darmmotorik* selbst wird wesentlich durch die Gasbildung, die sowohl bei Gärung als auch bei Fäulnisabbau des Eiweißes eintritt, und durch die p_H-Änderungen im Chymus selbst, sowie durch das Freiwerden von darmaktiven Substanzen, wie z. B. Histamin, beeinflußt. So kommt es bei der künstlichen Ernährung ganz wesentlich darauf an, daß der *bakterielle Chymusabbau auf ein für die jeweilige Altersstufe erträgliches Maß* und im wesentlichen *auf den Dickdarm beschränkt bleibt*, da ein ausgewogenes Verhältnis zwischen Fäulnis und Gärung Voraussetzung für eine normale Darmmotorik ist.

Die Entwicklung der dafür verantwortlichen Flora hängt ganz wesentlich *vom Pufferungsvermögen* der angebotenen Nahrung ab. *Bei der geringen Pufferungskapazität* der Frauenmilch oder bei caseinarm gemachter Kuhmilch fällt es den acidophilen Bakterien, in geringem Umfang aber auch der Coliflora beim Vorhandensein von vergärbaren Kohlenhydraten leicht, eine Acidität zwischen 5,5—5,9 herzustellen und zu erhalten, bei der es zu einer schnellen Vermehrung der Bifidumbakterien und der acidophilen Flora kommt, während die neutrophilen Bakterien sowie die Coliflora in diesem p_H-Bereich bald Degenerationserscheinungen zeigen und schließlich verdrängt werden. Sie kann sich dann höchstens noch in den untersten Darmabschnitten neben der acidophilen Flora erhalten, weil hier die Darmsaftsekretion für eine geringere Acidität sorgt. Bei dieser Vergärung entstehen neben anderen Abbauprodukten der Kohlenhydrate auch organische Säuren, wie Buttersäure, Propionsäure, Essigsäure, Ameisensäure und Methan. Bei Mangel von vergärbaren Kohlenhydraten dagegen oder einer *starken Pufferungskapazität* der Nahrung, wie bei der caseinreichen Kuhmilch oder der Eiweißmilch, werden höhere Aciditätsgrade überhaupt nicht oder nur sehr kurzfristig erreicht, weil jeder Gärungsprozeß durch gebundene Fettsäuren, Phosphate, Carbonate, Eiweiß sowie Eiweißabbauprodukte gehemmt wird. Dadurch entwickelt und erhält sich im Darm eine neutrale oder alkalische Reaktion, bei der die neutrophilen Bakterien der Coliflora die acidophilen Bakterien zu überwuchern vermögen. Da diese Flora nun Eiweiß gut angreifen kann [*292*], tritt jetzt vor allem bei eiweißreicher Nahrung ein bakterieller Eiweißabbau, die Fäulnis, ein, bei der neben Ammoniak und Aminen Indol, Skatol, Phenol, Methan sowie flüchtige und nicht flüchtige Fettsäuren entstehen können. Ihre Mengen sind aber beim gesunden Säugling so geringfügig, daß sie entweder schon in der Darmwand zerstört oder in der Leber mit Glucuronsäure verestert und über die Galle oder über die Nieren ausgeschieden werden.

Bei der Ernährung mit Frauenmilch gelangen beim gesunden Säugling Eiweiß und Fett entweder gar nicht oder nur in sehr geringen Mengen in die unteren Dünndarmabschnitte und in den Dickdarm in unabgebautem Zustand, so daß im wesentlichen dabei *nur der bakterielle Kohlenhydratabbau* eine Rolle spielt und die saure Stuhlreaktion des Frauenmilchkindes unterhält. *Beim künstlich ernährten Kind* dagegen ist es von entscheidender Bedeutung sowohl in der qualitativen Zusammensetzung als auch in der Menge der zugefütterten Nahrung die jeweilige altersentsprechende fermentative Leistungsfähigkeit richtig einzuschätzen, damit nicht durch ein übergroßes Angebot von Gärungs- oder Fäulnismaterial die Dickdarmflora zu stark in den Chymusabbau eingeschaltet wird. Dann wird nämlich das beim gesunden Säugling vorhandene natürliche Gleichgewicht zwischen der acidophilen Flora und den neutrophilen Bakterien der Coligruppe, bei dem der Säugling sonst ausgezeichnet gedeiht [*3*], so gestört, daß sich entweder eine *Gärungs- oder eine Fäulnisdyspepsie* entwickeln kann.

Die durchschnittliche *Magen-Darmpassagezeit* beträgt im Säuglingsalter 15 Std mit einer Variationsbreite von 4—28 Std beim Brustkind und von 5—48 Std beim künstlich ernährten Kind. Gesteigerte Fettzufuhr oder zunehmende Gärungsvorgänge durch Kohlenhydratzulagen verkürzen die Passagezeit durch das Auftreten organischer Säuren und Gasbildung, während die Aciditätszunahme allein noch keine Peristaltikbeschleunigung auslöst [*3*]. Bei zunehmenden Fäulnisvorgängen steigert die Gasbildung und die in größeren Mengen entstehenden Amine die Geschwindigkeit der Darmmotorik.

4. *Zusammenfassung*

Anatomisch und funktionell macht der Magen-Darmtrakt einen gewaltigen *Anpassungsprozeß* durch, der zu Beginn des 2. Jahres noch nicht völlig abgeschlossen ist. Schon die erstmalige orale Nahrungsaufnahme und der enterale Abbau dafür prädestinierter Nahrung, wie Muttermilch, erfordern eine schnelle Entwicklung der motorischen Funktion und der erst beginnenden Fermentproduktion. Dabei ist die *fermentative Leistungsfähigkeit* als *werdende Funktion* zu bezeichnen, deren Insuffizienz durch die fermentliefernde Muttermilch kompensiert wird, aber bei künstlicher Ernährung verständiger Maßnahmen bedarf, um die Leistungsschwäche der enteralen Verdauung nicht zu überfordern.

Angefangen von der Milchgerinnung im Magen über die Pufferungskapazität bis zum enteralen Eiweiß-, Fett- und Kohlenhydratabbau besitzt dabei die native *Frauenmilch* genügend Eigenschaften, um ihre *Überlegenheit über jede künstliche Nahrung* genügend zu erklären. Die typische *Bifidum-Bakterienflora* ist offenbar mehr ein Symptom der beim Frauenmilchabbau charakteristischen und für den Säugling so günstigen enteralen physikochemischen Vorgänge, als selbst ein entscheidender Gewinn für den Säugling. Beim *künstlich ernährten Säugling* ist das Verhalten der Darmflora von großer Bedeutung. Bei ihm können im Gegensatz zum Brustkind Fett, Eiweiß und Kohlenhydrate in größeren Mengen in den unteren Dünndarm und Dickdarm gelangen. Während bei Muttermilchfütterung doch nur der bakterielle Kohlenhydratabbau, die Gärung, in geringem Umfang eine Rolle spielt, sind nun auch bakterieller Eiweißabbau (Fäulnis) durch Colibakterien oder übermäßiger Kohlenhydratabbau zu befürchten und dann Anlaß zu pathologischen Chymusreaktionen im Sinne der Alkalisierung und Säuerung. Auch kann es zur Resorption darm- oder gefäßaktiver Substanzen sowie zu einer zunehmenden Peristaltikbeschleunigung kommen, die zu einem immer stärkeren Flüssigkeitsgehalt der produzierten Stühle führt. Deshalb muß *bei künstlicher Ernährung* immer *die fermentative Leistungsfähigkeit des Darmes* der jeweiligen Altersstufe *genügend berücksichtigt* werden.

e) Stoffwechsel

α) Der Eiweißstoffwechsel

Bestimmte Proteine, wie homologes Plasmaeiweiß oder Eiweißalbumin können in wechselnden Mengen vom Darm resorbiert werden ohne vorher von Verdauungsfermenten hydrolytisch aufgespalten zu werden [671]. Beim Verdauungsprozeß selbst werden *endogene Proteine* in Form von Darmfermenten, Mucoproteinen und abgestoßenen Schleimhautzellen in solchen Mengen in den Dünndarmchymus abgegeben, daß der *endogene Stickstoffanteil etwa* $^1/_3$ *des Stickstoffgehaltes der zugeführten Nahrung* ausmacht. Dieses endogene Eiweiß mischt sich mit dem Nahrungseiweiß und wird zum großen Teil wieder resorbiert, so daß also in Analogie zum Wasserstoffwechsel auch ein enterohepatischer Eiweißstoffwechsel besteht, dessen Größe man beim Erwachsenen auf 50—100 g/Tag schätzt, wovon nur 10—15 g im Stuhl verlorengehen und der Rest immer wieder resorbiert wird. Bei der Resorption wetteifern die einzelnen Aminosäuren miteinander, wobei die natürlichen L-Isomeren schneller resorbiert werden als die D-Isomeren [*671*]. Bereits in der Darmwand wird ein Teil der Aminosäuren, und zwar recht schnell, vor allem in die Globulinfraktionen der Eiweißkörper eingebaut [*373*].

Der *endogene Stickstoffumsatz*, also die bei eiweißfreier Ernährung auftretende Stickstoffausscheidung, ist beim Säugling pro Kilogramm Körpergewicht etwa *doppelt so groß* wie beim Erwachsenen (0,0548 g/kg/Tag) und entspricht damit seinem relativ höheren Grundumsatz [*229*]. Beim Brustkind liegt der normale

N-Umsatz bei Fütterung, gemessen am Harn-N-Wert/kg Körpergewicht durchschnittlich 80% über dem endogenen N-Umsatz bei eiweißfreier Ernährung. Beim künstlich ernährten Kind steigt der normale N-Umsatz sogar auf das Drei- bis Vierfache dieses Wertes an und kann sich bei besonders eiweißreicher Kost noch verdoppeln [*783*]. Die *Resorption des angebotenen Eiweißes* beträgt beim Brustkind durchschnittlich 86% der Zufuhr, beim künstlich ernährten 88% und kann bei steigender Eiweißzufuhr bis auf 96% ansteigen. Die *Stickstoffretention*, die sich beim Brustkind zum Umsatzeiweiß etwa wie 1:1 verhält, ist *beim künstlich ernährten Kind* noch etwa 40% *größer*. Zwar scheidet dieses auch mehr N und mehr Aminosäuren [*73*, *942*] aus, besitzt also auch gleichzeitig eine höhere Eiweißverbrennung, aber es speichert auch im Vergleich zum Brustkind mehr Eiweiß im Organismus [*783*]. Bei zusätzlicher Eiweißzufuhr kann diese Retention auf das 6fache des üblichen Eiweißansatzes bei künstlich ernährten Kindern ansteigen [*267*]. Dabei bleibt das Verhältnis von Stickstoff-Umsatz zu Stickstoff-Ansatz bei etwa 2:1, weil ja auch die Stickstoff-Ausscheidung entsprechend zunimmt. Auch im Serum-Eiweiß finden sich keine Unterschiede zwischen natürlich und künstlich ernährten Säuglingen [*379*].

Der *Eiweißbedarf* läßt sich annäherungsweise aus dem Eiweißgehalt des Säuglingskörpers mit 11—15% des Körpergewichtes (=1,8—2,4 g-% Stickstoff) und aus dem daraus ableitbaren Bedarf für das Gewichtswachstum sowie aus den Werten für den Stickstoffverlust in Stuhl und Urin berechnen. *Bei Frauenmilchfütterung* ergibt sich daraus ein täglicher Eiweißbedarf von *1,9 g/kg* beim jungen Säugling und *1,7 g/kg* beim älteren Säugling. Bei *Kuhmilchfütterung* ist ein etwa *20% höherer Bedarf* zu veranschlagen, weil ein biologisches Wertigkeitsverhältnis zwischen Frauenmilch und Kuhmilch von 88:73 besteht [*580*]. Der Forschungsrat der Vereinigten Staaten empfiehlt noch höhere Zahlen, nämlich 3,4—4,4 g/kg Körpergewicht im ersten Trimenon und 3,0—4,0 g/kg für den Rest des 1. Lebensjahres [*580*, *756*]. Geht man von den empirischen Milchmengen aus, die zu einem guten Gedeihen des Säuglings führen, dann erhält er dabei *im 1. Trimenon als Brustkind 1,8—2,1 g Eiweiß/kg* Körpergewicht (=175—200 ml Frauenmilch/kg) und *im 2. Trimenon 1,6—1,8 g Muttermilch/kg Körpergewicht* (=150—170 ml Brustmilch/kg). Der *künstlich ernährte Säugling* bekommt dagegen bei $^{2}/_{3}$-Milchernährung im 1. Trimenon *3,8—4,4 g/kg* und im 2. Trimenon *3,5—4,0 g Eiweiß/kg Körpergewicht.*

β) Der Kohlenhydratstoffwechsel

Nach Überwindung der Anpassungsschwierigkeiten der Neugeborenenzeit zeigt der Kohlenhydratstoffwechsel nur noch wenige Besonderheiten gegenüber dem des Erwachsenen. Allerdings ist der durchschnittliche *Blutzuckerwert mit 80—90 mg-%* immer noch niedriger als in der späteren Kindheit. Auch stellen sich schon nach kurzfristiger Nahrungskarenz *hypoglykämische Werte* ein, während schon das 4jährige Kind selbst nach 16stündigem Nahrungsentzug kaum eine Blutzuckersenkung zu verzeichnen hat [*295*]. Die *Resorption* der Mono- und Disaccharide und die damit zusammenhängenden und unter Glukagonkontrolle stehenden Phosphorylierungsvorgänge in der Darmmucosa sind beim gesunden Säugling zwar unbeeinträchtigt, aber der *Regulationsmechanismus* selbst ist in seiner Leistung während der ganzen Säuglingszeit noch immer *mangelhaft*. Eine wesentliche Ursache für die Neigung des Säuglings zur Hypoglykämie liegt in dem *erhöhten Glucoseumsatz*, der um so auffälliger ist, als die Toleranz des Säuglingsorganismus für die verschiedenen Kohlenhydrate, wie Glucose, Fructose und Galaktose im Belastungsversuch, gemessen in Gramm je Kilogramm Körpergewicht, größer ist als beim Erwachsenen oder älteren Kind. Die *Assimilationsleistung* ist also beim Säugling *größer*, gleichzeitig aber ist auch sein Bedarf erhöht, wie aus dem Verhalten des Blutzuckers und aus seiner Ketoseneigung zu erkennen ist. Auch liegt die *Nierenschwelle für Glucose mit 190—230 mg* bei ihm höher als im späteren Lebensalter [*312*].

Für den *intermediären Glucoseabbau* stehen bekanntlich zwei Wege zur Verfügung: 1. der *oxydative Abbau* über Gluconsäure zu Pyruvat und 3 $CO_2 + H_2O$, bei dem schon bei der Bildung des Pyruvats viel Energie, aber wenig Pyruvat gebildet wird. Dieser Weg wird hauptsächlich in der Leber beschritten, ist aber nur bei genügender Kohlenhydratzufuhr möglich. 2. Der *glykolytische Abbau*, ein Weg, der in allen anderen Organen, vor allem im Muskel und bei Hunger oder fettreicher Kost auch in der Leber vonstatten geht. Er vollzieht sich *anaerob* bis zum Pyruvat und kann reduktiv noch weiter bis zur Milchsäure gehen. Der beim Säugling durchschnittlich *erhöhte Milchsäurespiegel* im Blut, nach GYÖRGY im ersten Vierteljahr von 18—19 mg-% und bei älteren Säuglingen von durchschnittlich 13,8 mg-% (beim Erwachsenen 10,2 mg-%), spricht dafür, daß der *Säugling diesen Weg bevorzugt* [*354*]. Von den anderen Metaboliten des Kohlenhydratstoffwechsels liegt der Wert für das Pyruvat im Capillarblut nach den ersten Lebenstagen beim Säugling zwischen 0,6 bis 0,9 mg-%, mit einem Durchschnitt von 0,72 mg-%, also in der Erwachsenennorm [*842*]. Der *glykolytische Abbau* liefert nur $^1/_4$ der Energie des oxydativen Abbaues und ist deshalb *unökonomisch*. Er wird aber, wie vom Neugeborenen so *auch vom älteren Säugling dann beschritten, wenn eine erhöhte Belastung vorliegt*. So steigen bei Dyspepsie und Intoxikation als Zeichen der unvollständigen Kohlenhydratverbrennung Milchsäure- und Pyruvatspiegel im Blut an. Der Säugling verhält sich also in diesen Situationen wieder wie ein Neugeborener.

Der *Kohlenhydratbedarf* ist im Säuglingsalter, wie aus dem hohen Milchzuckergehalt der Frauenmilch bereits zu erkennen ist, groß. Ein *Brustkind* erhält im 1. Trimenon durchschnittlich 12—14 g und im 2. Trimenon 10,4—12 g Milchzucker/kg Körpergewicht täglich. Der Erwachsene nimmt im Vergleich dazu bei gemischter Kost durchschnittlich 5 g KH/kg/Tag auf. Sicher handelt es sich bei diesen Säuglingswerten um eine Optimalversorgung. Aber auch der *tägliche Minimalbedarf* beträgt beim gesunden Säugling *4,5 g KH/kg Körpergewicht* [*530*] und steigt bei Krankheit noch weiter an, wie sich aus dem Verhalten der Blutketonkörper erkennen läßt (s. Fettstoffwechsel auf S. 84).

γ) Der Fettstoffwechsel

Da die Darmwand nur imstande ist, feinemulgiertes Fett mit einer Teilchengröße unter 0,5 μ ungespalten zu *resorbieren* [*279*], kann für größere Fettmengen dieser Weg sowohl bei Frauenmilchfütterung als auch bei Kuhmilchgaben nur nach zusätzlicher Emulgierung der Milch beschritten werden. Die *Fetttröpfchengröße* beträgt *in beiden Milcharten durchschnittlich 1 μ* [*611*]. Nun ist die Gallensäureproduktion, von der die Emulgierung der Fette in ganz besonderem Maße abhängt, gerade im frühen Säuglingsalter noch sehr gering und hat auch am Ende des 1. Lebensjahres noch nicht die Werte der späteren Kindheit erreicht [*210, 211, 212, 215*]. *Beim Brustkind* spielt dieses Problem keine große Rolle, da bereits im Magen 50% der möglichen Fettspaltung vollendet ist und für den Rest die freigesetzten Fettsäuren zusammen mit den gallensauren Salzen und Monoglyceriden einen über den ganzen in Frage kommenden p_H-Bereich stabilen Emulgator abgeben. *Bei künstlicher Ernährung* dagegen muß die Lipolyse ausschließlich vom Kind geleistet werden und beträgt deshalb nur etwa $^3/_5$ der Leistung des Brustkindes [*286*], so daß die im oberen Dünndarm zu emulgierenden Fettmengen größer sind und die *Abhängigkeit von der Gallenproduktionsfähigkeit ansteigt*. Trotzdem kann beim gesunden Säugling in beiden Fällen die Fettspaltung im Dünndarm die gleiche Quantität erreichen, wenn das Kuhmilchfett in geeigneter Form und in altersentsprechender Menge angeboten wird. Die *fäkale Fettausscheidung* liegt bei künstlicher Ernährung zwischen 15—5%, bei Brustmilch zwischen 10—5% des zugeführten Fettes. Sie liegt in den 1. Lebenswochen an der oberen Grenze dieser Werte und nähert sich von der 4. Woche an und beim

Frühgeborenen später der unteren Grenze [*779*]. *Bei allen Erkrankungen* des Säuglings *nimmt die Fettausscheidung im Stuhl zu* und damit *die Fettoleranz ab* [*212*].

Welcher Anteil des aufgenommenen Fettes in ungespaltener Form durch die Darmwand passiert, ist noch unbekannt. Die vorher fermentativ freigesetzten *Fettsäuren werden unterschiedlich schnell resorbiert.* Von den gesättigten werden die kurzgliedrigen (Triacetin, Tributyrin) aber calorisch geringwertigen Fettsäuren gut resorbiert, aber je länger die Fettsäurekette ist, um so schwerer fällt die Resorption. Die *ungesättigten Fettsäuren* werden allgemein *besser resorbiert,* vor allem wenn sie lange Ketten besitzen [*428*]. Wie sich mit der Isotopentechnik nachweisen läßt, werden über 90% der im Chymus vorhandenen Fettsäuren aufgenommen und der Rest erscheint in den Faeces wieder und macht dort den überwiegenden Teil der vorhandenen Fettsäuren aus. Ein Teil der zugeführten ungesättigten Fettsäuren erscheint im Stuhl gesättigt wieder, wohl eine Folge bakterieller Hydrierung. Auch bei Abwesenheit oder ungenügender Produktion von Galle kommt es nicht zu einer stärkeren Sekretion von Fetten in den Darm [*87*].

Nach der Passage durch die Darmschleimhaut gelangen die *höheren gesättigten Fettsäuren* und ihre Triglyceride *zum größten Teil auf dem Lymphwege* in den Körper und nur ein geringer Teil nimmt seinen Weg zur Leber. Die *ungesättigten, niederen Fettsäuren,* die sich auch besonders leicht lipolytisch aufspalten lassen, scheinen weniger gern den Lymphweg zu nehmen, sondern gelangen bevorzugt *über den Blutweg zur Leber* [*88, 92, 765*]. Die vielfach nachgewiesene leichtere Resorption von ungesättigten Fettsäuren (Ölsäure, Linolsäure, Linolensäure, Arachidonsäure) hat in letzter Zeit schon zu Konsequenzen bei manchen Formen der künstlichen Säuglingsernährung geführt [*476, 846*]. Einige dieser hoch ungesättigten Fettsäuren, wie Linolsäure, Linolensäure und die Arachidonsäure sind — zumindest für Nagetiere — lebensnotwendige Nahrungsbestandteile, so daß sich für sie die Bezeichnung *essentielle Fettsäuren* eingebürgert hat. Sie scheinen auch für den Säuglingsorganismus wichtig zu sein [*366*]. Denn es ist immerhin auffällig, daß das Brustkind mit einem Liter Muttermilch etwa 4 g „essentielle“ Fettsäuren aufnimmt, während die gleiche Menge Kuhmilch nur 0,9 g davon liefert. Bei der schnellen Resorption größerer Fettmengen kommt es zu einer Trübung des Plasmas durch Fetttröpfchen, sog. *Chylomikronen,* als sichtbarer Ausdruck der *alimentären Lipämie.* Die Zusammensetzung der Chylomikronen im Vergleich zu den übrigen Lipoproteidfraktionen des Serums s. Tabelle 7.

Tabelle 7. *Prozentuale Zusammensetzung verschiedener Lipoidfraktionen.* (Nach D. S. Fredrickson [*281*])

Fraktion	Protein	Triglyceride	Cholesterin	Phosphorlipoid
Chylomikronen	2	81	9	7
Lipoproteide sehr niedriger Dichte	7	52	22	18
Lipoproteide niedriger Dichte	21	9	47	23
Lipoproteide hoher Dichte	46	8	19	26

Der Anstieg dieser Chylomikronen kann als *Maßstab für die Geschwindigkeit der Fettresorption* genommen werden. In Abhängigkeit von der gegebenen Nahrung, von der Magenverweildauer [*474*] und von individuellen Schwankungen [*473*] erreichen sie ihr Maximum 1—3 Std nach der Nahrungsaufnahme und steigen nach der Fütterung mit an ungesättigten Fettsäuren reichen Pflanzenölen auf doppelt so hohe Werte an, wie nach Fütterung von Kuhmilchfett [*476*]. Die anschließende Abnahme der Chylomikronenzahlen ist mit einer deutlich sichtbaren Klärung des Plasmas verbunden, wobei aber der Gesamtfettgehalt nicht in gleicher Weise abnimmt, weil sich inzwischen die Fettsubstanzen auf die verschiedenen Lipoproteide des Serums verteilt haben [*680*]. Erst anschließend kommt es schließlich zu einer Aufnahme des in den Chylomikronen enthaltenen Neutralfetts in die Fettdepots und in die Fett-verbrennenden Zellen des Organismus [*1031*].

Der *Gesamtfettgehalt im Serum* entspricht im 1. Lebensjahr dem Normwert der Erwachsenen [*353*]. Auch der Lipoidphosphor und der Cholesteringehalt des Serums hat im allgemeinen nach der Neugeborenenperiode bereits die Normalwerte des Erwachsenen erreicht oder erreichen sie spätestens bis zum Ende des 1. Lebensjahres.

Im *intermediären Stoffwechsel* werden die Fettsäuren durch die β-Oxydation zu aktiviertem Acetat (Acetyl-Coenzym A) abgebaut, das in den Citronensäurecyclus eingehen kann und dort zu CO_2 und Wasser oxydiert wird. Verfügt der Säuglingsorganismus nicht über genügend Oxalacetat aus dem vor allem vom Kohlenhydratabbau gespeisten Pyruvatpool, dann wird der nicht im Citronensäurecyclus abzubauende Überschuß an C_2-Bruchstücken (Acetyl-Coenzym A) in der Leber zu Acetessigsäure umgewandelt und zu β-Oxybuttersäure dehydriert oder Aceton decarboxyliert.

Beim Säugling ist diese *Ketonkörperbildung* wegen seiner Neigung zum glykolytischen Kohlenhydratabbau (s. S. 82) früher zu befürchten und tritt vor allem im Kohlenhydrathunger sehr schnell auf. Die entstandenen Ketonkörper werden, soweit sie nicht noch im Organismus zur Energiegewinnung herangezogen werden, im Harn oder wie das Aceton auch mit der Atemluft ausgeschieden. Die Nierenschwelle für Ketonkörper schwankt übrigens und kann vor allem beim Säugling höher als später sein [*295*].

Der *Ketonkörperspiegel* liegt *im Blut* (bestimmt als Gesamtaceton) zwischen 1,55 und 2,69 mit einem Mittel von 2,04 mg-% beim Säugling in der gleichen Höhe wie beim Erwachsenen [*530*]. Wenn die Kohlenhydratzufuhr absolut oder im Verhältnis zur aufgenommenen Fettmenge zu gering ist, steigt der Blutketonwert an. Ein gleichzeitig bestehender Wassermangel kann die Ketose verstärken. Beim Säugling steigert ein Kohlenhydratmangel über 24 Std die Blutketonwerte schon auf 8—20 mg-%, ohne daß im Urin Aceton auftritt [*530*]. Erst Ende des 1. Lebensjahres tritt unter diesen Umständen auch im Urin Aceton auf, wobei dann aber Mengen bis 270 mg pro Tag ausgeschieden werden können. Gleichzeitig sinkt natürlich die Alkalireserve ab, beim Säugling bereits nach einer kohlenhydratfreien Eiweiß- und Fetternährung im Verlauf von 24 Std [*407*]. Beim Säugling und Kleinkind verhindert nur eine Kohlenhydratzufuhr von mindestens 4,5 g/kg täglich einen Anstieg der Blutketonwerte, während der Erwachsene schon bei einer Kohlenhydratzufuhr von 1,0—1,5 g/kg täglich ketosefrei bleibt.

Über den *optimalen Fettbedarf* des Säuglings gibt es bis heute keine stichhaltigen Zahlen. Das Brustkind erhält im Durchschnitt 5—6 g/kg täglich, eine Fettmenge, die kaum auf einem anderen Wege zuzuführen ist. Bei den üblichen künstlichen Nahrungsgemischen werden 2—3,5 g Fett/kg und Tag zugeführt. Mit dieser höheren Fettzufuhr des Brustkindes und seiner besseren Versorgung mit ungesättigten Fettsäuren mag die größere Widerstandsfähigkeit des Brustkindes gegen banale Infekte zusammenhängen. Über eine *Minimalzufuhr* an Fett ist noch nichts bekannt. Jedenfalls ist der Fettbedarf individuell wohl verschieden und kann auch beim Säugling — wenigstens vorübergehend — durch Kohlenhydrate und Eiweiß kompensiert werden.

δ) Der Mineralstoffwechsel

Während des Säuglingsalters findet eine *zunehmende Mineralisation* des Körpers statt. Dabei nimmt gleichzeitig der relative Natrium-, Chlor- und

Schwefelbestand ab, der Gehalt an Kalium und Magnesium mäßig und an Calcium und Phosphor stark zu. Aus Bilanzuntersuchungen der Mineralstoffretention läßt sich diese an Körperanalysen ersichtliche Tendenz weniger deutlich erkennen. Dagegen zeigen diese eindeutig beim gesunden Flaschenkind in Abhängigkeit vom höheren Mineralgehalt seiner Nahrung eine um etwa 60% höhere Mineralretention als beim Brustkind [*516, 919*]. Dabei wird durchschnittlich 38% Calcium, 85% Phosphor, 120% Kalium und 30% Chlor mehr sowie 20% Natrium weniger retiniert als vom Brustkind. Die bei frühzeitig künstlich ernährten Kindern zu beobachtende Wachstumsbeschleunigung und ihre schnellere Knochenentwicklung wird als Folge dieser gesteigerten Ca- und P-Aufnahme gedeutet [*963*]. Bis zum Ende des 1. Lebensjahres nähert sich auf diese Weise die Mineralisation des Körpers immer mehr den Verhältnissen des Erwachsenenkörpers.

Die Abnahme des relativen *Calciumgehaltes* des Körpers in den ersten Lebenswochen geht einher mit einer relativ *geringen Calciumresorption*, vor allem beim Brustkind. Das Ergebnis ist eine *physiologische Osteoporose*, deren Höhepunkt am Ende des 1. Trimenons erreicht wird (nach GYÖRGY [zit. *516*]). Für die Resorption ist die Zusammensetzung der Nahrung von großer Bedeutung, da nur ein kleiner Teil des angebotenen Kalkes ionisiert aufgenommen werden kann.

Der größere Teil des Nahrungscalciums wird durch Phosphat-Sulfat-Carbonat- und Fettsäureanionen gefällt und ist dann schlecht zu resorbieren. Allerdings wird durch *Komplexsalzbildung* z. B. mit Citraten, Gallensäuren oder vielleicht auch Aminosäuren die Resorption von so schwer löslichen Calciumverbindungen wieder möglich. Bildet sich Oxalat oder Phytinat, das sich vor allem in Cerealien befindet, dann verschlechtert sich die Calciumausnützung (s. S. 117 Schleime). Auch können folgende Umstände die *Calciumresorption verschlechtern:*

1. *Übermäßiges Fettangebot*, weil die Gallensäuren dabei mit Beschlag belegt werden. 2. *Fettarme Kost*, weil vermehrt Calciumphosphate und -carbonate entstehen, die schlechter als fettsaures Calcium in Galle löslich sind. 3. *Phosphorreiche Ernährung* (Massenwirkungsgesetz). 4. Cöliakie, Pankreasfibrose oder Abflußstörungen der Galle, weil dabei die übermäßig ausgeschiedenen Fettsäuren das Calcium mit sich führen. 5. *Schlackenreiche Kost*, weil sich hier die Calciumbilanz durch den großen Bedarf an calciumhaltigen Verdauungssäften verschlechtert [*516*]. *Verbessert* wird die Calciumresorption durch *Lactose*, und zwar wohl durch Verschiebung des p_H im Chymus zur sauren Seite hin [*779, 919*].

Der *Calciumbedarf* ist durch Bilanzen nur mit gewissen Einschränkungen meßbar. Markiertes Calcium erscheint nämlich nur mit durchschnittlich 12% der gegebenen Menge am gleichen Tag wieder im Stuhl, während die restlichen Kalksalze von früheren Kalkgaben her stammen und aktiv vor allem vom Pankreassaft sezerniert werden [*678*]. 90% des aufgenommenen Calciums werden sofort im Knochen abgelagert und suchen mit den dort vorhandenen Calciumsalzen in ein Gleichgewicht zu kommen. Dieses ist etwa in 8 Tagen hergestellt, wobei allerdings laufend kleine Mengen Calcium der ersten Gabe wieder ausgeschieden werden. Die Hälfte bis $^1/_3$ der Calciumzufuhr bleibt als Depot vorübergehend im Knochen, der größere Teil verläßt den Körper wieder, vor allem mit den Faeces und etwa $^1/_{10}$—$^1/_8$ im Urin [*136*].

Diese *Fluktuation der Calciumionen* und ihrer Verbindungen versucht der Körper mit Hilfe von hormonalen Regulationen trotz vieler Störungsmöglichkeiten bei der Resorption, der Ausscheidung oder im intermediären Calcium-Phosphathaushalt so aufrechtzuerhalten, daß sowohl die Calcifikation des Skelets, als auch das Ionengleichgewicht des Calciums erhalten bleiben, von dem die neuromuskuläre Erregbarkeit und vor allem die Herzmuskeltätigkeit genau so abhängen, wie die Permeabilität der Zellmembranen.

Der *Serum-Kalk-Spiegel* liegt nach der Neugeborenenperiode wie in den ersten beiden Lebensjahrzehnten zwischen 10 und 11 mg-% (5—5,2 mval/l). Davon sind 5—6 mg-% (2,5—3 mval/l) ultrafiltrabel, der Rest ist an Serumeiweiß gebunden. Zwischen den verschiedenen Transportformen des Calciums, wie eiweißgebundenes, komplex gebundenes Calcium sowie Ca^{++}- und CO_3^{--}-, PO_4^{---}- und OH^--Ionen besteht ein Gleichgewicht, wobei aber ein laufender Austausch der Calciumionen stattfindet.

Als *optimale tägliche Calciumzufuhr* gelten beim Brustkind 40 mg/kg, eine Menge, die im allgemeinen gerade noch in der Frauenmilch angeboten wird. Wegen der schlechteren Resorptionsbedingungen benötigt das Flaschenkind etwa 70—120 mg/kg täglich, wofür $^{2}/_{3}$ des in der täglichen Kuhmilchmenge vorhandenen Calciums genügt [*738*].

Im *Phosphorstoffwechsel* liegen wegen seiner engen Verflochtenheit mit dem Calciumhaushalt ganz ähnliche Verhältnisse vor. Bei jeder Säuglingsernährung wird Phosphor bei einer normalen Leistung der Phosphatasen und Phosphorylasen im Darm genügend resorbiert. Ein Calciumüberschuß in der Nahrung vermindert die Phosphorresorption infolge Bildung schwerlöslicher Salze. Gleichzeitig sinkt die P-Ausscheidung im Urin ab.

Im Serum zeigt der *anorganische Phosphor* nach den hohen Neugeborenen-Werten weiter eine abfallende Tendenz und liegt am Ende des 1. Lebensjahres bei 4,5 mg-% (2,6 mval/l). Der *Gesamtphosphor* macht während der Säuglingsperiode im Blut eine umgekehrte Bewegung mit, indem er von durchschnittlich 35,1 mg-% (20,5 mval/l) auf 40 mg-% (23,5 mval/l) ansteigt. Die gleiche Bewegung macht der *säureunlösliche Phosphor* von 12,4 mg-% (7,2 mval/l) auf 14,6 mg-% (8,5 mval/l) und der *säurelösliche Phosphor* von 22 mg-% (13,2 mval/l) auf 26,3 mg-% (15,2 mval/l) mit [*681*]. In der säurelöslichen Fraktion steigt auch der Hexosephosphat-Phosphor von 2,8 auf 5 mg-% (1,7—2,9 mval/l) und das Glycerophosphat von 9,8 auf 11,4 mg-% (5,7 auf 6,6 mval/l) an. Etwa $^{1}/_{10}$ des Phosphates besteht aus frei beweglichen Phosphationen und ist deshalb im Calciumhaushalt besonders aktiv, der Rest ist verestert und gibt erst auf Einwirkung von Phosphatasen freie Phosphationen ab, die dann dem Calcium zur Knochenbildung zur Verfügung stehen.

Der Phosphorspiegel im Blut ist vor allem während Perioden gesteigerten Knochenwachstums erhöht. Die *Phosphorausscheidung* wird stark vom Calcium- und Fettgehalt der Nahrung beeinflußt. Ein Teil der Phosphate erscheint an Calcium gebunden im Stuhl. Übergroße Calciumzufuhr verstärkt die Phosphorausscheidung, ungenügende Phosphorresorption verstärkt die Calciumausscheidung. Auch die Nieren beteiligen sich sehr lebhaft am Phosphorstoffwechsel, indem sie mit Hilfe von Phosphatasen anorganische Phosphate ausscheiden und damit gleichzeitig zur Regulierung des Säure-Basen-Stoffwechsels beitragen (s. S. 27 und 95). Der Ausfall von Calcium- oder Magnesium-Phosphaten im Urin, ein chemisch durchaus möglicher Vorgang, wird durch kolloidale Substanzen, vor allem Mucopolysaccharide verhindert [*768*].

Die *Regulierung des Calcium-Phosphor-Haushaltes*, die Resorption, die Ausscheidung durch Darm und Nieren und das Verhältnis zu den Gegenspielern im Elektrolytstoffwechsel, wie Kalium und Natrium, werden hormonell reguliert. Ca-sensible Receptoren im Glomus caroticum steuern die *Parathyreoidea* so, daß ihre Funktion bei hohem Calcium-Plasma-Spiegel gebremst und bei niederem stimuliert wird. Das Hormon der Epithelkörperchen mobilisiert das Calcium aus den Knochen und vermindert die Rückresorption von Phosphaten im Urin, so daß außer einer Erhöhung des Calciumspiegels im Blut auch vermehrt Phosphate im Urin ausgeschieden werden. *Ungenügende Calciumzufuhr* führt zu einer gesteigerten Hormonproduktion im Sinne einer *Hyperparathyreose*. Sie kann auch durch nephrogene Phosphatausscheidungsstörungen, die zu einer Hyperphosphatämie führen, entstehen, um die Phosphatausscheidung zu steigern. Dabei wird gleichzeitig natürlich auch Calcium aus den Knochen mobilisiert, so daß eine Osteoporose, die sog. *renale hyperphosphatämische Rachitis* entsteht. Eine verminderte Produktion von Epithelkörperchenhormon steigert die Phosphatrückresorption in den Nieren, so daß die Phosphatausscheidung im Urin abnimmt, während sie im Stuhl in der Regel unverändert bleibt. Die Folge ist ein Anstieg des Phosphors und Abfall des Calciums, vor allem der ultrafiltrablen Fraktion im Plasma. Beide Ionen werden im Knochen abgelagert und die Calciumausscheidung im Stuhl nimmt ab. Andere hormonelle Einflüsse auf den Calcium-Phosphor-Stoffwechsel, z. B. durch die Hypophyse, spielen im Säuglingsalter keine Rolle.

Dagegen bestehen starke Einflüsse von seiten des *Säure-Basen-Haushaltes*. Metabolische oder respiratorische *Acidosen* führen zu einem Abwandern der organischen Phosphatverbindungen aus den Erythrocyten, wo sie durch Chlor ersetzt werden, so daß es zu einem *Phosphatanstieg im Plasma* kommt, der über die Nebenschilddrüsen durch eine vermehrte Auslösung von Calcium aus den Knochen aufgefangen werden muß, wenn nicht eine ausreichende Nierenfunktion stärkere Schwankungen des Phosphorspiegels im Plasma verhindern kann. Bei sehr jungen Säuglingen kommt es deshalb bei respiratorischer Acidose sehr leicht zu einer *Hypercalcämie* (s. auch interstitielle Pneumonie). Bei der respir torischen oder metabolischen *Alkalose verringert* sich dagegen der *ionisierte Anteil des Plasmacalciums* durch Abwandern der Ionen in die Knochen im Sinne eines umgekehrten Mechanismus (während Gesamtcalcium normal bleiben kann), so daß tetanische Symptome auftreten können. Auch eine Hyperkaliämie kann zu tetanischen Zeichen führen, während umgekehrt die Hypercalcämie die neuromuskuläre Erregbarkeit reduziert. Der Organismus versucht also mit Hilfe der hormonellen Regulation, der Nierentätigkeit und der Resorption ein Gleichgewicht herzustellen, das der Formel von GYÖRGY entspricht:

$$\frac{(K^+)\,(HPO_4^{--})\,(HCO_3^-)}{(Ca^{++})\,(Mg^{++})\,(H^+)} = K.$$

In bezug auf die neuromuskuläre Erregbarkeit besteht ein Antagonismus nach dem Loebschen Quotienten:

$$\frac{Na + K}{Ca + Mg}.$$

Die Zusammenhänge zwischen Vitamin D und Calcium-Phosphor-Haushalt s. bei Rachitis.

Die Bedeutung des *Magnesiums* im Säuglingsalter ist noch ziemlich unbekannt. Der Blutspiegel liegt zwischen 1,7 und 3,1 mg-% (1,3—2,5 mval/l), davon ist knapp die Hälfte nicht an Eiweiß gebunden. Bei Vitamin D-Mangel finden sich tiefe Magnesiumwerte im Serum zwischen 0,8 und 1,1 mg-% (0,6—0,9 mval/l). Die Blutkörperchen selbst enthalten höhere Werte (6,6 mg-% bzw. 4,9 mval/l [nach *335*]). Wichtig ist, daß bei tiefen Magnesiumwerten im Blut auch bei normalem Blutcalcium (nach magnesiumarmer Kost oder Vollmilchernährung) tetanische Symptome auftreten können, die durch Magnesiumgaben zu beseitigen sind. Auch führt vermehrte Magnesiumaufnahme zu Calciumverlusten durch den Urin. Beim Brustkind liegt die *tägliche Retention* zwischen 6 und 12 mg, sie kann beim künstlich ernährten Kind bis zu 150 mg ansteigen. Das bedeutet eine Retention zwischen 10 und 24 mg/kg Körpergewicht/Tag (nach V. WENDT [zit. *516*]). Bei der normalen Säuglingsernährung kann der Magnesiumbedarf also reichlich gedeckt werden.

Über den Eisenstoffwechsel s. S. 69.

ε) Der Wasser- und Elektrolytstoffwechsel

Der *Wassergehalt* des Organismus nimmt während der ersten 12 Lebensmonate langsam ab. Besonders die extracelluläre Flüssigkeit verringert sich, während die Trockenmasse und die intracelluläre Flüssigkeit durch Zunahme der Zellsubstanz etwas zunimmt. Individuell schwanken aber die Werte für die extracelluläre Flüssigkeit stark zwischen 40—26% des Körpergewichtes [*442*] (s. Abbildung 12a, S. 89).

Die *Wasserausscheidung* hängt beim gesunden Säugling im wesentlichen von der Nierenfunktion und von der Größe der Perspiratio insensibilis ab. *Im Stuhl* liegt der tägliche Wasserverlust nur zwischen 25 und 40 ml. Die zunehmende Konzentrationsfähigkeit der Nieren verringert die zur Aufrechterhaltung der Nierenfunktion notwendige Mindestwassermenge immer mehr. Auch die *Perspiratio insensibilis* pro Kilogramm Körpergewicht und Tag nimmt von der

Neugeborenenperiode an im 1. Lebensjahr etwas ab und liegt schließlich mit *19 g/kg* und Tag aber immer noch höher als beim Erwachsenen (11,5—20 g/kg/Tag [nach *391, 857*]). Der *absolute Flüssigkeitsbedarf* des Säuglings *für die Urinproduktion* liegt zwischen 200 und 500 ml/Tag und für die *Perspiratio insensibilis* zwischen 75 und 300 ml täglich. Daraus errechnet sich eine notwendige Wassermenge von 330—1000 ml pro Tag [*134*].

Der *Wasserbedarf* beträgt also *im ganzen Säuglingsalter rund das 6—8fache der vom Erwachsenen pro Kilogramm Körpergewicht benötigten Wassermenge.* Er ist beim sehr jungen Säugling größer als beim älteren. Auch die Art der zugeführten Nahrung ist auf den Wasserbedarf von Einfluß. Eine salz- oder eiweißreiche Kost, wie die künstliche Säuglingsernährung, erfordert wegen der vermehrt auftretenden Abbauprodukte zur Ausscheidung mehr Wasser als Frauenmilch [*176*], so daß dabei die Leistungsfähigkeit der Säuglingsniere den Verdünnungsgrad der Milchmischungen zu bestimmen hat [*905*]. Wasserverluste durch Erbrechen, Enteritis oder ungenügende Wasserzufuhr, vor allem in der warmen Jahreszeit [*176*], können zu einer Ausscheidungsinsuffizienz der Säuglingsnieren mit einem Anstieg der harnpflichtigen Substanzen im Blut führen.

Tabelle 8. *Wasserbedarf im 1. Lebensjahr*

Alter	Ungefähres Körpergewicht in kg	Gesamtwasser in 24 Std ml	Wasser pro kg Körpergewicht in 24 Std ml
3 Tage . .	3,0	250— 300	80—100
10 Tage . .	3,2	400— 500	125—150
3 Monate .	5,4	750— 800	140—160
6 Monate .	7,3	950—1000	130—155
9 Monate .	8,6	1100—1250	125—145
1 Jahr . .	9,5	1250—1300	120—135

Unter Berücksichtigung dieser Gesichtspunkte ist der durchschnittliche *Wasserbedarf pro Kilogramm Körpergewicht* bei Säuglingen Tabelle 8 zu entnehmen. Diese Zahlen gelten nur für den gesunden Säugling unter normalen Umgebungstemperaturen und müssen bei erhöhten Wasserverlusten, in heißem Klima und bei Fieber erhöht werden. *Als Faustregel* kann gelten, daß die Flüssigkeitszufuhr beim gesunden Säugling im 1. Halbjahr $^1/_6$ und im 2. Halbjahr $^1/_7$ des Körpergewichtes nicht unterschreiten darf. Mit der üblichen Trinkmenge bei künstlicher Ernährung (s. S. 127) von $^1/_5$ des Körpergewichts im 1. und $^1/_6$ im 2. Trimenon ist dieser Bedarf also ausreichend gedeckt.

An Oxydationswasser aus dem Abbau von Fett, Eiweiß und Kohlenhydraten erhält das Brustkind pro 100 g Frauenmilch noch zusätzlich etwa 9,1 g H_2O. Bei einem durchschnittlichen Wassergehalt von 87 g/100 ml Frauenmilch beträgt also die Wasserzufuhr beim Brustkind 96 g/100 ml Frauenmilch. Die Zahlen für das Oxydationswasser bei der meist etwas fettärmeren künstlichen Ernährung liegen etwas tiefer, da bei der Verbrennung von 100 g Eiweiß 43 g, von 100 g Kohlenhydraten 55 g und von 100 g Fett 107 g H_2O Oxydationswasser entsteht. [*441*].

Infolge dieses großen Wasserbedarfs ist beim Säugling das *Verhältnis zwischen dem täglichen Wechselwasser* (aufgenommenes und abgegebenes Wasser) *und dem* im Bedarfsfall *schnell mobilisierbaren extracellulären Wasser aus Blutplasma und interstitieller Flüssigkeit recht ungünstig.* Der Wasserumsatz/Tag beträgt nämlich beim Erwachsenen nur 11% der extracellulären Flüssigkeit, *beim Säugling dagegen 33%*. Er besitzt also bei Wassermangel nur etwa die dreifache Menge an schnell verfügbarem Depotwasser, der Erwachsene dagegen die 8,7fache Menge. Auch das Verhältnis zur intracellulären Flüssigkeit, die bei Wassermangel zur Auffüllung der extracellulären Flüssigkeit verwendet wird, ist nicht viel günstiger: Wechselwasser: Gesamtkörperwasser verhält sich nämlich beim Säugling wie 1:4,8, beim Erwachsenen wie 1:24,5 (s. Abb. 12b).

Der Wasserwechsel ist also beim Säugling besonders schnell und lebhaft und nimmt mit zunehmendem Alter an Geschwindigkeit ab. Das erklärt auch das unheimlich schnelle Auftreten von Austrocknungserscheinungen bei Flüssigkeitsverlusten oder ungenügender Wasserzufuhr beim jungen Säugling und die mit zunehmendem Lebensalter ansteigende Widerstandsfähigkeit gegen Wassermangel.

Auf den komplizierten *Resorptionsvorgang* und seine relative Unabhängigkeit von der Hypertonie oder Hypotonie der zugeführten Flüssigkeit sei hier nicht näher eingegangen [*442*]. Wichtig ist vor allem, daß die Resorption entscheidend durch jede Schädigung der Darmschleimhaut beeinträchtigt wird. Eine solche Schädigung hemmt aber nicht nur die Resorption der zugeführten Flüssigkeit, sondern auch die Wiederaufnahme des *endogenen Wassers*, das in Form von Verdauungssäften in reichlicher Menge von Pankreas und Magen Darmtrakt sezerniert wird. Über die absolute Menge dieser Verdauungssekrete gibt es keine sicheren Angaben. Im Magen hat man bei der Verfütterung von Frauenmilch eine etwa 13%ige, bei Kuhmilch eine etwa 40%ige Verdünnung der zugeführten Nahrung durch Magensaft festgestellt, so daß bei einer Zufuhr von 500 ml Kuhmilch täglich etwa mit der Sekretion von 250 ml Magensaft gerechnet werden kann [*423*, *711*].

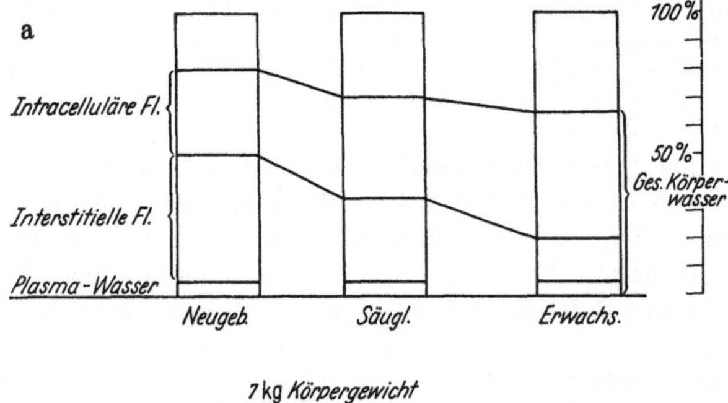

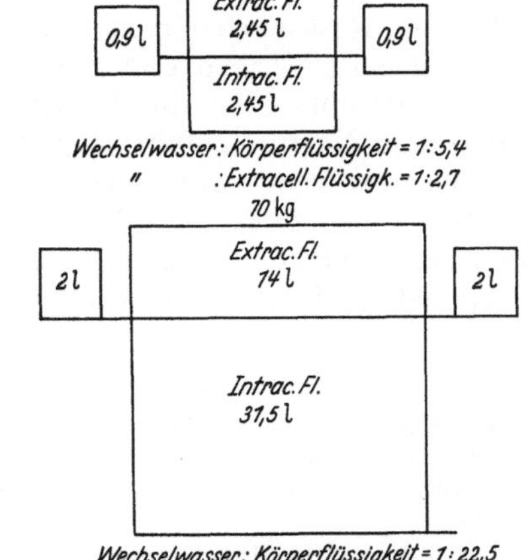

Abb. 12a u. b. Wasserhaushalt beim Säugling und beim Erwachsenen. a Zunahme der intracellulären und Abnahme der interstitiellen Flüssigkeit mit zunehmendem Lebensalter. b Verhältnis von täglicher Wasseraufnahme und Wasserabgabe zum Depotwasser

Insgesamt wird die *Größe der Darmsekretproduktion im Säuglingsalter auf 1000—1500 ml* und die *Resorptionsarbeit auf 2000 bis 2500 ml* geschätzt. Bezogen auf die Gesamtwassermenge des Körpers oder gar nur auf seinen extracellulären Flüssigkeitsbestand von 1,4—2,6 Liter bedeutet dies einen enorm *großen und schnellen enterohepatischen Wasserkreislauf*. Allerdings ist die Menge der Darmsaftproduktion aus den dort vorkommenden p_H-Verschiebungen im Chymus errechnet worden [*711*] und es ist fraglich, ob nicht ein Teil dieser Vorgänge auf dem Weg des Ionenaustausches ohne entsprechende Wasserverschiebungen vonstatten gehen kann. Doch zeigen die Erfahrungen in der Klinik, daß der enterale Wasserkreislauf doch so groß sein muß, daß geringgradige Beeinträchtigungen der Darmschleimhaut schnell zu großen Wasserverlusten führen können.

Auch das Wasser wird übrigens, wie die Nährstoffe und Elektrolyte, erst tagelang im Körperstoffwechsel verwendet. Seine Halbwertszeit beträgt 9 ± 1 Tage [*406*]. Das unmittelbar nach einer Flüssigkeitszufuhr ausgeschiedene Wasser hat also zum überwiegenden Teil schon lange dem Organismus gedient. Die Regulation des Wasserstoffwechsels obliegt den Nieren, die auf Wasserzufuhr oder Volumenzunahme des Plasmas infolge Salz- und Wasseraufnahme über den Hypophysenhinterlappen (Adiuretin) gesteuert, wieder für einen altersentsprechenden Wassergehalt des Organismus sorgen. Die Wanderung des Wassers im Körper geht außerordentlich schnell vonstatten, da in jeder Minute 73% des Plasmawassers mit der extracellulären Flüssigkeit ausgetauscht werden [*727*]. Jede Flüssigkeitsbewegung hat darüber hinaus eine entsprechende Elektrolytverschiebung zur Folge und jede Änderung des Elektrolytgleichgewichtes beeinflußt sofort wieder den Wasserhaushalt. Beim Säugling werden diese engen Zusammenhänge besonders evident, weil auch sein Elektrolythaushalt noch nicht die guten Kompensationsmöglichkeiten des Erwachsenen besitzt.

1. Natriumstoffwechsel

Da Natrium vor allem das *Kation der extracellulären Flüssigkeit* ist, nimmt gleichlaufend mit der Abnahme der extracellulären Flüssigkeit im Verlauf des 1. Lebensjahres der Natriumgehalt im Gewebe des Säuglingsorganismus ab. Natrium bindet die extracelluläre Flüssigkeit und ein Verlust an Natrium ist sofort mit einer entsprechenden Abnahme des interstitiellen Wassers verbunden. Intracellulär existieren beim Gesunden nur geringe Mengen Natrium.

Im Serum finden sich während der Säuglingszeit praktisch normale Natriumkonzentrationen von 130—140 mäq/l (s. auch Tabelle 9, S. 91). *Der Natriumbedarf* liegt beim Erwachsenen zwischen 4—5 g täglich, er ist im Säuglingsalter nicht genau bekannt. Nach dem Angebot bei Frauenmilchernährung wird er auf etwa 200 mg/Tag bei einem 5 Monate alten Kind geschätzt [*516*], nach dem Salzbedarf bei parenteraler Ernährung benötigt der Säugling im 2. Lebenshalbjahr mindestens 0,9 g NaCl, also etwa 350 mg Natrium täglich. Dieser Bedarf steigt bei Krankheit an. Vom aufgenommenen Natrium werden in den ersten 24 Std nur 8%, der Rest nach einem intensiven Stoffwechsel im Organismus erst in den nachfolgenden Tagen und zwar ausschließlich im Urin wieder ausgeschieden. Der Natriumverlust durch Schweiß und Stuhl ist beim Gesunden gering. Ungenügende Natriumzufuhr oder Natriumverlust lassen die Ausscheidung im Urin bis auf verschwindende Mengen zurückgehen, da der Körper durch eine vermehrte Produktion des den Natriumhaushalt regulierenden Nebennierenrindenhormons Aldosteron versucht, mit einer erhöhten Retention in den Nieren die Hyponatriämie zu kompensieren.

2. Kaliumstoffwechsel

Das wichtigste *Kation der intracellulären Flüssigkeit* ist das Kalium. Da sich diese im Verlauf der Säuglingszeit vermehrt, nimmt auch der Kaliumbestand des Organismus zu. Die Kaliumkonzentration in der Zellflüssigkeit (Muskel-, Erythrocyten) liegt zwischen 150 und 100 mäq/l [*982*].

Im Serum steigt die Kaliumkonzentration in den ersten 3 Lebensmonaten von 3,84—5,46 mäq/l auf 3,99—6,48 mäq/l an [*352*]. Am Ende des 1. Lebensjahres und zwischen dem 1. und 2. Lebensjahr fällt der Kaliumspiegel dann auf die Normalwerte der Erwachsenen von 3,1—5,5, im Durchschnitt 4,18 mäq/l ab, so daß *während der Säuglingszeit* also der *Serum-Kalium-Spiegel am höchsten ist* [*463*] (s. auch Tabelle 9, S. 91). Bei der leichten Permeabilität der Zellmembran für Kalium, die sich durch einen dauernden Austausch von Kalium zwischen der intracellulären und extracellulären Flüssigkeit bestätigt, wird die große Konzentrationsdifferenz zwischen dem intracellulären und extracellulären Kalium durch einen energieverbrauchenden Prozeß aufrechterhalten, der von einem ungestörten Kohlenhydratstoffwechsel und einer ausreichenden Sauerstoffversorgung abhängig ist.

Der *Kaliumbedarf* ist beim Säugling, wie sich aus Bilanzen berechnen läßt, relativ groß, da bei jeder Glykogen- oder Eiweißsynthese Kalium benötigt wird. So bindet bei der Glykogenablagerung 1 mMol Glucose 1 mMol Kalium in der Zelle und bei der Eiweißsynthese 1 mMol Eiweiß $^1/_2$ mMol Kalium, das beim Eiweißabbau dann wieder freigegeben wird. Die tägliche *Kaliumretention* im 1. Lebensjahr beträgt 105—446 mg, so daß der *Erhaltungsbedarf* im Säuglingsalter von mindestens *0,2 auf 0,9 g Kaliumchlorid/Tag* ansteigt. Oral gegebenes K wird vom Säugling schnell resorbiert. Nach Belastung mit 100 mg K/kg steigt der Serum-Kalium-Spiegel nur kurzfristig an und ist nach 2 Std schon wieder normal [*939*]. Dagegen werden bei rectaler Zufuhr nur kleine Mengen K gut resorbiert (gemessen mit K^{42} [nach *692*]).

Die ***Regulation des Serum-K-Spiegels*** wird durch die Niere und durch die Fähigkeit der Zellen, K zu binden, vollzogen. Jede Beeinträchtigung der Zellmembran durch ungenügendes Angebot von Glucose und Sauerstoff oder gestörten Kohlenhydratabbau führt zu einer K-Verarmung der Zellen, wobei das K bis zu 50% durch Na aus der interstitiellen Flüssigkeit ersetzt wird. Diese *Transmineralisation* spielt bei der Ernährungsstörung des Säuglings eine große Rolle. Auch der Abbau organischen Gewebes führt zu einem Abwandern von K in die interstitielle Flüssigkeit. Jeder Kaliumanstieg im Serum im Verlauf einer solchen Störung wird sofort durch eine vermehrte K-Ausscheidung in der Niere, sei es durch vermehrte Sekretion oder verminderte Rückresorption in den Tubuli kompensiert. Der Kaliumbestand der Zellen und der Kaliumbedarf des Organismus kann also nicht aus Bestimmungen des Blut-Kalium-Spiegels erkannt werden. Allerdings weist eine *Hypokaliämie immer auf einen intracellulären Kaliummangel* hin. Ein normaler K-Spiegel ist für die störungsfreie Funktion der quergestreiften und glatten Muskulatur, für den anabolischen Eiweißstoffwechsel und für einen ungestörten Kohlenhydrathaushalt Voraussetzung.

3. Chlorstoffwechsel

Cl ist das *wichtigste Anion der extracellulären Flüssigkeit*. Seine Konzentration im Serum beträgt 100,1—107,4, im Durchschnitt 102,9 ± 5 mäq/l. Es liefert dabei über $^2/_3$ der Anionen, während der Rest von HCO_3^-, Eiweiß oder organischen Säuren stammt.

Starke Schwankungen der Chloridwerte können deshalb durch entsprechende Verschiebungen im Anionenteil aufgefangen werden, ohne daß die Natriumwerte verändert werden. So kann aus Chlorbestimmungen im Serum nichts über den Natriumchloridgehalt ausgesagt werden. Aus demselben Grund ist auch die *Cl-Konzentration im Interstitium und Liquor höher*, da dort im Anionenanteil weniger Eiweiß als im Serum auftritt. Die Zellen selbst enthalten sehr wenig Chlor, die Muskelzelle z. B. etwa 10 mäq/l, während die Erythrocyten mit 50 mäq/l noch relativ chloridreich sind.

Die ***Resorption*** und ***Ausscheidung*** entspricht in der Mechanik derjenigen des Natriums, die ***Retention*** schwankt im 1. Lebensjahr zwischen *62 und 390 mg* pro Tag, bzw. zwischen *12 und 69 mg/kg Körpergewicht*.

Der ***Chlorspiegel*** im Serum steigt vom Neugeborenenalter (107,7 ± 8,14 mäq/l) während des 1. Trimenons auf 113,55 ± 15,23 mäq/l etwas an, um im Verlauf des 1. Lebensjahres dann wieder auf die Erwachsenenhöhe abzufallen [*352*] (s. Tabelle 9). Der absolute *Cl-Bedarf* bei der parenteralen Ernährung steigt von 10 mval im 1. Trimenon/Tag über 16 im 2. Trimenon auf 25 im letzten Trimenon des 1. Lebensjahres an.

Tabelle 9. *Elektrolytwerte gesunder Säuglinge.* [Nach C. GYLLENSWÄRD u. B. JOSEPHSON, Scand. J. clin. Lab. Invest. *9*, 21 (1957)]

	Alter				
	Neugeborenes	3 Monate	6 Monate	9 Monate	12 Monate
Na. . . .	139,29 mäq/l ± 8,66	135,13 mäq/l ± 7,83	133,74 mäq/l ± 6,50	133,48 mäq/l ± 7,61	135,00 mäq/l ± 10,65
K	4,65 mäq/l ± 0,43	5,24 mäq/l ± 0,47	5,04 mäq/l ± 0,59	5,03 mäq/l ± 0,51	4,83 mäq/l ± 0,48
Cl	107,70 mäq/l ± 8,14	113,55 mäq/l ± 15,23	108,76 mäq/l ± 14,18	108,59 mäq/l ± 12,95	107,77 mäq/l ± 13,50

ζ) Der Säure-Basen-Stoffwechsel

Wie der Neugeborene, so *neigt* auch der Säugling noch *zur Acidose*. Mit zunehmender Leistungsfähigkeit der Nieren macht sich diese Tendenz aber nur noch unter besonderen Belastungen bemerkbar. Dann aber können sehr schnell Störungen des H—OH-Gleichgewichtes auftreten, wie sie beim Erwachsenen nur unter extremen Bedingungen und nur selten zu beobachten sind. Der gesunde und unbelastete Säugling aber wahrt sein *Blut*-p_H im Mittel bei 7,38, wie auch das größere Kind. Die *Alkalireserve* schwankt zwischen 24 und 34 mäq/l und der CO_2-Gehalt und P_{CO_2} verhält sich wie beim Erwachsenen. Die kompensierte metabolische Acidose des Neugeborenen besteht also im Säuglingsalter nicht mehr.

η) Der Calorienbedarf und Wärmehaushalt

Das Verhalten des *Grundumsatzes* ist den Tabellen 10 und 11 zu entnehmen. Daraus geht hervor, daß der Calorienbedarf pro Kilogramm Körpergewicht und pro Zentimeter Körpergröße im 1. Lebensjahr laufend zunimmt. Auch

Tabelle 10. *Grundumsatz im Säuglingsalter pro Kilogramm.* [Nach F. A. TALBOT, Amer. J. Dis. Child. *55*, 455 (1938)]

Gewicht in kg	Calorien in 24 Std	Calorien pro kg
3,0	150	50
4,0	210	52
5,0	270	54
6,0	330	55
7,0	390	56
8,0	445	56
9,0	495	56
10,0	545	55
Erwachsener 70 kg	1700	24

Tabelle 11. *Grundumsatz im Säuglingsalter pro Zentimeter.* (Nach TALBOT [*927*])

Größe in cm	Calorien in 24 Std	Calorien pro cm
51	160	3,1
54	200	3,7
58	260	4,5
62	315	5,1
66	390	5,9
70	450	6,4
74	510	6,9
78	565	7,5
Erwachsener 175 cm	1700	10

pro Quadratmeter Körperoberfläche steigt er von 930 Calorien am Ende der Neugeborenenzeit auf 1150 Calorien in 24 Std am Ende des 1. Lebensjahres an. Dieser steigende Calorienbedarf ist sicher auch mit eine Folge des zunehmenden *Wärmeverlustes durch Wasserdampfabgabe*, der von 260 cal/m² Oberfläche/Tag im Alter von 4 Wochen auf 570 cal/m²/Tag im 12. Lebensmonat ansteigt, teilweise eine Folge des zunehmenden Atemvolumens, teils eine Konsequenz der altersbedingten Zunahme der Schweißproduktion, die beim sehr jungen Säugling noch eine hohe Reizschwelle besitzt [*55*] (s. auch S. 93). Auch bis zum Ende des 2. Lebensjahres steigt der Calorienbedarf noch weiter auf 1300 cal/m²/24 Std an [*164*], um dann langsam auf die Erwachsenenwerte von 960—1000 cal/m² abzufallen. Es scheint also weder das Körpergewicht noch die Körperoberfläche, noch die Körpergröße das richtige Beziehungssystem für den Grundumsatz im Kindesalter darzustellen.

Bei einer Berechnung des Calorienbedarfes im Säuglingsalter ist es deshalb richtiger, sich an die Näherungswerte der Tabellen 10 und 11 (mittlere Kolumne) zu halten. Zu den Grundumsatzwerten muß noch die spezifisch-dynamische Wirkung der Nahrung zugeschlagen werden, die bei Frauenmilch mit 8,5%, bei künstlicher Ernährung mit 15% des Grundumsatzes anzusetzen ist [*818*]. Zur weiteren Berechnung des Bruttocalorienbedarfs sind aber gerade beim Säugling noch sehr schlecht berechenbare Faktoren zu berücksichtigen, wie z. B. das Schreien, das den Grundumsatz um 100—200% steigert, dann die vor allem vom 2. Trimenon an stark wechselnde Energie für die Muskelleistung und schließlich der Calorienwert des täglichen Gewichts- und Wachstumsansatzes. Auch dieser *Wachstumsbedarf* läßt sich nur überschlägig schätzen, da die Qualität des Ansatzes seinen Calorienwert beeinflußt, wie etwa eine Fettanlagerung mehr Calorien erfordert oder auch eine stärkere Stickstoffretention den calorischen Wachstumsverbrauch steigert, wie beim künstlich ernährten Kind. Deshalb schwanken die im Schrifttum dafür vorliegenden Zahlen zwischen 20—23 cal/kg Körpergewicht [*927*] und 15—18 cal/kg [*367*]. 14—36% der täglichen Calorienzufuhr werden also vom Wachstumsbedarf beschlagnahmt.

Der *empirische Nahrungsbedarf* beträgt im *1. Vierteljahr 110—120 cal/kg, im 2. 100—110* und sinkt dann bis zum *Ende des 1. Lebensjahres auf 90 bis 100 cal/kg/Tag* ab, Zahlen, die unter dem Begriff *Heubner-Hoffmannscher Energiequotient* bekannt sind (= Tagescalorien : Körpergewicht in Kilogramm).

Der *Wärmehaushalt* steht nach der Neugeborenenperiode unter einer sehr wirksamen *Regulation*. Zur Wärmeabgabe wird beim jungen Säugling vor allem die *Verdampfungskälte innerhalb der Luftwege* benützt. Die Schweißproduktion setzt beim 2 Wochen alten Säugling erst beim Grenzwert von 35°, beim 12 Monate alten Kind bei 26° ein. Dagegen beschleunigt ein Temperaturanstieg der Umgebung sehr viel schneller die Atemfrequenz.

Mit zunehmender Muskelbetätigung und damit ansteigendem Lebensalter macht sich beim Säugling schon eine typische Tag-Nacht-Schwankung in der *Temperaturkurve* bemerkbar mit höheren Tageswerten zwischen 37,2 und 37,6° und Nachtwerten zwischen 36,6 und 36,8°. Die maximale *Temperaturschwankung* beträgt im 1. Lebensmonat noch 0,53°, im 2.—3. 0,60° und vom 3.—9. Monat 0,92° [*484*]. Umgebungstemperaturen von 34,5—17° werden schon kurz nach der Neugeborenenperiode in fast unbekleidetem Zustand vom gesunden Säugling ohne Anstieg oder Abstieg der Rectaltemperatur über Stunden ertragen [*626*]. Dies gilt nicht für dystrophe oder atrophe Säuglinge, die eine ausgesprochen schlechte Wärmeregulation besitzen. Die obere Grenze des „thermischen Wohlbefindens", bei deren Überschreiten die Wärmeabgabe zunimmt, fällt im Laufe der ersten 12 Monate von 25° auf 21°, die untere Grenze, die durch den Beginn vermehrter Wärmeproduktion bestimmt wird, sinkt in der gleichen Zeit von 21° auf 16,5° ab [*55*].

ϑ) Zusammenfassung

Der *Eiweißstoffwechsel* ist *lebhafter* als beim Erwachsenen und wird durch den Wachstumsbedarf besonders beansprucht. Der N-Umsatz liegt beim Brustkind dank des hochwertigen angebotenen Eiweißes nieder, und der N-Ansatz verhält sich zum N-Umsatz wie etwa 1:1. Kuhmilchernährung steigert den N-Umsatz um das 3—4fache und die Retention um etwa 40% über die Werte des Brustkindes. N-Ansatz verhält sich zu N-Umsatz beim künstlich ernährten Kind mindestens wie 1:2. Es findet also bei dieser eiweißreichen Kost eine erhöhte Eiweißretention, eine Eiweißanreicherung des Organismus statt. Der *Eiweißbedarf* beträgt bei *Frauenmilchfütterung 1,9 g/kg/Tag* beim jungen Säugling und *1,7 g/kg/Tag* im späteren Säuglingsalter. Bei *Kuhmilchfütterung* liegt der Eiweißbedarf zwischen *3,4 und 4,4 g* im 1. Trimenon und *3,0 und 4,0 g/kg* im weiteren Verlauf des 1. Jahres.

Im *Kohlenhydratstoffwechsel* besteht eine große *Labilität*, die sich erst nach den ersten Monaten langsam verliert. Bei normaler Resorptionsgeschwindigkeit liegt die Ursache dafür in dem *erhöhten Kohlenhydratumsatz* und der Neigung zu unökonomischem glykolytischem Abbau. Deshalb ist der *Kohlenhydratbedarf mit optimal 10—14 g* und *minimal 4,5 g/kg/Tag* besonders groß.

Die *Fettresorption* ist bei Brustkindern kein Problem, weil dank der milcheigenen Lipase etwa 50% des möglichen Fettabbaues bereits im Magen eingetreten ist und der Rest fein emulgiert wird. Das künstlich ernährte Kind ist auf die eigene Fettspaltung angewiesen, die noch wenig leistungsfähig ist und infolge geringer Gallensäureproduktion unter einer begrenzten Emulgierungsfähigkeit leidet. Auch der Mangel der Kuhmilch an ungesättigten Fettsäuren verschlechtert die Resorptionsbedingungen und die Resorptionsgeschwindigkeit. Der intermediäre Stoffwechsel der Fettsäuren leidet an der Instabilität des Glucoseabbaues, so daß die *Ketoseneigung* den Säugling noch bis ins 2. Lebensjahr begleitet. Der *Fettbedarf* liegt, gemessen an der Zufuhr bei Brustkindern, bei *5—6 g/kg/Tag.* Er kann bis heute praktisch durch keine künstliche Ernährungsform in dieser Höhe gedeckt werden.

Dagegen erfolgt die *Mineraleinlagerung* im Organismus beim künstlich ernährten Kind sehr viel stärker als beim Brustkind. In beiden Fällen kommt es im Laufe des 1. Lebensjahres zu einer Transmineralisation, d. h. einer Zunahme des relativen Ca-, P-, K- und Mg-Gehaltes und einer Abnahme des Na-, Cl- und S-Anteils. Die von der Art der Ernährung abhängige *Ca-Resorption* muß bei Brustkindern einen *täglichen Bedarf* von etwa 40 mg/kg und beim künstlich ernährten von 70—120 mg/kg decken, was nicht immer genügend gewährleistet ist, so daß der relative Ca-Bestand des Neugeborenen im 1. Trimenon nicht gehalten wird und das Auftreten einer gewissen Osteoporose als physiologisch anzusehen ist, bis Ca-reichere Gemüsekost in ausreichender Menge gegeben werden kann. Zusätzliche Ca-Gaben verstärken aber wieder leicht die Phosphorausscheidung im Stuhl, wie auch umgekehrt eine reduzierte P-Resorption zu vermehrten Calciumverlusten führt. Mit Hilfe eines komplizierten, hormonal durch die Nebenschilddrüsen gesteuerten Regulationsmechanismus versucht der Organismus den Stoffwechsel von Ca und P in Darm und Nieren unter dem Einfluß antagonistisch wirkender Ionen wie Na und K und des Säure-Basen-Stoffwechsels so zu gestalten, daß die Ossifikation ermöglicht und die normale neuromuskuläre Erregbarkeit erhalten bleibt.

Der *Na-Bedarf* steigt im 2. Lebenshalbjahr auf mindestens 350 mg entsprechend 0,9 g NaCl/Tag an, während zusammen mit der Abnahme der extracellulären Flüssigkeit der Na-Bestand des Gewebes abnimmt. Die relative und absolute Zunahme des wichtigsten intracellulären Ions *K* macht sich auch im Verhalten des Serum-K-Spiegels bemerkbar, der mit 3,9—6,48 mäq/l im Säuglingsalter am höchsten ist, während die Na-Konzentration im Serum unverändert normal bleibt. Der *K-Bedarf* steigt von 0,2 auf mindestens 0,9 KCl/Tag während des 1. Jahres an. Der Cl-Spiegel liegt im 1. Trimenon mit 113,55 ± 15,23 mäq/l etwas über der Norm des Erwachsenen, die Chlorretention schwankt zwischen 12—69 mg/kg/Tag und ist weitgehend an den Na- und K-Stoffwechsel gekoppelt.

Genauso verhält es sich mit dem *Wasserhaushalt.* Obwohl die zunehmende Leistungsfähigkeit der Nieren die zur Elimination harnpflichtiger Substanzen notwendige relative Mindestwassermenge im 1. Lebensjahr immer mehr verringert (auf 200—500 ml/Tag), kann eine salzreiche, womöglich auch noch eiweißreiche Kost schnell zu einer Ausscheidungsinsuffizienz führen, wenn nicht die Wasserzufuhr entsprechend gesteigert wird. Auch die *Perspiratio insensibilis* verlangt mit 19 g/kg/Tag noch mehr Wasser als beim Erwachsenen (11,5 bis 20 g/kg/Tag), so daß der *Wasserbedarf* von 125—150 ml/kg/Tag am Ende der Neugeborenenzeit auf 140—160 ml zum Beginn des 2. Trimenons ansteigt und am Ende der Säuglingszeit bei gesunden Säuglingen und gemäßigtem Klima 120—135 ml/kg/Tag beträgt. Im Hinblick auf die relativ sehr geringe Menge an mobilisierbarem interstitiellem und intracellulärem Depotwasser ist der *Wasserwechsel* beim Säugling *besonders lebhaft.* Dazu kommt noch ein, bezogen auf den Gesamtwasserbestand, besonders umfangreicher *enterohepatischer Wasser-*

kreislauf. Das erklärt die klinische Erfahrung, daß der Flüssigkeitshaushalt der empfindlichste Sektor im Säuglingsstoffwechsel ist und seine Irritation am schlechtesten kompensiert werden kann. Die leichte Entgleisung des *Säure-Basen-Stoffwechsels* bei Belastungen ist bei seiner großen Abhängigkeit vom Wasserstoffwechsel gut zu verstehen. Allerdings ist die kompensiert metabolische Acidose nach der Neugeborenenperiode beim gesunden Säugling einer ausgeglicheneren Stoffwechsellage gewichen. Bei Belastungen besteht aber auch noch immer schnell die Neigung zur Acidose.

Der *Calorienbedarf*, zusammengesetzt aus wachsendem Grundumsatz, Wachstumsbedarf, Bewegungscalorien und Verbrauch für die spezifisch-dynamische Wirkung der Nahrung ist im 1. Quartal mit 110—120 cal/kg/Tag, im 2. Quartal mit 100—110 und am Ende des 1. Jahres mit 90—100 Calorien anzusetzen. Das entspricht dem *Energiequotienten nach* HEUBNER-HOFFMANN. Dabei stellt eine nach der Neugeborenenzeit sehr wirksame *Wärmeregulation* eine Körpertemperatur mit relativ geringen Tag-Nacht-Schwankungen zwischen 37,6 und 36,6° C ein, wobei die Differenzen im 1. Quartal nach der Monothermie des Neugeborenen noch um 0,53° und im letzten Quartal um 0,9° liegen.

f) Die Nierenfunktion

Nach der Neugeborenenperiode steigt die tägliche Urinproduktion in den ersten 2 Monaten von 250 auf 450 und bis zum Ende des 1. Lebensjahres auf durchschnittlich 400—500 ml an. Damit hat die *Wasserelimination* von 13,8 ml/l Körperflüssigkeit beim Neugeborenen bis zum Ende des 1. Lebensjahres entsprechend dem beschleunigten Wasserwechsel auf 50 ml/l Körperflüssigkeit zugenommen, während sie beim Erwachsenen wieder nur 16,4 ml/l Körperflüssigkeit beträgt. Pro Quadratmeter Körperoberfläche ist die Nierenleistung auf 800—1000 ml angestiegen, was der Wasserausscheidungsfähigkeit der Erwachsenenniere bereits entspricht. Die *Konzentrationsfähigkeit* der Nieren hat dieses Ziel schon am Ende des 1. Lebenshalbjahres erreicht, während sich die Glomerulumfiltration erst am Ende des 1. Lebensjahres den Erwachsenenwerten nähert.

So erreicht z. B. die Harnstoffclearance erst dann knapp die Erwachsenenwerte [*795*], die Phosphatclearance hat sie noch nicht ganz erreicht [*613*], und wann die niedrigen Clearancewerte für Kochsalz die Normwerte des Erwachsenen pro Quadratmeter Oberfläche erreichen, ist noch nicht sicher bekannt. Aus dem Verhalten bei Belastungen, wie Exsiccosen, ist aber zu erkennen, daß sich diese Fähigkeiten erst langsam im Laufe des 1. Lebensjahres entwickeln. In bezug auf die Säureausscheidung ist die Niere des älteren Säuglings voll funktionsfähig, wie sich aus dem normalen Phosphatanteil von 50—70% an der Titrationsacidität des Urins zeigt [*447*]. Im Serum ist im ganzen Säuglingsalter noch *weniger antidiuretischer Wirkstoff* als beim Erwachsenen nachweisbar [*930*], so daß immer noch mit einer geringeren Produktion von Adiuretin neben der geringeren Ansprechbarkeit der Nierentubuli auf dieses Hormon gerechnet werden muß. Die *Ammoniakausscheidung* beträgt im 1. Lebensjahr recht konstant 0,5—1 mäq/kg/Tag bis höchstens 5,0 mäq/kg, wobei die Konzentration zwischen 0 und 100 mäq/l schwanken kann und meist zwischen 10 und 30 mäq/l liegt. Die Art der Nahrung hat auf die Menge der Ammoniakausscheidung offenbar keinen Einfluß [*448*]. Die Ammoniakausscheidung des Erwachsenen liegt zwischen 0,27 bis 0,13 mäq/kg pro Tag. So besteht also im späteren Säuglingsalter eine außerordentlich gute Ammoniakbildungsfähigkeit.

Zusammenfassung

Während das Konzentrationsvermögen nach einem halben Jahr und im 2. Halbjahr auch die Wassereliminierungsfähigkeit der des Erwachsenen etwa entspricht, hinken einige Teilfunktionen, wie die Phosphat- und NaCl-Clearance, noch nach und machen die leichte Dekompensation der Nierenfunktion bei Belastungen verständlich. Besonders gut ist im späteren Säuglingsalter die Ammoniakbildung und -ausscheidung.

3. Statische und psychische Entwicklung des Säuglings

In der Entwicklung des Säuglings sind einige *markante Abschnitte* zu erkennen: Die *motorische Funktion* macht *in den ersten 4 Wochen* keine Fortschritte. Der Säugling liegt immer auf dem Rücken und besitzt im Schlaf eine typische Stellung mit hochgeschlagenen Armen, leicht geballten Fäusten und angezogenen Beinen. Am Ende der ersten 4 Wochen wird der Kopf aktiv in eine bevorzugte Richtung gedreht. Dabei starrt der Säugling mit geöffneten Augen in die Umgebung, ohne aber zu fixieren oder eine Reaktion auf Sinneseindrücke zu zeigen. Bewegten Gegenständen wird nur flüchtig mit den Augen gefolgt und selbst der Mutter gelingt es noch nicht, die Aufmerksamkeit des Kindes an sich zu fesseln. Die Extremitäten bewegen sich noch in athetotischen Massenbewegungen (Pallidumwesen), die Hände werden in Ruhe noch geschlossen gehalten. Die *Stimme* benützt der Säugling anfangs nur zum Schreien, als Zeichen des Unbehagens, und erst vom 2. Monat an werden auch in Ruhe leise Töne erzeugt. Jetzt beginnt der Säugling auch bei plötzlichen Geräuschen mit den Körperbewegungen einzuhalten. Zwischen der *4. und 6. Woche* lächelt das Kind zum erstenmal und versucht, mit ausfahrenden Bewegungen Gegenstände mit der Hand zu ergreifen.

Von der *12. Woche* an wird der Kopf willkürlich bewegt und in Schallrichtung gewendet. Der Säugling „hört“. Die Mutter wird nun erkannt und auch häufig benützte Gegenstände haften in der Erinnerung. Der Blick wird aufmerksam und das „Schielen“ hört langsam auf. Die Augen folgen jetzt in normaler Koordination bewegten Gegenständen. Aber ohne äußeren Reiz besteht noch eine Pupillenunruhe wie beim Neugeborenen, die erst zwischen dem 4. und 5. Lebensmonat verschwindet.

Von der *12.—16. Woche* an kann sich der Säugling mit Kopf und Oberkörper immer mehr von der Unterlage abheben, wobei schließlich die gebeugten Ellbogen als Unterstützung benützt werden. Auch lernt er jetzt, sich selbständig von der Rückenlage auf den Bauch zu drehen und beginnt zu krabbeln, um erwünschte Gegenstände zu erreichen. Die angeborenen Steig- und Kriechreflexe (s. S. 48) sind allerdings jetzt nicht mehr auszulösen. Die Hände werden in Ruhe nun offen gehalten und das Kind kann reaktiv lachen. Auch Furcht und Fremdsein wird zum erstenmal bemerkt.

Im *5. Monat* lernt der Säugling mit Unterstützung im Bett zu sitzen, und der Kopf wird frei gehalten. Im *6. Monat* gelingt das selbständige Sitzenbleiben und Gleichgewichthalten, am besten unter leichtem Vorlehnen, gestützt auf die eigenen Hände. Inzwischen hat sich die Fortbewegung vom Krabbeln zum Kriechen auf allen Vieren fortentwickelt. Manche Kinder lernen dann auch das Rutschen im Sitzen, um beweglich zu werden. Im *7. Monat* wird das freie Sitzen sicherer. Das Kind greift bewußt nach Gegenständen und kann sie von einer zur anderen Hand übernehmen. Bei entsprechender Unterstützung unter den Armen wird nun schon versucht, auf den Beinen zu stehen. In freundlicher Stimmung werden unartikulierte Laute ausgestoßen und der eigenen Stimme mit Interesse gelauscht. Das Lallen gewinnt an Ausdruck und es gelingt, einzelne Silben und Worte zu bilden. Die Umgebung wird immer besser erkannt, aber das Gedächtnis ist noch von kurzer Dauer, so daß selbst die Mutter nach einigen Tagen in Vergessenheit gerät.

Mit *8 Monaten* gelingt das Stehen schon sehr viel besser. Auch versucht das Kind sich hochzuziehen, um selbständig auf die Beine zu kommen, was aber in der Regel noch nicht gelingt. Im Stehen werden die ersten Gehversuche gemacht. Mit *9 Monaten* gelingt dann das selbständige Aufrichten aus der

Rückenlage. Klötze können aneinandergereiht werden, der Zeigefinger wird zum Deuten benutzt, das Winken mit der Hand und das Händeklatschen erlernt. Auch beginnt das Kind den Sinn einiger Worte zu erfassen, die selbst noch nicht gesprochen werden können. Das eigene Vokabular wird immer größer, allerdings bleibt bei einem Teil der gelernten Worte der Sinn unverständlich.

Im *letzten Vierteljahr* beginnt das Kind frei zu gehen. Am Ende des 1. Lebensjahres gelingt es dann oft auch ohne Unterstützung von Stuhl zu Stuhl zu gehen und an der Hand größere Strecken zurückzulegen. Einfache Handlungen können auf Befehl ausgeführt werden, selbst von Kindern, die noch kaum selbst zu sprechen vermögen. Auch Gesten werden verstanden und nachgeahmt, und beim Kleiderwechsel wird auf Aufforderung Hilfe geleistet. Der Wortschatz beträgt am Ende des 1. Jahres etwa 7 Worte. Das Gedächtnis überdauert etwa 2 Wochen.

Die Schnelligkeit der statischen und psychischen Entwicklung ist ein Ergebnis der Hirnreifung, der Übung und der Erfahrung. Sie erfordert als eigene Leistung eine aktive Zuwendung zur Umwelt, die eine normale Intelligenzentwicklung voraussetzt. Defekte auf diesem Gebiet verzögern die Entwicklung. Eine schematische Übersicht über die Entwicklungsstufen s. Tabelle 19, S. 97). Diese

Tabelle 12. *Entwicklungsschema.* (Modifiziert nach A. GESELL, 1955 [*308*])

Altersbereich Wochen	Statisches Verhalten	Spiel	Sprache	Soziales Verhalten
4	Kopf kann nicht gehalten werden	Augen folgen kurzfristig	Leise Töne	Starrt ins Leere, Reaktion auf Geräusche
6				Spontanes Lächeln
12	Kopf wird im Liegen hochgehoben	Augen folgen bewegten Gegenständen, Schielen hört auf		Willkürliche Kopfbewegung zur Schallquelle
16	Kopf und Oberkörper werden hochgehoben, kann sich auf den Bauch drehen, Krabbeln			Reaktives Lachen
20	Sitzt mit Unterstützung, Kopf wird frei gehalten			
26—28	Sitzt vorgelehnt auf eigene Hände gestützt. Kriechen, Rutschen	Greift bewußt nach Gegenständen. Übernimmt sie von einer zur anderen Hand	Unartikulierte Laute, einzelne Worte ohne Sinnverständnis	Lauscht der eigenen Stimme. Nimmt Füße in den Mund. Gedächtnis einige Tage
32	Steht unsicher, versucht sich hochzuziehen	Kann Klötze aneinanderreihen		Kann Zeigefinger gebrauchen
40	Sitzt frei, kann sich hochziehen, steht sicher	Verbindet zwei Spielsachen, ergreift Murmeln	Sagt Papa, Mama	Die Flasche wird gehalten
52	Geht an der Hand, kleine Strecken allein	Setzt Klötze aufeinander	Spricht etwa 7 Worte	Kann kurzen Anweisungen folgen. Hilft beim Anziehen. Gedächtnis etwa 2 Wochen

Daten sind aber nur als ungefährer Anhalt zu nehmen. Die seelische und intellektuelle, wie auch die statische Entwicklung sind in ihrer Geschwindigkeit so stark von Umwelt und Erbe abhängig, daß eine große Schwankungsbreite noch zum Bereich der Norm gehört.

C. Die Ernährung des gesunden Neugeborenen und Säuglings

1. Die Brustnahrung

a) Die Produktion der Frauenmilch

Unter der Einwirkung von oestrogenen Substanzen (Follikelhormon) und Progesteron tritt während der Gravidität ein Wachstum der Alveolen und Lobuli des Drüsengewebes und der ausführenden Milchgänge ein, das, gesteuert von Hormonen des Hypophysenvorderlappens, zu einer Volumenzunahme der Brustdrüse führt. Auch Nebennierenrinde und Schilddrüse sind hormonal an diesem Wachstum beteiligt. Die oestrogenen Substanzen, die in der 2. Schwangerschaftshälfte von der Placenta geliefert werden, hemmen aber gleichzeitig die Sekretion des Prolactins durch den Hypophysenvorderlappen.

In dieser Zeit kann die Drüse nur *Kolostralmilch* produzieren. Sie beginnt damit einige Tage, manchmal auch Wochen vor der Geburt und liefert am 1. Tag nach der Geburt etwa *10—20 ml.* Mit dem Rückgang der Oestrogen- und Progesteronwirkung nach der Geburt nimmt auch die Prolactinwirkung zu und veranlaßt die Produktion der *Übergangsmilch* (transitorischen Milch), bis dann schließlich *vom 10.—15. Wochenbettstag an reife Milch* produziert wird.

Mit erneuten Gaben von oestrogenen Stoffen (Follikelhormon, Oestradiol, Stilben, Progenon C) oder auch Testosteron kann die Prolactinbildung wieder unterdrückt und die Lactation gehemmt, wie beim vorzeitigen Abstillen, oder reduziert werden wie bei der Hypergalaktie. Das *Prolactin* selbst scheint in Kombination mit anderen Hypophysenhormonen für den Milchfluß am wirkungsvollsten zu sein.

Die *Sekretion der reifen Milch* unterhält das Kind selbst *durch den Saugreiz*, dessen Fortfall schon nach einigen Tagen ein Versiegen der Lactation bewirkt. Beim Saugen wird durch die Reizung der Brustwarze auf neurohormonalem Weg der Hypophysenvorderlappen veranlaßt, Oxytocin auszuschütten, das die Fähigkeit besitzt, durch Kontraktion der glatten Muskulatur der Brustdrüse den Milchfluß auszulösen. Die Oxytocinwirkung betrifft auch die nicht benützte Brustdrüse, so daß es auch dort zum Auftreten von Milchtropfen kommt.

Bei Sphincterschwäche des Musculus areolopapillaris kann auf diese Weise ein sehr lästiges Milchträufeln an der nicht stillenden Brust auftreten, das die Verwendung von Vorlagen notwendig macht. In schweren Fällen kann ein Versuch mit Galvanisieren der Warzenspitze gemacht werden [*604*].

Vor allem in den ersten Tagen der Milchproduktion *(Einschießen der Milch)* wird die Auslösung dieses neurohormonalen Reflexes wegen der stechenden Schmerzen in der Brust und in der Brustwarze als unangenehm empfunden. Das Oxytocin löst auch gleichzeitig schmerzhafte Uteruskontraktionen aus, die für die Involution der Gebärmutter von Bedeutung sind. Infolge der *neuroendokrinen Abhängigkeit der Milchsekretion* ist ihr Umfang, abgesehen von konstitutionellen Bedingtheiten, *durch psychische Faktoren*, wie Angst, Schreck, Aufregung und Abneigung gegen das Stillen *leicht zu beeinflussen.* Auch unangenehme Pflegebedingungen im Wochenbett, körperliche Schmerzen sowie Sorgen um das neugeborene Kind, familiäre Schwierigkeiten, werden sofort ein erfolgreiches Stillgeschäft gefährden, selbst wenn die Brustdrüse ausreichend funktionstüchtig ist.

Da sich die Menge der sezernierten Milch und ihr Fettgehalt während des Stillgeschäftes umgekehrt proportional verhalten, liefert die Brust bei der einzelnen Mahlzeit *zuerst eine fettärmere* und *dann eine fettreiche Milch.* In den ersten 6 min wird etwa die Hälfte und in den ersten 9 min etwa 80% der Gesamtmenge getrunken. Eine *Steigerung der Milchleistung* ist weder durch eine medikamentöse Behandlung noch durch Steigerung der Flüssigkeitszufuhr bei der Mutter zu erreichen. Die einzige wirksame Maßnahme ist eine sorgfältige Entleerung der Brust und der Versuch, durch 5 min langes Abpumpen nach dem Stillen die Sekretionsleistung zu heben.

Die *Menstruation* bleibt bei den meisten Frauen aus, solange gestillt wird. Erst beim Nachlassen der Drüsenleistung setzt sie wieder ein. Auch dann braucht das Stillen aber nicht unterbrochen zu werden. Nur in manchen Fällen machen sich während der Menses beim Kind ein schlechteres Allgemeinbefinden, wie Trinkunlust, Blässe, Gewichtsstillstand oder Stuhlverschlechterung bemerkbar, die aber nach Abschluß der Menses wieder verschwinden. Beim *Eintritt einer neuen Schwangerschaft* kann in den ersten Monaten noch weitergestillt werden, dann aber soll auf künstliche Ernährung übergegangen werden.

b) Die Zusammensetzung der Brustmilch

Neben der Tatsache, daß die Brustmilch dem Säugling bakterienfrei und nicht durch Hitze denaturiert zur Verfügung steht, ist ihre günstige chemische Zusammensetzung (s. Tabelle 47, S. 537) für den Säugling von ausschlaggebender Bedeutung.

Die *Kolostralmilch* besitzt zwar eine charakteristische gelbliche Verfärbung, die von den an Fette gebundenen Carotinoiden stammt, aber der *durchschnittliche Fettgehalt* selbst ist eher *tiefer* (bis 0,5 g-% [nach *453*]) als bei der reifen Frauenmilch. Wichtig ist für das Neugeborene, daß der *höhere Eiweißgehalt* der Kolostralmilch vor allem durch Molkeneiweiß, wie Albumine und Globuline, darunter besonders Immunglobuline [*148*], bedingt ist, die großenteils ohne vorherigen Abbau durch die Darmschleimhaut aufgenommen werden können. Schon die nahe Verwandtschaft einiger Frauenmilchproteine zum Serumalbumin, sogar immunologisch in der Antigenstruktur, oder von β_2-Makroglobulin der Kolostralmilch zum β_2-Globulin im Serum [*345*] erleichtert diese Resorption. Weitere Eigenschaften der Kolostralmilch sind der *niedere Lactosegehalt* (bis 2,4 g-% [nach *453*]), der deutlich *höhere Salzgehalt* und der fast doppelt so große *Basenüberschuß*. Ihr *Caloriengehalt* ist mit *67,1* (58,8—73,0 cal/100 ml) niederer als bei der reifen Frauenmilch mit 74,7 (44,6—119,2 cal/ml). Dagegen ist der *Vitamin A-Gehalt* fast dreimal so hoch und der *Vitamin C-Gehalt* auch höher als in der reifen Frauenmilch, während der Gehalt an den Vitaminen der B-Gruppe erst mit Zunehmen der Lactation ansteigt. Die bekannten *Colostrumkörperchen* sind mit Fett beladene Leukocyten und treten nur bei Milchstauung auf. Sicher ist die Kolostralmilch für das neugeborene Kind von besonderer Wichtigkeit. Aber bekannt ist bis jetzt nur die Lieferung von Immunkörpern (s. S. 56).

Die *reife Frauenmilch* zeichnet sich gegenüber der Kuhmilch neben einem *halb so hohen Gesamteiweißgehalt* von 1—1,5 g-% vor allem durch ihre *Caseinarmut* aus (durchschnittlich 0,37 g-%). Sie wird deshalb auch Molkeneiweiß- oder Albuminmilch genannt, im Gegensatz zur eiweißreichen Caseinmilch der Kuh, deren Eiweiß (3,39 g-%) zu 85% aus Casein besteht. Weil das Molkeneiweiß reicher an Lysin, Arginin, Histidin und Tryptophan als essentielle Aminosäuren und an Alanin, Cystin und Asparaginsäure ist, wird angenommen, daß das Frauenmilcheiweiß einen höheren biologischen Nährwert besitzt.

Im Hinblick auf die *Aminosäurenzusammensetzung* weist eine Kuhhalbmilch gegenüber der Frauenmilch einen Mangel an Histidin, Tryptophan, Cystin und Asparaginsäure, die $^2/_3$-Milch nur noch ein Defizit an Cystin auf [*1011*]. Dabei scheint der Säugling für Cystinmangel besonders empfindlich zu sein, weil er offenbar nicht so leicht wie der Erwachsene S von dem in der Kuhmilch reichlich vorhandenen Methionin auf Cystin übertragen kann, um dieses Defizit zu überbrücken [*941*].

Der *Fettgehalt* ist bei Frauenmilch und Kuhmilch etwa gleich groß (3,8 g-%). Er kann zwischen 1,3—8,2 g-% bei der Frauenmilch schwanken [*2*]. Das Fett befindet sich als Emulsion mit einer durchschnittlichen Fetttröpfchengröße von 1 μ in der Milch, wobei jedes Fetttröpfchen von einer Eiweiß-Phosphatidhülle umgeben ist. Durch Zentrifugieren und anschließendes Abrahmen kann der Fettgehalt auf 0,05 g-% herabgesetzt werden. Etwa 40% der Fette liegen als Triglyceride vor, der Rest in Form von komplizierten Komplexverbindungen. In bezug auf Schmelzpunkt, spezifisches Gewicht und Brennwert bestehen zwischen dem Frauenmilch- und Kuhmilchfett keine großen Unterschiede. Dagegen enthält die Kuhmilch etwa doppelt so viele freie Fettsäuren und 10mal so viel flüchtige wasserlösliche Fettsäuren wie die Frauenmilch. Das Frauenmilchfett ist dafür wieder *reicher an ungesättigten Fettsäuren*. Es enthält etwa 30—40% mehr Ölsäure und auch mehr Linolsäure und Linolensäure sowie ungesättigte höhere Fettsäuren.

Die *Kohlenhydrate* der Muttermilch sind im wesentlichen identisch mit denen der Kuhmilch. Das wichtigste, die *Lactose* (Milchzucker) ist keine stabile Verbindung, sondern kann sich in Lösung in zahlreiche Isomeren umlagern, die dann auf Grund des Massenwirkungsgesetzes in einem bestimmten Verhältnis zueinander stehen.

Bei dem Hauptanteil, der α- und β-Lactose, ist dieses Verhältnis 1:1,5—1:1,87, so daß rund 60—63% β-Lactose und 36,9% α-Lactose in der Frauenmilch gefunden werden [*234*]. Für die Kuhmilch besteht dasselbe Verhältnis. Änderungen in der Temperatur, der OH-Ionenkonzentration und den Elektrolytverhältnissen beeinflussen allerdings die Mutarotation der Lactose. Die noch in Spuren vorhandenen anderen Kohlenhydrate, wie z. B. die Gynolactose, scheinen biologisch ohne Bedeutung zu sein. Auf die Oligosaccharide mit bifidogener Wirkung, die nur in der Frauenmilch vorkommen, wurde auf S. 77 bereits hingewiesen.

Der Kohlenhydratgehalt der transitorischen Milch schwankt zwischen 6,1 und 7,7 g-%, mit einem Durchschnitt von 6,4 g-% [*2*], der reifen Frauenmilch zwischen 4,9 und 9,5 g-%, mit einem Durchschnitt von 7,1 g-%.

Der *Mineralgehalt* der Frauenmilch ist im Anhang (Tabelle 47) zu ersehen. Daraus ergibt sich etwa $^1/_3$ des Mineralgehaltes der Kuhmilch mit besonders *niederen Calcium- und Phosphorwerten*, die nur $^1/_4$ bzw. $^1/_6$ der Kuhmilchwerte ausmachen. Der *Eisengehalt* ist etwa doppelt so hoch wie in der Kuhmilch, der *Kupfergehalt* etwa 3mal so hoch, so daß die Gefahr einer Eisenmangelanämie beim Brustkind geringer, aber nicht ganz beseitigt ist.

An *Vitaminen* wird durch die Frauenmilch mehr *Vitamin A* und vor allem 5mal mehr *Vitamin C* geliefert, da die Kuhmilch an sich schon Vitamin C-ärmer ist und beim Zubereiten der Säuglingsnahrung C-Verluste nicht zu vermeiden sind. Dafür ist die Konzentration der *Vitamine der B-Gruppe* in der Frauenmilch bis auf die Nicotinsäure geringer. Der *Vitamin D-Gehalt ist*, wie bei der Kuhmilch, mit durchschnittlich 0,5 γ-% (0,02 IE/g) so gering, daß der Vitamin D-Bedarf auch beim Brustkind kaum gedeckt ist und einer entsprechenden Ergänzung bedarf.

Besonders wichtig ist der *Reichtum* der Frauenmilch *an Fermenten*, in erster Linie ihr hoher Gehalt an *Lipase*, die an Globuline der Molke gebunden ist [*287*] und nach Aktivierung durch den Magensaft die von der Magenlipase begonnene Fettspaltung weiter fortsetzt.

Die bekannte *Förderung der Blutgerinnung* durch Frauenmilch beruht auf einer thromboplastischen Aktivität und in der Kapazität, ein Defizit an antihämophilem Globulin und Christmasfaktor zu verringern. Nach Erhitzung gehen diese Eigenschaften verloren [*31*]. Über den Antikörpergehalt der Brustmilch wurde bereits auf S. 56 berichtet. Auch in der reifen Frauenmilch kommen noch alle Blutgruppenantikörper vor, aber nicht in einer solchen Konzentration, daß sie für das Kind, selbst bei Blutgruppeninkompatibilität, schädlich wären. Schließlich gehen auch Alkaloide und eine Reihe von Medikamenten in die Milch über, allerdings in der Regel nur in solchen Mengen, daß sie für das Brustkind unbedeutend sind [*2*]. Gewisse Abführmittel, z. B. Cascara, können allerdings Anlaß zu kindlichen Durchfällen sein. Auch Nicotin im Übermaß (mehr als 15 Zigaretten/Tag) aufgenommen, kann zu vegetativen Symptomen und Durchfall beim Kind führen [*410*].

Die *Milchmenge* steigt in den ersten 3 Lebensmonaten bis auf die Höhe von 850—1000 g täglich an. Die Produktion zu den einzelnen Tageszeiten ist aber unterschiedlich groß. Besonders morgens enthält die Brust eine größere Milchmenge. Die Schwankungen in der Tagesmilchproduktion liegen zwischen ± 50 bis 75 ml.

Bei der *Ernährung der stillenden Mutter* muß der Verlust durch die tägliche Milchabgabe berücksichtigt werden. Benötigt werden dafür zusätzlich etwa 1000 Calorien täglich, 40% mehr Eiweiß (entsprechend 100 g Eiweiß/Tag), 100% mehr Calcium (2 g/Tag) sowie 100% mehr Vitamin C (150 mg/Tag), 60% mehr Vitamin A (8000 E/Tag) und 400 E Vitamin D täglich [*586*]. Auch an Vitaminen des B-Komplexes besteht ein höherer Bedarf, so daß auf eine besonders vitaminreiche Kost geachtet werden muß. Überhaupt sollte der erhöhte Vitaminbedarf durch Butter, Eigelb und frisches Gemüse und nicht durch Medikamente gedeckt werden. Auf die Milchqualität hat im übrigen die Ernährungsform — von extremer Unterernährung abgesehen — keinen entscheidenden Einfluß [*453*].

c) Die Stillfähigkeit

Nur extrem selten wird nach einer Gravidität praktisch keine Milch produziert (primäre Agalaktie) [*604*]. Dagegen ist die *Hypogalaktie*, eine mengenmäßig ungenügende Milchbildung, sehr viel häufiger, die konstitutionelle Ursachen haben kann, vielfach aber durch eine inadäquate Beratung der Schwangeren bedingt oder gefördert wird. So findet man sie selten bei Erstgebärenden, die von Anfang an fest entschlossen sind, ihr Kind zu stillen. Diese Stillwilligen können häufig auch ohne besondere Vorbereitung oder Beratung mühelos, jedenfalls während des 1. Vierteljahres, ihr Kind voll stillen.

Bestehen bei Stillwilligen *Zweifel an der Stillfähigkeit*, so empfiehlt WALLER, in den letzten 6 Schwangerschaftswochen täglich mit der Hand Colostrum abzupumpen. Er hat auf diese Weise erreicht, daß mehr als 80% der von ihm vorbereiteten Mütter über 6 Monate stillen konnten, während in der Kontrollgruppe nur 42% in der gleichen Weise stillfähig wurden [*983*]. Auch das tägliche Massieren der Brust mit einer Fettcreme und das Abreiben der Brustwarzen mit einem Frottiertuch, um die Haut des Warzenhofes im Hinblick auf die gefürchtete Rhagadenbildung abzuhärten, gehört zu den Stillvorbereitungen in der Schwangerschaft.

Viele Mütter sind aber heute noch *unentschlossen*, ob sie stillen sollen, ja leben geradezu in einer gewissen Angst oder Voreingenommenheit dieser Aufgabe gegenüber. In solchen Fällen ist es eine verantwortungsvolle Pflicht des Arztes, mit aller Intensität die Mutter von ihrer Stillfähigkeit zu überzeugen, den Stillwillen zu fördern und die Sorgen zu beseitigen. Unter dem Eindruck der ärztlichen Darstellung der Vorteile des Stillens für das Kind, der Schädlichkeit des zu frühen Abstillens für den eigenen Körper und der relativ geringen Belastung der Mutter auch durch längeres Stillen reift dann doch immer bei einem Teil der zaudernden Frauen der Entschluß zum Stillen.

Die in diesem Zusammenhang zu nennenden *Vorteile der Frauenmilch* für den Säugling bestehen in der Keimfreiheit und in der fehlenden Hitzedenaturierung der Nahrung, in der biochemischen Verwandtschaft der Frauenmilchproteine zum Serumeiweiß, in der Caseinarmut der Milch mit der Folge der kürzeren Magenverweildauer und feineren Gerinnung des Milchproteins und im Molkeneiweißreichtum, das eine bessere Versorgung mit Eiweißbausteinen bei geringerem Eiweißangebot ermöglicht. Auch der Hinweis auf die bessere Fett- und Vitaminversorgung und daher größere Infektresistenz verfehlt seinen Eindruck in der

Regel nicht. Schließlich kann noch die geringere Sekretionsleistung bei der Verdauungsarbeit als Vorteil erwähnt werden.

Dann bedarf es nur noch einer besonders aufmerksamen *Überwachung* der Vorbereitung und *des Stillgeschäftes* selbst, damit der Erfolg dauerhaft bleibt. *Fehler bei der Durchführung dieser Aufgabe* sind nicht zuletzt auch die Ursache, warum in den letzten Jahren die Stillfähigkeit so enorm abgenommen hat. Manches wird bereits in den geburtshilflichen Abteilungen versäumt, angefangen von den nach den Bedürfnissen der Stationsarbeit völlig willkürlich festgesetzten Fütterungszeiten bis zur frühzeitigen, oft heimlichen Zufütterung von künstlicher Nahrung in den Neugeborenenzimmern, um dort die Nachtruhe zu sichern. Vor allem, wenn diese Zufütterung mit der Flasche geschieht, werden viele Kinder nach kurzer Zeit für die Brustnahrung verdorben, die sehr viel schwieriger zu gewinnen ist. *Zwiemilch sollte deshalb grundsätzlich nur auf ärztliche Verordnungen gegeben werden.* Auch die *Trennung von Mutter und Kind* unmittelbar nach der Geburt unter der Vorstellung, der Mutter mehr Ruhe zu gönnen und das Neugeborene vor Infektionen zu bewahren, ist nicht selten von negativem Einfluß auf die Milchproduktion, weil sie häufig zu einer inneren Unruhe der Mutter und manchmal vielleicht sogar berechtigten Sorgen um das Neugeborene führt. Auch kann bei jungen Müttern eine gewisse Angst vor dem Augenblick entstehen, an dem sie allein für den Säugling verantwortlich sind, dessen Pflege sich bis dahin nicht vor ihren Augen abgespielt hat und zu dem sie durch die dauernde Trennung vielleicht noch keine rechte Beziehung besitzen. Über den Einfluß psychischer Faktoren auf die Milchproduktion s. S. 98. Wenn Mutter und Kind wenigstens tagsüber gemeinsam untergebracht werden können, läßt sich auch das Stillen des Neugeborenen nach seiner Hungerperiode leichter durchführen (s. S. 105).

Von ungünstigem Einfluß auf die Stillfähigkeit ist aber schließlich auch die *ungenügende oder gar falsche Unterrichtung der Mutter über das Stillgeschäft.* Sie liegt meistens in den Händen der Gynäkologen, die sich während der Gravidität manchmal leider ausschließlich um das werdende Kind kümmern und nach der Entbindung ihr Interesse oft nur auf die Vermeidung der Mastitis richten, wobei man die Ansicht hören kann, daß eine unter Umständen sogar medikamentös abgestillte Brust das sicherste Verfahren zur Vermeidung dieser Komplikation sei. Da in den ersten 8—10 Tagen fast jede Mutter physiologischerweise geringe Milchmengen produziert, wird ihr auch schon vom Geburtshelfer gesagt, ja sogar manchmal attestiert, daß sie stillunfähig sei. Die ausgedehnte Reklame der im Handel befindlichen und leicht zuzubereitenden künstlichen Säuglingsnahrungen, von denen dann schnell angenommen wird, daß sie genau so gut, zumindest völlig gefahrlos seien, kommt dieser Ansicht und häufig auch der Angst der Mutter vor der Mastitis stark entgegen.

So sank in Schweden zwischen 1944 und 1953 die Zahl der über 6 Monate gestillten Kinder von 43 auf 33%, der über 4 Monate vollgestillten von 58 auf 49% und der mindestens 2 Monate vollgestillten Kinder von 77 auf 74% ab [*920*]. In den USA wurden bei einer Umfrage über die Ernährung von $2^1/_4$ Mill. Neugeborener 1958 schon bei der Entlassung aus der Entbindungsanstalt nur noch 21% ganz und 16% teilgestellt. 1946 lauteten dagegen die entsprechenden Zahlen noch 38% ganzgestillt und 27% teilgestillt [*631*].

Diese Tendenz kann aber mit einer *intensiven nachgehenden Fürsorge durch den Pädiater* schon in der geburtshilflichen Klinik und in den ersten Lebensmonaten zu Hause wieder geändert werden [*920*]. Auch bei Hausentbindungen entsteht durch die Ratschläge der Umgebung bei vielen Müttern große Unruhe, ja geradezu eine *Angstneurose*, die trotz vorhandenen Stillwillens die Milchsekretion nicht genügend in Gang kommen läßt, so daß sich ein ausgesprochenes *Insuffizienzgefühl* entwickelt, das zum Abstillen drängt. Nur wenn es dem Arzt gelingt, diese Beunruhigung der Mutter zu beseitigen, läßt es sich vermeiden, daß die Mutter aus *Angst vor dem Nicht-Stillen-Können* tatsächlich nicht stillen kann.

Auch die *Angst vor dem Stillgeschäft* selbst läßt oft die Milchsekretion zurückgehen. Während des Wochenbetts pflegt das Einschießen der Milch bekanntlich von *schmerzhaften Uteruskontraktionen* begleitet zu sein. Wenn der Mutter nicht gesagt wird, daß auf diese Weise eine besonders schnelle Rückbildung und Normalisierung ihrer Figur erreicht wird, ist sie diesen Schmerzen gegenüber oft nicht genügend duldsam und hofft, sie durch Nichtstillen zu vermeiden. Auch *Kreuzschmerzen* durch ungünstiges Sitzen beim Stillen oder *schmerzhafte Rhagaden* können über die Angst vor dem Stillen die Milchproduktion zurückgehen lassen. Phlegmatische Frauen sind oft die besten Ammen, während sensible Mütter und Arztfrauen, Ärztinnen oder Schwestern, die viel von der Säuglingsernährung wissen, Schwierigkeiten beim Stillgeschäft haben [*633*].

Eine immer größer werdende Gruppe von Müttern ist aber heute *von vornherein fest entschlossen*, möglichst *kurz oder überhaupt nicht zu stillen* und äußert das nicht selten ganz offen. Oft sind die Gründe durchaus verständlich, wie z. B. eine abszedierende Mastitis beim Stillen eines vorausgegangenen Kindes oder die Überbelastung der Mutter durch einen großen Haushalt oder Berufsarbeit. In solchen Fällen ist es auch für den Arzt schwierig, für das Stillen einzutreten, aber des Kindes wegen muß es versucht werden. Uneingestanden spielen auch andere Gesichtspunkte eine Rolle, wie die Furcht vor Gewichtszunahme und Veränderungen der Brustkonfiguration oder der Wunsch des Ehemannes und gesellschaftliche Verpflichtungen. Dann ist es meist unmöglich, die Mutter umzustimmen und für das Kind besser, wenigstens die künstliche Ernährung als Pädiater selbst zu überwachen, um zu vermeiden, daß die Mutter ohne Anleitung des Arztes beim Neugeborenen oder sehr jungen Säugling ungeeignete Fütterungsversuche unternimmt. Es ist auch nicht richtig, in solcher Situation in der Mutter ein Schuldgefühl zu erzeugen, da man als Arzt in der Regel nicht alle Gründe der Entscheidung zum frühzeitigen Abstillen übersehen kann.

Die *Behandlung der Hypogalaktie* besteht einmal in einer sachgemäßen Stilltechnik (s. S. 105). Dann muß für ein völliges Entleeren der Brust beim Stillen und schließlich für ein an jedes Stillgeschäft anschließendes Abpumpen mit der Milchpumpe gesorgt werden, da nur ein kräftiger Saugreiz imstande ist, die Milchproduktion zu steigern. Wirksame Laktagoga gibt es bis heute nicht. Auch auf hormonellem Wege kann bis heute die Produktion der Milchdrüse beim Menschen nicht gesteigert werden, wie dies mit Oestrogenen beim Rind der Fall ist.

Die *Schwerergiebigkeit der Brust* darf nicht mit Hypogalaktie verwechselt werden, denn dabei erhält auch der gesunde Säugling trotz ausreichender Milchproduktion zu wenig Milch. Es handelt sich bei dieser Entleerungsstörung wohl um eine nervöse Beeinträchtigung des neurohormonalen Reflexweges, da sie auch bei sehr kräftig saugenden Neugeborenen auftreten kann. Sie pflegt sich aber im Verlauf der Stillperiode zu bessern. Mit vorübergehendem Abpumpen muß die schwierige Phase überbrückt werden.

d) Stillhindernisse

Bei richtiger Vorbereitung der Mutter gelingt es, $^4/_5$ der Mütter zu einer ausreichenden Milchproduktion zu bringen. Die Anlage von *Flachwarzen* wird durch das oben beschriebene Auspressen der Kolostralmilch in den letzten

Schwangerschaftswochen zur Vorbereitung auf das Stillgeschäft bekämpft, so daß das Kind später leichter anfassen kann. *Hohlwarzen* als Stillhindernis sind sehr selten und verlangen die Anwendung von Saughütchen (Infantibus u. a.). Oft bessert sich im Laufe der Lactation die Konfiguration solcher Warzen, so daß der Säugling schließlich unmittelbar angelegt werden kann.

Ein Stillhindernis kann auch durch das *schmerzhafte Anschwellen der Brustdrüse beim Einschießen* der Milch im Wochenbett auftreten. Dabei läßt die mit dem Funktionsbeginn der Lactation eintretende Hyperämie und die pralle Füllung der Alveolen und Drüsengänge mit Milch in schweren Fällen die Brust so hart werden, daß das Neugeborene nicht imstande ist, Milch zu gewinnen, weil nur die Warze und nicht auch der Warzenhof erfaßt werden kann (s. Saugakt). Die *Behandlung* besteht in solchen Fällen in kurzfristigem Ausmelken mit dem Finger oder Abpumpen mit der Milchpumpe, damit der Säugling dann richtig angelegt werden kann. Durch Hochbinden der Brust und feuchte Umschläge kann der Mutter Linderung verschafft werden. In sehr seltenen Fällen ist die Ursache der schmerzhaften Brustdrüsenschwellung eine Hypergalaktie, die sich in der Regel durch die eintretende Milchstauung von selbst beseitigt, sonst aber durch kleine Gaben von Oestradiol (Follikelhormon) gehemmt werden kann.

Auch die *Rhagaden* gehören zu den mütterlichen Stillhindernissen. Sie treten besonders leicht bei Erstgebärenden mit mangelhafter Vorbereitung der Brustwarze während der Schwangerschaft und bei falscher Stilltechnik auf. Auch eine ungeeignete Lokalbehandlung mit austrocknenden, vor allem alkoholhaltigen Präparaten wirkt fördernd. Diese Epitheldefekte können sich von anfänglichen feinen Fissuren zu tiefen Spalten und Schrunden fortentwickeln und eine Eintrittspforte für pathogene Keime als Erreger der eitrigen Mastitis darstellen. Auch kleine Rhagaden sind sehr schmerzhaft und verlangen eine Unterbrechung des Stillgeschäftes der einen Brust für 24—48 Std, wobei allerdings mit einer Pumpe oder sehr vorsichtig mit der Hand unter Schonung der Warze die Milch abgepumpt werden muß, um eine Stauung im Drüsengewebe zu vermeiden. Der Hautdefekt selbst wird durch Austrocknen (Föhn), Bestrahlung mit Rotlicht oder zur Not mit einer gewöhnlichen Lampe und desinfizierenden Pudern behandelt. Vor dem Stillen empfiehlt sich die Anwendung anaesthesierender Salben (Panthesin-Balsam u. ä.). Tiefergehende Schrunden müssen geätzt (Argentum) und lokal desinfizierend behandelt werden.

Die *Hyperästhesie der Mamille* darf nicht mit Rhagaden verwechselt werden. Bei ihr besteht kein Epitheldefekt. Sie kann bei neurasthenischen Frauen auftreten und bedarf in erster Linie einer psychagogischen Behandlung.

Die Komplikation der Rhagaden, die *Mastitis* mit Infiltration, Rötung, Schwellung und Schmerzhaftigkeit der befallenen Brust, schlechtem Allgemeinzustand und Fieber ist die Behandlungsdomäne des Gynäkologen. *Differentialdiagnostisch* muß sie von der *Milchstauung* unterschieden werden, bei der ebenfalls schmerzhafte knotenförmige Verhärtungen in der Brust auftreten, aber keine Allgemeinsymptome wie Krankheitsgefühl und Fieber bestehen. Hierbei darf nicht abgestillt werden, es muß im Gegenteil durch vorsichtige Massage der Brust und Auspumpen mit der Hand oder der Milchpumpe versucht werden, die Stauung zu beseitigen. Übrigens ist auch die *echte Mastitis nicht unbedingt ein Grund zum Abstillen*, da Abszedierungen unter der Behandlung mit Antibiotica seltener sind und der Milchfluß durch Abpumpen unterhalten werden kann ohne den Heilungsprozeß zu beeinflussen. Der Säugling erleidet offenbar durch die auch aus der entzündeten Brust abgepumpte Milch keinen Schaden, auch wenn die Milch nach wenigen Tagen der antibiotischen Therapie noch nicht keimfrei geworden ist [*741*]. Das Anlegen auf der erkrankten Seite ist mit

Rücksicht auf die Mutter nicht angezeigt, aber auch dann erkranken die Säuglinge kaum häufiger als die Kinder von nicht an Mastitis leidenden Müttern [*424*]. Es ist allerdings sicherer, die abgepumpte Milch vorher abzukochen und mit der Flasche zu verfüttern [*424*, *826*].

Einige wenige *Erkrankungen der Mutter* bilden ein absolutes Stillhindernis. An erster Stelle ist hier die *Tuberkulose* zu nennen, nicht nur weil das Kind durch die Milch infiziert werden kann, die auch ohne Erkrankung der Brustdrüse in 20% der Fälle Tuberkelbacillen enthält [*509*], sondern weil eine mögliche Tröpfcheninfektion das Kind in einem für Tuberkulose besonders anfälligen Stadium trifft. Auch kann eine geschlossene Tuberkulose durch die Gravidität vorübergehend und unbemerkt aktiviert werden und das Neugeborene gefährden. Der sicherste Weg bei Tuberkulose der Mutter ist deshalb die völlige Trennung von Mutter und Kind, bis die dann unbedingt notwendige BCG-Impfung des Neugeborenen wirksam geworden ist. *Lues* ist nur dann eine Kontraindikation zum Stillen, wenn die Mutter erst in den letzten Tagen der Schwangerschaft infiziert wurde und das Kind selbst noch gesund geblieben ist. Eine konnatale Lues dagegen bestätigt, daß die Mutter dieselbe Krankheit hat, so daß kein Stillhindernis vorliegt. Bei *Mumps*, *Masern* und *Windpocken* kann weitergestillt werden, weil bei der Entdeckung der mütterlichen Krankheit der Säugling bereits infiziert ist. Bei *Diphtherie* muß nicht abgestillt werden, wenn das Kind passiv immunisiert wird. In der Regel wird aber der Zustand der Mutter die künstliche Ernährung notwendig machen. Bei *Scharlach* kann das Kind unter Penicillinschutz weitergestillt werden. *Erkältungskrankheiten* der Mutter sind kein Grund zum Abstillen. Allerdings muß durch sorgfältige Desinfektion der Hände, durch Tragen eines Mund- und Nasenschutzes, sowie durch Vermeiden von Husten und Sprechen während des Stillens nach Möglichkeit die Ansteckung des Neugeborenen vermieden werden. *Schwerere interne Erkrankungen* der Mutter, wie Herzvitien, Leber- und Nierenleiden sind dann eine Kontraindikation, wenn der Zustand der Mutter durch das Stillgeschäft beeinträchtigt wird. Bei *Epilepsie* muß zur Sicherheit des Kindes vom Stillen abgeraten werden.

Stillhindernisse von seiten des Kindes sind sehr viel seltener. Von *Mißbildungen* des Mundes und des Rachens (Hasenscharte, Wolfsrachen, Mikrognathie) abgesehen, ist es vor allem die *sekundäre Trinkschwäche bei Frühgeborenen* nach schweren Geburten, bei Geburtstrauma oder Anpassungsstörungen des Neugeborenen (s. S. 196), die das Ingangkommen des Stillgeschäftes beeinträchtigen. Das Saugen strengt das Neugeborene dann anfänglich so an, daß die Milch abgepumpt und mit dem Löffel, mit der Sonde oder der Flasche gefüttert werden muß. Die *Trinkfaulheit* (s. S. 106) ist davon zu trennen. Sie kann auch leicht durch Animieren des Säuglings bekämpft werden. Schließlich ist noch die *Brustscheu*, wohl der Ausdruck einer neuropathischen Konstitution, zu erwähnen, bei der sich das Kind bei den ersten Anlegeversuchen heftig weigert, die Warzen zu fassen und schreiend immer wieder den Kopf abwendet. Nur mit unermüdlicher Geduld und konsequenter Fortsetzung der Versuche, ohne zur künstlichen Ernährung zu greifen, gelingt es, diese eigentümliche Anomalie zu überwinden. Nur die Flüssigkeitszufuhr in Form von 5%iger Glucoselösung mit dem Löffel gefüttert, muß während dieser Prozedur aufrechterhalten werden. Über Stillschwierigkeiten bei akuten Krankheiten des Säuglings s. S. 323.

e) Die Stilltechnik

Nach einer verbreiteten Lehrmeinung erhält das Neugeborene in den ersten 24 Std keinerlei Nahrung, um Mutter und Kind eine „Erholungspause“ zu gönnen. Von pädiatrischer Seite wird aber auch ein früheres Anlegen, etwa nach 12—20 Std post partum [*450*, *697*] oder gar schon nach 6—12 Std empfohlen [*410*]. Es hat sich nämlich gezeigt, daß *frühes Anlegen zu einer geringeren Gewichtsabnahme* und zu einer *schnelleren Zunahme* führt [*922*].

So wurde in einer großen Reihenuntersuchung an 2000 Säuglingen [*922*] festgestellt, daß Neugeborene die bereits 12 Std nach der Geburt gestillt wurden, nur einen mittleren Gewichtsverlust von 4,9—6,2% aufwiesen und bis zum 8. Lebenstag nur in 3,2% der Fälle nicht schon wieder an Gewicht zugenommen hatten, während in der 2. Gruppe, die erst nach 24 Std gestillt wurde, die mittlere Gewichtsabnahme zwischen 8,6 und 9,7% lag und 39,6% der Kinder in den ersten 8 Tagen nicht an Gewicht zunahmen. Von den frühgestillten Kindern hatten 21% nach der ersten Lebenswoche bereits ihr Geburtsgewicht wieder überschritten, während das bei den spätgestillten Kindern nur in 2,3% der Fall war.

Wenn sich das Einschießen der Milch verzögert, muß *beim Auftreten von Austrocknungserscheinungen* des Neugeborenen, wie Turgorverlust und Durstfieber (s. S. 226), der Flüssigkeits- und Kohlenhydratbedarf gedeckt werden. Das geschieht am besten durch Zufütterung von Zuckerwasser mit dem Löffel in einer Menge von 30—40 g Wasser/kg Körpergewicht und 3—5 g/kg Körpergewicht Glucose, bzw. einer Mischung von Glucose und Fructose im Verhältnis 1:1 [*784*].

Das *Stillgeschäft selbst* beginnt mit einer richtigen *Lagerung* der Mutter. Sie legt sich dabei halb auf die Seite, auf der gestillt werden soll, wobei durch ein Aufstellen der Kopfkeile oder entsprechender Kissen dafür gesorgt wird, daß der Oberkörper halb aufgerichtet ist, und der Kopf und der das Kind haltende Arm durch Kissen unterstützt wird. Dann bekommt die Mutter mit einem eigenen Waschbecken Wasser, Seife und ein Handtuch gereicht, um sich die Hände zu waschen. Anschließend erhält sie ein Schälchen mit abgekochtem Wasser und Mull zur Reinigung der Brustwarzen. Die helfende Schwester oder Hebamme darf sich dann nicht damit begnügen, das Kind nur der Mutter in den Arm zu drücken und sie ihren Stillversuchen zu überlassen, sondern sie muß wenigstens am Anfang das Anlegen einleiten und überwachen.

Dabei hält sie den Hinterkopf des Kindes in ihrer Hand und bringt sein Gesicht so in die Nähe der Brust, daß die Brustwarze die Wange oder die Lippen berührt, so daß infolge des Suchreflexes das Kind sich der Brustwarze zuwendet und den Mund öffnet. Das Drehen des kindlichen Kopfes durch Druck mit dem Finger auf die Wange irritiert das Kind, weil der Suchreflex dann den Kopf in Richtung auf die berührte Wange hin dreht. Hat der Säugling richtig den Warzenhof und nicht nur die Warze erfaßt, dann muß die Mutter mit der freien Hand die Brust etwas zurückdrücken, um dem Kind eine freie Nasenatmung zu sichern.

Der *Säugling* selbst zeigt beim Trinken die unterschiedlichsten *Verhaltensweisen*. Vor allem unter den Neugeborenen gibt es *nur wenige*, die sich gleich hungrig auf die Brust stürzen und sie *ohne Pause leertrinken*. Manche sind zwar recht aufgeregt und gierig, lassen aber die Warze immer wieder los und trinken zu wenig, schreien dafür aber viel. Andere nehmen die Warze ohne zu saugen und warten, bis reflektorisch die erste Milch entleert wird oder durch Ausstreichen der Brust in ihren Mund gelangt. Dann fangen sie langsam an zu saugen. Schließlich gibt es Säuglinge, die sog. *trinkfaulen*, die einige Male kräftig saugen, die Milch aber dann im Mund lassen, ohne zu schlucken und schließlich aufhören zu trinken, wenn sie nicht animiert werden [*43*]. Das Animieren besteht in einem leichten Schütteln. Schlagen oder Kneifen sind nicht angebracht.

Die Meinungen sind geteilt, ob *nach den ersten Lebenstagen* bei jeder Mahlzeit weiter an *beiden Brüsten* gestillt werden soll, oder ob nur noch eine Brust gereicht werden darf. Bei ungenügender Milchproduktion hat man sich immer schon dazu entschlossen, auf beiden Seiten stillen zu lassen. Jedenfalls scheint es für die Brust nicht ungünstig zu sein, auf den turnusmäßigen Wechsel zu verzichten, und nur mit einer Strichliste darauf zu achten, daß jedesmal mit der anderen Brust beim Stillen begonnen und die zuerst gestillte Seite immer leergetrunken wird. Auch für die Brustwarzen ist das jeweils beiderseitige Anlegen nicht schädlich, wenn die Stilldauer von 20 min insgesamt nicht überschritten wird. Bei reichlicher Milchproduktion kann man natürlich mit der wechselweisen Brustgabe auskommen.

Auch über die Notwendigkeit des dogmatischen Festhaltens an mit der Uhr festgelegten *regelmäßigen Stillzeiten nach* Czerny [*171*] wird heute diskutiert. Nach diesem Schema wird der Säugling 5mal in jeweiligem Abstand von je 4 Std und einer 8stündigen Nachtpause angelegt. Bei kleinen Kindern können auch 6 Mahlzeiten verabfolgt werden, um die Kapazität des Verdauungssystems nicht zu überschreiten. Die Nachtpause macht im allgemeinen beim jungen Säugling die größten Schwierigkeiten, da die Kinder häufig nachts zu schreien beginnen. Der dann gern gegebene Rat, die Kinder einfach schreien zu lassen, kann, zumindest unter den heutigen Wohnungsbedingungen, nicht überall durchgeführt werden und ist deshalb auch häufig nicht zumutbar. Der erzieherische Wert der exakt festgelegten Mahlzeiten für das Kind ist fraglich.

Sicher muß sich jeder Mensch eines Tages in die soziale Ordnung einfügen und lernt dies auch in den früheren Jahren leichter als erst in der Pubertät oder noch später [*319*], aber es existieren bis heute noch keine Untersuchungen, ob dabei ein pedantisch durchgeführtes Ernährungsregime im Säuglingsalter von Bedeutung ist.

Jedenfalls wird heute von vielen Pädiatern auch die *selbstgewählte Nahrungsaufnahme* (Self demand feeding) für richtig gehalten. Sie wurde im übrigen auf dem Lande und selbst in der Stadt hinter dem Rücken der Ärzte in den letzten 50 Jahren noch häufig durchgeführt. *Die Einwände*, die gegen diese Ernährungsform gemacht werden, bestehen einmal in der Behauptung einer größeren Belastung der Mutter durch nächtliche Fütterung oder häufiger verlangte Mahlzeiten, zum anderen im Hinweis auf die größere Beanspruchung der Brustwarzen, so daß häufiger Rhagadenbildung und Komplikationen von seiten der Brust zu befürchten seien. Untersuchungen über die Dauer der notwendigen nächtlichen Fütterung haben aber ergeben, daß diese vom Geburtsgewicht abhängt [*138*].

Das normale Neugeborene (Geburtsgewicht 3,2—3,6 kg) verlangt in 27% der Fälle überhaupt keine nächtliche Fütterung, in 50% wird nach 4 Wochen keine mehr verlangt, in 73% nach 2 Monaten und in 90% nach 3 Monaten. 8% der Säuglinge verlangen mehr als 4 Monate lang eine Spätmahlzeit. In den höheren Gewichtsklassen liegen fast dieselben Verhältnisse vor, nur wird schon von 81% der Kinder nach 2 Monaten keine nächtliche Mahlzeit mehr verlangt. Bei einem Geburtsgewicht unter 3 kg verlangen 9% der Kinder keine nächtliche Fütterung, 27% sind nach 4 Wochen nachts still, 62% nach 8 Wochen, während im 3. Monat kein Unterschied mehr zu den höheren Gewichtsklassen besteht. Übrigens bestehen bei Flaschenkindern dieselben Verhältnisse [*138*].

Wenn man damit vergleicht, daß normalerweise nur 50% aller Kinder im 1. Trimenon eine ungestörte Nachtruhe haben und im Verlauf des 1. Lebenshalbjahres doch etwa 80% der Säuglinge zwischen Mitternacht und 5^{00} Uhr vorübergehend wach werden [*649*], dann scheint die frei gewählte Nahrungsaufnahme zumindest keine Verschlechterung dieser Situation mit sich zu bringen. Bei Tag stellt sich das Kind in der Regel selbst auf eine Fütterung alle 3—4 Std ein, und Mütter, die Kinder sowohl nach dem festen Schema als nach der freien Wahl gefüttert haben, ziehen die Fütterung nach Verlangen vor, weil sie sich dabei offenbar nicht stärker belastet fühlen und dem mütterlichen Instinkt mehr nachgegeben wird. Außerdem fanden sich bei Vergleichsuntersuchungen unter festen Stillzeiten bei 27,4%, unter Fütterung nach Verlangen bei 12,9% der Mütter Rhagaden [*456*]. Jedenfalls scheint eine vernünftig gehandhabte Self-demand-Fütterung der beste Weg zu sein, die *Milchsekretion zu steigern* und die *Stillfähigkeit länger in Gang zu halten* [*872*]. Sicher ist zu ihrer Durchführung eine gewisse Intelligenz der Eltern notwendig. Bei der künstlichen

Ernährung kann das Verfahren auch schnell zu einer Überfütterung führen, so daß man dann besser bei den festen Zeiten bleibt. Das gesunde Kind pflegt sich im übrigen sehr schnell an den Familienrhythmus anzupassen.

Die *Dauer der einzelnen Mahlzeiten* beträgt an den ersten Lebenstagen 10 min pro Mahlzeit und wird dann bis zum 4.—5. Tag auf 20 min gesteigert. Längeres Anlegen führt nur zur Rhagadenbildung und zu vermehrtem Luftschlucken.

Die *Stillhaltung im Sitzen* soll es ermöglichen, daß die Mutter den das Kind haltenden Arm im Schoß abstützen kann, ohne den Rücken krümmen zu müssen. Bei normalen Stühlen ist das nur durch ein Fußbänkchen zu erreichen, während die modernen Sessel dies auch ohne Fußunterstützung ermöglichen. Um Kreuzschmerzen zu vermeiden, soll eine leichte Lordose eingehalten werden, die durch eine Kissenunterstützung im Kreuz zu erreichen ist.

Nach dem Stillen muß das Kind hochgenommen, am besten an die Schulter gelegt werden, um mit leichtem Schütteln das Aufstoßen zu veranlassen, das die mitgeschluckte Luft aus dem Magen entfernt. Ein Auswischen des Mundes nach dem Trinken ist wegen der Infektionsgefahr zu unterlassen. Dagegen wird die *Brustwarze* nach dem Stillgeschäft wieder mit abgekochtem Wasser und einem Tupfer gereinigt.

f) Das Abstillen

Wie die Erfahrung mit den früher üblichen Berufsammen gelehrt hat, ist die einmal in Gang gebrachte Brust fähig, ihre Leistung zu einer erstaunlichen Ergiebigkeit zu steigern. Normalerweise bewegt sich die *tägliche Milchmenge zwischen* $^3/_4$*—1 Liter*, aber auch 3—4 Liter/Tag sind über längere Zeit durchaus möglich, wie sich bei stillenden Frauen von Zwillingen zeigt. Je systematischer die Drüsen entleert werden, um so mehr Milch wird geliefert. Die *Lactationsdauer* ist zwar zeitlich begrenzt, kann aber durchaus über 2 Jahre, ja selbst bis zum 42. Monat nach der Gravidität ausgedehnt werden [*798*]. Die Frage nach dem *Zeitpunkt des freiwilligen Abstillens* kann also von den Belangen des Kindes aus beantwortet werden, wobei sowohl der früheste als der späteste Termin genannt werden muß.

Am günstigsten ist es, wenn man *im 4. oder 5. Lebensmonat* beginnt, die Mittagsbrustmahlzeit durch eine Gemüsemahlzeit zu ersetzen. Um den Übergang zu erleichtern und die Vitaminzufuhr zu steigern, sollen ab 3. Monat Obst und Gemüsesäfte (Citronen, Apfelsinen, Tomaten, rohe Möhren) in steigenden Mengen von 25—50 ml (5—10 Teelöffel) gegeben werden. Nach der ersten Gemüsemahlzeit werden im Abstand von jeweils 4 Wochen die weiteren Brustmahlzeiten in der Reihenfolge Gemüsemahlzeit—Vollmilchbrei—Zwieback-Obst-Brei—Vollmilchbrei [*35*, *209*] durch Löffelmahlzeiten ersetzt. *Im 6. Monat*, bei kräftigen Säuglingen auch schon früher, setzt man auf täglich *4 Mahlzeiten* um.

Dieses ideale Abstillen mit dem Löffel, ohne daß der Säugling eine Flaschenmahlzeit kennengelernt hat, darf wegen der Gefahr der Unterernährung [*209*] *spätestens* und nur bei kleinen Säuglingen *Anfang des 6. Lebensmonates* begonnen werden. Dann genügt die Muttermilch, besonders ihr Eiweiß- und Mineralgehalt mit Sicherheit nicht mehr, um den Bedarf des Kindes zu decken. Das *früheste freiwillige Abstillen* bei normal gehender Brust soll nicht vor dem *3. Lebensmonat* beginnen, weil erst dann der kindliche Verdauungsapparat genügend an seine neuen Funktionen angepaßt ist, um gefahrlos die zusätzliche Belastung der Ernährung mit Kuhmilch zu ertragen. Ein früheres Füttern mit gemischter Kost bringt jedenfalls keine sicheren Vorteile [*409*]. Bei so frühzeitigem Abstillen ist es auch besser, als erste Löffelmahlzeit einen $^2/_3$-Milchbrei zu geben, weil Gemüsekost im allgemeinen erst in der 16. Lebenswoche indiziert ist [*35*]. Nicht besonders kräftige Säuglinge werden in diesem jungen Alter mit größerer

Sicherheit durch die Flasche abgestillt. Dabei geht man zweckmäßigerweise so vor, daß 3 oder schließlich 2 Mahlzeiten nur Brust gegeben werden, wobei dann jeweils auf beiden Seiten angelegt werden soll, und die dazwischenliegenden Mahlzeiten werden mit der Flasche gefüttert. Leider reagiert der Säugling im allgemeinen auf das Trinken aus der Flasche häufig mit schlechterem Saugen an der Brust, so daß die Milchproduktion der Brust sehr schnell zurückgeht, während vom vollgestillten Kind sonst eine einzelne Flasche dazwischen gegeben, wenn die Mutter einmal abwesend ist, ohne Verdauungsstörungen vertragen wird und zu keinen Schwierigkeiten beim weiteren Stillen führt.

Bei ungenügender Gewichtszunahme des sonst gesunden Brustkindes muß die gespendete tägliche Milchmenge durch eine *Stillprobe* bestimmt werden. Dabei wird das Kind an einem, besser sogar an 2 Tagen, vor und nach jedem Anlegen in bekleidetem Zustand gewogen und aus der Summe der Gewichtsdifferenzen die Tagesmilchproduktion bestimmt. Durch Division kann dann die durchschnittliche Menge der Einzelmahlzeiten errechnet werden. Da diese von der Tageszeit abhängig unterschiedlich groß sind, die Morgenmahlzeiten sind in der Regel am größten, führen Einzelwägungen mit entsprechender Multiplikation zu falschen Tagesmengen. *Bei unzureichender Muttermilchproduktion* kann der *Termin des Abstillens* natürlich *nicht frei gewählt werden*, sondern die von der Mutter nicht gespendete nötige Milchmenge muß an das Stillen anschließend gefüttert werden.

Wenn das Defizit nicht mehr als 50 g/Mahlzeit beträgt, kann mit dem Löffel nachgefüttert werden, um die Trinkfreudigkeit des Kindes an der Brust nicht zu beeinträchtigen. Bei größerem Defizit muß man zur Flasche greifen und sie anschließend an das Stillen geben. Vor allem bei berufstätigen Frauen ist das wechselweise Füttern von künstlicher Nahrung und Brustmilch der übliche Weg der *Zwiemilchernährung*. Nach Möglichkeit sollte nicht im heißen Sommer und vor allem nicht abrupt abgestillt werden. Um den Säugling an die künstliche Nahrung zu gewöhnen und eine Ablactationsdyspepsie zu vermeiden, müssen *wenigstens 10—14 Tage Zeit zum Abstillen* verwandt werden. Bei schnellem Abstillen dürfen Maßnahmen zur Beendigung der Milchsekretion, wie Hochbinden der Brust, gegebenenfalls Stilböstrolgaben, nicht unterlassen werden.

Wenn der Säugling die ungewohnte *künstliche Nahrung verweigert*, ergeben sich Schwierigkeiten beim Abstillen. Nur bei sehr konsequentem Vorgehen und mit Ablenken gelingt es dann, ihn an den neuen Geschmack zu gewöhnen. Manchmal muß vorübergehend mit dem Löffel gefüttert werden. Das Hungernlassen ist schließlich der letzte Weg, um die künstliche Ernährung in Gang zu bringen. Ein gesunder Säugling kann es je nach Alter 12—18 Std ertragen.

g) Die Frauenmilchkonservierung

Die bei frühgeborenen, dystrophen und kranken Säuglingen erwünschte und vielleicht oft lebensrettende Ernährung mit Frauenmilch wird bei Muttermilchmangel durch gesammelte Frauenmilch von Spenderinnen ermöglicht. Abgesehen von gewissen technischen und psychologischen Schwierigkeiten bei der Organisation der Sammlung, die aber im allgemeinen zu überwinden sind, bietet die Gewinnung einer möglichst keimarmen Milch selbst oft ein unlösbares Problem [*495*], so daß in der Regel die *Verfütterung nativer Sammelmilch nicht zu verantworten* ist. Das gebräuchlichste *Entkeimungsverfahren* ist heute noch die *Erhitzung* durch kurzes Aufkochen über 5 min [*494*], da sich andere Entkeimungs- und Konservierungsverfahren, wie der Zusatz von Streptomycin, Aureomycin oder Citronensäure als nicht zuverlässig genug erwiesen und wegen der Sensibilisierungsgefahr nicht eingebürgert haben. Die Erhitzung führt natürlich neben der Inaktivierung der Fermente, Antikörper, Agglutinine und Inhibine zu einer

Denaturierung des Milcheiweißes, wenn sich auch die Molkenproteine der Frauenmilch als hitzebeständiger erwiesen haben als das Molkeneiweiß der Kuhmilch [*489*]. Sicher findet auch durch die Erhitzung eine Nährwertminderung der Frauenmilch statt [*146*]. In der Praxis und im klinischen Versuch macht sich dies allerdings in der Regel nicht entscheidend bemerkbar [*489*] und muß der Sicherheit vor Coli- und anderen pathogenen Infektionen wegen durch verschmutzte Milch in Kauf genommen werden. Nur bei sehr sorgfältiger Gewinnung und laufender Kontrolle auf Keimgehalt kann das Aufkochen der Sammelfrauenmilch vermieden werden, vor allem wenn die Milch nach dem Vorschlag von CATEL und ZENKER [*147*] möglichst schnell tiefgefroren wird (—25°). Noch vorteilhafter ist die von CATEL, PENDEL und SCHIFF [*148*] vorgeschlagene *Gefriertrocknung* (lyophile Trocknung), *die den nativen Charakter der Milch erhält* und gleichzeitig, vor allem durch die mögliche Lagerung, zu einer bedeutenden Keimreduktion führt [*290, 256, 808, 809*]. Bei hohen Keimzahlen der Ausgangsmilch ist außerdem durch Erhitzung des Pulvers eine praktische Keimfreiheit ohne wesentliche Beeinträchtigung der Proteinstruktur der Milch zu erreichen [*290*]. Leider stehen der allgemeinen Einführung dieses idealen Konservierungsverfahrens vielfach noch die hohen Betriebskosten im Weg.

2. Die künstliche Ernährung

Der Ausdruck „künstlich" stößt manchmal auf Widerstand, weil er auf die Nahrung bezogen werden könnte. Da aber damit *die Ernährungsform*, im Gegensatz zur natürlichen Ernährung mit Brustmilch gemeint ist, hat sich diese Bezeichnung auf der ganzen Welt durchgesetzt [*766*].

a) Zusammensetzung der Kuhmilch

Die Unterschiede in der chemischen Zusammensetzung zwischen Kuh- und Frauenmilch sind auf den Tabellen S. 537 zu sehen. Sie wurden teilweise bereits bei der Besprechung der Muttermilch (s. S. 99) erwähnt. Ernährungsphysiologisch wichtig ist die Tatsache, daß die Frauenmilch 6% ihrer Calorien als Eiweiß, 56% als Fett und 38% als Kohlenhydrate liefert, die rohe Kuhmilch dagegen 20% als Eiweiß, 50% als Fett und 30% als Kohlenhydrate, während der Gesamtcaloriengehalt beider Milcharten mit durchschnittlich 75 Calorien auf 100 ml gleich ist. Noch deutlicher werden die Unterschiede, wenn der Vergleich mit der als Säuglingsnahrung üblichen $^2/_3$-Milch mit 5% Zuckerzusatz gezogen wird: dann stammen 15% der Calorien von Eiweiß, 33% von Fett und 52% von Kohlenhydraten. In absoluten Zahlen bedeutet das, daß ein 5000 g schwerer Säugling an der Brust täglich etwa 11 g Eiweiß, 30 g Fett und 50 g Milchzucker aufnimmt, während er bei künstlicher Ernährung mit $^2/_3$-Milch 16 g Eiweiß, aber nur 19 g Fett und 60—80 g Kohlenhydrate bekommt. *Regelmäßig wird der künstlich ernährte Säugling also fettarm und kohlenhydratreich ernährt.*

Das rund doppelt so stark konzentrierte *Milcheiweiß der Kuhmilch* enthält aber nur 10—15% Molkeneiweiß, das Frauenmilchprotein dagegen 30—40%, der Rest ist jeweils Casein, das vor allem weniger Cystin als das Molkeneiweiß enthält.

Wird im Tierversuch die biologische Wertigkeit des Caseins als Standard mit dem Index 1 versehen, dann besitzt das Lactalbumin (Molkeneiweiß) eine biologische Wertigkeit von 1,61, das Casein mit einem 2%igen Methioninzusatz den Index 1,44, und Casein mit Lactalbumin 1:1 gemischt den Index 1,24 [*948*].

Das caseinreiche und lactalbuminarme *Kuhmilcheiweiß* ist also wohl *biologisch weniger wertvoll* und eine *Verdünnung auf den Stand* der Eiweißkonzentration *der Frauenmilch*, wie sie früher in der Halbmilch im 1. Lebenshalbjahr angeboten wurde, kann deshalb zu einer *Eiweißmangelsituation* führen, da 100 g Frauenmilcheiweiß biologisch 137 g Kuhmilcheiweiß gleichzusetzen ist. Auch wenn man die Beurteilung des biologischen Wertes der Milch für den Säugling nicht ohne weiteres von Tierversuchen abhängig machen möchte und in praxi Unterschiede in der N-Bilanz oft nicht festzustellen sind [*44*], so muß doch beachtet werden, daß nach den Arbeiten von MARIOTT [*598*] u. a. auch die *Verdaulichkeit den biologischen Wert des Eiweißes bestimmt.*

Der *fermentative Abbau der Kuhmilch* im Magen-Darmtrakt des Säuglings ist nun ungleich schwieriger als bei der Frauenmilch. Einmal ist die *Pufferungskapazität*, durch den höheren Caseingehalt bedingt, gegen Alkalisierung etwa 7—8,5mal *größer* und gegen Säurung etwa 4—6mal größer als bei Frauenmilch und erfordert deshalb schon eine entsprechend größere Produktion von Säureäquivalenten im Magen und anschließend von alkalischen Darmsäften zur Alkalisierung des Chymus. Trotzdem wird bei künstlicher Ernährung im *Magen nur eine geringere Acidität* erreicht. Über die ungünstigeren Bedingungen zur Eiweißverdauung bei so geringen Aciditätswerten wurde bereits berichtet (S. 72). Außerdem wird durch die geringere Säuerung das *Bakterienwachstum weniger gehemmt*, was gerade bei der häufig infizierten künstlichen Ernährung so wichtig wäre. Deshalb muß es bei gesäuerten Säuglingsmilcharten als vorteilhaft bezeichnet werden, daß sie 40—50% weniger Salzsäureproduktion verlangen, bei der Buttermilch sogar nur $^2/_3$ der ursprünglichen Menge [*189*]. Im Durchschnitt muß man bei jeder künstlichen Säuglingsnahrung mit einer etwa 3fach höheren Pufferungsfähigkeit als bei Frauenmilch rechnen.

Auch die viel *grobflockigere Gerinnung* bei Säuerung schränkt die Verdaulichkeit des Kuhmilcheiweißes gegenüber der Frauenmilch erheblich ein. Sie beginnt im Magen schon bei p_H 6,5 und führt zu harten Caseinflocken, die sich *fermentativ nur langsamer abbauen* lassen, so daß sie teilweise nur angedaut in den unteren Dünndarm und Dickdarm gelangen und dort dem bakteriellen Eiweißabbau anheimfallen, der bei Überschreitung eines gewissen Ausmaßes zur Fäulnisdyspepsie führt. Der mangelhafte Abbau kann auch zu größeren Stickstoffverlusten führen und damit die Ausnutzbarkeit des Eiweißes verringern. Die Frauenmilch beginnt erst bei p_H 5,5 zu gerinnen und bildet dann sehr feine, kaum sichtbare Caseinpartikel, deren sehr große Oberfläche leicht fermentativ anzugreifen ist, so daß ein schneller Abbau mit einer geringeren Menge von Darmfermenten möglich ist. Auch bei der nicht geronnenen Milch sind die Caseinteilchen in der Kuhmilch etwa 3mal so groß wie in der Frauenmilch [*452*]. Das scheint aber für die Verdauung unbedeutend zu sein, weil der Verdauungsprozeß immer mit der Gerinnung beginnt (s. S. 72).

Auch auf dem *Fettsektor* besteht trotz gleichen Fettgehaltes beider Milcharten bei der Kuhmilch für den Säugling eine ungünstigere Situation. Einmal ist das *Fettangebot* bei der künstlichen Ernährung wegen der Verdünnung der Flaschennahrung *geringer*, dann enthält schon die native Kuhmilch weniger Lipase, die aber bei der Herstellung der Säuglingsnahrung noch zerstört wird und schließlich ist das *Kuhmilchfett* wegen seines geringeren Gehaltes an ungesättigten Fettsäuren *schlechter resorbierbar*. Ein Unterschied in der Emulsionsgröße besteht allerdings zwischen Kuh- und Frauenmilch nicht [*201*, *632*]. Diese Tatsachen und die klinischen Erfahrungen bei ernährungsgestörten Kindern haben vielfach dazu geführt, das Kuhmilchfett in der Säuglingsnahrung zu reduzieren. Dies hat zwar zu relativ sicheren Ernährungsformen geführt, die aber mit einer sehr knappen und teilweise ungenügenden Fettzufuhr erkauft wurden, da das Fett ja nicht nur ein wichtiger Energielieferant, sondern auch ein Vitaminträger ist.

Die Unterschiede im Aufzuchtergebnis zwischen Brustkindern und Flaschenkindern mögen nicht zuletzt ihre Erklärung in der geringeren Eiweiß- und Fettzufuhr bei den früher üblichen starken Milchverdünnungen finden.

Auf dem *Kohlenhydratsektor* sind es keine qualitativen Differenzen, sondern nur die *Kohlenhydratarmut der Kuhmilch*, die eine Ergänzung bei dem bestehenden Kohlenhydrathunger des Säuglings von vornherein notwendig macht.

Eine Fütterung mit Milch ohne Kohlenhydratzusatz ist beim gesunden Kind, zumindest bei Verwendung von evaporierter Milch zwar möglich [*621*], aber gefährlich, weil die zur Eliminierung der harnpflichtigen Substanzen notwendige Wassermenge bei einer Milchfütterung ohne KH-Zusatz bis zu 85% größer ist als bei einem äquicalorischen Nahrungsgemisch mit Kohlenhydratzusatz [*739*]. Die Nieren des jungen Säuglings werden also bei einer Fütterung mit unverdünnter Kuhmilch mit den dabei zugeführten Salzmengen kaum fertig und vermögen sie vor allem dann nicht mehr genügend auszuscheiden, wenn ein zusätzlicher Wasserbedarf zur Temperaturregelung oder bei Durchfallserkrankung besteht. Dann kann es zu den Symptomen der Salzstauung, wie Fieber, Austrocknung der Schleimhäute und Apathie kommen [*176*].

Bei *Fütterung mit Kuhvollmilch* wird also schon unter physiologischen Bedingungen die Grenze der Konzentrationsfähigkeit der Säuglingsniere erreicht, und es ist deshalb notwendig, durch *Wasserzulagen* (Verdünnung) und *Ergänzung mit Kohlenhydraten* den calorischen Gehalt der Frauenmilch von höchstens 100 Calorien/100 ml Flüssigkeit zu erreichen. Damit hat man gleichzeitig die osmolare Konzentration der künstlichen Säuglingsernährung so gesenkt, daß unter den üblichen Belastungen keine Dekompensation zu erwarten ist, obwohl der Gesamtsalzgehalt der Kuhmilch (s. Tabelle 47 im Anhang) etwa 3mal so hoch ist wie bei der Frauenmilch. Erst jenseits des 1. Trimenons, bei manchen Kindern erst im 2. Lebenshalbjahr, wird der gesunde Säugling mit dem durchschnittlich 2—3mal so hohen Kalium-, Natrium- und Chlorgehalt und etwa doppelt so hohem Gehalt an organischen Säuren der Kuhmilch auch ohne Verdünnung unter entsprechendem Kohlenhydratzusatz fertig. Allerdings erfordert auch dann jeder Wasserverlust einen sehr viel schnelleren Ersatz als beim Brustkind.

Wichtig ist schließlich die Tatsache, daß die Kuhmilch etwa 3mal so viel *Calcium* und 3—6mal so viel *Phosphor* enthält wie die Frauenmilch. Der Calcium-Phosphor-Quotient ist bei der Frauenmilch 2,2:1,0 und bei der Kuhmilch 1,3:1,0, so daß die Kuhmilch nicht nur absolut, sondern auch relativ zu ihrem Calciumgehalt mehr Phosphor als die Frauenmilch enthält. Das führt in den ersten Lebenswochen beim künstlich ernährten Kind leicht zu einem überhöhten Phosphorspiegel im Blut bei gleichzeitig erniedrigtem Blutcalcium, eine Situation, die bei der Pathogenese der Neugeborenentetanie eine Rolle spielt [*299*]. Auf der anderen Seite kommt es, abgesehen von den ersten Lebenswochen, in denen bei beiden Ernährungsformen der relative Calciumgehalt des Körpers abnimmt, *beim künstlich ernährten Kind* zu einer *erhöhten Calciumretention*, so daß am Ende des 1. Lebensjahres der relative Calciumgehalt des Körpers beim Flaschenkind etwa doppelt so hoch ist, wie beim Brustkind [*467*, *899*]. Es entspricht auch der Beobachtung, daß die Knochenkerne bei den künstlich ernährten Säuglingen früher als bei Brustkindern erscheinen, und daß der Serumspiegel des anorganischen Phosphors und der alkalischen Serumphosphatase bei Brustkindern signifikant niedriger ist als bei den frühzeitig künstlich ernährten Säuglingen [*624*]. Nur in den ersten 3 Lebensmonaten nehmen die Brustkinder schneller zu, dann aber werden sie von den Flaschenkindern überholt [*624*].

Die Verschiebung des Calcium-Phosphor-Quotienten im Serum des jungen Neugeborenen als Folge der Nierenunreife und des passageren Hyperparathyreoidismus führte auch zur Empfehlung stärkerer Milchverdünnung unter 10%igem Zusatz von Kohlenhydraten und Calciumgluconat zur Vermeidung der Neugeborenentetanie [*624*].

Der *Eisengehalt* der kommerziellen Milch beträgt 0,1 mg-% (in der frischen Kuhmilch ist der Gehalt geringer). Damit enthält sie 50% weniger als die Muttermilch. In den ersten 3 Lebensmonaten bedarf der Säugling wegen des ausreichenden eigenen Eisendepots keiner exogenen Eisenzufuhr. Dann aber entwickelt sich beim Brustkind, noch viel stärker und *schneller beim Flaschenkind, eine Eisenmangelanämie,* wenn nicht eine zusätzliche Eisenzufuhr in Form von Gemüsen erfolgt. Nur wenn nach dem 6. Lebensmonat täglich mindestens 0,7 mg Eisen retiniert werden, bleibt ein normaler Hämoglobinspiegel bestehen [*467*].

Die Unterschiede im *Vitamingehalt* der beiden Milcharten sind der Tabelle 48 im Anhang zu entnehmen. Bei den üblichen Bestimmungsmethoden besitzt die Kuhmilch nur etwa *65% des Vitamin A-Gehaltes* der Frauenmilch. Nach vorherigem KOH-Aufschluß lassen sich allerdings in der Kuhmilch höhere Vitamin A-Werte nachweisen [*771*]. Vor allem die Pulver- und Kondensmilchkonserven scheinen dabei der Frauenmilch an Vitamin A- und Carotingehalt kaum nachzustehen. Allerdings ist der *Tagesbedarf für den Säugling mit 1000—1500 IE* so hoch, daß er nur knapp von der Brustmilch und einigen Fertignahrungen wie Pulvermilchpräparaten und Kondensmilch, nicht aber von der selbst hergestellten $^2/_3$-Milch gedeckt wird. In Abhängigkeit von der geringen Zufuhr liegt auch der Vitamin A-Blutspiegel im 1. Lebensjahr unter den Werten der größeren Kinder [*533*]. Er läßt sich durch Vitamin A-Zulagen, vor allem im 1. Lebenshalbjahr heben, bleibt aber auch dann eindeutig unterhalb der Erwachsenenwerte. Typische Veränderungen an Schleimhautepithel zeigen, daß im Gegensatz zum Brustkind *bei künstlicher Ernährung* eine *latente A-Hypovitaminose* besteht und eine Zulage von Vitamin A bei selbst hergestellter $^2/_3$-Milch von durchschnittlich 500—1000 IE täglich im 1. Lebenshalbjahr notwendig ist. Bei Verwendung von Fertigpräparaten sind geringere Zusätze notwendig und nach Einführung der Gemüsemahlzeit erübrigt sich eine zusätzliche Vitamin A-Versorgung.

Von den *Vitaminen des B-Komplexes* ist das *B_1 (Aneurin, Thiamin)* in der rohen Kuhmilch etwa 3mal so stark konzentriert wie in der Frauenmilch (0,015 mg-%), geht aber bei dem nötigen Erhitzungsprozeß zum Teil verloren. Da der *Minimalbedarf etwa bei 0,2 mg* bei 1000 Calorien liegt [*467*], wird er bei Brustnahrung nicht und bei künstlicher Ernährung knapp gedeckt. Allerdings findet eine erhebliche B_1-Produktion durch Darmbakterien statt. B_1-Mangelschäden sind im 1. Lebenshalbjahr noch nicht beobachtet worden und später nicht zu befürchten, da nach Beginn mit Cerealien in der kindlichen Ernährung kein Defizit mehr besteht.

Der *Vitamin B_2-Gehalt* (Lactoflavin, Riboflavin) ist in der Kuhmilch 5mal höher als in der Frauenmilch (0,04 mg-%). Der tägliche *Minimalbedarf* im Säuglingsalter *von 0,3 mg* und auch der Optimalbedarf von 0,6 mg ist in beiden Milcharten gedeckt [*467*].

Nicotinsäure findet sich nur halb so viel in der Kuhmilch als in der Frauenmilch. Der *Minimalbedarf zwischen 0,4 und 1,2 mg/Tag* und auch die optimale Zufuhr von 4,0 mg wird durch beiden Milcharten beim jungen Säugling befriedigt, später ist eine Ergänzung nötig. Bei Mangel kann ein Teil durch Umwandlung des in der Milch reichlich vorhandenen Tryptophans gedeckt werden. Mangelerscheinungen sind bei ausreichender Milchzufuhr nicht zu befürchten.

Von den anderen *Vitaminen der B-Gruppe* finden sich alle in der Kuhmilch in höheren Konzentrationen als in der Frauenmilch. Beim gesunden und gut resorbierenden Säugling besteht dabei ein ausgeglichener Vitaminhaushalt, während Erkrankungen, vor allem des Ernährungstraktes, den Bedarf erhöhen und zusätzliche Gaben verlangen.

Von *Vitamin* D_3 finden sich in der Muttermilch 2,4—3,8 IE in 100 ml, im Winter nur 0,3—1,7 IE. Der Vitamin D-Gehalt der frischen Kuhmilch kann zwar das 5fache betragen, aber beide Milcharten können nur einen Bruchteil des tatsächlichen *Minimalbedarfs* des Säuglings decken, der zwischen *80 und 135 IE* täglich liegt [*466*]. Als *optimale Zufuhr* bezeichnet man die Menge von *400—600 IE/Tag*, so daß sowohl beim Brustkind als auch beim künstlich ernährten Säugling bei unzureichender UV-Bestrahlung Vitamin D-Gaben notwendig sind.

Der *Vitamin C-Gehalt* beträgt in der Frauenmilch im Winter 1,8—2,3 mg-%, im Sommer 2,5—5,5 mg-%. Die Kuhmilch enthält etwa 1,6 mg-%. Bei der Erhitzung während der Zubereitung der Säuglingsnahrung gehen 50% und mehr verloren. Der *Minimalbedarf* beträgt *1 mg Vitamin C/kg* Körpergewicht beim Neugeborenen und beim Frühgeborenen *2,6 g/kg* Körpergewicht [*780*]. Infektionskrankheiten und Ernährungsstörungen erhöhen ihn erheblich. Die *Optimalzufuhr wird mit 30 mg täglich* im Säuglingsalter angegeben. Beim Brustkind wird der Minimalbedarf gut gedeckt, beim künstlich ernährten ist eine zusätzliche Zufuhr von täglich 20—50 mg Ascorbinsäure, beginnend im Anschluß an die Neugeborenenperiode, indiziert, weil schon dann der Ascorbinsäurespiegel im Blut, der bei der Geburt noch normal ist, auf die Hälfte der Norm abfällt [*467*].

Als Endergebnis bleibt die Feststellung, daß schon von der chemischen Zusammensetzung der Kuhmilch aus gesehen *die künstliche Ernährung den Säugling immer stärker belasten muß* als die *Muttermilch*. Gewiß wird der gesunde Säugling im allgemeinen damit fertig und bei Vermeidung grober Fehler wird sich kein sichtbar schlechteres Gedeihen zeigen. Bei zusätzlichen Belastungen durch Krankheiten, bei schwächlicher Konstitution oder Frühgeborenen wird sich die Überlegenheit der Frauenmilch aber immer erweisen.

b) Anforderungen an eine für die Säuglingsernährung geeignete Kuhmilch

Ein wesentliches Problem bei der künstlichen Ernährung ist die Bekämpfung der *Infektion der Ausgangsmilch*. Auch bei sauberer Arbeitsweise enthält die frisch gemolkene Milch etwa 200 Keime/ml und bei schlechter Euterpflege und unhygienischen Stallverhältnissen können diese Zahlen auf das 1000fache ansteigen. Leider nehmen dabei auch die thermostabilen Bakterien zu [*938*], so daß sich auch die Haltbarkeit der pasteurisierten Milch, vor allem bei hohen Außentemperaturen, verkürzt [*18*]. Da die nach der primären Infektion einsetzende Keimvermehrung temperaturabhängig ist (bei 15° verfünffacht sich der Keimgehalt, bei 25° verzehnfacht er sich im Laufe von 9 Std), muß bei der Frischmilch nach Möglichkeit eine *lückenlose Kühlkette* vom Erzeuger, zumindest aber von der Pasteurisierung in der Molkerei, bis zum Verbraucher aufrechterhalten werden. Auch macht es die schon bei der Gewinnung unvermeidliche Infektion erforderlich, daß jede für die Säuglingsernährung verwendete Milch *durch Erhitzen keimfrei* gemacht wird. In der Molkerei erfolgt dies nach vorheriger Milchreinigung durch Filtration oder Zentrifugieren auf dem Wege der *Pasteurisierung*, die in vielen Ländern für die Trinkmilch gesetzlich vorgeschrieben ist.

Zugelassen sind heute 3 Pasteurisierungsverfahren: 1. Die Hocherhitzung auf 85° über 15 sec, 2. die Kurzzeiterhitzung auf 71—74° über 40 sec, 3. die Dauererhitzung auf 62—65° über 30 min.

Die Wirksamkeit der Erhitzung ist an der Inaktivierung des Phosphataseenzyms der Milch zu prüfen. Phosphatase-negative Milch enthält nach der Pasteurisierung sicher keine nicht sporenbildenden, pathogenen Mikroorganismen und Viren in virulenter Form mehr [*492*], aber immer noch einen Rest von Mikroben, der etwa 0,5% der Keimzahl der angelieferten Milch beträgt. Bei ursprünglich 10 Mill. Keimen/ml, eine Zahl, die im Sommer bei der angelieferten Milch keine Seltenheit ist [*386*], kann es sich dann noch immer um 50000 Keime handeln. Eine richtig behandelte Milch darf nach der Pasteurisierung aber keine pathogenen Keime, keine oder nur wenige Coli und bis zu 30000 harmlose Saprophyten, vor allem Milchsäurebildner, enthalten. Gesetzliche Bestimmungen bestehen bei uns aber nur in bezug auf die Vorzugsmilch, während in den USA in der Certifikatmilch bis zu 10000, in der A-Milch für Säuglinge bis zu 30000, in der üblichen Konsummilch bis zu 100000 Keime/ml bei der Abgabe an den Verbraucher erlaubt sind. Da bei der Pasteurisierung auch nicht die vorher in der Rohmilch *freigesetzten Bakterientoxine*, besonders von Staphylokokken, Enterokokken und bestimmten Colikeimen, vernichtet werden, ist es besonders wichtig, für die Säuglingsnahrung eine Milch zu verwenden, die bereits von der Produktion an im Stall einen möglichst geringen Infektionsgrad zeigt [*21*]. Außer der geringen Restinfektion besteht aber auch bei der pasteurisierten Milch noch *die Gefahr der Neuinfektion*, so daß für die Säuglingsernährung die Milch aus plombierten Flaschen vorzuziehen ist. Außerdem muß *jede Milch unmittelbar vor dem Gebrauch als Säuglingsnahrung noch einmal abgekocht werden* [*209*]. Das gilt auch für die sog. Vorzugsmilch, die nach den gesetzlichen Bestimmungen nicht pasteurisiert ist, von tuberkulosefreiem Vieh stammt und maximal 150000 Keime/ml enthalten darf.

Diese *nicht zu umgehende Erhitzung der Milch* bei der Pasteurisierung und beim späteren Kochen führt zwangsläufig zu Änderungen des Milcheiweißes, die in der Kolloidchemie als *Denaturierung* bezeichnet werden.

Die Dauererhitzung bedeutet dabei den schonendsten Eingriff. Nach Kurzzeit- und Hocherhitzung finden sich Veränderungen an den Molkenproteinen, die sich elektrophoretisch nachweisen lassen. Bei Erwärmungsgraden über 85° entstehen auch Veränderungen am hitzestabilsten Teil des Molkeneiweißes, dem Lactalbumin [*854*], das bei 92—93° in zwei Komponenten aufgespalten wird [*491*], und dessen Stickstoffgehalt bei Erhitzung auf 70° um 15%, auf 85° um 20%, auf 100° um 70% abnimmt [*978*].

Dieser Denaturierungsprozeß ist einmal vom naturwissenschaftlichen Standpunkt aus zu beurteilen. Zweifellos kann die Milcherhitzung nicht vermieden werden, weil durch die Zusammenballung der Menschen in großen Wohngemeinschaften ein zeitraubender Transport der Milch notwendig wird und die dabei nicht zu umgehende Infektion bekämpft werden muß. Immer häufiger wird zur Steigerung der Transport- und Lagerfähigkeit auch eine Konservierung der Milch, wie sie in der Pulvermilch oder evaporierten Milch vorliegt und wie sie auch nicht ohne Erhitzung möglich ist, wünschenswert sein. Die Frage ist, ob durch die Erhitzung eine für den Säugling bedeutsame Qualitätsverschlechterung eintritt. Das kann sicher verneint werden, da die Milcheiweißverdauung ebenfalls mit einer Eiweißdenaturierung im Magen beginnt und außerdem im Tierversuch eine Milcherhitzung bis auf 150° unter Bedingungen, wie sie bei der evaporierten oder der gepulverten Milch angewendet werden, die Verdaulichkeit, die biologische Wertigkeit und den Nährwert nicht verringert [*849*, *850*], obwohl ein Teil, besonders der Thio-Aminosäuren, bei bestimmten Trocknungsverfahren zerstört werden kann [*266*]. Durch die Erhitzung wird der Eiweißabbau im Verdauungsversuch in vitro sogar erhöht [*850*]. Damit sind die mit dem notwendigen Erhitzungsprozeß verbundenen Sterilisationsschäden praktisch von nicht allzu großer Bedeutung, trotz der nachweisbaren Veränderungen in der Struktur der Proteine und Kohlenhydrate. Auch die Inaktivierung der Milchenzyme, die Lipase und Phosphatase, sowie die Zerstörung eines Teiles des Vitamingehaltes, läßt sich bis jetzt nicht vermeiden. Die Notwendigkeit, bei künstlicher Ernährung in den ersten Lebensmonaten deshalb zusätzlich Vitamine zu geben, wurde schon erwähnt.

Das Milchproblem kann aber auch von einem anderen Standpunkt betrachtet werden, von dem aus man die rohe Kuhmilch als „natürliche Nahrung" bewundert, deren überlegene Qualität deshalb von vornherein feststeht. Vergleichsuntersuchungen über Ernährungserfolge mit roher und mit erhitzter Kuhmilch existieren aber bis heute noch nicht, und es ist auch nicht bewiesen, daß eine von ungekochter Frischmilch ausgehende Säuglingsnahrung qualitativ besser ist, weil ihr Nutz- und Nährwert höher sei [*786*]. Tatsächlich besteht gerade bei dieser Milch immer die Gefahr einer beträchtlichen Mischinfektion bis zum Augenblick der Nahrungsaufnahme, und es ist nur erstaunlich, daß ein so großer Teil der Säuglinge mit dieser oft keimreichen Nahrung überhaupt fertig wird. Von bakteriologischer Sicht aus ist jedenfalls eine Milchkonserve zur Säuglingsernährung vorzuziehen. Daß auch einmal eine Trockenmilch infiziert sein kann, beweisen die Nahrungsmittelvergiftungen mit sprühgetrockneter Milchkonserve, die durch staphylokokkeninfizierte Chargen hervorgerufen wurden.

Selbstverständlich erhält die erhitzte Milch neue Eigenschaften und verliert die Charakteristika der nativen Milch. Aber für den Säugling bedeutet dies kein Problem, weil er ohnehin keine native Kuhmilch erhalten kann, und weil die durch Erhitzen eingetretene Denaturierung den Nährwert der Kuhmilch und ihre Ausnutzbarkeit nicht verringert, wahrscheinlich sogar bessert [*849*]. Es gibt noch genügend überzeugende Gründe, warum die Frauenmilch der Kuhmilch überlegen ist (s. S. 101). Diese unbestreitbare Überlegenheit beruht aber nicht auf der Tatsache, daß die Kuhmilch dem Säugling nur denaturiert gegeben werden kann.

Von relativ geringem Einfluß im Sinne der Denaturierung der Proteine ist übrigens ein neues, aber in Deutschland praktisch noch nicht eingeführtes Milchentkeimungsverfahren, die Ultrapasteurisierung: *Uperisation.* Danach wird die Milch auf 40° vorgewärmt, im Vakuum entgast, dann auf 80° weiter vorgewärmt und anschließend 0,75 sec einer Hitze von 150° im hochgespannten Wasserdampf ausgesetzt. Anschließend wird sofort gekühlt. Dabei erhält man eine sterilisierte, d. h. absolut keimfreie Milch, die beliebig lang haltbar ist [*386, 854*].

c) Säuglingsmilcharten (Dauernahrung)

Beim Bestreben, aus einwandfreier Kuhmilch eine möglichst optimale Säuglingsnahrung herzustellen, sind 2 Probleme zu lösen: 1. Die Belastung des Magen-Darmtraktes möglichst gering zu halten, also die Verdaulichkeit dieser artfremden Milch zu steigern, und 2. qualitativ dem Säugling so weit wie möglich eine Nahrung zu bieten, die den Bedarf in einer so optimalen Weise deckt wie die Frauenmilch. Die Geschichte der wissenschaftlichen Kinderheilkunde reicht auf diesem Gebiet etwa bis zum Jahre 1890 zurück. In einer fast unübersehbaren Literatur ist seither versucht worden, die Vorzüge der verschiedenen möglichen Wege zu erarbeiten und gegeneinander abzuwägen, wobei die den klinischen Beobachtungen meist anhaftenden Mängel nicht selten durch das Temperament oder die Autorität der Autoren überstrahlt wurden. Tatsächlich ist es bei der Irritabilität des stationären Ernährungsversuches durch ungleiches Beobachtungsgut und interkurrente, oft subklinische Infekte kaum möglich, objektive Qualitätsunterschiede zwischen verschiedenen künstlichen Ernährungsformen festzustellen, wenn nicht grobe Fehler in der Zusammensetzung der Nahrung unterlaufen. Die sicher zwischen den einzelnen Formen auch heute noch bestehenden Differenzen sind aber inzwischen so gering geworden, daß sie bei der Toleranz und Anpassungsfähigkeit selbst des kranken Säuglings latent bleiben. Unter diesen Bedingungen nimmt natürlich die Neigung zu in vitro-Versuchen auf der einen Seite, und zu spekulativen Gedankengängen und extremen Untersuchungsbedingungen auf der anderen Seite, zu. Aber im Prinzip haben sich bei der künstlichen Säuglingsernährung nur 4 Wege als gangbar erwiesen.

α) Die Milchverdünnung mit Schleim- und Zuckerzusatz

Dieser auch historisch erste Weg beruht auf der Erfahrung, daß Kuhmilch zur Hälfte mit Schleim oder Mehlabkochungen verdünnt, unter Zusatz von 5% kristallinischem Zucker auch vom sehr jungen Säugling, ja vom Neugeborenen, bei Muttermilchmangel störungsfrei vertragen wird und zu einer üblichen Gewichtszunahme führt. Die dabei verwendeten Schleim- oder Mehlabkochungen haben als sog. *zweites Kohlenhydrat* in den letzten Jahrzehnten, besonders in Deutschland, lebhaftes wissenschaftliches Interesse erregt, da sie für die feine Lab- und Säurefällung des Caseins verantwortlich sind. Bei einer Mischung 1:1, also bei einer Halbmilch, ist diese Gerinnung besonders zart und frauenmilchähnlich, so daß dann das Casein sehr leicht fermentativ angreifbar geworden ist. Damit ist die gute Verträglichkeit der Halbmilch auch für den jungen Säugling erklärt. Die für dieses zweite Kohlenhydrat benötigten Polysaccharide sind kolloidaler Natur und übernehmen als *Schutzkolloid* dem Casein gegenüber die Aufgabe des Albumins in der Frauenmilch. Sie besitzen allerdings alle einen gewissen Gehalt an Phytinsäure (s. S. 85), die bei unzureichender Vitamin D-Versorgung „rachitogen" wirken kann, weil sie schwer lösliche Calciumkomplexsalze im Darm bildet [*371*], so daß die Ca-Resorption verringert wird.

Der *Phytingehalt*, der als zweites KH verwendeten Cerealien beträgt beim Reis 240 mg-%, beim Mais 210 mg-%, beim Hafer 182 mg-% und beim Weizen 168 mg-% [*845*]. Allerdings scheint die negative Wirkung auf die Ca-Bilanz nur vorübergehend zu sein [*980*], da sie durch eine im Darm auftretende Phytase [*421*] vermindert wird. Auch Vitamin D scheint seinen günstigsten Einfluß über eine Phytase-Aktivierung zu erreichen [*725*], vor allem, wenn ein genügend großes Ca-Angebot besteht, so daß durch geringe Mengen Ca-Zusatz, z. B. als Ca-Citrat, zur täglichen Kost die Phytinsäurewirkung kompensiert werden kann.

Als Verdünnungsmittel werden verwendet:

1. Schleimabkochungen

Diese 3—4%igen Schleime, hergestellt durch mehrstündiges Kochen aus ungemahlenen Reis- oder Gerstekörnern (Graupen) oder Haferflocken, sind reich an *Amylose* (β-Amylose), ein leicht wasserlösliches Makrokolloid aus Glucosemolekülen vom Molekulargewicht zwischen 10000 und 60000, das fermentativ leicht bis auf einen kleinen Restkörper (Restdextrine) zu Maltose abgebaut und dem Stoffwechsel zugeführt werden kann. β-Amylose scheint außerdem die Substanz zu sein, durch die sich die Gerinnung des Caseins zarter und feinflockiger vollzieht. Der zweite Hauptbestandteil ist das Phosphorsäure-haltige *Amylopektin* (α-Amylose), ebenfalls ein Makromolekül aus Maltose und, im Gegensatz zur β-Amylose, aus Isomaltose vom Molekulargewicht 50000—1000000, das fermentativ nur etwa zu 50—80% abgebaut wird, während der Rest aus schwer angreifbaren Grenzdextrinen besteht. Seine Haupteigenschaft ist eine starke Quellbarkeit und Kleisterbildungsfähigkeit bei gleichzeitig fehlender Wasserlöslichkeit.

Amylose und Amylopektin zusammen verleihen dem Schleim die typischen *Eigenschaften* des starken Quellungsvermögens, die hohe Viscosität und Gelbildungsfähigkeit auf der einen Seite, und den nach fermentativem Abbau freiwerdenden *Nähreffekt* auf der anderen. Die *Viscosität* ist gleichzeitig von regulierendem Einfluß auf Tonus und Motilität des Darmes [*498*, *499*], sie geht aber mit zunehmender Fermentation im Darm verloren. Deshalb ist es wichtig, daß die Viscosität der Schleime durch ihren Gehalt an *Polysaccharidmukosen* und an *Ballaststoffen*, die von den Verdauungsfermenten des Säuglings nicht angegriffen werden, gesteigert wird [*657, 908, 910*]. Dabei handelt es sich um ein Gemisch von Pentosanen, Hexosanen, Pflanzengummi und pflanzlichen Schleimstoffen, die auch bakteriell kaum angreifbar sind. Je nach dem Gehalt der jeweiligen Schleime an Amylose, Amylopektin, Mucopolysacchariden und Schleimstoffen, sind sie fermentativ durch den Magen-Darmtrakt schwerer oder leichter angreifbar und fördern oder hemmen die Gärung im Dickdarm. Je höher ihr Gehalt an Amylose, um so höher ist die ausnutzbare Calorienzahl und die Gärungsfreudigkeit, je höher der Anteil an Schleimstoffen, desto geringer der Nährwert und auch die Angreifbarkeit durch Bakterien. Optimal sind für die Bedürfnisse des Säuglingsdarmes also Schleime mit hohem Stärke- und Amylosegehalt, kombiniert mit genügend viscositätssteigernden Ballaststoffen, um keine Gärung aufkommen zu lassen [*970*].

Hinsichtlich der prozentualen Verteilung von Amylose und Amylopektin steht das von Keller empfohlene *Weizen-Vollkorn-Schrot* als zweites Kohlenhydrat zwischen den Schleimen und Mehlabkochungen [*498*] und besitzt deshalb in bezug auf die Verträglichkeit, Toleranzbreite, Ausnutzung und Gewichtszunahme, vor allem im 2. Trimenon, gegenüber den Mehlabkochungen gewisse Vorzüge [*51, 499*].

2. *Mehlabkochungen*

Sie eignen sich mit ihrem höheren Gehalt an schwerem angreifbarem Amylopektin vor allem *für ältere Säuglinge* [*970*]. Außerdem unterscheiden sie sich von den Schleimen durch ihren höheren Kohlenhydrat- und damit Caloriengehalt und, je nach dem Grad der Ausmahlung, durch ihren höheren Bestand an Cellulose, Salzen und Vitaminen. Dabei wirkt die Verwendung von *Reismehlabkochungen stopfend*, während *Hafermehle leichter zur Gärung* führen. Das Weizenmehl nimmt eine Mittelstellung ein, jeweils bestimmt durch den unterschiedlichen Gehalt an Mucopolysacchariden. Eine künstliche Mischung aus Stärkemehl und einem fermentativ nicht angreifbaren Mucopolysaccharid stellt z. B. das Präparat Semolin (Fa. Hipp) dar [*912*]. Andere Fabrikate benützen Wasser- und Hitzeanwendung, um die Kochzeit dieser Mehle abzukürzen, bzw. die Zubereitung auf das Auflösen in heißem Wasser oder in heißer Milch zu beschränken.

Obwohl es sich dabei also um präparierte Mehle handelt, wird häufig die Bezeichnung „Kindertrockenschleim“ verwendet (z. B. Milupa-Hafertrockenschleim, Citro-Milupa, Kölln Haferschleimpulver) [*107, 420*]. Andere vertreten die Ansicht, die Bezeichnung Trockenschleim sei zu koncidieren, wenn in Lösung bei Kälte freie Stärke nachweisbar sei, wie beim Trockenreisschleim Töpfer, Dexamyl (Töpfer), Milupa-Hafertrockenschleim und Citro-Milupa [*451*].

3. *Kindermehle*

Auch diese werden zur Verdünnung der Milch empfohlen, sind aber vom diätetischen Standpunkt aus nicht günstiger als die bisher genannten Abkochungen. Es handelt sich dabei um *Zwiebackmehle*, die durch Erhitzen dextriniert wurden, so daß ein Teil ihrer Stärke zu Maltose und Dextrin gespalten wurden. Sie sind deshalb leichter abbaufähig. Ein Teil dieser Kindermehle enthält auch dextrinierte Mehle als Zusatz und bildet damit einen Übergang zu dem sog. Nährzucker.

4. *Das „erste“ Kohlenhydrat*

Der zur Ergänzung des Calorienbedarfs notwendige Zuckerzusatz wird in der Säuglingsernährung als *erstes Kohlenhydrat* bezeichnet (s. Tabelle 13, S. 119).

Beim gesunden Säugling ist dafür *kristalliner Kochzucker* in Mengen von 3—5% der Gesamtnahrung geeignet. In bestimmten Situationen kann stattdessen *Traubenzucker* (Glucose) verwendet werden. Die Anwendung von *Milchzucker* brachte frühzeitig ungünstige Erfahrungen [*268*], die später als Folge der üblichen Fettarmut der künstlichen Ernährung erklärt wurden [*51, 514*].

Erst bei einem Fettgehalt von mindestens 3—4% kann ein erhöhter Galaktoseanteil quantitativ ausgenützt werden, während andererseits bei der dann entstehenden acidophilen Darmflora auch das „dyspepsogene Fett" besser toleriert wird. Trotzdem sind die Versuche mit Milchzuckerzusatz zumindest in der selbst hergestellten Nahrung immer am Auftreten von Durchfällen gescheitert, und es scheint doch die bessere Verträglichkeit höherer Milchzuckerkonzentrationen in der Frauenmilch mit den dort vorhandenen spezifischen bifidogenen Wirkstoffen (s. S. 77) zusammenzuhängen, die dem technischen Milchzucker fehlen.

Tabelle 13. *Zuckerarten.* (In Anlehnung an A. HOTTINGER [*437*])

	Zuckerart	Chemische Bezeichnung	Chemische Zusammensetzung	Darmwirkung	Klinische Indikation
1	Glucose (Traubenzucker)	Monosaccharid	Dextrose	indifferent	für kranke und gesunde Säuglinge
2	Fructose	Monosaccharid	Lävulose	indifferent	für kranke und gesunde Säuglinge, guter Glykogenbildner
3	Milchzucker	Disaccharid	Glucose und Galaktose	fördert als Zusatz zur Kuhmilch Darmgärung	Obstipation
4	Kochzucker (Saccharose, Rohr-Rüben-Zucker)	Disaccharid	Glucose und Fructose	in hohen Dosen gärungsfördernd	gesunde Säuglinge
5	Nährzucker	Polysaccharid	enzymatisches Stärkeabbauprodukt: viel Dextrine, wenig Maltose	entsprechend Dextrine-Anteil gärungshemmend	Dyspepsie „darmempfindlicher Säuglinge"
6	Malzextrakt	Polysaccharid	enzymatisches Stärkeabbauprodukt: viel *Maltose*, wenig Dextrine	entsprechend dem Maltose-Anteil gärungsfördernd	Obstipation

So erhalten darmempfindliche Kinder oder Säuglinge mit beeinträchtigter Fermentationsleistung des Darmes als erstes Kohlenhydrat besser *„Nährzucker"*. Dabei handelt es sich um diastatische Abbauprodukte der Kartoffelstärke, die eine Mischung von Dextrinen und Maltose darstellen. Dextrine können enteral nur langsam durch die α-Amylase abgebaut werden, Maltose läßt sich schnell zu Glucose aufspalten. Je höher also der Dextrinanteil, um so geringer die Gärfähigkeit, und um so geringer die Gefahr, daß bei ungenügendem fermentativem Abbau und unvollkommener Resorption die in den unteren Dünndarm und Dickdarm gelangenden Restbestände in Gärung übergehen. Je größer der gärfähige Maltoseanteil dagegen, um so mehr nähert sich der Nährzucker in seiner Darmwirksamkeit dem normalen Kochzucker (Tabelle 14). Den stärksten

Maltose-Gehalt besitzt der Malzsuppenextrakt mit 58,5 Maltose und 13,5% Dextrine. Er ist deshalb nur bei Obstipation indiziert.

Die praktische Anwendung der Milchverdünnungsmethode mit Hilfe des zweiten Kohlenhydrates sieht folgendermaßen aus:

5. *Die Halbmilch*

Sie beruht auf der *Budinschen Zahl*, nämlich dem Vorschlag BUDINs Anfang dieses Jahrhunderts, daß der Säugling jenseits des ersten Trimenon $^1/_{10}$ seines Körpergewichtes an Vollmilch, ohne Verdünnung und ohne Zusätze, erhalten soll. Auch wenn von einer fettreichen Milch ausgegangen wird, bedeutet das eine calorische Unterernährung des Kindes [*128, 129, 130, 590*]. Diese Zahl wurde von v. PFAUNDLER in seine Formel zur Berechnung des Nahrungsbedarfes übernommen, die lautet:

$$P\,^1/_{10} \text{ Vollmilch} + P\,^1/_{100} \text{ Kohlenhydrat (Zucker)} + \text{Wasser ad } ^2/_3 \text{ Liter.}$$

P bedeutet dabei das Körpergewicht in Gramm. Durch die Verdünnung mit Wasser ist diese Ernährungsform auch in den ersten 3 Lebensmonaten anwendbar, und durch den Zuckerzusatz der Heubnersche Energie-Quotient (EQ) auf 108 angehoben. Die Flüssigkeitszufuhr richtet sich nach den empirischen Trinkmengen an der Brust und beträgt $^1/_5$ im 1. Trimenon und $^1/_6$—$^1/_7$ des Körpergewichts im 2. Trimenon. Diese Flüssigkeitsberechnung pro Kilogramm Körpergewicht erübrigt sich aber nach dem 3. Lebensmonat, weil das gesunde Kind nicht mehr als 1000 ml/Tag erhalten soll. Nach der v. Pfaundlerschen Formel erhält der gesunde Säugling zwar ausreichend Calorien, aber selbst bei normalem Körpergewicht wandelt sich seine Milch erst nach dem 3. Lebensmonat langsam in eine $^2/_3$-Milch um, so daß nach den heutigen Auffassungen bis dahin ein latenter Eiweißmangel nicht zu vermeiden ist. Schon FINKELSTEIN hat deshalb die Milchregel nicht so streng genommen, sondern 100—120 ml Milch/kg Körpergewicht empfohlen und die obere Grenze bei 500—600 g Milch/Tag festgelegt [*268*). Entsprechend der heutigen Meinung über den Eiweißbedarf kann die Halbmilch nur noch für die ersten 2—4 Lebenswochen empfohlen werden, dann muß auf eine $^2/_3$-Milch übergegangen werden.

Tabelle 14. *Nährzuckerpräparate* [nach *657*]

Präparat	Dextrin %	Maltose %
Dexamyl (Töpfer)	95	5
Dexin Branel (amer.).	75	24
Löfflunds Nährmaltose	60	40
Alete Nährzucker	50	50
Töpfers Nährzucker	43	50
Soxhlets Nährzucker	41	52
Meads Dextri-Maltose (amer.) .	41	52
Mellins Food (amer.)	38	49

6. *Die $^2/_3$-Milch*

Die Verdünnung der Milch im Verhältnis $^2/_3$ Milch und $^1/_3$ Schleim verschlechtert ihre gerinnungsphysiologischen Eigenschaften erheblich. Die Caseingerinnsel sind nun nicht mehr so feinflockig und weich, so daß ihr vollständiger Abbau bei der noch geringen fermentativen Kraft junger Säuglinge nicht immer gewährleistet ist und ein zunehmender Eiweißverlust im Stuhl zu bemerken ist. Auch können Fäulnisvorgänge eintreten und eine alimentäre Dyspepsie resultieren. Viele raten deshalb, mit der $^2/_3$-Milch erst Ende des 2. Lebensmonates zu beginnen, weil von da an im allgemeinen auch die einfache $^2/_3$-Milch vom gesunden Säugling gefahrlos vertragen wird. Diese Schwierigkeit läßt sich auf dem zweiten Weg umgehen, der seit Anfang dieses Jahrhunderts zur Anpassung der Kuhmilch an die Bedürfnisse des Säuglings empfohlen wird.

β) Die Säuremilch

Nach den guten Erfahrungen holländischer Ärzte Ende des letzten und Anfang dieses Jahrhunderts (M. Ballot 1865, Teixeira de Mattos 1900 [Lit. s. *524*]) ist man dazu übergegangen, durch Zusatz von organischen Säuren, die den Mineralhaushalt nicht noch zusätzlich belasten, künstlich gesäuerte Milch herzustellen. Die zuerst empfohlene Milchsäure-Vollmilch geht auf die Empfehlung von Marriott zurück und wurde früher auch nach ihm Mariott-Milch genannt. Auch mit Citronensaft, Essigsäure oder Salzsäure ist eine künstliche Säuerung möglich.

Die *Vorteile dieser gesäuerten Milch* bestehen einmal darin, daß die *Caseingerinnung*, vor allem bei Verwendung pasteurisierter oder gekochter Milch, sehr viel zarter und *weichflockiger* ausfällt. Sie wird durch das vorgeschriebene kräftige Rühren bei der Säuerung noch verfeinert und bietet dem fermentativen Angriff dann sehr gute Möglichkeiten. Dann ist die *Haltbarkeit* der gesäuerten Milch größer, weil im p_H-Bereich dieser Milcharten zwischen 5 und 5,5 das Bakterienwachstum weitgehend gehemmt wird. Schließlich verringert sich der Anspruch an die HCl-Produktion des Magens, da *ein Teil der Pufferungskapazität* durch die organischen Säuren bereits *aufgefangen* ist, so daß leicht höhere Aciditätswerte im Magen zu erreichen sind [*911*], und deshalb auch größere Milchmengen leichter in gesäuerter als in ungesäuerter Form toleriert werden [*460*].

Heute werden zur Säuerung praktisch nur noch Milchsäure und Citronensäure, bzw. Citronensaft, verwendet. In den Fertigpräparaten wird außerdem die Feinheit des Gerinnsels durch die Verwendung von homogenisierter Milch (s. unten) und durch das Zusetzen eines zweiten Kohlenhydrates gesteigert. Als Sauermilchpräparationen kommen folgende Milcharten in Frage:

1. Die *Milchsäure-Vollmilch* nach Marriott, 2. das Pelargon (Nestle) und die Lactana-Milch (Töpfer), beides Milchsäure-Fertig-Präparate, 3. die mit Citronensäure angesäuerte Milch. Sie hat eine besonders weite Verbreitung erfahren, weil sie leicht mit Citretten oder Citronensaft selbst hergestellt werden kann und deshalb eine billige Ernährungsform darstellt. Die Gerinnung ist bei Citronensäure übrigens besonders feinflockig, weil dem Casein unter den Aciditätsverhältnissen des Darmes etwa die Hälfte seines zur Gerinnung benötigten Calciums durch Komplexsalzbildung entzogen bleibt [*370*]. Gleichzeitig verbessern aber diese Komplexsalze des Calciums (Calcium-Citrat) auch die Calcium-Resorption [*843*]. Neben der erwähnten Citrettenmilch gibt es als Fertigpräparate die Alete-Milch nach Malyoth (Fa. Alete) und die Alete-Frühnahrung (Alete I).

γ) Die evaporierte, homogenisierte Milch

In manchen Ländern wird die Frischmilch vor der pflichtmäßigen Pasteurisierung homogenisiert. Dabei wird sie unter Druck von 200—300 Atü durch feine Düsen gepreßt, so daß die *Milchfetttröpfchen* von 10 μ auf unter 1 μ *verkleinert* werden. Damit vergrößert sich die Gesamtoberfläche des Milchfettes um etwa 230%. Die Milch kann nun nicht mehr aufrahmen, so daß sie in gleichmäßiger Qualität zum Verkauf gelangt. Ein Nachteil besteht allerdings darin, daß sie bei nicht vollständiger Zerstörung der Milchlipase, vor allem bei Tageslicht, ranzig wird, weil die milcheigene Lipase, infolge der erhöhten Angriffsfläche des Fettes, beginnt, Fettsäuren abzuspalten. Eine zweite Änderung in der Milchstruktur macht sich bei der Säuerung bemerkbar: Die homogenisierte Milch zeigt dabei eine besonders feinflockige, *weiche Caseingerinnung*. Damit ist ihre Verdaulichkeit auf den gleichen Stand gebracht, der mit Verdünnen und Zusatz eines zweiten Kohlenhydrates bei der Halbmilch, oder durch Säuerung und Zusatz eines zweiten Kohlenhydrates bei der $^2/_3$-Milch, erreicht wird. Verwendet man eine derartig homogenisierte Milch zur Herstellung einer Säuglingsnahrung, kann deshalb auf das zweite Kohlenhydrat und auf die Säuerung verzichtet werden [*28*]. Es ist nur noch die für das jeweilige Alter erforderliche Verdünnung und der Zusatz des sog. ersten Kohlenhydrates notwendig.

Die sich damit anbietende *Vereinfachung* in der Säuglingsernährung war der eine Anlaß, warum in den Vereinigten Staaten heute dieser Weg so häufig gewählt wird. Die andere Ursache war die *Sicherheit vor bakteriellen und anderen Verunreinigungen*, wie sie die evaporierte Milchkonserve bietet, die aus fabrikationstechnischen Gründen ebenfalls homogenisiert ist. Die Versorgung größerer Bevölkerungsansammlungen mit Frischmilch ist wegen der bis zum Verbraucher benötigten Kühlkette, und wegen des notwendig schnellen Verbrauchs, ein kostspieliges Verfahren, dessen Durchführung um so unwirtschaftlicher wird, je mehr die Entfernung vom Erzeuger zum Verbraucher wächst. Diese Schwierigkeit läßt sich mit der Milchkonserve überwinden.

Bei der evaporierten kondensierten Milch (Dosenmilch) handelt es sich um eine Milch, die nach Reinigung, Pasteurisierung und Homogenisierung im Verhältnis 2,5—2,7 : 1 eingeengt wird, d. h. $^2/_3$ ihres Wassergehaltes entzogen bekommt. Die Einengung erfolgt zwischen 45 und 50° C in einem Vakuum von 650 bis 670 mm Hg. Die anschließende Sterilisierung wird bei 115° über 15 min in den verschlossenen Dosen ohne Sauerstoffzutritt durchgeführt. Der Herstellungsprozeß strebt eine besondere Schonung der Eiweißbestandteile und der wesentlichen Vitamine an.

Allerdings werden natürlich die besonders hitzeempfindlichen *Molkenproteine* weitgehend *denaturiert*, so daß sie nach dem Sterilisationsprozeß nur noch zu 10—15% des Ausgangswertes nativ in Lösung nachweisbar sind (nach kurzem Aufkochen roher Milch beträgt der Nachweis noch 50—67%). Auch hat der Amino-N-Gehalt von 2,3 auf 6,9 mg/100 ml zugenommen, der Bodensatz beim Zentrifugieren aus Proteinen und Caseinpartikeln wird größer, und elektrophoretisch läßt sich eine Trübung im α-Casein nachweisen, die sich während des Herstellungsprozesses weiter verstärkt [*488*]. Danach scheint die *feinflockige Gerinnung* des Caseins in der homogenisierten Milch wohl auch eine *Folge seiner Hitzedenaturierung* zu sein. Diese Hitzeschädigung geht noch mit einem Lysinverlust durch die *Maillard-Reaktion* zwischen Aminosäuren und Zucker einher, der aber klinisch bedeutungslos ist, weil ein Lysinüberangebot in der Kuhmilch besteht, so daß die biologische Wertigkeit der Kondensmilch in vivo nicht gemindert wird [*417*]. Der Lysinverlust beträgt bei der evaporierten Milch 8,4%, bei der sprühgetrockneten 3,6% und beim Kochen der Milch 13—26,6% [*609*]. Das Tryptophan bleibt immer unverändert.

Im ganzen ist die Veränderung der Proteine aber doch so groß, daß die *evaporierte Milch weniger allergisch* wirkt als normal gekochte Milch. Sie ist deshalb bei bestehender Milchüberempfindlichkeit oder zur Verminderung einer Sensibilisierung unter bestimmten Umständen (s. S. 325) besonders geeignet. Die früher behauptete *Deshomogenisierung* der homogenisierten Milch im Magen, durch welche die Vorteile dieser Milch paralysiert würden [*609*], *tritt* nach unseren Beobachtungen *nicht ein* [*632*].

Eine Übersicht über die Ernährungsform von 2225000 amerikanischen Säuglingen bis zum Jahre 1955 ergab, daß von den künstlich ernährten Kindern 80% evaporierte Milch (davon 68% mit Kohlenhydratzusatz), 11% pasteurisierte Milch und 5% Trockenmilch erhielten [*630*]. Die sehr bequeme Herstellung und gute Verträglichkeit mag die Beliebtheit dieser Milchmischung erklären. Und sicherlich ist die sehr niedere Säuglingssterblichkeit der USA nicht das Ergebnis einer besonderen Ernährungsform, sondern die Folge des hohen sozialen Lebensstandards.

Man kann auf Grund dieser Statistik doch sagen, daß die Ernährung mit evaporierter Milch keinen negativen Einfluß auf die Mortalität im 1. Lebensjahr auszuüben scheint. Dabei mag wohl die absolute Keimfreiheit der angebotenen Grundnahrung eine gewisse Rolle spielen, die bei Pulvermilchpräparaten offenbar nicht immer einwandfrei zu erreichen ist und eine große Sorgfalt von seiten des Herstellers verlangt [*21, 608, 743*]. Bei vorschriftsmäßigem Vorgehen ist es während der Herstellung zu Hause schwierig, eine nachträgliche bakterielle

Infektion auftreten zu lassen, so daß schließlich nur noch die Infektion während des Trinkaktes selbst, durch Regurgitation und anschließendes Stehenlassen der angetrunkenen Flasche bei Zimmertemperatur, zu einem Anstieg der Keimzahlen führen kann [*554*]. Schließlich mögen zu den günstigen Erfolgen der Ernährung mit evaporierter Milch, auch bei Frühgeborenen [*340*, *653*], noch Faktoren beitragen, die auch für Pulvermilchpräparate gelten, soweit sie homogenisiert sind, daß nämlich bei einer Tröpfchengröße unter 0,1 μ die *Fettresorption*, vor allem im 1. Trimenon, sehr viel besser ist [*203*], zum Teil wegen der besseren fermentativen Angreifbarkeit, zum Teil aber weil die Fetttröpfchen bei einem Durchmesser unter 0,5 μ klein genug sind, um in nicht hydrolysierter Form schnell resorbiert zu werden [*280*]. Auch wird die schützende Eiweißmembran, welche die Fetttröpfchen umhüllt, durch die Homogenisierung erheblich alteriert, so daß sich ihr Gehalt an Aminosäuren, ihre elektrophoretische Beweglichkeit und ihr Verhalten in der Ultrazentrifuge grundlegend verändert [*122*].

Die Fettresorption vollzieht sich zwar schneller, wie wir an Hand des Anstieges der Chylomikronenzahlen im Blut feststellen konnten [*418*], die *Fettbilanz* allerdings ergibt nur in den ersten 3 Lebensmonaten und bei Frühgeborenen [*651*], also gerade im Alter besonders schlechter Fettausnutzung, eine oft erheblich höhere Resorption [*203*], später aber dieselben Werte wie bei den üblichen Kuhmilchmischungen [*418*]. Die *Magenverweildauer* der homogenisierten Milch scheint ebenfalls verkürzt zu sein [*5*, *952*], aber die individuellen Unterschiede auch beim selben Kind und bei der gleichen Ernährung sind so groß, auch in bezug auf die Produktion freier und gebundener HCl und der dabei erreichten p_H-Werte [*548*, *992*, *1004*, *1019*], daß keine Regeln über die Abhängigkeit von der zugeführten Milchnahrung zu erkennen sind.

Über die Anwendbarkeit der evaporierten Milch als Säuglingsnahrung hat sich, vor allem in Deutschland, in den letzten Jahren eine heftige Diskussion erhoben [*214*, *216*, *786*, *880*, *455*, *1005*], in der nicht selten auch evaporierte Dosenmilch mit *Sterilmilch* verwechselt wurde, bei der es sich aber um eine auch geschmacklich völlig andere Milch handelt, die dreimal, davon zweimal hoch erhitzt wird. Sie wird zunächst bei 65° pasteurisiert, dann homogenisiert, dann in einem Hocherhitzer 24 sec auf 100° erhitzt, wobei 1 sec lang 135° eingehalten werden müssen. Dann erfolgt die Abfüllung in Flaschen bei einer Temperatur von 60—70°, eine neue Erhitzung in verschlossenen Flaschen für 20 min über 100°, davon 4 min über 110° [*472*]. In einem anderen Verfahren dauert die Hocherhitzung sogar 30 min bei 110°, 12 min bei 116° und 20 min bei 117° [*386*]. Die *Denaturierung* des Milcheiweißes ist entsprechend *stärker*, so daß beim enzymatischen Abbau der Sterilmilch weniger Aminosäuren frei werden als bei der evaporierten Dosenmilch, und auch der Gesamtgehalt an Tryptophan in der Sterilmilch deutlich niedriger ist als in der evaporierten Konserve [*165*]. So besitzt also die Sterilmilch auch in vitro eine deutliche Abnahme der Verdaulichkeit des Eiweißes. Der Vitamin B_1-Gehalt ist etwas geringer, Vitamin C fehlt vollständig [*635*]. Die Magenverweildauer ist bei Sterilmilch kürzer als bei einer $^2/_3$-Nahrung aus pasteurisierter Milch, und in vitro läßt sich nachweisen, daß die Labgerinnung erst nach Zusatz von Calcium-Lactat derjenigen der normalen $^2/_3$-Milch gleicht [*344*]. Schließlich ist auch die Maillard-Reaktion, die im Rattenversuch Wachstumshemmungen erzeugt [*2*] in der Sterilmilch besonders heftig. Nach allem scheint sie für die Säuglingsernährung deutlich weniger geeignet zu sein, als eine selbst hergestellte $^2/_3$-Milch [*475*]. Sie darf nicht mit der evaporierten Dosenmilch auf eine Stufe gestellt werden.

δ) Die adaptierte Milch (Kunstmilch)

Bei diesen Milcharten wurde versucht, die einzelnen Bestandteile der Kuhmilch in ihrer Korrelation den Verhältnissen in der Frauenmilch anzupassen. Dabei erfolgt in der Regel eine *Reduzierung des Caseingehaltes*, bei manchen Milcharten auch gleichzeitig eine Vermehrung des Molkeneiweißanteils, da bei einem Molkeneiweiß-Caseinverhältnis von etwa 1:1 die Schutzkolloidwirkung des Lactalbumins zur Geltung kommt und eine feine Gerinnung der Caseinteilchen bewirkt. Eine weitere Folge dieser Maßnahme ist die Verkürzung der Magenverweildauer [*519*]. In manchen dieser Präparate wird der *Fettgehalt* gesteigert, um das Defizit zu kompensieren, das bei der Ernährung mit $^2/_3$-Milch eintritt, und im Lauf der ersten 5 Lebensmonate auf 1,7 kg Fett gegenüber dem Brustkind ansteigen kann [*60*]. Dem qualitativen Fettunterschied begegnet man in manchen Präparaten (S.M.A.-Milch, Bremil, Similac, Humana [*702*], Pantolac [*451*]) dadurch, daß ein Teil des Milchfettes durch *pflanzliche Fette* mit einem höheren Gehalt an ungesättigten Fettsäuren ersetzt wird. Als *Zucker* wird großenteils Lactose zugesetzt, weil die Caseinreduktion in diesen Milcharten eine schnellere Darmpassage ermöglicht, so daß, wie bei der Frauenmilchernährung, ein Teil der noch nicht abgebauten Lactose in den unteren Darmabschnitten bakteriell abgebaut wird. Dadurch entsteht dort ein p_H zwischen 5,5 und 6,0, das die Prävalenz der acidophilen Flora (Bifidum) ermöglicht (s. S. 76). Der hohe Fettgehalt einiger Kunstmilcharten, der durch Homogenisierung und zum Teil durch den genannten Fettaustausch infolge einer beschleunigten Resorption gut vertragen wird, ermöglicht auf der anderen Seite auch einen relativ hohen Lactosezusatz ohne daß es durch ein Mißverhältnis zwischen Fett und Kohlenhydraten zu einer Gärungsdyspepsie kommt. Schließlich ist in allen diesen Präparaten der *Mineralgehalt* der Milch, vor allem an Calcium, *reduziert*, so daß ein Calcium-Phosphor-Quotient ähnlich wie bei der Frauenmilch vorliegt. Auch die Ergänzung des *Vitaminhaushaltes* durch Vitamin A, B_1, C und D, und die wünschenswerte Vergrößerung der *Eisenzufuhr*, ist bei vielen dieser adaptierten Milcharten berücksichtigt worden. Ihre Zusammensetzung s. S. 540 im Anhang. Die in Deutschland bekanntesten Präparate dieser Gattung sind die Humana- und die Correla-Milch. Die praktischen Ergebnisse bei der Aufzucht von Säuglingen und auch von Frühgeborenen mit beiden Milcharten sind sehr befriedigend [*60*], auch wenn natürlich die Ergebnisse der Aufzucht mit Frauenmilch nicht erreicht werden können, schon deshalb nicht, weil dem Stoffwechsel auch mit diesen Milcharten zugemutet wird, die bei allen Kuhmilchpräparationen erhöht angebotenen Mengen von Natrium, Kalium, Chlor und Phosphaten auszuscheiden, was besonders bei Frühgeborenen mit ihrer physiologischen Acidoseneigung Schwierigkeiten machen kann, wie das neuerdings Droese [*217*] am Beispiel der Humana-Milch demonstriert hat. Das gilt natürlich auch für die anderen Kunstmilcharten. Nur in Ausnahmefällen allerdings, wie z. B. bei der Neugeborenentetanie oder bei kranken Säuglingen, scheint dies von klinischer Bedeutung zu sein, während der gesunde Säugling schon in den ersten Lebenswochen offenbar mit derartigen Stoffwechselbelastungen fertig wird. Damit ist die Kuhmilchadaptation zwar ein sehr interessantes Problem, in der Praxis aber von nicht allzu großer Bedeutung.

ε) Weitere Milchpräparationen

Die *Trockenmilchkonserven* haben in der Säuglingsernährung eine weite Verbreitung gefunden, wobei ihr Vorteil für die Mutter ebenfalls in der Einfachheit der Herstellung und für das Kind in der praktischen Keimfreiheit oder Keimarmut der Milch, sowie in der Tatsache besteht, daß bei dem Herstellungsprozeß eine Homogenisierung der Milch stattfindet.

Das ältere Walzentrocknungsverfahren, bei dem die vorher pasteurisierte und im Vakuum eingedickte Milch auf eine Heiztrommel von 115—130° läuft, so daß das Wasser in 6—10 sec verdampft und das Milchpulver mit einem Messer abgeschabt wird, ist mit einer relativ starken Denaturierung des Milcheiweißes verknüpft, so daß solche Milch für die Säuglingsernährung wenig geeignet ist und nicht mehr verwendet wird. Günstiger ist das *Vakuumwalzen-Trockenverfahren*, bei dem nur Temperaturen bis 95° verwendet werden. Am schonendsten arbeitet aber die *Sprüh- oder Zerstäubungstrocknung* (Krause-Verfahren). Hierbei wird die pasteurisierte Milch bei 60° im Vakuum auf 4:1—3:1 kondensiert, um dann in einem Turm verstäubt zu werden, der von einem 120—180° heißen Luftstrom durchspült wird. Im Bruchteil einer Sekunde verdampft auf diese Weise das Milchwasser. Die entstehende Verdunstungskälte verhindert, daß die Temperatur in der eigentlichen Trockenzone wesentlich über 50⁰ ansteigt, so daß bei Verwendung einer guten Ausgangsmilch eine relativ wenig denaturierte Trockenkonserve entsteht, die maximal 4% Wasser enthält, aber stark hygroskopisch ist, so daß sie nur unter völligem Luftabschluß eine gewisse Zeit gelagert werden kann.

Die physikalische Struktur der Trockenmilch hängt sehr vom Herstellungsverfahren ab [*518*]. Das Auflösungsverhältnis zu Wasser beträgt durchschnittlich 1:7. Entsprechende *Präparate* sind: Alpenbote (Alete-Werke), Edelweiß-Milch (Milchwerke Kempten), Klim (Borden-Company), Nest (Nestle-Werke).

Bei der *Herstellung von Säuglingsnahrungen aus Pulvermilchpräparaten* ist es vorteilhaft, das Milchpulver erst in einer kleinen Menge Wasser aufzulösen, da die Milch nicht mehr gekocht werden soll. Mit dem Rest der vorgeschriebenen Wassermenge wird das zweite Kohlenhydrat (Schleim) gekocht, der Zucker beigefügt, und erst dann findet die Mischung mit dem angeführten Milchpulver statt. Bei *Fertigmilchpräparaten*, wie Alete, Pelargon, Nektar-Mil, Humana, Correla erübrigt sich diese Teilung, weil das Pulver nur mit warmem Wasser aufgelöst werden muß und ein Schleimzusatz überflüssig ist. Über Trockenmilchpulver aus halb entfetteter Milch (Eledon), Eiweißmilch und Buttermilch s. unter Heilnahrungen (s. S. 540).

d) Die Technik der künstlichen Ernährung

α) Allgemeine Richtlinien

Obwohl die zur Herstellung der Flaschennahrung notwendigen Gegenstände in der Regel in jeder Küche vorhanden sind, ist es besser, dafür besondere Geräte zu reservieren. Außer Flaschen und Saugern benötigt man einen großen Topf zum Auskochen der Flaschen, eine kleine Kasserolle zum Auskochen der Sauger, die mit einem Deckel versehen anschließend auch zum Aufbewahren der ausgekochten Saugern dient. Ein Glasgefäß mit Deckel, um die gebrauchten Sauger nach dem kalten Abspülen aufzubewahren, eine Flaschenbürste und 5 bis 6 Flaschen sowie Sauger. Die *Flaschen* sollen aus hitzefestem Glas (Jenaer Glas) bestehen und einen leicht zu reinigenden engen oder besser weiten Flaschenhals besitzen. Die Graduierung soll nicht über 200 g gehen, um die Mütter vor der Verlockung größerer Trinkmengen zu bewahren. Unzerbrechliche Flaschen sind nur dann geeignet, wenn sie auskochbar und durchsichtig sind, um die richtige Reinigung zu überwachen. Die *Sauger* sollen sich leicht umstülpen lassen, damit sie innen gut zu reinigen sind. Sie werden entweder schon mit einem Loch an der Spitze geliefert, oder man muß dieses mit einer glühenden Nadel selbst herstellen, wobei darauf zu achten ist, daß es nicht größer wird als es die Viscosität der jeweiligen Nahrung erlaubt. Richtig ist es, wenn aus der gefüllten Flasche bei nach unten gehaltenem Sauer an der Saugerspitze gerade ein Tropfen erscheint, ohne daß die Nahrung weiter abtropft. Ein zu schneller Abfluß der Milch führt zur Gefahr des Verschluckens, ein zu kleines Saugerloch ermüdet das Kind vorzeitig. Flasche und Sauger müssen *täglich einmal ausgekocht* und in abgedecktem Gefäß bis zur Benutzung aufbewahrt werden. Bei der Verwendung von evaporierter oder Pulvermilch sowie Fertignahrung werden keine weiteren Gefäße benötigt, da das abgekochte Wasser in jedem Teekessel hergestellt werden kann. Bei selbst zusammengestellter Nahrung wird noch eine etwa 500 ml fassende Kasserolle mit Deckel und am besten mit Ausguß zur Herstellung des Zuckerwassers bzw. der Schleimabkochungen benötigt. Die Verwendung von Frischmilch erfordert noch ein drittes Gefäß zum Abkochen der Milch und anschließendem Mischen der Nahrung.

Es gibt verschiedene Möglichkeiten, die Flaschennahrung herzustellen. Die einfachste und sicherste Methode ist das Kochen der gesamten Tagesnahrung in einem Arbeitsgang. Dabei werden alle fünf oder sechs Flaschen 25 min lang in kochendem Wasser ausgekocht und während dieser Zeit die Nahrung vorbereitet. Bei der Verwendung von *Fertignahrung* besteht diese Vorbereitung im Abkochen einer genügenden Wassermenge. Nach Abkühlen auf etwa 40⁰ werden davon jeweils 30—50 ml in die Flasche gegeben, dazu die vorgeschriebene Pulvermenge eingefüllt, die Flasche mit einem ausgekochten Korken verschlossen, kräftig geschüttelt und anschließend auf die nötige Gesamtflüssigkeitsmenge mit abgekochtem Wasser aufgefüllt. Die mit dem Korken wieder verschlossene Flasche wird dann kühl, am besten im Eisschrank bis zum Gebrauch aufbewahrt.

Bei der Verwendung von *evaporierter Büchsenmilch* wird die täglich notwendige Wassermenge gleichzeitig mit dem benötigten Kochzucker aufgekocht. Dieses Zuckerwasser wird dann in einem verschlossenen Gefäß bis zum Gebrauch aufbewahrt, wobei eine besondere Kühlung unnötig ist. Unmittelbar vor der Fütterung wird die jeweils notwendige Menge Zuckerwasser in die Flasche gefüllt, mit evaporierter Milch unmittelbar aus der Büchse ergänzt und das Ganze durch kurzes Umschütteln vermischt. Dann wird die Flasche kurzfristig in ein heißes Wasserbad gestellt, bis die Fütterungstemperatur von 37—40° erreicht ist. Das Mischungsverhältnis von Wasser und evaporierter Milch und der nötige Zuckerzusatz s. Tabelle 15, S. 127.

Vom 3. Monat an kann bei der Verwendung evaporierter Milch als Verdünnungsflüssigkeit auch 3—5%iger Schleim oder eine Mehlabkochung (s. S. 118) verwendet werden. Man verlängert damit offenbar die Magenverweildauer. Die mit „angedickter" Milch ernährten Säuglinge können jedenfalls längere Pausen in Ruhe ertragen, ohne daß der Caloriengehalt der Nahrung durch den Schleimzusatz erheblich gesteigert wird.

Bei der *Verwendung von Frischmilch* wird mit dem Abkochen der Milch begonnen und inzwischen der Schleim mit Zuckerzusatz hergestellt (Kochvorschrift s. S. 538). Dann wird Schleim und Milch gemischt, gegebenenfalls eine Säuerung durch Zusatz von Citretten durchgeführt und die Nahrung auf die einzelnen Flaschen verteilt, die wieder mit Korken verschlossen abgekühlt aufzubewahren sind. Um die Gefahren einer „Vormischinfektion" zu verringern, wird auch geraten, die Mischung von Schleim und Milch erst unmittelbar vor der Fütterung durchzuführen [*35*, *209*].

Bei sorgfältiger Arbeit und Vermeidung von Infektionen während der Herstellung kann auf eine *Schlußsterilisation* verzichtet werden. Im Haushalt wird sie gegenwärtig auch in der Regel nicht mehr angewendet. Nur unter unhygienischen Verhältnissen oder bei sehr empfindlichen Kindern ist sie noch manchmal zu empfehlen. Sie besteht dann in einem Kochen der fertiggestellten Flaschen im Wasserbad über 25 min oder im Erhitzen im Autoklaven über 10 min auf 110°, wie dies in manchen Kliniken möglich ist. Man muß sich aber darüber im klaren sein, daß die Schlußsterilisation einen erneuten Hitzeschaden für das Milcheiweiß bedeutet. Die möglichst aseptische Flaschenpräparation ist deshalb mehr zu empfehlen.

Unmittelbar vor der Fütterungszeit wird dann jeweils eine *Flasche in einem Wasserbad* von 50° auf Handwärme (37—40°) *erwärmt*, nach kräftigem Umschütteln entkorkt und mit dem frisch ausgekochten Sauger versehen.

β) Die künstliche Ernährung des Neugeborenen

Die künstliche Ernährung in den ersten Lebenstagen ist im Hinblick auf die Anpassungsschwierigkeiten des Neugeborenen an den beginnenden enteralen Abbau besonders schwierig. Die noch unreife Nierenfunktion erlaubt *noch keine konzentrierte Nahrung*, sondern nur Halbmilch, halb entfettete Milch (Eledon) oder besondere Nahrungen, wie Alete-Frühnahrung. Die Verdünnung bei Verwendung von evaporierter Milch in der Neugeborenen-Ernährung s. Tabelle 15.

Die geringe Widerstandsfähigkeit des Neugeborenenorganismus verlangt ein hohes Maß an Sorgfalt bei der Herstellung der Nahrung und beim Fertigmachen der Flaschen zur Vermeidung von Infektionen. Nach der Geburt wird der *erste Fütterungsversuch* nach 12 bis spätestens 24 Std gemacht. Bei geschädigten Kindern nach komplizierten Geburten darf wegen der Gefahr des Erbrechens und der Aspiration frühestens nach 24 Std mit der Fütterung begonnen werden. Auch soll dann dieser erste Versuch nur mit Zuckerwasser durchgeführt werden, um bei Aspirationen die Komplikationsgefahr zu verringern. Im Abstand von 4 Std mit einer achtstündigen Nachtpause erhält dann der Neugeborene täglich fünf Mahlzeiten. Beim künstlich ernährten Säugling ist das Self-demand-feeding zwar auch möglich, aber mit der Gefahr der Überfütterung verbunden, so daß

Tabelle 15. *Dauerernährung mit Kondensmilch*

	Evaporierte Milch	Wasser	Zucker/Tag	cal/kg
1.—10. Lebenstag	1 Teil	3 Teile	5%	
2. Woche	50 ml/kg	100 ml/kg	15 g	100
3. Woche	60 ml/kg	100—120 ml/kg	25 g	110
4. Woche	70 ml/kg	120 ml/kg	30 g	125
2. Monat	70 ml/kg			120
Ab 3. Monat	70—80 ml/kg	120 ml/kg Schleim 3%	30 g	120
Höchstmenge pro Tag . .	350 g	800 g Gesamtmenge		

besser die festen Fütterungszeiten eingehalten werden. Die tägliche Trinkmenge beträgt während der Neugeborenenperiode: Lebenstage 1 × 70—80 ml. Können sehr kleine Neugeborene (Hypoplasten) dabei die Flasche nicht leertrinken, muß die Tagesmenge in 6—8 Portionen aufgeteilt und entsprechend häufiger gefüttert werden. Vermehrter Durst bei heißem Wetter soll durch zusätzliche Wassergaben in Form von saccharingesüßtem Tee ohne Kohlenhydratzusatz gestillt werden.

γ) Die künstliche Ernährung nach der Neugeborenenperiode

Im Anschluß an die Neugeborenenzeit wird die tägliche Trinkmenge bis zum Ende des 1. Lebensmonates auf 150—200 ml pro Kilogramm Körpergewicht gesteigert, so daß der Säugling dann $^1/_5$ des Körpergewichts an Nahrung erhält. Im 2. Lebensmonat geht man auf $^1/_6$ des Körpergewichtes als tägliche Flüssigkeitsmenge zurück und bleibt dabei, bis bei der Fütterung mit $^2/_3$-Milch 1000 ml und bei einer Vollmilchernährung (z.B. Alete-Vollmilch) 800 ml/Tag erreicht sind.

Die gleichmäßige und regelrechte Gewichtszunahme (s. S. 57) ist der wichtigste Anhaltspunkt auch für die *Beurteilung der Richtigkeit einer künstlichen Ernährung*. Bei unbefriedigender Gewichtskurve kann die nur nach Körpergewicht bestimmte Nahrungsmenge durch die *Berechnung des Brennwertes* der zugeführten Nahrung auf ihre Richtigkeit geprüft werden. Die in den gewählten Nahrungsgemischen enthaltene Calorienmenge je 100 ml ist auf Tabelle 49, S. 542 zu ersehen. Die Division der täglichen Calorienmenge durch das Körpergewicht in Kilogramm ergibt den *Energie-Quotienten nach* HEUBNER-HOFFMANN (s. S. 92), der im 1. Lebensjahr von 120 auf 90 abnimmt. Bei gut gedeihenden Säuglingen stellt man allerdings oft fest, daß der tatsächliche Calorienkonsum recht erheblich von diesen Richtzahlen sowohl nach oben als auch nach unten abweichen kann. Bei Dystrophen können diese Abweichungen noch zunehmen.

Empfehlenswert ist (s. S. **113** u. **114**) eine tägliche Gabe von *Vitamin C* (30 bis 50 mg) und Vitamin A (500—1000 IE) von der 3. Lebenswoche an. *Obst oder Gemüsesaft* kann vom 2. Lebensmonat an verabfolgt werden (1—2 Teelöffel Apfelsinen- oder Citronensaft, Saft roher Möhren). Ab 3. Lebensmonat kann die Menge der Obstsäfte auf drei Eßlöffel täglich gesteigert werden. Im *3. Monat* wird mit einer milchfreien Gemüsemahlzeit begonnen [*35*]. Über den optimalen Termin zum Umsetzen auf gemischte Kost herrscht noch keine Einigkeit. Vor dem 3. Lebensmonat gegeben, bringt die Breikost jedenfalls dem Säugling keine Vorteile [*409*]. Spätestens im *5. Lebensmonat* ersetzt die Gemüsemahlzeit dann voll eine Flasche und im *6. Lebensmonat* 200 g Vollmilchbrei mit Obst eine zweite Flaschenmahlzeit. Nun wird der Säugling nur noch *viermal am Tag* ernährt, so daß er morgens und abends eine Flaschenmahlzeit mit 200—250 g Vollmilch, eine Mittagsmahlzeit von 200 g Gemüse mit Kartoffeln und 10 g Butter und am Nachmittag einen Vollmilchbrei mit Obst von 200 g erhält. Zur Verlängerung der Nachtruhe kann die Vollmilchbreimahlzeit auch auf den Abend verlegt werden. Zwischen dem *6. und 7. Monat* ersetzt man eine Flaschenmahlzeit durch einen milchfreien Zwieback-Obstbrei, zwischen dem *9. und 10. Monat* die letzte Flaschenmahlzeit durch einen Vollmilchbrei mit Obst. Die Gemüsemahlzeit muß im 2. Lebenshalbjahr, frühestens im 4. Lebensmonat [*702*] durch *Eiweißgaben* ergänzt werden, entweder in Form von Fleisch (Kalb-, Rind- oder Hühnerfleisch) oder Quark, jeweils 25—50 g täglich. Auch kann zweimal wöchentlich ein rohes Eigelb in das Gemüse gegeben werden [*35*]. Eine tabellarische Übersicht über die künstliche Ernährung des Säuglings s. Tabelle 16.

Die Kochvorschriften für die Breimahlzeiten s. im Anhang S. 541.

Tabelle 16. *Künstliche Ernährung eines gesunden Säuglings im 1. Halbjahr*

Alter	Gewicht kg	Tagesmenge	Anzahl und Größe der Milchmahlzeiten	Mit Frischmilch (auch Milchpulver)	Mit Kondensmilch	Fertignahrung	
1. Tag	3,3						
2. Tag		70—100	5 × 15—20	$^1/_2$-Milch	1 Teil Kondensmilch	Eledon 5%	Alete I
3. Tag		140—160	5 × 30	+ 3% Schleim		+ 3% Schleim	Alete I
4. Tag		210—250	5 × 50	+ 5% Zucker	3 Teile Wasser	+ 5% Zucker	Alete I
5. Tag		280—300	5 × 60				Alete I
6. Tag		350—400	5 × 80		s. Tabelle S. 127		Alete I
7. Tag		400—450	5 × 90				
2. Woche		500—600	5 × 100—120			Eledon 10%	5 × 100
3. Woche		600—700	5 × 120—140			+ 3% Schleim	5 × 110
4. Woche	3,6	$^1/_5$ des Körpergewichtes	5 × 130—150			+ 5% Zucker	
2. Monat	4,4	$^1/_6$ des Körpergewichtes	5 × 150	CS $^2/_3$-Milch[1]		Pelargon	5 × 110—120
3. Monat	5,1	$^1/_6$ des Körpergewichtes	5 × 160—170	CS $^2/_3$ Milch			Alete II, Pelargon u. a.
4. Monat	6,0	800 + Beikost	4 × 200	CS $^2/_3$ Milch			4 × 150—160
5. Monat	6,7	800 + Beikost	4 × 200	CS $^2/_3$ Milch			4 × 200
6. Monat	7,7	600 + Beikost	3 × 200	CSVM[2]			3 × 200

Ab 2. Monat tgl. 1—2 Teelöffel Obstsaft
Ab 3. Monat tgl. 25 ml Obstsaft und etwas Gemüsebrei
Ab 4. Monat tgl. 25 ml Obstsaft und 150 g Gemüsebrei
Ab 5. Monat tgl. 200 g Gemüsebrei mit Butter oder Zwieback-Obstbrei
Ab 6. Monat tgl. 200 g Vollmilchbrei mit Obst, 200 g Gemüsebrei mit Butter

[1] CS = Citronensäure; [2] CSVM = Citronensäurevollmilch.

Die Pathologie des Neugeborenen und Säuglings

A. Die ärztliche Untersuchung des Säuglings

1. Allgemeine Richtlinien

Die Schwierigkeiten, mit denen der Pädiater bei der Untersuchung von Kindern grundsätzlich zu kämpfen hat, sind bei Säuglingen besonders groß. Schon die Objektivität der Vorgeschichte leidet bei so jungen Kindern unter zu großer mütterlicher Sorge genauso wie unter mangelhafter Beobachtung bei Pflege- oder Heimkindern. Deshalb beginnt die Diagnosenstellung, d. h. die Beobachtung und Interpretation der beobachteten Fakten für den erfahrenen Pädiater bereits beim Telephonanruf der Eltern. Aufregung, Angst oder Widersprüche in den Auskünften sind genau so wichtig zur Beurteilung des zu erwartenden Krankheitsbildes, wie Nüchternheit, Genauigkeit oder gar Indolenz. Der Hausarzt besitzt in der Kenntnis des häuslichen Milieus und des mütterlichen Verhaltens große Hilfen, die dem Klinikarzt nicht zur Verfügung stehen. Auch die Untersuchung selbst, jedenfalls des älteren Säuglings, gelingt im häuslichen Milieu meist leichter, da er dort anders reagiert und sich anders verhält als in der Sprechstunde oder gar im Kliniksmilieu. Das ist vor allem bei der Beurteilung des Entwicklungsstandes im Auge zu behalten.

Der Kinderarzt ist deshalb beim Säugling ganz besonders auf ein ausgeprägtes Beobachtungsvermögen seiner Sinne angewiesen, um schnell zur richtigen Diagnose zu gelangen. Erleichtert wird seine Aufgabe durch die Tatsache, daß subjektive Reaktionen auf die Krankheit fehlen, so daß er nicht mit Aggravation oder Dissimilation, wie beim älteren Kind zu rechnen hat. Er kann sich also auf objektive Befunde verlassen, die beim Säugling nicht selten allein mit den Augen feststellbar sind; deshalb gelingt es dem erfahrenen Diagnostiker manchmal leicht, durch schnelle Assoziation der aufgenommenen Eindrücke mit dem erlernten Wissen und der gesammelten Erfahrung die richtige Diagnose zu stellen, ehe die eigentliche Untersuchung richtig begonnen hat, ein Vorgang, der von der Umgebung nicht selten etwas mystisch als Intuition gedeutet wird.

2. Die Vorgeschichte

Eine entscheidende Hilfe bei der Diagnostik von Säuglingskrankheiten ist die Aufnahme einer exakten Anamnese. Dabei bietet sich Gelegenheit, das Vertrauen der Mutter zu gewinnen und Zeit, den Säugling bereits vor der Untersuchung intensiv zu beobachten. Meist ist es günstig, die Mutter dann ohne Unterbrechung über die vorliegende Erkrankung des Säuglings berichten zu lassen. Auch in der Klinik oder Praxis gewinnt man so aus kleinen Anhaltspunkten ein Bild über die häuslichen Verhältnisse. Zu früh gestellte Fragen beeinflussen leicht suggestiv die freie Erzählung der Mutter und verfälschen damit das Bild. Dann ist es aber besonders beim Säugling wichtig, durch zielgerichtete Fragen nicht nur die gegenwärtige Erkrankung, sondern auch die weitere Vorgeschichte

Tabelle 17. *Vorgeschichte*

I. Geburt

1. Schwangerschaftsverlauf, Ernährung und Krankheiten der Mutter während der Gravidität, Geburtszahl
2. Termin der Geburt
3. Geburtsverlauf, Komplikationen bei Mutter und Kind
4. Reife und postnatales Verhalten des Kindes, Mißbildungen
5. Geburtsgewicht (geschätzt? gewogen?)

II. Ernährung des Kindes

Im 1. Lebensjahr

a) Muttermilch
Dauer
Grund des Abstillens
b) Zwiemilch
Dauer
Menge der künstlichen Nahrung
c) Künstliche Nahrung (Flasche)
Art
Dauer
Menge
d) Feste Kost
Termin des Beginns
Art
Menge
Vitaminzufuhr (besonders Vitamin C und D)

III. Entwicklung des Kindes

1. Allgemein
2. Speziell

a) Bewegungsapparat
Termine der statischen Entwicklung
Kopfhalten
Sitzen
Stehen
Gehen
Krankheiten des Bewegungsapparates
b) Digestionsapparat
1. Zähne
Appetit, Durst, Eßschwierigkeiten
Neigung zu Obstipation oder Durchfällen?
c) Respirationsapparat
Art und Häufigkeit von Infekten
d) Herz und Kreislauf
Cyanose, Ödeme
Verhalten bei körperlicher Belastung
e) Sinnesorgane
Anomalitäten
Erkrankungen
f) Haut
Dermatitis, Säuglingsekzem, Milchschorf
g) Psychisches Verhalten und ZNS
Sprachentwicklung
Krämpfe, Lähmungen
Schlaf

3. Kinderkrankheiten
Infektionskrankheiten
Impfungen
Tests auf Reaktionslage (Tuberkulinreaktion, Wassermann)
Operationen
Unfälle

VI. Pflege des Kindes

Zu Hause, Heim
Durch die Mutter, Großmutter, Pflegerin

V. Soziale Verhältnisse, Wohnung

VI. Familienanamnese

Eltern (Alter, Gesundheit)
Geschwister (Alter, Gesundheit)
Erkrankungen an: Tbc, Lues, Diabetes mellitus, Steinleiden, Gicht, Fettsucht, Blutkrankheiten einschließlich Rh-Manifestationen, allergische Erscheinungen, Rheuma, Nervenleiden
Infektionskrankheiten in der Umgebung des Kindes

VII. Jetzige Erkrankung des Kindes

a) Datum der ersten Symptome
b) Verlauf in Worten der Eltern
c) Fragen nach bestimmten Symptomen
d) Von den Angehörigen vermutete Ursache
e) Bisherige Behandlung

von der Geburt an in bezug auf Ernährung, Trinkgewohnheiten, Stuhlproduktion, Gewichtskurve, Gemütsverfassung und Schlaf zu eruieren. In manchen Fällen wird man sich auch über den Verlauf der Gravidität informieren müssen. Bei schwerkranken Säuglingen oder von der Mutter so beurteilten Fällen beschränkt man sich auf die für die akute Diagnosestellung notwendigsten Angaben, um bei der Mutter nicht den Eindruck von großer Nüchternheit oder gar Gefühllosigkeit zu erwecken. Bei der klinischen Aufnahme solcher Patienten ist es dann auch richtiger, möglichst schnell zur körperlichen Untersuchung, und wenn notwendig, zu den ersten therapeutischen Maßnahmen zu schreiten, oder zumindest das Kind, am besten zusammen mit der Mutter, auf die entsprechende Station zu bringen, ehe im einzelnen die Vorgeschichte aufgenommen wird. Bei der schriftlichen Fixierung der dabei notwendigen Fakten hält man sich an ein Schema, wie es etwa auf Tabelle 17 angegeben ist. Selbstverständlich müssen die dabei notwendigen Fragen, sowohl in bezug auf die familiären Verhältnisse als auch hinsichtlich der Schwangerschaft und Geburt, mit großem Taktgefühl gestellt werden, wenn man nicht lieber versucht, unauffällig, ohne direkte Fragen, von der Mutter Auskunft zu erhalten, um das Vertrauensverhältnis zu den Angehörigen zu festigen und Taktlosigkeiten zu vermeiden.

3. Die körperliche Untersuchung

Das *Waschen der Hände* vor der Untersuchung ist nicht nur in der Klinik eine Maßnahme, die aus Gründen der Desinfektion und Schwesternerziehung grundsätzlich und sorgfältig durchgeführt werden muß, sondern auch in der Sprechstunde oder bei Hausbesuchen ein Unternehmen, das der Mutter ein Gefühl der Sicherheit gibt, daß ihrem Säugling nicht von den vorher vom Arzt untersuchten Kindern Gefahr droht; das abschließende Händewaschen nach der Untersuchung verstärkt dieses Gefühl und den berechtigten Eindruck der Zuverlässigkeit. Selbstverständlich müssen Hände und alle mit dem Kind in Berührung kommenden Gegenstände warm sein, um keine Abwehr zu erzeugen. Der Nachteil der fehlenden Mitarbeit des Säuglings bei der körperlichen Untersuchung wird kompensiert durch die Tatsache, daß in diesem Alter das Erinnerungsvermögen an frühere Untersuchungen fehlt und Säuglinge, frei von Angst vor der Untersuchung, leichter als Kleinkinder in eine freundliche Stimmung zu bringen sind, so daß alle notwendigen Maßnahmen ohne großen Widerstand hingenommen werden. Bei älteren Säuglingen, die ihre Umgebung bereits bemerken, ist alles Befremdende zu vermeiden und die Untersuchung möglichst lang angenehm zu gestalten. Mit Vorteil wird deshalb das *Ausziehen durch die Mutter* in der gewohnten Weise vollzogen, wobei sie auch, wie üblich, mit ihrem Kinde sprechen soll, um dessen Stimmung nicht zu beeinträchtigen. Erst dann tritt der Arzt in das Blickfeld des Säuglings, spricht mit ihm und versucht, die Augen des Patienten auf sich zu fixieren. Solange die Aufmerksamkeit von der Untersuchung abgelenkt bleibt, ist ihr Erfolg kaum gefährdet. Deshalb soll auch bei der Untersuchung nicht nach einem vorgefaßten Schema vorgegangen werden, sondern die gute Stimmung ausnützend, müssen Organe wie das Abdomen untersucht werden, die beim schreienden Säugling nicht sicher zu beurteilen sind. Das Festhalten der Arme und Beine ist solange wie möglich zu vermeiden, um kein Mißtrauen zu erwecken, das die Untersuchung erschwert oder gar unmöglich macht. Das Greifen ins Stethoskop bei der Auskultation läßt sich verhindern wenn man dem Säugling vorher zwei glänzende Gegenstände, wie Metallspatel, Schlüssel oder Bleistifte, in die Hände gibt. Schmerzhafte Organe werden am besten am Schluß der Untersuchung palpiert, wie die Rachenuntersuchung, die Prüfung des Tragusdruckschmerzes und die Untersuchung auf Craniotabes als unangenehme Prozeduren vorteilhaft den Untersuchungsgang abschließen. So ist also die Reihenfolge der Untersuchung einzelner Organsysteme des Säuglings völlig unsystematisch und richtet sich nach der Stimmung des Kindes und nach dem Krankheitsbild. Das einzelne Organ wird in der Reihenfolge: 1. Inspektion, 2. Palpation, 3. Perkussion, 4. Auskultation untersucht. Spezielle Gesichtspunkte sind in den jeweiligen Kapiteln über die Erkrankungen der einzelnen Organsysteme geschildert.

Die *Körpertemperatur* wird im Säuglingsalter nur *rectal gemessen.* In den ersten Lebensmonaten genügt es dabei, mit einer Hand beide Beine von unten zu erfassen und, wie bei der abdominellen Untersuchung, hochzuhalten, um die Prozedur gefahrlos durchzuführen. Ältere Säuglinge legt man besser auf den Bauch über eine Tischkante, so daß die Beine nach unten hängen, oder über das Knie der Mutter, so daß sie mit ihren Beinen die Beine des Kindes fixieren kann, und in aller Ruhe ohne Gefährdung das Thermometer einzuführen ist. Bei der Lagerung auf dem Tisch fixiert der auf dem Kreuz des Säuglings liegende Unterarm oder Ellbogen das Kind auf der Unterlage, so daß die Hand des fixierenden Armes gleichzeitig die Rima ani spreizen kann, während die andere Hand das Thermometer einführt.

Mit der Messung der Körpertemperatur ist die normale Untersuchung abgeschlossen, die mit Stethoskop, Zungenspatel oder Teelöffel, Otoskop und Thermometer bei 90% der Fälle im Säuglingsalter zur Diagnose genügt. Nur ausnahmsweise muß auch noch eine Blutdruckuntersuchung durchgeführt werden. Dabei darf höchstens eine 4—5 cm breite Manschette benützt werden, da sich die Manschettenbreite zum Oberarmumfang etwa wie 1:2,5 verhalten soll, um annähernd reale Werte zu erhalten.

4. Die Diagnose

Nachdem man die Aufnahme der Anamnese für sich selbst und zur Erleichterung des Untersuchungsganges schon am besten mit einer hypothetischen Diagnose beenden sollte, muß man sich auf jeden Fall dazu zwingen, wenigstens die körperliche Untersuchung mit der Feststellung einer *vorläufigen Diagnose* abzuschließen, bevor eine Therapie eingeleitet wird. Vor allem sollte beim Säugling keine Spezialuntersuchung, wie Röntgen oder Blutabnahme durchgeführt werden, ehe nicht nach einer eingehenden körperlichen Untersuchung eine vorläufige Diagnose feststeht. Erst dann kann die häufig notwendige Laboratoriumsdiagnostik sinnvoll eingesetzt werden ohne den Säugling durch unnötige Maßnahmen zu belästigen oder zu gefährden. So erweist sich für den Kinderarzt gerade beim Säugling die Pflege der unmittelbaren Krankenuntersuchung als fruchtbar, da er in diesem Lebensabschnitt mit dem „Sehenkönnen" häufig schneller zum Ziel gelangt.

5. Information der Eltern

Sehr sorgfältig und gewissenhaft muß die sich an die Untersuchung anschließende *Information der Eltern oder Angehörigen* über das Ergebnis der Untersuchung und die etwa nötige Therapie durchgeführt werden. Eine Dramatisierung des vorliegenden Befundes mit der unbewußten Tendenz, später als Therapeut besonders günstig dazustehen, ist auf jeden Fall zu vermeiden. Trotzdem müssen unter Berücksichtigung des gebotenen Taktes und der notwendigen Rücksichtnahme alle Probleme offen besprochen werden, da die Eltern oder gesetzlichen Erziehungsberechtigten einen Anspruch auf die Mitteilung der vollen Wahrheit besitzen. Allen anderen Personen gegenüber ist der Arzt auch bei Säuglingen an seine Schweigepflicht gebunden. In prognostisch infausten Fällen darf den Eltern selbstverständlich nicht alle Hoffnung genommen werden, sondern mit Nachdruck ist in solchen Augenblicken auf die Möglichkeit einer Fehldiagnose, eines atypischen Verlaufs oder einer falschen prognostischen Beurteilung durch den Arzt selbst hinzuweisen, um dem Erlahmen der seelischen Widerstandskräfte der Eltern vorzubeugen, denen womöglich der Verlust eines so jungen Kindes auferlegt ist. Mit einem hier besonders notwendigen Einfühlungsvermögen und der Bereitschaft zur Aussprache und zum Mittragen vermag dabei der Kinderarzt über sein funktionelles Handeln hinaus eine wichtige Aufgabe seines Berufes sinnvoll zu erfüllen, die bei hospitalisierten Säuglingen leider häufig den Stationsschwestern überlassen bleibt.

6. Klinische Einweisung

Die *Überweisung eines Säuglings in Krankenhausbehandlung* muß sehr genau überlegt werden. Bei der in den letzten Jahren immer größer werdenden Gefahr einer Infektion mit Antibiotica-resistenten Hospitalkeimen sind es eigentlich nur noch wirkliche Notfälle und lebensbedrohliche Zustandsbilder, die eine stationäre Behandlung rechtfertigen. Selbstverständlich müssen bei dieser Entscheidung das häusliche Milieu und die jeweiligen Krankenhausverhältnisse mit in Betracht gezogen werden. Die heutigen therapeutischen Möglichkeiten erlauben aber doch, wenigstens bei günstigen Familienverhältnissen, der Mutter die Pflege zu überlassen, ohne daß dadurch die Prognose getrübt wird. Selbstverständlich darf man sich durch die mögliche Gefährdung des jungen Säuglings infolge Hospitalismus nicht zurückhalten lassen, diagnostisch unklare Fälle immer einzuweisen. *Eine probatorische Therapie ohne Diagnose ist auch im Säuglingsalter immer das größere Übel.*

B. Pränatal bedingte Entwicklungsstörungen und Krankheiten

Unter 100 Normalgeborenen muß mit etwa 1 Mißbildung gerechnet werden, bei Registrierung auch der feinsten Merkmale mit 3 Mißbildungen je 100. Viele derartige Fehlbildungen werden erst später im Laufe des Lebens entdeckt [*1067*].

Die beiden für die gesamte Entwicklung entscheidenden Faktoren, Erbe und Umwelt, bedingen auch die am neugeborenen Kind festzustellenden Mißbildungen. Für ihre Charakteristik und ihr formales Verhalten ist der Zeitabschnitt ihrer Entstehung häufig wichtiger als die eigentliche Ursache. Im Hinblick auf die normale embryonale Entwicklung ist es möglich, bei jeder Mißbildung eine „teratogenetische Terminationsperiode“ anzugeben, die mit Sicherheit den Augenblick angibt, nach dem die betreffende Mißbildung nicht mehr entstanden sein kann, während der früheste Zeitpunkt der Genese im allgemeinen unbekannt ist [*1745*]. Für die wichtigsten Organe und Systeme des Körpers ist diese Periode mit dem Ende des 3. Embryonalmonates abgeschlossen. Die sehr reizempfindliche Determinationszeit der einzelnen Organe s. Tabelle 18.

Die zunehmende Kenntnis der Entwicklungsphysiologie hat die Gruppe der rein genetisch bedingten Entwicklungsstörungen immer kleiner werden lassen. Die in vielen Fällen vorhandene Schwierigkeit der Trennung von erblichen und exogen bedingten Mißbildungen ergibt sich daraus, daß auf der einen Seite die Gene nicht nur für das Auftreten bestimmter Merkmale verantwortlich sind, sondern gleichzeitig bei der Ontogenese auch die Entwicklung ganzer Organsysteme beeinflussen, so daß durch ein Gen eine multiple Merkmalsbildung

(Pleiotropie oder Polyphänie) veranlaßt werden kann, wie das sehr deutlich bei der Vererbung geschlechtsgebundener Konstitutionsanomalien zu erkennen ist. Auf der anderen Seite lassen sich die gleichen Entwicklungsprozesse aber auch vom Stoffwechsel her durch exogene Faktoren beeinflussen, so daß in der Phänogenese der einzelnen Merkmale vielfältige Kombinationsmöglichkeiten zwischen genetischer Bedingtheit und peristatischem Einfluß bis hin zu rein exogen bedingten Mißbildungen, sog. „Phänokopien", möglich sind. Bekannte exogene Faktoren sind heute Virusinfektionen (s. Embryopathien), Röntgen- und UV-Strahlen, Ultraschall, Sauerstoffmangel und chemische Einflüsse (Folsäureantagonisten, Purinantagonisten, Chinin, Sulfonamide, Brom, Lost, Trypanblau, Strontium), Hormone (Präloban, Cortison, Desoxycorticosteron, Oestrogen, Androgen, Insulin) oder Vitaminmangel. Selten spielen auch mechanische Faktoren, wie bei denamniogenen Abschnürungen, eine entscheidende Rolle.

Tabelle 18. *Determinationszeit der Organe.* [Nach J. OEHME, Ärztl. Wschr. *11*, 862 (1956)]

Gehirn	$1^1/_2$—11. Woche
Auge	$2^1/_2$— 7. Woche
Herz	$2^1/_2$— 7. Woche
Extremitäten	4. — 8. Woche
Zähne	6. —10. Woche
Ohr	7. —12. Woche
Lippe	$4^1/_2$— $5^1/_2$ Woche
Gaumen	10. —12. Woche
Bauch	$8^1/_2$— $9^1/_2$ Woche

Als Schlußfolgerung für die formale Genese von Mißbildungen gilt heute, daß sie sowohl durch endogene als auch durch exogene Faktoren verursacht werden, ohne daß dies immer phänotypisch unterschieden werden könnte. Auch ist die Beschaffenheit des ursächlichen Agens weniger wichtig, als der Zeitpunkt seines Einwirkens in den sensiblen Phasen der Organontogenese [*1781*].

I. Mißbildungen

Von den heute bekannten, sehr zahlreichen Mißbildungs-Syndromen seien hier nur die besprochen, die auch schon im Säuglingsalter oder beim Neugeborenen diagnostizierbar sind. Ein Teil von ihnen fällt in die Gruppe der multiplen Abartungen, worunter man nach v. PFAUNDLER „bestimmte abwegige Bildungen oder Reaktionsvarianten" versteht, „die in überzufälliger Häufigkeit neben gewissen anderen, oft völlig heterogen dünkenden, bei ein- und demselben Individuum vorkommen" [*1706*].

1. Am Kopf erkennbare Mißbildungssyndrome

a) Mongoloide Idiotie (Mongolismus, Langdon-Down-Syndrom)

Leitsymptome. α) Kurzer runder Schädel (Brachycephalus), der fast ohne Unterbrechung in den Nacken übergeht.

β) Schrägstellung der Lidachsen, enge Lidspalte, häufig vertikal verlaufende Hautfalte am inneren Augenwinkel (Epikanthus).

γ) Breite, eingesunkene Nasenwurzel mit kleiner, plumper Stumpfnase, häufig offenstehender Mund mit gesteigerter Salivation und grober, gekerbter Zunge (Lingua scrotalis).

Weitere Symptome: Die *Haut* ist rauh und schlecht durchblutet, die Acren sind cyanotisch mit typischer Rötung der Wangen und Nasenspitze (Clowngesicht). Die *Hände* sind breit und kurzfingrig mit Hypoplasie der Mittelphalanx des 5. Fingers, der klauenförmig nach radial abgebogen ist (Klinodaktylie). Häufig läuft über die ganze Handfläche eine Vierfingerfurche (Affenfurche). Die *Muskulatur* ist hochgradig hypoton, der Bindegewebsapparat schlaff, alle Gelenke deshalb überstreckbar, der *Bauch* groß und schlaff, meist besteht eine Rectusdiastase. Weitere *Mißbildungen am Herzen* (Septumdefekt oder Ductus Botalli) und im Magen-Darmtrakt (Duodenalstenose, Meckelsches Divertikel, Megacolon), oder Hasenscharte und Mißbildungen an den Extremitäten sowie Kryptorchismus sind möglich. Symptome der *Schilddrüsenunterfunktion* (myxödematöse Haut, Makroglossie, Bradykardie, Neigung zu Untertemperaturen und Obstipation, Hemmung der Knochenkernentwicklung) fallen immer wieder auf und lassen einen Versuch mit Thyreoidinbehandlung angezeigt erscheinen. Regelmäßig besteht eine *Oligophrenie* (mongoloide Idiotie), die sich beim Säugling anfangs nur wenig bemerkbar macht und ihren besonderen Ausdruck in einer Bewegungsarmut und Reaktionslosigkeit in den ersten Lebensmonaten findet. Im Laufe des 1. Lebensjahres fällt aber doch eine verzögerte statische und psychische Entwicklung und eine zunehmende Unruhe des Kindes (Hyperagilität) immer stärker auf und führt zur ärztlichen Untersuchung. Im *EEG* finden sich nicht selten pathologische Befunde in Form von verlangsamtem Grundrhythmus, unterbrochen von Gruppen paroxysmaler sinusoidaler Deltawellen [*1299*].

Die Pathogenese dieses Leidens ist auch heute noch nicht ganz gesichert trotz, seiner relativen Häufigkeit von 1:650—1:700 (bezogen auf gesunde Kinder). Lange Zeit wurden in erster Linie peristatische Faktoren diskutiert, weil das zunehmende Alter der Mutter von einem besonderen Einfluß zu sein scheint, während das Vateralter belanglos ist. Man hat dabei an Störungen der Eizelle durch Alterung oder an Nidationsschäden bei der Implantation des befruchteten Eies in der Uterusschleimhaut gedacht [*1081*]. Das konkordante Auftreten des Mongolismus allerdings bei zweieiigen Zwillingen und die Häufung von mongoloiden Symptomen in Familien mit manifestem Mongolismus werden neuerdings als starkes Argument für die Bedeutung genetischer Faktoren zitiert [*1349*]. Auch die jetzt nachgewiesenen Anomalien im chromosomalen Aufbau des Zellkerns (47 statt 46 Chromosomen, Trisomie des Chromosom 21) weisen auf die größere Bedeutung genetischer Faktoren hin [*1405*], so daß die Annahme Hanharts eines dominanten Erbgangs mit geringer Penetranz [*1349*] immer glaubwürdiger wird. Allerdings können auch einmal 46 Chromosomen beim Mongolismus auftreten [*1275*], während andererseits gesunde fertile Menschen 47 Chromosomen haben können.

Differentialdiagnostisch muß die Hypothyreose ausgeschlossen werden (der klassische Mongolismus besitzt eine normale Knochenkernentwicklung!) und an die Rachitis gedacht werden. Die *Prognose* des Mißbildungskomplexes ist sehr schlecht, da 75% der Patienten vor der Pubertät sterben und nur 10% das 25. Lebensjahr erreichen. Die geistige Entwicklung geht aber auch dann nur selten über die eines 6—7jährigen Kindes hinaus [*1311*]. Es ist deshalb nicht zu verantworten, die Eltern bei feststehender Diagnose über den Zustand ihres Säuglings zu täuschen. Nur eine offene Aussprache ermöglicht, das für die weitere seelische Führung der Eltern nötige Vertrauen zu erhalten, um sie vor aussichtslosen Behandlungsversuchen durch andere Ärzte mit Bestrahlungen, Frischzellentherapie, Hormon- und Vitamingaben, und vor allem auch vor den Händen von Scharlatanen zu bewahren. Nur durch intensive Zuwendung, unterstützt durch geeignete krankengymnastische Behandlung, gelingt es, bei der fehlenden Eigeninitiative des Patienten das überhaupt Mögliche an sozialer Einfügung zu erreichen. Die Indikation des Versuchs einer Thyreoidinbehandlung wurde bereits genannt.

b) Dysostosis mandibulo-facialis

(Franceschetti-Syndrom [*1276*], s. Tabelle 19, S. 144 u. Abb. 13)

Leitsymptome. α) Vogelgesicht (Fischmaulphysiognomie) durch großen Mund (Makrostomie) und verkürzten Unterkiefer (Mikrogenie) mit Einengung der Kiefergelenkspalten (möglich auch Agenesie der Jochbeinfortsätze, der Maxilla oder einer Unterkieferhälfte).

β) Antimongoloide Schrägstellung der Lidachsen mit Kolobom am Unter- und Oberlid, Fehlen der Meibomschen Drüsen.

γ) Ohrverlagerung nach unten und vorn mit Mißbildungen der Muschel (möglich auch Gehörgangsatresie, Taubheit).

Als Abart existiert die *Dysostosis mandibulo facialis* mit Hypoplasie des Oberkiefers und normal großem Unterkiefer [*1378*].

Als *Pathogenese* dieses dominant vererbbaren, vielleicht in einzelnen Fällen auch exogen verursachten Leidens wird eine in der 4.—5. Embryonalwoche auftretende Störung der Derivate des ersten Kiemenbogens angenommen. *Therapeutisch* bestehen nur die Möglichkeiten der kosmetischen Chirurgie, die aber erst jenseits der Säuglingsperiode einsetzen. Prognostisch ist keine Progredienz zu befürchten.

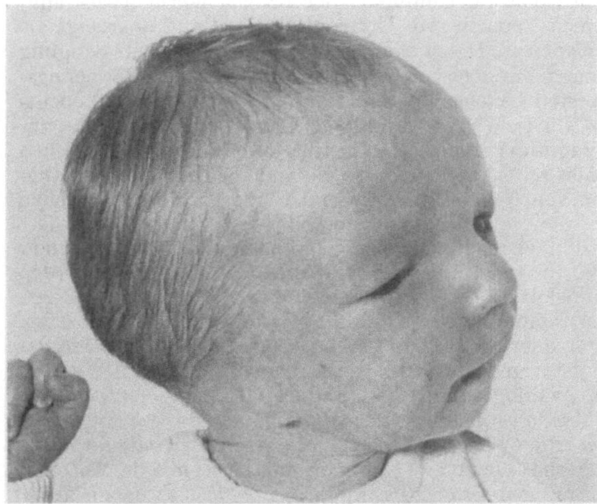

Abb. 13. Dysostosis mandibulo-facialis, Franceschetti-Syndrom (Univ. Kinderklinik Köln)

Bei der *Differentialdiagnose* muß die Dysostosis craniofacialis Crouzon (s. S. 136), die Akrocephalosyndaktylie Apert) s. S. 137), das Cornelia de Lange-Syndrom (s. S. 139), der Status Bonnevie-Ullrich (s. S. 142) und das Syndrom von Robin (s. S. 138) ausgeschlossen werden.

c) Dysostosis craniofacialis Crouzon (s. Tabelle 19 u. Abb. 14)

Leitsymptome. α) Turmschädel mit beulenförmiger Vorwölbung der großen Fontanelle und Stirngegend durch primäre Synostose (primäre Nahtagenesie) der Schädelnähte, besonders der Sagittalnaht. Gleichzeitig übermäßiges Breitenwachstum des Schädels.

β) „Papageiennasengesicht" durch stark prominente Nase und Prognatie des Unterkiefers infolge Hypoplasie des Oberkiefers. Hypertelorismus.

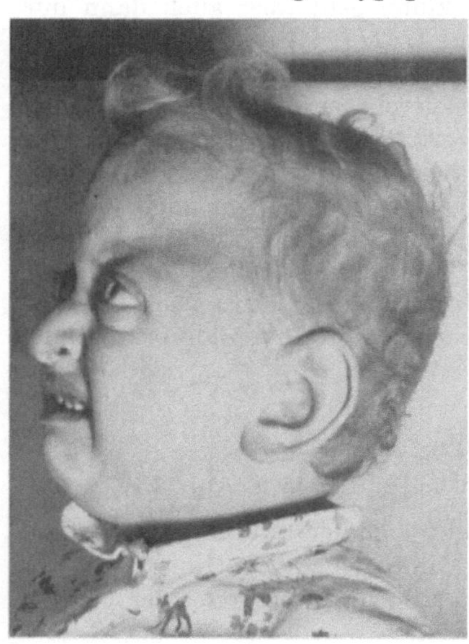

Abb. 14. Dysostosis craniofacialis Crouzon (Univ.-Kinderklinik Köln)

γ) Zunehmender Exophthalmus, Strabismus divergens, Nystagmus und Sehnervenatrophie bis zur Erblindung durch Kompression der Nervi optici.

Weitere Symptome: Röntgenologisch Wolkenschädel (Wabenschädel) durch Usurierung der Schädelkapsel infolge zunehmenden intracerebralen Drucks, so daß immer deutlicher die Schädelleisten über den Sulci stehenbleiben (Leistenschädel). Allerdings finden sich auch Fälle mit primärer Hirndysplasie (erkennbar am bestehenden Hydrocephalus internus). Die *Pathogenese* dieser erblichen, sehr entstellenden Mißbildung ist durch die primäre Nahtsynostose der Schädelnähte leicht verständlich, die zu einer Hypoplasie der vor deren Schädelbasis, des Keilbeins, der Stirnknochen, der Augenhöhlen und des Oberkiefers führt.

Da mit zunehmendem Schädelinnendruck *eine Progredienz* der Symptome zu befürchten ist, die sich in steigenden Kopfschmerzzuständen, Krampfanfällen oder Sehnervenatrophie anzeigt, ist eine *frühzeitige neurochirurgische Therapie* in Form einer Sprengung der primären Synostosen unbedingt angezeigt. Die Korrektur des Exophthalmus kann dann jenseits der Säuglingsperiode ebenfalls auf neurochirurgischem Weg durchgeführt werden.

Differentialdiagnostisch muß das Franceschetti-Syndrom (s. S. 135), das Freeman-Sheldon-Syndrom (s. S. 137), die Akrocephalosyndaktylie Apert (s. S. 137), das Robin-Syndrom (s. S. 138), v. Waardenburg-Syndrom (s. S. 137), das Cornelia de Lange-Syndrom (s. S. 139), das Craig-Syndrom (s. S. 139) und das *Pseudo-Crouzon-Syndrom* ausgeschlossen werden. Beim letztgenannten Krankheitsbild fehlen die beim echten Crouzon vorhandenen Gesichtsschädelveränderungen oder sie sind nur geringfügig ausgebildet, dagegen können noch andere Symptome dazutreten, wie kleine, tiefsitzende Ohrmuscheln, Akromikrie, Klinodaktylie und Seh- und Hörstörungen [*1277*].

d) Akrocephalosyndaktylie (Apert) (s. Tabelle 19)

Leitsymptome. α) Turmschädel (Akrocephalie) durch prämature Synostose aller Schädelnähte oder kahnförmiger Langschädel (Skaphocephalie) durch prämature Synostose der Pfeilnaht meist mit Vorwölbung der Stirnpartie oder der großen Fontanelle wie beim Crouzon.

β) Papageienschnabelprofil durch hakenförmig vorspringende Nase bei insgesamt breitem, flachem Gesicht, antimongoloider Augenstellung und Hypertelorismus.

γ) Syndaktylie der Finger und Zehen.

Weitere Symptome: Strahlmißbildungen, wie Eingliedrigkeit von Daumen und Großzehen, Doppelgliedrigkeit der übrigen Zehen, Strahlendefekte, radioulnare Synostosen, Ankylosen der großen Gelenke oder der Hände (Löffelhände), Wirbelmißbildungen [*1052*].

Bei der *Pathogenese* dieses gengebundenen, wahrscheinlich dominant vererbbaren Mißbildungskomplexes spielen neben den Störungen des mesenchymalen primordialen Craniums, die zum prämaturen Schluß der Schädelnähte führen, auch Störungen in der Entwicklung der Extremitätenknospe eine Rolle. Die *Therapie und Differentialdiagnose* entspricht den bei der Dysostosis craniofacialis Crouzon angegebenen Gesichtspunkten.

e) Freeman-Sheldon-Syndrom (kranio-carpo-tarsale Dystrophie [*1281, 1623*])

Leitsymptome. α) Kleiner Gesichtsschädel, sehr kleiner Mund mit langem Filtrum, insgesamt flaches Gesicht, tiefliegende Augen mit Epicanthus und Hypertelorismus.

β) Beiderseits Spitz-Klumpfüße und ulnare Deviation der Hände.

γ) Röntgenologisch steilgestellte vordere Schädelgrube und Spina bifida occulta.

Weitere Symptome: Hornige Polster an der Daumeninnenseite, oft Fingerkontrakturen. Die Intelligenzentwicklung ist bei dieser Mißbildung normal. Über die Ätiologie und Pathogenese ist bis heute nichts bekannt. Die Prognose des Leidens ist gut, da keine Progredienz besteht.

f) v. Waardenburg-Syndrom
(Cephalosyndaktylie Vogt [*1840, 1842*], s. Tabelle 19)

Leitsymptome. α) Papageiennasenprofil mit Turmschädel durch primäre Nahtsynostosen.

β) Syndaktylie an allen Extremitäten.

γ) Anomalien der Genitalbildung.

Weitere Symptome: Hypertelorismus, tief angesetzte, oft mißgebildete Ohren, Mikrogenie durch Hypoplasie der Mandibula mit Stellungsanomalien der Zähne. Anomalien der Schlüsselbeine, Kontrakturen der großen Gelenke, Vitium cordis congenitum.

Ob es sich bei dieser komplexen Störung um ein erbliches oder embryopathisch bedingtes Leiden handelt, ist noch unbekannt. Die notwendigen differentialdiagnostischen Erwägungen und auch die therapeutischen Maßnahmen entsprechen dem Syndrom von Crouzon.

g) Hanhart-Syndrom (Akroteriasis congenita [*1348*], s. Tabelle 19)

Leitsymptome. α) Papageiennasengesicht mit Mikrognathie.

β) Peromelie.

γ) Normale Intelligenz.

Weitere Symptome: Allgemeine Entwicklungshemmung, Kleinwuchs. Ätiologisch handelt es sich um ein recessiv-erbliches Mißbildungssyndrom. Differentialdiagnostisch müssen amniogene Abschnürungen ausgeschlossen werden.

h) Robin-Syndrom

(mandibuläre Hypoplasie, Vogelgesicht mit Glossoptosis, s. Tabelle 19 u. Abb. 15)

Leitsymptome. α) Mikrognathie mit gleichzeitiger Verkürzung der Musculi genioglossi.

β) Glossoptose mit Gaumenspalte.

γ) Cyanose, Dyspnoe, asphyktische Anfälle, stridoröse Einatmung.

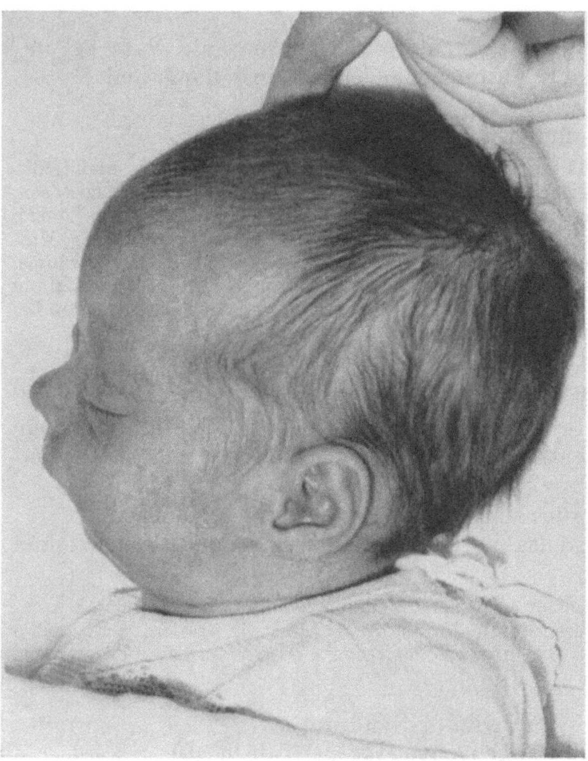

Abb. 15. Robin-Syndrom (Univ.-Kinderklinik Köln)

Weitere Symptome: Unterkieferspalt, Mikroglossie, Pseudozungenspalt möglich.

Die *Prognose* dieses wahrscheinlich durch eine erbliche Hypoplasie der Mandibula bedingten Leidens ist anfangs nicht immer gut, da infolge Zurückgleitens der Zunge der Erstickungstod droht und bei der erschwerten Nahrungsaufnahme mit einer Aspirationspneumonie gerechnet werden muß.

In leichten Fällen genügt zur *Prophylaxe* eine geeignete Lagerung in halb sitzender Stellung oder in Bauchlage, in schweren Fällen läßt sich das vorübergehende Fixieren der Zungenspitze an die Unterlippe oder eine Sondenernährung nicht vermeiden. Später wird die Prognose besser, da durch das normale Wachstum des Unterkiefers die Anomalie im 1. Lebenshalbjahr soweit korrigiert wird, daß anschließend keine Gefährdung mehr besteht.

Differentialdiagnostisch ist das Franceschetti-Syndrom (s. S. 135) auszuschließen.

i) Ullrich-Feichtiger-Syndrom (Dyscranio-pygo-phalangie [*1821*], s. Tabelle 19)

Leitsymptome. α) Mikrophthalmie und deformierte Ohrmuscheln.

β) Mikrognathie und Wolfsrachen.

γ) Polydaktylie.

Weitere Symptome: Tief eingesunkene Nasenwurzel, vorspringende Stirn, großer Mund. Augenmißbildungen wie Kolobome und Hornhauttrübungen. Innenohrschwerhörigkeit bis zur Taubheit, genitale Mißbildungen. Auch angeborene Vitien, Cystennieren und Klumpfußbildungen können vorkommen. Im übrigen ist die geistige und statische Entwicklung der Kinder normal.

Die *Ätiologie* dieses Mißbildungskomplexes ist noch ungeklärt. Eine *Therapie* entfällt. *Differentialdiagnostisch* müssen die unter b) s. S. 135 genannten Krankheitsbilder ausgeschlossen werden.

k) C. de Lange-Syndrom

(Status degenerativus amstelodamensis [*1507*], s. Tabelle 19)

Leitsymptome. α) Brachycephalie, Hypertelorismus mit antimongoloider Augenstellung.

β) Tief eingezogene Nasenwurzel, kleine Stupsnase, langes Filtrum.

γ) Besonders kleine Füße und Hände, Beugekontrakturen in den großen Gelenken.

Weitere Symptome: Typische Handform durch Verkürzung und Verkrümmung des 5. Strahles und hochangesetzten Daumen, gelegentlich Syndaktylie und Vierfingerfurche. Dichte über der Nase zusammengewachsene Augenbrauen, Mikrognathie, tiefsitzende Ohren, auffallende Lanugobehaarung. Die *Ätiologie* dieses Mißbildungskomplexes ist zur Zeit noch nicht geklärt, ihre Prognose dadurch getrübt, daß sich schon in den ersten Lebensjahren eine immer stärker auffallende psychomotorische Entwicklungshemmung bemerkbar macht, die bis zur Oligophrenie alle Grade erreichen kann. *Differentialdiagnostisch* müssen wieder die unter b) genannten Symptomenkomplexe ausgeschaltet werden.

l) Greig-Syndrom

(familiärer Hypertelorismus [*1326*], s. Tabelle 19)

Leitsymptome. α) Hypertelorismus mit Brachycephalie und Mikrocephalie.

β) Kiefermißbildungen.

γ) Klumpfuß und Klinodaktylie möglich.

Weitere Symptome: Retinale Pigmentdystrophie und Oligophrenie kommen vor. In der *Pathogenese* dieses erblichen Leidens spielt wieder eine Entwicklungsstörung des Chondrocraniums mit vorzeitiger Nahtsynostose eine entscheidende Rolle. *Therapeutisch* besteht die Möglichkeit eines neurochirurgischen Eingriffes. In der *Differentialdiagnose* muß außer Mongolismus auch an Crouzon, Franceschetti-Syndrom, Apert-Syndrom und an das Scheutauer-Marie-Sainton-Syndrom gedacht werden (s. m).

m) Dysostosis cleidocranialis

(Scheutauer-Marie-Sainton-Syndrom [*1550*, *1720*], s. Tabelle 19)

Leitsymptome. α) Hypoplasie des Gesichtsschädels mit hypoplastischem Oberkiefer und Progenie des Unterkiefers und Störungen im Zahnsystem.

β) Anomalien der Schädelverknöcherung mit verspätetem Fontanellenschluß und verkürzter Schädelbasis.

γ) Ein- oder doppelseitige Defekte der bindegewebig angelegten Teile der Clavicula, so daß sich die Schultern auf der Brust zusammenklappen lassen.

Weitere Symptome: Beckenanomalien, verspätete Ossifikation der Knochenkerne, beschleunigtes Wachstum der Extremitätenacren im Sinne der Arachnodaktylie.

Pathogenetisch wird bei dieser dominant vererblichen Erkrankung eine Störung der knochenbildenden Zentren, vor allem in bindegewebig angelegten Knochen angenommen. Bei der günstigen Prognose des Leidens erübrigt sich eine Therapie.

n) Ullrich-Fremery-Dohna-Syndrom

(Dyscranio-dysopie-Syndrom [*1822*], s. Tabelle 19)

Leitsymptome. α) Vogelgesicht mit Mikrognatie und Mikrostomie.

β) Trigonocephalus mit dehiszenten Nähten.

γ) Multiple Augenmißbildungen (Katarakta congenita, Pseudoexophthalmus, Mikrophthalmie).

Weitere Symptome: Hypotrichose und sklerotisch-atrophische Veränderungen der Haut, vor allem im Kopfbereich. Bei der Ätiologie dieser ekto- und mesodermalen Entwicklungsstörungen muß an eine fetale Schädigung gedacht werden, weil bisher kein Anhalt für eine Erblichkeit vorhanden ist. *Differentialdiagnostisch* müssen im Säuglingsalter vor allem die unter b) genannten Krankheitsbilder diskutiert werden.

o) **Dysostosis acrofacialis** (Weyers-Syndrom [*1858*], s. Tabelle 19)

Leitsymptome. α) Unterkieferspaltbildung.

β) Hexadaktylie mit Synostose der Mittelhandknochen.

Die Vererbung dieses sehr seltenen Leidens ist unregelmäßig dominant. Differentialdiagnostisch muß an das Syndrom von ULLRICH-FEICHTINGER und Ellis van Creveld-Syndrom gedacht werden.

p) **Ankyloglossum superius-Syndrom** ([*1164*], s. Tabelle 19)

Leitsymptome. α) Facialisparese.

β) Hypoplasie des Zwischenkiefers, des Oberkiefers und der Oberlippe mit Defekt der Schneidezähne.

γ) Angeborene Zungen-Munddach-Verwachsung.

Weitere Symptome: Störungen an den Extremitätenenden (Stummelbildung und Hautatrophie).

In der Ätiologie wird eine peristatisch bedingte Embryopathie diskutiert.

q) **Lippen-Kiefer-Gaumenspalte**

Leitsymptome. Spaltbildungen im Lippen-Kiefer-Gaumenbereich.

Die *seitlichen Lippenspalten*, die Hasenscharten (Cheiloschisis) machen etwa 15% aller Mißbildungen aus. Dabei besteht eine Spaltbildung der Oberlippe seitlich des Filtrums zwischen Oberkieferwulst und medialem Nasenfortsatz. Ihre *Phänogenese* ist sicher komplizierter, als man bislang angenommen hat. Sie ist nicht nur als einfache Hemmungsbildung zu deuten. Häufig handelt es sich sogar um eine sekundäre Rißbildung zwischen den bereits mit einem Epithelstrang verbundenen Gaumenfortsätzen, die durch eine Entwicklungsstörung der Nasenanlage verursacht wird.

Auch die *schräge Gesichtsspalte* wird heute auf diese Weise und nicht als Hemmungsbildung erklärt. Eine solche nimmt man dagegen noch bei den *Gaumenspalten* (Palatoschisis), also dem *Wolfsrachen* an, der entweder isoliert oder in Kombination mit Lippenspalten auftreten kann. Er beginnt hinter dem Foramen incisivum. Bei Einbeziehung des Zwischenkiefers in die Spaltbildung spricht man von einer *Kieferspalte* (Cheilo-gnathoschisis) oder einer totalen Hasenscharte. Eine durchgehende Spaltung von Lippe-Kiefer-Gaumen (Cheilognathopalatoschisis) kann unilateral und bilateral auftreten.

Schwere Formen führen zu erheblichen Funktionsstörungen bei der Nahrungsaufnahme, vor allem beim Saugakt, so daß solche Kinder oft nicht angelegt werden können, sondern nur mit der Flasche gefüttert oder gar bis zur Operation nur mit der Sonde aufgezogen werden können, um Schluckpneumonien zu vermeiden.

Die *Ätiologie* ist im Einzelfall nicht zu entscheiden, da sowohl *peristatische*, embryonale Schädigungen (Sauerstoffmangel), als auch eine *familiäre Belastung* möglich ist. Dann ist der Vererbungsmodus unregelmäßig dominant. In etwa 10% der Fälle findet man eine Kombination mit anderen Mißbildungen im Kopfbereich oder an den Extremitäten.

Die *operative Behandlung* dieser Spaltbildungen verlangt einen komplizierten Eingriff, dessen frühester Termin der 3.—4. Lebensmonat ist. Bei schweren Spaltbildungen (durchgehende Lippen-Gaumen-Spalten) sollten die *Lippen* aber doch zu diesem Termin möglichst schon geschlossen werden, da sie mit zunehmendem Wachstum des Kopfes noch weiter auseinanderweichen, so daß dann die Überbrückung immer schwieriger wird. Auch vermag die erfolgreiche Lippenoperation einen formativ günstigen Einfluß auf die Kieferspalte auszuüben. Leichte Grade der Lippenspalte vor allem ohne Kieferbeteiligung können dagegen ohne Schaden erst im 2. Lebenshalbjahr operiert werden. Die verschiedenen Formen der *Gaumen- und Kieferspalten* können nach dem Säuglingsalter, und zwar am besten im 2.—4. Lebensjahr, korrigiert werden. Der Verschluß *schräger Gesichtsspalten* und der queren Mundspalte wird schon vom 4. Lebensmonat an erfolgreich durchgeführt.

2. An Körper und Extremitäten erkennbare Mißbildungen

a) Spina bifida (Rachischisis)

Leitsymptome. Tumorartige Vorwölbungen im Bereich der Wirbelsäule, die an der Stelle von Spaltbildungen meist mehrerer Wirbelbögen durch Ausstülpung der Hirnhäute mit Liquoransammlung (reine Meningocele) gebildet werden. Sie können auch Rückenmark enthalten (Meningomyelocele) und sind von Haut bedeckt, wobei ein unter der Haut befindliches Lipom oft eine größere Ausdehnung des Bruchsackes vortäuscht. In der *schwersten Form* dieser Mißbildungen bietet sich die *Spaltbildung offen* dar (offener Rücken). Dann ist immer auch das Rückenmark beteiligt (Myelomeningocele) und neurologische Ausfallserscheinungen sind obligat. In der Mitte des Defektes sieht man die Medullarplatte (Zona medullovasculosa) von einer schmalen Zona epithelioserosa eingerahmt (Pia mater), an die sich wallartig nach außen die gefäßreiche äußere Epidermis anschließt. Oft läßt sich am Ende der Spaltbildung eine kleine Einziehung als Beginn des Zentralkanals erkennen. Kleinere Defekte vermögen bei geeigneter Pflege sekundär zu epithelisieren. Diese Spaltbildungen sind cervical, thorakal, lumbal und sacral möglich. Am Schädel führen sie in entsprechender Weise zum Auftreten von reinen Meningocelen oder Meningoencephalocelen. Enthält der Prolaps noch außer Gehirn Ausstülpungen des Ventrikelsystems, spricht man von Encephalocystocelen. Prädilektionsstellen sind: die Cephalocele nasoethmoidalis, sphenoorbitalis, nasoorbitalis (s. Abb. 16), nasofrontalis, interfrontalis, sagittalis und occipitalis.

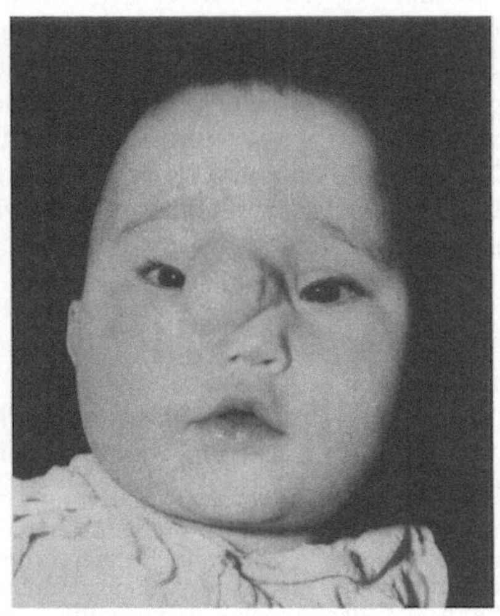
Abb. 16. Meningocele (Univ.-Kinderklinik Köln)

Neurologische Ausfallserscheinungen sind vor allem bei Meningocelen zu fürchten. Sie bestehen in Störungen des Reflexverhaltens, schlaffen Lähmungen und Beeinträchtigungen der Sensibilität, Vasomotorik und Trophik der unteren Extremitäten, wobei die Lähmung der Beckenbodenmuskulatur mit Störung der Blasen- und Mastdarmmotorik im Hinblick auf die drohenden ascendierenden Infektionen der Harnwege prognostisch von besonders ungünstiger Bedeutung sind.

Ein *Hydrocephalus* kann selbst bei normalem Kopfumfang vorhanden sein, entwickelt sich aber häufig erst nach der neurochirurgischen Korrektur der Meningocele und macht weitere neurochirurgische Eingriffe (Ventrikeldrainage, Verödung der Plexus chorioidei) notwendig.

Weitere Symptome: Nicht selten findet sich ein Lückenschädel und in schweren Fällen auch Fußmißbildungen im Sinne des Pes varus, equinovarus oder valgus als Folge der Lähmungen.

Eine *Kombination mit anderen Mißbildungen,* wie Keilwirbel, Trichterbrust, Lippenspalte, Gaumenspalte und Mißbildungen des Urogenitales ist unter dem Begriff des Status dysraphicus [*1117, 1182*] bekannt.

Bei *leichten Fällen der Dysraphie* besteht nur eine *Spina bifida occulta* ohne Prolaps des Nervengewebes und seiner Hüllen. Sie läßt sich röntgenologisch oder selten durch Palpation nachweisen, verrät sich aber oft durch eine verstärkte Vascularisation, grübchenförmige Einziehungen oder eine anomale Behaarung der darüberliegenden Haut. Leider können auch in solchen Fällen neurologische Ausfallssymptome bestehen. Bei Enuresis wird auch heute noch immer an eine solche Störung gedacht.

Die *Pathogenese* dieser embryopathisch bedingten Entwicklungsstörung liegt in Störungen der Neuralrohrbildung. Beim Status dysraphicus wird eine dominant-erbliche Konstitutionsanomalie angenommen.

Die *Therapie* besteht in Fällen mit nur geringen neurologischen Ausfallserscheinungen in einem neurochirurgischen Schluß des Defektes. Beim Vorliegen eines Hydrocephalus ist vor einem neurochirurgischen Eingriff zu warnen. Das optimale Operationsalter liegt nach dem 6. Lebensmonat. Auch für die Meningocele des Schädels bestehen gute neurochirurgische Korrekturmöglichkeiten. Allerdings verlangen vor allem die orbitalen Ausstülpungen ausgedehnte Eingriffe, weil die Spaltbildung der Schädelknochen erst von der Schädelbasis aus verschlossen werden muß, während die Abtragung des äußerlich sichtbaren Prolapses erst in einer zweiten Sitzung erfolgen kann. Für diese Art von Prolapsbildung liegt der optimale Operationstermin deshalb erst jenseits des Säuglingsalters.

b) Klippel-Feil-Syndrom

Leitsymptome. α) Ungewöhnlich kurzer Hals infolge Verschmelzung mehrerer Halswirbel.

β) Eingeschränkte Bewegungsfähigkeit der Halswirbelsäule nach seitwärts.

γ) Kombination mit zahlreichen anderen Mißbildungen, vor allem Schulterblatthochstand.

Weitere Symptome: Atemstörungen durch Druck der mißbildeten Wirbel auf das Halsmark. Andere Wirbelmißbildungen, wie Keilwirbel, Spaltbildungen der Wirbelbogen, Spina bifida occulta, Halsrippen. Beim Fehlen einer Entwicklung auch der hinteren Schädelgrube kann sich das Arnold-Chiari-Syndrom entwickeln (Okklusionshydrocephalus mit Kompressionserscheinungen des Hirnstamms und Rückenmarks durch Einklemmung der Kleinhirntonsillen in das Foramen magnum). Die *Pathogenese* dieser wahrscheinlich erblichen Störung besteht in einer Differenzierungshemmung der Wirbelsäule. *Differentialdiagnostisch* muß der Status Bonnevie-Ullrich (Pterygium-Syndrom) und die Sprengelsche Deformität ausgeschlossen werden. Eine therapeutische Beeinflussung des Leidens entfällt.

c) Sprengel-Syndrom

Leitsymptome. α) Fixierter ein- oder beiderseitiger Schulterhochstand.

β) Kyphoskoliose der Brustwirbelsäule.

γ) Bewegungseinschränkung in der Brustwirbelsäule und im Schultergelenk.

Weitere Symptome: Andere Skeletmißbildungen, wie Keil-, Block- und Spaltwirbelbildung oder Rippensynostosen. Die Ursache dieses erblichen Leidens liegt in einer Hemmung der Deszension der Scapulaanlage [*1778*]. Differentialdiagnose wie beim Klippel-Feil. Therapeutisch ist eine chirurgische Korrektur möglich.

d) Status Bonnevie-Ullrich und Turner-Syndrom ([*1103*, *1821*], s. Tabelle 19)

Leitsymptome. α) Doppelseitige Pterygiumbildung (seitliche Hautfalten vom Hals zur Schulter ziehend). Ähnliche Hautfalten auch an den großen Gelenken (s. Abb. 17).

β) Störungen der Hirnnervenentwicklung (Facialisparese, Strabismus, Ptose) als Folge von Nervenkerndefekten.

γ) Typische Facies mit Hypertelorismus und tiefstehenden, oft mißbildeten Ohren.

Weitere Symptome: Kongenitale lymphangiektatische Ödeme, besonders an Hand- und Fußrücken. Asymmetrische Rumpfanomalien, Hüftgelenksluxationen und Extremitätenmißbildungen (Syndaktylie, Klinodaktylie). Soweit es die Pterygiumbildung erlaubt, sind im übrigen alle Gelenke infolge Schlaffheit des Bänderapparates überstreckbar bis zur Kombination mit dem Ehlers-Danlos-Syndrom (s. S. 146). Über die *Pathogenese* bestehen heute recht bestimmte Vorstellungen: 1934 wurde von KRISTINE BONNEVIE an Mäusen (Bagg-Little-Stamm) festgestellt, daß nach Röntgenbestrahlung übergroße Liquormengen aus einer vorübergehenden Öffnung im Nackenbereich während der Gehirnanlage unter die Epidermis gepreßt werden, die dann als primäre Haut-Liquorblasen über die seitlichen Kopfpartien im Bereich des Gesichtes und über den Rumpf auf die Gliedmaßenanlagen caudalwärts wandern können und dabei den Entwicklungsprozeß in der Umgebung ihres Weges stören. Da diese Nackenlücke auch in der Ontogenese des menschlichen Gehirns besteht, hat ULLRICH sowohl symmetrische (Status Bonnevie-Ullrich) als auch unsymmetrische (Ullrich-Syndrom) Bildunganaomalien im Kopf- und Rumpfbereich mit der Annahme solcher Liquorblasenwanderung zu erklären versucht. Allerdings können Flughautbildungen an den Extremitäten, bei denen fehlerhafte Muskelinsertationen zu Ankylosierungen der großen Gelenke führen, nicht ohne weiteres in diesen pathogenetischen Mechanismus eingeordnet werden. Auch bestehen häufig Kombinationen mit anderen Mißbildungen und degenerativen Symptomen [*1118*]. Vor allem muß man beim Auftreten von Trichterbrust, Schwimmhautbildungen an den Knien und zwischen den Fingern bei Fußmißbildungen, Heterochromie der Iris mit Horner-Syndrom und Sensibilitätsstörungen (*1631*) an solche Kombinationen denken. *Ätiologisch* spielen sicher die genetischen Faktoren in vielen Fällen eine entscheidende Rolle (eine recessive Vererbung wird angenommen), wenn man auch im Sinne der Beobachtungen an den Bagg-Little-Mäusen peristatischen Bedingungen einen ähnlichen Einfluß zuschreiben muß. In der *Differentialdiagnose* muß das *Klippel-Feil-Syndrom* und das *Turner-Syndrom* (Ovarialdysgenesie) ausgeschlossen werden, was bei der Ovarialdysgenesie erst später möglich ist, wenn nicht beim weiblichen Habitus des Säuglings ein männliches Geschlechtschromatin (in 85% der Fälle) und das Vorliegen einer Aortenisthmusstenose dafür spricht. Da die Klärung dieses seltenen Krankheitsbildes im Säuglingsalter ohne therapeutische Konsequenzen ist, besitzt sie nur akademisches Interesse. Es ist in der Regel deshalb hierbei auch nicht zu verantworten, die Eltern über das richtige chromosomale Geschlecht des Säuglings aufzuklären, da man sie, im Gegensatz zum adrenogenitalen Syndrom im Säuglingsalter bei Mädchen, nicht in erzieherische Skrupel stürzen sollte.

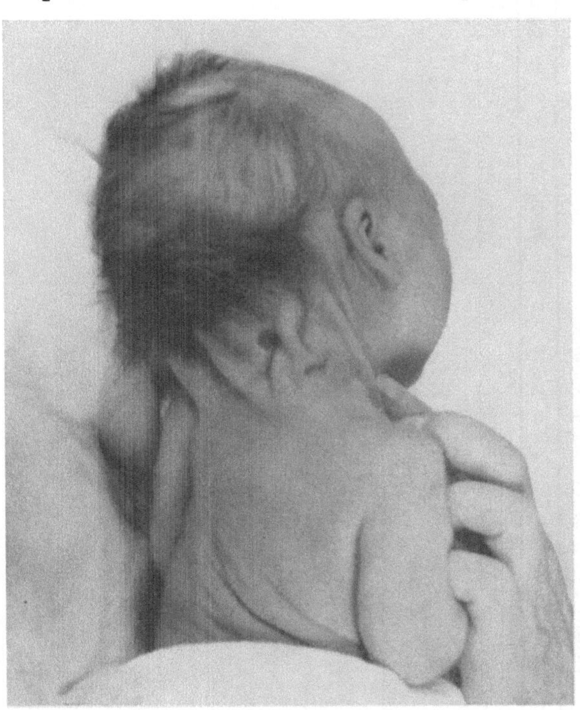

Abb. 17. Status Bonnevie-Ullrich (Univ.-Kinderklinik Köln)

e) Arthrogryposis congenita

(Arthromyodysplasia congenita, Guérin-Stern-Syndrom, s. Tabelle 19)

Leitsymptome. α) Stärkste Einschränkung der Gelenkbeweglichkeit durch muskuläre Kontrakturen bei gleichzeitiger Dysplasie der dazugehörigen Muskelgruppen. Führt vielfach zur Fixations der Gelenke in Flexion- oder Extensionshaltung, an den Unterarmen in Pronationsstellung mit Palmarflexion und Fingerbeugung, an den Beinen zu Außenrotation der Oberschenkel und Equinovarus-Stellung der Füße.

Tabelle 19. *Multiple Mißbildungen*

	Schädel	Gesicht	Augen	Mund	Ohren	Körper	Extremitäten
Franceschetti (Dysostosis mandibulo-facialis) s. S. 135	normal	Vogelgesicht (Fischmaul)	antimongoloid	Makrostomie, Mikrognathie (oder Hypoplasie des Oberkiefers)	Mißbildung Verlagerung unten/vorn		
Crouzon (Dysostosis cranio-facialis) s. S. 136	Turmschädel, breiter Kopf	Papageiennase	Exophthalmus	Hypoplasie des Oberkiefers Prognathie	normal		o. B.
Apert (Akrocephalo-syndaktylie) s. S. 137	Turmschädel	Papageiennase	antimongoloid, Hypertelorismus, Exophthalmus				Syndaktylie, Strahl-mißbildungen, Ankylosen
Freeman-Sheldon (Kranio-carpo-tarsale Dystrophie) s. s. 137		Hypoplasie	Epicanthus, Hyper-telorismus	Mikrostomie			Spitz-Klump-füße
Waardenburg (Cephalosyndaktylie) s. S. 137	Turmschädel	Papageiennase	Hypertelorismus	Hypoplasie der Mandibula	Mißbildung		Syndaktylie, Ankylosen
Hanhart (Akroteriasis congenita) s. S. 137		Papageiennase		Mikrognathie			Peromelie
Robin (Mandibuläre Hypoplasie) s. S. 138				Mikrognathie, Glossoptose			
Ullrich-Feichtinger (Dyskranio-pygo-phalangie) s. S. 138			Mikrophthalmie, Mißbildungen	Mikrognathie	Mißbildung		Polydaktylie (Klumpfuß)
C. de Lange (Status degenerativus amstelodamensis) s. S. 139	Brachycephalie		Hypertelorismus antimongoloid	Mikrognathie	tiefsitzend	Lanugo-behaarung	kleine Füße und Hände, Beugekontrak-turen der großen Gelenke
Greig-Syndrom (Familiärer Hyper-telorismus) s. S. 139	Mikrocephalie, Brachycephalie		Hypertelorismus	Kiefermiß-bildung			Klumpfuß

Scheutauer-Marie-Sainton (Dysostosis cleidocranialis) s. S. 139	verspäteter Fontanellenschluß	Hypoplasie		Oberkiefer-hypoplasie, Progenie			Fehlen der Clavicula
Ullrich-Fremerey-Dohna (Dyskranio-dysopie-Syndrom) s. S. 139	Trigonocephalus	Vogelgesicht	Mißbildung	Mikrostomie, Mikrognathie		Hypotrichose, sklerotisch-atrophe Haut	
Weyers (Dysostosis acrofacialis) s. S. 140				Unterkieferspalte			Hexadaktylie
Ankyloglossum-Syndrom, s. S. 140		Facialisparese		Hypoplasie des Oberkiefers und Oberlippe, Zunge-Mund-dachverwachsungen			Strahlen-mißbildungen
Status Bonnevie-Ullrich s. S. 142		Facialisparese	Hypertelorismus, Strabismus, Ptose		tiefstehend, Mißbildungen	Pterygium	lymphangiektatische Ödeme (Luxatio coxae, Strahlmißbildungen)
Arthrogryposis congenita, s. S. 143							Ankylosen, Luxationen
Turner-Kieser-Syndrom (Arthro-osteo-onychodysplasie) s. S. 146							Patellar-dysplasie, Ellenbogen-dysplasie, Nagel-dystrophie
Block-Sulzberger (Incontinentia pigmenti) s. S. 147	(Mikrocephalie)		Augen-mißbildungen	Zahnaplasie		Pigmentationen	Nagel-dystrophie

β) Verkürzung der Gliedmaßen und Luxation oder Subluxation in den Hüftgelenken.

γ) Osteoporose.

Weitere Symptome: Stark herabgesetzte Sehnenreflexe und Unerregbarkeit der Nerven für galvanischen und faradischen Strom. In extremen Fällen findet man bizarre Luxationen und Subluxationen der großen Gelenke sowie Verlagerung oder Hypo- oder Aplasie der Patella. Kombinationen mit anderen Mißbildungen an Herz, Genitalsystem und Skelet kommen vor. In der Regel ist die Intelligenz unbeeinträchtigt, nur in Einzelfällen findet man eine cerebrale Entwicklungshemmung [*1241*]. Pathogenetisch wird wegen der Kombination von Muskel-Bindegewebe-Knochen-Organ-Hirnmißbildungen mehr an exogene Ursachen im Sinne einer Embryopathie, in manchen Fällen auch mehr an mechanische Einflüsse gedacht als an ein genetisch bedingtes Leiden [*1819*]. *Differentialdiagnostisch* muß neben dem Pterygium-Syndrom (Status Bonnevie-Ullrich) auch das Freeman-Sheldon-Syndrom in Erwägung gezogen werden. Eine Kombination von Arthrogryposis congenita mit Flughautbildung trägt die Bezeichnung *Pterygo-Arthromyodysplasie congenita* Rossi (*1690*].

f) Turner-Kieser-Syndrom (Arthro-osteo-onychodysplasie mit Beckenhörnern [*1165*, *1363*, *1446*, *1862*], s. Tabelle 19)

Leitsymptome. α) Patellahypoplasie oder -aplasie.

β) Streckbehinderung der Arme durch Ellbogendysplasie (Radiusköpfchenluxation).

γ) Nageldystrophien (fehlende Nägel, brüchige, gespaltene Fingernägel).

Weitere Symptome: Röntgenologisch „Beckenhörner" = symmetrische exostosenartige Knochenbildungen an den Beckenschaufeln. Außerdem können sich Pterygiumbildungen und weitere Symptome des Status dysraphicus nachweisen lassen. Pathogenetisch werden Störungen im Enzymsystem des Stützgewebes angenommen [*1165*], während die eigentliche Ätiologie ein familiär-erbliches Leiden darstellt. *Differentialdiagnostisch* müssen die verschiedenen Pterygium-Syndrome, das Ehlers-Danlos-Syndrom, die ektodermale Polydysplasie, das Ellis van Creveld-Syndrom und die Arthrogryposis congenita ausgeschlossen werden.

g) Ehlers-Danlos-Syndrom (Cutis hyperelastica, Fibrodysplasia elastica generalisata, congenita [*1192*, *1237*, *1268*, *1718*])

Leitsymptome. α) Hyperelastizität und erhöhte Verletzbarkeit der Haut mit Neigung zu Hämatomen durch Brüchigkeit der Hautcapillaren, geringes Unterhautfettgewebe.

Die Haut ist besonders über den Gelenken außergewöhnlich leicht verschiebbar und liegt wie ein zu großes Kleid um die Glieder. *Subcutane Hämatome* erscheinen als rötlich-blaue Pseudotumoren. Sie sind nicht mit Hämangiomen zu verwechseln. Nach ihrer Abheilung entstehen subcutane Verhärtungen (Noduli).

β) Extreme Hypotonie der Muskulatur, die zusammen mit der großen Schlaffheit und Überdehnbarkeit der Gelenkkapseln zu Überstreckbarkeit aller Gelenke führt. Dabei ergibt sich bereits im Säuglingsalter die Gefahr von Luxationen und Subluxationen.

γ) Neurologische Ausfallserscheinungen und Intelligenzdefekte.

Kombinationen mit degenerativen Zeichen und dem Pterygium-Syndrom, dem Mongolismus und der Hypothyreose sind möglich. Pathogenetisch wird bei diesem wahrscheinlich dominanten Erbleiden eine Dysplasie des Mesenchyms angenommen.

h) Ektodermale Dysplasie (kongenitale ektodermale anhydrotische Dysplasie)

Leitsymptome. α) Fehlen jeglicher Schweißsekretion (auch durch Pilocarpin nicht auslösbar) infolge Aplasie der Schweißdrüsen. Auffallend dünne, glatte und feingefältelte Haut mit starker Venenzeichnung. In manchen Fällen können auch keine Tränen produziert werden.

β) Beeinträchtigung der Temperaturregulation. Vor allem im Säuglingsalter finden sich häufig Temperaturen zwischen 38° und 38,5° C ohne klinischen Grund [*1057*].

γ) Spärliches und feines Kopfhaar, Fehlen der Augenbrauen, Dysplasie der Talgdrüsen und der Nägel.

Weitere Symptome: Die Brustwarzen und Warzenhöfe können fehlen, und röntgenologisch läßt sich das Fehlen einzelner Zahnkeime oder der ganzen Zahnanlage nachweisen. Die *Ursache* dieser Entwicklungsstörung aller Ektodermabkömmlinge ist erblich und an das X-Chromosom gebunden [*1143*]. Differentialdiagnostisch muß das Ullrich-Fremerey-Dohna-Syndrom und das Ellis van Creveld-Syndrom ausgeschlossen werden.

i) Ellis van Creveld-Syndrom
(chondroektodermale Dysplasie [*1142, 1696, 1767, 1859*])

Leitsymptome. α) Dysplastische Erscheinungen des Ektoderms (abweichende Zahnkeimdifferenzierung, Hypo- oder Aplasie der Nägel, schütterer oder fehlender Haarwuchs).

β) Chondrodystrophie mit Verkürzung der langen Röhrenknochen, besonders des Unterarms und Unterschenkels, mit verzögerter Knochenkernentwicklung.

γ) Symmetrische Polydaktylie.

Weitere Symptome: Multiple Exostosen, Vitium congenitum. Die Pathogenese dieses recessiv erblichen Leidens wird durch eine Dysplasie der Abkömmlinge des Ektoderms und Mesoderms erklärt [*1818*]. Bei der *Differentialdiagnose* müssen die verschiedenen Formen der enchondralen Dysostose, die ektodermale Dysplasie und die Osteogenesis imperfecta erwogen werden.

k) Inkontinentia pigmenti (Block-Sulzberger-Syndrom, s. Tabelle 19)

Leitsymptome. α) Bei der Geburt oder im frühen Säuglingsalter auftretende schmutzig-braune, in schiefergraue oder livid-bläulich übergehende spritzerartige Hautpigmentationen, meist am Rumpf, besonders an den seitlichen Partien, meist symmetrisch lokalisiert und nach der Mittellinie abnehmend. Die Veränderungen finden sich auch an den Extremitäten, vor allem an den Oberarmen und Oberschenkeln und in den Leistenbeugen. Der behaarte Kopf bleibt oft, das Gesicht und die Schleimhäute fast immer frei.

β) Hypoplasie oder Aplasie der Zähne (Mikrodontie, Zapfenzähne).

γ) Weitere Hautveränderungen, wie Nävusbildungen und Nageldystrophien.

Weitere Symptome: Störungen der Augenanlage, wie chorioideale und retinale Pigmentationen, retrobulbäres Gliom, Sehnervenatrophie, Strabismus und Trübungen der Cornea und Linse. Auch Ptosis und Mikrophthalmie wurden beobachtet. Von seiten des Zentralnervensystems finden sich Mikrocephalie, Debilität oder Symptome der Littleschen Erkrankung. Die *Ätiologie* dieser Pigmentdysplasie im Formenkreis der multiplen Abartungen ist in einer geschlechtsgebundenen Vererbung zu suchen [*1824*].

3. An den Extremitäten erkennbare Mißbildungssyndrome

a) Chondrodysplasie (Chondrodystrophia fetalis, Parrot-Syndrom, Kaufmann-Syndrom [*1427, 1630*], s. Abb. 18)

Leitsymptome. α) Mikromelie mit kleinen Händen (Dreizackhand) und kleinen Füßen bei normaler Rumpflänge.

β) Glockenförmig aufgetriebener Thorax mit großem Abdomen und tiefstehendem Nabel.

γ) Großer, plumper, oft asymmetrischer Schädel mit verkürzter Schädelbasis und deshalb tief eingesunkener Nasenwurzel (Sattelnase).

Weitere Symptome: Röntgenologisch kurze, plumpe Röhrenknochen mit pilzförmigen Metaphysen und asymmetrischem Knochenwachstum im Epiphysenbereich. Die Dentition tritt meistens verspätet ein, die psychische und intellektuelle Entwicklung verläuft normal. Nicht selten finden sich Kombinationen mit anderen Bildungsfehlern, wie Polydaktylie, Situs inversus, Vitium congenitum. Die *Ursache* dieses typischen Mißbildungssyndroms liegt in einer starken *Verzögerung der enchondralen Ossifikation* infolge Fehlens der Knorpelwucherungszone und schwerer Entwicklungsstörung des Säulenknorpels der Wachstumsfuge. Die perichondrale Ossifikation und die Knochenverkalkung sind normal. Auch das Wachstum der bindegewebigen Schädelknochen bleibt unbeeinträchtigt. Dagegen wächst die knorpelig angelegte Schädelbasis wieder verzögert und gibt den Anlaß zum typischen „*Mopsgesicht*" des *chondrodystrophen* Zwerges. *Ätiologisch* handelt es sich um ein sowohl dominant als auch recessiv vererbbares Leiden von wechselnder Penetranz. *Differentialdiagnostisch* muß an die Chondrodystrophia calcificans, am Ende des 1. Lebensjahres auch schon an die v. Pfaundler-Hurlersche Erkrankung, im übrigen aber auch an das Ellis v. Creveld-Syndrom, an die Osteogenesis imperfecta, die Dysostosis cleidocranialis, an das Myxödem und auch an schwere Rachitis gedacht werden. Die *Prognose* ist bei der Frühform der Chondrodystrophie besonders schlecht; die Kinder haben in der Regel nur eine kurze Lebenserwartung. Wirkungsvolle therapeutische Maßnahmen existieren nicht.

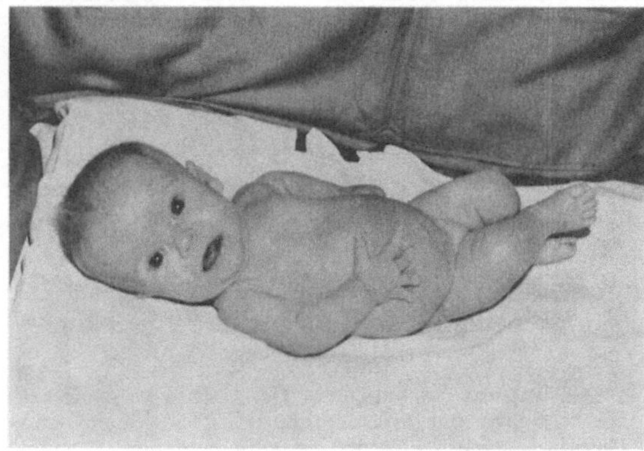

Abb. 18. Chondrodysplasie (Univ.-Kinderklinik Köln)

b) Chondrodysplasia calcificans congenita

(Conradi-Hünermann-Syndrom, Stippled-Epiphyses, [*1158, 1995*]

Leitsymptome. α) Mikromelie wie bei der Chondrodystrophie, oft allerdings asymmetrisch mit Beugekontrakturen in den großen Gelenken.

β) Dyscranie wie bei der Chondrodystrophie (großer plumper Schädel mit eingezogener Nasenwurzel).

γ) Fußmißbildungen (Hakenfuß, Klumpfuß) und Handmißbildungen (Syndaktylie, Kamptodaktylie) bis zur Peromelie.

Weitere Symptome: Röntgenologisch finden sich *in den Gelenkepiphysen*, aber auch in allen anderen knorpelig präformierten Skeletanteilen, *feinfleckige, kalkdichte Schatten.* Im übrigen sind die langen Röhrenknochen verkürzt mit kolbig deformierten Verbreiterungen der Metaphysen wie bei der Chondrodysplasia fetalis. Auch können kombiniert andere Mißbildungen, wie Hüftgelenksdysplasie, Vitium cordis congenitum, doppelseitiger Katarakt, Nierenmißbildungen und Ichthyosis congenita beobachtet werden. Pathogenetisch liegen Störungen an Knorpelwucherungszonen der Metaphyse mit pathologischen Kalkeinlagerungen in den knorpeligen Abschnitten der Epiphyse vor. Wegen des beobachteten familiären Vorkommens werden *ätiologisch genetische Faktoren* angenommen, allerdings sprechen andere Fälle wieder für eine embryopathische Genese [*1233*]. *Differentialdiagnostisch* muß die Chondrodystrophia fetalis (s. S. 147), die Arthrogryposis congenita (s. S. 143), das Pterygium-Syndrom (Bonnevie-Ullrich) (s. S. 142), das Rossi-Syndrom (s. S. 146), das Freeman-Sheldon-Syndrom (s. S. 137) ausgeschlossen werden. Prognostisch ist zu bemerken, daß sich die Calcifizierungen im Laufe der Zeit zurückbilden.

c) Hemichondrodystrophie (Morbus Ollier)

Leitsymptome. α) Einseitig verkürzte, nicht schmerzhafte Extremitäten, meist ohne äußerliche Deformierung.

β) Röntgenologisch meist multiple Enchondrome in den verkürzten Röhrenknochen, die später tumorartige Auftreibungen zeigen.

γ) Kombination mit multiplen Hämangiomen kommen vor.

Ätiologisch liegt vielleicht ein recessives Erbleiden vor [*1619*]. *Differentialdiagnostisch* muß an solitäre Chondrome, an Chondrosarkome und an Osteochondrome gedacht werden.

d) Enchondrale Dysostosen

(Dysostosis enchondralis epiphysaria = Ribbingsche Krankheit, Dysostosis enchondralis metaepiphysaria = Morquiosche Krankheit, Dysostosis multiplex = v. Pfaundler-Hurlersche Krankheit = Gargoylismus)

Bei diesen Krankheitsbildern handelt es sich um progrediente Wachstumsbeeinträchtigungen infolge Störung der Epiphysen- und Metaphysenverknöcherung, die sich als zunehmender Minderwuchs frühestens am Ende des 1. Lebensjahres, meist aber erst später bemerkbar machen. Ihre differentialdiagnostische Erwägung entfällt deshalb im Säuglingsalter. Nur der *Gargoylismus* kann als Speicherkrankheit schon dadurch entdeckt werden, daß die hier zugrunde liegende Polysaccharidverwertungsstörung, wohl eine Enzymopathie, zu einer eigenartigen *Granulationsanomalie* der Leukocyten vom Typ Alder führt [*1823*] (s. S. 158).

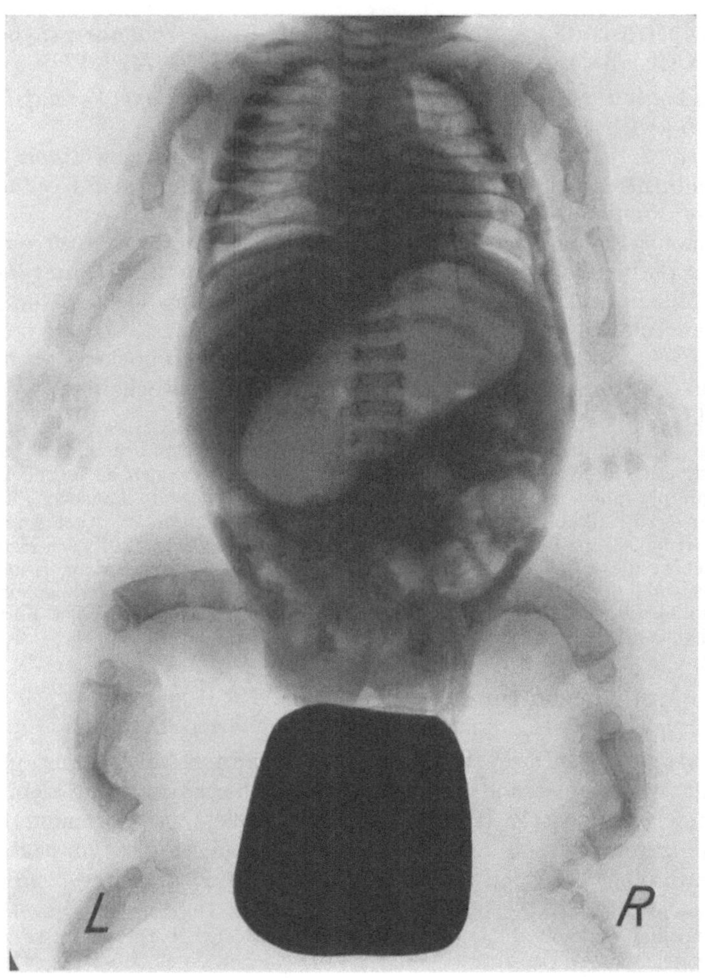

Abb. 19. Osteogenesis imperfecta (Univ.-Kinderklinik Köln)

e) Osteogenesis imperfecta letalis (Vrolik-Syndrom, Osteogenesis imperfecta congenita, Fragilitas ossium, Osteogenesis imperfecta B.)

Leitsymptome. α) Mikromelie bereits beim Neugeborenen infolge vieler, teilweise bereits geheilter Brüche in den langen Röhrenknochen und Rippen (s. Abb. 19) β) Auffallend großer Schädel mit kleinem Gesichtsschädel, weiten Nähten und Fontanellen und hochgradiger Kraniotabes (Kautschukschädel, Caput membranaceum).

γ) Häufig blaue Skleren, starke Lanugobehaarung, normaler Serumchemismus.

Die *Pathogenese* dieses monogenen recessiven Erbleidens (auch Spontanmutationen werden angenommen) besteht in einer Minderwertigkeit der Osteoblasten und des ganzen osteoiden Gewebes, die zu hochgradiger Osteoporose führt. *Differentialdiagnostisch* muß vor allem die Chondrodystrophie ausgeschlossen werden. *Therapeutisch* kommt nur eine chirurgische Versorgung der Frakturen und ein Schutz für Traumen in Frage. Eine spezifische Therapie existiert noch nicht. Die *Lebenserwartung* der Kinder ist gering; im allgemeinen tritt der Exitus in den ersten 2 Lebensjahren an interkurrenten Infekten ein.

f) Osteopetrosis (Marmorknochenkrankheit, Albers-Schönberg-Syndrom, Osteosclerosis congenita diffusa [*1040*, *1101*, *1244*, *1897*])

Im Säuglingsalter ist vor allem die *frühkindliche maligne Verlaufsform nach* COCCHI [*1157*] wichtig.

Leitsymptome. α) Vergrößerter Kopfumfang mit vorgewölbtem Vorderhaupt, prominenten Tubera parietalia, auffallender Füllung der Kopfvenen und vorgewölbter Fontanelle.

β) Splenomegalie bereits in den ersten Lebenswochen durch Auftreten sekundärer oder Erhaltenbleiben der fetalen extramedullären Blutbildungszentren in Leber und Milz. Gleichzeitig erhebliche Anämie, zunehmende Apathie als Folge der schweren Anämie und ungenügendes Gedeihen.

γ) Diffuse Osteosklerose des gesamten Skelets (Marmorknochen), als homogene Knochenverschattung oft schon in den ersten Lebenswochen röntgenologisch erkennbar [*1101*].

Weitere Symptome: Gleichzeitig besteht eine abnorme Knochenbrüchigkeit, eine Wachstumshemmung und eine Neigung zu Osteomyelitiden, besonders in den Kieferknochen. Trotz normaler Serumphosphor- und Calciumwerte bei gleichzeitig erhöhter alkalischer Phosphataseaktivität kann es zu Kalkablagerungen in den inneren Organen kommen. Auch Aminoacidurie und Opticusatrophie sind beobachtet worden. Die *Ursache* dieser Stoffwechselstörung des Knochengewebes, die zu einem normalen Knochenaufbau bei fehlendem Knochenabbau führt, kann sowohl dominant als auch recessiv erblich sein. *Differentialdiagnostisch* muß die Lues connata ausgeschlossen werden. Die *Prognose* dieser frühkindlichen Form ist sehr ungünstig. Frühzeitig kommt es zum Exitus in schwerer Dystrophie.

g) Angeborene diffuse generalisierte Hyperostose (Koszewski-Syndrom, angeborene Osteosklerose)

Leitsymptome. α) Diffuse Hypertonie der gesamten Muskulatur, gesteigerte Reflexe mit erhöhter Krampfbereitschaft bei normalen Blutcalciumwerten.

β) Allgemeine endostale Hyperostosen des Skelets bei normalen Knochenformen und unverändertem Spongiosagerüst. Dabei ist die Compacta an den Diaphysen auffällig dicht und die Epiphysenfugen sind gradlinig begrenzt.

Pathogenese und Ätiologie dieses Leidens sind unbekannt. Differentialdiagnostisch müssen die Marmorknochenkrankheit, die Lues, die infantilen corticalen Hyperostosen ausgeschlossen werden. Bei aussichtsloser Therapie ist die Prognose schlecht, da ein frühzeitiger letaler Ausgang zu befürchten ist [*1476*].

h) Marfan-Syndrom (Arachnodaktylie, Akromakrie nach v. PFAUNDLER, Hyperchondroplasie, Akrochondrohyperplasie [*1548*])

Leitsymptome. α) Abnorm lange und dünne Extremitäten bereits beim Neugeborenen (besonders Hand- und Fußknochen) sowie Skeletmißbildungen (vorspringende große Nase mit Mikrogenie (Vogelgesicht), Hakenfinger, Klumpfüße, Exostosen, Calcaneussporn, Osteopsathyrose).

β) Hochgradige Schwäche des Bindegewebes und der Muskulatur (Überstreckbarkeit der Gelenke, Sitzkyphose, Subluxationen und Luxationen, Genu recurvatum).

γ) Kongenitale Herzvitien und andere Mißbildungen (persistierende Pupillarmembran, Megalocornea, Aniridie, Linsenektopie, Linsenschlottern, Linsenmangel, Kolobom).

Ätiologisch handelt es sich um eine Konstitutionsanomalie des Mesoderms mit Hyperplasie des Verbindungsknorpels als Ursache des beschleunigten Wachstums, besonders der Acren, die mit wechselnder Penetranz dominant und recessiv vererblich ist. Differentialdiagnostische Erwägungen entfallen im Säuglingsalter. Die Prognose des Leidens ist gut.

i) **Progerie** (Hutchinson-Gilford-Syndrom)

Leitsymptome. *α*) Bereits bei der Geburt oder in den ersten Lebensmonaten runzelige, pergamentartige Haut mit dünnem, schütterem Haarwuchs sowie Nageldystrophien oder -atrophien.

β) Akromikrie und eingeschränkte Gelenkbeweglichkeit durch bindegewebige Kontrakturen, dabei Hypoplasie der Muskulatur.

γ) Gelegentlich Hydrocephalus und Exophthalmus. Verspätete Dentition.

Ätiologisch werden eine polyglanduläre Insuffizienz, eine hypophysär-diencephale Störung oder multiple Abartungen diskutiert. Ob ein erbliches oder peristatisches Leiden vorliegt, ist noch unbekannt. Die Prognose des therapeutisch nicht zu beeinflussenden Leidens ist schlecht, weil es in früher Kindheit unter der Entwicklung eines proportionierten Zwergwuchses zu einem Wachstumsstillstand kommt und durch die Entwicklung einer allgemeinen Arteriosklerose die Gefahr apoplexer Insulte droht. Die Patienten haben selten das 20. Lebensjahr überschritten.

k) **Laurence-Moon-Biedl-Bardet-Syndrom**
(diencephaloretinale Degeneration [*1511*])

Leitsymptome. *α*) Anomalien der Extremitäten (Brachyphalangie, Poly- oder Syndaktylie).

β) Augenstörungen, wie die für das Krankheitsbild typische Retinitis pigmentosa oder weniger häufig Mikrophthalmie, Nystagmus, Strabismus oder Brechungsanomalien.

γ) Verlangsamte geistige Entwicklung, die sich schon im Säuglingsalter durch verspätetes Auftreten der statischen und psychischen Funktionen bemerkbar macht.

Die anderen Symptome, wie cerebrale Fettsucht, Hypogenitalismus oder Schädelanomalien fallen meist erst jenseits der Säuglingszeit auf. Oft wird die Diagnose dadurch erleichtert, daß auch andere Familienmitglieder befallen sind. Es handelt sich um ein recessives, sehr selten auch unregelmäßig dominant erbliches Leiden. *Differentialdiagnostisch* muß das Brachydaktyliesyndrom unterschieden werden, das ebenfalls erblich ist [*1728*], bei dem aber noch andere Skeletmißbildungen vor allem an Hand und Arm vorkommen, während die Augensymptome und die cerebrale Beeinträchtigung fehlen.

l) **Isolierte Extremitätenmißbildungen**

Sowohl auf *erblicher Grundlage*, wie bei bestimmten dominant vererblichen Mißbildungen der Hände und Füße (fehlende Strahlenbildung der Hände, Spaltbildungen und Strahlenverluste an den Füßen, Fingerkontrakturen) als auch nach *exogenen Schäden* können derartige Mißbildungen auftreten, die, je nach dem Zeitpunkt und nach dem Schweregrad der Schädigung, vom Fehlen einzelner oder aller Finger (Adaktylie) über das Fehlen der Hand (Acheirie) bis zur Amelie (Fehlen des ganzen Gliedes) den Arm und in entsprechender Weise auch das Bein unterschiedlich stark betreffen können. Auch die Hyperdaktylie kann zu den Folgen einer genetisch oder exogen gestörten Organbildung gehören. Trifft diese Störung die Ausbildung des ganzen unteren Körperendes, findet man als leichte Form Mißbildungen des Steißbeins, Analatresie, Bildungsstörungen des Urogenitaltraktes oder Defekte in der Anlage der unteren Extremitäten bis zur Sympodie, der Sirenenbildung (Sirenomelie). Während bei derartigen Störungen in der Ontogenese immer die Knochenanlage am stärksten beteiligt ist und nicht selten die Mißbildung auf eine Extremität beschränkt bleibt, wobei das Ende der mißbildeten Extremität häufig eine unvollständige Ausbildung oder Kümmerform der eigentlich zu erwartenden Gliedmaßen trägt, unterscheiden sich die *kongenitalen Amputationen* dadurch, daß sie häufig multipel auftreten und die Knochenanlage bis zum Defekt selbst weitgehend unverändert bleibt. Amputationen sind besonders selten und dann bei Kindern, die in der Regel sonst keine Anomalien zeigen [*1181*], zu beobachten. Aber es gibt auch Fälle, die bereits in der Anlagenausbildung Störungen erlitten haben müssen, so daß dann eine scharfe Trennung von der oben beschriebenen Störung der Extremitätenknospen nicht zu treffen ist. Die Entstehung der kongenitalen Amputationen durch Abschnürungen (etwa durch Amnionstränge oder die Nabelschnur) wird vor allem im Hinblick auf die meist multiplen Defekte heute nicht mehr anerkannt. Am verständlichsten bleibt auch hierbei eine frühzeitige, aber sehr isolierte Störung einzelner kleiner Bezirke der Extremitätenanlagen ohne gleichzeitige Beeinflussung der ganzen Extremitätenknospe. Das gilt auch entsprechend für die seltenen abdominalen Schnürfurchen [*1228*]. Eine Behandlung der geschilderten Mißbildungen ist in der Regel nicht möglich. Bei Plusvarianten sind chirurgische Amputationen oft angezeigt.

m) Das Nonne-Milroy-Meige-Syndrom

Leitsymptome. α) Ein hartes, nicht schmerzhaftes Ödem beider Füße (manchmal auch einseitig) von elastischer Konsistenz, das häufig schon unmittelbar bei der Geburt beobachtet wird.

Die darüberliegende Haut ist leicht cyanotisch, aber von normaler Temperatur. Kurzdauernde Attacken vermehrter Schwellung können mit Rötung, Fieber und Schmerzen einhergehen (Differentialdiagnose: Erysipel).

β) Akromikrie.

γ) Minderwuchs und retardierte geistige und statische Entwicklung.

Weitere Symptome: Später Hypogenitalismus, Adipositas und selten Kombination mit Pterygium colli. Es handelt sich dabei um ein wohl dominant vererbliches Leiden, das beim weiblichen Geschlecht etwas häufiger auftreten soll und therapeutisch schlecht zu beeinflussen ist. Neuerdings werden Erfolge mit Prednison oder Prednisolonbehandlung beschrieben [*1266, 1561, 1574, 1569, 1609*].

II. Die angeborenen Stoffwechselanomalien

Definition: Abweichungen in der Chemie der Lebensvorgänge vom Normalen, die offensichtlich schon bei der Geburt bestehen, zeitlebens andauern und in der Regel genetisch bedingt sind.

Über die Pathogenese dieser meist enzymatisch bedingten Störungsbilder herrscht in vielen Fällen noch keine Klarheit, vor allem, da sich die experimentelle Embryologie bis heute fast ausschließlich mit somatischen Mißbildungen beschäftigt hat. Erwähnt werden in der folgenden Aufstellung nur die Krankheitsbilder, die bereits beim Neugeborenen und im Säuglingsalter erkennbar sind und deshalb differentialdiagnostisch in Erwägung gezogen werden müssen.

1. Störungen des Eiweißstoffwechsels

a) Das idiopathische hypoproteinämische Ödem [*1042, 1106, 1285, 1402, 1721*]

Leitsymptome. α) Kurz nach der Geburt oder auch in den ersten Lebenswochen Auftreten von generalisierten Ödemen.

β) Hypoproteinämie bis zu Werten unter 2 g-% [*1238*] mit Neigung zu Hypalbuminämie und Hyperglobulinämie. Elektrophoretisch kein Anhalt für nephrotische Dysproteinämie.

γ) Gutes Allgemeinbefinden und normale statische und geistige Entwicklung. Normaler Urinbefund, kein Zeichen für Leberschädigung.

Weitere Symptome: Keine Störung im Serumchemismus, vor allem keine Hypercholesterinämie wie bei Nephrose, aber erhöhter Aminosäurengehalt und in manchen Fällen Aminoacidurie [*1106*]. Die Blutsenkung ist normal, gelegentlich verlangsamt, das Knochenmark und rote Blutbild ohne Besonderheiten, im weißen Blutbild eine absolute und relative Lymphopenie [*1238*]. Zwischen der Schwere der Hypoproteinämie und dem Ausmaß der Ödeme besteht kein unmittelbarer Zusammenhang, so daß wohl auch die Capillarwandbeschaffenheit bei dieser Eiweißstoffwechselstörung mitbeeinträchtigt ist, vor allem, da bei einem Wasserstoß sogar eine beschleunigte Eliminierung der zugeführten Flüssigkeit besteht, so daß die kolloidosmotischen Druckverhältnisse im Serum, wie auch die Nierenfunktion, den Bedürfnissen des Wasserhaushaltes völlig genügen. Versuche mit intravenös verabreichtem Albumin [*1043*] oder mit markiertem Methionin weisen darauf hin, daß pathogenetisch *ein erhöhter Katabolismus der Plasmaproteine* besteht, so daß die Produktion der Serumeiweißkörper mit ihrem Abbau im Gewebe nicht Schritt halten kann. Nicht selten besteht auch eine starke Resistenzlosigkeit gegenüber Infekten und eine temporäre Hypogammaglobulinämie mit Symptomen wie bei der idiopathischen Agammaglobulinämie (s. unten).

Differentialdiagnostisch muß beim Neugeborenen eine *Blutgruppeninkompatibilität* ausgeschlossen werden (Hydrops congenitus), und in den späteren Lebenswochen ist an die *Pankreasdysfunktion* zu denken, die klinisch dasselbe Bild machen kann, aber durch Prüfung der Pankreasfunktion (Trypsin-Test, Messung der Lipase-Aktivität und Eiweiß-Fett-Toleranz) schnell zu erkennen ist. Im Serumeiweißspektrum bestehen die gleichen Veränderungen wie bei der genuinen Hypoproteinämie. Therapeutisch lassen sich die Symptome durch Pankreasenzymzusatz zur Nahrung schnell beseitigen [*1095*]. Schließlich ist noch die *temporäre generalisierte Ödematose* des jungen Säuglings abzutrennen, die sich bei gleicher Symptomatik von der genuinen Hypoproteinämie durch eine vollständige und bleibende Normalisierung aller Befunde nach einigen Wochen Krankheitsdauer unterscheidet [*1402*]. Man muß für ihre Pathogenese eine vorübergehende Insuffizienz des Eiweißanabolismus als Extrem der Umstellungsschwierigkeiten auf das extrauterine Leben annehmen. Im Einzelfall kann die Diagnose erst durch eine Längsschnittbeobachtung geklärt werden. Die *Prognose der genuinen Hypoproteinämie* ist quoad vitam gut. Die Ödemneigung bleibt bestehen und kann in späteren Jahren durch Hypostase zur Verformung der Beine führen [*1721*].

Bei der *Therapie* ist man auf eine symptomatische Behandlung durch Albumine und Plasmainfusionen angewiesen. Vitamin E-Behandlungsversuche sind erfolglos geblieben [*1106*]. In Fällen mit symptomatischer Agammaglobulinämie ist wegen der Trübung der Prognose durch gehäufte Infektionen eine symptomatische Therapie mit γ-Globulin empfehlenswert.

b) Agammaglobulinämie

Leitsymptome. α) Extreme Resistenzlosigkeit gegen bakterielle Infektionen der Atemwege (rezidivierende Bronchopneumonien, Empyeme, Lungenabscesse, später Bronchiektasen), der Haut (mit nachfolgenden Septicämien), des Verdauungstraktes (rezidivierende Colidyspepsien, Staphylokokkenenteritiden) und der ableitenden Harnwege.

β) Elektrophoretisch Hypo- oder Agammaglobulinämie, oder bei normalem γ-Globulinspiegel immunelektrophoretischer Nachweis eines Defizits an Fraktion β_{2A} und β_{2M} [*1302*].

Schon im Säuglingsalter müssen *zwei* prognostisch sehr different zu beurteilende *Formen* unterschieden werden:

1. Die angeborene, wahrscheinlich recessiv vererbbare, ausschließlich *das männliche Geschlecht befallende Form.*

Sie besteht in der Unfähigkeit, γ-Globuline oder die genannten β-Globulinfraktionen zu bilden und findet morphologisch ihr Korrelat in Defekten im lymphoreticulären Gewebe mit gestörter Follikelbildung, Ersatz des lymphatischen Gewebes durch Reticulum und Bindegewebszellen und Verminderung der Plasmazellen [*1168*].

Klinisch kann diese Form erst jenseits der 12. Lebenswoche erkannt werden, wenn der von der Mutter stammende Bestand an Immunglobulinen bis auf $^1/_4$ oder $^1/_5$ des Ausgangswertes abgefallen ist und der Wiederanstieg im Serum infolge Fehlens der Eigenproduktion ausbleibt. Erst vom 2. Trimenon an ist also mit dem Einsetzen der ersten Symptome zu rechnen. Das Blut der Patienten enthält keine Isohämagglutinine, auch wenn sie zur Blutgruppe A, B oder 0 gehören. Die jeweiligen bakteriellen Infektionen reagieren auf Sulfonamid- und Antibioticatherapie gut, aber neue Rezidive lassen sich nur durch γ-Globulingaben verhindern. Auch aktive Immunisierungsversuche mit bakteriellen oder Blutgruppenantigenen ergeben nur einen ungenügenden Titeranstieg, während die BCG-Impfung zu einer Tuberkulinallergie führen kann [*1205, 1629*]. Dagegen werden Virusinfektionen (Röteln, Windpocken, Mumps, grippale Infekte, Poliomyelitis) im allgemeinen normal oder sogar mit der Entwicklung einer Resistenz gegen Neuinfektionen überstanden [*1558*]. Trotzdem werden offenbar dabei nur ungenügend humorale Antikörper gegen Viren gebildet, wie sich nach Pockenschutzimpfung oder nach Impfung gegen Poliomyelitis nachweisen ließ [*1400, 1558*]. Auch muß *nach Pockenschutzimpfung* mit dem Auftreten einer *generalisierten Vaccine* oder einer Vaccina gangraenosa gerechnet werden, wobei offensichtlich die eigentliche Ursache dieser Komplikation dann die durch die Pockenschutzimpfung hervorgerufene schwere Mischinfektion mit Staphylo- und Streptokokken, also wieder die Resistenzlosigkeit gegen bakterielle Infektionen, darstellt [*1449, 1454, 1773*]. Auch in Fällen von schwerer Moniliasis (Soorsepsis) muß nach dem Antikörpermangelsyndrom geforscht werden [*1809*]. Eine Kombination mit *Tuberkulose* ist ganz selten beobachtet worden und zeigt dann keine erschwerte Verlaufsform [*1629, 1902*]. Im übrigen kann die Tuberkulinreaktion auch beim Fehlen einer Tuberkulose bei diesem Syndrom positiv sein [*1629*]. Röntgenologisch fällt auf, daß auch beim Vorhandensein von pulmonalen Infektionen häufig eine Hilusschwellung fehlt, während die Thymusdrüse normalgroß oder vergrößert ist. Das lymphoide Gewebe des Nasenrachenraums ist dagegen nie hyperplastisch [*1549*]. Ob die beobachtete Kombination mit der sog. familiären Lymphopenie auch in die Gruppe der kongenitalen Agammaglobulinämie hineingehört, ist noch ungewiß, da diese Form auch Mädchen befallen kann [*1809*). *Die Prognose* der kongenitalen Form ist schlecht, wenn nicht eine dauernde Substitutionstherapie getrieben wird.

2. Die transitorische Hypogammaglobulinämie [*1307, 1810*]. Sie macht sich zwischen dem 4. und 12. Lebensmonat, und zwar mit allen Symptomen des kongenitalen Defektes bemerkbar [*1068*], hat aber ihre Ursache darin, daß die Eigenproduktion der γ-Globuline infolge einer verzögerten Entwicklung des produzierenden Apparates verspätet und anfänglich ungenügend eintritt. Sie dürfte damit als ein Extremfall der physiologischen Anpassung des reticuloendothelialen Gewebes an das extrauterine Leben betrachtet werden. Damit stimmt überein, daß diese Form nicht geschlechtsgebunden, sondern ebensohäufig bei Mädchen wie bei Knaben zu beobachten ist. Die Unterscheidung dieser beiden Formen ist nur durch die Beobachtung des Verlaufs möglich. Die *Prognose* der transitorischen Form ist gut, wenn auch während der Mangelphase eine Substitutionstherapie getrieben werden muß. Die *erworbene Form* der Agammaglobulinämie kommt erst in späteren Lebensabschnitten vor. Dagegen findet sich eine sekundäre Hypogammaglobulinämie auch im Säuglingsalter nicht selten als Begleiterscheinung einer Hypoproteinämie, vor allem bei Eiweißmangeldystrophie, Ekzem und bei konsummierenden Allgemeinerkrankungen (s. auch idiopathische Hypoproteinämie).

Die *Therapie*, die als Dauerbehandlung für die genuine Form eine vitale Notwendigkeit ist, besteht in der Injektion von γ-Globulinen. Allerdings muß nicht ein normaler γ-Globulinspiegel im Serum erreicht werden, da bereits eine Konzentration von 150 mg-% γ-Globulinen einen genügenden bakteriellen Schutz verleiht. Bei Behandlungsbeginn ist eine relativ hohe Dosis von 0,2 g γ-Globulin/kg Körpergewicht notwendig, um eine ausreichende Blutkonzentration zu erreichen. Eine Reinjektion ist in der Regel nach 2—5 Wochen erforderlich, nämlich dann, wenn der Serumspiegel unter 150 mg-% abzusinken droht. Die dann in regelmäßigen Abständen zuzuführende Menge liegt zwischen 0,1—0,15 g γ-Globulin/kg Körpergewicht [*1071, 1125, 1126, 1390*], entsprechend 1—2 ml 16% γ-Globulin alle 3—4 Wochen.

c) Hypophosphatasie

Über angeborene *Hypophosphatasie* RATHBURN s. unter Phosphatasemangel-Rachitis s. S. 163.

Stoffwechselanomalien des Blutfarbstoffes s. S. 375.

d) Störungen im Aminosäurenhaushalt

Unter den Anomalien des Aminosäurenstoffwechsels sind klinisch vor allem die Störungen des Phenylalanin- und Thyrosinumsatzes von Bedeutung. Beide cyclischen Aminosäuren werden vom menschlichen Organismus offenbar unter besonderen Schwierigkeiten abgebaut, so daß beim Bestehen von Lebererkrankungen, bei Belastung durch gesteigerte Phenylanalin- oder Thyrosinzufuhr, ja bei Frühgeborenen sogar schon bei ungenügender Vitamin C-Zufuhr der Umsatz so gestört sein kann, daß sich die betreffenden Aminosäuren im Körper anhäufen, zum Teil durch die Nieren ausgeschieden werden, zum Teil aber auch desaminiert in pathologischen Abbaustufen oder ungewöhnlichen Konzentrationen dieser Verbindungen in Blut und Urin nachzuweisen sind. Wenn dabei toxisch wirkende Metaboliten, wie z. B. die Phenylessigsäure auftreten, sind bleibende Schädigungen zu befürchten, so daß die Diagnose derartiger Abweichungen schon im frühen Säuglingsalter nicht nur von akademischem Interesse ist. Bei der folgenden Schilderung der bis heute bekannten Krankheitsbilder seien deshalb vor allem die beim Säugling schon bemerkbaren Indizien hervorgehoben, während die im späteren Lebensalter auftretenden Merkmale nur am Rande Erwähnung finden. Krankheitsbilder, die im Säuglingsalter noch nicht zu erkennen sind, obwohl es sich um kongenitale Defekte des Enzymhaushaltes handelt, bleiben hier unerwähnt.

α) Föllingsche Krankheit

(Oligophrenia phenylpyruvica, Brenztraubensäure-Oligophrenie [*1503, 1736*]).

Leitsymptome. 1. Verzögerung der körperlichen Entwicklung, verspätete Dentition, verspätetes Erlernen von Sitzen und Stehen bei normalem neurologischem Befund und normalen Liquorverhältnissen.

2. Pigmentmangel (dünnes, hellblondes Haar, meist hellblaue Augen), starker Dermographismus und Hyperhydrosis mit eigentümlichem, mausähnlichem Körpergeruch.

3. Bei eiweißreicher Kost fast immer eine positive Eisenchloridprobe (Zusatz von 5—10 Tropfen einer 10%igen $FeCl_3$-Lösung zu 5 cm des typisch penetrant riechenden Urins ergibt eine grün-blaue Verfärbung, stark alkalischer Urin muß neutralisiert werden).

Exakter ist der Nachweis eines erhöhten Phenylalaningehaltes des Plasmas oder Urins.

Weitere Symptome: In der Regel Zurückbleiben der Intelligenzentwicklung mit zunehmendem Lebensalter, selten normaler Intelligenz-Quotient. Mäßige Mikrocephalie und zunehmende *Hypertonie* und *Rigidität der Muskulatur.* Die Haut neigt zu ekzematösen Veränderungen, es kann eine ausgesprochene Photosensibilität bestehen. Das *EEG* kann entsprechend des peripheren neurologischen Befundes in $^1/_3$ der Fälle normal sein, uncharakterliche pathologische Potentialschwankungen im Frontalbereich aufweisen oder bei Fällen mit typischer Krampfneigung entsprechende Krampfpotentiale besitzen. Auch eine Krampfaktivität im Sinne diffuser, gemischter Krampfpotentiale, bzw. einer *Hypsarrhythmie* bei einem sonst klinisch noch mehr oder weniger unauffälligen Säugling, kann das erste Symptom sein, das dann nach Monaten seinen peripheren Ausdruck im Auftreten von Blitz-, Nick- und Salaam-Krämpfen findet [*1322*]. Störungen in der Motilität wie Hyper- und Dyskinesien, Myoklonien und choreatischen Athetosen sind erst später zu erwarten. Zusätzliche körperliche Mißbildungen können vorkommen.

Pathogenetisch handelt es sich bei diesem einfach recessiven Erbleiden um eine Blockierung des Umbaues von Phenylalanin zu Thyrosin infolge Fehlens des Fermentes Phenylalaninhydroxydase. Die Vererbung erfolgt offenbar an ein einziges autosomales Gen gebunden, wobei die männlichen Anomalieträger in den ersten Lebensmonaten eine höhere Mortalität als die weiblichen zeigen. Häufigkeit 1:25000. Da Phenylalanin nun nicht oder ungenügend in Thyrosin umgesetzt wird, muß *bei der Therapie* eine *Thyrosinsubstitution* durchgeführt werden, um die dadurch eintretende Wachstumshemmung zu bekämpfen. Auch versucht man durch *Glutaminsäurezufuhr* pathologische Abbauprodukte des Phenylalanins, wie Phenylessigsäure, zu entgiften und ihre Eliminierung zu begünstigen. Die wichtigste Maßnahme ist aber eine *Phenylalanin-arme Kost*, um den Blutspiegel zu normalisieren und das Auftreten toxischer Metaboliten zu verringern. Die Diät ist technisch schwierig durchzuführen [*1091a, 1093a*] und wird von den Kindern oft nicht gern eingenommen. Allerdings zeigt sich, daß damit der geistige Rückstand gebessert, ja verhindert wird, wenn die Therapie möglichst frühzeitig begonnen und konsequent durchgeführt wird [*1092, 1093, 1884*]. Auch über Mißerfolge wird berichtet [*1295, 1393, 1505*]. Entscheidend scheint der Beginn der Therapie in den ersten Lebensmonaten zu sein [*1393*].

Differentialdiagnostisch müssen die anderen Aminoacidurieformen, die mit einem geistigen Rückstand einhergehen, ausgeschlossen werden, wie das *Lowe-Syndrom* [*1537*], bei dem eine kongenitale Tubulusinsuffizienz mit Albuminurie und Aminoacidurie von einer allgemeinen geistigen und körperlichen Entwicklungsrückständigkeit begleitet wird und ein beidseitiger kongenitaler Hydrophthalmus mit Katarakt für das Krankheitsbild kennzeichnend ist (s. S. 165). Es ist genau so selten wie die neuerdings beschriebene *Ahornsirupkrankheit* [*1543, 1564*], die sich durch den Ahornsirup-artigen Geruch des produzierten Urins verrät und schon im frühen Säuglingsalter zu schweren geistigen Defekten, zunehmender Spastizität der Muskulatur, Opisthotonus und myoklonischen Anfällen, bei vorher offensichtlich gesunden Säuglingen führt. Das Leiden schreitet schnell bis zur Decerebrationsstarre fort. Im Urin werden große Mengen von Ketonsäure (vor allem α-Ketoisocarbonsäure [*1190*]) ausgeschieden. Man nimmt eine Störung des Umsatzes der Aminosäuren mit verzweigten Ketten (Valin, Leucin und Isoleucin) an. Eine Therapie existiert bis heute noch nicht. Auch an das de Toni-Fanconi-Débré-Syndrom und die Galaktosurie muß bereits im Säuglingsalter in diesem Zusammenhang gedacht werden.

β) Alkaptonurie

Leitsymptom. Intensive Braunfärbung der Säuglingswindeln, die durch Waschen mit Seife noch intensiver wird.

Nach längerem Stehen verfärbt sich der Urin auch an der Luft hellbraun bis schwarz. Die Kupfersulfatproben (FEHLING und TROMMER) werden bereits in Kälte positiv, Nylander's Reagens wird nicht reduziert. Gibt man verdünnte Eisenchloridlösung tropfenweise zum Urin, tritt eine schnell verschwindende, tiefblaue Verfärbung auf. Die auf diese Weise nachweisbare Homogentisinsäure tritt im Urin in Abhängigkeit von der Menge des zugeführten Phenylalanins und Thyrosins auf, weil infolge eines gengebundenen Defektes im Enzymsystem der Thyrosylkörperumsatz auf der Stufe der Homogentisinsäure stehen bleibt.

Therapeutische Möglichkeiten bestehen bis heute noch nicht und sind im Säuglingsalter wohl auch unwichtig, weil die ersten beeinträchtigenden Symptome (osteoarthritische Veränderungen in den größeren Gelenken durch Ablagerungen eines Pigments) erst jenseits des 30. Lebensjahres auftreten [*1202*, *1733*].

Die *Diagnose des Albinismus*, der als Ergebnis einer gengebundenen Anomalie des Thyrosinstoffwechsels hierhergehört, ist heute noch ohne therapeutische Konsequenzen, da der Thyrosinmangel, der eine Melaninentstehung in den Melanoblasten verhindert, nicht ersetzt werden kann.

γ) Die de Toni-Fanconi-Débré-Krankheit

(das Abderhalden-Fanconi-Syndrom, das Lignac-Fanconi-Syndrom, die Cystin-Krankheit, Cystinose, Cystinspeicherkrankheit [*1034*, *1198*, *1254*, *1284*, *1526*, *1813*])

Leitsymptome. 1. Im 2. Lebenshalbjahr zunehmende Gedeihstörung, Appetitlosigkeit, Mißstimmung, Bewegungsarmut, Unlust zum Sitzen, Adynamie durch Hypokaliämie.

2. Chronische Obstipation, Polydipsie mit Neigung zu Durstfieber und Exsiccose, krisenhafte Brechattacken mit Ausgang in der Toxikose.

3. Wachstumsstillstand.

Weitere Symptome: Photophobie, bedingt durch Einlagerung von Cystinkristallen in Cornea und Conjunctiva, die sich frühzeitig mit der Spaltlampe nachweisen lassen, pseudorachitische Knochenveränderungen, vor allem an den Metaphysen mit Spontanfrakturen und Pseudofrakturen. Dabei typische *Hypophosphatämie*, aber kein Ansprechen auf therapeutische Dosen von Vitamin D. Im Urin finden sich fast immer eine leichte Albuminurie, gelegentlich auch Erythrocyten, Leukocyten und Cylinder. Mit stärkerer Ausbildung des Krankheitsbildes tritt noch eine *renale Glykosurie* dazu, an die sich Störungen des Elektrolythaushaltes und eine Neigung zur *Acidose* immer deutlicher anschließen. Der Urin reagiert in der Regel neutral oder schwach alkalisch, so daß sich leicht Phosphate und Carbonate als Trübungen niederschlagen. Charakteristisch ist für diese Krankheit die *Speicherung von Cystin* in kristalliner Form im reticuloendothelialen System, vor allem in den Lymphknoten, in der Milz, im Knochenmark und in den Nieren. Die *Ursache* dieser Speicherung ist bis heute noch unbekannt.

Die *Therapie* der Cystinspeicherkrankheit ist symptomatisch. Man versucht Vitamin D in hohen Dosen, verordnet notwendigenfalls als Alkali die Shohl-Albrightsche Lösung (140 g Citronensäure, 100 g Citrat, Wasser ad 1000) 5×10 ml und kann so eine Besserung der Rachitis und eine Unterdrückung der Hyperaminoacidurie erreichen [*1091*]. Therapeutische Versuche mit Vitamin B_{12} und Adenosinphosphat hatten teilweise Erfolg [*1284*]; die Prognose des Leidens ist schlecht, weil infolge der zunehmenden Niereninsuffizienz selten das 8. Lebensjahr erreicht wird.

δ) Die Porphyrie

(Porphyria congenita GÜNTHER, Porphyria erythropoetica [*1786*])

Leitsymptome. 1. Roter Urin, Rotfärbung der Windeln.

2. Milztumor und hämolytische Anämie (2. Stadium erst nach Säuglingszeit).

3. Photodermatose in Form von Blasenbildungen der Haut nach kurzer Sonnenbestrahlung (Hydroa aestivale seu vacciniforme), Hyperpigmentierung der bestrahlten Haut, oft Erythrodontie.

Weitere Symptome: Ein latenter und später progredienter Leberschaden ist fast immer nachweisbar. Die Ursache dieses vor allem männliche Patienten befallenden und wahrscheinlich recessiven Erbleidens liegt in einem enzymatischen Defekt der Porphyrinsynthese im

Rahmen der Hämoglobinbildung im Erythrocyten, so daß diese, da minderwertig, zu einer erhöhten Hämolyse neigen, die den Milztumor hervorruft. Die Photodermatose ist eine Folge des photodynamischen Effektes des vermehrt gebildeten Uroporphyrin 1. Der gelungene Nachweis von excessiver Ausscheidung von Koproporphyrinen oder Uroporphyrinen auf chemischem, papierchromatographischem oder spektroskopischem Weg beweist die Diagnose. Im UV-Licht zeigt der rote Harn eine typische Fluorescenz und fluorescenz-mikroskopisch lassen sich im Blutausstrich und Knochenmark zahlreiche rot fluorescierende Erythroblasten und Erythrocyten nachweisen. Neuerdings wurde auch ein Porphyrinmetallkomplex im Serum gefunden [*1475*]. *Differentialdiagnostisch* ist die Porphyria hepatica, ein dominantes Erbleiden, auszuschließen, das aber beim Säugling noch keine Symptome macht. Die bisher nur symptomatische Therapie besteht in einer Splenektomie und im Schutz vor Sonnenbestrahlung [*1786*].

ε) Die Oxalose [*1132, 1759*]

Leitsymptome. 1. Polyurie, Hämaturie, rezidivierende Pyurie und Koliken. Im sauer reagierenden Urin Eiweiß und vermehrte Leukocyten.

2. Später Nephrocalcinose durch Niederschläge von Calciumoxalatkristallen, die sich im Urinsediment in ihrer Briefcouvertform nachweisen lassen und auch im Gewebe des Organismus auftreten können.

Die zugrunde liegende Störung des distalen Tubulusabschnittes der Nieren führt durch verminderte Ammoniaksynthese und vermehrte Alkaliausscheidung immer deutlicher zur Acidose. Später sind Skeletveränderungen wie bei der Hyperparathyreoidose (Osteoporose und verbreiterte subepiphysäre Zonen) ihre Folgen. *Differentialdiagnostisch* muß das Lightwood-Albright-Syndrom, die primäre Hyperparathyreoidose und die D-Hypervitaminose erwogen werden. *Therapeutisch* ist eine diätetische Behandlung mit oxalat- und kohlenhydratarmer Kost und eine symptomatische Acidosebekämpfung zu versuchen. Die Ätiologie des sehr seltenen Leidens ist noch unklar.

2. Angeborene Störungen im Fettstoffwechsel

a) v. Pfaundler-Hurler-Syndrom (Gargoylismus, Hunter-Hurler-Krankheit, Lipochondrodystrophie [*1563, 1893*])

Leitsymptome. α) Zurückbleiben des Wachstums, zunehmende Dystrophie.

β) Großer Schädel mit vorgewölbter Stirn, flacher, oft eingezogener Nasenwurzel, breiten Nasenflügeln, aufgeworfener Nasenspitze, großen, tief angesetzten, abstehende Ohrmuscheln, dicker Zunge, wulstigen Lippen und faltigem hagerem Gesicht mit leidenden Gesichtszügen (Wasserspeier-Gesicht, Gargoyl-Fratze).

γ) Skeletanomalien mit eingeschränkter Beweglichkeit der großen und Fingergelenke, Hyperostose der Schädelkalotte mit vorzeitiger Verknöcherung der Lambdanaht, Dysmorphie der Brust- und Lendenwirbel, plumpe Metacarpalia, Zuckerhutform der Phalangen.

Weitere Symptome: Mit der Spaltlampe nachweisbare diffuse Hornhauttrübung, stark vergrößerte Leber und Splenomegalie, deshalb oft aufgetriebener Bauch mit Harrisonscher Furche und Neigung zur Rectusdiastase und Nabelhernie. Später können sich Schwerhörigkeit und Schwachsinn bemerkbar machen. *Ätiologisch* handelt es sich um eine monomere recessiv erbliche Enzymopathie, die zu einer Schädigung des intracellulären Glykolipoidstoffwechsels auf Grund einer Polysaccharidverwertungsstörung führt. Dadurch kommt es zu Speicherungserscheinungen und Ablagerungen von komplexen Substanzen aus Polysacchariden und Glykolipoiden in den Organen, im Stützgewebe von Mucopolysacchariden (Heparitin) und in den Nervenzellen von Gangliosiden [*1110, 1495*]. Sie sind die Ursache der grotesk wirkenden Gesichtszüge durch eine allgemeine Haut- und Schleimhautverdickung, sie bewirken die Milz- und Lebervergrößerung, die Hornhauttrübungen und die dysostotischen Veränderungen im Skelet. In den Leukocyten lassen sich Speicherungen von Hyaluronsäure in Form der Granulationsanomalie vom Typ Adler nachweisen [*1823*]. Dabei handelt es sich um sehr reichliche, grobe, leicht metachromatische Granulationen der Neutrophilen, wie man sie normalerweise in zarterer Form nur in Promyelocyten finden kann. Auch die zunehmende Oligophrenie ist eine Folge der Thesaurismose des Zentralnervensystems. *Differentialdiagnostisch* ist an Schilddrüsenmangel zu denken und die Chondrodystrophie, die verschiedenen Unterformen der Dysostosis enchondralis und das de Toni-Débré-Fanconi-Syndrom auszuschließen. Die Prognose des Leidens ist schlecht, weil die meisten Patienten im 1. Lebensjahrzehnt an Herzinsuffizienz oder an Pneumonie zugrunde gehen. Eine spezifische Behandlung existiert noch nicht.

b) Gauchersche Krankheit

(Morbus Gaucher, Cerebrosidspeicherkrankheit)

Leitsymptome. α) Zunehmende Dystrophie, Kachexie.

β) Hepatosplenomegalie.

γ) Neurologische Symptome.

Sie kann selten auch im Säuglingsalter nach normalen ersten Lebenswochen in einer akuten malignen Form, ähnlich der Niemann-Pickschen Krankheit, mit allgemeiner körperlicher und geistiger Entwicklungsstörung bis zur Kachexie auftreten. Pathogenetisch handelt es sich bei diesem wahrscheinlich dominanten Erbleiden um eine Störung des Zellstoffwechsels, die zu einer Anhäufung von Cerebrosiden in Reticulumzellen und Histiocyten des lymphatischen und hämopoetischen Gewebes führt (Gaucherzellen „Schaumzellen"). Solange im Gehirn der Sphingosinlipoidstoffwechsel noch rege ist, also während des frühkindlichen Wachstums, finden auch im Gehirn derartige Speicherungsvorgänge statt, so daß sich als *neurologische Symptome* Hypertonus der Muskulatur, Spastik, Trismus, Strabismus, Dysphagie und Larynxspasmen, sowie Nackensteifigkeit und Opisthotonus und schließlich eine allgemeine Enthirnungsstarre einstellen können. Eine Cerebrosidspeicherung im Lungengewebe führt röntgenologisch zum Bild einer *Pseudomiliartuberkulose*. Die Prognose dieser frühkindlichen Form ist nicht gut, da keine Therapie existiert und eine allgemeine Kachexie oder interkurrente Infekte dann die Todesursache darstellen. Oft ist vorher wegen Verdrängungserscheinungen oder einer starken splenogenen Knochenmarkhemmung eine Splenektomie indiziert, die aber keine Heilung herbeiführen kann. Differentialdiagnostisch ist die Niemann-Picksche Krankheit, splenomegale Leberlues, die hämodynamische Milzdekompensation und das Boecksche Sarkoid auszuschließen.

c) Niemann-Picksche Krankheit

Leitsymptome. α) Zunehmende Dystrophie mit ockerfarbenen Pigmentierungen der Haut und Schleimhäute.

β) Hepatosplenomegalie, Polymikroadenie.

γ) Hypochrome Anämie, häufig mit cytoplasmatischen Vacuolen in einem Teil der zirkulierenden Lymphocyten.

Weitere Symptome: In manchen Fällen kann schon seit der Geburt eine allgemeine Ödematose bestehen. Gelegentlich findet sich im Augenhintergrund ein kirschroter Maculafleck, wie man ihn häufig bei der amaurotischen Idiotie nachweisen kann. Im Knochenmark sind die reticulo-histocytären Zellen vermehrt. Zahlreiche Vacuolen in den Eosinophilen, Myelocyten und Lymphoblasten sowie röntgenologisch nachweisbare herdförmige Aufhellungen im Knochensystem weisen auf die Diagnose einer Speicherkrankheit hin. Gespeichert werden in erster Linie Sphingomyelin, dann aber auch Cholesterin und andere Lipoide in kleinen Mengen, aber nicht Ganglioside. Die Speicherung läßt sich in den Reticulumzellen und Histocyten aller Organe, später auch in den anderen mesenchymalen Zellen, und im Endstadium auch in den Epithelzellen nachweisen. Die Diagnose wird durch Knochenmarkpunktion oder Leber- bzw. Milzbiopsie mit dem Auffinden der typischen wachsartigen Niemann-Pick-Zellen bestätigt. Wie bei der Gaucherschen Erkrankung wird im frühen Kindesalter besonders das Gehirn durch die Speicherung beeinträchtigt, so daß neurologische Symptome auftreten mit anfänglicher Spastik und folgender allgemeiner muskulärer Hypotonie mit Areflexie. Innenohrtaubheit und Blindheit, sowie in schweren Fällen zunehmende Debilität bis zur Idiotie, vervollständigen das Krankheitsbild. Eine Therapie dieser seltenen, vermutlich familiär vorkommenden Störung des Zellstoffwechsels (einfach-recessives Erbleiden?) existiert bis heute nicht [*1105*, *1161*, *1694*, *1723*, *1903*]. Versuche mit Splenektomie, Röntgen- und Radiumbestrahlung, Hormonen und fettarmer Diät blieben bis heute erfolglos. Die Prognose ist schlecht. In der Regel tritt der Tod vor dem Ende des 2. Lebensjahres, in schwerer Atrophie, an interkurrenten Infekten ein.

Differentialdiagnostisch sind die bei der Gaucherschen Erkrankung genannten Syndrome auszuschließen. Enge Beziehungen bestehen zur *infantilen amaurotischen Idiotie* (Tay-Sachs-Syndrom), von der sich die Niemann-Picksche Erkrankung durch die Hepatosplenomegalie deutlich unterscheidet. Auch hier findet im Gehirn eine Anhäufung von Gangliosiden statt, und der bei der Niemann-Pickschen Krankheit mögliche kirschrote Maculafleck ist mit großer Regelmäßigkeit zu beobachten. Dafür läßt sich bei der amaurotischen Idiotie keine

Sphingomyelinspeicherung in den inneren Organen nachweisen. Bei der frühinfantilen Form handelt es sich um ein recessives Erbleiden (prädisponiert: Kinder jüdischer Abstammung), das schon in den ersten Lebensmonaten, mit Sicherheit aber im 2. Lebenshalbjahr, deutliche Symptome macht. Nach anfänglich normaler Entwicklung fällt eine zunehmende Schläfrigkeit, eine Hypotonie der Muskulatur und eine Überempfindlichkeit auf Geräusche und taktile Reize bis zur Krampfneigung bei gleichzeitigem Nachlassen des Sehvermögens auf. Der zur Erblindung führende Prozeß befällt auch das Sehzentrum und kann Hörnerven und Hörfeld so verändern, daß es zur Ertaubung kommt. Typisch ist auch eine kaum zu bekämpfende Obstipation. Die progressive Muskelschwäche, zunehmende Apathie und ein Zurückgang der geistigen und psychischen Fähigkeiten enden schließlich in einem Zustand allgemeiner Verblödung mit Streckkrämpfen bis zur Enthirnungsstarre. Auch bei dieser Krankheit beträgt die Lebenserwartung nur 2—3 Jahre [*1733, 1903*].

3. Angeborene Störungen des Kohlenhydratstoffwechsels

a) Diabetes mellitus (s. S. 193)

Differentialdiagnostisch muß der Pseudodiabetes mellitus des Neugeborenen ausgeschlossen werden [*1246*], der bei untergewichtigen, übertragenen Kindern beobachtet wurde. Bei hohem Blutzuckerspiegel zeichnet er sich durch starke Melliturie aus, während Ketonkörper im Urin nicht auftreten. Auf Insulinbehandlung tritt ein normales Gedeihen ein und die Zuckerausscheidung und die Hyperglykämie verschwinden rasch. Die Normalisierung bleibt auch ohne Insulinbehandlung über Jahre bestehen, so daß mit Sicherheit kein echter Diabetes mellitus vorliegt, sondern eine vorübergehende Entgleisung der Nebennierenfunktion zu diskutieren ist.

Über die Neugeborenen diabetischer Mütter s. S. 191.

b) Idiopathische infantile Hypoglykämie (s. S. 440)

c) Galaktosämie (Galaktosediabetes, chronische Galaktämie)

Leitsymptome. α) Bei der Geburt noch gesunde Kinder zeigen nach Zufuhr von Milch Erbrechen und Durchfälle. Eine zunehmende Dystrophie entwickelt sich.

β) Meist erhebliche Lebervergrößerung, später Milztumor, beim Neugeborenen auch Icterus prolongatus.

γ) Ausscheidung von Zucker im Urin, der als Galaktose zu identifizieren ist.

Weitere Symptome: Auftreten von Ascites infolge der Entwicklung einer Laennecschen Lebercirrhose mit portalen Stauungserscheinungen, Osteoporose mit Wachstumshemmung bei 50% der Fälle, nucleare Katarakte, schließlich Nierenschädigungen, vor allem im Tubulusabschnitt, die sich als Albuminurie und Aminoacidurie, erhöhte Calciumverluste und, in schweren Fällen, renale Acidose manifestieren. In vielen Fällen wird auch über einen geistigen Rückstand berichtet, während die anatomischen Veränderungen im Zentralnervensystem sehr uncharakteristisch und spärlich sind.

Ätiologisch liegt bei diesem erblichen Leiden ein angeborener Fermentmangel (Uridyl-Transferase) im Galaktosestoffwechsel vor, so daß eine Umwandlung von Galaktose-1-Phosphat in Glucose-1-Phosphat nicht oder nicht ausreichend möglich ist. Auch in den Erythrocyten fehlt dieses Ferment, so daß eine elegante Laboratoriumsdiagnose dieser Erkrankung im Nachweis einer Galaktosespeicherung in den Erythrocyten besteht [*1747*]. Damit kann ein bereits aus der Familienanamnese verdächtiger Fall geklärt werden, bevor Symptome auftreten. Verdächtig sind Fälle aus Familien, die schon mehrere Kinder als Säuglinge an Gelbsucht oder Lebercirrhose verloren haben. Als Überträger wird ein autosomal recessives Gen angenommen, wobei latente Formen wahrscheinlich häufiger sind, als sie diagnostiziert werden. Schwere oder Majorformen werden wohl homozygot übertragen [*1229*]. Sie besitzen praktisch keine enzymatische Aktivität der Di-Galakto-Transferase im Serum. Die heterozygoten Verwandten haben erniedrigte Werte (2,9 $\pm$0,83 E, normal 5,9 $\pm$1,0) [nach *1216*].

Die *Pathogenese* der Organschädigungen wird heute durch die toxische Wirkung der Galaktose und des Galaktose-1-Phosphates erklärt. Als Folge des stets vermehrten Galaktose-Blutspiegels besteht ein Hyperinsulinismus, der eine dauernde Hypoglucosämie verursacht. Auch dies wird von Einfluß auf das Krankheitsbild sein. Das Ausmaß der Schädigungen, vor allem in der Leber, hängt davon ab, wie lange das Kind mit Milch gefüttert wird. *Therapeutisch* kann Symptomfreiheit erreicht werden, und bereits eingetretene Leber- und Linsenschäden können sich zurückbilden, wenn konsequent und so früh wie möglich eine galaktosefreie Ernährung durch Weglassen der Milch und Fütterung von Sojamilch (Laktopriv der

Töpferwerke, Nutramigen) durchgeführt wird. In schweren Fällen wird auch Soja wegen des Gehaltes an spaltbaren Polygalaktosen nicht vertragen, so daß eine Spezialnahrung aus Casein Cocosnußöl und Nährzucker hergestellt werden muß [*1387*, *1706*].

Differentialdiagnostisch ist der Diabetes mellitus und die Glykogenose auszuschließen. bei der aber der Nüchternblutzucker im Gegensatz zur Galaktosämie erniedrigt ist und die Blutzuckerkurve nach Glucose-Belastung flach verläuft. Schwieriger ist schon die differentialdiagnostische Abtrennung der primären Lebercirrhose mit symptomatischer Galaktosurie, bei der aber die Galaktoseausscheidung sehr viel geringer ist und außerdem keine Galaktoseverwertungsstörungen, z. B. in den Erythrocyten, nachweisbar sind. Die *Prognose* des Leidens ist nur bei vollständiger und definitiver Abstinenz von Milch und Milchprodukten gut, sonst aber durch das Auftreten der Lebercirrhose, der Katarakte und der geistigen Entwicklungsstörung getrübt [*1193*, *1388*, *1518*, *1589*, *1742*].

d) Die Glykogenose

(Glykogenspeicherkrankheit, v. Gierke-Syndrom [*1163*, *1303*])

α) Hepatische Form

Leitsymptome. 1. Bereits im 1. Lebenshalbjahr Hepatomegalie bei normalgroßer Milz, pastöser Habitus, Wachstumsstörung, Appetitlosigkeit, Erbrechen mit Ketoseneigung. In schweren Fällen Acidose mit den Zeichen der Leberinsuffizienz.

2. Deutlich erniedrigter Nüchternblutzucker mit fehlendem Anstieg auf Adrenalin (0,2—0,3 ml), gleichzeitig erhöhter Blutspiegel an Keton, Brenztraubensäure und Milchsäure, Acetonurie.

3. Verzögerte Knochenkernentwicklung, erhöhtes Serumcholesterin und Blutglykogen (vor allem in den Leukocyten).

Ätiologisch handelt es sich bei dem recessiv-erblichen Leiden um einen kongenitalen Enzymdefekt einer oder mehrerer Enzyme, unter anderem der Glucose-6-Phosphatase [*1163*]. Er führt zur Bildung eines unphysiologischen, abwegig strukturierten Glykogenmoleküls, das vom Organismus nur noch beschränkt abgebaut und für den Energiestoffwechsel ausgenutzt werden kann. Dadurch entsteht eine Speicherung in allen Organen und die Notwendigkeit, Energie, vorzüglich aus dem Eiweiß- und Fettstoffwechsel zu gewinnen, was die Instabilität des Kohlenhydratstoffwechsels und die Neigung zur Hypoglykämie und zur Acidose erklärt. Diese von Cori erstmals aufgestellte Hypothese wurde neuerdings durch den Nachweis einer Anhäufung phosphorylierter Intermediärprodukte aus dem Krebscyclus im peripheren Blut bei Glykogenose bewiesen [*1843*]. Differentialdiagnostisch muß im Säuglingsalter neben der Lues die angeborene Lebercirrhose und Galaktosämie ausgeschlossen werden. Bewährt hat sich beim Nachweis der Glykogenose der Dihydroxyaceton-Test nach Linneweh. Nach einer oralen Zufuhr von 1,5 g/kg Körpergewicht tritt bei Glykogenspeicherkrankheit die Substanz nicht im Blut auf, während sie bei Gesunden über 1 Std nachweisbar bleibt [*1528*].

Die *Behandlung* besteht in einer fett- und eiweißreichen Diät bei gleichzeitig möglichst geringer Kohlenhydratzufuhr [*1539*]. Ein Behandlungsversuch mit ACTH und Cortisonabkömmlingen erscheint erfolgversprechend, zumindest verschwinden die hypoglykämischen Anfälle [*1051*]. Die *Prognose* der hepatischen Form ist nicht günstig, da durch interkurrente Infekte, spätestens im Adoleszentenalter, ein ungünstiges Ende zu erwarten ist.

β) Die kardiale und kardiomuskuläre Form

Sie ist sehr selten, aber ein ausgesprochenes Krankheitsbild des Säuglingsalters. Glykogen wird hierbei fast ausschließlich im Herzen und in der Skelet-Muskulatur gespeichert, was sich klinisch in einer enormen Herzvergrößerung, in einzelnen Fällen bereits in den ersten Lebenstagen mit deutlichen Zeichen der Herzinsuffizienz, bemerkbar machen kann. Im EKG findet sich ein deutlicher Linkstyp mit den Zeichen der Anoxie und Verlängerung des QRS-Komplexes. Im übrigen entwickelt sich in den ersten Lebensmonaten ein Zustand zunehmender Lethargie mit Muskelschwäche bei gleichzeitiger Pseudohypertrophie der Muskulatur, leichter Lebervergrößerung und Makroglossie (durch

Glykogenspeicherung), der den Verdacht auf Mongolismus, Schilddrüsenmangel oder Myatonia congenita OPPENHEIM erweckt. Die Glucose-6-Phosphatase besitzt bei dieser Form (Typ II) normale Aktivität (Pomesche Krankheit).

Auch hier bringen die oben genannten allgemeinen Behandlungsrichtlinien, besonders eine gleichzeitige Cortisonbehandlung, eine deutliche Besserung, vor allem geht die Herzvergrößerung zurück [*1287, 1501*) während schon kleine Digitalisdosen eine Arrhythmie hervorrufen. Die Prognose dieser Form ist sehr schlecht, da bereits im 1. Lebensjahr im allgemeinen die schwere Herzinsuffizienz zum Exitus führt.

γ) Die neuromuskuläre Glykogenose

Auch die letzte Spielart dieses Krankheitsbildes ist ein ausgesprochenes Säuglingsleiden. Mit seinem schleichenden Beginn gleicht es weitgehend einer frühinfantilen Form der spinalen Muskelatrophie. Als erstes Zeichen wird ein Intensionstremor bemerkbar, dann zeigen sich spastische Symptome an den Beinen und schließlich aufsteigende Lähmungen, die innerhalb des 1. Lebensjahres unter bulbär-paralytischen Symptomen zum Tode führen.

Die Diagnose ist intra vitam kaum zu stellen, wenn nicht an sie gedacht und durch eine Muskelbiopsie eine erhebliche Glykogenspeicherung nachgewiesen wird. Gleichzeitig entwickeln sich im Zentralnervensystem schwere degenerative Zellveränderungen. Dagegen treten die Glykogenspeicherungen in Leber und Niere und im reticuloendothelialen System weitgehend zurück. Bei der *Differentialdiagnose* kann auch eine Probeexcision aus der Haut untersucht werden, bei der sich ebenfalls starke Glykogenablagerungen in den Schweißdrüsenepithelien und Fibrocyten des Coriums nachweisen lassen. Im übrigen ist auch der Glykogengehalt im Blut erhöht. Nur auf diesem Weg läßt sich eine Verwechselung mit der Myatonia congenita oder der frühinfantilen spinalen Muskelatrophie vermeiden. Die Prognose ist, wie beim kardiomuskulären Typ, bis heute infaust [*1752*].

e) Weitere Anomalien des Kohlenhydratstoffwechsels

Bisher bekannt ist die Laktosurie, Lävulosurie, Saccharosurie und die Pentosurie. Sie sind klinisch ohne Bedeutung und nichts anderes als „kleine Schönheitsfehler im wohlgeordneten Ablauf des intermediären Kohlenhydratstoffwechsels" (SCHREIER [*1733*]), die in der Regel auf einer erblichen Anlage beruhen.

Neuerdings wurde allerdings über eine ***hereditäre Fructoseintoleranz*** berichtet, die sich bereits im Säuglingsalter in schweren hypoglykämischen Schocksymptomen als Antwort auf Fructosegaben manifestierte [*1879*]. Es handelt sich dabei um eine recessiv erbliche Störung des Fructosestoffwechsels, die auf Fructosezufuhr zu einem übermäßigen Anstieg im Blut bei gleichzeitiger Hypoglykämie führt [*1289, 1880*].

Eine andere Zuckerstoffwechselstörung, bei der *Saccharose* zusammen mit *Fructose* und *Lactose* in anomalen Mengen bei normaler Ernährung ausgeschieden wurden, haben MONCRIEFF u. Mitarb. [*1582*] bei drei Säuglingen beobachtet und sie ebenfalls als „inborn error" klassifiziert. Kochzuckerzulagen steigerten die Ausscheidung, während ohne Kochzucker nur gelegentlich Fructose und Lactose im Urin auftreten. Gleichzeitig bestanden Hirnschäden und Hiatushernien.

4. Angeborene Anomalien des Mineralstoffwechsels und Säure-Basen-Haushaltes

a) Primäre Phosphatstoffwechselstörungen

Die Phosphaturie, der idiopathische Hypoparathyreoidismus und die hyperphosphatämische renale Osteodystrophie mit Nephrocalcinose machen im Säuglingsalter noch keine Symptome. Das gleiche gilt von der genuinen, Vitamin D-resistenten Rachitis (Phosphatdiabetes, Albright-Buttler-Blomberg-Syndrom), die sich frühestens zu Beginn des 2. Lebensjahres manifestiert.

b) Hypophosphatasie

(Phosphatasemangel-Rachitis Rathburn [*1671*, *1793*])

Leitsymptome. α) Im 1., meist im 2. Lebenshalbjahr schwere „Rachitis" mit Verkrümmung der langen Röhrenknochen, besonders der unteren Extremität, Verdickung der Knochenenden in der Knöchelgegend des Hand- und Sprunggelenkes, Rosenkranz, und nicht selten rasche Entwicklung eines „Ballonschädels" mit starker Kraniotabes.

β) Ungewöhnlich niedrige Werte der alkalischen Serumphosphatase, während das organische Phosphat gewöhnlich normal oder etwas über der Norm, Calcium meist hochnormal bis leicht erhöht ist.

γ) Röntgenologische Veränderungen vom rachitischen Typ mit Ossifikationsstörung an den Enden der Röhrenknochen mit Becherung, unregelmäßiger Verkalkung der epiphysären Knochenpartien, Osteofibrose und Osteoporose, in einigen Fällen Aufhellungsbänder nach Art der Looserschen Umbauzonen.

Weitere Symptome: Appetitlosigkeit, Erbrechen, Obstipation oder Diarrhoe, Wachstumshemmung und auffällige *Resistenz gegen hohe Vitamin D-Dosen.* Nach einer gewissen Zeit stellen sich Zeichen der *Nierenschädigung* mit Eiweißbefund, Anstieg des Blutdrucks, Reststickstoffs und Blutharnstoffs ein, manchmal vielleicht als Folge der therapeutisch verabfolgten großen Mengen an Vitamin D. *Ätiologisch* handelt es sich wohl um einen erblich bedingten Fermentmangel, der sich nach Verbrauch der von der Mutter übernommenen Phosphatase beim jungen Säugling immer stärker bemerkbar macht. Vielleicht besteht auch ein genetisch bedingtes primäres Versagen der Osteoblasten [*1895*]. Die Nierenveränderungen sind als sekundär zu betrachten, können aber in schweren Fällen zu ausgedehnten Kalkeinlagerungen, wie nach Vitamin D-Überdosierung, führen. Dabei ist die Phosphatclearance normal und die tubuläre Phosphatrückresorption im Gegensatz zur genuinen, Vitamin D-resistenten Rachitis (Phosphat-Diabetes) nicht herabgesetzt. Charakteristisch ist der papierchromatographische Nachweis eines pathologischen Stoffwechselmetaboliten im Urin, des Phosphoräthanolamins [*1559*]. Der Schweregrad der Erkrankung ist variabel, besonders frühzeitige Symptomatik spricht für schweren Verlauf, für den auch typisch ein frühzeitiger Ausfall der Milchzähne ist. Bei Blutsverwandten der erkrankten Patienten finden sich häufig auffallend niedrige Werte der alkalischen Serumphosphatase, ohne Krankheitszeichen.

Differentialdiagnostisch ist im Säuglingsalter nur die Vitamin D-Mangelrachitis auszuschließen. Eine erfolgversprechende *Behandlung* ist bisher noch nicht bekannt. Durch mittelhohe Vitamin D-Dosen (etwa 1 mg täglich) konnten die Ossifikationsstörungen gebessert werden, bei einem Teil der Säuglinge kam es aber rasch zu Intoxikationserscheinungen, so daß diese Therapie einer sorgfältigen Kontrolle hinsichtlich Überdosierungserscheinungen bedarf. Die Phosphatasewerte lassen sich damit nicht normalisieren, während sie offenbar unter *längerdauernder Cortisonbehandlung* mit mittleren Dosen ansteigen. Gleichzeitig bessern sich dabei die Knochenbefunde. Außerdem wird eine antagonistische Wirkung des Cortison gegenüber Vitamin D angenommen, so daß die Hypersensibilitätserscheinungen oder Intoxikationen verhindert werden können [*1279*]. Die *Prognose* des Leidens richtet sich nach dem Augenblick des Auftretens der ersten Symptome. Sie ist infaust bei Säuglingen, die in den ersten 6 Lebensmonaten erkranken, sie bessert sich, wenn die ersten Krankheitserscheinungen später oder gar erst in der Adoleszenz auftreten [*1280*].

c) Die idiopathische Hypercalcämie

(Lightwood-Syndrom, [*1139*, *1185*, *1257*, *1265*, *1525*, *1538*, *1780*, *1792*, *1896*])

Leitsymptome. α) Beginn meist um den 5. Lebensmonat mit Anorexie, Obstipation, Erbrechen und Gewichtsstillstand. In manchen Fällen auch Polyurie, Isosthenurie, Proteinurie, Cylindrurie, Dehydration, Apathie, muskuläre Hypotonie und Hyperreflexie sowie unklare Fieberattacken.

β) Hypercalcämie über 12 mg-% und Hypercalciurie (70—150 mg statt 20—30 mg/Tag nach [*1779*]), normales Serumphosphat, alkalische Serumphosphatase meist leicht erniedrigt, gelegentlich hoher Cholesterinspiegel, anfangs normaler Cl-Spiegel.

γ) Röntgenologisch verstärkte Verkalkung der Spongiosa der Epiphysenlinien, dadurch ringförmige Verdichtungen an den Metaphysen der Wirbelkörper,

Hand- und Fußwurzelknochen, Hüftpfannen, Sklerose der Schädelbasis und der Keilbeine. In schweren Fällen allgemeine Osteosklerose, Kraniosynostosen und Nephrocalcinosen [*1260*].

Weitere Symptome: In vielen Fällen findet sich ein typischer Gesichtsausdruck mit hervortretenden Epikanthusfalten, überhängender Oberlippe und Unterentwicklung des Nasenbeins und der Mandibula [*1723*], auch bandförmige Hornhauttrübungen und Splenomegalie [*1506*]. Häufig bleiben die Kinder in ihrer geistigen und körperlichen Entwicklung sowie im Körperwachstum zurück. Mit zunehmender Nierenschädigung durch die Hypercalciurie verschlechtern sich die Clearancefunktionen und eine nephrogene Acidose tritt ein. Histologisch entsteht eine Schrumpfniere mit Nephrocalcinose [*1779*]. Der Verlauf der Erkrankung ist unterschiedlich und hängt zum Teil von der rechtzeitigen Diagnose und therapeutischen Beeinflussung ab. In schweren Fällen findet man calcifizierte Gefäßsklerosen in Aorta, Coronarien, Lungenarterien [*1737*]. *Pathogenetisch* handelt es sich bei diesem einer Vitamin D-Intoxikation völlig gleichenden Krankheitsbild [*1588*] um eine übergroße Calciumresorption [*1419*] auch bei normalem Calciumangebot infolge einer Vitamin D-Überempfindlichkeit, vielleicht infolge eines gestörten Vitamin D-Abbaues [*1261, 1262*]. Die Ätiologie ist bis heute noch unklar. *Therapeutisch* lassen sich Erfolge mit einer calciumarmen Diät, am besten mit Frauenmilch, entkalkten Milchpräparaten oder Zusatz von 10 ml 10% Na_2SO_4-Lösung auf 1 Liter Milch [*1479*] erreichen. Reichliche Schleimfütterung reduziert gleichzeitig wegen ihres Phytinreichtums die Calciumresorption. Vitamin D darf selbstverständlich nicht mehr gegeben werden. Eine anfängliche Cortisonbehandlung vermag schnell den Blutcalciumspiegel zu senken [*1273*], senkt aber nicht die Calcium-Resorption [*1340*] und wird später überhaupt wirkungslos. Die allgemeine Therapie muß fortgesetzt werden bis das Körpergewicht wieder ansteigt und der Serumchemismus sich normalisiert hat. Die Überempfindlichkeit gegen Vitamin D bleibt jedoch bestehen. Neben der geschilderten idiopathischen chronischen Form gibt es noch eine leichte, nach einigen Wochen ohne Therapie abheilende Form, die jedoch Übergänge zur eigentlichen idiopathischen Hypercalcämie zeigen kann [*1047, 1678*].

d) **Die kongenitale Acidose** (Lightwood-Albright-Syndrom, idiopathische renale hyperchlorämische Acidose [*1041, 1510, 1524*])

Leitsymptome. α) Am häufigsten Beginn im Alter zwischen 4 und 6 Monaten mit Anorexie, Verweigerung der festen Nahrung, allgemeiner Muskelhypotonie. ungenügendem Gewichtsanstieg, Erbrechen und Obstipation, unklarem Fieber,

β) Polydipsie (Milch wird oft verweigert) und reichliche Produktion eines neutral-alkalischen Urins von einem p_H zwischen 6,5—7,2. Dabei leichte Proteinurie und Isosthenurie. Anorganische Basen, wie Natrium, Kalium und Calcium werden vermehrt ausgeschieden.

γ) Hyperchlorämie, Hyperkaliämie, Hypernatriämie (= Hyperelektrolytämie vor allem bei Exsiccose, sonst auch Hypokaliämie und normale Natriumwerte), erniedrigte Alkalireserve im Blut (hyperchlorämische Acidose), dabei sind Calcium- und Phosphorwerte im Blut meist unverändert oder leicht erhöht, vor allem aber findet sich in der Regel ein normaler Reststickstoff als Zeichen normaler Glomerulusfunktion. Nur in Einzelfällen wurden auch hohe Reststickstoffwerte bis 100 mg-% beobachtet [*1620*].

Weitere Symptome: Im Verlauf stellen sich frühzeitig eine allgemeine Wachstumshemmung, eine Osteoporose mit Neigung zu Spontanfrakturen und den Symptomen einer *schweren Rachitis* sowie eine beim Säugling meist noch nicht nachweisbare *Nephrocalcinose* ein [*1494*]. Die *Ätiologie* des Leidens ist bis heute noch ungeklärt. Manchmal kann eine aufsteigende Cystopyelitis in den ersten Lebenstagen als Ursache der primären Nierenläsion eruiert werden [*1532*].

Pathogenetisch handelt es sich um eine Störung der distalen Tubulusabschnitte mit einer schweren Beeinträchtigung ihrer Säureausscheidungsfähigkeit, sei es als Folge einer mangelhaften Ammoniakbildung oder einer ungenügenden Rückresorption von Bicarbonaten. Die daraus resultierende Acidose führt zu einer gesteigerten Eliminierung fixer Basen, wie Calcium, Natrium und Kalium. Die erhöhte Phosphatausscheidung ist nach Albright [*1041*] die Folge eines reaktiven Hyperparathyreoidismus, durch den der Organismus versucht, die auf den Calciumverlust eintretende Hypocalcämie zu kompensieren. Mit dieser Hypothese läßt sich das Auftreten der rachitisch-osteomalacischen Osteoporose bei gleichzeitig verstärkter Osteoblastentätigkeit erklären.

Die *Therapie* besteht in einer basenreichen Diät und einer zusätzlichen täglichen Zufuhr einer Lösung von 15%iger Citronensäure, 10%igem Natriumcitrat in einer Dosis entsprechend 5 mg/kg/Tag (täglich etwa 50—100 g der Lösung), oder Natriumbicarbonat 1—2 g/Tag oral. Die Behandlung muß fortgesetzt werden, bis wieder ein normales Gedeihen einsetzt und die Alkalireserve über Monate normal bleibt. In schweren Fällen kann zusätzlich ein therapeutischer Versuch mit Vitamin D und Calciumgaben eingeleitet werden. Bei rechtzeitiger Diagnose und ausreichender Behandlung ist die *Prognose* des Leidens beim Säugling gut, da vollständige Heilungen beschrieben wurden [*1494*, *1682*, *1766*]. Entsteht eine Nephrocalcinose, verschlechtert sich die Lebenserwartung sehr [*1634*, *1401* a].

e) Die kongenitale Alkalose [*1232*]

Leitsymptome. α) Bereits wenige Tage nach der Geburt einsetzende, substanzarme Durchfälle (Trockenextrakt 2,7 statt 25%) und stark saurer Reaktion (unter p_H 6,5).

β) Hypochlorämie, Hypokaliämie, meist normale Natriumwerte.

γ) Metabolische Alkalose mit verminderten Bicarbonat-, CO_2-, H_2CO_3-Werten und erhöhter Wasserstoffionenkonzentration.

Im Gegensatz zu üblichen Durchfällen werden bei diesem Krankheitsbild im Stuhl vor allem große Cl-Mengen ausgeschieden und eine intravenöse oder orale Cl-Zulage führt noch zu einer weiteren Vermehrung der Stuhlmengen. Die Patienten eliminieren also das zugeführte Cl durch den Darm, während der Urin fast chlorfrei bleibt. Die Folgen dieser Stoffwechselanomalie lassen sich durch Diamoxzufuhr vorübergehend bessern, so daß man annimmt, daß eine erhöhte Carbanhydraseaktivität in der Darmschleimhaut bei der Pathogenese eine entscheidende Rolle spielt. Therapeutisch kann nach den heute vorliegenden Erfahrungen durch eine normale Ernährung und gleichzeitige Kaliumchloridzulagen eine normale somatische und psychische Entwicklung erreicht werden.

f) Das Lowe-Syndrom (okulo-cerebral-renales Syndrom [*1156*, *1453*])

Leitsymptome. α) Kongenitaler Katarakt, Glaukom.

β) Aminoacidurie bei normalen Blutaminosäurewerten, Albuminurie.

γ) Oligophrenie.

Weitere Symptome: Metabolische hyperchlorämische Acidose. Zurückbleiben der körperlichen und statischen Entwicklung, Kryptorchismus. Es kann sich eine therapieresistente Rachitis entwickeln, die erst auf Alkalitherapie Heilungstendenz zeigt. Ätiologisch handelt es sich um eine geschlechtsgebundene erbliche tubuläre Niereninsuffizienz, die nur bei Kindern auftritt.

III. Embryopathien und Fetopathien

Bei den hier einzuordnenden Krankheitsbildern handelt es sich in der Regel um Infektionskrankheiten. Neuerdings werden auch Schädigungen anderer Genese, wie z. B. die sog. diabetische Embryopathie, dazugerechnet. In Abhängigkeit von der kindlichen Entwicklung bezeichnet man als Embryopathien Schädigungen, die etwa vom 15. Tag nach der Konzeption (Ende der Blastogenese) bis zum Ende des 3. Graviditätsmonats eintreten, während Fetopathien nach Abschluß der Organogenese in der dann beginnenden Fetalperiode eingetreten sind. Embryopathien können zu Mißbildungen führen, aber auch den Fruchttod zur Folge haben, während die unter Fetopathie zusammengefaßten pränatalen Virus- oder bakteriellen Erkrankungen meist weniger gefährlich sind, keine Mißbildungen erzeugen und zumindest vom 7. Schwangerschaftsmonat an mit entzündlichen Reaktionen des Feten wie bei Erwachsenen beantwortet werden.

1. Die Virusembryopathie

a) Das Gregg-Syndrom

(Rubeolen-Embryopathie, Embryopathia rubeolosa [*1269*, *1325*])

Leitsymptome. α) Augen: Katarakta congenita rubeolica, Mikrophthalmie, Pseudoretinitis pigmentosa, Buphthalmie, gelegentlich Strabismus. Ein Nystagmus kann bei der Geburt fehlen, entwickelt sich aber, wenn der Katarakt nicht beseitigt wird.

β) Ohren: Partielle oder vollständige Innenohrschwerhörigkeit, selten Gleichgewichtsstörungen, Mißbildungen des äußeren Ohres.

γ) Herz: Vitium congenitum, vor allem persistierender Ductus arteriosus und Scheidewanddefekte.

Weitere Symptome: Veränderung der Zahnbildung von verspätetem Durchbruch über Schmelzdefekt und Zahnhypoplasien bis zur Adontie. Bei einer großen Anzahl der Kinder findet sich auch eine Mikrocephalie, gelegentlich eine Hydrocephalie, kombiniert mit zahlreichen Schädigungen des Zentralnervensystems, wie Hyper- oder Hypokinesen, spastische Diplegie, Störungen des Saug- und Schluckreflexes infolge bulbärer Läsionen und schließlich geistiges Zurückbleiben bis zur Oligophrenie. In seltenen Fällen bestehen intracerebrale Verkalkungen. Auch Mißbildungen des Skeletsystems, wie zu große vordere Fontanelle, Palatoschisis und Mißbildungen im Bereich des Gesichtsschädels oder der Extremitäten wurden schon beobachtet. Selten sind auch Mißbildungen im Urogenitaltrakt vorhanden.

Ätiologisch kommt nach den ersten Entdeckungen durch den australischen Augenarzt NORMAN GREGG (1941) in erster Linie eine Rötelnerkrankung der Mutter in Frage. Sie kann in den ersten 4 Schwangerschaftsmonaten bei 7,2% der erkrankten Mütter zu Totgeburten und bei 12% zu Mißbildungen des neugeborenen Kindes führen. Im 2. Schwangerschaftsdrittel eingetretene Infektionen führen nur zu 3,8% Mißbildungen und 4,6% Totgeburten, während im letzten Schwangerschaftsdrittel keine Mißbildungen, sondern nur noch Totgeburten in einer Häufigkeit von 1,7% zu befürchten sind [*1325*]. Die kritische Zeit für das Auftreten von Netzhauttrübungen und Augenschäden liegt zwischen dem 29. und 35. Schwangerschaftstag, also in der 5. Graviditätswoche, für Herzfehler zwischen dem 29. und 49. Tag (5.—7. Graviditätswoche), für Innenohrschäden zwischen der 5. und 7. und 9.—12. Graviditätswoche und für Milchzahndefekte zwischen 8. und 9. Schwangerschaftswoche. Rötelnerkrankungen vor der Konzeption können mit einer Latenz bis zu 4 Monaten ebenfalls zu Embryopathien führen. Auch bei Frauen, die früher schon einmal Röteln durchgemacht haben, kann es bei einer erneuten Exposition in den ersten 4 Schwangerschaftsmonaten infolge einer Virämie ohne Krankheitssymptome zu einer Schädigung des Kindes im Sinne der Embryopathie kommen [*1541*]. Damit erübrigt sich auch die Diskussion über eine Prophylaxe der Rubeolenembryopathie durch künstliche Infektionen junger Frauen.

Ein gewisser Schutz wurde durch Applikation von 30 ml Rötelnrekonvaleszentenserum bzw. etwa 4 ml γ-Globulin spätestens am 5. Tag nach der Exposition erreicht [*1846*]. Am wirkungsvollsten aber ist die Expositionsprophylaxe der Schwangeren. Eine Therapie der Erkrankung gibt es nicht, es kommt zu keiner Reparation. Trotzdem ist bei sicherer Infektion der Mutter auch im 1. Schwangerschaftsdrittel bei einer Mißbildungshäufigkeit von 10—15% eine Interruptio aus ärztlichen Gründen nicht indiziert.

b) Andere Virusembryopathien

Ähnliche Embryopathieformen sind inzwischen auch nach einer Erkrankung der Mutter an Mumps [*1385*], Hepatitis epidemica [*1217*], Grippe [*1802*], Masern, Poliomyelitis und Varicellen [*1278, 1290*] als Virusinfektionen und nach Toxoplasmose und Listeriose [*1825*] beobachtet worden. Trotz einer eindeutigen Kasuistik ist aber die Gefährdung der Feten bei diesen Infektionen kleiner als bei Röteln, bei Poliomyelitis [*1049*] und Hepatitis epidemica [*1217*] z. B. sicher nicht größer als bei gesunden Müttern. Bei Masern, Poliomyelitis und Encephalitis epidemica wird die Schädigungshäufigkeit etwa mit 1% angegeben [*1290*]. Die Mumpsembryopathie läßt sich am Kind in den ersten 50 Lebenstagen durch den Nachweis der von der Mutter auf das Kind übergegangenen Mumpsantikörper im Komplementbindungs- und Agglutinationstest erkennen. Darüber hinaus bleibt eine Hypersensibilität der Haut des Kindes gegen das Mumpsvirus noch länger bestehen [*1385*]. Wie sich bei der Poliomyelitis der Mutter nachweisen ließ, nimmt die Gefahr des Abortes, ähnlich wie bei der Rubeolenembryopathie, mit fortschreitender Graviditätsdauer ab, wobei sicher ein Großteil der Abortfälle auf die Veränderungen des erkrankten mütterlichen Organismus und nicht auf eine tödliche Infektion des Fetus zurückzuführen sind [*1757*].

2. Infektionen in der Fetalperiode

a) Virusinfektionen

Da die Frucht in der Fetalperiode, also nach der 12. Schwangerschaftswoche, zunehmend die Fähigkeit gewinnt, auf infektiöse Noxen wie ein erwachsener Organismus zu reagieren, macht sie auch etwaige Infektionen der Mutter gleichzeitig mit, was sich am Anstieg und Abfall der fetalen Pulsfrequenz zusammen mit Temperatur und Pulszahl der Mutter und an der nach der Geburt bestehenden Immunität gegen die betreffenden Infektionskrankheiten bzw. am Auftreten spezifischer Antikörper im Kind nachweisen läßt. Infektionen gegen Ende der Gravidität erzeugen bei Masern, Röteln, Pocken, Varicellen oder Herpes typische Exantheme des Neugeborenen schon bei der Geburt oder nach einer dem Augenblick der Infektion entsprechenden Inkubationszeit.

Bei der *Poliomyelitis* bestehen besondere Verhältnisse. Schwangere Frauen sind gegenüber aparetischen und spinal-paretischen Formen der Poliomyelitis besonders anfällig [*1757*]. Vor allem im 2. Schwangerschaftsdrittel treten derartige Infektionen auf [*1683*]. Diese erhöhte Empfänglichkeit wird auf Störungen des Hormonhaushaltes zurückgeführt [*1060, 1466*], wobei die im Tierversuch nachweisbare Verringerung einer vorhandenen Immunität wie auch die Hemmung der Ausbildung einer neuen Immunität während der Schwangerschaft auch beim Menschen für die Bevorzugung des letzten Schwangerschaftsdrittels eine Rolle spielen mag [*1375*]. Dafür sprächen auch die Beobachtungen über eine Häufung schwerer Erkrankungen bei hochschwangeren Frauen [*1263*]. Eintretende Infektionen der Frucht können nicht nur je nach Infektionstermin zu einer Embryopathie oder zu einer intrauterin erworbenen Poliomyelitis mit sichtbaren Lähmungen beim Neugeborenen, sondern auch zu einer aktiven Immunisierung des Neugeborenen führen, also zu intrauterinen Erkrankungen ohne Lähmungen, wie sich neuerdings am Verhalten der Antikörpertiter in entsprechenden Fällen nachweisen ließ [*1756*].

Intrauterine Infektionen auch durch andere neurotrope Virusarten sind inzwischen bekannt geworden. Vor allem gilt dies für die *Coxsackie-Virus-Gruppen* A und B, bei denen die Mutter gesund oder selbst an grippalen Erscheinungen erkrankt sein kann, während die Kinder meist in den ersten Lebenstagen durch Erbrechen, Fieberanstieg, Cyanose, Tachykardie, Kreislaufkollaps oder meningitische Symptome auffällig werden. Eine Diagnose ist in diesen ersten Lebenstagen außerordentlich schwierig. Histologisch findet sich meist eine schwere interstitielle *Myokarditis* mit Verlust der normalen Querstreifung des Herzens sowie Zeichen einer *Meningoencephalitis* [*1442, 1527*].

Ein klinisch recht einheitliches Krankheitsbild des Neugeborenen können die intrauterinen Infektionen mit *Herpes-*, *Varicellen-* oder *Vaccine*-Virus verursachen. Dasselbe gilt für Infektionen unmittelbar bei der Geburt etwa mit

Varicellen oder durch einen *Herpes gestationis* der Mutter. Dann entwickelt das normalgeborene und zunächst unauffällige Kind z. B. bei einer Varicelleninfektion, abhängig vom intrauterinen Infektionstermin, meist zwischen dem 7. und 12. Lebenstag mit toxischen Begleitsymptomen ein typisches aber schweres *papulovesiculäres Exanthem*. Eine so verkürzte Inkubationszeit auf 10—12 Tage findet sich auch bei Infektionen während der Geburt. Klinisch und röntgenologisch kommt es dabei auch zu *disseminierten Bronchopneumonien* aller Lungenbezirke und einer schweren Kreislaufinsuffizienz, an der die Kinder in der Regel nach wenigen Tagen zugrunde gehen. *Autoptisch* finden sich in Leber, Milz und Darmtrakt sowie in der Lunge stecknadelkopfgroße, weiße opake Herde oder hämorrhagische Nekrosen, in deren Umgebung typische degenerative Zellveränderungen mit intranucleären Einschlüssen, Riesenzellbildungen und mononucleären Infiltrationen auftreten.

Bei Infektionen mit dem *Herpes-Virus* können die Hautveränderungen fehlen oder es treten ebenfalls vesiculäre Dermatitiden auf [*1664*], gelegentlich auch mit typischen herpetiformen Affektionen der Conjunctiven oder der Mundschleimhaut. Leber und Milz nehmen an Größe zu, die Stühle werden infolge einer hämorrhagischen Diathese ausgesprochen blutig-schleimig und manchmal entwickelt sich sogar eine Encephalitis. Unter zunehmender Tachypnoe und Cyanose tritt schließlich der Tod ein. Histologisch findet man dasselbe Bild wie bei Infektionen mit Varicellen-Virus. Intrauterine oder postpartale Infektionen mit *Vaccine-Virus* können die Ursache eines ähnlichen Verlaufes sein [*1542*]. Da das Herpes simplex-Virus gleichzeitig eine Hepatitis erzeugen kann, fällt oft die Differentialdiagnose gegenüber dem Neugeborenen-Ikterus oder Icterus gravis schwer [*1905*].

Wegen der klinischen und histologischen Ähnlichkeit dieser drei an sich verschiedenen Infektionskrankheiten schlug FLAMM [*1269*] als gemeinsame Krankheitsbezeichnung „*generalisierte Einschlußkörperchen-Nekrose*" vor, wobei allerdings die Einschlußkörperchen bei Herpes und bei Varicellen *im Zellkern*, bei Vaccine-Virusinfektionen aber im Cytoplasma liegen. Es ist anzunehmen, daß diese weitgehende Übereinstimmung durch das noch unreife Abwehrverhalten des neugeborenen Kindes bedingt ist, wobei sich interessante Parallelen zur prognostisch ungünstigen Verlaufsform der Varicellen unter Cortisonbehandlung ergeben.

Auch die an sich seltene *Kombination von Schwangerschaft und Virushepatitis* bedroht nicht nur die Mutter durch einen besonders schweren Krankheitsverlauf, sondern auch je nach Infektionstermin die Frucht durch Abort, Embryopathie und in der Fetalperiode durch eine Hepatitis. Sie kann entsprechend dem Infektionstermin bei der Geburt entweder nur noch histologisch durch Veränderungen in Form von Leberzellnekrosen und Regeneraten oder von fibrösen Umwandlungen bis zur ausgebildeten *Lebercirrhose* nachweisbar sein, oder sie erweist sich auch klinisch bei der Geburt oder in den ersten Lebenstagen als *akute Hepatitis* [*1269, 1274, 1382*]. Auch unklare Krankheitsbilder können beim Neugeborenen entstehen in Form von Trinkunlust, zunehmender Exsiccose, Apathie, Somnolenz, Krampfbereitschaft bis zum Trismus. Dabei kann die Leber normal groß oder leicht vergrößert, mit oder ohne Splenomegalie sein. Bei einem unerklärlichen *Exitus subitus* in der Neugeborenen-Periode kann sich histologisch eine nicht luische Lebercirrhose [*1597*] oder gar eine *akute Leberdystrophie* [*1382*] als Folge einer schon intrauterin eingetretenen Infektion herausstellen. Auch die sog. *genuine Lebercirrhose* beim Neugeborenen [*1500*] kann die Folge einer Virusinfektion sein, nachdem man heute weiß, daß eine

Mutter als Virusträgerin auch ohne eigene Krankheitssymptome mehrere Kinder hintereinander während der Gravidität infizieren kann [*1749*]. Über die Differentialdiagnose der Säuglingshepatitis s. auch S. 184.

Ein *Pfeiffersches Drüsenfieber* (infektiöse Mononucleose) kann als Folge einer intrauterinen Infektion als klinisches Krankheitsbild bereits bei der Geburt vorhanden sein [*1383*].

Die *Cytomegalie*, hervorgerufen durch ein dem Varicellen-Virus nahestehendes Virus, stellt ein besonderes Krankheitsbild dar:

Leitsymptome. α) Ikterus, hypochrome Anämie, Erythroblastose.
β) Purpura und flächenhafte Hautblutungen, Thrombopenie.
γ) Hepato-Splenomegalie (in 81%).

Weitere Symptome: Die bei jeder Verlaufsform häufig auftretenden starken Hautblutungen, die bei Blutgruppen-Inkompatibilität zu fehlen pflegen, können neben dem immer negativen Coombs-Test die Differentialdiagnose gegenüber dem Icterus gravis erleichtern.

Die *cerebralen Verlaufsformen* (in 47%) zeigen einen Hydrocephalus, Neigung zu Hirnblutungen, Krämpfen und später postencephalitische Defekte. Typisch für die nekrotisierende Encephalitis sind die intrakraniellen Verkalkungen. Auch Mikrocephalie, Porencephalie und Mikrogyrie gehören zur cerebralen Verlaufsform. Sie kann eine Neugeborenen-Toxoplasmose einschließlich der chorioretinitischen Herde nachahmen, so daß bei einem negativen Sabin-Feldman-Test immer Urin-, Speichel- und Magensaft-Untersuchungen auf Einschlußkörperchen folgen müssen.

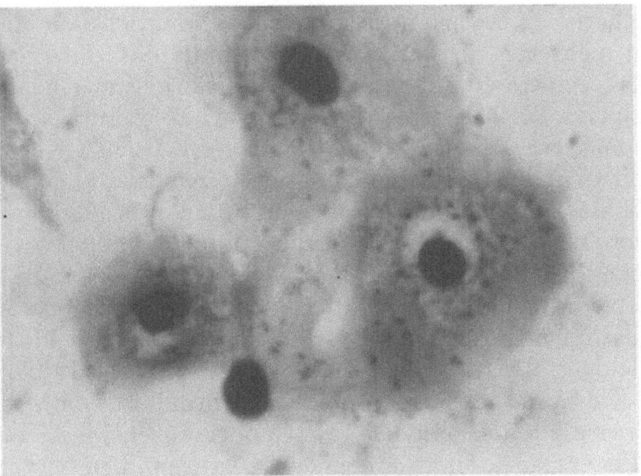

Abb. 20. Cytomegalie, „Eulenaugenzellen" im Speichel (Univ.-Kinderklinik Köln)

Bei der *hepatitischen Verlaufsform* ergeben sich differentialdiagnostische Schwierigkeiten gegenüber allen Neugeborenen-Gelbsuchtsformen, während die *pulmonale Form* sehr der interstitiellen plasmacellulären Pneumonie gleicht. Bei einer frühzeitigen, in der Determinationszeit liegenden Infektion können auch Mißbildungen im Sinne der *Embryopathie* auftreten. Charakteristisch sind in vielen Fällen Sklerosierungen und metaphysäre Veränderungen an den Röhrenknochen sowie Doppelkonturen der Fußwurzelknochen, wie sie für die Lues connata bekannt sind, so daß einem auch röntgenologisch diagnostische Hilfen zuwachsen können. Bewiesen aber wird die Diagnose durch den cytologischen Nachweis der *Riesenzellen* (Eulenaugen-Zellen, s. Abb. 20) in Speichel, Magenspülwasser, Liquor und Urin. In Zweifelsfällen gelingt es auch bioptisch in der Parotis und Leber die typischen Riesenzellen nachzuweisen [*1297*], die etwa 30—35 μ im Durchmesser groß sind und einen vergrößerten 10—15 μ großen Kern enthalten. In ihnen finden sich, vorwiegend intranucleär gelegen, eosinophile, oft feulgenpositive homogene ovaläre Einschlußkörperchen, die dem Krankheitsbild seinen Namen gegeben haben (cytomegale Einschlußkörperchenkrankheit, Speicheldrüsenvirus-Krankheit). Prädisponiert sind frühgeborene und hypoplastische Kinder, so daß durch diese Krankheit auch die Frühgeborenensterblichkeit erheblich beeinflußt wird. In 10—30% aller Säuglingsobduktionen können die typischen cytomegalen Einschlüsse in der Speicheldrüse nachgewiesen werden. In 1—3% aller Säuglingssektionen liegt eine generalisierte Cytomegalie vor. Der positive Nachweis neutralisierender Antikörper steigt mit zunehmendem Lebensalter von 14% bei Trimenonsäuglingen auf 81% bei 35jährigen Probanden an [*1331*]. Für den Erfolg einer *Behandlung* ist die frühzeitige Diagnose unumgänglich. Therapeutisch haben sich langdauernde ACTH- und Prednisonkuren, unterstützt durch kurzfristige Vitamin K-, Penicillin- und Streptomycingaben sowie γ-Globulin und Austauschtransfusionen als erfolgreich erwiesen [*1296, 1297, 1464, 1750*]. Allerdings werden die Kinder in der Regel nicht gerettet.

b) Bakterielle Infektionen

α) Lues connata

1. Pathogenese

Das klinische Bild der angeborenen Lues (nicht congenita, da es sich um eine Infektionskrankheit des ursprünglich gesunden Feten handelt) hängt vom Termin und der Heftigkeit der Infektion ab. Sie kann mit einer Wahrscheinlichkeitsgröße, die von der Dauer der mütterlichen Erkrankung abhängt, frühestens im 5. Schwangerschaftsmonat auftreten. Infiziert sich die Mutter erst während der Gravidität, so wird eine Infektion des Feten um so sicherer eintreten, je früher die mütterliche Erkrankung erfolgte. Vor allem bei Infektionen in der ersten Schwangerschaftshälfte kann mit Sicherheit mit einem erkrankten Kind gerechnet werden. Nur bei einer Ansteckung in den letzten 6 Wochen vor der Geburt besteht die Möglichkeit der Entbindung eines gesunden Kindes. Bestand die Lues schon vor der Konzeption des Kindes, so ist die Infektion des Feten um so sicherer zu erwarten, je kürzer die Infektion der Mutter zurückliegt. Kommt es zu mehreren Schwangerschaften, ohne daß die Lues ausgeheilt wurde, dann ist die Beeinträchtigung der Frucht um so geringer, je länger die Lues besteht, so daß folgende Reihenfolge möglich ist: 1. Totgeburt eines macerierten Feten, 2. Frühgeburt eines schwerkranken Kindes, 3. Geburt eines sichtbar syphilitischen, aber reifen und wenig beeinträchtigten Kindes, 4. Geburt eines scheinbar gesunden Kindes, bei dem die ersten Symptome zwischen der 4. und 10. Lebenswoche oder gar erst als Lues tarda in der späten Kindheit zu beobachten sind. Selbstverständlich besteht das *Colles-Baumèssche Gesetz* aus dem Jahre 1837 auch heute noch, wonach ein syphilitisches Kind seine eigene Mutter nicht anstecken kann, allerdings in der modifizierten und richtigeren Form, daß die Infektion deshalb nicht erfolgt, weil die Mutter selbst luisch erkrankt ist und nicht weil sie widerstandsfähig gegen die Infektion wurde, wie man ursprünglich annahm. In der Praxis ist also ein bei der Geburt anscheinend luesfreies Kind einer luischen Mutter nur dann als möglicherweise gesund zu betrachten, wenn die Erstinfektion der Mutter weniger als 6 Wochen vor dem Geburtstermin liegt. Aus Sicherheitsgründen empfiehlt sich aber auch dann eine prophylaktische Behandlung.

2. Klinisches Bild

Die Infektion ergreift im Gegensatz zu Tuberkulose zuerst das Kind und später sind auch an der Placenta Veränderungen zu finden. Die *Häufigkeit* der Lues connata bei Neugeborenen hat im klinischen Krankengut der Universitäts-Kinderklinik Köln in den letzten 10 Jahren von 1,3% auf 0,08% abgenommen [*1848*], wobei infolge der Wirksamkeit der modernen Therapie vor allem die Anzahl der Spätfälle (Lues tarda) zurückgegangen ist. Nach dem gleichen Beobachtungsgut sind die *luischen Symptome* bei 16,2% der Fälle bei der Geburt, bei weiteren 12% bis zum Beginn der 3. Lebenswoche, bei etwa der Hälfte in den ersten 4 Lebenswochen und nur bei rund 5% nach dem 6. Lebensmonat zu erkennen. Bei rund $^1/_4$ der Patienten ist das *erste Zeichen* ein *serös-eitriger Schnupfen.* Nicht immer (in 7%) ist dieser Schnupfen blutig. Ein weiteres $^1/_4$ der Kinder zeigt als erstes Symptom *Hautveränderungen* und etwa $^1/_8$ aller klinischen Fälle wird erst an den positiven Luesreaktionen erkannt. Die Häufigkeit der während des Krankheitsverlaufs auftretenden Symptome s. Tabelle 20.

Man erkennt daraus als häufigstes und nicht selten auch schon beim Neugeborenen vorhandenes Symptom die *Coryza syphilitica.* Sie kann vom einfachen chronischen Schniefen über die seröse bis schwer eitrig-blutige Rhinitis mit tiefen

Infiltrationen und sekundär entzündeten Exchorationen um den Nasenausgang und an der Oberlippe alle Schweregrade erreichen. Wegen der Möglichkeit der Sekundärinfektion befreit bei sanguinolenter Rhinitis auch der positive Diphtheriebacillennachweis im Nasensekret nicht von der Pflicht, die Luesreaktion durchführen zu lassen, da in 21% der Fälle [*1616*] bei einer syphilitischen Coryza eine Nasendiphtherie aufgepfropft nachgewiesen werden kann. Die früher übliche und aus didaktischen Gründen eingeführte Einteilung der Neugeborenen-Lues in den visceralen Typ mit Symptomen an den inneren Organen, vor allem der Milz und Leber, und den parietalen Typus, bei dem klinisch vor allem die Hautveränderungen auffallen, läßt sich heute nicht mehr aufrechterhalten, weil nach der oben angeführten Tabelle fast *70*% der Kinder an einer Hepatitis mit *Leberschwellung* leiden, in fast 60% eine Splenomegalie nachzuweisen ist und ebenso viele Kinder eine Anämie als Symptom der schweren Allgemeinerkrankung aufweisen. Es handelt sich bei diesen „Typen" also nur um unterschiedlich schwere Verlaufsformen, bei denen alle Übergänge möglich sind.

Tabelle 20. *Häufigkeit der wichtigsten Einzelsymptome der Lues connata im Säuglingsalter nach dem Krankengut der Universitäts-Kinderklinik Köln in den letzten 10 Jahren (105 Säuglinge)* [*nach 1848*]

Schnupfen (serös, eitrig)	73%	Osteomyelitis	15%
Leberschwellung	69%	Pathologischer Urinbefund	8%
Milzschwellung	58%	Paronychien	6%
Anämie	58%	Ödeme	4%
Maculo-papulöses Exanthem	45%	Ikterus	2%
Periostitis	42%	Alopecie	2%
Osteochondritis	33%	Ulcus des harten Gaumens	2%
Blutiger Schnupfen	33%		
Pemphigoid	32%	Sonstige Begleiterscheinungen und Hinweise	
Rhagaden	32%		
Parrotsche Lähmungen	24%	Frühgeburt	24%
Milchkaffeefarbe der Haut	20%	Fehl- und Totgeburten	15%
Diffuses Syphilid	19%	Nasendiphtherie	6%

Die *Hautveränderungen* bestehen einmal im *Pemphigus syphiliticus*, der sich bis zu kirschgroßen Blasen, vor allem an Fußsohlen und Handtellern ausbreiten kann. Ihr seröser, manchmal auch sekundär infiziert eitriger Inhalt ist sehr infektiös. Die geplatzten Blasen geben einen Blick auf einen hochroten Untergrund frei, der in typischer Weise von den Hautresten eingerahmt wird. Die übrige Haut sieht gleichzeitig fahl-blaß (Anämie!), bei bestehendem, oft verlängertem Neugeborenen-Ikterus schmutzig-rötlich-gelb aus. In vielen Fällen besteht eine fast an Ichthiosis erinnernde Abschilferung der gesamten Haut. Rötliche Hautinfiltrationen finden sich auch in der Umgebung der Nase, der Augen und des Mundes. Sie geben Anlaß zu *Rhagadenbildungen*, die sekundär infiziert werden können und später als strahlenförmige Narben auf die durchgemachte Säuglingslues hinweisen. Das fast in der Hälfte der Fälle zu beobachtende *maculo-papulöse Exanthem* tritt in der Regel erst nach der Neugeborenen-Periode auf und manifestiert sich zuerst in blaß-rosaroten bis bräunlichen Flecken, die zusammen mit der häufig fahlen Blässe der Haut, vor allem auch des Gesichts den Vergleich mit der Café-au-lait-Farbe nahelegen. Später werden die Efflorescenzen häufig deutlicher gegen die Umgebung abgegrenzt, flach-erhaben und zeigen eine leichte Schuppung. Ihre Prädilektionsstellen sind Gesicht, Streckseiten der Extremitäten, Fußsohlen und Handteller, schließlich auch der Rumpf.

Die Ursache der Hepatomegalie, die auch ohne sonstige Symptome bei Neugeborenen immer auf Lues verdächtig ist, liegt in einer diffusen *Hepatitis* mit kleinzelligen Infiltrationen und starker Vermehrung des interstitiellen Bindegewebes *(Feuerstein-Leber)*. Zahlreiche Leberzellnekrosen weisen auf eine schwere Parenchymschädigung hin, die sich klinisch in einen *Icterus prolongatus* ausweiten kann. Palpatorisch ist die Leber, wie auch die häufig nachweisbare Milz, von fester Konsistenz. Diffuse, selten auch knotige *Infiltrationen im Lungengewebe* sind nur röntgenologisch nachweisbar und histologisch schwer von der interstitiellen plasmacellulären Pneumonie zu unterscheiden *(Pneumonia alba)*. Die *Nierenbeteiligung* läßt sich am pathologischen Urinbefund erkennen.

Wichtig für die *Prognose* aber ist vor allem die *Beteiligung des Nervensystems*, die sich in fast der Hälfte der Fälle mit pathologischen Liquorbefunden als Folge einer Meningitis, vor allem der Hirnbasis, nachweisen läßt. Ohne Behandlung kann sich leicht infolge Störung der Liquorresorption ein Hydrocephalus aresorptivus entwickeln, der dann im 2. Trimenon manifest wird. Meningoencephalitische und Gefäßprozesse können die Ursache von neurologischen Ausfallszeichen, Hemiplegien, organischen Krampfleiden, spastischen Syndromen, psychointellektuellen Entwicklungshemmungen sein.

Die sehr häufigen *Knochenmanifestationen* sind die Folge einer frühzeitigen Infektion der Wachstumszonen aller Epiphysen (Osteochondritis), der Diaphysen (Periostitis) und seltener auch anderer Gebiete der langen Röhrenknochen (Osteomyelitis luica). Vor allem in den ersten 2 Lebensmonaten kann es dabei zur *Bednar-Parrotschen Pseudoparalyse*, meist am Arm, seltener auch an den Beinen kommen. Der Zeitpunkt ihres Auftretens, meist erst nach der 1. Lebenswoche, erleichtert die Differentialdiagnose gegenüber geburtstraumatischen Lähmungen. Nicht immer findet man die typische leichte Schwellung und Auftreibung der betroffenen Knochenabschnitte, verbunden mit Druckschmerzhaftigkeit und selten auch Rötung der darüberliegenden Haut, die auf die Ursache dieser schlaffen Lähmung hinweisen. *Röntgenologisch* besteht bei der Osteochondritis neben einer Verbreiterung und Verdickung eine auffällige zackige Zähnelung der Epiphysenlinien, die wie ausgefranst neben einer Zone verminderter Dichte der benachbarten Metaphyse liegen [*1616*]. Eine gleichzeitige Doppelkonturierung der Fußwurzelknochen ist dann für Lues recht typisch. Als Folge der Periostitis kommt es meist zu einer recht kräftigen periostalen Auflagerung, die vor allem an den Schädelknochen (Caput natiforme) Anlaß zu einer deutlich sichtbaren Schädelvergrößerung sein kann. Die hämatogene luische Osteomyelitis führt nicht nur in den langen Röhrenknochen zu Destruktionen durch Gummabildung, sondern kann auch in den kleinen Hand- und Fußknochen Anlaß zur Phalangitis luica mit Auftreibung, Schmerz und Rötung der betroffenen Glieder sein. Das Übergreifen der bei der Coryza syphilitica obligaten Schleimhautsyphilide auf Nasenknorpel und Nasenbein kann zum Zusammenbrechen des Nasengerüstes, zur Septumzerstörung und vor allen Dingen später zum Auftreten der Sattel- oder Bulldoggennase führen.

Als Begleitsymptom wurde die fast obligate *Anämie* bereits erwähnt. Sie kann oft von der Ausschwemmung kernhaltiger Zellen im Sinne der Erythroblastose begleitet sein. Gleichzeitig bestehen eine *Leukocytose*, eine beschleunigte Blutsenkung und gelegentlich eine hämorrhagische Diathese infolge Störung der humoralen Gerinnungsfaktoren (Fibrinasthenie nach FANCONI [*1255*]). Neben der Hypoprothrombinämie und dem Mangel an anderen Gerinnungsfaktoren spielen dabei auch paraproteinämische Störungen eine entscheidende Rolle, die sich durch Auftreten von Makroglobulinen im Serum manifestieren [*1468*, *1617*, *1866*].

Differentialdiagnostisch muß bei der Neugeborenenlues der Pemphyigus neonatorum, die Dermatitis exfoliativa und die Anämie neonatorum im Rahmen einer

Blutgruppeninkompatibilität ausgeschlossen werden. Laufende Temperaturerhöhungen ohne sonstige Symptome verlangen die Abgrenzung gegen andere bakterielle, oft vom Nabel ausgehende Infektionen. Dieselbe Frage erhebt sich beim Nachweis osteomyelitischer Veränderungen. Dabei erleichtern die positiven serologischen Reaktionen auf Lues die Diagnose entscheidend. Allerdings können sie in den ersten Lebenswochen auch durch von der Mutter übertragene Antikörper hervorgerufen werden. In solchen Fällen wird man, vor allem wenn noch andere unklare, aber verdächtige Symptome bestehen, immer eine Lues-Sicherheitskur durchführen. Positive Reaktionen bei nichtluischen Erkrankungen (Scharlach, Diphtherie, Viruserkrankungen, Serumexanthem) spielen im Säuglingsalter praktisch keine Rolle. Andererseits können auch bei Säuglingen luischer Mütter die Serumreaktionen, jedenfalls zum Teil, negativ bleiben.

Bei der *Schwierigkeit der serologischen Diagnostik* ist es heute deshalb unbedingt notwendig, neben der üblichen Wassermannschen Reaktion (Wa.R.) auch noch Komplementbindungsreaktionen, wie die *Kahnsche Flockungsreaktion* und die *Meinicke-Klärungsreaktion* (MKR II) durchzuführen. Interessant ist, daß die für die Klärungsreaktion spezifischen Reagine offenbar nicht diaplacentar auf das Kind übertragen werden können, so daß ein positiver Ausfall der MKR II beim Neugeborenen geradezu beweisend für das Vorliegen einer Lues connata ist. Bei nicht oder nicht ausreichend behandelten Müttern mit Luesanamnese schließt das Fehlen der MKR-Reagine im Serum des Neugeborenen eine Lues nicht mit letzter Sicherheit aus. Serologische negative Ergebnisse bei Mutter und Kind sagen dann nichts über eine mögliche diaplacentare Infektion des Neugeborenen aus, wenn eine Infektion der Mutter bekannt oder wahrscheinlich ist [*1594*]. Bei unklaren Fällen empfiehlt sich eine quantitative Titerbestimmung der Antikörper, z. B. mit dem *Kardiolipintest*, oder, die heute sicherste, aber teuerste Luesreaktion, dem *Nelson-Test* (Troponemen-Immobilisierungstest).

3. Die Therapie

Therapeutisch gilt der Grundsatz, daß positive serologische Reaktionen bei klinischen Symptomen immer für Lues sprechen. Bei anscheinend gesunden Neugeborenen und Säuglingen wird beim Vorliegen einer mütterlichen Lues immer eine Sicherheitskur durchgeführt. Tritt die Frage nach der Notwendigkeit einer Behandlung erst nach dem 6. Lebensmonat auf, dann ist eine solche Kur bei negativen Seroreaktionen unnötig.

Die *prophylaktische Sicherheitskur* wird an der Kölner Universitäts-Kinderklinik nach dem Vorbild der Münchener Universitäts-Kinderklinik mit 100000 E/kg Körpergewicht/Tag wäßrigen Penicillins bei oraler Applikation über 10 Tage durchgeführt. Oehme [*1616*] verabfolgt für eine Präventivkur nur 800000 E/kg Körpergewicht orales Penicillin oder 400000 E/kg wäßriges Penicillin intramusculär pro Kur auf 2 Wochen verteilt. Die Gesamtmindestmenge beträgt dabei 1200000 E. Eine Verwendung von Depotpenicillin erfordert 600000 E/kg Körpergewicht/Kur [nach *1616*].

Auch bei der *Behandlung der manifesten Säuglingslues* hat sich die orale Applikation des wasserlöslichen Penicillins als sichere und ausreichende Behandlung bewährt [*1848*]. Sie wird an der Kölner Univ.-Kinderklinik statt 10 Tage 15 Tage in der gleichen Dosierungshöhe durchgeführt. Die jeweilige Tagesdosis wird auf 6—8 Einzelgaben verteilt. Eine zweite Kur ist dann nicht mehr erforderlich. Auch Oehme empfiehlt nur eine einmalige Kur, und zwar entweder mit 3stündlichen intramusculären Injektionen von wäßrigem Penicillin in einer Gesamtmenge von 400000 E/kg Körpergewicht/Kur in 2—3 Wochen verabfolgt oder bei der Verwendung von Depotpenicillin mit einmaliger Injektion/Tag von 600000 E/kg Körpergewicht/Kur, Mindestmenge der Kur dann 1800000 E. Bei oraler Applikation empfiehlt er 800000 E/kg Körpergewicht/Kur.

Zur Vermeidung einer *Herxheimerschen Reaktion* (akute Fieberschübe, plötzliche Verstärkung der syphilitischen Exantheme oder hämolytische Erscheinungen) ist es bei manifester Lues besser, in den ersten Behandlungstagen nur 2000—5000 E Penicillin zu geben, ein Verfahren, das zwar heftige Reaktionen nicht völlig ausschließt, aber zumindest bei starker Verseuchung des Organismus angewendet werden sollte. Eine zusätzliche Luestherapie mit Arsen oder Wismutpräparaten ist bei dieser Penicillinbehandlung heute nicht mehr notwendig, da alle luischen Zeichen schnell verschwinden und die serologischen Reaktionen meist nach 4—6 Monaten negativ werden. Sollte dies nicht der Fall sein, muß eine zweite oder dritte Penicillinkur durchgeführt werden. *Eine serologische Überwachung des Patienten ist während der ersten beiden Jahre notwendig*, um den Behandlungserfolg sicher beurteilen zu können. Bei schweren Fällen, vor allem wenn bereits ein pathologischer Liquorbefund besteht, ist die Behandlung so lange fortzusetzen, bis sich auch der Liquor normalisiert hat. Bei spätem Einsetzen der Erstbehandlung können die Serumreaktionen positiv bleiben. Solche Fälle sind besonders genau zu überwachen, um das Auftreten einer Neurolues oder einer Lues tarda zu erkennen.

Die *sicherste Prophylaxe* der Neugeborenenlues ist die ausreichende und frühzeitige Behandlung der mütterlichen Erkrankung während der Gravidität. Sie sollte mit einer Penicillinkur Ende des 3. Schwangerschaftsmonats beginnen und sich mit mehreren Kuren über die ganze Gravidität erstrecken. Bei ungenügender Vorbehandlung empfiehlt sich sogar eine Dauerbehandlung, unter Umständen mit zusätzlichen Salvarsan- oder Wismutgaben [*1267, 1512*].

Die *Prognose* der Neugeborenenlues hängt von der Schwere der Erkrankung des Kindes, damit also vom Erkrankungs- und Behandlungszustand der Mutter und vom Zeitpunkt des Einsetzens der Therapie beim Kind ab. Die Letalität ist in der Penicillinära auf 20—30% zurückgegangen, aber auch bei ausreichender Behandlung entwickeln sich unter den connatal luischen Säuglingen immer noch etwa 10% später nicht völlig ungestört [*1889*]. Es kann deshalb auch einmal bei der connatalen Lues notwendig sein, in den wenigen Fällen, bei denen sich die Penicillinkuren im 1. halben Jahr nicht als ausreichend erwiesen haben, die Penicillinbehandlung mit einer kombinierten Arsen-Wismut-Therapie zu unterstützen.

β) **Die Listeriose** (Granulomatosis infantiseptica)

Diese durch die grampositive, stäbchenförmige Listeria monocytogenes hervorgerufene, ursprünglich nur als seuchenhafte Erkrankung zahlreicher Tierarten bekannte Infektionskrankheit hat in den letzten Jahren dadurch an Bedeutung gewonnen, daß nicht nur beim Erwachsenen eine Reihe von bisher unklaren Krankheitsbildern mit ihr identifiziert werden konnten, sondern ihr septisch-pyämischer Verlauf infolge intrauteriner Infektion als eine typische Neugeborenen- und Frühgeborenenerkrankung bekannt wurde. Für diese miliar-septische Form ist, wie bei den verschiedenen Krankheitsbildern des Erwachsenen, die Reaktionsweise des Wirtsorganismus verantwortlich zu machen. Die unterschiedliche Häufigkeit connataler Listeriose hängt — abgesehen von epidemiologischen Verhältnissen — infolge der Schwierigkeit der Diagnose von der Intensität der Suche nach solchen Fällen ab. So wurde an der Univ.-Frauenklinik Leipzig 1953 unter über 3000 Geburten etwa 300mal der Verdacht geäußert und sechs positive Fälle, elf wahrscheinlich positive und drei zweifelhafte Fälle gefunden [*1121*].

Verdächtig sind Frühtotgeburten, Frühgeburten, Totgeburten zu normalen Terminen und normale Geborene mit folgenden Symptomen:

Leitsymptome. 1. Dyspnoe und Atemrhythmusstörungen bis zum Atemstillstand mit anfallsweiser oder ständiger Cyanose und schlechten Kreislaufverhältnissen.

2. Cerebrale Symptome, wie Krämpfe, motorische Unruhe, Opisthotonus, Benommenheit, Erbrechen mit pathologischem Liquorbefund in Form von trübem oder xanthochromem Liquor mit meist neutrophiler Pleocytose und gegebenenfalls grampositiven, stäbchenförmigen Listerien im Sediment.

3. Hepatosplenomegalie, und bei einem Teil der Fälle sehr charakteristische papulöse, roseoliforme, zum Teil hämorrhagische Exantheme, ähnlich den Veränderungen beim Waterhouse-Friderichsen-Syndrom an Stamm und Extremitäten, aber auch im Pharynx, Larynx und an den Tonsillen.

Fast beweisend für die Diagnose sind *knötchenförmige Efflorescenzen* durch Listeriengranulome *in der Haut* [*1486*, *1676*], die auch an allen inneren Organen auftreten und ein miliartuberkuloseähnliches Bild erzeugen (Pseudotuberkulose, Knötchenkrankheit). Man findet sie besonders häufig in Leber, Nebennieren und Milz, aber auch in den Lungen und im Verdauungstrakt. Weiter bestehen oft stark erhöhte Temperaturen und eine Leukocytose mit Linksverschiebung und einigen Monocyten, während die beim Tier hervortretende Monocytose beim Neugeborenen häufig fehlt.

Pathogenetisch handelt es sich um eine hämatogene Infektion in den letzten Graviditätswochen durch Placentaläsionen hindurch, da die unversehrte Placenta Listerien nicht eindringen läßt. Der Erwachsene scheint in der Regel eine hohe Widerstandsfähigkeit gegen diese Erkrankung zu besitzen, die während der Schwangerschaft offenbar absinkt und vor allem zu Manifestationen am Urogenitalsystem führt. Bei der Differentialdiagnose spielt deshalb auch die Anamnese der Mutter eine große Rolle, da fast immer im letzten Schwangerschaftsdrittel ein gestörtes Allgemeinbefinden im Sinne einer Erkältung oder Grippe, oft mit Durchfällen, und besonders häufig mit einer Cystopyelitis eruiert werden kann. Bei der meist verfrühten Entbindung ist das Fruchtwasser in typischer Weise schmutzig gefärbt und in Urin, Blut, Lochialsekret, Abrasiomaterial und in der Placenta lassen sich die Erreger nachweisen.

Differentialdiagnostisch sind Geburtstraumata, Sepsis anderer Genese, Meningitis, Lues connata und Blutgruppeninkompatibilitäten auszuschließen. Eine Verdachtsdiagnose kann durch Bakteriennachweis in Meconium und Urin und durch spezifische Agglutinations- und Präcipitationsreaktionen bestätigt werden [*1486*]. So weist manchmal bei Kindern mit ätiologisch ungeklärten frühkindlichen Hirnschäden ein hoher Listeriaagglutinationstiter und oft auch ein positiver Komplementbindungstiter auf eine solche Erkrankung als Ursache hin [*1727*].

Therapeutisch empfiehlt es sich, bereits in Verdachtsfällen bei der Mutter eine prophylaktische Behandlung in Form einer Kombination aus Sulfonamiden (Supronal, Elkosin, Euvernil) und Antibiotika, vor allem Tetracyclinpräparate, Aureomycin, Terramycin und Chloromycetin durchzuführen. Auch das Kind kann mit einer solch kombinierten Behandlung gerettet werden, jedoch ist die Letalität mit 40% heute noch sehr groß. Ohne Behandlung tritt der Tod meist zwischen dem 4. und 8. Lebenstag ein [*1610*].

γ) Die connatale Tuberkulose

Die außerordentlich seltene angeborene Tuberkulose setzt bei der kindlichen Infektion eine Tuberkulose der Placenta voraus. Erst dann geht sie entweder über die Nabelvene auf das Kind über, wobei sich dann der *Primärkomplex in der Leber* mit verkalkenden regionären Lymphknoten findet, oder der tuberkulöse Einbruch erfolgt in die Fruchtwasserhöhle, so daß es zur *Infektion der Haut* mit papulo-nekrotischen Efflorescenzen als Primärkomplex und einer dazugehörigen Lymphadenitis kommt, während eine Aspiration zu einer *miliaren käsigen Pneumonie* und das Verschlucken des infizierten Fruchtwassers zur *primären Darmtuberkulose* führen. Für alle diese Infektionswege sind bisher entsprechende Beobachtungen publiziert worden [*1451*, *1504*, *1665*, *1851*]. Oft treten die ersten Zeichen der spezifischen Erkrankung erst nach einem symptomfreien Intervall von 2—6 Wochen auf. Deshalb sind Kinder von Frauen mit florider Tuberkulose, vor allem mit Genitaltuberkulose, sofort nach der Geburt von der Mutter zu trennen, auf das genaueste zu überwachen und gegebenenfalls spezifisch mit Streptomycin und INH zu behandeln, womit eine Heilung auch der angeborenen Tuberkulose möglich ist [*1665*]. Das klinische Bild gleicht im übrigen der Säuglingstuberkulose.

c) Infektionen durch Parasiten

Die Toxoplasmose

Das Toxoplasma Gondii führt beim Erwachsenen sehr selten zu einer akuten Erkrankung im Sinne einer fieberhaften Lymphdrüsentoxoplasmose mit Meningoencephalitis und Myokarditis, offenbar sehr viel häufiger aber zu inapperceptent, nur durch serologische Reaktionen oder Hauttest erkennbaren Infektionen. Bei frischen, vor oder während der Gravidität erworbenen Infektionen kann allerdings im Rahmen einer Parasitämie die Placenta befallen werden. Von da aus dringen die Erreger in den Blutkreislauf des Feten ein und siedeln sich in den verschiedensten Organen des Kindes an. Eine Embryopathia toxoplasmotica gibt es nicht.

Das klinische Bild der konnatalen Toxoplasmose (Erkrankungshäufigkeit 7‰ der Neugeborenen) zeigt entsprechend dem Zeitpunkt der Infektion charakteristische *Leitsymptome* (s. Tabelle 21):

1. Eine Meningoencephalomyelitis mit zunehmendem *Hydrocephalus*, xanthochromem Liquor mit Eiweißvermehrung und lymphocytärer Pleocytose bei niedrigem Liquorzuckerwert.
2. Intracerebrale herdförmige *Verkalkungen* in 60—90% der Fälle.
3. *Chorioretinitische Augenhintergrundsveränderungen* in Form von rundlichen gelblich-weißlichen atrophischen Herden der Aderhaut um die Maculagegend. Möglich sind auch persistierende Pupillarmembranen, Katarakte, eine akute Iridocyclitis sowie Mikrophthalmie und Opticusatrophie. Ein wichtiges Symptom ist das frühzeitige Auftreten eines starken Strabismus convergens.

Weitere Symptome sind unregelmäßige *Fieberperioden*, allgemeine Tonussteigerung der Muskulatur mit Krampfneigung, Nystagmus, Anisokorie und verzögerte Pupillarreaktion auf Lichteinfall. Auch ein *Icterus gravis* einschließlich des Hydrops universalis [*1738*] kann phänokopiert werden und spricht für die schwere viscerale Form, bei der sich die Leberschädigung oft durch starke Blutungsneigung, Hämatemesis und hämorrhagische Exantheme manifestiert. *Maculopapulöse Efflorescenzen*, vor allem an Hand- und Fußsohlen müssen ebenfalls an Toxoplasmose denken lassen. Viscerale Infektionen können neben Splenohepatomegalien auch Pneumonien und eine ulceröse *hämorrhagische Enterocolitis* toxoplasmotica erzeugen. Schließlich muß auch ein schwerer *Myokardschaden* beim Neugeborenen an eine akute konnatale Toxoplasmose denken lassen.

Neben der akuten und bisher trotz therapeutischer Bemühungen in wenigen Tagen bis Wochen zum Tode führenden Form existiert auch ein *protrahierter Verlauf*, der schließlich in eine chronische stationäre Phase mit schweren neurologischen Ausfallserscheinungen durch Hydrocephalie oder Mikrocephalie übergehen kann [*1583*]. Solche Formen mit vasomotorischen Störungen, Beeinträchtigungen der zentralen Wärmeregulation oder einer zunehmenden Somnolenz werden oft erst nach der Neugeborenenperiode im späteren Säuglingsalter entdeckt und machen große diagnostische Schwierigkeiten. Wenn die Kinder nicht während des protrahierten Verlaufes zugrunde gehen, entwickelt sich eine Defektheilung, die ein inaktives Stadium einleitet, das schon in den ersten Lebensmonaten beginnen kann und sich in typischer Weise durch chorioretinitische Herde, Gehirnverkalkungen und psychomotorische Entwicklungsbeeinträchtigungen manifestiert. Die Diagnose bei solchen „frühkindlichen Hirnschäden" wird häufig erst durch die Untersuchung des Augenhintergrundes oder den Nachweis von Kalkschatten gestellt.

Tabelle 21. *Stadien der konnatalen Toxoplasmose, abhängig vom Infektionstermin.* [Nach O. THALHAMMER, Univ.-Kinderklinik Wien, Arch. Kinderheilk. **162**, 105 (1960)]

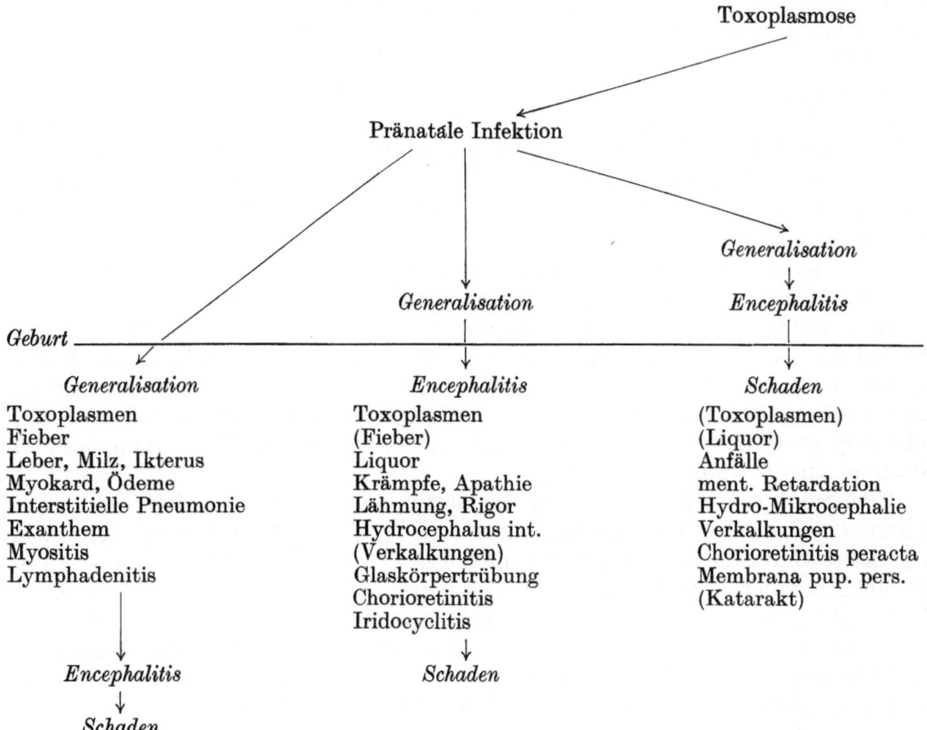

Bei der *Diagnose* spielen, neben dem *direkten Erregernachweis* im Liquor, Amnionflüssigkeit, Cervixschleim und Gewebe, der *Sabin-Feldman-Farbtest* und die *Komplementbindungsreaktion nach* WESTPHAL eine entscheidende Rolle. Dabei ist wichtig, daß der Sabin-Feldman-Test schon sehr kurzfristig nach der Infektion reagiert, so daß ein schnell ansteigender oder hoher Titerwert von diagnostischer Bedeutung ist, während die Komplementbindungsreaktion erst nach 3—4 Wochen positiv wird und im akuten Stadium anfänglich bei negativem Ausfall ohne Aussagewert ist. Nach SABIN darf bei fehlendem Erregernachweis die Diagnose nur dann gestellt werden, wenn neben den serologischen Reaktionen auch ophthalmoskopische, röntgenologische und klinische Befunde für die Diagnose sprechen. In vielen konnatalen Fällen ist ein hoher Feldman-Farbtesttiter im mütterlichen Serum oft die einzige Sicherung für die Verdachtsdiagnose, während ein positiver Test beim Kind die Folge einer diaplacentaren Übertragung von Antikörpern sein kann, die noch im ganzen 1. Lebenshalbjahr, auch bei fehlender Infektion des Neugeborenen, zu einem positiven Farbtest führt. Nur wenn der Titer in den ersten Lebensmonaten beim Kind noch ansteigt, kann er im Zusammenhang mit dem klinischen Bild als Beweis für die Diagnose genommen werden. Die eigene Beobachtung einer autoptisch gesicherten infantilen diffusen Sklerose, Typ Krabbe mit steigendem Sabin-Feldman-Farbtesttiter, aber sonst fehlenden Toxoplasmosesymptomen und fehlendem Erregernachweis, spricht für die Fragwürdigkeit der isoliert positiven Seroreaktionen bei der Diagnose einer Toxoplasmose [*1832*].

Differentialdiagnostisch sind auszuschließen: Virusembryopathieformen, Lues connata, die Cytomegalie, die Listeriose, die Histoplasmose, die Tuberkulose, die retrolentale Fibroplasie. Schließlich haben SABIN und FELDMAN 1949 noch das sog. *Sabin-Feldman-Syndrom* abgegrenzt, ein Krankheitsbild des Neugeborenen, das klinisch und pathologisch-anatomisch weitgehend der Toxoplasmose gleicht, bei dem aber der *Erregernachweis* auch anatomisch *nicht gelingt* und der *Farbstofftest immer negativ ausfällt oder nur sehr niedere Titerwerte* zeigt. Die Ätiologie dieses Krankheitsbildes ist noch unbekannt, seine Existenz aber für die Eltern bedeutungsvoll, weil *bei der angeborenen echten Toxoplasmose ein zweiter Fall bei der gleichen Mutter auch bei hohem mütterlichem Antikörpertiter nicht zu erwarten ist,* während beim Sabin-Feldman-Syndrom, bei der nicht toxoplasmotischen Ophthalmoencephalopathie, die Möglichkeit einer Wiederholung der Erkrankung in der weiteren Nachkommenschaft besteht [*1066*].

Die *Therapie* wird heute beim Säugling kombiniert mit einer Aureomycin-Supronal- bzw. Daraprim-Supronal-Kur durchgeführt (Daraprim 4mal $^1/_4$ Tablette à 25 mg 5 Tage lang und Supronal 0,5 g/kg/Tag vom 4.—24. Tag und 20—40 mg Tetracyclin/kg/Tag vom 22.—28. Tag). Auch Sulfadiazin, Sulfapyridin und Sulfathiazol oder die Sulfone Promin und Diazon sind in hohen Dosen schon therapeutisch versucht worden. Die Behandlungsergebnisse sind schwierig zu objektivieren und bisher gelang es nur, die Krankheit in ein latentes Stadium zu überführen.

Eine *prophylaktische Behandlung* der Mutter empfiehlt sich *nur im sicher akuten Stadium.* Dabei besteht die Kur in 8—10 Tage langer Dosierung von 2mal 1 Tablette Daraprim à 25 mg, und vom 3. Tag an Supronal 0,3 kg/Tag, insgesamt 40—60 g möglichst im 1.—4. Graviditätsmonat. Zu erwähnen ist, was auch für die Säuglingsbehandlung gilt, daß Daraprim reversible Schädigungen der Hämatopoese, wie Leukopenie, Agranulocytose, Panhämocytopenie, toxische Exantheme und Blutungen erzeugen kann, da es chemisch mit den Folsäureantagonisten verwandt ist [*1469*]. *Befindet sich die Mutter im latenten Stadium einer Infektion, dann ist selbst bei hohem mütterlichem Sabin-Feldman-Titer eine Infektion des zu erwartenden Kindes nicht zu befürchten,* vor allem, wenn bereits vorher schon einmal ein toxoplasmotisches Kind geboren wurde.

Als einzig wirksames *Prophylaktikum* kann nur die Vermeidung eines engen Kontakts mit etwa infizierten Haustieren, wie Hunden, Schweinen und Schafen empfohlen werden.

d) Blutgruppeninkompatibilitäten

(Morbus haemolyticus neonatorum)

1. Pathogenese

Die Ursache dieser Erkrankung liegt in einer Sensibilisierung der Mutter als Folge des Übertritts kindlicher Erythrocyten in den mütterlichen Kreislauf während der Schwangerschaft, vor allem gegen den 1940 von LANDSTEINER und WIENER [*1502*] entdeckten Rh-Faktor, also gegen jenes sehr kompliziert zusammengesetzte Antigen, das nicht nur im Blut der Rhesusaffen, sondern auch in den Erythrocyten bei 85% der weißen Bevölkerung enthalten ist.

Die Eigenschaften A, B, 0, M. N. P und p treten schon 45 Tage, das Rh-Agglutinogen 56 Tage nach der Konzeption in den Erythrocyten auf [*1154*]. Die Isoagglutinine (Anti-A $=\alpha$, Anti-B $=\beta$) sind nur bei 50% aller Neugeborenen nachweisbar, aber sie stammen dann von der Mutter [*1862*]. Sie passieren die Placenta leichter als die Anti-Rh-Agglutinine und schwerer als die Konglutinine gegen Rh [*1906*]. Das Rh-Antigen besteht aus sechs Grundantigenen, die durch drei allele Genpaare vererbt werden und die durch entsprechende Testseren nachgewiesen werden können. Normalerweise verwendet man bei der Analyse die Testseren Anti-D, Anti-C, Anti-E und Anti-c. Läßt sich damit das Antigen D, C und E einzeln oder kombiniert nachweisen, dann ist der Träger Rh-positiv, während die rh-negativen Individuen die Eigenschaften c, d und e besitzen. Das Anti-D-Serum oder Rh-0-Serum wird als wichtigstes Serum Standardserum genannt.

Für die Pathogenese besitzen die von der Mutter gebildeten inkompletten, blockierenden, univalenten Antikörper (Glutinine), die im Gegensatz zu den Agglutininen (bivalente komplette Antikörper) die Placenta leicht passieren, die größte Bedeutung. Sie bringen die Erythrocyten des Kindes nach Blockierung ihrer Receptoren mit Hilfe des sog. X-Proteins (Konglutinins) zur Agglutination und damit zur Hämolyse. Sie lassen sich mit Hilfe des Coombstests nachweisen. In seltenen Fällen können auch Leukocytenagglutinine transplacentar übertreten und 3 Monate lang im Kind nachweisbar bleiben. Sie führen beim Neugeborenen zu einer Leukopenie mit vorübergehendem Schwund der Segmentkernigen [*1374*].

Der Rh-Faktor wird dominant vererbt. Dabei fällt bei der Betrachtung der *Häufigkeit der Erythroblastose* des Neugeborenen die Diskrepanz zwischen der berechneten und damit der zu erwartenden Häufigkeit und der tatsächlich beobachteten Anzahl der Fälle auf. Da etwa 6% aller Ehemänner homozygot Rh-Rh, 8% heterozygot Rh-rh, und etwa 17% aller verheirateten Frauen rh-rh sind, und da von diesen rh-negativen Frauen etwa 14% Rh-Männer geheiratet haben, muß man annehmen, daß in etwa 10% aller Geburten eine Kombination Mutter rh-rh, Kind Rh-rh auftritt [*1579*]. Selbst wenn man einkalkuliert, daß etwa $^1/_3$ aller Schwangerschaften Erstlingsgraviditäten sind, müßten dabei auf 200 Geburten etwa 12—14 Neugeborenenerkrankungen beobachtet werden. Tatsächlich aber tritt nur etwa 1 Fall auf 200 Geburten auf.

Man hat dafür einmal eine unterschiedliche Sensibilisierbarkeit der rh-rh-Frauen [*1863*], dann eine unterschiedlich große antigene Kraft der Rh-Blutkörperchen des Kindes [*1186*] ursächlich angeschuldigt. Schließlich wurde auch an eine mögliche Konkurrenz zum Blutgruppen A-B-0-System gedacht in dem Sinne, daß bei unterschiedlicher A-B-0-Gruppe zwischen Mutter und Kind die Gefahr einer Rh-Sensibilisierung der Mutter geringer ist [*1487*]. Die Ursache dafür liegt vielleicht in der Tatsache, daß bei bestehender A-B-0-Inkompatibilität die in den mütterlichen Kreislauf gelangenden kindlichen Erythrocyten sofort zerstört werden, so daß die Rh-Antigene nicht sensibilisierend wirksam werden können [*1777*]. Außerdem muß wohl noch eine unterschiedliche Permeabilität der Placenta für die mütterlichen Antikörper bestehen, da auch bei hohem mütterlichem Antikörpertiter ungeschädigte Kinder zur Welt kommen können [*1065*]. Die Placentadurchlässigkeit hängt nicht allein vom Molekulargewicht der A.K. ab. Sie ist aber sicher insofern von Einfluß, als die kompletten (agglutinierenden) A.K. mit einem Molekulargewicht von etwa 500000 nur wenig ins fetale Blut übertreten, aber die inkompletten Konglutinine mit einem Molekulargewicht von 170000 im mütterlichen und kindlichen Blut meist denselben Titer besitzen. Unterschiedliche Schweregrade eines Morbus haemolyticus neonatorum bei Zwillingen führt man ebenfalls auf das verschiedene Verhalten der zu dem betreffenden Kind gehörigen Placentaabschnitte zurück.

2. Klinisches Bild

Die typische Symptomentrias: *Icterus gravis*, *Anämie* und *Erythroblastose* ist klinisch schwer zu übersehen. Der *Icterus gravis* als häufigste Form manifestiert sich entweder schon bei der Geburt durch eine gelbe Verfärbung des Kindes einschließlich der Nabelschnur, Käseschmiere und Amnionflüssigkeit oder der Ikterus tritt in den ersten Lebenstagen auf und entwickelt sich schnell zu großer Intensität. Die zunehmende *Milz-* und *Leberschwellung* sowie petechiale bis flächenhafte *Haut-* und *Schleimhautblutungen*, als Zeichen einer erhöhten Capillarfragilität, verstärken den Verdacht, der durch den Nachweis der Anämie und Erythroblastose im Blutbild und der Antikörper bei Mutter und Kind zu bestätigen ist. Leider kann die *Anämie* oft nur geringfügig oder durch Bluteindickung nicht diagnostizierbar sein und die Erythroblastämie fehlen. Auch das Nichtauftreten einer Gelbsucht oder ihre geringe Ausbildung spricht nicht ohne weiteres gegen eine schwere Form dieser Krankheit, da bei besonders schnellem Blutzerfall die Gelbsucht gering sein kann oder spät einsetzt. Bei schwereren Fällen beobachtet man häufig leichte Grade von *Ödemen* bis sie in ausgeprägter Weise dann bei der schwersten Form dieses Krankheitsbildes als *Hydrops congenitus* an Kind und Placenta zu beobachten sind.

Der Schwere nach kann man die fetale Erythroblastose in 4 Gruppen einordnen [*1647*]:

1. Gesunde, *nicht behandlungsbedürftige Neugeborene trotz positivem Coombstest* beim Kind und ansteigendem Antikörpertiter während der Schwangerschaft bei der Mutter.

2. Serologische Zeichen wie in Gruppe 1. *Hämoglobin im Nabelschnurblut über 13 g-%* neben Blässe, Milzvergrößerung und Erythroblastose bereits bei der Geburt, aber die *Gelbsucht* tritt *erst in den ersten 24 Std* auf und *verstärkt sich nur langsam.* Die Anämie bleibt gering, das Allgemeinbefinden des Kindes ist gut. Eine Behandlung mit einer einfachen Bluttransfusion wenige Tage nach der Geburt ist dabei ausreichend.

3. Mittelschwere Erkrankungen erkennt man an einem *Hämoglobinwert von 11—13,5 g-%* im Nabelschnurblut bei Leber- und Milzvergrößerung und starker *Erythroblastose.* Auch die Gelbsucht steigt dann schnell auf hohe Werte an und Anämie, Ödeme und Purpura treten auf. Hier ist eine sofortige Austauschtransfusion indiziert.

4. Bei schweren Erkrankungen findet sich ein *Hämoglobinwert bei der Geburt unter 11 g-%*, Leber und Milz sind sehr stark vergrößert und das Kind ist sehr blaß, vielleicht etwas cyanotisch und unruhig. Die Erythroblastose ist ausgeprägt, die Thrombocyten sind gleichzeitig vermindert. Atmung und Kreislauf sind noch befriedigend, aber wenn die Hämoglobinwerte unter 9 g-% abfallen, tritt zusätzlich noch eine anämisch bedingte Kreislauf- und Atembelastung im Sinne einer Dyspnoe ein. Nicht selten, vor allem bei noch fehlender Gelbsucht, wird dabei fälschlicherweise an eine Aspiration oder geburtstraumatisch bedingte Asphyxie gedacht. Diese Kinder sind nur durch eine sofortige Austauschtransfusion, und auch dann nur mit Mühe, am Leben zu erhalten, weil eine schwere Hypoxydose durch einen besonders heftigen Blutzerfall zu einer allgemeinen Organschädigung geführt hat, bei der ein therapieresistentes Herzversagen allzu leicht auftreten kann.

Neben der sich entwickelnden hämolytischen Anämie und der reaktiven Hyperplasie des gesamten extramedullären erythropoetischen Gewebes, die zu Blutbildungsherden in fast allen Organen, vor allem aber zu einer enormen Hepatomegalie führt, ist die durch die Antikörpereinwirkung bedingte *Capillarschädigung* für die Pathogenese des Krankheitsbildes von großer Bedeutung, die sich am deutlichsten beim Hydrops placentae und bei der Ödemneigung des Kindes manifestiert. Sie stellt auch die Ursache für den immer vorhandenen, mehr oder weniger großen Leber- und Hirnschaden dar [*1904*]. Die Hypertrophie der Blutbildungsherde ist eine Folge der beim Icterus gravis nachgewiesenen erhöhten Aktivität der Erythropoetine [*1045*], obwohl die mütterlichen Antikörper auch die Markaktivität beim Kind vermindern. Sie sind die Ursache der typischen Spätanämisierung, da sie noch 4 Wochen nach einem Blutaustausch in hohem Titer beim Kind nachweisbar sind [*1293, 1301*]. Auch wird offenbar durch eine direkte antikörperbedingte Zellschädigung die Reifung der Leber gehemmt, so daß die normalerweise beim Neugeborenen nur kurzfristige Leistungsschwäche der Leber anhält und in schweren Fällen als Zeichen einer sicheren Leberschädigung das gleiche Aminosäuremuster im Urin auftreten kann wie bei Lebererkrankungen Erwachsener [*1603*].

Obwohl die Hämolyse als Folge der Antigen-Antikörperreaktion schon in den letzten Wochen des intrauterinen Lebens beginnt, wie sich an der oft starken

Hämosiderinspeicherung in Leber und Milz schon bei der Geburt nachweisen läßt [*1904*], setzt der eigentlich *deletäre Bilirubinanstieg* im Blut *erst nach der Geburt* ein, wohl infolge des plötzlichen Ausfalls der Placenta als Ausscheidungsorgan für Bilirubin. Dabei ist sowohl das direkte, als auch das indirekt nachweisbare Bilirubin vermehrt, wobei eine Trennung der beiden Farbstoffe nicht von prognostischer Bedeutung ist. Die Bestimmung des Gesamtbilirubins aber ist deshalb wichtig, weil *bei einem Anstieg des Blutbilirubins über 18—20 mg-% der Kernikterus* droht.

So kommt es beim unbehandelten Icterus gravis *meist am 3. Tag*, aber auch schon früher, zu *zentralen Symptomen*, wie Trinkschwäche, Adynamie, Somnolenz, schrilles Aufschreien, Opisthotonus, Reflexanomalien, Rigidität, Krampfneigung, Anfällen von Dyspnoe, Cyanose und Krämpfen. Je früher diese Symptome zu beobachten sind, um so schlechter ist die prognostische Aussicht. Häufig kommt es schon in den ersten 6 Tagen zum Tod durch zentrale Atemlähmung. Bei den Überlebenden aber stellen sich rasch schwere Schädigungen, besonders im extrapyramidalen System in Form von Choreaathetosen, Athetose double oder der Försterschen atonischen Diplegie ein.

Als *Frühzeichen* hat WILLI das *Symptom der untergehenden Sonne* beschrieben, also jene auf raschen Lagewechsel einsetzende Augenstellung, bei der die Iris zum Teil hinter dem unteren Augenlid verschwindet. Als Ursache dieses Symptoms wird ein gestörter Einfluß des extrapyramidalen Systems auf die Haltungs- und Stellreflexe des Auges angenommen. Das Symptom wird vom 3. Lebenstag an nachweisbar und bleibt meist bis zum 6. Lebensmonat bestehen.

In manchen Fällen kann der *Kernikterus* auch *fast symptomlos* verlaufen, während andererseits die Möglichkeit besteht, daß alle die geschilderten Symptome nach einer oder mehreren Austauschtransfusionen verschwinden und sich ein normales Kind entwickelt.

Die *pathologischen Veränderungen im Gehirn* spielen sich vorwiegend in den basalen Kerngebieten der Stammganglien, des Ammonshorns und des verlängerten Marks ab, wobei vorwiegend das unkonjugierte (indirekt nachweisbare) Bilirubin im Liquor auftritt [*1782*]. Die *Pathogenese des Kernikterus* selbst ist noch nicht völlig geklärt. Bilirubin kann in hoher Konzentration die oxydative Phosphorylierung und damit die Zellatmung hemmen, es wirkt also auf den Zellstoffwechsel toxisch [*1249, 1492*]. Ein wesentlicher Faktor ist aber auch, daß die Neugeborenenleber nur in sehr beschränktem Umfang, und bei *vorangegangener Leberschädigung* (durch Geburtstrauma, Blutgruppeninkompatibilität) noch weniger, imstande ist, das anhepatische (indirekt nachweisbare) Bilirubin durch Paarung an Glucuronsäure wasserlöslich zu machen. Dieses anhepatische Bilirubin ist ausgesprochen lipoidlöslich und besitzt damit eine große Affinität zu den lipoidreichen Ganglien und Gliazellen der Großhirnkerne. Auch die Vermehrung des *Blutammoniaks*, das von der geschädigten Leber nicht mehr genügend entgiftet wird, trägt zur Gehirnschädigung bei. Steigt seine Konzentration an, dann wird die Atmung infolge Störung der oxydativen Vorgänge im Gehirn beeinträchtigt, so daß wiederum eine verstärkte Bilirubineinwirkung möglich ist. So wirkt auch auf diesem Wege die beim Icterus gravis bestehende Leberinsuffizienz im Sinne einer Verstärkung, vielleicht sogar erst einer Ermöglichung des Kernikterus [*1320*], denn die Permeabilität jeder Nervenzelle hängt von ihrem Energiestoffwechsel ab. Solange dieser intakt ist, kann das Bilirubin kaum in die Zelle eindringen.

So ist die Entstehung des Kernikterus sehr komplexer Natur, bei der neben der Hyperbilirubinämie, der gestörten Leberfunktion, der bestehenden Capillarschädigung auch die Durchlässigkeit der Blut-Liquorschranke, ja selbst das Blut-p_H und der Serumeiweißspiegel von entscheidender Bedeutung ist, weil bei p_H 7,4 praktisch das gesamte Bilirubin an Albumin gebunden ist, wobei 1 Mol Albumin 2 Mol Bilirubin binden. So kann es z. B. beim Frühgeborenen infolge der üblichen Hypoproteinämie mit Hypalbuminämie auch bei relativ niederem Blutbilirubinspiegel zu einem Kernikterus kommen [*1614*].

Die *Ursache des Frühtodes* innerhalb der ersten 24 Std nach der Geburt liegt sicher nicht im Kernikterus, sondern in einer *schweren diffusen Herzmuskelschädigung* im Sinne einer hydropischen Degeneration [*1206*]. Die lebendgeborenen hydropischen Kinder dagegen sind erst sekundär durch eine Herzschwäche, primär aber durch ein rasch entstehendes Lungenödem bedroht, da die bei diesen Fällen durch kompensatorische Erythropoese monströse Hypertrophie der Leber eine starke Kreislaufbelastung darstellt, die sich auch in der Ascitesbildung und im cellulären und interstitiellen Ödem bemerkbar macht. Auf diese Weise entsteht ein beträchtlicher venöser Überdruck, der beim Durchtrennen der Nabelschnur zu einem heftigen und diagnostisch wichtigen Heraussprudeln venösen Blutes führt. Durch einen kräftigen Aderlaß verschwindet das Lungenödem, und die sofort sich anschließende Austauschtransfusion sollte dann mit Erythrocytenkonzentrat durchgeführt werden ([*1194*] s. auch unten).

3. Diagnose

Die Diagnose stützt sich in erster Linie auf die klinischen Zeichen, wie Anämie, Ikterus, Erythroblastose sowie Hepatosplenomegalie. Eine wichtige und einfache Hilfe ist bei der Erkennung die tägliche genaue Inspektion des Kindes bei guten Lichtverhältnissen, wobei mit einem Glasspatel die Haut blaß zu machen ist. Wichtige Hinweissymptome aber sind auch: im Nabelschnurblut Hämoglobinwerte unter 13,5 g-%, Bilirubinwerte über 3 mg-% (normal durchschnittlich 1,68 mg-%) und ein positiver Coombstest. In solchen Fällen ist sofort eine Austauschtransfusion durchzuführen, vor allem wenn der Bilirubinwert in den nächsten Stunden noch weiter ansteigt und sich womöglich der kritischen Grenze von 18—20 mg-% nähert. Aus der Anzahl der Erythroblasten im Blut ist die Diagnose schlecht zu stellen, da auch bei anoxämischen Schädigungen, bei Blutverlust, bei Übertragung und bei Kindern diabetischer Mütter die Anzahl der Erythroblasten bis auf 120% der Leukocyten erhöht sein kann.

In jedem Verdachtsfall muß die serologische Sicherung der Diagnose angestrebt werden, vor allem, da nicht nur Rh-Untergruppensensibilisierungen vorliegen können, sondern auch eine A-B-0-Inkompatibilität, zu deren Erkennung die Identifizierung der Antikörper im kindlichen Blut notwendig ist. Von großer diagnostischer Bedeutung ist der *Coombstest* zum Nachweis der Glutinine (Antiglobulintest).

Der positive Coombstest als Nachweis von univalenten blockierenden (inkompletten) Antikörpern an den Erythrocyten spricht beim Neugeborenen für eine Rh-Inkompatibilität. Selten, etwa in 10% der Fälle, kann er auch bei einer A-B-0-Inkompatibilität positiv ausfallen.

Sein Prinzip besteht darin, daß die blockierenden, inkompletten A.K., die als einzige die Placenta leicht passieren können, an Serumeiweißkörper der γ-Globulinfraktion gebunden sind, so daß das Blutserum eines gegen menschliche γ-Globuline sensibilisierten Kaninchens (Coombstestserum) mit den von blockierenden Antikörpern besetzten Erythrocyten im Sinne einer Agglutination reagieren. In Wirklichkeit handelt es sich um eine Präcipitation des zum A.K. gehörigen γ-Globulinproteins der Erythrocytenoberfläche. Kommt es bei diesem Test zu einer Agglutination, dann spricht man vom positiven direkten Coombstest und hat blockierende Antikörper an den Erythrocyten nachgewiesen.

Der *indirekte Coombstest* dient zum Nachweis von univalenten (inkompletten) blockierenden Antikörpern im Serum. Dabei werden die noch nicht mit blockierenden A.K. beladenen Rh-positiven Test-Erythrocyten im zu prüfenden Serum inkubiert, wobei ihre Receptoren mit eventuell vorhandenen blockierenden A.K. beladen werden. Abschließend wird mit dem Coombstestserum an den inzwischen mehrfach gewaschenen Testerythrocyten die eingetretene Besetzung der Receptoren mit A.K. nachgewiesen. Kommt es zur Agglutination, spricht man von positivem indirektem Coombstest und hat blockierende A.K. im Serum des Kindes nachgewiesen.

Beim Erwachsenen bedeutet ein positiver Coombstest nur den Nachweis von A.K. an der Erythrocytenoberfläche, wie sie auch bei Viruserkrankungen, Sensibilisierungen bei Lues, bei manchen Lebererkrankungen und bestimmten Blutkrankheiten (hämolytische Anämieformen, Thrombocytopenien) sowie beim rheumatischen Fieber auftreten können. Beim Neugeborenen spricht der positive direkte Coombstest für eine Rh-Inkompatibilität, während der negative direkte Coombstest dagegen spricht.

Die inkompletten Antikörper werden im mütterlichen und kindlichen Serum in einer Verdünnungsreihe mit kolloidalen Lösungen, wie Albumin, Dextran, Serum, Plasma, Polyvinylpyrrolidon oder Gelatine in ihrer Titerhöhe bestimmt. Um eine notwendige Frühbehandlung des Kindes zu ermöglichen, ist es wichtig, schon während der Schwangerschaft rh-negative Schwangere auf Rh-Antikörper zu untersuchen. Wenn der Titer höher als 1024 liegt oder ein schneller Anstieg der Antikörperkonzentration zu beobachten ist, wird die Prognose in bezug auf ein ungeschädigtes Kind ungünstig. Schon im Nabelschnurblut sollte dann der Coombstest durchgeführt werden. Bei Sicherung der Diagnose ist eine Austauschtransfusion sofort anzuschließen. Bei negativem direktem Coombstest ist noch eine Blutgruppeninkompatibilität zwischen der mütterlichen Blutgruppe 0 und der Blutgruppe A oder B des Kindes möglich. In solchen Fällen hat sich der Test von Munk-Andersen bewährt, bei dem das Konglutinationsmilieu eine Lösung von 5% Dextran, 1,3% NaCl und 25—50% A-B-Serum ist [*1194*].

4. *Die A-B-0-Inkompatibilität*

Neben dem Icterus gravis durch Rh-Inkompatibilität gewinnt die A-B-0-Unverträglichkeit immer mehr an Interesse. Ihre Diagnose macht größere Schwierigkeiten, da Isoagglutinine des A-B-0-Systems normalerweise im mütterlichen Serum vorkommen und ihre bei heterospezifischen Schwangerschaften häufig vorkommende Konzentrationssteigerung durch das A- und B-Antigen der kindlichen Erythrocyten für das Kind nicht sehr wichtig ist, weil sie wegen ihrer Größe die Placenta kaum passieren können. Man muß also versuchen, durch Feststellung qualitativer Veränderungen der mütterlichen A- bzw. B-Antikörper nach Ausschluß einer Sensibilisierung in den übrigen Blutfaktorensystemen die Diagnose zu klären.

Bei der Feststellung unterschiedlicher Titerhöhen der A-B-Antikörper im mütterlichen Serum kommt es vor allem auf die inkompletten, blockierenden Antikörper an, die sich allerdings erst nach Inaktivierung der kompletten Isoagglutinine durch Absorption bzw. Wärmeeinwirkung oder durch die Verwertung des für beide Antikörperarten unterschiedlichen termischen Reaktionsoptimums messen lassen. Die inkompletten Antikörper sind gegen Erhitzen auf 73° resistent. Die günstigste Temperatur zur Titrierung liegt für reguläre Antikörper bei + 4°, für Immunantikörper bei 37°.

Da es erst nach der Geburt zu einem deutlichen Titeranstieg im mütterlichen Serum kommt, ist die Sensibilisierung während der Schwangerschaft nur selten zu diagnostizieren. Im Nabelschnurblut allerdings und im kindlichen Serum lassen sich inkomplette, blockierende Anti-A- oder Anti-B-Antikörper, die auf den direkten Coombstest gewöhnlich nicht ansprechen, mit Trypsin oder Papain vorbehandelten Erythrocyten fast immer nachweisen. Wichtig ist, daß im Nabelschnurblut durch kleine Mengen der Whartonschen Sulze falsche Agglutinationen auftreten können, die durch Zusatz von 0,05 ml einer Hyaluronidaselösung zu verhindern sind [*1270*].

In der Regel (98%) haben die Mütter die Blutgruppe 0, die Kinder die Blutgruppe A. Warum soviel seltener eine Sensibilisierung gegen B eintritt, ist noch nicht geklärt [*1785*]. Die unverträgliche Kombination A-B-0 zwischen Mutter und Kind ist mit 20—25% häufiger als die d-D-Inkompatibilität mit etwa 10%. Trotzdem kommt es sehr viel seltener zu schweren Krankheitssymptomen als bei der Rh-Unverträglichkeit. Während sich das Verhältnis der unverträglichen

Tabelle 22. *Differentialdiagnose der Gelbsucht im Neugeborenenalter*

Diagnose	Beginn/Tag	Blutbilirubin	Dauer	Leber, Milz	Urin	Weitere Symptome
Icterus neonatorum	2.—3. Tag	<10 mg-% indirekt	7 Tage	L.: ∅ M.: ∅	Ubg (+) Bil ∅	
Belastungsikterus	2.—3. Tag	selten > als 10 mg-% wenig direkt	bis 4 Wochen	(+) ∅	Ubg + Bil (+)	Nach schwerer Geburt, Nephropathie der Mutter, Frühgeborene
Morbus haemolyticus neonatorum	1.—4. Tag	>10 mg-% meist indirekt		+ +	Ubg (+) Bil +	Kind rh-negativ, Coombs direkt positiv, AB0-Inkompatibilität, Normoblasten > 10%, Anämie, Ödeme, Petechien, Blutungen
Syndrom der eingedickten Galle	ab 6. Tag	>10 mg-% meist direkt	wechselnd	+ (+)	Ubg ∅ Bil ++	Wechselnd entfärbte Stühle, gelbgrünes Hautcolorit
Gallenwegsatresie	ab 6. Tag	>10 mg-% meist direkt	zunehmend	++ (+)	Ubg ∅ Bil +++	Gleichbleibend entfärbte Stühle, grüngelber Ikterus der Haut
Familiärer Ikterus (Sphärocytose)	unbestimmt	< 10 mg-% meist indirekt	krisenhaft	∅ ++	Ubg (+) Bil ∅	Sphärocytose, Resistenzerniedrigung, Anämie, Reticulocytose, Anamnese der Vorfahren
Hepatitis	unbestimmt	beide Arten vermehrt		+ +	Ubg ++	Anamnese der Mutter, Leberfunktionsproben (+)
Sepsis	unbestimmt	beide Arten vermehrt		+ +	Ubg + Bil (+)	Anämie, Leukocytose, Blutkultur positiv
Lues	bis 3. Monat	beide Arten vermehrt		++ +	Ubg + Bil +	Anämie, Normoblastose. Serologische Reaktionen bei Mutter und Kind positiv
Toxoplasmose	1.—6. Tag	beide Arten vermehrt		∅ ∅	Ubg (+) Bil ∅	Fieber, xanthochromer Liquor, Hautveränderungen
Listeriose	1.—6. Tag	beide Arten vermehrt		+ +	Ubg (+) Bil ∅	Hautveränderungen, Krämpfe, xanthochromer Liquor
Cytomegalie	1.—6. Tag	beide Arten		+ +	Ubg (+) Bil ∅	Normoblastose, Anämie Purpura
Galaktosämie	2.—3. Tag	direkt		++ ∅	Ubg (+) Bil ∅	Glykosurie (Galaktose) Erbrechen

Schwangerschaften im A-B-0-System zu den unverträglichen Schwangerschaften im Rh-System wie 5:1 verhält, liegt das Verhältnis der schweren Fälle, die einen Austausch verlangen in beiden Gruppen umgekehrt, also 1:5. Auch die bei der Rh-Inkompatibilität schwerwiegende Vorsensibilisierung durch Bluttransfusionen bei der Mutter spielen in der A-B-0-Unverträglichkeit eine geringe Rolle. Wichtig ist die Tatsache, daß bei Diabetikerinnen, wenn eine A-B-0-Inkompatibilität besteht, fast regelmäßig mit einem Ikterus des Neugeborenen zu rechnen ist [*1899*]. Interessant ist auch die Tatsache, daß etwa 50% aller Fälle bei der A-B-0-Unverträglichkeit erstgeborene Kinder sind, während bei d-D weniger als 10%.

Im *klinischen Bild* ist die Anämie meist gering oder fehlt ganz, die Gelbsucht tritt ebenfalls früh auf, aber in geringerer Intensität und häufig in Form des Icterus praecox et prolongatus. Kernikterusfälle werden selten beobachtet, ein Hydrops congenitus kommt praktisch nicht vor. Dagegen findet sich häufig eine Erythroblastose, allerdings mit Mikrosphärocytose (Kugelzellen) und nicht selten einer verminderten Erythrocytenresistenz.

5. *Die Differentialdiagnose* (s. Tabelle 22)

Bei einer schweren Anämie ohne Gelbsucht beim Neugeborenen muß auch an eine *Blutungsanämie* gedacht werden, z. B. bei einer beginnenden Melaena oder häufig durch okkulte Placentablutungen in den mütterlichen Kreislauf bedingt, die sich durch Erhöhung des fetalen Hämoglobinanteils im mütterlichen Blut leicht nachweisen lassen. Die Gefahr eines solchen Ereignisses besteht bei *vorzeitiger Placentalösung*, die den Anteil des kindlichen Blutes am Retroplacentarblut bis auf über 50% ansteigen lassen kann [*1082*]. In solchen Fällen kann sich die Anaemia neonatorum bis zum Exsanguinationsschock steigern und bedarf einer sofortigen Behandlung durch eine Bluttransfusion in die Nabelvene. Beim Vorliegen einer *Placenta praevia* muß an diese Komplikation beim Kind immer gedacht werden. Auch eine *Lues* oder eine *primäre Blutkrankheit*, wie angeborener hämolytischer Ikterus, Leukämie, aplastische Anämie (s. S. 378), müssen ausgeschlossen werden. Bei bestehender oder schnell zunehmender Gelbsucht kommen die Lues, die *Sepsis*, die *Toxoplasmose*, die *Listeriose*, die *Cytomegalie* und das *Verschlußikterussyndrom* (s. S. 229) in Frage. Differentialdiagnostisch hilfreich kann dabei die Bestimmung der Glutaminsäure-Oxalessigsäure-Transaminase und der Glutaminsäure-Brenztraubensäure-Transaminase sein, die beim Icterus gravis bis zur Höhe von 100 E nach WROBLEWSKI [*1478*] ansteigen, während beim Verschlußsyndrom zwar ein langsamerer, aber höherer Anstieg bis 700 E erfolgt. Bei der ebenfalls auszuschließenden *Hepatitis neonatorum* steigt die Fermentaktivität dagegen sehr schnell hoch an. Eine Bilirubinurie kann differentialdiagnostisch nicht verwertet werden, weil sie auch beim physiologischen Neugeborenen-Ikterus und bei allen anderen Gelbsuchtarten, nicht nur beim Okklusionsikterus, auftritt. Schließlich ist auch an den oft sehr intensiven *Icterus prolongatus des Frühgeborenen* infolge Leberunreife zu denken, sowie an die schwere Gelbsucht im Rahmen des *Belastungs-Ikterus* nach Geburtstrauma oder Anpassungsschwierigkeiten. Sehr häufig bestehen dann intrakranielle Blutungen oder pulmonale Störungen, wie Atelektasen, Aspirationen oder Infiltrationen. Über den Icterus prolongatus bei angeborenem Myxödem [*1104*] s. S. 434.

Selten ist die familiäre, *nichthämolytische acholurische Gelbsucht* (Gilbertsche Krankheit), die in der frühkindlichen Form schon im Neugeborenenalter mit einer schweren Gelbsucht bis zu 45 mg indirekt reagierenden Bilirubins auftreten und in wenigen Monaten unter den Zeichen des Kernikterus zum Tode führen kann [*1179*]. Bei diesen Patienten ist die Glucuronidbildungsfähigkeit sehr viel niedriger als normal, so daß sich also offenbar die Leber der Patienten wie bei Feten und noch kurzfristig bei Neugeborenen verhält, bei denen dieser Defekt auf einen Mangel an Glucuronsäuretransferase zurückgeführt werden muß [*1056*].

In all den differentialdiagnostisch genannten Fällen ist bei fehlender Blutgruppeninkompatibilität eine Austauschtransfusion angezeigt, wenn das Serumbilirubin über 18—20 mg-% ansteigt.

6. *Die Prognose*

Die Lebenserwartung des nicht oder ungenügend behandelten Morbus haemolyticus neonatorum ist schlecht. Früher bestand dabei eine Letalität bis zu 70%, wobei man als Todesursache in den ersten 24 Std eine schwere Herzmuskelschädigung, später den Kernikterus verantwortlich machen kann [*1206*]. Von den Überlebenden zeigten bis zu 30% neurologische Spätschäden als Folge des Kernikterus. Je nach Lage der primären Schädigungen treten dann entweder mehr athetotisch-choreatische Zustände in den Vordergrund infolge der Zerstörung im Globus pallidus und Striatum, oder spastische Lähmungen als Folge pyramidaler und extrapyramidaler Störungen beherrschen das Bild, wie beim Littleschen Syndrom. Ataxien und Gleichgewichtsstörungen sprechen vor allem für Schädigungen im Kleinhirn. Auch Hirnnervensymptome können auftreten. Die Intelligenzentwicklung bleibt mehr oder weniger stark zurück. Wenn keine motorischen Störungen auftreten, ist auch die Prognose der Intelligenzentwicklung günstiger zu stellen. Seltener treten Organschädigungen an anderen Stellen, wie Lebercirrhose oder bleibende Splenomegalie auf. Nach erfolgreichem Austausch stellt sich in der Regel eine normale Entwicklung des Kindes ein.

7. *Die Therapie*

Die Voraussetzung für therapeutische Erfolge ist eine möglichst frühzeitige Diagnose. Dazu wäre es notwendig, bei jeder Schwangeren den Rh-Typus zu erfassen, und bei rh-negativen Frauen in den ersten Monaten der Schwangerschaft und dann noch einmal in der 35.—36. Graviditätswoche den Antikörpertiter zu bestimmen. Bei einem Anstieg läßt sich eine Voraussage über die Krankheit des Kindes ableiten. Sind bereits Totgeburten bei der Rh-Unverträglichkeit vorausgegangen, dann bedeutet bereits ein Antikörpertiter von 1:64 ein Gefahrenzeichen. Mit 90% Sicherheit wird das nächste Kind vor der 40. Schwangerschaftswoche mit der gleichen Störung geboren werden. Sind bereits zwei Feten an Erythroblastose zugrunde gegangen, ist mit fast 100%iger Wahrscheinlichkeit mit einer Totgeburt zu rechnen [*1154b*]. Vor allem, wenn bereits ein Hydrops congenitus geboren wurde, ist die Möglichkeit, ein lebendes Kind nach der 40. Schwangerschaftswoche zu bekommen wie 1:10, da die meisten Kinder vorher schon absterben.

Die *Geburt* sollte grundsätzlich unter geringster Anaesthesie erfolgen, wobei eine Einleitung von der 37. Woche an, vor allem bei hohem Antikörpertiter oder bei sprunghaftem Anstieg und belastender Anamnese durch vorausgegangene geschädigte Kinder, zu diskutieren ist. Auch eine Schnittentbindung zwischen der 37. und 38. Woche kann dann indiziert sein [*1645*], wobei allerdings nicht vergessen werden darf, daß auch bei einem schnellen mütterlichen Antikörperanstieg ein gesundes Kind dann geboren werden kann, wenn es rh-negativ ist und es sich um eine unspezifische Reaktion der mütterlichen Antikörper handelt. Nach Möglichkeit sollte die Entbindung auf natürlichem Wege erfolgen [*1831*].

Ist das entbundene, Rh-verdächtige Kind schon schwerkrank, erübrigen sich die serologischen und hämatologischen Untersuchungen, sonst sind vor dem

Austausch Rh-Faktor, Hämoglobin, Bilirubinwert und Coombs-Test aus dem Nabelschnurblut zu bestimmen.

Für die *Austauschtransfusion* eignet sich am besten *Frischblut* mit Heparinzusatz. Dann entfällt die zu fürchtende Wirkung des Citratstabilisators und die mögliche Hyperkaliämie einer Konserve. Calciuminjektionen während des Austausches werden überflüssig, und mit einer Gabe von 25 mg Protaminlösung kann der Austausch abgeschlossen werden [*1642*]. Wenn nicht heparinisiertes Frischblut verwendet werden kann, verlangt der Verbrauch von *Citratblutkonserven* besondere Vorsichtsmaßnahmen zur Vermeidung von schwerwiegenden oder tödlichen Citratzwischenfällen [*1439*].

Bei der während einer Austauschtransfusion notwendigen Blutmenge und der Verwendung eines üblichen Stabilisators mit 0,5% Acid.-Citrat und 1,4% Natrium-Citrat (ACD-Stabilisator) und der üblichen Austauschgeschwindigkeit erhält dann ein Kind bis zu 540 mg Citrat/kg/Std, das fast völlig retiniert wird. Beim Erwachsenen ist bei einer Citratzufuhr von 260 mg/kg/Std bereits die toxische Grenze erreicht. Die Eliminierung des Citrats vollzieht sich vor allem in der Leber, dann auch in der Muskulatur durch Umsetzung in Glykogen. Nur in geringem Umfang beteiligt sich auch die Niere an der Eliminierung. Ein kleiner Teil des zugeführten Citrats kann auch durch Anstieg des Blutcalciums im kindlichen Serum neutralisiert werden.

Bei Neugeborenen, vor allem aber bei Frühgeborenen, die dieser Überschwemmung nicht ohne weiteres gewachsen sind, ist es deshalb notwendig, durch reichliche Calciumzufuhr diese Kompensationsmaßnahmen zu erleichtern. Bei der in der Universitäts-Kinderklinik Köln durchgeführten Methode [*1439*] wird jeweils nach 50 ml Citratblut 0,5 ml 10%iges Calciumgluconat durch den Venenkatheter gegeben. Dadurch sind Zwischenfälle, die sich mit steigendem Citratspiegel zuerst mit fibrillären Muskelzuckungen, dann Tachykardie, Extrasystolie, Dyspnoe, Herzarhythmie bis Herzstillstand und schließlich Atemstillstand manifestieren können, zu vermeiden. Außer bei Frühgeborenen ist die Gefahr einer Citratvergiftung bei geburtstraumatisch geschädigten und besonders leberinsuffizienten Kindern groß. Als Folge einer mit Citratblut durchgeführten Austauschtransfusion kann sich 2—7 Tage lang eine hartnäckige Hypocalciämie einstellen [*1439*]. Das *Spenderblut* muß mit der Blutgruppe des Kindes übereinstimmen und rh-negativ sein. *In den meisten Fällen* ist es auch ausreichend und am einfachsten, das Blut eines *0-rh-Spenders* mit niedrigem α- und β-Titer zu verwenden, da mit diesem Blut bei jeder Blutgruppe des Neugeborenen ausgetauscht werden kann.

Beim Vorliegen einer AB0-Inkompatibilität genügt es bei A-0-Konstellation A_2-Blut zum Austausch zu nehmen. Besitzt das Kind allerdings große Mengen freies Anti-A im Serum, wird man oft nicht die Verwendung von gewaschenen, in AB-Plasma, Serum- oder Albuminkonserve aufgeschwemmten 0-Erythrocyten umgehen können, um einen Fortgang der Hämolyse nach der Austauschtransfusion zu vermeiden.

Bei einer gleichzeitigen Differenz zwischen Mutter und Kind im Rh- und AB0-System kann auch eine A- oder B-Sensibilisierung der Mutter gegen die kindliche Blutgruppe und ein Übertritt von inkompletten Antikörpern in den kindlichen Kreislauf vorliegen [*1891*]. Um eine dadurch drohende Hämolyse des übertragenen Blutes zu vermeiden, ist es dann günstiger, einen Spender der AB0-Gruppe der Mutter zu nehmen, da die regulären Isoagglutinine α und β beim Neugeborenen noch fehlen. Die im kindlichen Kreislauf vorhandenen Isoagglutinine stammen von der Mutter und verlassen den kindlichen Kreislauf in den ersten Lebenswochen, wenn gleichzeitig die Produktion der kindlichen Isoagglutinine zunimmt, die in den letzten Wochen vor der Geburt beginnt. Die Konzentration der kindlichen Isoagglutinine wird erst Wochen nach der Geburt bedeutungsvoll [*1805*], besonders spät bei Frühgeborenen. In jedem Fall ist es notwendig, um sich vor

Störungen und Zwischenfällen zu schützen, nach der Bestimmung der verschiedenen Blutgruppen vor der Transfusion eine *halbe Kreuzprobe* durchzuführen, wobei geprüft werden muß, ob die Erythrocyten des Spenders nicht vom Serum des Kindes hämolysiert oder agglutiniert werden.

Die Technik der Austauschtransfusion [*1439*]: Unter aseptischen Kautelen (Operationsmantel, Handschuhe, Mundschutz) wird nach Vorbereitung des Kindes die Nabelschnur bis auf einen kurzen Rest abgetragen und ein vorher vorbereiteter Kunststoffkatheter 10—12 cm tief in die Nabelvene bis in die Vena cava caudalis vorgeschoben. Bewährt hat sich dafür z. B. die PVC-Magensonde der Fa. Braun, Melsungen, mit äußerer Weite von 2,1 mm mit stumpf verschlossener Spitze, in die vor Gebrauch zwei bis drei weitere Öffnungen am Vorderende der Sonde rechts und links eingeschnitten werden. Durch Einlegen in hochprozentigen Alkohol muß diese Sonde vorher noch zur Halbstarre gehärtet werden[1]. Die Nabelvene und auch der Ductus Arantii sind bis in die 2. Lebenswoche des Kindes meist noch durchgängig, so daß sich eine Venae sectio erübrigt. Falls dieser einfachste Weg nicht mehr möglich ist, wird die Venae sectio am besten an der Vena saphena magna im Trigonum scarpae durchgeführt und hier ein dünnerer Katheter (1,5 mm äußere Weite) etwa 15 cm in die Vena cava caudalis vorgeschoben. Bei Frühgeborenen mißlingt dies mitunter, so daß dann die Vena femoralis zu nehmen ist.

Zum Austausch selbst wird aus Gründen der Asepsis ein völlig geschlossenes System mit einem Dreiwegehahn direkt am äußeren Katheterende und je einer Rotandaspritze für Ein- und Ausfuhr hergestellt. Mit einem zweiten Dreiwegehahn ermöglicht man die laufende Calciumzufuhr.

Nach Katheterisierung der Nabelvene wird das gesamte kindliche Blut mit 200 IE Heparin/100 ml kindlichen Blutes ungerinnbar gemacht und die gleiche Menge der Citratkonserve zugesetzt. Bei Blutungsneigung des Kindes empfiehlt sich kein Heparinzusatz zum Konservenblut, dafür ist allerdings ein häufiges Durchspülen des Systems mit steriler Kochsalzlösung und ggf. während des Austausches ein Katheterwechsel notwendig, wenn es zu Gerinnungserscheinungen kommt.

Je nach Allgemeinzustand des Kindes beginnt man den Austausch mit einer möglichst großen Blutentnahme (bis zu 60 ml). Dann wird in Portionen von 10—30 ml entsprechend der Verfassung des Kindes ausgetauscht, je langsamer, um so mehr Bilirubin kann dabei aus dem Organismus entfernt werden, das während des Austausches noch aus dem Gewebe nachströmt. Die Gesamtaustauschmenge liegt zwischen 170 und 330 ml/kg Körpergewicht, optimal sind Austauschmengen von 185 ml und eine Transfusionsgeschwindigkeit von etwa 1,75 ml je kg/min. Jedenfalls soll der Austausch nicht weniger als $1^1/_2$—2 Std dauern, um eine Kreislaufüberlastung zu vermeiden und einen Teil des aus dem Gewebe nachströmenden Blutes schon mit zu erfassen. Zur Verbesserung der Bilirubineliminierung ist es günstig, die *Austauschtransfusion* in zwei oder drei Abschnitte zu *unterteilen*, die in einem Abstand von 2—3 Std durchgeführt werden, da dann der Ausgleich zwischen extra- und intravasalem Bilirubin erfolgt ist, und ein neues Bilirubinmaximum im Blut eintritt, das zwischen 65 und 95% des Ausgangswertes vor Beginn der Austauschtransfusion liegt [*1440*] und den vor dem Austausch bestehenden Spiegel gelegentlich sogar wieder überschreiten kann. Am Schluß des Austauschs sollen etwa 30—60 ml mehr infundiert worden sein als entfernt wurden. Nach Abschluß der Austauschtransfusion bleibt der Katheter mit Ringerlösung gefüllt liegen, wird abgeklemmt und dient den weiteren Entnahmen von Blutproben zur Bilirubinbestimmung. Falls in der Folgezeit der Bilirubinspiegel wieder stark ansteigt und sich der gefährlichen Grenze nähert, ist eine erneute Austauschtransfusion durchzuführen. Je später der erste Austausch möglich war, um so schlechter sind die Erfolge und um so häufiger sind Wiederholungen des Austauschs notwendig. Erst nach dem endgültigen Bilirubinabfall wird der Katheter nach vorheriger Infusion von 2×50 ml Erythrocytenkonzentrat entfernt. Das Liegenbleiben des Katheters unter antibiotischem Schutz wird nach unseren

---

[1] Gebrauchsfertige Sonden von der Fa. Rüsch, Rommelshausen/Stuttgart.

Erfahrungen bis zu 8 Tagen reizlos vertragen. Um bei so später Entfernung Nachblutungen zu vermeiden, zieht man den Katheter etappenweise. Im allgemeinen genügt dann ein Druckverband. Sonst kann eine Verschorfung oder eine Catgutnaht eine etwaige Blutung zum Stehen bringen. In seltenen Fällen kann nach wiederholtem Austausch eine erhöhte Blutungsneigung eintreten [*1231*], die dann mit Frischbluttransfusionen, Fraktion I nach COHN, Protaminsulfat, nach den Grundsätzen der Melaenatherapie (s. S. 223) zu behandeln ist.

Bei einem Vergleich über die Wirkung von *Vollblut oder von sedimentierten Erythrocyten (Erythrocytenkonzentrat)* beim Blutaustausch ergab sich, daß nach Erythrocytenkonzentrat (nach Entfernung eines Viertels des Plasmas und des Lösungsmittels aus dem abgestandenen Vollblut) das Hämoglobin um durchschnittlich 4,8 g-% anstieg, während es nach Vollblutaustausch um 0,6 g-% absank. Bezogen auf Körpergewicht stieg das Gesamthämoglobin um 4,5 g/kg Körpergewicht bei Erythrocytenkonzentrat an, bei Vollblutverwendung fiel es um 0,8 g-%/kg ab. Auch die Anämie des Icterus gravis-Kindes wird schneller behoben, so daß Nachtransfusionen zur Korrektur einer Spätanämisierung nach Verwendung von Erythrocytenkonzentrat seltener erforderlich sind [*1762*]. Die Abnahme des Blutbilirubinspiegels ist bei beiden Methoden etwa gleich groß, mit dem Unterschied, daß ein Wiederanstieg über die Grenze von 20 mg-% nach Vollblutaustauschtransfusionen häufiger überschritten wird als nach Erythrocytenkonzentratanwendung. Das Austauschergebnis wird durch eine initiale Blutentnahme verbessert, durch eine Vortransfusion aber verschlechtert [*1218*].

Der *Blutaustausch beim Hydrops congenitus* bietet besondere Schwierigkeiten, da die lebendgeborenen Kinder durch ein rasch eintretendes Lungenödem und sekundär durch Herzschwäche unmittelbar bedroht sind. Gleichzeitig besteht häufig eine schwere Anämie von 0,85—1,5 Mill. Erythrocyten und 4,8—5,4 g-% Hämoglobin und Serumbilirubinwerten zwischen 5 und 6 mg-%, während im Ascites Bilirubinwerte bis zu 20 mg-% gemessen wurden [*1196*]. Regelmäßig findet man eine Hypoproteinämie mit Anstieg der γ-Globuline, Ascites und, als Zeichen der Herzinsuffizienz, eine stark vergrößerte indurierte Leber und erhöhten Venendruck, so daß beim Abschneiden der Nabelschnur das Blut herausspritzt. Das Lungenödem läßt sich durch einen Aderlaß schnell beseitigen, der aber andererseits die Anämie verstärkt. Deshalb ist bei Hydropskindern die Austauschtransfusion *besser* mit *Erythrocytenkonzentrat* durchzuführen. Meist stellt sich anschließend erneut ein Lungenödem durch Einströmen von Ödemflüssigkeit in den Kreislauf ein, so daß ein zweiter Austausch, diesmal mit Vollblut unter Entzug einer der Ödemausschwemmung entsprechenden Blutmenge zur Herstellung eines *normalen Venendrucks von etwa 6 cm* Wasser, notwendig wird. Bis zu 7 Austauschtransfusionen in den ersten 24 Std bei einem Blutentzug von 80—385 ml und einem Gewichtsverlust von 125—680 g erwiesen sich als notwendig. Wie an 19 derartigen Kindern beobachtet wurde [*1196*], bildet sich die enorme Lebervergrößerung beim Hydrops congenitus im Laufe von 4 Monaten wieder zurück, während die psychomotorische Entwicklung (kontrolliert bis zu 2 Jahren) dann offenbar normal verlaufen kann.

Auch bereits bestehende *Symptome des Kernikterus können* durch eine ausreichende Austauschtransfusion *beseitigt werden.* Selbst wenn sie 2—5 Tage nach dem ersten Austausch erneut auftreten, scheint eine zweite Austauschtransfusion noch immer imstande zu sein, alle Zeichen der cerebralen Beeinträchtigung zu beseitigen [*1816*]. Bei geeigneter Technik ist die *Prognose* der Austauschtransfusion *mit 98% Überlebensrate gut* [*1845*]. Allerdings bleibt unbestritten, daß man in einigen leichten Fällen auch ohne Austausch, nur mit einigen Bluttransfusionen auskommt, wobei dann aber dafür zu sorgen ist, daß durch reichliche orale Flüssigkeitszufuhr (80—100 ml/kg/Tag) in Form von 5%iger Traubenzuckerlösung, gegebenenfalls auch als intragastraler Dauertropf, in der Hoffnung auf einen „Auswascheffekt" der für die Prognose entscheidende Blutbilirubinspiegel möglichst tief gehalten wird.

Das wiederholt von G. Martius vorgeschlagene Verfahren, zur Senkung der Hyperbilirubinämie intravenös 10 ml/kg Körpergewicht *Periston N* zu verabreichen [*1552*], ist nach den Untersuchungen von H. Schmidt [*1725*] nicht nur wirkungslos, sondern wohl gefährlich, weil er nachweisen konnte, daß die auf Periston N-Injektion eintretende Senkung des Blutbilirubinspiegels nicht von einer vermehrten Bilirubinausscheidung im Urin gefolgt war. Es ergab sich im Kataphoreseversuch, daß Bilirubin mit dem Albumin wandert, während Periston-N im Bereich der γ-Globuline bleibt. Damit ist anzunehmen, daß nach der Infusion von Periston-N Albumin zusammen mit Bilirubin aus der Blutbahn ins Gewebe einwandert und damit dem Nachweis entzogen wird, so daß diese Therapie die Gefahr des Kernikterus noch vergrößern kann. Auch die zusätzliche Behandlung des drohenden Kernikterus durch oral oder intravenös zugeführte *Glucuronsäure* verbessert das Ergebnis nicht, weil bei Neugeborenen die Ausscheidungsfähigkeit der Leber für Bilirubin nicht aus Glucuronsäuremangel, sondern infolge der noch ungenügenden Produktion der Glucuronsäuretransferase darniederliegt [*1410*]. Eher kann die Gefahr des Kernikterus durch Anwendung von Substanzen verringert werden, die eine Abnahme des Blutammoniakspiegels herbeiführen, wie intravenös angewendetes *Natriumglutamat* und *Arginin* [*1320*]. Auch eine zusätzliche Leberbehandlung empfiehlt sich, vor allem bei drohendem Syndrom der eingedickten Galle [*1414*], wie sich überhaupt vorteilhaft, wohl nicht nur zum Schutz der geschädigten Leber, die Anwendung von Cortisonabkömmlingen in den ersten 4 Lebenstagen erwiesen hat.

Wenn nicht mit Erythrocytenkonzentraten gearbeitet oder wenigstens noch vor der endgültigen Entfernung des Katheters eine Nachtransfusion mit sedimentierten Erythrocyten durchgeführt wird, entwickelt sich fast regelmäßig nach einem erscheinungsfreien Intervall eine normochrome schwere *Spätanämisierung*, wobei das Hämoglobin bis zur 6. Woche nicht selten zu Werten um 6 g-% abfällt, um sich dann anschließend bis zur 12. Lebenswoche langsam wieder zu erholen. Dies ist dadurch zu erklären, daß sowohl die transfundierten, als auch die im Knochenmark nachgebildeten Erythrocyten durch die noch vorhandenen Antikörper abgebaut werden. Die Therapie der Spätanämisierung besteht in *Bluttransfusionen*, die immer notwendig sind, wenn das Hämoglobin unter 9,5 g-% absinkt [*1717*]. In den ersten 3 Lebensmonaten ist deshalb bei jedem Austauschkind eine genaue Überwachung des Blutbildes besonders wichtig.

8. Zwischenfälle bei der Austauschtransfusion

Kreislaufmechanische und biochemische Veränderungen während des Eingriffs können leicht die Ursache von Zwischenfällen sein. Auch in leichten Fällen ist wegen der transitorischen Herzinsuffizienz des Neugeborenen mit seiner geringen Schlagvolumenreserve Kreislauf und Herzaktion während des Austauschs immer genau zu beobachten. Aber in der Regel werden auch die genannten relativ großen Austauschschritte von 20—30 ml und die große Blutentnahme zu Beginn des Austauschs gut vertragen. Bei starken hämolytischen Symptomen bzw. schwerer Anämie kann zusätzlich aber noch eine *hypoxische Herzinsuffizienz* bestehen, die sich bei diesen blaß-cyanotischen und dyspnoischen Kindern durch erhöhten Venendruck (Blut spritzt aus der Nabelvene beim Durchschneiden) und leise Herztöne manifestiert. Der Notwendigkeit, den durch die akute Hämolyse bedingten O_2-Mangel und den Verlust der hohen O_2-Kapazität des Neugeborenenblutes durch Steigerung des Minutenvolumens zu kompensieren, kann der dann verstärkt hypoxämische Herzmuskel nicht mehr genügen, so daß die notwendige Tachykardie ausbleiben und ein zunehmendes Herzversagen eintreten kann. Hier bilden zusätzliche *Sauerstoffgaben* vor und während des Austauschs die einzige Hilfe, während *Herzglykoside* bei den notwendigen Calciumgaben *kontraindiziert* sind. Dann sollten auch die Austauschschritte und die anfängliche Blutentnahme 20 ml nicht überschreiten. Während des Austauschs kontrolliert man durch Absetzen des Dreiwegehahns und Hochhalten des Nabelkatheters den Venendruck in Zentimeter Blutsäule. Auch die bei kardial ungeschädigten Kindern indizierte Übertransfusion am Schluß des Austauschs kann bei diesen

Fällen zu *akuter Herzdilatation* infolge Rechtsüberlastung mit Dyspnoe, Rhythmusstörungen, ja Herzstillstand führen. Solche Symptome sind bei frühgeborenen oder reifen, aber geburtstraumatisch geschädigten Neugeborenen bereits zu befürchten, wenn die Austauschtransfusion mit einer Entnahme von nur 20—30 ml begonnen wird, und die Austauschschritte größer als 10 ml sind.

Abgesehen von der bereits beschriebenen *Citratvergiftung* (s. S. 187) kann sich während des Austauschs auch eine *Kaliumstauung* einstellen. Mit zunehmender Lagerungsdauer steigt nämlich die Kaliumkonzentration im Plasma der Konserve, nach 4 Tagen bis zu 29 mg-%, nach 21 Tagen bis zu 73 mg-% an [*1573*]. Da der überstürzte Erythrocytenzerfall im Kind schon zu einer Hyperkaliämie und Hypocalciämie führt, ist bei solch geschädigten Kindern der Austausch mit frischem Konservenblut, oder besser noch mit heparinisiertem Frischblut, besonders indiziert, vor allem deshalb, weil durch die schnelle Zufuhr des Citrats der Blutspiegel, insbesondere des ionisierten Calciums, noch weiter gesenkt wird und damit eine Wirkungssteigerung des Kaliums eintritt bis zur Kaliumintoxikation mit Tachy- oder Bradykardie, Arrhythmie bis zum Herzstillstand. Auch in Hinblick auf die drohende Kaliumintoxikation ist deshalb die reichliche Zufuhr von antagonistisch wirkendem Calcium während des Austauschs dringend angezeigt. Übrigens können auch durch *Unterkühlung* und Gabe von *nicht* vorschriftsmäßig *auf 37°* *angewärmten Blutkonserven* Kreislaufzwischenfälle und Herzstillstand eintreten [*1259*]. Schließlich muß bei der Gabe von heparinisiertem Frischblut die *Gefahr einer Viscositätssteigerung des Blutes* beachtet werden, die bei Citratblutgaben durch die Verdünnung mit dem Stabilisator nicht droht [*1259*].

9. Komplikationen

Auch nach technisch einwandfreier Austauschtransfusion ist, wie beim unbehandelten hämolytischen Ikterus, ein *Verschlußsyndrom* durch Bildung von Gallenthromben in den kleinen Gallengängen zu befürchten, an dem wohl eine Permeabilitätsstörung der Leberzellen ursächlich beteiligt ist (s. Syndrom der eingedickten Galle S. 229). Die einzige Prophylaxe dagegen besteht in der geschilderten reichlichen Flüssigkeitszufuhr.

Als weitere Komplikation nach einer oder mehreren Austauschtransfusionen kann eine *fieberhafte Reaktion* mit Hepatomegalie, Ascites und allgemeinen Ödemen auftreten, die als Symptome einer aufsteigenden *Nabelinfektion* mit möglicher Periphlebitis und Pfortaderthrombose zu deuten ist. Sie verlangen eine energische kombinierte antibiotische Behandlung [*1050*]. Auch muß bei allen Icterus gravis-Fällen mit einer *Leberschädigung* gerechnet werden, die erst nach der 4. Woche langsam abklingt, wie sich aus Funktionsproben ergeben hat, aber auch in Cirrhose übergehen kann. Ein *Abstillen* zur weiteren Verhütung von Komplikationen nach Austauschtransfusionen *ist nicht nötig*, weil die vom Kind oral aufgenommenen Rh-Antikörper nicht resorbiert werden.

e) Die Embryopathia diabetica

1. Pathogenese und Morbidität

Neugeborene diabetischer Mütter sind häufig *Riesenkinder* und zeigen bis zu 80% in leichtesten Graden, in schwereren Formen in 6—12% *Mißbildungen* [*1072*]. Besonders häufig werden Herzfehler beschrieben, aber auch multiple Skeletdefekte, Schädeldefekte, Anencephalie kommen vor. Häufig findet sich auch ein *Hydramnion* und die *Placenta* weist fast regelmäßig schwere *Verände-*

rungen auf. Während beim unbehandelten oder ungenügend behandelten Diabetes oder bei bereits eingetretenem Hochdruck der Mutter eine sehr *hohe intrauterine* oder *intrapartale Sterblichkeit* des Kindes besteht, ist eine Gefährdung bei gut eingestelltem mütterlichen Diabetes viel geringer (s. Tabelle 23).

Daraus geht hervor, daß den Kindern nicht nur während der Gravidität infolge einer Schwangerschaftstoxikose, oder während der Geburt infolge Übergröße, Gefahren drohen, die zu einer erhöhten Neugeborenenletalität führen und sich bereits bei Müttern mit unerkanntem Diabetes, ja selbst in den letzten 2—5 Jahren vor dem Bekanntwerden des mütterlichen Diabetes, bemerkbar machen [*1199a*], sondern daß auch nach der Geburt bei jedem 26. überlebenden Kind schwerwiegende Abweichungen, wie Intelligenzdefekte, Mißbildungen oder Krampfleiden zu befürchten sind. Bei Spontangeburten tritt nicht selten der Exitus schon bei Wehenbeginn ein, ohne daß sich nachher ein morphologisches Substrat findet. Diese Zwischenfälle lassen sich durch eine Entbindung 2—3 Wochen vor dem errechneten Termin vermeiden, obwohl auch dann schon beim Kind alle Symptome einer Embryopathia diabetica vorhanden sein können.

Tabelle 23. *Ausgang der Schwangerschaft bei diabeteskranken Frauen* [*1097*]

	Aborte %	Totgeburten %	Neonatale Mortalität %	Überlebende Abnorme %	Überlebende Normale %
Diabetes . . .	29,9	11,5	8,3	3,8	46,5
Prädiabetes . .	20,5	5,1	4,3	2,6	70,5
Kontrollen . .	12,4	1,2	3,6	0,4	82,3

Über die *Pathogenese* herrschen noch weitgehende Unklarheiten. Neben arteriosklerotischen Veränderungen und Zirkulationsstörungen der Placenta sowie einer schlechteren Sauerstoffversorgung [*1392*] hat man an Corticosteroide gedacht, die das Kind überschwemmen und nur bei Kindern diabetischer Mütter im Fruchtwasser nachgewiesen werden konnten [*1376*]. Auch scheiden die diabetischen Mütter mehr Glucocorticoide und etwas mehr 17-Ketosteroide und die Kinder abnorme Mengen von 17-Ketosteroiden und Glucocorticoiden in den ersten 4—7 Lebenstagen aus [*1097*, *1098*]. Jedenfalls scheint die hormonelle *Fehlsteuerung des mütterlichen Stoffwechsels* im Sinne eines *Hyperadrenocorticismus* entscheidender für die Ausbildung von Riesenkindern und Mißbildungen zu sein [*1556*] als nur die „diaplacentare Glucose-Dauerinfusion" [*1803*]. Im übrigen ist auch das Geburtsgewicht des Neugeborenen um so geringer, je schwerer der mütterliche Diabetes ist, während gleichzeitig die Dauer der Schwangerschaft im Durchschnitt abnimmt [*1392*]. Die Beobachtung, daß Kinder von diabetischen Müttern, die während der Gravidität mit weiblichen Sexualhormonen behandelt wurden, im Durchschnitt leichter sind und eine geringere Neugeborenenmortalität besitzen [*1392*] als die Kinder unbehandelter Mütter, spricht dafür, daß mit dieser Therapie nicht nur die Produktion der gonadotropen, sondern auch der somatotropen Hormone der Hypophyse gebremst werden. Da die Schwangerschaft offenbar ein sehr empfindlicher Test für die Leistungsfähigkeit des mütterlichen Hormonhaushaltes ist, dessen Inselorgan unter der diabetogenen Wirkung der in der Gravidität vermehrt gebildeten Corticosteroide ebenfalls zu leiden hat, ist es erforderlich, eine möglichst frühe Diagnose eines gestörten Kohlenhydratstoffwechsels bei der Mutter anzustreben und bei ungeklärtem Absterben von Kindern während der Geburt, bei allen Fällen von Präeklampsie und bei der Geburt von Riesenkindern einen Glucosebelastungsversuch bei der Mutter durchzuführen. Behandelt man prädiabetische Mütter in der Schwangerschaft bereits wie manifeste Diabetiker, gelingt es, die kindliche Sterblichkeit noch weiter zu senken [*1638*].

2. *Klinisches Bild*

Leitsymptome. 1. Makrosomie (Riesenkind), Geburtsgewicht über 4000 g, Ödem der Placenta.

2. Stark gerötete Haut, vor allem im Gesicht, Vollmondgesicht, cushingoides Aussehen.

3. Erythroblastose, oft Dyspnoe mit Cyanose infolge Kardiomegalie durch Glykogenose der Leber und Muskulatur.

Der *Blutzucker* nimmt in den ersten 2 Std nach der Geburt schneller ab und liegt mit einem durchschnittlichen Tiefpunkt von 38 mg-% tiefer als bei normalen Kindern. Er hat in der 6. Std in der Regel wieder die Norm erreicht, die allerdings in den ersten 10 Lebenstagen noch etwas tiefer als bei gesunden Neugeborenen liegt, dann aber der Norm entspricht. Einen Einfluß auf die spätere Entwicklung scheint diese größere initiale Hypoglykämie nicht zu besitzen [*1258*]. Sie ist als Folge der Anpassungsleistung des kindlichen Organismus an die pluriglanduläre Störung durch Placenta, Hypophyse und Nebenniere der Mutter zu deuten, die sich funktionell in einer erhöhten Insulinproduktion und morphologisch in einer Hyperplasie des kindlichen Inselzellsystems und einer Verschiebung der A-B-Relation zugunsten der insulinproduzierenden B-Zellen bis 1:5 (normale Werte 1:1 bis 1:2) manifestiert. Diese Veränderungen sind nicht durch die mütterliche Hyperglykämie bedingt, da sie auch bei prädiabetischen Müttern ausgeprägt zu finden sind [*1882*]. Sie sind nach Wegfall der funktionellen Belastung nach der Geburt rückbildungsfähig [*1751*]. Es besteht auch eine Hemmung der exokrinen Pankreasfunktion und eine Hypoplasie des Thymus. Außerdem findet man beim Kind eine *Hepatosplenomegalie* und in 30% der Fälle eine Lebersteatose *Herzvergrößerung* und *Nebennierenhyperplasie* sind obligat. Die Zunahme und Vergröberung der eosinophilen Zellen der *Hypophyse* und die *Nebennierenveränderungen* stimmen überein mit den Befunden, die sich bei Feten von Tieren mit experimentellem Diabetes und bei Morbus Cushing im Hypophysenvorderlappen und in der Nebenniere finden lassen [*1039*].

Die *Knochenkernbildung* bei diesen Neugeborenen entspricht nicht ihrem erhöhten Geburtsgewicht und ihrer Überlänge, sondern der effektiven Schwanger. schaftsdauer [*1622*].

Pathologisch-anatomisch fällt bei gestorbenen Kindern eine Zunahme der Follikelcysten in den Ovarien mit Luteinisierung der Theca interna und außerdem eine ausgesprochene Neigung zu Hirn- und Hirnhautblutungen (in 80% der Fälle [nach *1335*]) auf. Das mag daran liegen, daß der O_2-Gehalt im Nabelschnurblut in der Regel geringer als bei gesunden Müttern ist, was gleichzeitig als Ursache der *Erythroblastose* angesehen wird [*1085*].

Auch eine Neigung zu *erniedrigten Blut-*p_H*-Werten* und erhöhter Kohlensäurespannung sowie erniedrigter Sauerstoffsättigung läßt sich häufig, wohl als Folge der *erschwerten Permeabilität der Placenta*, erkennen, während der Blutzucker von diesen Stoffwechselveränderungen unabhängig verläuft [*1258*], jedenfalls bei asphyktischen Kindern diabetischer Mütter keine tieferen Werte zeigt. Bei reifgeborenen Kindern tritt eine schnelle Kompensation ein, während Frühgeborene durch längerdauernde Zustände echter Hypoxie schwerst beeinträchtigt werden können [*1422a*]. Die bei diesen Kindern oft zu beobachtende Neigung zu Muskelzuckungen und Übererregbarkeit des Zentralnervensystems im Sinne der Neugeborenentetanie hängt mit der hier häufig zu beobachtenden *Hypocalciämie* und *Hyperphosphatämie* zusammen. Sie kann in diesen Fällen nicht die Folge einer Zufuhr von Kuhmilch sein, weil sie auch ohne Nahrungszufuhr zu beobachten ist. Es dürfte sich wohl um eine Reaktion auf die Hyperaktivität der Nebennieren handeln [*1848*]. Schließlich zeichnen sich die Kinder neben ihrer größeren Neigung zu Asphyxie, Lungenstauung und hyalinen Membranen durch stärkere Wasser- und Natrium- und geringere Chlorausscheidung in den ersten Lebenstagen (ähnlich wie Frühgeborene) und eine vermehrte Kaliumretention aus, sobald diese Salze in der Diät zugeführt werden [*1218*, *1817*]. *So neigt das Kind einer diabetischen Mutter in den ersten Lebenstagen trotz größeren Körpergewichtes stoffwechselmäßig eher zum Verhalten des Frühgeborenen.*

3. Prophylaxe und Therapie

Die wichtigste Maßnahme zur Vermeidung von Komplikationen bei Kindern diabetischer Mütter besteht in der exakten Überwachung des mütterlichen Diabetes während der ganzen Gravidität, mit dem Ziel eine Normoglykämie und Acidosefreiheit zu erreichen. Gegen Ende der Schwangerschaft ist nach Möglichkeit unter Kontrolle der Serumgonadotropine und der Pregnandiolausscheidung eine zusätzliche Hormonbehandlung mit Oestrogenen und Progesteron zu empfehlen, etwa nach dem Vorschlag von PRISCILLA WHITE (Tabelle 24).

Tabelle 24. *Hormonbehandlung gravider Diabetikerinnen*

Schwangerschaftswoche	Progesteron mg tgl.	Stilboestrol mg tgl.
20	5	5
20—24	10	10
24—28	15	15
28—32	20	20
32—36	20	25
35	15—50	30—50

Eine kochsalzarme Diät sowie tägliche Gaben von 4—8 g Ammoniumchlorid werden zur Prophylaxe von Ödemen und Hydramnion empfohlen, sind aber sicher in bezug auf das Hydramnion von zweifelhafter Wirkung. 2—4 Wochen vor dem errechneten Entbindungstermin ist eine klinische Aufnahme der Mutter wünschenswert und eine Entbindung zwischen der 34. und 36. Schwangerschaftswoche anzustreben, gegebenenfalls durch Sectio, weil mehr als $^1/_3$ der Kinder, die nach der 38. Woche entbunden werden, tot zur Welt kommen.

Das neugeborene Kind einer Diabetikerin muß nach ähnlichen Gesichtspunkten *wie ein Frühgeborenes versorgt* werden. Grundsätzlich sind sofort Rachen- und Mageninhalt abzusaugen und, wenn nötig, eine Belebung und gute Ingangsetzung der Atmung anzustreben, um einer Bildung von hyalinen Membranen bei ungenügender Lungenentfaltung oder asphyktischen Zuständen vorzubeugen (s. S. 213). *In den ersten Lebenstagen* sind die Kinder *bei hoher Luftfeuchtigkeit* (80—100%), am besten in Inkubatoren, aufgehoben und mit *40% Sauerstoff* zu versorgen. Prophylaktische Antibioticagaben und Vitamin K sind indiziert. Bei der bestehenden Ödemneigung ist eine Nahrungszufuhr am 1. Tag nicht nötig, dann wird am besten mit kleinen Mengen Frauenmilch angefangen, da die üblichen salzreichen künstlichen Nahrungen die Wassereinlagerung verstärken. Wenn keine Frauenmilch zur Verfügung steht, müssen deshalb salzarme Mischungen angeboten werden. Eine zusätzliche Zuckerzufuhr in Form von Traubenzuckerlösungen zur Bekämpfung einer etwa zu befürchtenden Hypoglykämie wird heute nicht mehr für notwendig erachtet. Der Gewichtsverlust dieser Kinder beträgt häufiger mehr als 10% des Neugeborenengewichtes, ist aber wegen der eintretenden Ödemausschwemmung erwünscht.

C. Das Geburtstrauma

1. Die Neugeborenensterblichkeit

Die perinatale Sterblichkeit, also das Verhältnis der Totgeborenen und der im unmittelbaren Zusammenhang mit dem Geburtsvorgang Gestorbenen (Todesfälle der ersten 3 Lebenstage, trihemerale Sterblichkeit) [*1644*] zu den lebendgeborenen Kindern, zeigt auch in den hochzivilisierten Ländern immer noch große Unterschiede. So kommen nach Untersuchungen der Weltgesundheitsorganisation heute in Neuseeland auf 1000 lebendgeborene Kinder 28, in Schweden 28,4, den Niederlanden 29,2, den USA 30,4, in der Schweiz 30,9, in Frankreich 34,4, in England 38,3, in der Bundesrepublik 44 und in Italien 46,2 perinatale Todesfälle. An Hand der kanadischen Zahlen zeigt sich, daß etwa 45% durch Krankheiten des Kindes, 31% durch geburtshilfliche Maßnahmen und 14,8% durch kongenitale Anomalien des Kindes bedingt sind, während 8,5% auf mütterliche Ursachen zurückgeführt werden können [*1369*].

Die sich an die perinatale Phase anschließende Säuglingssterblichkeit ist sehr viel geringer und beträgt vom 4.—28. Lebenstag in der Bundesrepublik noch 14,8% und bis zum Ende des 1. Lebensjahres 16,9%, bezogen auf 1000 in diesen Lebensabschnitt eintretende Kinder [*1323*]. Diese Nachsterblichkeit hat sich, nach den Erhebungen aus dem Jahre 1954, durch die günstigere Prognose von Säuglingserkrankungen, dank der Antibiotica, erheblich gebessert. Um so mehr wächst der Anteil der eigentlichen Neugeborenensterblichkeit an der gesamten Säuglingsmortalität. Die Senkung der oben genannten Zahlen wird damit zu einem Problem der besseren Schwangerschaftsberatung, Schwangerenüberwachung und Geburtsleitung. Da von den post partum gestorbenen Neugeborenen etwa $^3/_4$ Frühgeborene sind [*1453*], die mittlere Frühgeborenenhäufigkeit zwischen 5 und 12% der Lebendgeborenen und die mittlere Sterblichkeit zwischen 17 und 62% der Frühgeborenen liegt, sind die Zahlen der Neugeborenensterblichkeit also hauptsächlich durch den großen Anfall der *Frühgeborenentodesfälle* bestimmt. Eine wesentliche Reduzierung läßt sich deshalb leicht durch eine konsequente Bemühung um die Senkung der Frühgeborenenhäufigkeit und der Frühgeborenensterblichkeit erreichen.

Außer der zu frühen Beendigung der Schwangerschaft oder der ungenügenden intrauterinen Ausreifung trotz normaler Schwangerschaftsdauer im Sinne einer *pränatalen Dystrophie* (Debilitas vitae), ist ein Teil der Neugeborenentodesfälle auch die Folge einer *Übertragung*.

Bei normaler Placenta bringt eine mäßig verlängerte Gravidität keine Gefahren. Mit zunehmender Schwangerschaftsdauer aber nimmt die Permeabilität der Placenta ab, wie sich besonders deutlich aus Untersuchungen mit schwerem Wasser (D_2O) ergeben hat [*1365*].

Während der Wasserwechsel zwischen Mutter und Frucht in der 30. Schwangerschaftswoche bis zu einem Wert von 3500 ml/Std ansteigt, fällt er anschließend ab, so daß er in der 40. Woche nur noch 1500 ml/Std beträgt und schließlich Werte erreicht werden, die einen ungenügenden placentaren Wasserkreislauf darstellen, wenn gleichzeitig mit dem Serumwasser auch alle anderen gelösten Substanzen, auch Sauerstoff, in verminderter Menge die Placentaschranke überschreiten.

Eine *leichte Placentadysfunktion* bei Übertragung erkennt man an der Verminderung oder am Fehlen der Vernix des Kindes, an seiner desquamierten weißen Haut, den langen Nägeln, der reichlichen Ausbildung von Haaren und am Verlust des subcutanen Fettgewebes als Zeichen der Unterernährung. Im *2. Stadium* finden sich Meconium im Fruchtwasser und deutliche Zeichen der Hypoxie am Kinde, häufig mit bleibenden Schäden am Zentralnervensystem.

Das 3. Stadium ist an der Maceration und der grünlich-gelblichen Verfärbung der Haut zu erkennen. Je nach Grad der Schädigung finden sich Zeichen der Bluteindickung, ein erhöhter Reststickstoff, vermehrte Bilirubinwerte und eine ausgeprägte Albuminurie. Bei der immer knapper werdenden intrauterinen Sauerstoffversorgung ist das übertragene Kind gegenüber der üblichen Sauerstoffreduktion während der Wehentätigkeit besonders empfindlich, so daß es zu einer *hypoxischen Schädigung des Atemzentrums* mit der Gefahr eines intrauterinen Fruchttodes oder einer postnatalen Asphyxie kommt. Überreife Neugeborene sterben vorwiegend intra- und postpartal. Glücklicherweise aber besteht bei den meisten Übertragungen doch eine ausreichende Placentafunktion [*1156*].

Tabelle 25. *Bevorzugte Anoxieschädigung des 2. Zwillings, ausgewertet aus einer lückenlosen Reihe von 50 Paaren spontan geborener Zwillings-Frühgeborener* (nach KEUTH)

	Atemstörungen ungleich schwerer als beim Partner	Ein Partner gestorben	Beide Partner gestorben	Durchschnittliche Überlebenszeit, wo beide Partner gestorben
Zwilling 1	8	3	7	$17^1/_2$ Std.
Zwilling 2	28	7	7	$5^1/_2$ Std.

Außer durch die Schwangerschaftsdauer und damit Kindesgröße wird die perinatale Sterblichkeit schließlich maßgeblich durch den Geburtsvorgang selbst beeinflußt. Bei Zwillingen leidet der Zweitgeborene mehr als der Erstgeborene (s. Tabelle 25).

2. Störungen der O_2-Versorgung

Jedes Kind ist während der Geburt einer gewissen Hypoxie ausgesetzt, die sich bereits vor dem Geburtsvorgang, während desselben oder kurz danach entwickeln kann. Bei einer normalen Gravidität beträgt der Unterschied im O_2-Partialdruck zwischen dem mütterlichen und Placentablut des Feten etwa 20 mm Hg, bei pathologischen Schwangerschaften (Präeklampsie, Placentalösung, Blutungen) kann diese Differenz bis auf 3,5 mm Hg absinken, so daß die O_2-Übertragung durch geringere Sauerstoffsättigung des Placentablutes immer stärker erschwert wird [*1663*]. Je älter die Mutter ist und je länger die Schwangerschaft gedauert hat, um so tiefer liegt der durchschnittliche Sauerstoffgehalt des Umbilicalblutes. So kann bei Primiparae über 30 Jahren oder bei Entbindungen nach der 41. Schwangerschaftswoche die Sauerstoffsättigung bis auf gefährlich tiefe Werte von 35% absinken, während bei jüngeren Müttern und bei Entbindungen in der 37.—39. Graviditätswoche die Sauerstoffsättigung bei 60% liegt [*1385*]. Auch bei *Sectiokindern* ist die mittlere Sauerstoffsättigung durchschnittlich niedriger als bei normal entbundenen Neugeborenen, selbst wenn der Eingriff vor Eintritt der Wehentätigkeit durchgeführt wird. Findet er erst während der Geburt, bei Placenta praevia oder bei vorzeitiger Lösung statt, liegt die durchschnittliche Sauerstoffsättigung noch tiefer [*1368*]. Gleichzeitig ist bei diesen Kindern, genau so wie bei Übertragenen und beim Bestehen einer *mütterlichen Nephropathie,* nicht nur die O_2-Spannung bis zu $^1/_3$ der Norm herabgesetzt, sondern es besteht auch ein erhöhter CO_2-Druck und ein erniedrigtes Blut-p_H [*1886*]. *Jeder O_2-Mangel aber beeinträchtigt die Gehirnfunktion,* vor allem aber *die Empfindlichkeit des Atemzentrums* des Neugeborenen. Das erkennt man leicht am Einfluß der an die Mutter verabfolgten Analgetika und Narkotica auf den Beginn der Spontanatmung des Kindes, die nach Spinalanaesthesie bei rund 3%, nach Inhalationsnarkose dagegen in 17,9% verzögert beginnt [*1646*]. Auch aus solchen Gründen ist die Lebenserwartung der Schnittentbindungskinder geringer als die der Spontangeborenen [*1366*]. So hat auch Dolantin einen ausgesprochen depressorischen Effekt auf das Atemzentrum des Kindes. Außer den geschilderten Faktoren von seiten der Mutter führt aber auch der Geburtsvorgang selbst durch protrahierte Wehen, Wehenkrampf, Wehenstillstand, Kompression der Nabelschnur zur Hypoxie und damit zur *Depression des kindlichen Atemzentrums* (s. auch Tabelle 26).

Tabelle 26. *Ursachen der perinatalen Hypoxie* (nach KEUTH)

1. Mutter	a) Herz-Kreislaufversagen
	b) Anämie
	c) Narkose mit mütterlicher Hypoxie
2. Placenta	a) Placentadystrophie, Infarkte, Toxikose
	b) Hydrops placentae
	c) vorzeitige Lösung
	d) Placenta praevia
	e) verzögerte Geburt (z. B. auch 2. Zwilling)
3. Nabelschnur	a) Knoten, Umschlingung
	b) Steißgeburt
	c) Ruptur
4. Atemzentrum des Kindes	a) Anoxie
	b) cyanotische Attacken
	c) Trauma
	d) Übergang mütterlicher Narkotica
	e) Kernikterus
5. Mechanische Störungen der Lungenentfaltung	a) Kompression von Luftwegen oder Lunge
	b) Mißbildung von Luftwegen oder Lunge
	c) Weichheit des Thorax
6. Ausfall der alveolären Atemfläche. .	a) Unreife
	b) Ödem, hyaline Membranen
	c) Hämorrhagie
	d) Fruchtwasserfülle und Aspiration
	e) Pneumonie
	f) Pneumonose bei Erythroblastose
7. Anämie.	a) Blutverlust des Kindes
	b) Hämolyse
8. Herz und Kreislauf	a) Anoxie
	b) Überlastung
	c) Mißbildung

Eng verknüpft mit dem Sauerstoffmangel ist die *Blutungsbereitschaft des fetalen Gehirngewebes*. Im Tierexperiment führt die intrauterine Asphyxie zu ausgeprägten Störungen des cerebralen Blutkreislaufes mit Ödem des Gehirns und seiner Häute sowie Stasen und Blutaustritten verschiedenster Lokalisationen, vor allem in der Rinde des Großhirns, im Kleinhirn, in den Hirnhäuten und den Gefäßnetzen. Damit dürfte die intrauterine und subpartale *Hypoxie* auch *für die Pathogenese der geburtstraumatischen Blutungen* des menschlichen Neugeborenen *eine entscheidende Rolle* spielen, besonders da die bestehenden Veränderungen im Gerinnungssystem des Neugeborenen nicht genügen, um eine solche Blutungsbereitschaft ganz zu erklären. Schließlich kann auch ohne unmittelbare Blutung als Restschaden ante- oder neonataler Asphyxie ein diffuser, zur Hirnatrophie führender Verlust von Nervenzellen eintreten, der sich später in Porencephalie und frühkindlichen Hirnschäden bemerkbar macht, während das klinische Bild unmittelbar nach der Geburt mit Benommenheit, Cyanose, Atemrhythmusstörungen und Krämpfen für eine akute Hirnblutung sprach. Am *Herzen* des Neugeborenen erzeugt die Hypoxie eine *Bradykardie* mit Extrasystolen und ein flaches T [*1038*].

3. Geburtstraumatische Blutungen

a) Cerebrale Blutungen

Im Gegensatz zu den obengenannten punktförmigen anoxisch bedingten Blutungen, wie sie *vor allem bei Frühgeborenen* auftreten, liegt die *traumatisch bedingte intrakranielle Blutung* hauptsächlich in den Meningen, entweder außerhalb der Dura, subdural in den Leptomeningen oder schließlich an der Schädelbasis nach Ruptur der Vena magna galeni. Solche *Massenblutungen*, vor allem soweit sie durch Tentoriumrisse bedingt sind, zeigen eine positive Korrelation zum ansteigenden Geburtsgewicht, während die asphyxiebedingten Parenchymblutungen mit abfallendem Geburtsgewicht zunehmen.

In $^1/_3$ der Fälle scheint der Riß in der Falx cerebri, der Vena terminalis oder dem Tentorium in erster Linie durch fetale Entwicklungsstörungen verursacht zu sein, während der geburtsmechanische Vorgang wohl nur einen auslösenden Faktor darstellt [*1243*]. Auch scheinen sich bei Tentoriumsrissen nicht selten histologisch Symptome einer Meningoencephalitis zu finden [*1726*].

Jedenfalls spielen die rein mechanischen Schäden des Geburtstraumas neben den anoxämisch bedingten oder präformierten Insulten eine untergeordnete Rolle [*1794*]. Bei ausgedehnten Blutungen findet nicht selten ein Ventrikeleinbruch statt, auf den Netzhautblutungen und subkonjunktivale Blutextravasate hinweisen können, allerdings ohne daß enge Korrelationen bestehen.

Die *Diagnose einer intrakraniellen Blutung* ist außerordentlich schwer, weil es im Gegensatz zum Erwachsenen beim Neugeborenen keine sicheren Symptome gibt, die das Krankheitsbild von der Asphyxie des Neugeborenen oder von der cerebralen hypoxischen Schädigung trennen lassen, vor allem wenn die Symptome schon unmittelbar nach der Geburt beginnen. Hochverdächtig ist immer ein *verzögertes Einsetzen der Atmung*, oft lange Perioden der *Schnappatmung*, das *Ausbleiben des Neugeborenenschreiens* und ein leises *Wimmern* und *Stöhnen*. Nach anfänglicher schwerster *Hypotonie der Muskulatur* kann sich dann später eine Übererregbarkeit mit Neigung zu Krämpfen, in der Regel aber ohne besondere Fokalsymtome entwickeln. Auch aus dem Reflexverhalten läßt sich selten eine Lagediagnose stellen, nicht einmal beim subduralen Hämatom, das sich häufig erst in den ersten Lebenstagen entwickelt. Eine *vorgewölbte Fontanelle* weist auf den möglichen supratentoriellen Sitz der Blutung. *Starke vegetative Symptome*, wie Durchblutungswechsel der Haut von rotcyanotisch auf blaß, Neigung zu *Gähnattacken* und *Singultus* verstärken den Verdacht. Dasselbe gilt von *Pupillendifferenzen* und *Oculomotoriusparesen*, *Schluckstörungen und auffälligen Reflexsteigerungen* (Facialis, Peronaeus).

Eine *Lumbalpunktion* zum Ausschluß wird oft schlecht vertragen und kann eine Nachblutung hervorrufen. Ihr diagnostischer Wert ist auch zweifelhaft, da die Blutungen häufig nicht mit den Liquorräumen in Verbindung stehen, es sei denn zum Ausschluß einer Meningitis, die aber in den ersten Lebenstagen zu den extremen Seltenheiten gehört.

Die *Therapie* bei geburtstraumatischen intrakraniellen Blutungen besteht einmal in der Vermeidung weiterer Schädigungen, etwa durch forcierte Wiederbelebungsmaßnahmen, in einer laufenden Reinigung der Atemwege und Sauerstoffzufuhr zur Beseitigung der Hypoxie und Hyperkapnie, gegebenenfalls durch Überdruckbeatmung, und andererseits in der Bekämpfung der Blutungsbereitschaft des Neugeborenen [*1441*]. Pflegerisch versucht man durch Hochlagerung des Kopfes, Sedierung, Fütterung mit Katheter bei spätem Fütterungsbeginn (2.—3. Lebenstag) äußere Belastungen zu verringern.

Die *Prognose* der geburtstraumatischen Blutungen ist zweifelhaft. Als mögliche Folgen sind der Hydrocephalus occlusus, die Pachymeningosis haemorrhagica, Krampfleiden und allgemeine Entwicklungsstörungen bis zur Debilität zu nennen. In schweren Fällen gehen immer auch O_2-Mangelschäden mit in das Krankheitsbild ein, die sich histologisch dann als ausgedehnte Encephalodystrophien manifestieren, wie sie der Littleschen Erkrankung oder dem Försterschen Syndrom zugrunde liegen.

b) Andere geburtstraumatische Blutungen

Intraspinale Blutungen als Folge primärer Verletzungen des Rückenmarks sind selten, meist stammt das Blut aus der Schädelhöhle. Klinisch oder bei der Punktion ist eine Differentialdiagnose nicht zu stellen, es sei denn, es besteht gleichzeitig ein *Querschnittsyndrom,* wie es extrem selten bei Steißlagen und Schwierigkeiten den Kopf zu entwickeln als Folge eines Rückenmarksabrisses auftreten kann.

Netzhautblutungen treten fast bei $^1/_3$ aller Neugeborenen auf, werden aber selbst bei großer Ausdehnung in den ersten 6 Lebenstagen völlig resorbiert. Nur *präretinale Blutungen* bleiben noch 2 Wochen länger nachweisbar. Ihre Häufigkeit ist bei Erstgeborenen größer, sie nimmt bei Zangenentbindungen zu und steigt bei schweren Extraktionen bis auf 62,5% an. Als Ursache sind die Kompression des Hirnschädels und die Erhöhung des intrakraniellen Drucks beim Durchtritt durch die Geburtswege anzunehmen. Ein korrelativer Zusammenhang zu gleichzeitig bestehenden intrakraniellen Blutungen besteht nicht [*1515*].

Mattigkeit, Trinkunlust und rasch zunehmende Blässe bei gleichzeitiger Schwellung im Epigastrium, zunehmender Bauchdeckenspannung sowie starke Anämie sind die Symptome, die an eine *okkulte Blutung im Abdomen* denken lassen müssen. Wenn dann die Leberdämpfung groß ist, kann es sich um ein subkapsuläres *Hämatom der Leber* handeln, das aber in der Regel bald platzt. Dafür ist typisch, daß unter Verstärkung der Anämie freies Blut in die Bauchhöhle strömt, das sich beim Röntgen in Hängelage darstellen läßt, da die Därme bis zum oberen Rand der Crista infolge der freien Flüssigkeit in der Bauchhöhle ansteigen. Die notwendige Therapie besteht dann in einer großen Transfusion und genauer Beobachtung des Patienten. Tritt eine Erholung ein, dann ist ein operativer Eingriff unnötig [*1122*], während das Fortbestehen der Blutung ein chirurgisches Eingreifen verlangt, um den vorliegenden Leberriß zu schließen [*1876*].

Die lebensbedrohlichen *Nebennierenblutungen* haben außer der Hypoprothrombinämie noch andere Ursachen wie geburtstraumatische Verletzungen, Anoxie, Infektionen des Kindes oder Eklampsie der Mutter als kausalgenetische Voraussetzungen. Auch bei Frühgeborenen ist diese Komplikation nicht selten zu beobachten, die an ihren uncharakteristischen Symptomen intra vitam häufig so schlecht zu diagnostizieren ist. In akuten Fällen besteht ein *allgemeines Kollapssyndrom* mit Tachypnoe, Cyanose und Krampfbereitschaft. Zuweilen läßt sich im Nierenlager ein Tumor tasten, manchmal finden sich auch *Peritonismen.* Bevorzugt werden — vielleicht wegen der noch geringen Gefäßfestigkeit — Frühgeborene befallen. Die *Tachy- und Dyspnoe* kann so im Vordergrund stehen, daß eine Pneumonie in Erwägung gezogen wird [*1035, 1225*]. Pathogenetisch spielt neben der allgemeinen Brüchigkeit des vasculären Apparates die Blutungsneigung des Neugeborenen und die Stress-Situation während der Geburt eine entscheidende Rolle. Wenn die hämorrhagische Infarzierung gering ist, stellt sich eine Spontanheilung ein. Im übrigen sind Cortisonderivate und sofortige Transfusionen von Frischblut sowie die Bekämpfung der Blutungsneigung indiziert, um das Leben des Kindes zu retten. Eine chirurgische Ausräumung ist nur in den seltensten Fällen notwendig [*1372*].

Ein ähnliches Bild kann die geburtstraumatische *Milzruptur* machen, bei der es typisch nach einem erscheinungsfreien Intervall zu einer zunehmenden Blässe als Folge einer Blutungsanämie, für die keine Quelle gefunden wird, kommt. Ein wachsender Bauchumfang mit leicht bläulicher Verfärbung des Nabels und ein zunehmender Dämpfungsbezirk über der linken Bauchseite bei weiterem Absinken der Hämoglobin- und Erythrocytenzahlen muß dann den Verdacht auf eine intraabdominelle Blutung lenken, die unter sofortigem Blutersatz chirurgisch anzugehen und, bei Vorliegen einer Milzruptur, mit Splenektomie zu behandeln ist [*1389*].

4. Geburtstraumatische Verletzungen

a) Haut und äußere Weichteile

Streifenförmige *Hautsuggilationen* finden sich nach komplizierten Geburten, vor allem nach Zangenanwendung, aber auch bei Spontangeburten oder bei Sectiokindern, und es ist im Einzelfall nicht zu entscheiden, ob solche Geburtsverletzungen intrauterin als Druckmarken, etwa durch das Promontorium, oder durch die Zange hervorgerufen wurden. Größere Bezirke können nekrotisch werden und nach Geschwürbildung in ein Narbenstadium übergehen. Differentialdiagnostisch sind die *angeborenen Hautdefekte* auszuschließen, die meistens in der Medianlinie auf dem Kopf sitzen, sehr selten aber auch an anderen Körperstellen auftreten, und sich durch ihre reizlose Umgebung als nicht traumatisch bedingt leicht zu erkennen geben. Diese umschriebenen Entwicklungsstörungen der Haut schließen sich unter aseptischer Behandlung in den ersten Lebenswochen spontan.

Die Adiponekrosis subcutanea neonatorum

(subcutane Fettgewebsnekrosen, Skleroderma)

Diese eigentümlichen und heute noch nicht ganz geklärten *Veränderungen im Unterhautfettgewebe* sind vor allem *bei reifen* und *gesunden Neugeborenen* mit hohem Geburtsgewicht an solchen Körperstellen zu finden, die größerem Druck ausgesetzt waren, also etwa über den Schultern, am Gesäß oder an Zangendruckstellen bei Steißgeburten. Das weibliche Geschlecht und Kinder nach schweren Geburten oder asphyktischen Zuständen werden bevorzugt betroffen. Auch Kälteeinwirkung, z.B. Lagerung auf kalter Unterlage nach der Geburt, scheinen eine Rolle zu spielen.

Es handelt sich um *knotige Verdickungen*, die selten auch flächenhaft ineinander übergehen, sich genau von der gesunden Umgebung demarkieren lassen, auf der Unterlage leicht verschieblich sind, jedoch mit der darüberliegenden Haut, die meist rötlich-livid verfärbt ist, fest verbacken sind. Typisch ist eine gewisse Druckschmerzhaftigkeit bei der Untersuchung und das Apfelsinenschalenphänomen, d. h. Einziehungen der Hautfollikel bei Fältelung der Haut. Histologisch handelt es sich um atrophische Veränderungen des subcutanen Fettgewebes mit Einlagerungen von Fettsäurekristallen und reaktiv entzündlichen Gewebsreaktionen der Umgebung. In einigen Fällen bilden sich *sterile Verflüssigungen*, die punktiert werden können. Auf dem Rücken können die Veränderungen größere zusammenhängende panzerähnliche Platten von 1—$1^1/_2$ cm Dicke bilden, die auch in vereinzelten Fällen schon Kalkablagerungen aufweisen können.

Das Allgemeinbefinden der Kinder ist unverändert. In Wochen bis Monaten bilden sich die Indurationen ohne Residuen von selbst zurück. Deshalb ist eine chirurgische Intervention (Incision) zu vermeiden.

Differentialdiagnostisch sind Phlegmone und Erysipel sowie das *Sklerem* des Neugeborenen auszuschließen.

Bei der *Harlekinhaut* des Neugeborenen handelt es sich um das attackenweise Auftreten einseitiger Hautrötungen mit scharfer Grenzlinie gegenüber der blassen Hautseite, die in der Regel vom 2.—4. Lebenstag 1—10mal beim gleichen Kind auftreten können, und die bei Lagewechsel wieder verschwinden (s. Abb. 21). Sie werden als Effekt einer, vor allem bei Frühgeborenen, noch bestehenden vasomotorischen Unreife in den ersten Lebenstagen betrachtet [*1590*].

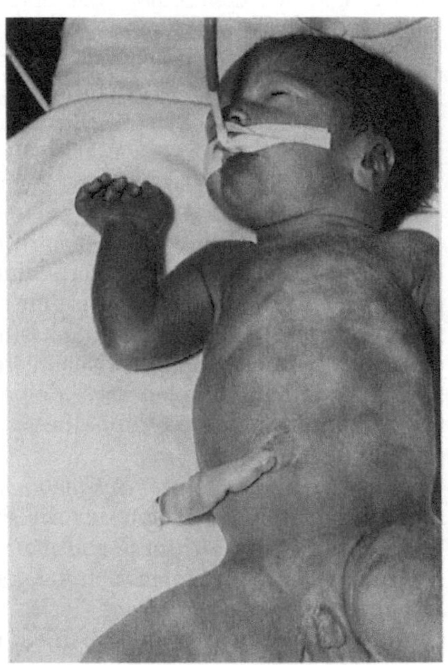

Abb. 21. Harlekin-Haut (Univ.-Kinderklinik Köln)

b) Geburtsverletzungen am Kopf

Das *Cephalhämatom* stellt eine Blutung zwischen dem beim Geburtsvorgang mechanisch abgescherten Periost und dem darunterliegenden Knochen als Folge einer Zerreißung subperiostaler Gefäße dar. Es ist deshalb streng *auf die Ausdehnung eines Schädelknochens beschränkt* und unterscheidet sich dadurch vom *Caput succedaneum*, das sich auch parietal oder occipital über die Knochennähte hinaus ausdehnen kann. In sehr seltenen Fällen besteht auch ein *Cephalhämatoma internum*, das sich dann zwischen Dura mater und Schädelknochen ausdehnt. Erstgeborene und Kinder nach schweren Geburten werden bevorzugt befallen. Meist bildet sich die deutlich fluktuierende Geschwulst erst in den ersten 2 Lebenstagen deutlicher aus, bevorzugt über dem bei der Geburt vorausgehenden, also meist rechten Scheitelbein, in ansteigender Häufigkeit dann auch über dem linken Scheitelbein, über dem Occiput (bei Steißlage), über dem Stirnbein und Schläfenbein. Auch zwei oder drei getrennte Blutergüsse wurden schon beobachtet. Meist pflegt eine Volumenzunahme während der ersten 5—6 Lebenstage einzutreten, dann bleibt lange Zeit die gleiche Größe erhalten, bis schließlich durch Resorption nach 4—12 Wochen ein Rückgang eintritt. Inzwischen bildet das abgehobene Periost eine dünne *Knochenlamelle*, die erst am Rand als Wall zu tasten ist, dann aber die ganze Geschwulst überzieht und beim Palpieren Pergamentknistern ergibt. Mit zunehmender Verkleinerung lagert sich die neugebildete Schicht an den Schädelknochen an, und schließlich ist sie nur noch als Verdickung zu fühlen oder röntgenologisch nachzuweisen.

Differentialdiagnostisch ist außer dem *Caput succedaneum*, das bei gleichzeitigem Auftreten die Diagnose des Cephalhämatoms in den ersten Lebenstagen oft etwas erschwert, die *Encephalocele* auszuschließen, die allerdings immer im Bereich der Nähte und Fontanellen liegt und leichte Pulsationen zeigt. Sie wird außerdem beim Schreien deutlich größer und straffer. Dasselbe gilt für *Hämangiome*, die immer sehr viel kleiner sind, auf Kompression verschwinden und sich erst langsam und auf Geschrei schneller wieder füllen. Eine Kommunikation der Hämangiome mit dem Schädelinnern ist als *Varix racemosus communicans*, eine mit den Sinus in Verbindung stehende Blutcyste als *Sinus pericranii* STROHMEYER, bekannt (FINKELSTEIN).

Die *Prognose des Cephalhämatoms* ist gut, wenn es gelingt, eine Infektion zu vermeiden. Deshalb besteht die Behandlung in der Regel auch in einem streng konservativen Vorgehen, ohne aktives Eingreifen im Sinne einer Punktion. Nur *sehr große Cephalhämatome können heute* unter aseptischen Kautelen von der 2.—4. Lebenswoche an *punktiert werden.*

Technik. Am besten an einer seitlichen Stelle des Ergusses wird die Haut rasiert, mit Alkohol und Jod desinfiziert. Das immer dünnflüssige Blut wird dann mit einer Spritze aspiriert bis die Kopfschwarte, möglichst an allen Stellen, glatt dem Knochen anliegt. Die Punktionsstelle wird anschließend desinfiziert, mit einem antiseptischen Gel bedeckt, dann mit Mulltupfern und einer elastischen Binde die ganze Fläche des abgehobenen Bezirks im Sinne eines Kompressionsverbandes dicht an den Schädel fixiert. Nach 2 Tagen kann der Verband entfernt werden, eine Nachpunktion ist nicht erforderlich. Es empfiehlt sich, während der Behandlung eine allgemeine Antibioticatherapie durchzuführen. Ein bereits bestehender Knochenwall bildet sich nach dieser Entleerung rasch zurück.

Als *Indikationsanhalt zur Punktionsbehandlung* kann gelten, wenn es sich um einen so großen Erguß handelt, daß mit einer Deformierung des Schädels bei der Calcifizierung zu rechnen ist, daß Kinder wegen der Größe der Geschwulst schlecht gedeihen oder gar Drucksymptome von seiten des Hämatoms eintreten [*1633*].

Bei starker Blutungsneigung kann sich ein *Cephalhaematoma subaponeuroticum* ausbilden, das sich dann zwischen Periost und Galea ausdehnt und nicht an die Knochennähte gebunden ist. Seine Behandlung entspricht der des normalen Cephalhämatoms. Das Cephalhämatoma internum muß neurochirurgisch angegangen werden.

Das *Einsinken eines Schädelknochens,* meist eines Scheitelbeins unter das andere Scheitelbein oder unter die Stirnbeine, ist durch den Druck des Schädels gegen das Promontorium der Mutter bedingt. In leichten Graden findet sich das Symptom sehr häufig, manchmal kann es auch bei Zangengeburten durch den Druck der Zange verursacht sein. Allgemeine Krankheitszeichen oder Herdsymptome bestehen praktisch nie. Die Nivellierung tritt meist spontan in den ersten Lebenstagen ein. Eine operative Behandlung ist auch in schweren Fällen nicht nötig.

Frakturen und Dislokationen von Schädelknochen finden sich nur nach Zangenentbindungen, wenn nicht eine Systemerkrankung des Knochensystems vorliegt. Ist dabei auch das Periost zerrissen worden, kann sich eine *wachsende Schädelfraktur* bilden, die später neurochirurgisch plastisch behandelt werden muß. Im übrigen aber heilt die meist löffel- oder trichterförmige Schädelimpression des Scheitel- oder Schläfenbeins spontan aus und bleibt klinisch symptomfrei. Neben einer tastbaren Frakturspalte, eventuell Crepitation, ist das Röntgenbild für die Diagnose entscheidend.

Geburtsverletzungen des Auges sind höchstens als Ergebnis einer Zangenentbindung zu beobachten. Auch Impressionsfrakturen der Orbita können so entstehen. In schweren Fällen kann auch eine Augenmuskellähmung oder ein Hornersches Syndrom als Zeichen der *traumatischen Sympathicuslähmung* auftreten. *Exophthalmus* kann die Folge eines Blutergusses in die Augenhöhle nach Orbitalfraktur sein, und hinter dem Orbitalhämatom kann sich eine Opticusläsion verbergen, die schließlich zu Erblindung führen kann. Auf dem gleichen Weg kann eine *Avulsio bulbi* mit Opticusabriß das Auge bei einer Zangengeburt vernichten [*1684*].

Sehr viel häufiger sind dagegen *Lidödeme* mit *Ekchymosen* an der Hautoberfläche und *Hämorrhagien in der Conjunctiva.* Auch *Blutungen in die Iris,* in den Ciliarkörper und in die Retina kommen spontan vor. Ihre Prognose ist in der Regel nicht schlecht. Dasselbe gilt auch von den vorübergehenden *Cornealtrübungen* durch Ödem, die schnell und ohne Behandlung verschwinden. *Hornhaut-*

trübungen nach Zangenentbindungen entstehen durch Ruptur der Descemetschen Membran mit anschließender Flüssigkeitsdurchtränkung der Cornea. Sie bilden sich erst im Laufe von Monaten und Jahren zurück. Auch *Blutungen im Bereich der Augenmuskelkerne* kommen als Folge des Geburtsvorganges in Betracht.

Äußere *Verletzungen des Ohres* kommen praktisch nur in Verbindung mit Zangenextraktionen vor. Sie sind nach chirurgischen Gesichtspunkten zu versorgen. Die beim Neugeborenen sehr selten auftretende *Perichondritis helicis* ist kausal noch ungeklärt. Es handelt sich dabei um ein- oder beidseitig wenige Tage nach der Geburt auftretende Schwellungen der Ohrmuschel im Bereich des Helix, die bis zu Nußgröße anwachsen können und bei der Durchleuchtung lichtdurchlässig sind, da sie seröse Flüssigkeit enthalten. Als Ursache werden Traumen, Lues und Blutkrankheiten angegeben. Nach Entleerungspunktion kann sich der Cysteninhalt wieder füllen, so daß eine Ausheilung erst durch wiederholte Punktionen und Druckverband erreicht wird. Eine anschließend zurückbleibende Knorpelverdickung spricht für die Diagnose.

c) Geburtsverletzungen am Skelet

Traumatisch bedingte *subperiostale Hämatome* der Röhrenknochen, vor allem am Femur, proximalen Tibiaabschnitt und Humerus nach schwierigen Geburten verursachen in der Regel keine bedrohlichen Krankheitsbilder. Nach Klärung der Differentialdiagnose, vor allem gegen subperiostale Abscesse, ist eine weitere Behandlung unnötig. Es kommt zu einer spontanen subperiostalen Verknöcherung, die sich röntgenologisch in den ersten 3—4 Lebenswochen sehr deutlich verfolgen läßt, die aber schließlich in den Knochen übergeht und nur noch als Verdickung über einige Monate erkennbar bleibt.

Frakturen sind als geburtstraumatische Folgen häufiger als Luxationen, weil beim Neugeborenen die Festigkeit der Gelenkkapseln größer zu sein scheint, als die der Knochen, vor allem im Epiphysenbereich. Frakturen besitzen eine im späteren Leben nicht mehr zu beobachtende Tendenz, auch bei starker Dislokation in der richtigen Position zu heilen. Dabei kommt es zu einer frühzeitigen und *starken Callusbildung*, wobei der nötige Kalk dem übrigen Knochen entnommen wird, so daß sich eine Osteoporose, vor allem in der Wachstumszone der Röhrenknochen bemerkbar macht. Intrauterin entstandene Frakturen sind bei normalem Knochensystem außerordentlich selten.

Am häufigsten ist die *Schlüsselbeinfraktur*, die oft übersehen, erst später zufällig beim Röntgen erkannt wird. Sie findet sich meist in der Mitte oder am Übergang des mittleren zum äußeren Schlüsselbeindrittel, besonders bei schweren und großen Kindern mit großer Schulterbreite, und entstehen durch Fingerdruck des Geburtshelfers bei Entwicklung der Schultern. Häufig wird sie erst an der Unregelmäßigkeit der Knochenkontur infolge der früheinsetzenden Callusbildung erkannt. Bei der Prüfung des Mororeflexes fällt allerdings das Ausbleiben der Armreaktion auf der befallenen Seite auf. Wenn eine Plexuslähmung auszuschließen ist, die manchmal kombiniert mit Clavicularfraktur vorkommen kann, muß eine solch einseitige Reaktion Anlaß zu einer Röntgenkontrolle der Clavikel sein. Die Prognose ist gut, eine besondere Behandlung erübrigt sich beim Neugeborenen. Das gleiche gilt von *Rippen-* und *Beckenfrakturen*. Bei Geburtsschwierigkeiten in Steißlage muß auch einmal mit *Wirbelfrakturen* gerechnet werden, die dann meist im Körper des V. oder VI. Cervicalwirbels zu finden sind. Sie gehen in der Regel mit Blutungen in den Spinalkanal einher und sind selten mit dem Leben vereinbar.

Humerusfrakturen sind die Folgen einer forcierten Schulterentwicklung, vor allem bei hochgeschlagenem Arm, sie sitzen meist in der Mitte oder am Übergang vom oberen zum mittleren Drittel und sind leicht zu diagnostizieren. Eine *Epiphysenlösung* am oberen Humerusende ist sehr viel seltener. Sie ist selbst röntgenologisch nicht immer leicht zu erkennen. Eine reine *Gelenkdistorsion* mit Blutung kann dieselben Symptome, nämlich schmerzhafte Adduktion und Innenrotation des Armes mit Scheinlähmung erzeugen. Die *Behandlung der Humerusfraktur* besteht in einer Fixation des Armes an den Körper mit gebeugtem Ellbogengelenk, so daß die Hand auf die entgegengesetzte Schulter zeigt. Bei Epiphysenlösung und Gelenkdistorsion muß der Arm dagegen in abduzierter und außenrotierter Stellung, wie bei einer Plexuslähmung, fixiert werden, wobei der Unterarm im rechten Winkel dazu suppiniert mit der Handfläche nach vorn in eine entsprechende Schiene eingebunden wird. Wenn nicht zusätzliche nervliche Läsionen bestehen, ist die *Prognose,* sowohl der Knochenschädigung im Schulterbereich als auch die einer Humerusfraktur, sehr gut. Allerdings kann durch überschießende Callusbildung der Radialis vorübergehend komprimiert und gelähmt werden.

Unterarmfrakturen sind außerordentlich selten und werden nach orthopädischen Regeln behandelt. Häufiger, wenn auch seltener als beim Humerus, finden sich Frakturen des Femurs als Ergebnis geburtshelferischer Maßnahmen, etwa bei einer Extraktion in Steißlage oder einer Wendung. Eine Behandlung besteht hier, wie bei älteren Kindern, in einem korrigierenden Extensionsverband mit vertikaler Aufhängung des Beines für 2—3 Wochen.

d) Geburtstraumatische Verletzungen der Muskulatur

Das *Hämatom des Musculus sternocleidomastoideus* wird schon in den ersten Lebenstagen, meist aber erst in der 3.—4. Lebenswoche als harte, runde, schmerzlose Geschwulst von etwa Haselnußgröße im Bereich des Kopfnickermuskels entdeckt. Die darüberliegende Haut ist gut verschieblich. Das Hämatom entsteht häufig bei der Entwicklung der Schultern durch Zerren und Drehen des Kopfes oder bei Steißlage durch Entwicklungsschwierigkeiten des nachfolgenden Kopfes. Eine *Behandlung* erübrigt sich in der Regel, weil Tumor und Asymmetrie sich in der Regel bis etwa zur 14. Lebenswoche, selten bis zum 6. Lebensmonat, von selbst zurückbilden. *Unterstützend* kann man während dieser Zeit die abnorme Kopfhaltung durch einen gepolsterten und auf der kranken Seite höheren *Kragen* zu korrigieren versuchen. Tritt eine Normalisierung nicht ein und führt der Zug des dann immer verkürzten und bindegewebig indurierten Sternocleidomastoideus zu einer starken kraniofacialen Asymmetrie durch Zurückbleiben des Schädel- und Gesichtswachstums auf der befallenen Seite, dann ist ein *chirurgischer Eingriff in Form einer Tenotomie* notwendig. Etwa 15% der ursprünglich diagnostizierten Fälle müssen schließlich aktiv behandelt werden, um bleibende Entstellungen, auch der Wirbelsäule (Skoliose der Hals- und Gegenskoliose der oberen Brustwirbel), zu vermeiden [*1169*]. Ob das Hämatom wirklich immer ursächlich für die Entstehung des Caput obstipum verantwortlich zu machen ist, steht heute noch nicht fest. Da sowohl das Hämatom des Kopfnickers als auch der muskuläre Schiefhals häufig bei Kindern, die in Steißlage geboren werden, auftritt, wird zwar eine Blutung oder Zerreißung von Muskelfasern als Folge geburtstraumatischer Gewalteinwirkung in der Regel als Ursache angenommen, aber das Vorkommen von erblichem Torticollis weist auch auf die Möglichkeit einer kongenitalen Mißbildung.

e) Geburtstraumatische Schädigungen innerer Organe

Die spontane *Oesophagusruptur* ist schwer zu diagnostizieren. Schon kurz nach der Geburt können leichte inspiratorische Einziehungen, die sich verstärken, und vermindertes Atemgeräusch über einer Lungenhälfte nach der ersten Fütterung als Folge des Hineinlaufens der Nahrung in den Pleuraraum unter zunehmender Tachypnoe auftreten. Auch wenn ursprünglich keine Schockerscheinungen bestanden, entwickelt sich nun schnell ein schweres Krankheitsbild, bei dem sich röntgenologisch eine Mediastinalverdrängung nach der gesunden Seite und ein Pneumatothorax mit Erguß auf der Perforationsseite feststellen lassen. Nur eine schnelle Operation mit Übernähen der Perforationsstelle im Oesophagus kann dann das Kind noch retten [*1873*]. Als Ursache der Oesophagusruptur beim Neugeborenen werden kongenitale Muskeldefekte angenommen. Am häufigsten findet sich die Perforationsstelle dicht oberhalb der Kardia an der linken Seite.

Auch für die *spontane Magenruptur* beim Neugeborenen werden ursächlich kongenitale Muskeldefekte angenommen. Daneben diskutiert man aber auch den Geburtsstress mit Magengeschwürsbildung und konsekutiver Ulcusperforation, Thrombosen der Magengefäße oder fehlerhafte nervöse Versorgung des Magens, rupturierte Magendivertikel oder artefizielle Perforationen beim Absaugen durch den Geburtshelfer [*1346*]. Das klinische Bild zeichnet sich auch hier durch ein erscheinungsfreies Intervall aus, das durch ein schweres Krankheitsbild mit heftigem Erbrechen abgelöst wird, das sich mit zunehmender Bauchauftreibung und peritonitischen Symptomen immer deutlicher zum Zustand eines *akuten Abdomens* entwickelt. Die Stuhlproduktion kann anfänglich noch normal sein, später findet sich Blut. Röntgenologisch weist die freie Luft unter dem Zwerchfell auf die richtige Spur. Therapeutisch muß ein schnelles Übernähen der Perforation angestrebt werden [*1584*]. Dasselbe Bild kann auch durch eine *spontane Colonperforation* eintreten [*1339*].

Bei der *angeborenen Hodentorsion* findet man eine harte, voluminöse Schwellung des Scrotums, die nicht schmerzhaft zu sein scheint, eine glatte Oberfläche hat und nicht durchleuchtbar ist. So läßt sich die *Hydrocele* erkennen, während der eingeklemmte Leistenbruch sich dadurch unterscheidet, daß er am Leistenband nicht abzugrenzen ist und mit allgemeinen Störungen einhergeht. Typisch ist für die Hodentorsion auch eine Leukocytose mit Linksverschiebung, so daß ein derartiger Befund nicht gegen den Verdacht spricht. *Differentialdiagnostisch* kommen noch Tumoren der Testikel, die Orchitis oder Orchidoepididymitis in Frage, die aber beim Neugeborenen und jungen Säugling sehr selten sind und außerdem Ausfluß aus der Harnröhre erzeugen. Eine *frühzeitige Operation* in Lokalanaesthesie ist besonders notwendig, weil Zirkulationsstörungen von nur 15 min irreversible Veränderungen im Hoden zur Folge haben. Nur bei allgemeinen Zeichen der Toxikose sollte eine Orchidektomie erwogen werden, in der Regel läßt sich bei frühzeitiger Diagnose der Testis erhalten, wobei eine Fixierung des gegenseitigen Hodens wegen der eigenartigen anatomischen Verhältnisse erwünscht ist [*1119*].

f) Geburtstraumatische Schädigungen des peripheren Nervensystems

Die nicht allzu seltene geburtstraumatische *Facialislähmung* kann als Ergebnis eines äußeren Drucks (Zange, Geburtswege) oder als Folge einer Blutung im Facialiskanal eintreten. Fast immer handelt es sich um einseitige, in der Regel *periphere Facialislähmungen*, die den unteren Ast meistens am stärksten betreffen. In Ruhe fällt das teilweise geöffnete Auge, die leicht verstrichene Nasolabialfalte und der hängende Mundwinkel auf der befallenen Seite auf. Beim Schreien bleibt das Auge auf der kranken Seite leicht geöffnet, der Mund verzieht sich nach der gesunden Seite, auf der auch die Stirn gerunzelt werden kann. Die *Prognose* dieses Typs ist gut, da die Lähmung nach 8—14 Tagen wieder verschwindet. Bestehen gleichzeitig starke Gesichts- und Schädelasymmetrien oder ausgedehnte Druckerscheinungen auf der befallenen Seite, kann die Facialislähmung durch langdauernde intrauterine mechanische Belastung entstanden sein (Zwillingskind, enges Becken, stark vorspringendes Promontorium). Da bereits eine Nervenatrophie vorliegen kann, ist die Prognose dann nicht günstig, obwohl es sich ebenfalls um eine periphere Lähmung handelt. *Verschwindet also die Lähmung nach den ersten Lebenswochen nicht*, muß in der elektrischen Prüfung nach *Degenerationszeichen* gefahndet werden und eine Behandlung mit Massage und Faradisation einsetzen. Bei starkem Lagophthalmus ist das Auge zu schützen. Stellt sich die Facialisfunktion nach mehreren Monaten nicht ein, ist eine neurochirurgische Behandlung zu diskutieren.

Die *zentrale Facialislähmung* nur der unteren Äste ist bei allgemein geburtsgeschädigten Kindern meist ein Zeichen einer Hirnblutung. Sie nimmt in den ersten Tagen nach der Geburt noch zu und ihre Prognose ist schlecht. Über die kongenitale Facialisparese infolge Kernaplasie s. S. 465.

Die geburtstraumatische *Armlähmung* entsteht durch Druck oder gefährlicher durch Zerrung bis völliger Zerreißung von Nervensträngen. Gefährdet sind vor allem Kinder in Steißlage, bei denen während der Extraktion häufig ein heftiger Druck mit den Zeigefingern auf die Schulterregion und auf den Plexus brachialis ausgeübt wird. Auch die Entwicklung eines hochgeschlagenen Armes kann solche Folgen haben. Bei Kopflagen tritt die Schädigung durch Druck auf den Nacken bei Öffnung der Geburtswege oder bei der Extraktion des Körpers bei sehr schlaffem Kind ein. Deshalb sind alle Neugeborenen nach langdauernden Geburtswehen oder Zangenentbindungen besonders gefährdet.

Sehr empfindlich ist der Armplexus am Austritt der V. und VI. Cervicalwurzel bzw. an der Stelle der Vereinigung dieser beiden Wurzeln (Erbscher Punkt). Die bei Schädigung dieser oberflächlich liegenden Stelle eintretende Lähmung ist als *obere Plexuslähmung* vom Typ *Erb-Duchenne* bekannt. Typisch gelähmt sind dann die Schultermuskeln und die Beuge- und Supinationsmuskeln des Vorderarms (Deltoideus, Supraspinatus, Infraspinatus, Teres minor, Biceps, Supinator longus, manchmal Serratus magnus, Coricobrachialis, Supinator brevis). Die befallene Schulter steht dann etwas tiefer, der Arm hängt ausgestreckt, schlaff und maximal innenrotiert bei leicht gebeugtem Unterarm herab. Die aktive Abduktion oder Supination, das Heben des Armes und Beugen des Ellbogens ist unmöglich, aber die Faust kann geschlossen werden. *Differentialdiagnostisch* sind Frakturen des Humerus, der Clavicula sowie geburtstraumatische oder syphilitische Epiphysenlösungen (Parrotsche Pseudoparese) und die Schulterluxation auszuschließen. In allen diesen Fällen aber ist das Schultergelenk schmerzhaft. Die luische Pseudoparese tritt selten bereits in den ersten Lebenstagen auf.

Therapeutisch muß *bei der oberen Plexuslähmung* der Arm für Wochen in eine Aluminium- oder Gipsschale in Abduktion und Außenrotation des Oberarmes sowie rechtwinklig gebeugtem supiniertem Unterarm solange absolut ruhiggestellt werden, bis sich die geschädigten Nervenstränge erholt haben. Nach 2—3 Wochen beginnt man mit Massage, passiven und bei zunehmender kindlicher Entwicklung auch aktiven Bewegungsübungen, Galvanisation und Faradisation. Eine tägliche Immobilisierung des gesunden Armes für einige Stunden soll das Kind zur aktiven Bewegung des kranken Armes veranlassen. Die Erholung der geschädigten Nerven kann Monate dauern. Eine neurochirurgische Behandlung empfiehlt sich erst nach Ablauf eines Jahres. Sie ist dann indiziert, wenn auf konservativem Weg keine Fortschritte mehr zu verzeichnen sind. Eine Heilung ist allerdings dann auch in der Mehrzahl der Fälle nicht zu erwarten.

Verletzungen der VII. und VIII. Wurzel führen zu der selteneren und prognostisch ungünstigeren *unteren Plexuslähmung* (Klumpke-Lähmung), bei der die Extensoren und Flexoren der Finger, und bei Beteiligung des ersten dorsalen Nervs, auch die kleinen Handmuskeln auszufallen pflegen. Es entsteht eine Fallhand, die nicht ganz geschlossen werden kann (Flossenstellung), der Unterarm ist gebeugt. Bei gleichzeitiger Schädigung des Ramus communicans sympathici entsteht dabei das *oculopupilläre Syndrom*, der *Hornersche Symptomenkomplex* mit Enophthalmus, Miosis und Ptosis.

Die *Therapie* der unteren Plexuslähmung besteht neben einer intensiven und langandauernden krankengymnastischen Behandlung in einer Fixation mit Schienen, um Fingerkontrakturen zu vermeiden.

Meistens betrifft die geburtstraumatische Schädigung aber wechselnde Bezirke des Plexus, so daß *beide Typen gemischt* vorkommen. Auch gleichmäßige oder totale Plexuslähmung, mit oder ohne Horner-Komplex, kommen vor. Selten tritt dazu noch — meist nach Zangenentbindungen — bei einer Schädigung der IV. Cervicalwurzel eine *Phrenicuslähmung*. Sie kann übrigens auch isoliert vorkommen. Mit Cyanose, Tachypnoe und Dyspnoe wird dann das klinische Bild häufig von der Atemstörung völlig beherrscht. Ein im Gegensatz zum Normalfall eher thorakaler als abdominaler Atemtyp, bei dem sich das Abdomen bei der Inspiration nicht vorwölbt, weist auf diese Komplikation hin. Die Röntgendurchleuchtung ergibt einen Hochstand der gelähmten, meist rechten Zwerchfellhälfte mit paradoxer Zwerchfellbewegung (Höhertreten bei Inspiration). Bestehen keine anderen geburtstraumatischen Schädigungen, dann ist die *Prognose der Phrenicuslähmung* nicht schlecht, da nach etwa 3 Monaten eine bei einem Teil der Fälle auch röntgenologisch nachweisbare Heilung eintritt, während der größte Teil der Kinder sich trotz Fortbestand der Zwerchfellähmung gut weiterentwickelt [*1679*].

Die *isolierte Radialislähmung* mit schlaffer Fallhand in Pronation, flektierten Fingern und adduzierten Daumen hat eine günstige Prognose. Die *Therapie* besteht in Krankengymnastik und dem Anlegen einer leicht dorsalflektierenden Schiene, um Überdehnungen der Extensoren und Kontrakturen der Flexoren zu verhüten.

D. Die postpartalen Komplikationen

1. Die Asphyxie

a) Begriffsbestimmung und Pathogenese

Üblicherweise versteht man unter Asphyxia neonatorum eine Reihe von Zustandsbildern, bei denen es infolge einer ungenügenden oder fehlenden Atmung, weniger häufig aus Gründen der Herz- und Kreislaufinsuffizienz, zu einer mangelhaften Sauerstoffversorgung und (oder) Kohlensäureanreicherung des Blutes kommt. *Asphyxie ist also Hypoxie oder Anoxie plus Hyperkapnie* [*1408*].

Der Ausdruck Asphyxie (Pulslosigkeit) trifft nur für einen Teil der Fälle zu, da durchaus Sauerstoffmangelzustände bei gut funktionierendem Kreislauf vorkommen. WILLI [*1869*] schlägt deshalb den Ausdruck Anoxie vor, der zwar pathogenetisch richtiger ist, aber den Nachteil besitzt, daß er einen genau umschriebenen pathophysiologischen Zustand bezeichnet und nicht das sehr spezifische klinische Bild des Neugeborenen, bei dem man pathogenetisch unterscheiden muß:

α) Die intrauterin *placentar* (bei Übertragung, Erythroblastose, Lues, Nephropathie oder Hypertension der Mutter) oder *subpartal* bedingte Asphyxie bei verlängerter Geburt, Placenta praevia, Steißlage, Zangenentbindung, Sectio, Nabelschnurvorfall oder Narkose der Mutter.

Verdächtig auf drohende Asphyxie ist dann das verlängerte Pulsieren der Nabelgefäße, wie es bei Nephropathie und Eklampsie der Mutter häufig vorkommt [*1202a*], das normalerweise spätestens nach 10 min aufhört.

Gegen die intrauterine Anoxie ist der Fet sehr resistent. Noch 20 min nach dem plötzlichen Tod der Mutter konnten durch Sectio normale Kinder entbunden werden. Allerding- werden durch Sauerstoffmangel die Gehirnfunktionen beeinträchtigt, vor allem das Atems zentrum leidet und verliert bei schwerer Anoxie seine Reizbarkeit auf periphere Reize.

Bei Sectio-Entbindung von übertragenen Kindern nach Wehenbeginn oder bei Nephropathie der Mutter kann die O_2-Spannung um $^2/_3$ des Normalwertes herabgesetzt, der CO_2-Druck erhöht und das Blut-p_H erniedrigt sein. Unter solchen Umständen tritt leicht eine Depression des Atemzentrums ein, und es versteht sich deshalb, daß Atemschwierigkeiten gerade bei Kaiserschnittskindern relativ häufig sind, vor allem wenn dabei zusätzlich noch die Narkose der Mutter mit ihrer depressorischen Wirkung eine Rolle spielt [*1171*].

Die *Höhe des bestehenden O_2-Defizits* ist klinisch nicht erkennbar. Eine sichtbare Cyanose tritt erst ein, wenn mehr als 5 g-% CO_2-reduziertes Hb vorhanden ist, so daß beim Neugeborenen mit einem hohen Hb-Bestand immer noch genug Hb zum O_2-Transport zur Verfügung steht. Bei der üblichen leichten Hypoxie des gesunden Neugeborenen enthält das den Kopf und die oberen Extremitäten unmittelbar nach der Geburt versorgende Blut nur etwa 4 Vol.-% O_2 [*1408*]. Trotzdem wird diese Situation ertragen, weil die Großhirnrinde noch wenig differenziert ist. Bei weiter ansteigendem Kohlensäuredruck und abfallendem Blut-p_H kommt es aber beim Neugeborenen zu einem „Reversal" (Umkehr der normalen Wirkung), in der das Atemzentrum nicht mehr wie normal stimuliert, sondern gelähmt wird. Das fehlende Eintreten der spontanen Atmung nach der Geburt ist in diesen Fällen also durch mangelhafte Sauerstoffversorgung vor und während des Geburtsakts bedingt.

β) Bei der zweiten Form der postpartalen Asphyxie liegt die Ursache der Atemstörung *im Kind*. Es ist eine *cerebrale, pulmonale* und *kardiovasculär bedingte Form* der Asphyxie zu unterscheiden, wobei mit fortschreitender Atemstörung die verschiedenen Formen klinisch ineinander übergehen können.

Ursprünglich *cerebralasphyktisch* sind Neugeborene mit Geburtstrauma, nach intrakraniellen Blutungen, bei Unreife des Atemzentrums oder einer tiefen mütterlichen Narkose. Klinisch zeichnen sich diese Formen durch unregelmäßige, flache oder oberflächliche Atmung bei auskultatorisch und perkutorisch freier Lunge und normalen Herz- und Kreislaufverhältnissen aus.

Am häufigsten besteht eine *pulmonale Asphyxie*. So kann sich in Form primärer Atelektasen die Entfaltung des Lungengewebes, vor allem bei Frühgeborenen, dysplastisch oder geburtstraumatisch vorgeschädigten Kindern, auf die retrosternal gelegenen vorderen Lungenränder und die hilusnahen Bezirke beschränken, die dann sogar emphysematisch gebläht erscheinen, während die übrigen Lungenteile, infolge der Weichheit des Brustkorbes oder ungenügend kräftiger Atembewegungen, atelektatisch bleiben. Dieses Nebeneinander von Überblähung und Atelektase *(Dystelektasen)* ist *typisch für die Lunge des Frühgeborenen*. Unter fortschreitender Asphyxie kann sich das Emphysem immer stärker ausbreiten *(bullöses Emphysem)* und schließlich ins Interstitium eindringen, so daß ein *Pneumomediastinum* oder gar ein *Pneumothorax* entsteht, wodurch sich die zur Verfügung stehende ohnehin zu kleine Atemfläche plötzlich noch mehr verkleinert.

Klinisch findet man *bei ausgedehnter Atelektasenbildung* neben der *erhöhten Atemfrequenz* das Symptom der intercostalen und sternalen *Einziehungen* (Trichterbrustbildung), das nach Beseitigung der Atelektasen wieder verschwindet. *Auskultatorisch* besteht abgeschwächtes Vesiculäratmen und bei größeren atelektatischen Bezirken verkürzter Klopfschall. Solche *primären Atelektasen* sind beim reifen Neugeborenen dann pathologisch, wenn sie länger als 48 Std bestehen und stärker ausgedehnt sind, denn von einem Geburtsgewicht von 2500 g an sind die Alveolen anatomisch vollständig entwickelt, so daß die Entfaltung der Lungen, beginnend in der Peripherie und zum Hilus fortschreitend, schnell beendet ist.

Nach intrauteriner oder intrapartaler Hypoxydose besteht die große Gefahr einer vorzeitigen Reizung des Atemzentrums mit *Fruchtwasseraspiration*, die bereits intrauterin oder während der Geburt eintreten kann. Allerdings führt bei geschädigten Kindern auch die ungenügende Lungenentfaltung infolge zu geringer Atemaktivität zu einer unzureichenden Resorption der an sich bei jedem Kind vorhandenen intrapulmonalen Fruchtwassermengen. Ihr größter Teil wird wohl aktiv aspiriert, so daß bei geschädigten Kindern auch Partikel des infolge des Sauerstoffmangels zu früh ins Fruchtwasser entleerten Meconiums in die Lungen gelangen können. Auskultatorisch sprechen vor allem paravertebral und in der hinteren Axillarlinie zu findende feinblasige Rasselgeräusche für solche Aspirationsherde. Sie sind nicht selten Ausgangsherde für bronchopneumonische Reaktionen oder können durch Verlegung von Teilen des Bronchialbaumes Anlaß zu einer Resorptionsatelektase sein. Diese *sekundären Atelektasen* treten erst von der 6. Lebensstunde an auf und sind immer pathologisch. Zwischen ihnen und den asphyktischen Zuständen des Neugeborenen bestehen unmittelbare Zusammenhänge.

Histologisch sollen sie an ihrer länglichen, schlauchförmigen Konfiguration mit gezackten Rändern zu erkennen sein. An der Form der Alveolarepithelien sind sie von den primären Atelektasen allerdings nicht zu unterscheiden [*1471*].

Differentialdiagnostisch muß bei jeder vermehrten Schleimansammlung in den oberen Luftwegen auch an obturierende *Mißbildungen* der Luft- und Speiseröhre *(Oesophagusatresie)* gedacht werden. Schließlich kann als Ursache einer pulmonalen Asphyxie auch ein sog. *Lungenbluten*, meist im Verein mit Dystelektasenbildung und Aspirationsherden, vor allem bei Frühgeborenen und schwergeschädigten Kindern vorliegen. Dabei kommt es zu Blutextravasaten in das Interstitium und in die Alveolen, schließlich sogar in den Pleuraraum, deren Ursache heute noch unbekannt ist. Übergänge zum Morbus haemorrhagicus neonatorum sind häufig. Klinisch findet sich nur ein deutlich pulmonales Bild mit Rasselgeräuschen über der ganzen Lunge. Im Blutbild besteht eine Linksverschiebung, sonst fehlen typische Symptome. Die Prognose ist im allgemeinen schlecht, vor allem, wenn die Blutungen erst am Ende der 1. Lebenswoche und nicht schon in den ersten Lebensstunden auftreten. Die Ätiologie ist unbekannt. Neben Anoxie, Blutungsübel, Unreife und Zirkulationsstörungen in der Lunge werden auch Infektionen diskutiert [*1656*].

Charakteristisch für alle Neugeborenen mit *pulmonaler Asphyxie* ist die *sekundäre Herzvergrößerung* im Vergleich zu eupnoischen Neugeborenen. Sie kann mit einem deutlichen systolischen Crescendogeräusch einhergehen und verschwindet zusammen mit dem Geräusch nach Beendigung der dyspnoischen Zustände [*1135*].

Schließlich können auch *kardiovasculäre Störungen* die Ursache asphyktischer Zustände sein. Zu den *Vorbedingungen* einer *normalen Lungenentfaltung* nach der Geburt gehört nicht nur das Einsetzen der Atembewegung, sondern auch die *Eröffnung des Capillarkreislaufs der Lunge*, der vor der Geburt über arteriovenöse

Anastomosen umgangen wird und nachher durch Capillarerektion die Entfaltung der Alveolen unterstützt. Deshalb erschwert ein zu frühes Abnabeln die Lungenentfaltung, weil eine ungenügende Durchströmung des Capillarsystems Atelektasen verursacht [*1405a*]. Auf diese Weise entsteht bei kongenitalen Vitien und bei der seltenen Myokarditis des Neugeborenen die kardiale Asphyxie. *Extrakardiale* mögliche *Ursachen für eine Herzinsuffizienz* durch Vermehrung des Schlagvolumens beim Neugeborenen sind der *persistierende Ductus Botalli*, der sich normalerweise 5—15 min nach der Geburt auf Asphyxie oder hohe arterielle Sauerstoffsättigung hin auf die Hälfte seines Volumens kontrahiert [*1123*]. Auch *massive Teleangiektasien*, vor allem der Hirngefäße, können solche Konsequenzen haben. Ihre hämodynamische Wirkung besteht darin, daß die durch sie bedingte Erniedrigung des Blutdrucks und des peripheren Widerstandes reaktiv durch Reizung des Sinus caroticus zur Tachykardie und zur Erhöhung des Schlagvolumens und damit zur Herzinsuffizienz führt. Im weiteren Sinne gehört auch der *hämolytische Ikterus* des Neugeborenen (Icterus gravis) wegen der mangelhaften Sauerstoffversorgung des Herzens zu den extrakardialen Ursachen der Herzinsuffizienz.

b) Das klinische Bild der Asphyxie

Klinisch sind die Ursachen einer Asphyxie oft nicht zu differenzieren. Während normalerweise nach Einsetzen der Atmung und nach dem ersten Schrei (s. S. 4) das bis dahin cyanotische Neugeborene nach wenigen Minuten eine kräftige rosarote Hautfarbe zeigt, verstärkt sich beim asphyktischen Neugeborenen mit gutem Kreislauf die *Cyanose* im Sinne der *blauen Asphyxie*. Die Atembewegungen fehlen ganz oder es besteht nur eine Schnappatmung mit starken Rasselgeräuschen. Der *Muskeltonus ist normal*, der *Puls gut gefüllt*, meist *bradykard* als Zeichen des O_2-Mangels. Die Hautreflexe sind erhalten und auf äußere Hautreize beginnt die regelmäßige Atmung mit 40—60 Atemzügen pro Minute einzusetzen, wenn die Atemwege frei sind. Dauert die Apnoe oder die Schnappatmung länger, so nimmt die Cyanose weiter zu, das Kind wird erst *spastisch, dann nimmt der Muskeltonus ab*, die Bradykardie nimmt zu, der *Puls wird klein* und weich und ist schließlich kaum noch zu tasten. Nun wird auch das Gesicht blaß und mit zunehmender bläulicher Lippenverfärbung ergibt sich der *Übergang zur Asphyxia pallida*, der schweren Form der Neugeborenenasphyxie, die in manchen Fällen schon unmittelbar nach der Geburt bestehen kann und *immer eine schwere Kreislaufbeeinträchtigung* einschließt. Typisch ist dabei die zunehmende Erschlaffung des Muskeltonus, einschließlich des Sphincter ani, so daß Meconium spontan abgeht, Auch das *Erlöschen der Reflexe* und bei längerem Bestehen das *Erkalten der Extremitäten* gehören zum Bild der blassen Asphyxie.

Die bei der Geburt bestehenden oder eintretenden asphyktischen Zustände können nach erfolgreicher Behandlung für immer oder nur für Stunden oder Tage verschwinden und nach einem unauffälligen Intervall im Sinne einer *Spätasphyxie* erneut auftreten. Dann ist die Stärke der Bradykardie immer ein guter Maßstab für die Asphyxie. Klinisch kann man bei der Spätasphyxie *zwei Stadien* unterscheiden:

Im *ersten Stadium* bewegt sich bei der Ein- und Ausatmung nicht Brustkorb und Abdomen synchron, sondern die Brust bleibt hinter den Abdomenexkursionen zurück oder sie sinkt gar, während das Abdomen sich hebt. Gleichzeitig sieht man, vor allem bei schrägem Lichteinfall, beginnende Einziehungen in den Zwischenrippenräumen und am Xyphoid. Die Lippen sind noch geschlossen, aber das Kinn wird bei der Einatmung gesenkt. Bei der Auskultation ist exspiratorisch bereits ein leichtes Geräusch (Knorksen) zu hören.

Im *zweiten Stadium* sinkt der Thorax bei der Einatmung deutlich ein, während das Abdomen sich vorwölbt. Gleichzeitig entstehen starke intercostale und submarginale Einziehungen sowie Nasenflügeln. Bei der Inspiration senkt sich nun das Kinn und öffnen sich die Lippen (*Mundbodenatmung* als Vorläufer von Schnappatmung nach PEIPER). Das exspiratorische Atemgeräusch ist nun auch ohne Stethoskop deutlich hörbar. Pathologisch-anatomisch findet man in diesem Zustand häufig *hyaline Membranen.*

Das erste Stadium wird von vielen Kindern spontan überwunden. Bei den schwereren Fällen aber muß eine energische Therapie getrieben werden, weil O_2-Mangel beim Neugeborenen in den ersten 24 Std zu *Hypo*ventilation führt, während ältere Säuglinge, mit Sicherheit vom 16. Lebenstag an, wie Erwachsene bei mangelhafter Sauerstoffzufuhr eine starke *Hyper*ventilation zeigen [*1038, 1570, 1571*].

c) Die pulmonalen hyalinen Membranen

Alle bisher genannten Atemstörungen im Sinne einer Hypoventilation können schon nach wenigen Stunden zum Auftreten von pulmonalen hyalinen Membranen führen.

Man versteht darunter einen patho-histologischen Befund an der respiratorischen Oberfläche der Lunge in Form von tapetenartigen bis zu 50 μ breiten *Pseudomembranen*, die als homogene oder feingekörnte Bänder, in denen man Kerntrümmer, Alveolarzellen und Erythrocyten eingeschlossen findet, die Ductus alveolares, seltener auch die Alveolen und Bronchioli respiratorii auskleiden. Oft bestehen daneben außer Atelektasen auch ein eiweißreiches Lungenödem und Blutextravasate unterschiedlicher Ausdehnung [*1901*].

82% der meist in den ersten 2—3 Tagen mit pulmonalen hyalinen Membranen gestorbenen Kinder wiegen weniger als 2500 g [*1461*]. Das Geschlechtsverhältnis der gestorbenen Knaben: Mädchen verhält sich wie 2:1 [*1420*]. Insgesamt lassen sich diese Membranen bei etwa 30% der in den ersten Lebenstagen verstorbenen Neugeborenen in solcher Ausdehnung nachweisen, daß man sie als Todesursache infolge Einschränkung der respiratorischen Oberfläche bezeichnen muß [*1463*]. Nur ausnahmsweise werden hyaline Membranen auch bei Totgeborenen beobachtet, so daß man heute annehmen kann, daß ihre Entstehung grundsätzlich an eine, zumindest vorübergehende, Atemtätigkeit der Lunge gebunden ist. Da sich bei ausgedehnten hyalinen Membranen sekundär auch Resorptionsatelektasen bilden können, findet oft eine umfangreiche Splenisation der Lunge statt, so daß selbst die Schwimmprobe bei der Obduktion negativ ausfallen kann, obwohl das Kind gelebt hat.

Ätiologisch handelt es sich bei den hyalinen Membranen mit Sicherheit nicht um Fruchtwasseraspiration oder konzentriertes Bronchialsekret, sondern um ein echtes *Exsudat* eines Mucopolysaccharid-Eiweißkomplexes aus den Lungencapillaren. Die gleichen Extravasate finden sich übrigens auch in Leber, Nieren, Gehirn und Haut [*1438, 1461, 1462, 1463*]. *Pathogenetisch* nimmt man heute an, daß die Membranen durch CO_2-Stauung infolge Hypoventilation hervorgerufen werden.

Während biochemisch fast alle neugeborenen Kinder in den ersten 3 Lebensstunden eine leichte respiratorische Acidose durchmachen, auch wenn schon wenige Minuten nach der Geburt die O_2-Sättigung über 91% liegt, besteht bei allen Atembeeinträchtigungen die Stoffwechselstörung länger und geht mit zunehmender Atembeschleunigung in eine schwere, unkompensierte, respiratorische Acidose über, die sich nur durch Normalisierung des Atemvolumens wieder beseitigen läßt. Weil das Neugeborene nur etwa $^1/_6$ der Flächenkapazität seiner Lunge zur Sauerstoffversorgung benötigt [*1577*], zeigt nur ein Teil der dyspnoischen Kinder mit zunehmender Atembeschleunigung auch eine mäßige bis schwere Hypoxämie.

Therapeutisch ist deshalb die *O_2-Anwendung problematisch.* Da ursprünglich schon eine chronische CO_2-Stauung vorliegt, hat das Atemzentrum seine normale

Empfindlichkeit auf CO_2-Reize allmählich verloren, so daß schließlich die Atemsteuerung nur noch über hypoxämische Reize auf das Glomus caroticum erfolgt. Wird dieses Organ nun durch *O_2-Zufuhr* beruhigt, kann es zu einer Verlangsamung der Atmung und damit zu einem weiteren Kohlensäureanstieg im Blut und Gewebe kommen, im Gewebe zusätzlich noch deshalb, weil infolge der Übersättigung mit O_2 der *physikalisch im Plasma* gelöste O_2-Anteil von 0,2 auf 2% ansteigen kann. Schon damit vermag das Neugeborene etwa $^1/_3$ seines O_2-Bedarfs zu decken, während gleichzeitig nun auch im venösen Blut reichlich nichtreduziertes Hb auftritt, das für den Abtransport der CO_2 und auch für die Pufferung ausfällt. So kann also die Gewebsacidose, die Kohlensäurestauung und auch die Permeabilitätssteigerung im Gewebe trotz O_2-Atmung noch weiter zunehmen und zu einer Vermehrung der Extravasate im Sinne der hyalinen Membranen führen [*1304, 1461*]. Nur bei Frühgeborenen und bei Neugeborenen in den ersten Lebensstunden scheint dieser Mechanismus nicht einzutreten, da bei ihnen ein Sauerstoffangebot bis zu 40% das Minutenvolumen meist mit Anstieg des Atemvolumens steigert [*1423*].

Die größte Gefahr aber bei Neugeborenen mit zunehmenden hyalinen Membranen oder dystelektatischen Lungen besteht in der *Zunahme des relativen Totraums*, der von normalerweise 0,32 $\left(= \frac{\text{Totraum}}{\text{Atemvolumen}}\right)$ bis auf 0,66 ansteigen kann, so daß bei zunehmender Atemfrequenz der Ventilationseffekt immer geringer und die respiratorische Acidose und Hypoxämie immer größer werden muß [*1572*]. Zwangsläufig kombiniert sich dann nach kurzer Zeit die respiratorische mit der Stoffwechselacidose. Das erklärt die Beobachtung, daß *beginnende hyaline Membranen nur durch Steigerung des Atemvolumens bekämpft werden können.*

d) Differentialdiagnose der Neugeborenenasphyxie

Bei der Diagnosestellung muß man sich vor allem bemühen, geburtstraumatische *Cerebralblutungen* auszuschließen, weil dann keine große Aktivität bei der Asphyxiebehandlung indiziert ist. Allerdings ist diese Differentialdiagnose beim schwer asphyktischen Neugeborenen oft unmöglich. Weiter ist an *Mißbildungen der oberen Luftwege* zu denken, wie Choanalatresie, das Nasen-Rachen-Teratom, die Mikrognathie, die abnorme Weichheit des Larynx und der Epiglottis, Schwimmhautbildung in der Höhe der Stimmbänder, abnorme Trachealweichheit, Cysten des Ductus thyreoglossus und Kompressionen der Trachea von außen bei Herzfehlern, Anomalien des Aortenbogens, Mediastinalcysten oder Oesophagustrachealfisteln. *In der Lunge* müssen solitäre oder multiple Cysten und Emphysemblasen sowie der Spontanpneumothorax ausgeschlossen werden.

Eine zunehmende Dyspnoe bei zunächst lebensfrischem Neugeborenen mit sich rasch steigernder Cyanose muß auch an die kongenitalen großen *Zwerchfellhernien* denken lassen, an denen die Kinder in der Regel in den ersten Lebensstunden zugrunde gehen, wenn nicht nach rechtzeitiger Diagnose rasch eingegriffen wird, um die in den Thoraxraum vorgefallenen Eingeweide zu reponieren Klinisch bleiben dabei die Atemexkursionen auf der befallenen Seite zurück, das Atemgeräusch fehlt und man hört Darmgeräusche über der Lunge. Alle konservativen Behandlungsversuche bei diesem röntgenologisch leicht objektivierbaren Krankheitsbild (Häufigkeit 0,27% aller Neugeborenen) können den unglücklichen Ausgang nicht aufhalten [*1585, 1602*].

Auch die *kongenitale Sulfhämoglobinämie* kann das Neugeborene schon bei der Geburt durch hohe Sulfhämoglobinwerte (normal 0,2%) cyanotisch machen.

Meist findet man bei anderen Familienmitgliedern auch erhöhte Werte [*1220*]. Eine intravenöse Methylenblau- oder Cebiongabe klärt die Diagnose schnell (s. S. 381).

Das differentialdiagnostisch auszuschließende *akute Herzversagen* (z. B. nach Sectio oder häufig bei zuckerkranker Mutter) bewirkt beim Neugeborenen außer den Symptomen einer leichten Cyanose, einer zunehmenden Atemnot und Tachykardie vor allem Lethargie und Krämpfe bei *erhöhtem Blutdruck in der Nabelvene* (9,5—10 cm H_2O und mehr) im Sinne einer echten Pletora im venösen Abschnitt des Kreislaufs [*1877*]. Das kann in wenigen Stunden nach der Geburt zum *kardialen Lungenödem* und damit zum Tode führen. Bei richtiger Diagnose senkt ein Aderlaß von 80—50 ml Blut (etwa $^1/_5$ der kreisenden Blutmenge) den Venendruck auf normale Höhe (4—4,5 cm H_2O in der Nabelvene gemessen) und bringt damit eine rasche völlige Erholung des Kindes [*1500*].

Schließlich ist noch differentialdiagnostisch die *Apnoe des nicht asphyktischen Neugeborenen* zu erwähnen, ein physiologischer Zustand, der als erstrebenswertes Ziel der Geburtsleistung anzusehen ist. Sie tritt bei besonders raschem und schonendem Geburtsverlauf vorwiegend bei Mehrgebärenden auf, bei denen die Kinder nach der Geburt zwar apnoisch sind, aber eine rosige Haut besitzen, während die Nabelschnur kräftig pulsiert. Erst nach einiger Zeit unter Nachlassen der Nabelschnurpulsation setzt dann die normale regelmäßige Atmung ein [*1565*].

e) Die Therapie der Asphyxie

Das Ziel jeder Asphyxiebehandlung besteht in einer schnellen Arterialisierung des Blutes unter gleichzeitiger Vermeidung einer Kohlensäureanschoppung.

Zuerst sind die *Atemwege* zu überprüfen und gegebenenfalls sofort von Schleim, Fruchtwasser oder Meconium zu befreien. Dabei wird das Kind am besten mit Beckenhochlagerung und leichter Kopftieflagerung auf den Rücken gelegt. Mit weit überstrecktem Hals zur besseren Öffnung der Trachea massiert man dann die Luftröhre vorsichtig in Richtung zum Mund hin und saugt anschließend sofort Nase, Mundhöhle und Pharynx mit einem sterilen Gummikatheter ab. Noch besser ist eine *Trachealtoilette* nach Intubation unter Sicht des Auges. Zur Vermeidung von späteren Aspirationen durch Erbrechen empfiehlt es sich, auch den *Magen abzupumpen*. Dann wird versucht, mit *mechanischen Reizen*, wie Frottieren mit einem warmen Tuch oder durch ein *warmes Bad*, die Atmung anzuregen. Altüberlieferte Methoden, wie Anspritzen mit kaltem Wasser, Schläge auf die Nates, Kneifen, heiße Bäder von 38—40° C, werden heute nicht mehr empfohlen, weil sie unphysiologisch sind und beim Vorliegen von cerebralen Durchblutungsstörungen oder Blutungen schädlich wirken können. Ganz besonders gilt dies für das Aufhängen an den Beinen für $^1/_4$ min oder gar die Schulzeschen Schwingungen.

Wenn nach wenigen Minuten kein Erfolg der Behandlung eintritt, muß medikamentös behandelt werden (s. S. 216) und mit *künstlicher Atmung* begonnen werden. Die rhythmische Kompression des Brustkorbes mit den umgreifenden Händen ist wegen bestehender Atelektasen und der Weichheit des Brustkorbes wenig sinnvoll. Aussichtsreicher ist schon die *Kippatmung*, bei der das Kind in waagerechter Lage mit der einen Hand am Hinterkopf, mit der anderen an den Füßen erfaßt wird und mit einer Frequenz von 20—30/min aufrecht gestellt und wieder hingelegt wird. Dabei wird das Zwerchfell durch die Baucheingeweide abwechselnd nach unten gezogen oder nach oben gepreßt. Eine neue, offenbar wirkungsvolle Art der künstlichen Beatmung des Neugeborenen und jungen Säuglings hat RICKARD [*1682*] angegeben: Das Kind wird rittlings auf den Unterarm gelegt, so daß Beine und Arme des Kindes über den Arm des Arztes zu Boden hängen. Das Gesicht des Kindes liegt in der Hand des Arztes, der mit dem Ringfinger in den Mund eingeht und den Zungengrund nach unten drückt. Durch rhythmisches Senken des Unterarms im Ellbogengelenk und wieder Beugen bis zum Winkel von 120° wird dann die Beatmung im Sinne einer Kippatmung durchgeführt. Man beginnt die Atmung mit Senken des Armes, um noch vorhandenem und beim Absaugen nicht entferntem Aspirationsgut das Herauslaufen zu erleichtern. Auch im Sitzen mit auf das Knie gestützten Ellbogen kann diese Kippatmung leicht lange durchgeführt werden.

Am besten hat sich zur Wiederbelebung asphyktischer Neugeborener die *Wechseldruckbeatmung mit einem Beatmungsgerät* bewährt, bei dem nicht nur die Inspiration durch Überdruck, sondern auch die Exspiration durch Unterdruck ermöglicht wird (z. B. Baby-Pulmotor der Dräger-Werke, Lübeck). Sie ist bei dem geburtstraumatisch anoxisch bedingten Atemstillstand des Neugeborenen, aber auch bei der pulmonalen Asphyxie durch Atelektasen die Therapie der Wahl. Vor allem dient sie bei verzögertem Atembeginn auch zur Überbrückung bis zum Wirkungseintritt atmungsanregender Mittel und erhöht durch Arterialisierung und CO_2-Abfuhr die Erregbarkeit des Atemzentrums, dessen Spontantätigkeit so ermöglicht oder wiederhergestellt wird.

Wenn die Zeit drängt, voraussichtlich nur kurzfristig zu beatmen ist oder nur eine Zeitspanne bis zur Intubation überbrückt werden soll, empfiehlt sich die einfache *Maskenbeatmung* mit einer ausgekochten flachen Weichgummimaske, die Mund und Nase völlig bedeckt.

Unter leichter Retroflexio des kindlichen Kopfes wird die Maske mit beiden Daumen fest aufs Gesicht gedrückt, während Zeige- und Mittelfinger am Kieferwinkel liegen und den Unterkiefer vorschieben. Wegen der beim Neugeborenen relativ großen und leicht zurücksinkenden Zunge ist eine einwandfreie Fixation des Unterkiefers besonders wichtig.

Der *Erfolg der Druckbeatmung* ist an den Thoraxexkursionen und durch Auskultation zu kontrollieren. Gelegentlich kann es als Zwischenfall zu einer Aufblähung des Magens kommen, so daß man dadurch zur intratrachealen Beatmung gezwungen wird. Zur Not kann beim Fehlen entsprechender Geräte auch mit der *Mund-zu-Mund-Beatmung* versucht werden, ein- oder zweimal durch vorsichtiges Einblasen der Luft die Lunge zur Entfaltung zu bringen.

Die bei längerer künstlicher Beatmung notwendige *Intubation* erfolgt mit einem halbstarren Plastiktubus mit Abdichtungsmuffe und Drahteinlage zur Stabilisierung der Krümmung in üblicher Weise mit Hilfe des Laryngoskops unter der Verwendung besonders kleiner Zungenspatel [*1437*]. Die direkte Laryngoskopie hat noch den Vorteil, daß unter Sicht des Auges auch der Trachealkatheterismus zum Absaugen mit Sicherheit gelingt, ohne — wie beim blinden Absaugen — in den Oesophagus abzugleiten.

In der Regel genügt eine Beatmungsdauer von 5—20 min zur Erholung des Atemzentrums. Selten tritt die spontane Atmung erst nach 1—$1^1/_2$ Std ein. Für diese Kurzzeitbeatmung wird reiner Sauerstoff verwendet mit einer *Beatmungsfrequenz* von etwa 40/min. Das jeweilige Beatmungs-Minutenvolumen hängt von der Größe des Kindes, von der Atemfrequenz und vom Entfaltungsgrad der Lunge ab. Der *Beatmungsdruckwechsel* liegt zwischen + 15 bis + 20 und —15 cm H_2O-Säule. Bei *plötzlicher Atemfrequenzsteigerung* des Pulmotors muß die freie Passage der Atemwege sofort überprüft werden. Tritt beim intubierten Kind die Spontanatmung ein, bleibt zuerst der Tubus liegen. Durch den liegenden Trachealtubus kann ohne weiteres geatmet werden, wobei vor das Tubusende ein offener Sauerstofftrichter gelegt wird, um weiter 1—2 l Sauerstoff/min zuzuführen.

Auch ein mehrtägiges Liegenlassen des Tubus führt bei richtiger Tubusgröße nach unseren Erfahrungen bei Frühgeborenen und Neugeborenen nicht zum Decubitus an Kehlkopf oder Trachea. Bleibt die Spontanatmung erhalten, wird der Tubus entfernt. Meistens ist dann noch eine Zeitlang *Sauerstoffzufuhr durch Nasensonde* (angefeuchteter Sauerstoff 0,5 l/min) nötig.

Die *Langzeitbeatmung*, über $1^1/_2$ Std hinaus, kann bei schwergeschädigten Kindern versucht werden. Dabei darf allerdings zur Vermeidung von Sauerstoffschäden (s. retrolentale Fibroplasie) die Atemluft des Pulmotors nicht mehr als 40% Sauerstoff enthalten, der Rest muß aus angefeuchteter Preßluft bestehen. Große Hoffnungen bestehen allerdings bei einer Langzeitbeatmung nicht, da häufig geburtstraumatische Blutungen das Ingangkommen des Atemzentrums verhindern. Im übrigen tritt auch oft ein Herzversagen ein, dessen Ursache einmal in einer Belastungsinsuffizienz des rechten Ventrikels infolge der Pulmotorwirkung, zum anderen aber in der hypoxischen Vorschädigung beider Ventrikel zu suchen ist.

Die *Überdruckbeatmung* hat ihre Domäne in der Behandlung der *pulmonalen Asphyxie*. Bei diesen Kindern bringt die Laryngoskopie die nötige Sicherheit, daß etwa aspirierte Fruchtwassermengen auf dem Weg der Bronchialtoilette sicher entfernt werden.

In allen *leichten Fällen*, vor allem wenn abgeschwächtes Atemgeräusch nur über einem kleinen Bezirk der Thoraxoberfläche geringfügige Atelektasen vermuten lassen, kann bei nur geringer Ateminsuffizienz und auch geringer Cyanose eine Spontanlösung abgewartet werden. Leichtere Cyanosegrade lassen sich auch durch Sauerstoffzufuhr mit der Nasensonde überbrücken.

In allen *schweren Fällen* dagegen mit ausgedehnten Atelektasen, tiefen Einziehungen bei der Atmung und starker Cyanose kann eine *Atelektasenlösung* nach Intubation *mit Überdruckbeatmung* versucht werden. Dabei wird kurzfristig, nicht länger als 5—10 min, durch Steuerung des Pulmotorventils mit einem überhöhten Wechseldruck von $\pm$ 30 cm Wasser gearbeitet, wobei das Druckmaximum jeweils nur für Bruchteile von Sekunden bestehen darf. Komplikationen durch interstitielles oder subpleurales Emphysem oder Lungenblutungen sind unter diesen Bedingungen nicht zu befürchten.

Wichtig ist auch, daß trotz ausgiebiger Bronchialtoilette oft erst während der Beatmung größere Fruchtwassermengen aus der Tiefe gefördert werden, die bei intubierten Kindern laufend abgesaugt werden können, bei der Maskenbeatmung in den Rachen eintreten und aus diesem aspiriert werden müssen.

Der *Erfolg der Überdruckwechselbeatmung* bei bestehenden Atelektasen manifestiert sich klinisch in einer schnellen Beseitigung der Cyanose, im Auftreten von Atemgeräuschen, vermischt mit zahlreichen RGs über immer ausgedehnteren Lungenabschnitten und in einer Zunahme auch des spontanen Atemvolumens nach Beendigung der aktiven Beatmung. Anschließend werden noch längere Zeit Schleim und Fruchtwasser in die Trachea befördert und müssen beseitigt werden.

Das mechanische Einbringen von Luft in eine atelektatische Lunge führt allerdings nicht zu einer echten Entfaltung, wenn es nicht gleichzeitig gelingt, die Durchblutung des Capillarsystems der Lunge in Gang zu bringen (s. kardiale Asphyxie, S. 209). Es ist deshalb bei diesen Kindern besonders wichtig, durch eine medikamentöse Therapie eine hyopxisch bedingte Herzinsuffizienz zu bekämpfen.

Nach dem Ingangkommen der Atmung oder bei bestehender Hypoventilation mit geringer oder stärkerer Cyanose ist eine laufende *zusätzliche Sauerstoffgabe* notwendig. Am sichersten wird sie durch eine bis zum Epipharynx reichende *Kunststoffnasensonde* mit angefeuchtetem Sauerstoff gewährleistet. Verabfolgt werden 100—200 ml Sauerstoff/min, bei Frühgeborenen 30—100 ml, um zu vermeiden, daß der Sauerstoffgehalt der Atemluft 40 Vol.-% übersteigt. Wegen der oben beschriebenen Gefahr der Zunahme der Hypoventilation bei durch Hypercarboxie weitgehend sauerstoffgesteuerter Atmung oder anderer Sauerstoffschäden soll die O_2-Zufuhr so kurz wie möglich und so niedrig konzentriert wie möglich durchgeführt werden. Bei der Konzentration kann man sich nach dem Verhalten des Kindes richten: die Cyanose soll gerade eben verschwinden. Die Lage der Nasensonde ist täglich zu wechseln, um Decubitalgeschwüre zu verhindern.

Die *O_2-Zufuhr* mit einer Nasensonde *in den Magen* ist von umstrittenem Wert, da die Resorption des O_2 durch die Magenschleimhaut sehr geringgradig ist, und die beschriebenen Erfolge vermutlich durch die über den Oesophagus aufsteigenden Sauerstoffmengen, die dann inhaliert wurden, zu erklären sind. Im übrigen behindert der gasgefüllte Magen bei der Spontanatmung die Zwerchfellexkursionen und kann Anlaß zu Kreislaufversagen sein.

Auch die Schaukelbettbehandlung [*1637*] oder eine rhythmische Bauchdeckenbeatmung mit Saugglocke oder Milchpumpe [*1680*] werden als physikalische Hilfen bei der Neugeborenen-Asphyxie angegeben. Ihre Wirkung reicht aber sicher nicht an die Wechseldruckbeatmung heran.

Bei der *medikamentösen Behandlung der Asphyxie* muß die physiologisch besondere Situation des Neugeborenen berücksichtigt werden. Genauso wie die Reduktion der Sauerstoffzufuhr auf 10—12% beim Neugeborenen einen Abfall der Atemfrequenz erzeugt, während ältere Säuglinge wie Erwachsene zu hyperventilieren beginnen [*1077*], so vermag auch eine *zusätzliche CO_2-Zufuhr* in Form eines O_2—CO_2-Gemisches das Atemzentrum des asphyktischen Neugeborenen wegen der überhöhten CO_2-Spannung im Blut nicht zu stimulieren, sondern hat wie *Lobelin* [*225*] oder *Coramin* [*224*] einen *depressorischen Effekt.*

Durch *Lobelin*, das in einer Dosierung von 3 mg wohl eine Reizung der noch ansprechbaren Chemoreceptoren erzielt, tritt aber gleichzeitig ein Vagusreiz ein, der zur Bradykardie, Hypotension und Bronchialverengung und damit zur Erhöhung des Drucks im Lungenkreislauf führt. Damit dürfte diese Droge also vor allem bei *kardial bedingter Hypoxie kontraindiziert* sein [*1132* a]. Große Dosen Lobelin beeinträchtigen zusätzlich noch die Reaktionsfähigkeit der extramedullären Chemoreceptoren in Aorta und Carotis [*833*].

Sehr günstig dagegen wirkt *Mikoren* in einer Dosierung von 0,1—0,2 ml/kg Körpergewicht subcutan (bei unruhigen und krampfbereiten Neugeborenen, vor allem Frühgeborenen, kombiniert mit 0,05—0,1 ml/kg Luminallösung), oder *Ritalin* 1,0—2,3 mg/kg [*1292a*] in $^1/_2$—4stündlichem Abstand. Auch *Coffein* (25—50 mg) ist zu empfehlen, wenn auch bei unreifen Frühgeborenen oder bei Icterus gravis-Kindern daran gedacht werden muß, daß Coffein, ähnlich Gantrisin oder Salicylsäure kompetitiv den Bilirubin-Albumin-Komplex belastet, weil es wie Bilirubin an die Vehikelfunktion des Albumins fixiert ist [*1614*].

Besteht wegen einer zu *starken Geburtsanalgesie der Mutter*, z. B. *durch Dolantin*, oder große Opiatdosen eine *Depression des Atemzentrums*, dann kann die Injektion eines *spezifischen Antidots*, N-Allyl-Normorphin (Nalorphin 0,2 mg in 2 ml physiologischer Kochsalzlösung in die Vena umbilicalis, bei schwerer Atemlähmung bis 0,5 mg, höchste Gesamtdosis 0,8 mg auch subcutan) ein promptes Analepticum sein. Auch durch 10—25 mg Coffein in die Nabelvene oder 25 bis 50 mg intramuskulär lassen sich die Symptome des Kindes einer Überdosierung von Barbituraten, Narkosegasen oder nicht opiumhaltigen Narkotica bei der Mutter, bekämpfen. Schließlich kann die Injektion einer 10%igen Calciumchloridlösung in die Nabelvene ebenfalls schwere Zustände weißer Asphyxie durchbrechen und die Atmung in Gang setzen [*1657*].

Bei *kreislaufbedingter* und *weißer Asphyxie* wird der Blutdruck durch Noradrenalin (Arterenol oder Novadral) 0,1—0,2 ml (=0,001—0,002) in 2 ml 5%iger Glucose durch die Nabelvene schnell und stark angehoben. Als letzte Notmaßnahme kann schließlich versucht werden, mit 0,5 ml Adrenalin 1:1000 intrakardial gegeben, den Kreislauf in Gang zu bringen.

Für die Praxis hat sich folgendes Behandlungsschema bewährt [1437]:

α) Bei Verdacht auf geburtstraumatische Blutung. Unbedingte Ruhe, gegebenenfalls Luminal. Behandlung der Blutungsneigung, Hochlagerung des Oberkörpers,

Vermeidung aller unnötigen pflegerischen und diagnostischen Maßnahmen. Keine Lumbalpunktion, da durch Druckentlastung eine Nachblutung eintreten kann. Möglichst gute Sauerstoffversorgung zur Vermeidung der hypoxisch bedingten encephalopathischen Blutungen entweder im offenen System (Trichter) oder im geschlossenen (Zelt) bis zu einer Konzentration von 40% Sauerstoff.

100%iger Sauerstoff ist kontraindiziert, weil er zu einer Verringerung der Atemtiefe und des Atemrhythmus beim Neugeborenen führt. Kurzfristige Reduktion des O_2-Gehaltes (auf 15%) ist bei reifen Neugeborenen erst nach dem 1. Lebenstag von günstigem Einfluß auf Atemtiefe und Frequenz [*1415*]. Am 1. Lebenstag führt sie zu einer deutlichen Verkleinerung der Atemleistung [*1038, 1570, 1571*] und ist deshalb gefährlich. Bei Frühgeborenen dauert diese Zeit der offenbar verringerten Ansprechbarkeit der Chemoreceptoren noch länger an (s. S. 256).

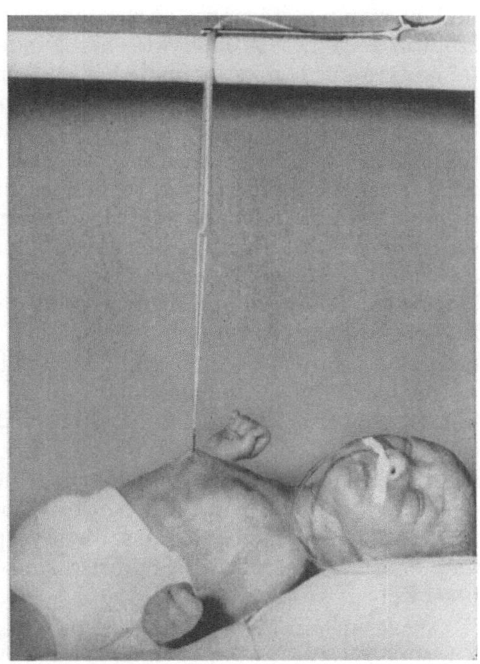
Abb. 22. Sternumaufhängung (Univ.-Kinderklinik Köln)

Notfalls auch Intubationsbeatmung.

β) Pulmonal bedingte Asphyxie. Reinigung der Atemwege, Sauerstoff durch Nasensonde, Wechseldruckbeatmung, kurzfristig Überdruckbeatmung zur Atelektasenlösung. Zur Besserung der Lungenbelüftung bei nachgiebigem Brustkorb (erkennbar an tiefer Einziehung des Sternums bei jeder Zwerchfellkontraktion) Aufhängung des Sternums nach LOVE u. TILLERY [*1536*] (s. Abb. 22).

Dabei wird der Schwertfortsatz oder dessen Periost mit starkem Seidenfaden unterstochen oder Haut und Fascie über dem unteren Sternumende mit einer Tuchklemme erfaßt und für 24—72 Std an ein Gummiband aufgehängt, das an der Decke des Inkubators oder an einem über das Bett gelegten Stab befestigt ist. Nun kann sich die inspiratorische Kontraktion des Zwerchfells ganz auf die Lunge auswirken, öffnet zahlreiche bis dahin noch atelektatisch gewesene Bezrike der Lunge und führt deshalb durch Zunahme der Ventilationsfläche zu einer schlagartigen Besserung des Zustandsbildes.

γ) Bei kardial bedingter Asphyxie. Hochlagerung des Oberkörpers, Sauerstoff, gegebenenfalls Luminal, hohe Dosen Cedilanid.

Allgemeine Maßnahmen. In den ersten 1—2 Tagen völlige Nahrungskarenz, regelmäßiges Absaugen von Rachen und Magen, Verhütung von Wärmeverlust und 3mal täglich 2—5 mg Prednison für 6 Tage. Außerdem in allen Fällen zur Unterstützung des Atemzentrums Mikoren und Coffein im Wechsel, gegebenenfalls Novadral und Effortil zur Bekämpfung der Kreislaufschwäche. Wegen Pneumoniegefahr durch Aspiration immer antibiotische Behandlung.

f) Prophylaxe und Prognose der Asphyxie

Die *Prophylaxe* der Neugeborenenasphyxie liegt völlig in der Hand des Gynäkologen. Wegen der größeren Asphyxiegefährdung Frühgeborener bedeutet dies gleichzeitig *Bekämpfung der Frühgeborenenhäufigkeit. Während der Gravidität* muß eine *Anämie der Mutter* auf jeden Fall behoben werden, da sie in schweren Fällen eine intrauterine Hypoxie bedingen kann. Auch die *Nephropathie* gefährdet das Kind durch Sauerstoffmangel und bedarf einer intensiven Therapie. Schließlich ist *bei der Geburt* selbst die Anwendung von Analgetika und Anaesthetika auf ein Minimum zu beschränken und Wehenmittel sollten nicht ohne gleichzeitige Gabe von Spasmolytika zur Öffnung der Geburtswege gegeben werden, um hypoxämischen Schädigungen während des Geburtsaktes vorzubeugen.

Prognostisch ist bei mindestens 15% der mit schwerer Hypoxie einhergehenden Geburten mit neurologischen Folgeerscheinungen zu rechnen. Abgesehen von Frühschäden während der Geburt (Tod, Scheintod), können sich nach 1—2 Tagen noch Atemstörungen, apnoische Anfälle, paroxysmale Cyanosen, Stoffwechsel- und Verdauungsstörungen, Erbrechen, starker Gewichtsverlust und Temperaturlabilität zeigen. Alle asphyktischen Kinder weisen signifikant erniedrigte Rectaltemperaturen bei zweistündlicher Messung in den ersten Lebensstunden auf [*1133*]. Bedeutungsvoll aber sind *neurologische Ausfälle*, die von Zuständen der Sensoriumstrübung mit starrem Blick, Bewegungslosigkeit mit Hyper- oder Hypotonie der Muskulatur und sensorischer Unempfindlichkeit bis zu eigentlichen Krampfanfällen reichen und schließlich in tiefem Koma enden können. Gelingt es, solche Anfälle zu unterbrechen (Lumbalpunktion, Luminal 0,01 g/kg/Tag, Chloralhydrat 0,25 g/Tag, Megaphen, Atosil je 1—3 mg/kg/Tag), dann scheint die Prognose dieser Zustände besser zu sein, während bei Neugeborenen, die länger als 36 Std daran leiden, schwere neurologische Spätschäden oder ein letaler Ausgang zu befürchten sind [*1576*]. Auch Cortison (5—10 mg/kg/Tag) kombiniert mit Megaphen und Atosil soll die Prognose bessern [*1658*].

Als *Spätschäden* können meist im 2. und 3., seltener zwischen dem 6. und 8. Lebensmonat Mikro- und Hydrocephalie, symmetrische oder asymmetrische cerebrale Kinderlähmung (Littlesche Erkrankung), Ataxie und Dystonie (FÖRSTER), Krampfleiden und schließlich Schwachsinn verschiedenster Stärke immer deutlicher werden. Auch verzögerte Knochenkernentwicklung mit erniedrigtem Grundumsatz ohne myxödematöse Symptome und normalem Jodstoffwechsel und funktionstüchtiger Schilddrüse sind schon nach schweren Cerebralschäden beschrieben worden [*1059*].

Auf der anderen Seite wurden wiederholt Einzelfälle publiziert, die sich auch nach langem Sauerstoffmangel später normal entwickelt haben, so wie ein asphyktisches Neugeborenes von 1490 g, das ohne Herzaktion und Atmung bei nicht pulsierender Nabelschnur geboren, 15 min lang endotracheal ergebnislos beatmet, schließlich als totgeboren registriert wurde. 25 min später beatmet man es zur Demonstration von Wiederbelebungsmethoden erneut endotracheal. Nach 5 min beginnt die Nabelschnur zu pulsieren und eine langsame, unregelmäßige Herzaktion setzt ein. 40 min nach der Geburt erster Atemzug, nach weiteren 20 min regelmäßige Atmung. Im Alter von 20 Monaten ist das Kind geistig und körperlich altersentsprechend entwickelt und hat keine neurologischen Defekte [*1547*].

g) Der Stridor congenitus

Unter Stridor faßt man im Neugeborenen- und Säuglingsalter alle im Bereich des Kehlkopfs oder der oberen Anteile der Luftröhre entstehenden in- und exspiratorischen Geräuschphänomene verschiedenster Schweregrade ohne Rücksicht auf ihre Ätiologie zusammen.

Der eigentliche *Stridor laryngis inspiratorius congenitus* stellt eine harmlose *Anomalie* im frühen Säuglingsalter dar, die sich durch ein musikalisches Geräusch schluchzenden oder krähenden Charakters bei jeder Einatmung manifestiert, ohne die Atmung wesentlich zu beeinträchtigen. Bei einem Teil dieser Kinder verschwindet der Stridor beim Schreien, bei einem anderen ist er gerade dabei besonders laut hörbar (Schreistridor). In manchen Fällen „schluchzen" oder „juchzen" die neugeborenen Kinder sogar nur im Schlaf und beunruhigen damit die Mütter. In der Regel verschwindet das Symptom nach wenigen Tagen.

Nur selten dauert es Wochen oder Monate, bis es ohne Therapie von selbst aufhört. In diesen Fällen aber ist es notwendig, eine sehr exakte Differentialdiagnose zum Ausschluß anderer, oft lebensbedrohlicher Ursachen, vorzutreiben.

Die *Ursache* des harmlosen Stridor congenitus ist intralaryngeal gelegen. Es handelt sich fast regelmäßig um die Folgen einer besonders *leichten Deformierbarkeit des Larynx*, so daß es zu einem *inspiratorischen Kollaps* des Kehlkopfs kommt, wobei die Epiglottis auf den Kehlkopfeingang zurückfällt und die in Vibrationen geratenen epiglottischen Falten jedesmal das Stridorgeräusch entstehen lassen. Die Selbstheilung tritt dann durch Wachstum und fortlaufende Verfestigung des Stützknorpels ein. An ein rillenförmiges Aufrollen der Epiglottis als auslösende Anomalie wird kaum noch geglaubt. Starke cyanotische Attacken müssen, wenn sie auch bei der harmlosen Knorpelweichheit möglich sind, doch den Verdacht auf Komplikationen im Sinne einer Aspiration oder auf andere Ursachen des Stridors lenken.

Dabei kämen im intralaryngealen Bereich in Frage: Anatomische Stenosen im Sinne von *Mißbildungen* wie das *Diaphragma laryngis*, eine Hautbildung zwischen den Stimmbändern, oder die *Laryngocele ventricularis*, eine sackartige Erweiterung des Morgagnischen Ventrikels, die sich auch in das perilaryngeale Gewebe ausdehnen kann und von außen dann als ein- oder doppelseitige Auftreibungen zu tasten sind, die sich besonders beim Pressen und Schreien füllen (Blähhals). Auch eine *Verkalkung* des *Zungenbeins und Kehlkopfknorpels* unklarer Genese [*1698*], partieller *Mangel einzelner Kehlkopfknorpel*, ein *zweiteiliger Kehldeckel* oder *Krümmungsanomalien der Epiglottis* [*1235*], intralaryngeal gelegene *Retentionscysten*, *Fibrome* und *Hämangiome* [*1217* a, *1381*] können vorliegen und sind laryngoskopisch oder gegebenenfalls röntgenologisch auszuschließen.

Ein Teil der Stridorfälle aber hat *extralaryngeale Ursachen*, wie *Makroglossie* durch Mißbildungen und Cysten am Zungengrund, persistierenden *Ductus thyreoglossus*, *Hypoplasie des Unterkiefers* (Robin-Syndrom), *Struma congenita* oder *Thymushyperplasie*.

Die Thymusdrüse wird häufig unberechtigt als Ursache beschuldigt. In den sehr seltenen Fällen ist das Stridorgeräusch dann vor allem exspiratorisch und an der oberen Thoraxapertur besonders deutlich hörbar. Der stenotische Stridor bei der Thymushyperplasie wird durch Retroflexion des Kopfes verstärkt im Gegensatz zur durch Struma bedingten Stenose. In der Regel läßt sich die Thymushyperplasie und die durch sie bedingte Einengung röntgenologisch sehr genau nachweisen und durch den Erfolg einer ACTH- oder Cortisonbehandlung objektivieren [*1377*).

Die *Struma congenita* muß differentialdiagnostisch besonders in Kropfgebieten erwogen werden, da dort Schilddrüsengewichte bei Neugeborenen bis zu 30 g gefunden werden (normal 3 g). Entweder ist dann das ganze Organ oder nur ein Teil, wie die Seitenlappen, vergrößert als Ursache schwerer Kompressionssymptome. Bei kräftiger Retroflexionshaltung des Kopfes läßt sich auch eine tiefliegende Struma erkennen. Der Stridor ist — je nach Ausdehnung des Hindernisses — mehr oder weniger stark und fast ausschließlich inspiratorisch und kann sich bei Erregung bis zu Erstickungsanfällen steigern. Selbst eine Ruhecyanose kann neben der Behinderung der Nahrungsaufnahme durch eine Struma hervorgerufen werden.

Ein exogen bedingter Trachealstridor kann die Folge von *Mediastinaltumoren* (Lymphome, Teratome) und kongenitalen *Lungencysten* sein. Auch eine *einseitige Stimmbandlähmung* nach Geburtstrauma, zusammen mit einer Erbschen Lähmung oder als Folge einer *Recurrensparese durch kongenitales Vitium* oder *Anomalien der großen Gefäße* kann einmal vorliegen. Endlich ist noch der *neurogene Stridor* im Rahmen der Neugeborenentetanie (s. S. 227) auszuschließen.

Eine Syntropie von Stridor congenitus und Schluckbeschwerden im Sinne der *Dysphagia lusoria* muß an *Gefäßanomalien* denken lassen, die gleichzeitig Trachealstenose und Oesophaguskompression hervorrufen. In solchen Fällen kann es zu einem Circulus vitiosus kommen, da infolge der stridorösen Atmung, insbesondere beim Schreien und Trinken, die absinkende Sauerstoffsättigung des Blutes zu einer Blutdruckerhöhung führt und die vasogene Kompression der Trachea und des Oesophagus verstärkt, so daß die immer stärkere Atembehinderung schließlich einen apnoischen Anfall provoziert. Dann erst erleichtert der eintretende Blutdruckabfall wieder die Lungenventilation.

Als *Gefäßanomalien* kommen in Frage: Ein Arcus aortae circumflexus dexter, eine an der Hinterwand des umklammernden rechten Aortenbogens entspringende Arteria subclavia sinistra, eine prätracheal verlaufende Arteria carotis communis oder eine aberrierende Pulmonalarterie [*1743*]. Die Differentialdiagnose muß mit Hilfe von Oesophagogrammen und Angiogrammen geklärt werden [*1048*].

Bei der *Therapie des Stridor congenitus* kann man sich gewöhnlich bei laryngeal bedingten Formen konservativ verhalten. Nur selten ist eine Tracheotomie notwendig, die dann eine langfristige, oft sich über Monate erstreckende Periode der Kanülenbeatmung eröffnet [*1064*]. Die extralaryngeal bedingten Stridorfälle verlangen vielfach eine chirurgische Therapie. Cysten des Ductus thyreoglossus müssen punktiert, Hämangiome oder Lymphangiome entfernt werden, wie es auch für Gefäßanomalien und Strumakompressionen gilt, wenn eine ausreichende Lungenventilation in Frage steht. Lähmungen der Stimmbänder pflegen im 1. Lebensjahr soweit zurückzugehen, daß sie keine Schwierigkeiten mehr machen.

2. Anpassungsstörungen des Herz- und Kreislaufapparates

Bei asphyktischen Kindern und Frühgeborenen findet sich häufiger als bei gesunden Neugeborenen ein deutliches *Herzgeräusch*, das zeitlich in die späte Systole fällt und Crescendocharakter besitzt. Es entsteht vermutlich durch einen Rechts-Links-Shunt des Blutes im Ductus arteriosus, dessen Ausmaße durch die Asphyxie und durch Atelektasen bestimmt wird [*1134*]. Dieses Geräusch gehört damit nicht zu den eigentlichen Anpassungsstörungen des Herzens und verschwindet auch innerhalb der ersten 2 Lebenswochen wieder. Es kann deshalb auch nicht ohne weiteres auf eine Herzmißbildung bezogen werden, weil andererseits gerade organische Herzdefekte in den ersten Lebenstagen ein krankhaftes Geräusch völlig vermissen lassen. Geräusche treten erst dann auf, wenn die Druckdifferenz zwischen dem linken und rechten Ventrikel entsprechend der nachgeburtlichen Entwicklung größer wird.

Insbesondere bei vorgeschädigten Kindern kann die *Belastung des linken Ventrikels* durch die Umstellung nach der Geburt, verbunden mit der Steigerung des Blutvolumens, über die normale vorübergehende Dilatation hinaus in eine *akute Herzinsuffizienz* übergehen. Klinisch findet man Cyanose, Leberschwellung, Bradykardie, Blutdrucksenkung, Erhöhung des Venendrucks (Blut spritzt aus der Nabelvene!), Gesichts- und Extremitätenödeme und schließlich Lungenödem. Manchmal sind die einzigen klinischen Zeichen des Herzversagens Cyanose und Dyspnoe. Im EKG finden sich neben den typischen Veränderungen des Neugeborenen-EKGs ein verbreiterter QRS-Komplex, ein ausgesprochenes P-Pulmonale, eine immer stärkere ST-Senkung und ein negatives T. Auch Blockformen sind möglich. Eine Differentialdiagnose gegenüber kongenitalen Vitien ist in diesem Augenblick unmöglich. Nur schnelle ausreichende Digitalisierung, gegebenenfalls zusammen mit einem Aderlaß, vermag den Zustand zu beseitigen, wenn er ausschließlich Ausdruck einer funktionellen Herzinsuffizienz ist. *Vorhofflattern* als erstes Zeichen einer angeborenen paroxysmalen Tachykardie kann auch schon beim Neugeborenen beobachtet werden und in Flimmern übergehen. In der Regel sind die befallenen Kinder schon unmittelbar nach der Geburt blau und haben ein großes Herz mit leisen systolischen Geräuschen. Gegenüber

Digitalis besteht eine ausgesprochene Therapieresistenz. *Ätiologisch* muß unter solchen Umständen an die Endokardfibrose, ischämische Herzmuskelstörungen, Unreife des Reizleitungssystems, kongenitalen Herzblock, Glykogenspeicherkrankheit, aber auch nur an Störungen des Elektrolytstoffwechsels oder der Sauerstoffspannung gedacht werden [*1761*].

Isolierte Anpassungsstörungen des Kreislaufs sind beim Neugeborenen extrem selten. Nur beim schwer vorgeschädigten Kind kann einmal der Blutdruck akut absinken, wohl bedingt durch ein peripheres Versagen der Vasomotoren, weil sich der Anfall durch Noradrenalin schnell wieder beseitigen läßt.

Harmlos ist die *lokalisierte Vasoparese* des Neugeborenen, bei der es zu circumscripten cyanotischen Verfärbungen der Haut, meist des Gesichtes oder aber auch einer bei der Geburt vorgefallenen Extremität kommt. Diese lokalisierte Cyanose, die oft tagelang besteht und von keinem Ödem begleitet ist, läßt sich durch Frottieren in eine gut durchblutete Haut verwandeln. Ihre Prognose ist gut.

Das sehr seltene *Spontangangrän einer Extremität* oder eines Teiles davon, wie Hände oder Finger, Füße oder Zehen, kann bereits in den ersten Lebenstagen zu tiefen nekrotischen Veränderungen führen und den Verlust der befallenen Gliedmaßen verursachen. Die Ätiologie dieser Kreislauferkrankung ist noch unbekannt. Tendenz zu einer erhöhten Blutungsbereitschaft wurde beobachtet [*1562*]. Eine Therapie existiert bis heute noch nicht.

3. Anpassungsstörungen des Blutgerinnungsmechanismus (Melaena neonatorum)

In 3—4% aller Geburten [*1411*], nach anderen Angaben in 5 auf 10000 [*1328a*] tritt in den ersten Lebenstagen mit einem Maximum zwischen dem 2. und 5. Tag, bei Frühgeborenen mit Leberinsuffizienz später, eine Blutungskrankheit auf. Bei diesem sehr typischen, *Melaena vera* genannten Krankheitsbild des Neugeborenen kommt es zu Blutungen aus dem Verdauungstrakt, die meist aus einem Ulcus duodeni oder aus sichtbaren oder unsichtbaren Läsionen des Magen-Darmtraktes stammen. Die dabei entleerten Stühle können von einigen wenigen *Teerstühlen* bis zu häufiger Entleerung fast flüssiger *Blutstühle* reichen. Selten nur werden mehr als 3—4 Stühle täglich produziert, aber auch dabei kann der Blutverlust so beträchtlich werden, daß sich schnell eine starke Anämie und Exsiccose entwickelt. Ausnahmsweise können die Blutungen bereits bei der Geburt bestehen, bei der dann schwarz-braunes Fruchtwasser abgeht [*1191*]. In schweren Fällen tritt ohne Therapie in 12—24 Std eine Verblutung ein.

Im klinischen Bild spielt außer der Melaena vera (schwarze Ruhr) die *Nabelblutung* eine große Rolle, die selten aus mangelhaft verschlossenen Nabelgefäßen, sondern als parenchymatöse Blutung auftritt. *Petechiale Hautblutungen*, vasculär oder thrombocytär bedingt, verdanken ihr Auftreten vor allem mechanischen Faktoren, während *flächenhafte Blutungen* mehr in den Bereich der humoralen Koagulopathien gehören. Dort findet man auch in schweren Fällen Lungenblutungen, große parenchymatöse Leber- und Nebennierenblutungen sowie cerebrale Spätblutungen.

Pathogenetisch handelt es sich bei der Melaena vera um eine ausgesprochene *Anpassungsstörung der Blutgerinnung* unter dem Einfluß aller mit der Geburt zusammenhängenden Faktoren wie Sauerstoffmangel, mechanisches Geburtstrauma, Leberinsuffizienz mit der Folge eines Mangels von gerinnungsfördernden oder eines Überschusses an gerinnungshemmenden Faktoren, gewissermaßen als Exzeß der physiologischerweise schon vorkommenden Abweichungen im

Gerinnungsmechanismus. Die *Entstehung der Gefäßläsionen* selbst, z. B. der Darmgeschwüre, ist jedoch noch nicht sicher erklärt. Ein hormoneller Einfluß aus dem Nebennierenrindensystem im Rahmen des Geburtsschocks, wie er auch bei Verbrennungen oder hohen Cortisondosen zu beobachten ist, wäre denkbar. Dann würde die Melaena vera als Kombination von Ulcusbildung als Stressfolge und Blutungsneigung durch Hypokoagulabilität des Blutes aufzufassen sein.

Die Störungen innerhalb des Gerinnungsmechanismus liegen am häufigsten im *Prothrombinkomplex.* Jeder der dafür notwendigen Faktoren kann über das physiologische Maß hinaus stark erniedrigt sein. Charakteristisch für diese hypoprothrombinämischen Blutungen ist ihr *Auftreten nach einem unauffälligen Intervall* der ersten Lebenstage, in denen es auch physiologischerweise erst zu einem Prothrombinabfall kommt. Die Prothrombinaktivität ist dann schon bei der Geburt mäßig bis stark erniedrigt und zeigt in den folgenden Tagen einen besonders heftigen Abfall. Das ist von großer praktischer Bedeutung, weil diese Art der Gerinnungsstörung durch Vitamin K-Gaben leicht zu beeinflussen ist. Natürlich kann sich auch beim Neugeborenen hinter einer stark verlängerten Prothrombinzeit ein Faktor V-Mangel oder eine Hypofibrinogenämie (Faktor I-Mangel) verbergen, die Vitamin K-resistent sind. Zur exakten Diagnose sind deshalb außer der Prothrombinzeit und der Fibrinogenzeit auch die Recalcifizierungszeit, der Heparintoleranztest und die Thrombinzeit zu bestimmen. Bei einem kleinen Anteil der Fälle lassen sich schließlich durch differenzierte Spezialuntersuchungen wie Prothrombinverbrauchstest mit der Möglichkeit der Einzelfaktorbestimmung, mit quantitativer Fibrinogenbestimmung, Untersuchungen der Antithrombine oder der Faktoren des Fibrinolysekomplexes, eine Insuffizienz des Thrombocytenapparates, eine überschießende Gegenregulation der Blutgerinnung in Form einer verstärkten Fibrinolyse oder eine gesteigerte Aktivität der Inhibitoren (Antithromboplastin, Antithrombine, Heparin) nachweisen. Eine angeborene *Afibrinogenämie* oder Hypofibrinogenämie (Faktor I-Mangel) macht sich meist schon durch unstillbare Nabelblutungen und nur ausnahmsweise als Darm- oder Hautblutungen beim Neugeborenen bemerkbar. Auch die sehr seltene Fibrinasthenie [*1255*] als Folge einer luetischen Dysproteinämie sei bei der Aufzählung der Ursachen einer hämorrhagischen Diathese des Neugeborenen erwähnt.

Die *Differentialdiagnose* kann im Einzelfall schwierig sein, weil die Aufstellung eines genauen Gerinnungsstatus gerade bei der Melaena neonatorum häufig an den technischen Voraussetzungen scheitert.

Bei der Schwere des Einzelfalles ist man meist zum *therapeutischen Handeln* gezwungen, ehe die genaue diagnostische Analyse vorliegt. Man *beginnt immer mit Vitamin K-Gaben,* deren Wirksamkeit für einen Defekt bei den Faktoren Prothrombin, Faktor VII und X spricht.

Das natürliche Vitamin K_1 (synthetisch als *Konakion* Roche) ist wirkungsvoller als das K_2 (synthetisch Synkavit [*1867*]). Allerdings muß vor Überdosierungen, zumal bei Frühgeborenen, gewarnt werden, da nach hohen Dosen (10 mg Synkavit) eine Zunahme des Bilirubinspiegels bis zum Kernikterus als Folge einer hämolytischen Innenkörperanämie mit Aniso- und Poikilocytose, manchmal auch reaktiver Erythroblastose, beschrieben wurde [*1867*]. Die ungünstige Einwirkung beruht darauf, daß das wasserlösliche Vitamin K (Synkavit) genau wie Bilirubin in hohen Konzentrationen in die Atmungskette durch Entkopplung der oxydativen Phosphorylierung eingreift, so daß sich beide Substanzen wie ein dosierter Sauerstoffmangel im Zellstoffwechsel bemerkbar machen [*1474*]. Auch hemmt Vitamin K, zumindest in vitro, die Glucuronidbildung der Leber [*1835*]. Obwohl wenigstens bei Frühgeborenen am Auftreten statistisch höherer Bilirubinkonzentrationen nach 10 mg wasserlöslichen Synkavits im Vergleich zu $2 \times 0{,}5$ mg fettlöslichen Konakions nicht zu zweifeln ist [*1107, 1834, 1868*], wird von anderen Autoren zwar die Fähigkeit des Synkavits zur Heinzkörperbildung nicht bestritten, aber die Häufigkeit des Vorgangs in der Praxis für außerordentlich selten gehalten [*1490, 1791*]. Da aber nach hohen Vitamin K_2-Gaben sogar eine deutliche Reaktionsumkehr im Sinne eines Absinkens des Prothrombins und Faktor VIII-Spiegels im Gerinnungssystem zu beobachten ist [*1360*] und bei Überdosierungen therapeutische Bluttransfusionen oder Austauschtransfusionen zur Vermeidung der bereits beschriebenen Todesfälle notwendig waren [*1867*], auf der anderen Seite aber bereits mit 1 mg Vitamin K_1 die postnatale Hypoprothrombinämie des Neugeborenen verhütet werden kann, wird sich eine andere *Dosierung als 1 mg/kg* Körpergewicht, gegebenenfalls in Wiederholung am 3. und 4. Lebenstag, nicht vertreten lassen [*1360*], und zwar in Form des fettlöslichen Vitamin K_1 (Konakion), das dem wasserlöslichen Vitamin in bezug auf Anstieg des Prothrombinspiegels und des Faktors VII überlegen ist.

Außerdem wird man in schweren Fällen noch *ACC 76* (Behring-Werke) (25 mg) intravenös geben, dessen Erfolg für einen Mangel bei Faktor V, VI, VII und IX spricht [*1359*]. Sistiert die Blutung bei diesem Vorgehen nicht, muß man zur *Frischblut*- oder Frischplasma-Infusion greifen, die bei allen Mangelzuständen eines gerinnungsfördernden Faktors therapeutisch wirksam ist. Bleibt auch dann der Erfolg aus, besteht der Verdacht einer verstärkten Gegenregulation, die sich durch 1%ige *Protaminsulfatlösung* (Protamin Roche 1—2 ml intravenös oder intramuskulär) als Heparininaktivator, *Toluidinblau* als Heparinantagonist oder bei verstärkter Fibrinolysinaktivität durch *Plasmafraktion I* nach COHN bekämpfen läßt, deren fibrinolysinhemmende Eigenschaft neben ihrem Gehalt an Fibrinogen, antihämophilem Globulin, Prothrombin, Faktor V und VII für ihre gute Wirkung bei therapieresistenten Neugeborenenblutungen verantwortlich zu machen ist.

Schließlich hat sich noch die zusätzliche Gabe von *Reptilase* (Firma Dr. Degen u. Kuth, Düren) in einer Dosierung von 0,3—0,4 ml intramuskulär und intravenös, eventuell nach 24 Std wiederholt, gut bewährt [*1441*].

Dabei handelt es sich um ein aus dem Gift südamerikanischer Schlangenarten (Bothrops jararaca und Lachesis atrox) stammendes Präparat mit Thrombokinase- und thrombinähnlicher Wirkung, das bei einer Insuffizienz der Thrombinbildung eine deutliche Verringerung der Blutungsbereitschaft erreicht. So sinkt die Blutungs- und Gerinnungszeit $^1/_2$—1 Std nach einer einmaligen Injektion auf 60—25% des Ausgangswertes und bleibt dort 2—3 Tage bestehen.

Keine Wirkung ist bei vermehrter Fibrinolyse und bei Fibrinogenmangel zu erwarten. Dabei ist die *Frischbluttransfusion* das Mittel der Wahl. Sie ist überhaupt bei allen schweren Fällen notwendig und auf *transumbilicalem Weg* leicht durchführbar [*1358*]. Das gilt gerade dann, wenn auch *Lungenblutungen* befürchtet werden müssen oder bei großen parenchymatösen Leber- und Nebennierenblutungen. Bei der *cerebralen Spätblutung* dagegen ist aus kreislaufmechanischen Gründen eine Bluttransfusion nur indiziert, wenn starke Blässe mit oder ohne Cyanose auf einen großen Blutverlust deutet, der zu weiteren hypoxämischen Schädigungen und zum Volumenmangelkollaps führen könnte.

Die *Prophylaxe* des Morbus haemorrhagicus neonatorum besteht in einer *Vitamin K-Gabe* (10—25 mg Konakion intramuskulär) in den letzten 12 Std vor der Geburt (bei länger dauernden Geburten Wiederholung der Dosis) *an die Mutter* und zusätzlich einer Vitamin K-Gabe von 1—2 mg (0,25 mg/kg Körpergewicht) *an das Neugeborene* unmittelbar nach der Geburt. *Besonders gefährdet* sind große und schwere Neugeborene nach protrahierter Entbindung und fraglichem Sauerstoffmangelschaden, Frühgeborene und dysplastische Kinder, Kinder mit Blutgruppeninkompatibilitäten, Kinder von Müttern mit Eklampsie oder Nephropathie und Neugeborene mit Lebererkrankungen.

Differentialdiagnostisch sind die *Lues connata*, die *Sepsis* neonatorum, die *Erythroblastose* im Rahmen der Blutgruppenimkompatibilitäten und *geburtstraumatische Blutungen* ohne besondere Blutungsneigung auszuschließen. *Blutungen aus den Harnorganen* in den ersten 2 Lebenstagen können isoliert ohne negative

Spätfolgen *spontan* auftreten. In Kombination mit der Melaena sind sie nur als Teilsymptom zu werten. *Vaginalblutungen* zwischen dem 4. und 7., am häufigsten zwischen dem 5. und 6. Lebenstag, gehören zu den physiologischen Umstellungserscheinungen (s. S. 43). Meist bestehen dabei völlig normale Gerinnungsverhältnisse, auch bei starken Blutabgängen. Natürlich können auch im Rahmen der Melaena einmal Vaginalblutungen auftreten. Schließlich kann eine neonatale Blutungsneigung auch durch *mütterliche Antikörper gegen* die kindlichen (und väterlichen) *Thrombocyten* eintreten. Klinisch besteht dann ein purpuraähnliches Krankheitsbild mit starker Thrombopenie [*1799*].

4. Anpassungsstörungen des Stoffwechsels

a) Wasser- und Salzhaushalt

α) Ödeme

Generalisierte Ödeme sind beim reifen Neugeborenen selten und müssen immer Anlaß zur Nachforschung nach Blutgruppeninkompatibilität sein. Häufiger finden sie sich bei frühgeborenen und unreifen Kindern, die infolge einer erhöhten Zellmembranpermeabilität und einer Neigung zur Wasserretention eine ausgesprochene Ödemneigung besitzen. In gleicher Weise erklärt man die Ödeme des reifen Neugeborenen.

An der ätiologisch angenommenen Insuffizienz der Nieren zu genügender Kochsalzausscheidung wird neuerdings gezweifelt, da es sich selbst bei ödematösen Neugeborenen gezeigt hat, daß sie bis zum Verschwinden ihrer Ödeme ein größeres Urinvolumen produzieren und viel mehr Natrium und Chlor als die nichtödematösen Vergleichskinder ausscheiden [*1769*], so daß die Ursache dieser „Überwässerung" eher prärenal als in einer ungenügenden Kochsalzausscheidung der Nieren zu suchen ist. Auch zwischen den Ödemen und einer bestehenden Hypoproteinämie bestehen keine Zusammenhänge [*1371*], da nichtödematöse und ödematöse Neugeborene und Frühgeborene dieselben Serumeiweißwerte besitzen können. Bei den nach der ersten Flüssigkeitszufuhr oder bei der Exsiccosebekämpfung mit natriumchloridreichen Salzlösungen auftretenden Neugeborenen- und Frühgeborenen-Ödemen spielt dagegen die beschränkte Fähigkeit der Nieren zur Salzeliminierung und zur Herstellung eines höheren osmotischen Drucks im Urin eine entscheidende Rolle.

Differentialdiagnostisch muß das *kongenitale nephrotische Syndrom* erwähnt werden, das meist bei Frühgeborenen und bei Kindern mit einer auffallend großen Placenta beobachtet wird und unmittelbar nach der Geburt oder bis zum 2. Lebensmonat zum ersten Male manifest wird in Form von generalisierten Ödemen, einer starken Proteinurie und typischen Plasmaeiweißverschiebungen wie bei der Nephrose des älteren Kindes. Anfangs finden sich Erythrocyten im Urin, Reststickstoff und Blutdruck bleiben tief. Auch der Cholesterinspiegel liegt häufig unter 200 mg-% und steigt erst später an. Fast alle bisher beobachteten Fälle sind im 1. Lebensjahr, spätestens im 2. gestorben und wiesen histologisch eine typische Nephroseniere auf [*1344*] s. auch S. 425.

Häufig finden sich die *Ödeme nur lokalisiert*, etwa an Hand- und Fußrücken oder nur an den unteren Extremitäten, besonders an den Genitalien. Dieses Genitalödem kann sich auf das Abdomen und nach unten bis auf die Unterschenkel ausdehnen und läßt sich bei sonst gesunden, normal gedeihenden Kindern über Wochen nachweisen, bis es von selbst verschwindet. Differentialdiagnostisch ist es von den Schwangerschaftsreaktionen des äußeren Genitale zu unterscheiden, die meist nach den ersten Lebenswochen nicht mehr nachweisbar sind.

Beim *lymphangiektatischen Ödem* des Neugeborenen handelt es sich nicht nur um eine Wasser- und Elektrolytstoffwechselstörung, sondern um eine angeborene Anomalie, die an circumscripten Körperteilen, meist einzelnen Extremitäten oder an beiden Beinen einschließlich des Abdomens bis etwa zur Nabellinie auftritt. Die *Ödeme* sind dann *ziemlich hart* und Fingereindrücke lassen sich meist nicht produzieren. Die *Prognose* ist in der Regel gut, da die Veränderungen im Laufe des 1., spätestens 2. Lebensjahres völlig verschwinden, wie wir in einem entsprechenden Fall mit Ödem bis zur Nabellinie beobachten konnten. Das Syndrom entspricht weitgehend dem *chronischen idiopathischen kongenitalen Ödem*, das hauptsächlich bei Knaben zu beobachten ist, keinerlei Zeichen einer Entzündung aufweist, meist 2—3 Wochen nach der Geburt erstmalig auftritt, aber schließlich doch ausheilt. Dadurch unterscheidet es sich vom *Nonne-Milroy-Meige-Syndrom* (s. S. 152).

In seltenen Fällen mag es sich bei stärkeren oder generalisierten Ödemen, die bereits bei der Geburt bestehen können, auch um die *essentielle Hypoproteinämie* handeln, mit Serumeiweißwerten um 3 g-%, stärkerer Hypalbuminämie, Hyperglobulinämie und Vermehrung der Blutlipide. Mit markiertem Albumin nachweisbar, besteht dabei ein pathologisch vermehrter Albuminabbau, dem der Nachschub nicht gewachsen ist [*1160*], s. auch S. 153.

Das *Sklerödem* tritt ausschließlich bei schwerkranken reifen und unreifen Neugeborenen und Säuglingen auf. Die dann trotz der immer vorhandenen Exsiccose eintretende *lokale Wasseransammlung* beginnt in den Extremitäten, die sich auffallend feucht-kalt anfühlen. Sie kann aufsteigen und den ganzen Körper einschließlich des Kopfes befallen, so daß nur noch Scrotum und Lider frei bleiben. Die Schwellungen besitzen eine charakteristisch *teigige Konsistenz*, geben nur schwer dem Fingerdruck nach und verleihen der Haut und dem Unterhautfettgewebe eine eigentümlich starre Beschaffenheit, so daß die *Extremitäten* fast einen *hölzernen Eindruck* machen. Dadurch unterscheidet sich das Sklerödem in typischer Weise vom kongenitalen idiopathischen bzw. lymphangiektatischen Ödem. Bei dem grundsätzlich gleichzeitig bestehenden schlechten Allgemeinzustand mit Untertemperaturen ist es als besonders ungünstiges Syndrom im Sinne einer akuten Lebensbedrohung zu werten. Mit rechtzeitiger *Behandlung* in Form einer Bekämpfung des Grundleidens, Beseitigung der Exsiccose und schneller Wiederaufwärmung des Körpers ist eine Ausheilung möglich.

Beim *Sklerem* handelt es sich dagegen um eine charakteristische *Verhärtung des Unterhautfettgewebes ohne gleichzeitige Wassereinlagerung*, wobei sich an den befallenen Stellen die Haut derb und hart über die indurierten, wachsartigen Fettpartien spannt. Die *Durchblutung* scheint an den befallenen Partien fast völlig *aufgehoben* zu sein, wie sich an der leichenartigen Blässe erkennen läßt, während an den übrigen Hautpartien mit geringgradigerem oder fehlendem Fettpolster die normale Hautrötung oder gar Cyanose besteht. Fast ausschließlich tritt das Sklerem bei frühgeborenen oder dysplastischen Kindern oder im Rahmen der Intoxikation auf. Übergänge zum Sklerödem können eintreten. Lokalisiert findet man es häufig im Gesicht, am Gesäß, an den Waden und in schweren Fällen auch am Rücken und über den ganzen Körper verbreitet. Bei der *Pathogenese* spielt die besondere Zusammensetzung des Fettgewebes im Säuglingsalter mit seinem höheren Schmelzpunkt und geringerem Ölsäuregehalt eine gewisse Rolle, während die Hauptursache wohl in einer kreislaufbedingten Stoffwechselstörung des Mesenchyms zu suchen ist. Die *Prognose* ist nicht gut, wenn es der Behandlung nicht gelingt, durch schnelle Wärmezufuhr und Normalisierung der Kreislaufverhältnisse, gegebenenfalls durch Beseitigung der Exsiccose, die ursächliche Stoffwechselstörung zu beseitigen. *Medikamentös* hat sich die Gabe von Cortisonderivaten unter gleichzeitigem Antibioticaschutz wegen der Resistenzlosigkeit der Kinder über 5—10 Tage bewährt. Entscheidend für die Prognose ist der Allgemeinzustand des Kindes. Als *Spätfolge* ist das Auftreten von *Spontangangränen* beschrieben worden. *Differentialdiagnostisch* muß die Adiponekrosis subcutanea ausgeschlossen werden.

β) Exsiccosen

Das Gegenstück zum ödematösen ist *das exsikkierte Neugeborene*, besonders deutlich *nach Übertragungen* zu beobachten. Man führt die dann bereits am 1. Lebenstag bestehende auffallende Trockenheit der Haut und den herabgesetzten Turgor des Subcutangewebes auf eine verminderte Durchlässigkeit der gealterten Placenta für Natriumionen zurück, während der reduzierte Wassergehalt der Zellen eine Folge der Hypoxie sein soll [*1055*]. Bei dem charakteristischen Aussehen, das sinngemäß am besten mit *pränataler Dystrophie* zu bezeichnen ist, zeigt das übertragene Neugeborene eine typische *Hyperlipämie*, die alle Fettfraktionen gleichmäßig befällt und als Zeichen der Mobilisierung aller Fettreserven auf die ungenügende Nahrungszufuhr infolge der verlängerten Schwangerschaft aufgefaßt wird [*1138*]. Auch *bei Kindern eklamptischer Mütter* können ähnliche Symptome auftreten.

Während der mit der Umstellung auf die orale Ernährung verbundenen Durstperiode kann bei solchen Kindern ein *bedrohlicher Dehydrationszustand* eintreten, dessen Höhepunkt am 2. oder 3. Lebenstag mit den typischen Erscheinungen der Säuglingsintoxikation verbunden sein kann. Selten gerät auch ein ursprünglich normales Neugeborenes durch einen abnorm schnellen Gewichtsverlust als Zeichen einer Wasserstoffwechselstörung in eine solche Exsikkation und Intoxikation hinein, wenn der physiologische Geburtsgewichtsverlust auf über 10—15% des Geburtsgewichtes ansteigt. Dann auftretende erhöhte Temperaturen sind im Sinne des Exsikkations- oder Durstfiebers zu deuten. Häufig bestehen aber auch Untertemperaturen und eine Bradykardie, zusammen mit den üblichen Zeichen der Intoxikation wie hypertonische Muskulatur, Hämokonzentration, Anstieg harnpflichtiger Substanzen, metabolische Acidose, Unruhezustände, cerebrale Reizerscheinungen und schließlich schwere Apathie und Somnolenz. *Differentialdiagnostisch* sind sämtliche Neugeboreneninfektionen und Geburtstraumafolgen auszuschließen.

Die *Therapie* besteht in einer schnellen Beseitigung der Exsikkation durch orale Flüssigkeitsgaben in Form von Tee mit 3—5% Glucosezusatz in einer Mindestmenge von 45—50 ml/kg Körpergewicht/Tag. Eine parenterale Flüssigkeitszufuhr erübrigt sich meistens, wenn keine Brechneigung besteht, weil die Kinder sehr gut trinken.

Auch ohne Dehydrationszeichen kann es zwischen dem 3. und 4. Lebenstag zum Auftreten des transitorischen Neugeborenenfiebers („*Durstfieber*") kommen. Selten beobachtet man diese oft kurzfristigen Fieberzacken von wenigen Stunden Dauer auch am 2. oder 5. Lebenstag. Manchmal treten auch Doppelzacken bis zu 39° C oder ein intermittierendes Fieber über 2—3 Tage auf. Selbst bei hohen Temperaturen sind die Neugeborenen oft unauffällig oder wenig beeinträchtigt. Steigt das Fieber über 39° C, findet man nicht selten Zeichen der Unruhe oder nervöse Reizerscheinungen wie Muskelzuckungen und Aufschreien. Dann sind *differentialdiagnostische Erwägungen* über geburtstraumatische, cerebrale oder infektiöse Ursachen des Fiebers notwendig. Ein Teil dieser Kinder erleidet seine kurzfristigen Temperaturerhöhungen sicher aus Gründen des gestörten Wasser- und Elektrolythaushaltes, wobei es im Einzelfall dahingestellt sei, ob der „Durst" eine Folge unzureichender Flüssigkeitsaufnahme oder gesteigerter Wasserabgabe ist. Wenn sich die Fieberzacken über den Tiefpunkt der Gewichtskurve erheben, ist eine solche Deutung naheliegend und der Fieberabfall auf reichliche Flüssigkeitszufuhr bestätigt die Hypothese. Bestehen aber keine solchen Beziehungen und sind andere Fieberursachen ausgeschlossen, muß der kurzfristige Fieberanstieg des Neugeborenen als *Umstellungsfolge auf die eigene Wärmeproduktion* gedeutet werden (s. S. 35).

γ) Die Neugeborenen-Tetanie

Als Neugeborenen-Tetanie oder -Spasmophilie bezeichnet man Zustände, die frühestens 6 Std nach der Geburt, meistens innerhalb der ersten 24 Std, selten erst 18 Std bis 4 Tage nach der Geburt auftreten und in 3 Stadien verlaufen:

1. Attacken mit flacher beschleunigter Atmung, inspiratorischer Einziehung, apnoischen Anfällen bei grau-cyanotischer Haut.
2. Häufung der apnoischen Anfälle, neuromuskuläre Labilität, Krampfbereitschaft.
3. Phasen extremer Übererregbarkeit wechselnd mit völliger Apathie, exzessiver Tachypnoe und Tachykardie.

Exogene Reize, wie Berührung, Erschütterung, Licht und Geräusche führen zu schnellen Bewegungen der Extremitäten und allgemeiner Bewegungsunruhe. *Trosseau* und *Chvostek* sind nicht regelmäßig auszulösen, obwohl sie für diese Zustände typisch sind. *Differentialdiagnostisch* sind die Zustände suspekt auf Cerebralblutungen und intestinale Obstruktionen [*1214*].

Pathogenetisch verbergen sich dahinter übergroße *Schwankungen des Calcium-Phosphor-Blutspiegels*. Das bis zum 3. Lebenstag übliche Absinken des Blut-Calciumspiegels bis etwa 9 mg-% und gleichzeitige Ansteigen des organischen Phosphors im Blut (s. S. 33) kann dann zu einer solchen Erniedrigung des Ca-P-Quotienten führen, daß sich neurologische Symptome wie erhöhte mechanische Reizbarkeit der peripheren Nerven (Facialis-Peroneus-Trosseau-Phänomen) und eine elektrische Übererregbarkeit der Nerven (Erbsches Phänomen) bis zu echten tetanischen Krämpfen bemerkbar machen können.

Exsiccosen und Infektionen verstärken die Symptome, so daß auch Erbrechen und Ödeme auftreten können. Bei künstlich ernährten Neugeborenen führt bei der Eliminierungsschwäche der Nieren die phosphorreiche Kuhmilch mit ihrem besonders niedrigen Ca-P-Quotienten oft zur Auslösung oder Verstärkung der Krankheitszeichen, vor allem wenn auch noch kongenitale Nierenmißbildungen vorliegen. Auch ein möglicher Zusammenhang mit der Nephropathie der Mutter wurde vermutet [*1697a*]. Schließlich kann auch eine vorübergehende Epithelkörpercheninsuffizienz (Blutungen!) über den physiologischen Hypoparathyreoidismus der ersten Lebenstage hinaus (s. S. 45) pathogenetisch eine wichtige Rolle spielen.

Prädestiniert sind alle vor dem Termin geborenen Kinder (eigentliche Frühgeborene dagegen weniger!) und Kinder von Müttern mit Diabetes oder, im prädiabetischen Stadium, mit verminderter Glucosetoleranz, bei denen die hormonale Dysregulation den Calciumabfall im Blut und die Epithelkörperchenunterfunktion noch verstärken kann [*1172*]. Auch Sectio-Kinder werden bevorzugt befallen [*1214, 1308, 1597, 1900*].

Die *Prognose* ist in der Regel gut. Ein Teil der Fälle verliert seine Symptome ohne weitere Behandlung. Die anderen Kinder reagieren prompt auf 2—3 ml 10%ige Calciumlösung intramuskulär oder intravenös.

Sehr selten ist die *Epithelkörperchenunterfunktion* beim Neugeborenen so groß, daß selbst Calciumgaben das Krankheitsbild nicht zu beseitigen vermögen, sondern geringe Dosen AT 10 zusammen mit Calcium und einer phosphorarmen Diät (Muttermilch) für einige Tage gegeben werden müssen [*1593*]. Dann soll *differentialdiagnostisch* auch das extrem seltene völlige Fehlen der Parathyreoidea als kongenitale Mißbildung erwogen werden, bei dem sich schon bei der Geburt neuromuskuläre Übererregbarkeit und schwere Hypocalciämie manifestieren. Die Behandlung entspricht dann der Therapie der parathyreopriven Tetanie mit Nebenschilddrüsenhormon, AT 10 und Calcium. Eine besonders exakte klinische Überwachung mit Kontrolle des Blut-Calciumspiegels, der Knochenverkalkung und der Nierenfunktion ist dabei notwendig [*1531*] (s. S. 438).

b) Anpassungsschwierigkeiten des Leberstoffwechsels

Mit Schwierigkeiten von seiten des Leberstoffwechsels bei nicht ikterischen Neugeborenen ist beim Bestehen einer *Nephropathie* oder *Eklampsie der Mutter* sowie nach *schwerer langdauernder Geburt* zu rechnen.

Wenn der Ikterus des Neugeborenen bereits vor dem 3., frühestens am 2. Lebenstag beginnt, oder wenn die Gelbsucht nach dem 6.—8. Lebenstag nicht verschwunden ist, müssen wegen der Gefahr eines Kernikterus dringend *differentialdiagnostische Erwägungen* angestellt werden. Nächst dem *Morbus haemolyticus neonatorum* kommt dann der *Belastungsikterus* in Frage, worunter man die verstärkte Gelbsucht geburtstraumatisch geschädigter Neugeborener, den verlängerten Frühgeborenenikterus *(Icterus prolongatus)* und schließlich die Gelbsucht bei Mongolismus oder Hyperthyreose versteht [*1552a*]. Er kann sowohl als Icterus prolongatus, d. h. mit normalem Beginn, aber gesteigerter Intensität und verlängerter Dauer verlaufen, als auch als Icterus praecox mit vorzeitigem Beginn und besonders schwerem und langem Verlauf. *Ursächlich* handelt es sich um eine vorübergehende Insuffizienz des Bilirubinstoffwechsels infolge Leberunreife, funktioneller Leberbeeinträchtigung durch Hypoxydose, oder Reifungsstörung der Leberfunktion infolge Thyreoidinmangel (bei Myxödem). Im letzten Fall verschwindet der Ikterus rasch nach Thyreoidingaben.

Diese Insuffizienz der Leber gegenüber der normalen Belastung hat ihre Ursache in einem besonders ausgeprägten und über das physiologische Maß des normalen Neugeborenen hinausgehenden *Defekt der Glucuronyltransferase* und wohl auch der *Uridyldiphosphatglucuronsäure-Dehydrogenase*, zweier Fermente, die zur Glucuronsäurekopplung und damit Entgiftung des Bilirubins dringend notwendig sind. Beide Fermente besitzen bei der Geburt noch eine sehr niedrige Aktivität, die in den ersten Lebenswochen schnell ansteigt. Ihr Fehlen beeinträchtigt die genügende Ausscheidung des gebildeten Bilirubins als Glucuronid in Galle und Urin [*1230*]. Deshalb läßt sich auch mit Glucuronsäuregaben die Ausscheidungsfähigkeit beim Belastungsikterus nicht steigern [*1061*].

Auch die *Bindungskapazität der Serumproteine* für Bilirubin spielt eine wichtige Rolle, weil bei ihrer Reduktion, etwa bei der Hypalbuminämie des Frühgeborenen oder durch die Wirkung kompetitiver Substanzen (Hämatin, Sulfonamide, vor allem Gantrisin [*1355*], Salicylate, Coffein u. a.), oder durch den Anstieg der H-Ionenkonzentration, auch bei gleichbleibendem Gesamtbilirubinspiegel die Konzentration des dissoziierten Bilirubins ansteigt, das nun leicht in die Zelle hineindiffundieren kann [*1615*].

Auf diese Weise kann *bei der Belastungsinsuffizienz der Neugeborenenleber* auch schon bei Bilirubinwerten unter 15 mg-% [*1355*] ein *Kernikterus* auftreten und andererseits in seltenen Fällen trotz eines vorübergehenden Spiegels von 30 mg-% ein solcher Schaden ausbleiben [*1529*]. Bei Frühgeborenen kann die Belastungshyperbilirubinämie bis zum Ende des 2. oder 3. Lebensmonats andauern. Sie sind durch einen Kernikterus auch ohne Blutgruppeninkompatibilität besonders bedroht [*1605*]. Deshalb ist in solchen Fällen *auch bei allgemeinen Symptomen*, wie zunehmende Benommenheit, motorische Unruhe, Gähnen und Mattigkeit, Temperaturlabilität, Erbrechen, Trinkunlust, schrilles Aufschreien, zunehmender Opisthotonus, Krämpfe *rechtzeitig*, spätestens aber bei Blutbilirubinwerten von 18—20 mg-%, eine *Austauschtransfusion* dringend indiziert.

Die *Therapie* des einfachen Belastungsikterus besteht in einer *reichlichen Flüssigkeitszufuhr* in Form 5%iger Traubenzuckerlösung in der alters- und gewichtsentsprechenden Menge. Bei großem Brechreiz muß ein intragastraler Dauertropf angelegt werden. Weitere Maßnahmen sind nicht möglich, es sei denn, man versucht durch *Prednison oder Prednisolongaben* den Bilirubinmetabolismus vielleicht auf dem Wege einer beschleunigten Reifung der Glucuronyltransferase zu beeinflussen [*1598*]. Periston N-Infusionen sind kontraindiziert (s. S. 190). Vorsicht ist auch geboten beim Bestehen eines Belastungsikterus mit der Medikation von Sulfonamiden (z. B. Gantrisin), Salicylaten, Coffein und Chloramphenicol.

Der *Symptomenkomplex eines Verschlußikterus* ist im Neugeborenenalter pathogenetisch vieldeutig. Die dabei auftretende obligate Gelbsucht kann zwischen dem 1. Lebenstag bis zur 4. Lebenswoche sichtbar werden. Immer ist die Leber stark vergrößert, hart, und bei allen Patienten besteht eine Vermehrung des direkt reagierenden Bilirubins, dessen Höhe aber in keinem Zusammenhang mit der Schwere der Leberschädigung steht. Die Stuhlfarbe ist manchmal heller als normal, manchmal völlig entfärbt, aber gerade bei besonders starker Gelbsucht können die ikterisch verfärbten Darmsekrete den Stuhl wieder gallenfarbstoffhaltig machen. Der bierbraune Urin enthält Gallenfarbstoff und hinterläßt gelb-bräunliche Verfärbungen in den Windeln. Dabei kann die Nierenschwelle über 20 mg-% Blutbilirubin liegen [*1489*], so daß eine regelmäßige Kontrolle des Blutspiegels notwendig ist. Bei jedem Icterus gravis sind sämtliche anderen Körpersekrete, wie Liquor, Tränen und Darmsekret gallig verfärbt. Wenn ein solcher Ikterus über die 2. Lebenswoche hinaus besteht und die Haut langsam einen fahlgelben Eindruck macht, sind dringend differentialdiagnostische Untersuchungen einzuleiten. Allmählich entwickelt sich dann obligat eine *Anämie, Leber und Milz* werden immer *größer* und härter und pathologische Leberfunktionsproben stellen sich ein. Trotz des hohen Anstiegs des Blutbilirubins entwickelt sich selten ein Kernikterus, weil es sich fast ausschließlich um gekoppeltes direktes Bilirubin handelt und eine Capillarschädigung fehlt. *Differentialdiagnostisch* kommt einmal der Verschlußikterus bei völliger *Gallengangsatresie* in Frage.

Die Häufigkeit dieser Mißbildung beträgt etwa 1 auf 20000—30000 Geburten. Pathologisch-anatomisch unterscheidet man zwei Typen: Einmal die Gallengangsatresie, bei der die intra- und extrahepatischen Gallenwege normal angelegt aber infolge Epithelproliferation (durch fetale Entzündungen?) nachträglich nicht mehr durchgängig sind, zum anderen die häufigere Gallengangsaplasie, bei der intra- oder extrahepatische Strecken der Gallenwege nicht angelegt wurden.

Die *Differentialdiagnose* gegenüber der *Erythroblastose* im Rahmen einer Blutgruppeninkompatibilität muß dringend durch differenzierte Antikörperbestimmungen geklärt werden, einmal, weil auch bei der Gallengangsatresie eine Erythroblastose mäßigen Grades und Zeichen der gesteigerten Erythropoese vorhanden sein können, dann aber auch, weil im Rahmen der Blutgruppeninkompatibilität das Syndrom der eingedickten Galle auftreten kann, das den Verschlußikterus phänokopiert.

Das Syndrom der eingedickten Galle (inspissated bile) wurde 1935 zum erstenmal beschrieben [*1498*]. Es tritt im Rahmen einer schweren hämolytischen Gelbsucht beim Neugeborenen oder bei einer Virushepatitis auf und zeichnet sich durch wechselnde Bilirubinwerte und periodischen Wechsel des Stuhlfarbstoffgehaltes aus. Differentialdiagnostisch beweist wiederholtes Fehlen von Bromphthalein (5,0 mg/kg Körpergewicht intravenös) im Duodenalsaft (untersucht nach 5, 10, 15, 30, 45, 60 und 120 min) einen Verschluß durch Mißbildung [*1729*]. Ist ein solcher ausgeschlossen, dann besteht die Behandlung des Syndroms der eingedickten Galle in den gleichen Maßnahmen, wie sie beim Belastungsikterus durchzuführen sind.

Differentialdiagnostisch wichtig ist aber, daß nur bei etwa 60% der Fälle mit Verschlußikterus im Neugeborenenalter eine Mißbildung der Gallenwege vorliegt. Bei 15% handelt es sich um Zustände nach Erythroblastose, in 25% um die Neugeborenenhepatitis, die ebenfalls vorübergehend das Syndrom der eingedickten Galle erzeugen kann [*1054*]. Dasselbe gilt von der *Toxoplasmose*, der *Sepsis* und der *Lues* [*1514*].

Besonders schwierig ist die *neonatale Virushepatitis* als Ursache zu erkennen, die leicht in Lebercirrhose übergehen kann und Folge einer intrauterinen Infektion ist (s. S. 168). Da bei dieser Erkrankung die Probelaparotomie nicht gut vertragen wird, fällt bei jedem Verschlußikterussyndrom der Entschluß zur *Probelaparotomie* besonders schwer, obwohl sie die einzige Maßnahme ist, mit der die Differentialdiagnose gegen Gallengangsmißbildungen gestellt werden kann [*1749*].

Schließlich muß noch die *riesenzellige Hepatitis des Neugeborenen und Frühgeborenen* [*1170, 1765*], deren Ursache noch unbekannt ist und bei der Blutgruppenunverträglichkeiten, Lues- und Hepatitisvirus ursächlich wahrscheinlich ausgeschlossen werden können, differentialdiagnostisch erwogen werden. Ihr klinisches Bild entspricht dem Verschlußikterus bzw. der Neugeborenenhepatitis oder Lebercirrhose und eine differentialdiagnostische Klärung kann nur bioptisch oder autoptisch durchgeführt werden. Nach bioptischen Verlaufskontrollen [*1788*] sind dabei 4 Verlaufsformen möglich:

1. In 10% schneller tödlicher Ausgang.
2. In 15% stationärer Zustand mit Hepatomegalie und wechselnder Gelbsucht. Tod nach etwa 2 Jahren.
3. In 40% Heilung ohne anatomische Residuen.
4. In 35% Heilung, aber Übergang in Fibrose und Cirrhose nach 3—5 Jahren.

Auch Geschwistererkrankungen sind hierbei möglich [*1184, 1330*].

Die *Therapie des Verschlußsyndroms im Neugeborenen- und Säuglingsalter* muß *spätestens im 4. Lebensmonat* beginnen, weil sonst die obligat eintretende Lebercirrhose schon zu weite Fortschritte gemacht hat. Nicht selten wird man deshalb bei vergeblichen internistischen differentialdiagnostischen Versuchen die *Probelaparotomie* vorschlagen müssen. Zu einer erfolgreichen chirurgischen Therapie ist aber das Vorhandensein extrahepatischer Gallenwege notwendig, die nur etwa in 10% der Fälle anatomisch so situiert sind, daß operativ erfolgreich korrigiert werden kann. Bei obliterierten Gallengängen kann auch versucht werden, durch Sondierung vom Duodenum und/oder der Gallenblase aus mit sehr dünnen Spezialsonden die Obliterationen zu lösen, während die übrige chirurgische Intervention in einer Anastomosenbildung zwischen Gallenblase und Darm besteht (Cholangioenterostomie nach Dahl-Ivesen). Auch kann versucht werden, mit einer breiten Incision des linken Leberlappens ein erweitertes Gallenkanälchen freizulegen, das mit dem Darm verbunden wird [*1828*]. Die Letalität der chirurgischen Korrekturen der Gallenwege liegt zur Zeit zwischen 60 und 70% [*1447*]. Bei den nicht korrigierbaren Verschlüssen schwankt die Lebensdauer der Patienten zwischen 12 und 15 Monaten. Nur in Ausnahmefällen tritt der Tod erst nach 5—6 Lebensjahren ein [*1599*]. Die Therapie der Hepatitis neonatorum entspricht den üblichen bei dieser Krankheit vorhandenen Möglichkeiten (s. S. 413).

5. Anpassungsstörungen der Verdauungsorgane

a) Das Erbrechen des Neugeborenen

Erbrechen ist in der Neugeborenenperiode kein seltenes Ereignis. Vor allem am 1. Lebenstag wird dadurch der Magen von verschlucktem Fruchtwasser und Schleim befreit. Dabei erübrigt sich eine besondere Behandlung.

Das *Erbrechen bei der ersten Flüssigkeitszufuhr*, meist unter heftigem Husten und Würgen muß den Verdacht auf eine *Oesophagusatresie* erwecken. Weil der

Darmkanal der wichtigste Weg für die Rückresorption des Fruchtwassers ist, fallen diese Kinder häufig schon während der Schwangerschaft durch ein *Hydramnion der Mutter* auf [*1748*] und zeigen nach der Geburt schon vor der ersten Fütterung eine exzessive *Salivation* mit Würgen und Hustenreiz. Wegen der großen Gefahr einer Aspiration, die den Operationserfolg stark beeinträchtigt, ist bei einer solchen Vorgeschichte, spätestens bei den geschilderten Fütterungsschwierigkeiten, jeder weitere Fütterungsversuch sofort abzubrechen und *abzusaugen*. Dabei gelingt es dann nicht, mit einem dünnen Gummikatheter den Magen zu sondieren, da die Sonde immer auf ein Hindernis stößt oder durch eine Fistel in die Trachea gelangt und dort Husten auslöst. Um die Diagnose nun sofort weiter zu klären, muß eine *Röntgenuntersuchung* in Hängelage mit *wasserlöslichem Kontrastmittel* (Urografin, Uroselektan, kein Barium) erfolgen, bei der sich ein Stop meist in Höhe der Bifurkation findet.

In 80% der Fälle handelt es sich um ein blindes oberes Ende mit einem blinden unteren Segment, mit oberer oder unterer tracheooesophagaler Fistel. Auch zwei Trachealfisteln, vom kranialen und caudalen Ende ausgehend, können vorliegen.

Während die Diagnose einer Oesophagusatresie klinisch nicht schwierig ist, muß die genauere Analyse der Art der Mißbildung dem Chirurgen überlassen bleiben, der möglichst bald eine Korrektur durch Anlegen einer Anastomose und Beseitigung der Fistelgänge anstrebt. Bis dahin besteht die *Behandlung* in *Dauertropfinfusionen* und laufendem *Absaugen* des Rachensekrets. Die *postoperative Behandlung* beschränkt sich zuerst auch nur auf den intravenösen Dauertropf mit vorsichtiger Aufnahme der oralen Ernährung am 4. oder 5. Tag durch die vom Chirurgen durch die Anastomose gelegte Magensonde. Auf diese Weise erübrigt sich das Anlegen einer Witzel-Fistel.

Selten kann auch eine *isolierte Oesophagustrachealfistel* ohne Oesophagusatresie bestehen. Sie macht sich beim Neugeborenen durch zunehmende enorme *Auftreibung des Abdomens* und *Hustenattacken* beim Trinken bemerkbar. Die Magensonde läßt sich dabei leicht einführen. Mit einer Lipiodolfüllung gelingt es, die Fistel nachzuweisen, die operativ zu beseitigen ist. Schließlich muß differentialdiagnostisch bedacht werden, daß das Mißlingen der Magensondierung beim Erbrechen des Neugeborenen und älteren Säuglings auch durch das Vorliegen eines *angeborenen Oesophagusdivertikels* bedingt sein kann, das röntgenologisch als *Stopsyndrom* vor allem beim Neugeborenen manchmal schwer von der Oesophagusatresie zu unterscheiden ist. Auch hier ist die Therapie operativ [*1324*].

Abgesehen von dieser Mißbildung, an die beim Erbrechen des Neugeborenen immer zuerst gedacht werden muß, weil ein akuter Notfall vorliegt, kann auch nach schweren Geburten, längerer Asphyxie das *Erbrechen* des Neugeborenen *cerebral* bedingt sein. Meist weisen dann auch andere Zeichen eines Geburtstraumas, wie Cyanose, Atemirregularitäten, schlaffer Muskeltonus, fehlender Moro-Reflex, Pupillardifferenzen, fehlender oder unsymmetrischer Lichtreflex der Pupillen, schwacher Saug- und Trinkreflex, wechselnde Körpertemperaturen, Muskelzuckungen, motorische Unruhe, Krämpfe auf die zugrunde liegende Ursache, hinter der eine cerebrale Blutung vor allem dann zu vermuten ist, wenn auch noch eine gespannte Fontanelle auftritt. Solches Erbrechen ist nur symptomatisch mit Luminal, spätem Fütterungsbeginn (2.—3. Lebenstag) und Fütterung in kleinen Portionen durch eine Magensonde zu bekämpfen.

Gesteigerte Brechneigung als Folge einer gestörten Koordination von Saugen, Schlucken und Atmen wird man auch bei der kongenitalen *Choanalatresie* oder *-Stenose* finden. Solche Mißbildungen lassen sich leicht durch das Einführen eines Katheters in beide Nasenlöcher konstatieren, der beim gesunden Neugeborenen mühelos bis in den Pharynx vordringt. Bei bestehender Atresie muß oral eine Sauerstoffsonde in den Pharynx gelegt, gegebenenfalls sogar eine Intubation durchgeführt werden, bis eine otologische Korrektur möglich ist. Ohne Operation gehen die Kinder meist in den ersten Lebensmonaten an unvermeidlichen Schluckpneumonien zugrunde.

Häufigem Erbrechen organischer Ursache kann auch eine *intermittierende Magentorsion* zugrunde liegen, bei der der Korpusbereich des Magens angehoben ist, wie sich röntgenologisch nachweisen läßt, so daß die große Kurvatur den höchsten und die kleine den tiefsten Punkt bildet. Dann zeigt die Hinterwand des Magens nach vorn und Pylorus mit Bulbus duodeni sind mehr oder weniger schräg nach unten gerichtet. Die Torsion entsteht dadurch, daß das gasgefüllte Colon transversum zwischen Leber und vorderer Bauchwand aufsteigt und dabei den durch das kurze Ligamentum gastrocolicum verbundenen Magen um seine Längsachse verdreht. Das Bestehen eines Megadolichocolons, ein ungewöhnlich kurzes Ligamentum gastrocolicum oder eine starke Luftfüllung des Quercolons kann diesen Zustand besonders leicht provozieren, der nur röntgenologisch aufklärbar ist. In der Regel läßt sich ein chirurgischer Eingriff vermeiden, wenn das Kind auf die rechte Seite oder auf den Bauch bei gleichzeitiger Senkung des Oberkörpers gelagert wird. Prophylaktisch sind häufige Lageveränderungen während und nach der Mahlzeit empfehlenswert [*1236*, *1715*].

Rein *blutiges Erbrechen* kann beim Neugeborenen durch ein *Duodenalulcus* hervorgerufen werden, das sich gegebenenfalls auch röntgenologisch als Ulcuskrater darstellen läßt, in den ersten Lebenswochen aber ohne Therapie ausheilt [*1069*].

Intestinale Stenosen oder *Atresien* können schon frühzeitig nach der Geburt mit immer stärker werdendem, schließlich heftigem blut-, galle- oder kothaltigem Erbrechen auffallen. Auch mehrere kleine Stuhlentleerungen nach der Geburt sprechen nicht gegen das Vorliegen einer Atresie, allerdings enthält das entleerte Meconium mikroskopisch keine Lanugohaare. Auch sind die Stühle typisch substanzarm, trocken, schwarz-grün (Hungerstühle). Verdächtig auf eine derartige Mißbildung beim Kind ist das Bestehen eines *Hydramnions* bei der Mutter. Da der Fet durchschnittlich 500 ml Amnionflüssigkeit täglich trinkt, von denen etwa 25 ml zum Wachstum retiniert, 40 ml durch die Nieren ausgeschieden werden und der Rest über die Nabelschnur und Placenta wieder zur Mutter zurückkehrt [*1689*], ist es kein Wunder, daß ein Hydramnion immer auf eine Mißbildung im Magen-Darmtrakt hinweist. Auch Mißbildungen des Zentralnervensystems (Hirnnervenkernagenesie, Anencephalie) oder Ankylosen der Kiefergelenke, also alle Störungen der Saug-, Kau- und Schluckbewegung, können durch eine Beeinträchtigung der Resorption des über den kindlichen Magen-Darmtrakt laufenden Anteils des Fruchtwassers zu einem Hydramnion beitragen. Allerdings darf nicht vergessen werden, daß auch bei Nephropathie, mütterlichem Diabetes und Erythroblastose die Schwangerschaft durch ein Hydramnion kompliziert werden kann.

Klinisch macht sich eine bestehende *Darmobstruktion* durch eine zunehmende *Auftreibung der oberen Quadranten des Abdomens* mit hochgestellten Darmgeräuschen, Darmsteifungen und Spiegelbildungen im Röntgenbild bemerkbar. Besonders schwierig ist die Differentialdiagnose, wenn es sich nicht um eine primäre Atresie, sondern um eine *Duodenalstenose* handelt, bei der die stenosierende Membran durch Dilatation des oralen Duodenalsegmentes immer stärker ausgedehnt wird, so daß die ursprünglich bestehende kleine Öffnung durch Dehnung schlitzförmig verengt oder geschlossen wird [*1062*]. In solchen Fällen weist das klinische Bild erst auf eine Passageerschwerung, die als Fehlrotation oder Subileus mißdeutet wird. Mit zunehmender Ausdehnung entsteht schließlich ein völliges Stopsyndrom. Gasansammlungen, auch in kleinen Mengen, bei der

Röntgenleeraufnahme unterhalb der Spiegelbildungen sprechen für eine Stenose, während bei Atresien das übrige Abdomen völlig leer und gasfrei ist. Für die *Kontrastmitteluntersuchung* kommt vor allem der rectale Weg in Frage, die orale Passage ist zu gefährlich, da Perforationen vorkommen können. Der Einlauf ergibt ein Mikrocolon, dessen enges Lumen sehr zu den weiten Dünndarmschlingen kontrastiert. Diese reichen um so tiefer und zeigen um so mehr Spiegel, je tiefer der Verschluß sitzt. Die rechte Colonhälfte liegt meist paramedian und ist sehr beweglich.

Die gleiche Symptomatik kann durch *Strangbildungen*, *Verwachsungen*, *Cysten* oder Anomalien des Mesenteriums im Sinne einer äußeren Duodenalstenose hervorgerufen werden. Die sehr seltenen *tiefersitzenden Dünndarmatresien* finden sich meist im Anfangsteil des Jejunum oder im Endabschnitt des Ileum und machen sich, je tiefer sie sitzen, um so später bemerkbar, dann aber durch faekulentes Erbrechen.

Die *Therapie dieses Verschlußsyndroms* ist auf jeden Fall eine chirurgische, wobei immer der ganze Dünndarm revidiert werden muß, weil in 7—25% der Fälle multiple Atresien vorliegen. Die *Prognose* ist vor allem bei den tiefersitzenden Verschlüssen, mit etwa 40% bei Ileumverschlüssen, mit etwa 70% letalem Ausgang bei Jejunumverschluß, schlecht [*1177*]. Auch kann die eigentliche Differentialdiagnose erst während der Operation gestellt werden, bei der sich dann nicht selten als Ursache des Dünndarmileus nicht die vermutete Atresie findet, sondern andere Mißbildungen, wie *Doppelbildungen des Dünndarms*, ein *Meckelsches Divertikel*, ein *Volvulus*, *Tumoren* oder Verwachsungen [*1413*]. Die Therapie besteht in allen Fällen in einer Beseitigung des Hindernisses, gegebenenfalls durch Resektion der Mißbildung und Enteroanastomose.

Rezidivierendes periodisches Erbrechen beim Neugeborenen schon in den ersten Tagen muß auch an das „*Fehlrotationssyndrom*" denken lassen. Das Erbrechen trägt dann meist keinen spastischen Charakter, bei der klinischen Untersuchung fällt ein etwas geblähter Oberbauch auf, auskultatorisch hört man während der Brechattacken hochgestellte Darmgeräusche, vor allem im rechten oberen Quadranten und röntgenologisch finden sich eine geblähte Magenblase und geblähte Duodenalschlingen oft mit Spiegelbildung. Die schnelle Beseitigung der Symptome durch Bauchlagerung des Kindes und das Wiederauftreten der Brechattacken nach einiger Zeit sprechen für die Vermutungsdiagnose eines *Mesenterium commune*, das den Darm an der Flexura duodenojejunalis abklemmt oder gar eine *Drehung des ganzen Mesenterialstieles* aufweist. Bei der Kontrastfüllung befindet sich das Jejunum nicht im linken Oberbauch, sondern rechts in den Mittelbauch oder gar in den rechten Unterbauch verlagert, während das Ileum in linkem Unterbauch nachweisbar ist. Die *Prognose* ist bei konservativer Behandlung mit kleinen konzentrierten Mahlzeiten und gleichzeitiger Gabe von Spasmolytika und Bauchlagerung nicht schlecht, solange nicht ein länger dauernder Verschluß auf einen durchaus möglichen Volvulus als Folge des Mesenterium commune hinweist, der sofort chirurgisch behandelt werden muß. Die Diagnose der speziellen Art der Fehlrotation bleibt in der Regel dem Chirurgen überlassen.

Die Symptome eines tiefsitzenden intestinalen Verschlusses im Sinne eines akuten Abdomens mit zunehmender Brechneigung können auch durch besonders zähe und *kittartige Meconiummassen* hervorgerufen werden, wie sie bei der *Pankreasfibrose* oder passager beim *Meconiumpfropfsyndrom* vorkommen. Auch hier beginnen die Brechattacken in den ersten Lebenstagen und werden immer intensiver. Meconium wird nicht entleert und bei der rectalen Untersuchung auf Strikturen oder Atresien findet sich ein normaler Tastbefund, während Meconium fehlt. Höchstens kann ein Schleimpfropf, an dessen Ende vielleicht etwas Meconium hängt, entfernt werden, ohne daß allerdings die Passage in Gang kommt. Röntgenologisch lassen sich stark erweiterte, mit Gas gefüllte Dünndarmschlingen mit Flüssigkeitsspiegel nachweisen. In manchen Fällen kann man aus der Ungleichheit der Gasfüllung und aus einer eigentümlich körnig-wabigen Struktur des Darminhalts mit kleinsten Aufhellungen den Verdacht auf das veränderte Meconium äußern. Nicht selten sind die *Symptome bereits bei der Geburt* sehr dramatisch mit Cyanose, Auftreibung des Leibes, Thympanie, Dilatation der Bauchwandvenen, Ödem der Bauchwand oft bis ins Scrotum oder bis in die Labien, wobei die Scrotumschwellung manchmal eine grünliche Verfärbung aufweist. Dabei fehlende Darmgeräusche und in manchen Bezirken eine Hyperperistaltik mit sichtbaren Wellen, schlechter Allgemeinzustand, zunehmende Dyspnoe, weisen auf das Syndrom einer *Meconiumperitonitis* als Folge einer Darmperforation, die bereits intrauterin eingetreten sein kann. Röntgenologisch erkennt man das Alter dieser Peritonitis nicht selten an den bereits vorhandenen intraabdominellen *fleckförmigen Verkalkungen* [*1357*]. Auch eine sichelförmige Luftansammlung unterhalb des Zwerchfells spricht für die durchgemachte Perforation.

Die *Behandlung der Meconiumobduration* besteht in leichten Fällen in *Einläufen* mit 10%iger Malzsuppenaufschwemmung, verbunden mit Magenspülungen und Installationen von Pankreasfermenten, um den Ileus zu beheben. Beim sehr seltenen *Meconiumpfropfsyndrom* als Folge eines *passageren* Pankreasfermentmangels kommt die Stuhlproduktion nach Einläufen in wenigen Tagen von selbst in Gang. Diese harmlose Übergangsstörung ist auch daran zu erkennen, daß nach völligem Fehlen der Trypsinaktivität in den ersten Meconiumentleerungen später die Fermente wie beim normalen Neugeborenen nachweisbar sind [*1872*]. Auch bei der in der Regel vorliegenden cystischen Pankreasfibrose gelingt es häufig, auf diese konservative Weise die erste Phase dieser Krankheit zu überwinden. Bleibt allerdings der Meconiumileus unbeeinflußt oder besteht gar eine Meconiumperitonitis, muß immer *chirurgisch* vorgegangen werden, wobei man versucht, mechanisch das veränderte Meconium weiter zu befördern oder zumindest die unterste geblähte Darmschlinge zu eröffnen, den darüberliegenden Darminhalt zu entfernen und durch eine Dünndarmfistel dann in den Darm Pankreasfermente zu geben, um das kittartige Meconium aufzulösen. Gleichzeitig wird mit einer Duodenalsonde der über der Obturation entstehende Darmsaft laufend abgesaugt. Ist die Stuhlproduktion dann schließlich in Gang gekommen, wird die Dünndarmfistel wieder verschlossen.

Selbstverständlich ist bei fehlender Meconiumentleerung auch an die *Analatresie* als Darmmißbildung zu denken, die in der Regel leicht zu diagnostizieren ist, weil es nicht gelingt, ein Darmrohr einzuführen, wenn nicht gar schon äußerlich die Atresie zu erkennen ist. Ihre Häufigkeit beträgt 1 auf 5000 normale Neugeborene. Sie wird in 4 Formen beobachtet:

1. Unvollständige Eröffnung der Analmembran 1—4 cm oberhalb des Anus in Form einer Stenose.
2. Verschluß des Anus durch eine Analmembran.
3. Blinde Endigung des Rectums im Becken.
4. Normal angelegter Anus mit blind endigendem Mastdarm, die häufigste Form. Dabei sind Fisteln zum Urogenitalapparat in 64% der Fälle möglich [*1109a*].

Die *Therapie* besteht bei der 1. Form in stumpfer Dilatation, bei 2. in Incision, bei 3. in der Vereinigung der blinden Enden, wenn die Distanz zum Mastdarm weniger als 1,5 cm ist auf rectalem, sonst auf abdominellem Wege. Die 4. Form wird klinisch in der ersten Zeit häufig übersehen und macht sich dann plötzlich als akutes Abdomen mit Ileus bemerkbar. Dann bleibt meist keine andere Möglichkeit, als vorläufig eine Colostomie am Colon transversum anzulegen und erst später das abdominoperineale Durchzugsverfahren anzuschließen, das bei rechtzeitiger Diagnose sofort durchgeführt werden kann [*1109a*].

Als Ursache eines akuten Abdomens beim Neugeborenen ohne zugrunde liegende Mißbildung muß auch die *akute Appendicitis* erwähnt werden, von der in der Literatur bis heute fast 500 Fälle beschrieben wurden. In 71% der Fälle bestand gleichzeitig eine Perforation mit Peritonitis bzw. perityphlitischem Absceß, weil die in diesem Lebensabschnitt so uncharakteristischen Symptome eine Frühdiagnose selten erlauben. Sie bestehen in *Erbrechen*, oft schon vom 1. Lebenstag an, mit zunehmender *Auftreibung des Abdomens und Bauchdeckenspannung*, während Fieber und Leukocytose selbst beim Vorhandensein einer Peritonitis noch fehlen können. Ein Drittel der bisher beobachteten Fälle geht an der Krankheit, meist infolge Fehldiagnose, zugrunde. Die Therapie der Wahl ist auch beim Neugeborenen eine Frühoperation unter antibiotischem Schutz [*1546, 1844*].

Klinisch überhaupt nicht davon zu unterscheiden ist die im ganzen Säuglingsalter seltene, aber auch einmal beim Neugeborenen zu beobachtende *Enterocolitis necroticans*, bei der sich, wie bei dem von Erőss beobachteten Fall [*1250*], schon bereits am 3. Lebenstag Erbrechen und die zunehmenden Zeichen eines paralytischen Ileus einstellten. Auch bei Frühgeborenen findet sich eine solche ulcerös nekrotisierende Enterocolitis als Folge von *Staphylokokkeninfektionen* nicht selten. Auch *Pyocyaneus, Proteus* und *Coli* konnten im Stuhl nachgewiesen werden. Nicht selten tritt das Krankheitsbild 1—2 Wochen nach einer Antibioticabehandlung mit Erbrechen, Meteorismus, Cyanose und Atemstörungen sowie schweren Schocksymptomen ein. Schließlich entwickelt sich das Vollbild eines Darmverschlusses mit röntgenologisch nachweisbaren Ileussymptomen (geblähte Darmschlingen mit Flüssigkeitsspiegeln). Manchmal wird auch ein *Pneumoperitoneum* als Folge einer Perforation gefunden. Bei der immer notwendigen Laparotomie findet sich dann meist schon eine generalisierte, manchmal auch eine lokalisierte Peritonitis mit multiplen, manchmal nur histologisch erkennbaren Ulcerationen, Nekrosen und Perforationen der Darmschleimhaut im Colon. Die Erkrankung hat beim Neugeborenen und sehr jungen Säugling eine sehr *schlechte Prognose*, die Ätiologie liegt noch im Dunkeln.

Differentialdiagnostisch muß bei akuten abdominellen Auftreibungen in der Neugeborenenperiode auch an einen *fetalen Ascites* gedacht werden, bei dem die Kinder schon kurz nach der Geburt schwere Atemstörungen wegen des enormen Zwerchfellhochstandes zeigen. Bei der Punktion ergibt sich ein klarer, oft leicht chylöser Ascites von hohem Fettgehalt (4,14% [nach *1811*]), nach dessen Entleerung (200—400 ml) die Atmung sofort wieder gut wird und der Patient sich schlagartig erholt. Bei erneuter Ansammlung von Ascites sind weitere Punktionen notwendig, aber die Prognose des Leidens ist quoad sanationem günstig, da es in der Regel noch während der Neugeborenenperiode oder kurz danach zum Stillstand der Ascitesproduktion kommt [*1758*]. Die Ätiologie des Leidens ist noch unbekannt.

Ätiologisch ebenso unklar ist das spontane *akute Pneumoperitoneum*, das sich beim Neugeborenen dramatisch mit zunehmender Auftreibung des Leibes, Erbrechen, Tachypnoe und Cyanose bei verminderter Peristaltik unübersehbar bemerkbar machen kann. In der Regel verschwindet es unter antibiotischem Schutz spontan [*1660*], nur in seltenen Fällen erfordert ein bedrohlicher Zwerchfellhochstand eine Entlastungspunktion.

Als letzte Ursache des organisch bedingten Erbrechens in der Neugeborenenperiode ist der *Hiatusbruch des Zwerchfells* infolge einer Schwäche der Fascia propria zu nennen, der sich klinisch auffällig durch bereits kurz nach der Geburt oder in der Neugeborenenperiode einsetzendes Erbrechen bemerkbar macht. Dadurch läßt sich das Krankheitsbild von der hypertrophischen Pylorusstenose, von der Aerophagie und Rumination leicht unterscheiden, die alle erst Ende des 1. Trimenon oder am Ende des 1. Lebenshalbjahres häufiger beobachtet werden, was für die Hiatushernien nur im Ausnahmefall gilt.

Vor allem im Neugeborenenalter, später nur noch vereinzelt, kann die Hiatushernie *Erbrechen im Strahl* erzeugen . Die Diagnose muß *röntgenologisch* geklärt werden. In schweren Fällen mit Kardiahochstand und Brachyoesophagus liegt die Kardia weit klaffend oberhalb des Zwerchfells, und ein wechselnd großer Magenabschnitt ist in den hinteren Mediastinalbereich des Thorax verlagert, der bei aufrechter Körperhaltung manchmal schon als lufthaltige Auftreibung zu erkennen ist, sich aber mit Kontrastmittel als pilzförmige, manchmal sogar regenschirmartige Konfiguration oberhalb des Zwerchfells darstellt. Die groben, den Hiatus passierenden und in Richtung auf die Kardia konvergierenden Schleimhautfalten bestätigen die Diagnose eines thorakalen Magenabschnitts. In leichten Fällen einer gleitenden Hernie kann der erste Befund unauffällig sein und erst nach sorgfältiger Füllung und entsprechender Palpation des linken Hypochondriums in Rücken-, Bauch- oder Kopftieflagerung erreicht man die Darstellung des im Thorax gelegenen Magenteiles. Wichtig ist dabei die gelungene Darstellung von typischen Magenschleimhautfalten und ihr Ende am Kardiabeginn, um eine Verwechslung mit einem Oesophagusdivertikel oder einer Relaxatio des Zwerchfells zu vermeiden.

Die *Relaxatio diaphragmatica,* meist als linksseitiger kuppelförmiger Zwerchfellhochstand, aber auch auf der rechten Seite auftretend, macht meist keine klinischen Symptome, wenn es nicht zu einer *hepatodiaphragmalen Interposition des Colons (Chilaiditi-Syndrom)* in das sackartig erweiterte Zwerchfell hineinkommt, wobei Erbrechen und Koliken auch beim Säugling auftreten können. *Röntgenologisch* findet sich dann eine Luftblase, manchmal an der Haustrierung als Colon zu erkennen, unter der relaxierten rechten Zwerchfellkuppe. Die *Therapie* dieses Syndroms ist konservativ, wenn auch häufigere Attacken eine chirurgische Fixation des Colons ins Auge fassen lassen. *Ätiologisch* wird eine angeborene Mißbildung des Zwerchfells oder eine Phrenicusschädigung bei der Geburt diskutiert.

Bei der *gleitenden Hiatushernie* kann sich schon in den ersten Lebenswochen, meist 2—3 Wochen nach Beginn des Regurtierens, als Folge der Refluxoesophagitis *Bluterbrechen* einstellen, durch das okkult oder als Melaena eine hochgradige Anämie erzeugt werden kann.

Die *Therapie* der Hiatushernie besteht in einer frühzeitigen Operation mit dem Ziel, die Kardia bleibend unter das Zwerchfell zu bringen. Bei zu später Diagnose oder verzögertem operativem Eingriff kann als Folge der Oesophagitis eine narbige Stenosierung des Oesophagusendes eintreten, die teilweise durch Bougieren, teilweise durch Sprengung (Starcksche Sonde), in wenigen Fällen aber auch erst durch einen erneuten chirurgischen Eingriff wieder zu beseitigen ist [*1673*].

Als Sonderform ist die *paraoesophageale Hiatushernie* erwähnenswert, bei der Teile des Magens, meist rechts vom Oesophagus in einem peritonealen Bruchsack über dem Zwerchfell liegen, während die Kardia regelrecht lokalisiert ist.

Schließlich können die *pleuroperitonealen Zwerchfellhernien,* meist linksseitig posterolateral ohne peritonealen Bruchsack gelegen, durch Verlagerung von Dünn-

und Dickdarm und eingeklemmter Milz beim Neugeborenen ein lebensbedrohliches Bild mit Dyspnoe, Cyanose und Kreislaufkollaps erzeugen. Über der befallenen Lunge besteht dann bei hypersonorem Klopfschall mit aufgehobenem Atemgeräusch der Befund eines Pneumothorax bis auf nicht zu überhörende klingende Darmgeräusche im Brustraum, die für alle Zwerchfellhernien mit vorgelagertem Darm typisch sind. Eine Röntgenaufnahme der Lungen bestätigt die Diagnose. Ohne sofortige Operation droht der Tod durch Incarceration.

b) Funktionell bedingtes Erbrechen im Neugeborenenalter

Unter *Spucken, Speien, Schütten* versteht man das schlaffe Herauslaufen kleinerer Nahrungsmengen bei unverändert gutem Allgemeinbefinden, Trinkfreudigkeit und normalem Gedeihen. Es ist nicht ernst zu bewerten. Seine *Ursache* liegt in einem altersbedingten Zusammentreffen von zu großen Trinkmengen, Luftschlucken und Insuffizienz der Kardiamuskulatur, die beim jungen Säugling noch nicht imstande ist, den gefüllten Magen in horizontaler Lage gegenüber dem Oesophagus genügend abzudichten, vor allem wenn die Zwerchfelllücke, wie beim Neugeborenen, noch relativ groß ist und deshalb nicht, wie beim Erwachsenen, den Kardiaverschluß erleichtert. *Röntgenologisch* findet sich dann ein etwas schlaffer, weiter Oesophagus mit verminderter und verlangsamter Peristaltik, der wie eine schlaffe Röhre in den Magen führt. Inspiratorisch und auf leichten abdominellen Druck füllt er sich mit Mageninhalt, wobei allerdings keine gegenläufige Peristaltik eintritt. Diese *funktionelle Kardia- und Oesophagusinsuffizienz (Relaxatio cardio-oesophagica)* verschwindet nach den ersten 10 Lebenstagen in der Regel und läßt sich leicht durch aufrechte Körperhaltung während und nach dem Füttern bessern.

Zu den funktionellen Störungen der oberen Abschnitte des Verdauungstraktes, die sich bereits im Neugeborenenalter bemerkbar machen, gehört auch die *hypertonisch-atonische Dysphagie* [*1133*]. Sie unterscheidet sich von der Relaxatio cardio-oesophagica durch ihre längere Dauer und größere Therapieresistenz. *Röntgenologisch* findet man im Verlauf des Oesophagus spindel- oder wurstförmige Erweiterungen, vor allem dicht oberhalb der Kardia, gefolgt von längeren oder kürzeren stark kontrahierten Strecken. Es handelt sich um *Innervationsstörungen des Oesophagus*, die sich als rasche Wechsel zwischen hypertonischen und atonischen Phasen des Kontraktionszustandes manifestieren, wobei fast immer die Kardia weit klafft, so daß es auch bei senkrechter Körperhaltung fast regelmäßig zu wiederholtem Regurgitieren der Nahrung kommt, das als Dauerreiz schließlich zu einer chronischen *Oesophagitis* mit blutigem Erbrechen führen kann. Ähnliche spastisch-atonische Innervationsstörungen lassen sich auch im übrigen Magen-Darmtrakt, etwa in Form eines Pseudopylorospasmus oder als Spasmen im Sigmoid, nachweisen [*1607*], so daß man das Krankheitsbild in die Gruppe der *vegetativen Dystonie* als Folge eines schnellen Hin- und Herpendelns zwischen Vagotonie und Sympathicotonie mit besonderer Empfindlichkeit für Sympathicusreize eingeordnet hat. *Differentialdiagnostisch* muß die gleitende Hiatushernie ausgeschlossen werden.

Therapeutisch bessern gehäufte kleine Mahlzeiten mit konzentrierter oder angedickter Nahrung (Nestargel) und die Vermeidung von Aerophagie die Symptome bei diesen meist nervös leicht erregbaren, zu Luftschlucken neigenden Kindern. Auch die therapeutischen Erfolge mit Hydergin und Dehydroergotamin sprechen für die Hypothese einer Innervationsstörung.

Auch der sehr seltene *Oesophagusspasmus* des jungen Säuglings gehört in diese Krankheitsgruppe. Bei ihm schließt sich, wie röntgenologisch nachweisbar, schon während des Schluckaktes die Kardia, und jede weitere

Nahrungsaufnahme führt zu einer raschen Antiperistaltik. Das Leiden ist therapieresistent gegen Atropin und Luminal, läßt sich aber durch kleine orale Novocaingaben über den Weg einer Anaesthesierung der überempfindlichen Schleimhaut gut bekämpfen [*1522*].

Schließlich muß im Rahmen der Differentialdiagnose des Neugeborenenerbrechens auch noch auf den *Pseudopylorospasmus* im Rahmen des *adrenogenitalen Salzverlustsyndromes* hingewiesen werden (s. S. 443). Weitere Ursachen der am Ende der Neugeborenenperiode einsetzenden Brechattacken, wie Infektionen, Fütterungsfehler, Megacolon congenitum, Hernien s. an entsprechender Stelle.

6. Erkrankungen des Nabels

a) Anomalien

Zwei angeborene Anomalien gehören nicht eigentlich zu Störungen des Nabelverschlusses:

α) *Der Hautnabel*, bei dem die Bauchhaut röhrenförmig den Anfang der Nabelschnur umfaßt, so daß nach ihrem Abfall die Wunde auf der Höhe des Stumpfes liegt und ein Nabelbruch vorgetäuscht wird, obwohl ein normaler Nabelring vorliegt.

β) Beim *Amnionnabel* greift die Amnionhülle der Nabelschnur auf die Bauchhaut über, so daß nach Abfall des Nabels ein runder Hautdefekt auf dem Bauch entsteht, der durch Granulationen abheilen muß. Beide Anomalien bedürfen keiner besonderen Behandlung. Ihre Ursache ist unbekannt.

Eine harmlose Anomalie stellen die *knotigen Auftreibungen der Nabelschnur* dar, die durch Schlingenbildungen der Gefäße (Nodi spurii vasculosi), durch Verdickungen der Whartonschen Sulze (Nodi spurii gelatinosi), durch Hämatome der Nabelschnur oder cystische Reste des Ductus omphaloentericus erzeugt sein können.

b) Die angeborene Omphalocele

Der Nabelschnurbruch ist das Ergebnis einer Entwicklungshemmung unterschiedlichen Schweregrades, bei der ein Teil der frühembryonal noch außerhalb der Bauchhöhle liegenden Eingeweide dort verbleibt. Dementsprechend zeigt auch der Darmsitus noch die frühembryonalen Rotationsverhältnisse mit abnorm gelegenem Colon, rechts liegendem Jejunum und links befindlichem Ileum. Die Ausdehnung des Bruches kann von der Größe einer Walnuß bis zu Kindskopfgröße reichen. Dementsprechend enthält er entweder nur Netz, dann Darmschlingen, schließlich aber auch Leber und Milz, eingehüllt in einen durchsichtigen Bruchsack aus Peritoneum, Amnion und einer dünnen Lage Whartonscher Sulze. Die Gefahr einer bakteriellen Infektion ist bei dieser Mißbildung groß, so daß eine möglichst frühzeitige operative Behandlung anzustreben ist. Wenn bei sehr umfangreichen Brüchen eine große Öffnung der Bauchwand besteht, ist eine Operation aus Mangel an Deckungsmaterial in einer einzeitigen Sitzung häufig unmöglich. Forcierte Repositionsversuche vergrößern die Gefahr eines mechanischen Ileus oder eines vegetativen Schocks, an dem die Kinder in den ersten Stunden nach der Operation zugrunde gehen können. In solchen Fällen beschränkt man sich besser auf eine Mobilisierung der umgebenden Haut zur vorläufigen Deckung des Defektes und schließt in einer 2. Sitzung dann nach 8—10 Monaten die Bauchdeckenlücke endgültig. Ein anderes von GROB [*1328*] bei sehr ausgedehnten Brüchen vorgezogenes Verfahren besteht in einer primär konservativen Behandlung durch mehrfaches Bestreichen des Bruchsacks mit

2%iger wäßriger Mercurochromlösung, so daß eine Verschorfung und unter aseptischer Behandlung schließlich per granulationem eine Epithelisierung eintritt. Der sich dabei entwickelnde Narbenzug verlagert dann die prolabierten Eingeweide im Verlauf von einigen Wochen aus dem immer kleiner werdenden Bruchsack in das Abdomen, und am Ende des 1. bis Anfang des 2. Lebensjahres kann die Bauchdeckenlücke verschlossen werden. Die *Prognose* der Omphalocele ist heute noch nicht gut. Vor allem bei großen Brüchen drohen als Komplikationen immer die Ruptur, die Infektion und der mechanische Ileus.

c) Die Nabelhernie

Sie entsteht bei Ausbleiben des festen Schlusses des Nabelrings. Durch diese Lücke drängen sich erst nur beim Pressen und Schreien vorübergehend, dann ohne Behandlung dauernd Netz und Dünndarm. Frühgeborene, dystrophe und mongoloide Kinder neigen besonders zur Bruchbildung. Die *Bruchpforte* ist stets scharfrandig zu tasten. Incarcerationen sind selten und kleine Nabelbrüche heilen meist unter Anwendung von Verbänden (Nabelpflaster) aus. Dabei bildet man eine senkrechte Hautfalte über dem reponierten Bruch und fixiert sie mit einem Pflaster. Neuerdings ist auch empfohlen worden, nach dem 2. Lebensmonat sklerosierende Medikamente (z. B. Dondren, Fa. Moll) exakt in den inneren Nabelring zu injizieren. Eine Injektion in das Subcutanfett oder die Bruchpforte selbst muß wegen der drohenden Peritonealreizung vermieden werden.

Technik. 2 cm außerhalb des Nabels Einstechen und nach exakter Bruchreposition Injektion von $2 \times 0{,}5$ ml Dondren in den bindegewebigen Nabelring [*1086, 1545*]. Wir selbst besitzen über dieses Verfahren keine eigene Erfahrung.

Größere Brüche lassen sich nach dem 2. Lebensmonat relativ einfach durch operativen Eingriff beseitigen. Er ist auf jeden Fall dann indiziert, wenn die darüberliegende Haut beginnt, dünn zu werden und zu Ulcerationen neigt.

d) Der Ductus omphaloentericus

Der persistierende Ductus omphaloentericus kann nach Abfall des Nabelschnurrestes als Folge einer Entwicklungshemmung in der schwersten Form noch die ursprüngliche Verbindung zwischen der Nabelschleife des Darms und dem Dottersack als Fistel erkennen lassen, aus der sich schleimiges oder gar gallig verfärbtes alkalisches Darmsekret entleert. Persistiert nur ein distales Ende dieses Ganges, dann besteht ein blind endigender Fistelgang, der zu adenomartigen Wucherungen neigt und in typischer Weise ein etwa kirschkerngroßes Geschwülstchen mit samtartig roter Oberfläche am Nabel darstellt, den sog. *Nabelpolyp* (Enteroteratoma umbilici), der nach der Neugeborenenperiode operativ zu beseitigen ist. *Differentialdiagnose:* Nabelgranulom, Urachusfistel.

Reste des Ductus omphaloentericus im mittleren Abschnitt des Ganges können entweder extraperitoneal unterhalb des Nabels als „*Rosersche Cyste*“ oder auch intraperitoneal als *Dottergangscysten* persistieren. Reste am proximalen Ende stellen das *Meckelsche Divertikel* am unteren Ileum dar. Histologisch läßt sich in der Wand dieser Cysten, Fisteln oder Nabelpolypen in der Regel Ileumschleimhaut, selten auch ektopische Magen-, Duodenal- oder Colonschleimhaut nachweisen. Bei kompletter Fistel droht in schweren Fällen die *Eversion der unteren Ileumwand* oder gar der zu- und abführenden Ileumschenkel vor die Bauchwand im Sinne eines *Darmprolapses*, der infolge Strangulation durch den Nabelring rasch infarzieren kann und deshalb schnell operativ zu beseitigen ist. Bei dünnen Fisteln können derartige Komplikationen nicht auftreten, aber typisch ist für sie das Ausbleiben einer Spontanheilung und die entzündliche Irritation des um den Nabel herumliegenden Hautabschnittes durch Darmsaft.

e) Die Urachusfistel

Als Rest des Allantoisganges erzeugt die Urachusfistel ebenfalls einen nässenden Nabel, dessen Umgebung auch durch Sekretion des Fistelganges entzündlich gerötet oder maceriert ist, aber das Sekret reagiert gegenüber Lackmus meistens sauer. Wie beim Ductus omphaloentericus gibt es komplette Fisteln zwischen Harnblase und Nabel, bei denen die Sekretion bei Druck auf die Blase zunimmt, oder die man bei einer Blasenfüllung mit Methylenblau an der Blaufärbung am Nabel erkennen kann. Daneben existieren auch blinde Fisteln, *Urachuscysten* auf dem Weg zwischen Nabel und Blase, und *Urachusdivertikel*, in der Regel am Blasenscheitel oberhalb der Symphyse hinter den Bauchdecken gelegen, die sich bei einer Blasendarstellung im Röntgenbild als typische Eindellung am Blasenscheitel erkennen lassen. Auch bei der Urachusfistel droht jederzeit eine Infektion, in seltenen Fällen mit Konkrementbildung in der Blase, so daß eine baldige chirurgische Beseitigung anzustreben ist.

f) Die verzögerte Nabelheilung

Normalerweise fällt die Nabelschnur nach geruchloser Mumifikation ohne auffallende entzündliche Reaktionen am Hautübergang zwischen dem 5. und 10. Lebenstag ab. Die Wunde ist dann von einer dünnen, sauberen Granulationsfläche bedeckt. Sie hat sich in der 2., spätestens 3. Lebenswoche epithelisiert. Ein *verzögertes Abfallen* des Nabelschnurrestes ist immer auf *Infektion verdächtig*, vor allem, wenn die demarkierende Entzündung größeren Umfang einnimmt und nach Abfallen die Nabelwunde stärker näßt. Eine Infektion des Nabelschnurrestes selbst kann zum *feuchten Gangrän* führen. Eine sofortige chirurgische Entfernung der infizierten Teile ist notwendig.

Die *verzögerte Nabelheilung* manifestiert sich in ihrer leichtesten Form als *nässender Nabel* (Blenorrhoea umbilici) mit stärkeren Granulationen in der Tiefe der Nabelwunde, die leicht infiziert und schmierig belegt sind. Die Gefahr einer aufsteigenden Infektion ist groß, so daß die Behandlung sehr intensiv mit Verätzen der Granulationen (Argentumstift), gegebenenfalls mit dem scharfen Löffel, durchgeführt werden muß. Außerdem ist durch laufende Anwendung desinfizierender Puder (z. B. Dermatol) eine schnelle Austrocknung anzustreben. Fortschreitende Infektionen mit Geschwürsbildungen *(Ulcus umbilici)*, oder gar mit Übergreifen der phlegmonösen Entzündung auf die Umgebung *(Omphalitis)* als Folge pyogener Infektionen, sollten heute nicht mehr vorkommen. Ihre Gefahr besteht in einem Weiterschreiten in die Tiefe über die Gefäße (Arteriitis, Phlebitis) bis zur Sepsis. Gefährlich sind die *schwelenden Nabelgefäßerkrankungen* bei häufig äußerlich unauffälligem Nabel, die erst nach Tagen oder Wochen ein klinisches Bild erzeugen. Sie können Anlaß für eine Sepsis oder eitrige Peritonitis in den ersten 2 oder 3 Lebenswochen sein. Die *Therapie* aller entzündlichen Nabelerkrankungen bedient sich heute einer intensiven Antibiotica-anwendung, während lokal die Trockenbehandlung mit antiseptischen Medikamenten, gegebenenfalls die Kauterisierung der granulomatösen Veränderungen anzuwenden ist.

Eine *diphtherische Nabelinfektion* ist klinisch häufig nicht zu erkennen. In seltenen Fällen erkennt man weißliche Beläge und ein auffälliges Ödem des Nabelrings. Bei Verdacht muß eine spezifische Allgemeinbehandlung mit Diphtherie-Heilserum (4000—6000 E) durchgeführt werden, da Komplikationen an Herz und Nervensystem wie bei jeder unbehandelten Diphtherie drohen.

Über den *Nabeltetanus* (Tetanus neonatorum) s. S. 517.

Nabelbluten nach Abfall des Nabelschnurrestes kann im Rahmen einer Anpassungsstörung des Gerinnungsmechanismus (s. S. 221) auftreten oder findet sich bei angeborenen Vitien mit hohem Venendruck. Auch eine Nabelinfektion kann die Thrombenbildung hintanhalten. Die Blutung kann schon nach der Geburt oder am 2. oder 3. Lebenstag beginnen und trotz Lokalbehandlung mit Hämostyptika so stark werden, daß ein akutes Blutverlustsyndrom zu befürchten ist. Die *Therapie* besteht deshalb neben einer hämostyptischen Lokalbehandlung mit Kompressionsverband und Sangostop, Koagulen-Tupfer, Topostasin, Fibrospum in einer energischen Bekämpfung der Gerinnungsstörung. Selten ist auch eine chirurgische Intervention in Form einer Unterbindung der blutenden Gefäße notwendig.

7. Allgemeine Infektionen des Neugeborenen

a) Der Hospitalismus

Bei den *Erregern* allgemeiner Infektionen des Neugeborenen handelt es sich meist um *Saprophyten*, die für den Erwachsenen apathogen sind, am häufigsten um *Coli-* und *Enterokokken*, dann folgen *Staphylokokken*, *Streptokokken* und *Proteus*. Bei $^2/_3$ aller Neugeborenen, die in den ersten Lebenswochen zugrunde gehen, lassen sich diese aus der Luft oder dem Intestinaltrakt Erwachsener stammenden Erreger als Ursache der tödlichen *Lungenentzündung* oder einer allgemeinen *Sepsis* mit positiver Blutkultur nachweisen. Fast nie finden sich Keime epidemischer oder endemischer Krankheiten, wie Diphtherie, Typhus oder Ruhr. Zum großen Teil sind die gefundenen Keime resistent gegen viele Antibiotica und es ist beunruhigend, daß heute 10—15% aller in Anstalten entbundener Kinder kleine lokale Eiterinfektionen in Form von Paronychien, Pusteln oder Entzündungen des Nabels aufweisen [*1201*]. Bei jeder zusätzlichen Belastung, wie bei einer akuten Dyspepsie oder einem harmlosen Infekt der oberen Luftwege, können sich daraus während einer Antibioticabehandlung Septicämien entwickeln, denen dann als häufigste Erreger *penicillinresistente koagulasepositive Staphylokokken* zugrunde liegen. Auch die Häufung der *Mastitis puerperalis* ist in diesem Zusammenhang als Folge der Neugeboreneninfektionen zu erwähnen. Bakteriologische Untersuchungen haben ergeben, daß bereits vom 7. Lebenstag an in fast 100% der untersuchten Fälle auf der Nasenschleimhaut der Neugeborenen dieselben Staphylokokkenstämme gefunden werden, die später als Erreger der mütterlichen Mastitis nachzuweisen waren. Die Besiedelung und Infektion der kindlichen Nase geht weniger häufig während der Geburt von der mütterlichen Vagina aus, sondern *in der Regel über den Luftweg* vonstatten. Die Zimmerluft wird zum Teil durch die Pflegerinnen, zum Teil aber durch die Kinder selbst immer wieder verseucht. Auch die Bettwäsche und Wolldecken [*1744*] enthalten zahlreiche Bakterien und allein das Aufdecken eines infizierten Kindes verfünffacht den Bakteriengehalt der Luft, wobei die Luftverunreinigung um 40% größer wird als in einem Raum mit Erwachsenen, die an offenen Staphylokokkeninfektionen leiden. Der Luftübertragung gegenüber tritt die direkte Kontaktinfektion durch die Schwestern weit zurück, da sich nachweisen ließ, daß die *Nasen- und Rachenabstriche* bei den Kindern immer *vor den Hautabstrichen positiv* wurden [*1874*] und außerdem die Eliminierung von Staphylokokkenträgern aus dem Personal eine Epidemie nicht zu beendigen vermag [*1167*].

Diese *epidemischen Staphylokokkenerkrankungen* belasten die Neugeborenenabteilungen häufig in einer solchen Weise, daß man schon daran gedacht hat, sie meldepflichtig zu machen [*1755*], um die Krankenanstalten rechtzeitig zu warnen, da sie häufig von den erst zu Hause manifest werdenden Erkrankungen nichts erfahren. Eine Unterbrechung der Infektionskette ist nicht selten erst durch vorübergehende Schließung und Desinfektion der ganzen Abteilung möglich, während eine prophylaktische Behandlung der Kinder mit Antibiotica von umstrittenem Wert ist. Sehr viel günstiger wirken sich kleine Pflegeeinheiten aus, die nur mit Neugeborenen gleichen Alters belegt werden und nach der Entlassung vorübergehend völlig entleert und desinfiziert werden können [*1661*]. Genauso vorteilhaft ist auch das „rooming-in-Programm", bei dem im Gegensatz zur zentralisierten Neugeborenenpflege das einzelne Kind im Zimmer der Mutter untergebracht wird [*1677*]. Auf jeden Fall ist zur Unterbrechung derartiger deletärer Infektionsketten die strengste Beachtung aller aseptischen Kautelen notwendig, wie sie unter dem Eindruck der erfolgreichen Antibiotica-anwendung in den letzten Jahren vielerorts nicht mehr eingehalten wurden. Infektionen, ausgelöst durch ein einziges Kind, das sich in den Geburtswegen der Mutter mit Salmonella paratyphi B Schottmülleri ansteckte und schließlich 24 andere Neugeborene mit infizierte [*1415*], sollten sich vermeiden lassen. Die Gefahr der Luft- und Staubinfektion ist jedenfalls heute so groß, daß die früher erhobene Forderung, in den Entbindungsanstalten die Kinder von den Wöchnerinnen gesondert unterzubringen, wieder fragwürdig erscheint. Erst an *zweiter Stelle* nach den Luftkeimen sind die *Hände der Säuglingsschwestern* als Infektionsquelle zu nennen. Dieser Hospitalismus übt auch einen sehr negativen Einfluß auf die Häufigkeit des Stillens aus, weil das infizierte Kind die Infektionsquelle für die Mastitiserkrankung der Mutter ist. Über die Verhütung des Neugeborenenhospitalismus s. S. 266.

b) Infektionen der Haut

Der *Pemphigus staphylogenes neonatorum* (Staphylodermia bullosa disseminata neonatorum, Pemphigoid der Säuglinge) stellt eine bläschenförmige infektiöse Hauterkrankung dar, die in der vorantibiotischen Ära epidemieartig die Neugeborenenstationen der Entbindungsanstalten und die Säuglingsstationen der Kinderkliniken überfallen konnte. Heute ist die Krankheit seltener geworden. Typisch ist beim Kind das plötzliche, fast exanthematische Auftreten von mehreren punkt- bis linsengroßen Flecken, aus denen sich halbkugelige, mit trübem, gelb-grünem Serum gefüllte Blasen entwickeln, die ineinander übergehen und sich oft flächenhaft ausbreiten. Prädilektionsstellen sind Leistengegend, Unterleib, Rücken, aber auch Mundschleimhaut. Die sehr dünne Haut der Efflorescenzen reißt bald ein. Dann bietet sich das typische Bild einer großen, nässenden roten Fläche, die von aufgerollten, abgerissenen Hautfetzen eingerahmt ist. Im Gegensatz zum Pemphigus syphiliticus bleiben *Hand- und Fußsohlen* in der Regel *verschont*. Die *Behandlung* besteht im Abtragen der Blasen und sorgfältiger Lokalbehandlung mit antiseptischen Medikamenten (Pinseln mit 2%igem Mercurochrom oder 5%iger Argentum nitricum-Lösung, anschließend Dermatolpuder) und Bädern mit Kaliumpermanganat. In schweren Fällen intern Antibiotica wie Erythromycin oder Chloramphenicol. Bei guter Pflege lassen sich Epidemien ohne weiteres vermeiden.

Die schwerste Form dieser Schälblasenkrankheit stellt die *Dermatitis exfoliativa (Ritter von Rittershainsche Erkrankung)* dar. Befallen werden in der Regel besonders kräftige Kinder von der späten Neugeborenenperiode, etwa vom 6. Lebenstag an. Sie beginnt mit einer allgemeinen *Erythrodermie* meist im Gesicht, die sich rasch über den ganzen Körper ausbreitet und aus der foudroyant multiple prallgefüllte schnell konfluierende Blasen aufschießen. Es besteht ein ausgeprägtes *Nikolskysches Phänomen:* auf leichte mechanische Reize löst sich die Epidermis an den befallenen Stellen in großen Fetzen ab, ähnlich der Epidermolysis bullosa. Nach Freilegung des flammendroten nässenden Coriums ähnelt das Bild dann einer allgemeinen Verbrühung. Auch die Schleimhäute können befallen werden. Gewöhnlich besteht kein Fieber, aber ein stark beeinträchtigtes Allgemeinbefinden mit Leukocytose. *Ätiologisch* handelt es sich um Staphylokokkeninfektionen. Die *Prognose* war früher mit bis zu 65% Letalität sehr ernst, weil sich nach dem Verlust so großer Partien der Hornschicht schnell eine Exsiccose und Intoxikation entwickeln konnten. Heute bringt eine antibiotische Therapie schnelle Heilung, die durch Bluttransfusionen, sterile Pflege, Vermeidung aller mechanischer Reize und adstringierende Bäder (Kaliumpermanganat) unterstützt wird.

Differentialdiagnostisch ist in den ersten 24 Std außer der *Lues* das *Erythema neonatorum* auszuschließen, das von selbst wieder verschwindet, dann das *Erythema toxicum neonatorum*, das in den ersten 3 Lebenstagen mit wechselnder Morphologie auftreten kann (s. S. 2), der *Intertrigo* des Neugeborenen als Antwort der Haut auf Irritationen durch Urin, Faeces oder in der Umgebung der Nabelwunde und schließlich die *Pustulosis neonati*, die am 3. Lebenstag als rote kleine Fleckchen beginnt, die sich dann zu Bläschen auf völlig reizlosem Untergrund umwandeln und vereinzelt am ganzen Körper mit Ausnahme der Fuß- und Handsohlen zu beobachten sind. Die Bläschen können spontan resorbiert werden oder aufplatzen und zeigen dann einen blaß-rosa *reizlosen* Untergrund, der ohne Behandlung abheilt. Bei Infektionen mit Staphylococcus aureus ist ein Übergang zum Pemphigus neonatorum möglich.

Das *Erysipel* des Neugeborenen nimmt seinen Ausgang in der Regel von einer Infektion der Nabelwunde, von der es sich in typischer Weise in großer Geschwindigkeit über die Bauchhaut ausdehnen kann. Auch von Hautläsionen am Genitale oder am Anus kann eine Infektion ausgehen. Nicht selten löst sich beim Neugeborenen über den phlegmonösen Hautbezirken die oberste Epidermisschicht in bullöser Form ab. Hohe Temperaturen septischen Charakters, Durchfälle und Erbrechen begleiten das schwere Krankheitsbild. Die Infektiosität ist hoch, so daß eine *Isolierung* der befallenen Neugeborenen dringend notwendig ist.

Die übrigen infektiösen Hauterkrankungen (Abscesse, Phlegmonen, Follikulitiden) des Neugeborenen entsprechen den Krankheitsbildern älterer Säuglinge (s. dort).

c) Die Mastitis neonati

Die Mastitis entsteht auf dem Weg einer sich in den Milchgängen schnell ausbreitenden *Staphylokokkeninfektion* der im Rahmen der Schwangerschaftsreaktionen angeschwollenen Brustdrüsen, oft als Folge fehlerhafter Versuche, „Hexenmilch" auszudrücken. Selten kommen auch andere Erreger in Frage. Die Drüse wird hart, die darüberliegende Haut heiß und rot, und ohne Behandlung entwickelt sich eine Abscedierung, bei der große Teile des Drüsengewebes zerstört werden können, mit einer für die spätere Mammaentwicklung bei Mädchen fraglichen Prognose. Fieber, Appetitlosigkeit und Erbrechen weisen auf die Schwere der Infektion hin, die ohne Behandlung auch in die Tiefe bis zu Rippennekrosen und Neuritis führen kann. Die *Therapie* besteht in der Anwendung eines staphylokokkenwirksamen Antibioticums in hoher Dosierung, Kurzwellen und, bei Abscedierungen, in vorsichtiger Incision *radiär* zur Brustwarze, um die Zerstörung des Drüsengewebes möglichst geringfügig halten zu können.

Prophylaktisch sollte jedes unnötige Berühren der Neugeborenenbrustdrüsen vermieden werden. Bei starker Anschwellung, oder wenn Flüssigkeit produziert wird, ist ein steriler lockerer Verband für 2—3 Tage zur Vermeidung von Infektionen günstig.

d) Die Parotitis neonati

Eine von der Mundhöhle aufsteigende, vielleicht auch hämatogene bakterielle Infektion der Parotis ist bei geschädigten Neugeborenen, häufiger bei Frühgeborenen, kein allzu seltenes Ereignis. Gewöhnlich Ende der 1. Lebenswoche, etwa zwischen dem 4. und 12. Lebenstag, tritt erst hohes Fieber ohne sichtbaren klinischen Grund auf, dem nach 24 Std in typischer Weise eine entzündliche Schwellung einer Mundspeicheldrüse mit Rötung der darüberliegenden Haut nachfolgt. Gleichzeitig reagiert das Blutbild in Form einer polynucleären Leukocytose. Die Gefahr einer nachfolgenden Erkrankung auch der anderen Parotis ist vorhanden. Als Erreger werden vor allem Staphylococcus aureus und Colibacillen gefunden [*1707*]. Die Prognose ist bei Behandlung mit geeigneten Antibiotica gut.

e) Die Meningitis

Eine eitrige Erkrankung der Hirnhäute ist beim Neugeborenen besonders schwer zu erkennen. Sie kommt selten vor und unterscheidet sich von den Meningitiden im späteren Lebensalter durch die Tatsache, daß als *Erreger* häufiger Colibacillen und andere Darmkeime sowie Staphylokokken auftreten als Streptokokken, Pneumokokken oder Meningokokken. Auch andere saprophytäre Keime der Haut kommen in Frage und fallen durch große Therapieresistenz auf. Die Infektion erfolgt sowohl aufsteigend aus Nasen-Rachenraum und vom Mittelohr aus als auch auf hämatogenem Weg. Die *klinischen Symptome* sind geringfügig. Meningismus oder ein positives Brudzinski- oder ein Kernigsches Phänomen fehlen in der Regel. Nur eine *leicht gespannte Fontanelle* findet sich häufig, aber auch bei einer eingesunkenen Fontanelle kann eine Meningitis bestehen. So ist man bei der Diagnose auf *Verdachtsymptome* angewiesen, wie Trinkunlust, Erbrechen, Schreckhaftigkeit, gesteigerte Reflexe oder gar Krampfbereitschaft, Bewegungsarmut, Berührungsempfindlichkeit bei schlechtem Aussehen und ungeklärten Temperaturen. Jeder Verdacht im Neugeborenenalter sollte nicht durch die Suche nach klinischen Symptomen, sondern durch eine Lumbalpunktion geklärt werden, bei der sich, neben den üblichen, manchmal geringfügigen entzündlichen Liquorveränderungen, oft massenhaft Bakterien, manchmal in Reinkultur im Sediment nachweisen lassen. Aber auch ein in der Kultur negativer Liquor spricht nicht gegen das Bestehen einer bakteriellen Infektion, wenn im übrigen ein entzündlich veränderter Liquor vorliegt. Die *Behandlung* besteht in einer intensiven antibiotischen Therapie mit einem gegen die Erreger geeigneten Mittel. Der Erfolg pflegt sich beim Neugeborenen langsamer einzustellen und die *Prognose* ist schlechter als in späteren Lebensabschnitten [*1770*].

Auch *Virusinfektionen* können Ursache einer Meningoencephalitis des Neugeborenen mit allgemeinen Symptomen, unter anderem Krämpfen, vom 10. bis 12. Lebenstag an sein. Im *Liquor* findet sich eine Eiweißvermehrung, eine lymphocytäre Pleocytose und oft niedrige Zuckerwerte. Es handelt sich dann um *generalisierte Infektionen*, z. B. mit Coxsackievirus B 3, bei denen auch am Herzen deutliche Erscheinungen in Form einer *Myokarditis* bei allgemein schlechter Prognose auftreten können [*1540*].

f) Die Blennorrhoe des Neugeborenen

Bei einem großen Teil aller Neugeborenen tritt während der Geburt eine Infektion des Conjunctivalsacks ein. Sie ist in der Regel harmlos, wenn es sich nicht um *Gonokokken* oder um den *Erreger der Einschlußkörperchenblennorrhoe*, ein Virus (Chlamydozoon oculogenitale), handelt. Weniger gefährliche Erreger sind in der Reihenfolge der Häufigkeit ihres Auftretens: Staphylococcus aureus, Diplococcus pneumoniae, Streptokokken, Gonokokken und Bacterium coli.

Im *klinischen Bild* lassen sich die verschiedenen Erregerarten nicht unterscheiden. Bei der *Einschlußkörperchenblennorrhoe* besteht eine Inkubationszeit von etwa 10 Tagen, während die bakteriellen Conjunctivitiden im allgemeinen nach einer Inkubationszeit von 0—5 Tagen auftreten. *Verdächtig* auf eine Infektion ist neben dem Befund einer gereizten Conjunctiva immer das Vorliegen einer *serösen Sekretion nach 48 Std*, da die Tränenproduktion erst im Laufe der ersten 3 Lebenswochen in Gang kommt.

Differentialdiagnostisch ist die conjunctivale Reizung der ersten 48 Std nach der Credéschen Augenprophylaxe zu bedenken, die am 3. Lebenstag meist abgeklungen ist.

Die *Augengonorrhoe* entwickelt sich gewöhnlich zwischen dem 2. und 4. Lebenstag. Sehr selten besteht sie als eitrige Conjunctivitis bereits unmittelbar nach der Geburt [*1636*]. Das Mittel der Wahl ist dabei *Penicillin* in stündlicher Einträufelung einer wäßrigen Lösung (5000 E auf 1 ml) in den Conjunctivalsack, unterstützt von intramuskulärer Allgemeinbehandlung mit Penicillin.

Anstelle der Credéschen Prophylaxe mit 1%iger Argentum nitricum-Lösung, die eine Versagerquote gegenüber der gonorrhoischen Blenorrhoe, vor allem bei Frühgeborenen, von etwa 0,08% hat, und in 30—40% mit Argentumkatarrh belastet ist, wird neuerdings eine ölige Penicillinlösung mit 1000 E/ml (Ophthopen Dr. Winzer) empfohlen. Die Wirkung einer wäßrigen Lösung ist nicht ausreichend. Die Penicillinprophylaxe hat eine Versagerquote von 0,0105%, da penicillinresistente Gonokokkenstämme extrem selten sind [*1804*]. Allerdings müßte zur allgemeinen Einführung der Penicillinprophylaxe zuerst der § 31 der Dienstordnung für Hebammen geändert werden.

Die *Einschlußkörperchenblennorrhoe* ist *prognostisch günstiger*, weil sie auch ohne Therapie nicht zu einer Hornhautschädigung, wie die Gonoblenorrhoe, führt. Therapeutisch werden unter einer allgemeinen Sulfonamidbehandlung lokal Lösungen von Aureomycin, Chloramphenicol oder Terramycin installiert. Durch prophylaktische Maßnahmen läßt sich die Einschlußkörperchenconjunctivitis nicht verhindern.

g) Die Sepsis des Neugeborenen

Als Folge des unreifen Abwehrverhaltens neigt der Neugeborene, und mehr noch das Frühgeborene, besonders leicht zu septischen Erkrankungen. Die *ersten klinischen Symptome* sind vom 2.—14. Lebenstag mit dem Höhepunkt der Ausbruchshäufigkeit zwischen dem *8. und 9. Lebenstag* zu erwarten. Treten septische Symptome schon in den ersten 48 Std auf, muß man mit einer Infektion während des Geburtsvorganges oder gar einer intrauterinen Infektion rechnen. Solche intrauterinen Infektionen können z. B. von bakteriellen Erkrankungen des mütterlichen Gebisses (schwere Caries mit multipler Absceßbildung) ausgehen [*1271*] und zu eitrigen Peritonitiden des Neugeborenen führen.

Als *Eintrittspforte* wird zwar am häufigsten der Nabel verdächtigt, er spielt aber heute die geringste Rolle, während vielfach Hautinfektionen, Infektionen der oberen Luftwege über eine Otitis oder Pneumonie und Infektionen des Magen-Darmtrakts (z. B. bei der Coli-, Pyocyaneus- oder Staphylokokken-Sepsis) in Frage kommen.

Auch bei der Neugeborenensepsis können die *klinischen Symptome sehr diskret* verlaufen, so daß die Diagnose schwierig ist. Selbst Fieber kann fehlen oder von subfebrilem Charakter sein, obgleich schon zahlreiche septische Metastasen bestehen. Das *Blutbild* läßt einen im Neugeborenenalter völlig im Stich, so daß in vielen Fällen ein schlechter Allgemeinzustand der einzige Hinweis bleibt. Charakteristisch sind eine starke Blässe des Kindes mit leicht gelblichem Ton, vor allem, wenn es sich um eine ascendierende Nabelinfektion handelt, die zur Leber gelangt ist. In manchen Fällen kann der *Ikterus* sehr intensiv sein mit Bilirubinerhöhung beider Fraktionen weit über die gefürchtete Grenze von 20 mg-% hinaus, so daß es auch schon bei Sepsis zum Auftreten von Kernikterus gekommen ist [*1227*]. Symptome von seiten des *Gastrointestinaltrakts* können entweder völlig fehlen oder das klinische Bild wird durch heftiges Erbrechen im Strahl und Durchfälle verschleiert. Häufig besteht eine *Tachypnoe*, gelegentlich auch *Cyanose*. Die *Leber* ist auch bei anikterischen Fällen zumeist *stark vergrößert*, die Milz gelegentlich ebenfalls tastbar. Das Auftreten von *Krämpfen* kann ein Symptom einer metastatischen Meningitis oder eines beginnenden Hirnabscesses sein. Natürlich sind *starke Leukocytosen* und die Vermehrung der Granulocyten möglich und müssen den Verdacht auf eine bakterielle septische Erkrankung wecken. Eine *positive Blutkultur* beseitigt alle differentialdiagnostischen Probleme, aber ihre Durchführung scheitert oft an technischen Schwierigkeiten in diesem Alter. Bei *meningealer Beteiligung* deckt der typische Liquorbefund und der Erregernachweis im Sediment oder der Liquorkultur die Diagnose auf.

Als Sonderform septischer Neugeborenenerkrankungen existiert in der Literatur die sog. *Buhlsche Krankheit*. Mit schweren *Blutungen* in die Haut und aus dem Gastrointestinaltrakt, starker *Gelbsucht* und *Cyanose* bietet sie ein eindrucksvolles Bild. Meist wird kein Fieber aufgebracht. Je nach Erregerart (Streptokokken, Pneumokokken, Staphylokokken) besteht auch eine *intravasale Hämolyse*. Der ursprünglich beschriebene epidemische Charakter der Krankheit [*1655*] besteht wohl nicht. Fast regelmäßig handelt es sich um aufsteigende thrombophlebitische Nabelinfektionen mit besonders schweren Leberschäden in Form von periportalen Infiltrationen oder diffusen Mikroabscessen. Wenn der Nabel selbst schon äußerlich abgeheilt ist, kann die Nabelinfektion oft schwer erkannt werden, so daß die frühere Annahme eines gesonderten Krankheitsbildes verständlich ist.

Eine ähnliche Form der Neugeborenensepsis trägt im Schrifttum den Namen *Winkelsche Erkrankung*. Sie bietet praktisch dasselbe Bild, nur sind die Symptome der *Hämoglobinurie* und *Hämoglobinämie* als Folge starker intravasaler Hämolysevorgänge besonders auffällig [*1655*]. Auch WINKEL beschrieb ursprünglich bei seiner „*Cyanosis afebrilis icterica*" das Auftreten von Hausepidemien bei Neugeborenen in Form von Cyanose, Ikterus und Hämoglobinurie ohne Fieber. Der gelungene Nachweis von Erregern und das Verschwinden dieser Form im Zeitalter der Antibiotica spricht auch hier für die Einordnung in den Rahmen der Neugeborenensepsis.

Bei der *Differentialdiagnose* der Sepsis im Neugeborenenalter sind der *Icterus gravis*, das *Durstfieber* und *spezifische Infektionen* auszuschließen. Bei allen Hauteiterungen muß immer der Verdacht auf Sepsis wach bleiben. Die *Prognose* der unbehandelten Sepsis ist infaust.

Die *Therapie* besteht in hochdosierten Antibioticagaben und Bluttransfusionen unter gleichzeitiger Berücksichtigung des Wasser- und Elektrolythaushaltes [*1352*]. Als *Komplikationen* kommen sehr häufig hämatogene Osteomyelitiden, seltener Hirnabscesse und Abscesse in parenchymatösen Organen oder Retroperitonealabscesse in Frage. Von einer Otitis media aus kann es zu einer eitrigen Meningitis mit Sinusthrombose kommen, während andere Streuherde wieder zu absteigenden Pyelonephritiden zu führen vermögen.

h) Die Pneumonie des Neugeborenen

In 6—9% der Neugeborenentodesfälle bildet die Pneumonie der ersten Lebenstage die Ursache. Gefährdet sind vor allem wieder Frühgeborene, Kinder bei vorzeitigem Blasensprung oder langer Geburtsdauer (deshalb die Prädisposition großer Kinder älterer Erstgebärender). Die *Infektion* tritt in der Regel *während der Geburt*, seltener schon vor der Geburt ein [*1352*]. Aber auch *unmittelbar nach der Geburt* infizierte Kinder können trotz normalen Geburtsvorgangs an massiven Pneumonien erkranken und in den ersten Lebenstagen daran zugrunde gehen. Als *Erreger* dieser meist auf Atelektasen aufgepfropften oder bei Aspirationen eingetretenen Pneumonien kommen Escherichia coli, Staphylokokken, Streptokokken, Proteus vulgaris und Aerobacter aerogenes in Frage, sehr viel seltener findet man Pneumokokken und Influenzabakterien. Aspirationsfolgen können auch *Candida albicans-Infektionen der Neugeborenenlunge* sein. Sie werden meistens erst postmortal erkannt und scheinen eine sehr ungünstige Prognose zu besitzen. Deshalb sollte prophylaktisch von seiten des Gynäkologen schon bei Bestehen eines Fluor graviditatis auf Soor untersucht und gegebenenfalls antimykotisch behandelt werden [*1369a*].

Die im *Rahmen einer Sepsis* auftretende Lungenbeteiligung zeigt das Bild der *hämorrhagischen Pneumonie* mit oder ohne Lungenabscesse oder eitriger Pleuritis. Besonders gefährlich für das Neugeborene sind die *abszedierenden Staphylokokkenpneumonien*, da es sich häufig um antibioticaresistente Keime mit einer starken Tendenz zur Pleurabeteiligung unter Entwicklung ausgedehnter Empyeme handelt.

Die *Diagnose der Neugeborenenpneumonie* ist außerordentlich schwierig, weil sowohl Allgemeinsymptome als auch die physikalischen Zeichen an der Lunge in vielen Fällen völlig fehlen. Das klinische Bild entspricht damit der Pneumonie des jungen Säuglings (s. S. 344), so daß bei fehlendem Auskultationsbefund nur die Röntgenuntersuchung weiterhelfen kann.

Die *Therapie* der Neugeborenenpneumonie entspricht derjenigen bei größeren Säuglingen (s. S. 348).

Selten kann es auch *ohne Lungeninfektion* zum Auftreten eines *Spontanpneumothorax* im Neugeborenenalter kommen. Er tritt häufiger links als rechts auf und seine Prognose ist ohne Therapie gut, wenn sich kein Spannungspneu entwickelt. Das Ereignis tritt bei 12000 Geburten etwa einmal ein [*1354*]. Bei Verdrängungserscheinungen muß man durch eine Punktion versuchen, die kollabierte Lunge wieder zur Entfaltung zu bringen.

Differentialdiagnostisch kann auch ein *Chylothorax* des Neugeborenen ähnliche Erscheinungen hervorrufen. Es handelt sich dabei um eine extrem seltene Erkrankung, bei der sich eine milchtrübe Flüssigkeit im Pleuraraum findet, wohl als Folge eines Lymphverlustes aus dem Ductus thoracicus oder seinen Wurzeln. Der bei älteren Kindern auftretende Chylothorax entsteht meist durch ein Trauma, seltener durch Infektionen oder Neoplasmen. Das Neugeborene kann das Geburtstrauma als Ursache zeigen [*1787*]. Bei Verdrängungserscheinungen kann durch Punktionen das bedrohliche Bild schnell beseitigt werden. Nach einer oder mehreren Punktionen pflegt eine endgültige Heilung einzutreten.

Der *spontane Hämothorax* des Neugeborenen ist nicht so harmlos. Auch er ist meist die Folge des Geburtstraumas, verlangt aber eine genaue Überwachung des Kindes, um einen Blutungsschock, und Blutbildkontrollen, um eine Exsanguinationsänamie zu vermeiden. Die Diagnose kann nur durch Punktion gestellt werden. Deshalb ist bei Verdacht auf wachsende pleurale Ergüsse in der Neugeborenenperiode *unbedingt eine Probepunktion* angezeigt.

Eine zunehmende Ateminsuffizienz beim Neugeborenen kann auch die Folge eines *spontanen interstitiellen Emphysems* sein, das sich auch ohne vorausgegangene Wechseldruckbeatmung (Intubation) durch die perivasculären Gewebsabschnitte bis ins vordere Mediastinum ausbreiten kann. Meistens sind die Symptome so diskret, daß man das Krankheitsbild nur zufällig bei einer Röntgenaufnahme entdeckt. Stärkere Emphysembildungen lassen sich klinisch am Hals des Neugeborenen als Auftreibungen mit auskultatorisch feststellbarem Knistern erkennen, oder sie sind Ursache eines Spontanpneumothorax. Gewöhnlich ist keine besondere Behandlung notwendig, weil die Luft sich schnell von selbst wieder resorbiert [*1361*]. In schweren Fällen kann man versuchen, durch intensive Sauerstoffbeatmung mit 50%igem Sauerstoff die Resorption zu beschleunigen, wobei man sich vorstellt, daß durch Erniedrigung des Gesamtgasdrucks im Gewebe das Diffusionsgefälle zwischen der im Emphysem eingeschlossenen Luft und dem Gewebe vergrößert wird [*1215*].

Die interstitielle, plasmacelluläre Pneumonie des Neugeborenen und Frühgeborenen

1. Definition und Ätiologie

Die Diskussion über den Erreger dieses unheimlichen Krankheitsbildes ist noch nicht abgeschlossen. Viele Befunde sprechen für die Auffassung, daß es sich um eine *Virusinfektion* handelt [*1855*], aber der regelmäßige Nachweis von erythrocytengroßen *Cysten* mit 1—8 Kernen und von schaumartigen, honigwabenähnlichen, kerntragenden Gebilden, die als *Protozoon pneumocystiscarinii* identifiziert wurden (s. Abb. 23) [*1345, 1829, 1855*], hat diesen Parasiten als Erreger wahrscheinlich gemacht, wobei allerdings noch problematisch ist, ob diese Protozoen wirklich die primären Erreger darstellen oder nur in einem durch andere Umstände, etwa durch Virusinfektionen vorbereiteten Lungengewebe einen geeigneten Nährboden gefunden haben, also als Sekundärerscheinungen betrachtet werden müssen. Auch die Einordnung der geschilderten Gebilde selbst ist noch nicht ganz sicher, da auch an Abkömmlinge der Candida albicans gedacht wird [*1760*]. Andere Hypothesen über die Entstehung dieser eigentümlichen Pneumonie, etwa als Reaktion des primitiven, unreifen Organismus, als Folge einer Hospitalisierung ohne Infektion oder als Störungen des Eiweißstoffwechsels, werden heute angesichts der epidemiologischen Beobachtungen über die *hochgradige Infektiosität* mit eindeutigen Infektionsketten und einer *durchschnittlichen Inkubationszeit* von 10—50, *meist 20—30 Tagen* nicht mehr ernsthaft diskutiert [*1063*]. Untersuchungen mit *Komplementbindungsreaktionen* zum Nachweis von Antikörpern im Blut kranker Kinder können als indirekte Bestätigung der Infektiosität der Krankheit dienen. Mit spezifischen Seroreaktionen [*1837*] ist es gelungen, den Verlauf des Antikörpertiters zu analysieren, der in der 2. Krankheitswoche einen schnellen Anstieg zeigt, aber noch 8—9 Monate lang im Serum nachweisbar ist, so daß hohe Antikörpertiter Zeichen einer kurz zurückliegenden Infektion sind. Selbst Kinder, die nur Kontakt mit Patienten hatten, können Antikörper bilden, ohne selbst an interstitieller Pneumonie zu erkranken. Sie sind dann als *Zwischenträger* und mögliche Quelle neuer Infektionen aufzufassen, also zu isolieren. Bei Pflegepersonen wurden ebenfalls Antikörper nachgewiesen, so daß auch hier Zwischenträger in Frage kommen [*1315*]. Bei erkrankten Kindern fällt die Komplementbindungsreaktion in 100%, bei exponierten Kindern in 37% und bei Pflegepersonen in 21% positiv aus, während sie bei nichterkrankten Kontrollen nur in 3% der Fälle einen positiven Ausfall zeigt [*1315, 1837*].

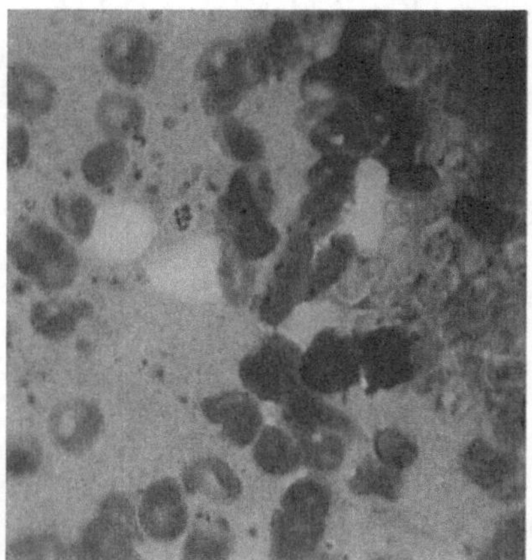

Abb. 23. Pneumocysten im histologischen Lungenpräparat (Univ.-Kinderklinik Köln)

Da Antigenmaterial aus typisch erkrankten Lungen verwendet wird, läßt sich durch die Komplementbindungsreaktion kein Anhalt über die Art der Erreger gewinnen, so daß trotz gelungenem Nachweis von Pneumocysten auch noch Viruserkrankungen in Frage kommen und die pneumocystisähnlichen Gebilde etwa körpereigene Zellprodukte darstellen können [*1592*]. Virologische Untersuchungen haben ergeben, daß ein etwa in Frage kommendes Virus nicht den Adenoviren zuzuordnen ist, zu denen die Erreger der akuten Erkältungskrankheiten (ARD-Virus), des Pharyngoconjunctivalfiebers, der akuten febrilen Pharyngitis und bestimmter Viruspneumonien im Kindesalter gehören [*1838*].

2. Klinisches Bild

Die *ersten Krankheitssymptome* setzen im allgemeinen diskret von der 4. Lebenswoche an ein. Prädisponiert sind sehr junge Säuglinge, vor allem frühgeborene oder vorgeschädigte Kinder. Aber auch ausgetragene und komplikationslos gedeihende eutrophe Kinder können erkranken. Die Altersdisposition hängt mit der Infektiosität und der langen Inkubationszeit zusammen, so daß eine Häufung zwischen der 8. und 10. Lebenswoche vorkommt. Selten treten typische Fälle auch schon in der 2. Lebenswoche auf.

Während des über 5—8 Tage dauernden schleichenden Beginns entwickelt sich eine *scheinbare Appetitlosigkeit*, deren eigentliche Ursache aber in einer zunehmenden Ermüdbarkeit beim Trinken liegt, während anfänglich die Flasche jedesmal gut, ja gierig angenommen wird. Obwohl die Patienten also immer weniger Nahrung aufnehmen, beobachtet man zuerst noch eine besonders gute Gewichtszunahme, wohl als Folge der zunehmenden Wassereinlagerung in den Lungen. Dann aber tritt ein *Gewichtsstillstand* ein, während Zeichen von seiten des Magen-Darmtraktes, wie Erbrechen oder Durchfälle, fehlen. Eine auffällige *Blässe* tritt auf, die peroral in eine *leichte Cyanose* übergeht. Die *Atemfrequenz* nimmt von normal 20—40/min immer mehr zu, bis sie schließlich im schwersten Zustand *Werte von 100—150/min* erreicht. *Die Atmung* selbst ist oberflächlich und erzeugt über den Lungen kaum hörbare Atemgeräusche, selbst das normale puerile Atemgeräusch verschwindet. Physikalisch findet man über den Lungen die Zeichen einer zunehmenden Blähung, nur gelegentlich parallel der Wirbelsäule oder parasternal schmale Dämpfungsbezirke mit feiner Crepitatio. Der hypersonore Klopfschall über den unteren Lungenpartien wird immer deutlicher und gelegentlich kann es zu einem *spontanen Pneumothorax* kommen. Typisch sind zunehmende *Einziehungen* am Jugulum und im Epigastrium, immer deutlicher werdende *Flankenatmung* und das Auftreten von *Schaum vor dem Mund*. Die Atmung ist deutlich coupiert und wird zuweilen durch quälenden, immer kraftloseren *Husten* unterbrochen, durch den niemals Sekret expektoriert werden kann. In vielen Fällen fehlt auch jeder Husten, so daß nur eine immer schwerere Dyspnoe mit Einziehungen und Cyanose auf dem Höhepunkt des Krankheitsbildes besteht, bei der die Diskrepanz zwischen dem schwer pneumonischen Zustandsbild und dem *physikalisch geringen Lungenbefund* auffällt.

Im *Röntgenbild* zeigt sich anfänglich eine vom Hilus ausgehende streifige Faserzeichnung, die den Hilus weicher von dem übrigen Lungengewebe abgegrenzt erscheinen läßt. Die Oberfelder überziehen sich langsam mit einer homogen diffusen Verdichtung (Milchglasverschleierung), während die Unterfelder mit emphysematisch geblähten Randpartien und steilgestelltem Zwerchfell vermehrt strahlendurchlässig sind. In vielen Fällen findet man auch grobfleckige Verschattungen, die den Eindruck eines Übergangs zu bronchopneumonischen Herden erwecken.

Pathologisch-anatomisch verbirgt sich hinter den Röntgenveränderungen ein zellarmes, eiweißreiches, froschlaichartiges intraalveoläres Exsudat und ausgedehnte interstitielle plasmacelluläre Infiltrationen der stark verbreiterten Lungensepten, bis schließlich ein fast luftleeres Lungengewebe entsteht. Das Exsudat wird weitgehend organisiert, so daß makroskopisch eine weitgehende Karnifikation eintritt. Bei der Ausheilung kommt es zu einer starken Desquamation und Verfettung der Alveolarepithelien, während der Erguß resorbiert wird und die Septen sich langsam wieder verschmälern [*1855*].

Fieber besteht in den meisten Fällen nicht. Nur auf dem Höhepunkt der Krankheit können unregelmäßig-febrile Temperaturen eintreten. Die zunehmende Hypoxydose beschleunigt die *kardiale Insuffizienz,* die infolge der starken Widerstandserhöhung im Lungenkreislauf besonders das *rechte Herz* betrifft, und sich elektrokardiographisch in Form von schweren Myokardschäden bestätigt. Klinisch entwickelt sich eine zunehmende *Herzdilatation* mit *Leberstauung*, manchmal auch Milzvergrößerung und *kardialen Ödemen*. Die Dyspnoe ist nicht kardial bedingt, sondern hat atemmechanische Gründe, da durch Erhöhung der elastischen Widerstände des Lungengewebes eine extrem hohe Atemarbeit zu leisten ist [*1362*].

Interessant sind die während der Krankheit auftretenden *Mineralstoffwechselstörungen*. Korrelativ zu der Verkleinerung der Atemfläche und Atemnot kann der *Blut-Calciumspiegel* bis über 20 mg-% *ansteigen,* wobei der dissoziierte Calciumanteil kleiner als normal ist, gleichzeitig sind die *Phosphorwerte stark erniedrigt* [*1037*]. Man hat deshalb auch schon dem Krankheitsbild eine Vitamin D-Hypervitaminose zugrunde gelegt; aber inzwischen konnte nachgewiesen werden, daß besonders hohe Calciumwerte auch bei Kindern gefunden werden, die wenig Vitamin D erhalten haben, und daß die gleichen Calciumstoffwechselverschiebungen auch bei anderen Krankheiten mit verringerter respiratorischer Oberfläche zu finden sind [*1341*]. In schweren Fällen führen sie zu *Nieren-* und *Nebennierenverkalkungen* [*1746*]. Auch der *Reststickstoff* kann auf dem Höhepunkt der Erkrankung ansteigen und in der Rekonvaleszenz wieder abfallen, während sich gleichzeitig Phosphor-, Kalium- und Calciumspiegel normalisieren [*1037*]. Die gleichen Verschiebungen im Phosphor-Calcium-Stoffwechsel bestehen auch bei der experimentellen Acidose [*1741*]. Im Serumeiweiß treten entzündliche Reaktionen mit Albuminabfall, α- und γ-Globulinanstieg auf [*1695*], während die Leukocytose zusammen mit einem Hämoglobinanstieg auf dem Höhepunkt der Erkrankung eher als Exsikkations- und Acidosefolge gedeutet werden.

Nach einer Dauer von 2—4 Wochen schwerster Krankheit kann sich eine langdauernde *Rekonvaleszenz* mit abnehmender Atemfrequenz, zunehmender Nahrungsaufnahme und langsam ansteigender Gewichtskurve anschließen. Rückfälle und Residuen sind nach Überwindung des akuten Stadiums nicht mehr zu befürchten. Die *Letalität* der Krankheit, insbesondere an akuter Rechtsinsuffizienz schwankt zwischen 10 und 50%.

Histologisch findet man bei der Autopsie außer den beschriebenen Lungenveränderungen *im Herzen* degenerative Veränderungen und Dilatation, in *den Nieren* eine herdförmige Glomerulitis, Nephrose mit Nekrosen und Kalkeinlagerungen und in den *Nebennieren* Zeichen erhöhter Aktivität mit Übergang zu Erschöpfungssymptomen. Von pathologisch-anatomischer Seite aus werden als Spätfolgen diskutiert: bleibende latente Herzschwäche, Übergang von follikulär-cystischen Organveränderungen am Ovar zum polycystischen Ovar, Einschränkung der Nierenfunktion, Hemmung der Hirnentwicklung [*1652*].

3. *Therapie*

Die therapeutischen Bemühungen bei dieser Krankheit sind unbefriedigend und beschränken sich auf symptomatische Maßnahmen unter Vermeidung aller anstrengende Eingriffe einschließlich Röntgenuntersunchung und Wiegen des Kindes. Tägliche Kurzwellenbestrahlungen von 10—15 min Dauer werden empfohlen, von denen allerdings Schwerstkranke wegen der zusätzlichen Belastung auszuschließen sind [*1855*]. Bewährt hat sich die *Freilufttherapie* mit hochgelegtem Oberkörper unter gleichzeitiger Sauerstoffzufuhr. Zur Bekämpfung der Rechtsinsuffizienz müssen *Digitalispräparate* gegeben werden. Prophylaktisch wird man immer eine antibiotische Behandlung durchführen. Bei der *Ernährung* sind kleine, häufige, konzentrierte Mahlzeiten vorzuziehen, die immer vertragen werden, weil Kinder mit plasmacellulärer Pneumonie nicht zu parenteralen Dyspepsien neigen.

i) Virusinfektionen des Neugeborenen

Gegen *postpartale Virusinfektionen* ist der Neugeborene dann ungeschützt, wenn Erreger mit neuen antigenen Eigenschaften epidemisch auftreten, wie bei der *Grippe* im Jahre 1957, bei der es auf Neugeborenenstationen zu heftigen Stationsinfekten mit schweren Krankheitsfällen gekommen ist. Auch exanthematische Infektionskrankheiten mit maculopapulösem morbiliformem Exanthem, Pharyngitis und Conjunctivitis können als Folge z. B. einer *Adenovirus* Typ 3-Infektion auftreten [*1292*]. Gefährlicher sind *Coxsackievirusinfektionen*, die bei etwa 50% der Fälle im Neugeborenenalter tödlich verlaufen. Dabei kommt es nach einem erscheinungsfreien Intervall und einer kurzdauernden Fieberattacke oder flüchtigem pneumonischem Syndrom zu einer zunehmenden Dyspnoe mit Tachykardie, starker Vergrößerung von Leber und Milz und schwerer Cyanose. Auch Gelbsucht und petechiale Blutungen können beobachtet werden. Röntgenologisch zeichnet sich eine immer stärkere Herzverbreiterung nach allen Seiten ab, im EKG bestehen die Zeichen einer diffusen Myokardschädigung und mit zunehmender Benommenheit und unter den Symptomen einer Herzinsuffizienz kann der Tod eintreten. Bei der Obduktion ergibt sich eine allgemeine Myokarditis mit interstitiellen Zellinfiltraten, vor allem im linken Ventrikel, während im Gehirn ein Ödem oder eine Encephalitis bzw. Meningoencephalitis nachweisbar sein können. Als Erreger wurde mehrfach Coxsackievirus Typ B 4 gefunden [*1140, 1670, 1784*]. Aus diesen Beobachtungen ergibt sich die dringende Notwendigkeit, alle Erwachsenen mit auf Coxsackievirusinfektionen verdächtigen Krankheitssymptomen von Neugeborenen fernzuhalten. Allerdings gibt es gesunde Keimträger, die eine Infektion verbreiten können, während in der Regel bereits 24 Std nach Beginn der Infektion das Virus aus dem Stuhl verschwunden ist.

E. Das Frühgeborene (einschließlich pränataler Dystrophie)

1. Definition

1950 wurde von der Weltgesundheitsorganisation definitiv festgelegt, daß unter Frühgeborenen „ein lebendes Kind, das 2500 g oder weniger wiegt", zu verstehen ist. Wenn das Gewicht nicht feststeht, sind dazu die lebenden Neugeborenen zu rechnen, die eine Schwangerschaft von weniger als 37 Wochen (gerechnet vom 1. Tag der letzten Menstruation an) hinter sich haben [*1885*]. Für statistische Fragestellungen hat diese Definition den Nachteil, daß auch untergewichtige Reifgeborene (Mangelgeburten, pränatale Dystrophie) erfaßt werden, die in ihrem funktionellen Verhalten nur teilweise Frühgeborenen entsprechen, während andererseits alle prämaturen Totgeborenen nicht dazu gerechnet werden. Da aber andere Merkmale, wie etwa die Körpermaße, noch größeren Schwankungen unterliegen, hat man sich allgemein dieser Definition angeschlossen, vor allem, da für die Behandlungspraxis zwischen unreifen Frühgeborenen, pränataler Dystrophie (Mangelgeburt), also jenen Kindern, die nach regelrechter Tragzeit infolge intrauteriner mangelhafter Versorgung untermaßig und leistungsschwach auf die Welt kommen, und Mehrlingskindern kein Unterschied zu machen ist.

Die *Körpergröße* steht bei Einzelkindern im Verhältnis zur Dauer der Schwangerschaft und schwankt zwischen 35 cm (in der 28.) und 47 cm (am Schluß der

37. Schwangerschaftswoche). Pflegerisch können Neugeborene mit einer geringeren Körperlänge als 47 cm ebenfalls als Frühgeborene angesehen werden. Allerdings wird die Körperlänge ungern als Merkmal benutzt, weil sie bei Frühgeborenen schlecht exakt zu messen ist. Auch das Gewicht steht zur Schwangerschaftsdauer in einem relativ festen Verhältnis. Das niedrigste, noch mit dem Leben zu vereinbarende Körpergewicht nach der Geburt liegt etwa bei 650 g [*1513*].

2. Häufigkeit und Ätiologie

Die mittlere Frühgeborenenhäufigkeit ist in verschiedenen Ländern unterschiedlich groß und liegt zwischen 5 und 12% der Lebendgeborenen, mit einem Mittelwert um 7%. Es besteht eine deutliche Korrelation zu ungünstigen sozialen Verhältnissen, Unehelichkeit, Belastung der Mutter durch Krankheit und Berufstätigkeit, ungenügende Hygiene und Ablehnung des erwarteten Kindes (mit der Möglichkeit einer artefiziellen Spätabtreibung) [*1313*]. Am häufigsten kommt es zwischen dem 8. und 9. Schwangerschaftsmonat zur Frühgeburt. Das Geschlechtsverhältnis zwischen Mädchen und Knaben verhält sich wie 100:94 (bei reifen Neugeborenen 100:101). Das Überwiegen der Mädchen ist mit 100:47 bei schweren Mißbildungen besonders deutlich [*1608*]. *Meist ist die Ursache der Frühgeburt unbekannt.* Bei mütterlichen Erkrankungen, Lues, Nephropathie oder Placentaanomalien liegen die Verhältnisse klar. Auch Zwillingsschwangerschaften führen oft, auch nach normaler Schwangerschaftsdauer, zur Geburt von untermaßigen und damit im Sinne der Definition frühgeborenen Kindern. Familiäre Anlagen scheinen eine Rolle zu spielen, da Mütter von Frühgeborenen häufiger vorangehende Aborte oder Frühgeburten zu verzeichnen haben, als Mütter von Reifgeborenen [*1128*]. Vielleicht spielt auch die Blutgruppe des Kindes eine gewisse Rolle, weil Frühgeborene und Totgeborene signifikant häufiger die Blutgruppe B besitzen (30,6% gegenüber 22,5% bei Reifgeborenen [nach *1653*]). Da Frühgeborene selbst bei klinischer Entbindung etwa die 10fache Sterblichkeit der Reifgeborenen besitzen [*1329*], ist die Häufigkeit der Frühgeburten von großem Einfluß auf die Neugeborenenletalität. Dazu kommt noch die Spätsterblichkeit, die sich bis auf 40% der Frühgeborenen, je nach Pflegebedingungen und prozentualem Anteil der einzelnen Gewichtsklassen, steigern kann. Insgesamt rechnet man, daß etwa 30% der im 1. Lebensjahr zugrunde gehenden Säuglinge Frühgeborene sind [*1513*].

3. Prophylaxe

a) Frühprophylaxe

Etwa 10—25% der Frühgeborenen sind Mehrlingskinder [*1180, 1591, 1841*]. Hier bestehen die einzigen prophylaktischen Bemühungen in einer sinnvollen, Geburtsleitung. Ein Großteil der Frühgeborenen aber wird durch Blutungen, vorzeitigen Blasensprung, Toxämie und Eklampsie ausgelöst [*1497*]. Hier ist häufig eine Prophylaxe in Form einer vorbildlichen *Schwangerschaftsüberwachung* möglich. Ein gewisser Anteil wird durch Infektionskrankheiten der Mutter, einschließlich Lues und Tuberkulose, ausgelöst, die einer spezifischen Therapie. zugänglich sind. Die Bekämpfung sozialer Faktoren dagegen, einschließlich der Spätabtreibung, ist ein sozialpolitisches Problem, das weitgehend dem Einfluß des praktisch tätigen Gynäkologen und Pädiaters entzogen ist. Groß ist in den Ursachenstatistiken auch der Anteil der ätiologisch nicht einzuordnenden Frühgeburten. Hier werden konstitutionelle Faktoren der Mutter, wie Asthenie oder „habituelle Frühgeburt", psychische Insulte und Störungen der Genitalsphäre diskutiert, die sich bis heute wissenschaftlich aber noch nicht exakt fassen lassen und deswegen prophylaktisch auch noch nicht zu bekämpfen sind. Die Rolle des Traumas und der Überanstrengung, auch durch Berufsarbeit, ist wohl geringer einzuschätzen, als allgemein angenommen wird [*1497*], wenn sie auch nicht zu bestreiten ist [*1555*]. Interessant ist auch der Einfluß des Nicotins auf die Frühgeburtenhäufigkeit, die in 3 Kliniken nachgeprüft bei Raucherinnen 11,4%, 12,1% und 10,5%, bei Nichtraucherinnen 7,7%, 6,1% und 5,2% betrug. Mit zunehmendem täglichem Zigarrettenkonsum steigt auch die Frühgeburtenhäufigkeit von 11,8% (täglich 6—10 Zigaretten) auf 33% (täglich über 30 Zigaretten) an [*1761*].

b) Prophylaktische Maßnahmen während der Entbindung

Eine der größten Gefahren während des Geburtsvorgangs für das unreife Kind ist die *Anoxie*, die bei der ohnehin bestehenden Fragilität der Gefäße mit Sicherheit zu hämorrhagischen Insulten beim Kind führt. In zweiter Linie drohen *mechanische Traumen* bei der Öffnungsperiode, während Infektionen heute die geringste Rolle spielen. Deshalb ist bei Frühgeburten eine besonders große Zurückhaltung bei der Anwendung von Betäubungsmitteln und Analgetika angezeigt. Vor allem sind Morphium und Cyclopropan wegen der drohenden fetalen Asphyxie kontraindiziert. Wehenmittel, besonders Hypophysenpräparate, werden besser vermieden oder nur zusammen mit Spasmolytika angewendet [*1454, 1508, 1595*]. Während der Eröffnungsperiode, bei verlängerten Wehen, bei Geburtsschwierigkeiten und bei intrauterinen Störungen der kindlichen Herztätigkeit soll der Mutter Sauerstoff verabfolgt werden. Wird nach einigen Preßwehen bemerkt, daß der weiche Kopf gegen das Perineum drückt, ohne daß der Austritt erfolgt, sollte bei vorzeitigen Entbindungen, zumal bei Erstgebärenden nicht mit der Episiotomie gezögert werden.

Bei Zwillingsfrühgeborenen, wie überhaupt bei Zwillingen, ist — entgegen einer landläufigen Meinung — wegen der längeren Geburtsdauer der zweite Zwilling durch Anoxie stärker bedroht als der vorausgegangene (s. Tabelle 25 S. 196), eine Tatsache, die bei der Geburtsleitung Beachtung finden sollte.

4. Todesursachen bei Frühgeborenen

57% der Todesfälle treten in den ersten 24 Std auf, 15% am 2. und 20% am 3. Lebenstag [*1370*]. Die große Bedeutung intrauteriner und intrapartaler Schädigungen an diesen Todesfällen geht daraus hervor, daß etwa 33% der Mütter gestorbener Frühgeborener an einer Nephropathie litten [*1452*], und daß bei den übrigen Kindern vorzeitiger Blasensprung, vorzeitige Lösung der Placenta und eine lange Geburtsdauer eine besonders ungünstige Rolle spielen. In der Ursachenstatistik der Frühgeborenenletalität gibt es 3 Häufigkeitsgipfel:

a) Das *perinatale Geschehen* als Hauptursache mit makroskopisch oder mikroskopisch sichtbaren cerebralen Blutungen bei etwa der Hälfte der gestorbenen Frühgeborenen, Atelektasen und Fruchtwasseraspiration.

b) *Aspirationspneumonie* nach Beginn der Fütterung, infektiöse Pneumonie sowie *Icterus gravis* von der 2. Lebenswoche an.

c) Die *plasmacelluläre Pneumonie* mit einem Maximum zwischen der 8. und 10. Lebenswoche als Todesursache.

Daneben bestehen mit einem deutlichen Winter- und Frühjahrsgipfel infektiös-toxische Enterocolitiden und Infekte der oberen Luftwege, schließlich Herzvitien [*1592*]. Als Fortschritt lassen die Todesursachenstatistiken erkennen, daß die Nachsterblichkeit im Anschluß an die Übergangsperiode der ersten 7 Lebenstage heute dank der modernen Frühgeborenenaufzucht und der Antibiotica erheblich abgefallen ist, während sich der prozentuale Anteil der Frühsterblichkeit an der Gesamtletalität verdoppelt bis verdreifacht hat [*1592*].

5. Die körperliche Beschaffenheit des Frühgeborenen

Die *Körperlänge* liegt nach dem 6. Schwangerschaftsmonat zwischen 35 und 37 cm, nach dem 7. zwischen 39 und 40 cm, nach dem 8. zwischen 45 und 47 cm. Das *Körpergewicht* beträgt nach dem 6. Schwangerschaftsmonat etwa 1000 g, nach dem 7. etwa 1500 g, während es nach dem 8. um 2000 g liegt.

Der *Kopfumfang* beträgt von der 28. Schwangerschaftswoche an etwa 25 cm, von der 32. etwa 29 cm, von der 36. Woche an 32 cm, von der 40. Woche an 35 cm. Er übertrifft das *Brustmaß* meist um mehr als 3 cm, das zwischen 19 und 30 cm schwankt.

Ein *Diagramm zur quantitativen Reifebestimmung* von Frühgeborenen hat G. v. HARNACK [*1351*] angegeben (s. Tabelle 27). Verbindet man die einzelnen Punkte auf den verschiedenen Linien der Schwangerschaftsdauer, Körperlänge, Körpergewicht und Reifezeichen, dann ergibt sich bei gleichmäßiger Unreife eine Senkrechte, während Abweichungen der Verbindungslinien nach links Untermaßigkeit (pränatale Dystrophie), Abweichen nach rechts ein besonders weit entwickeltes Frühgeborenes anzeigt.

Die *Haut* des Frühgeborenen trägt lange *Lanugobehaarung*, vor allem im Gesicht und an den Streckseiten der Extremitäten, ist auffallend dunkelrot glänzend, dünn und durchscheinend und selten — dann nur mit geringen Mengen — von Käseschmiere bedeckt. Das *Unterhautfettgewebe* ist gering ausgebildet oder fehlt ganz, und je nach Wassergehalt und Ödemneigung ist die darüberliegende Haut faltig oder prall gespannt. *Ödeme* findet man besonders an den unteren Extremitäten bei kleineren Frühgeborenen in den ersten Lebenstagen fast regelmäßig. Die *Brustdrüse* ist noch unausgebildet, ähnelt mehr einem Pigmentfleck, die *Nägel* sind noch weich und erreichen eben die Fingerkuppe oder bleiben darunter. Voll ausgebildete Nägel sind dagegen kein sicheres Reifezeichen. Dünne und kurze *Haare* mit auffallend tiefem Haaransatz bedecken den kleinen Schädel, an dem oft die *fehlenden Augenbrauen* auffallen. Die *Augenlider* werden fest geschlossen gehalten und bei der ophthalmologischen Untersuchung kann noch eine *Membrana iridopupillaris* als zarter grauer Schleier über der Pupille gefunden werden, ein sehr sicheres Zeichen der Unreife [*1294*]. Die *Ohrknorpel* im Helix, bei unreiferen Früchten auch im Anthelix, sind noch nicht ausgebildet, die *Testes* können bei männlichen Frühgeborenen noch im Abdomen oder im Inguinalkanal, aber auch schon im Scrotum zu finden sein. Beim weiblichen Frühgeborenen bedecken die weit klaffenden großen *Schamlippen* nicht die kleinen, und im Gegensatz zu Reifgeborenen findet sich kaum eine vaginale Sekretion, in den ersten Lebenstagen auch kein Blut in der Vagina, genau so wie bei beiden Geschlechtern die *Brustdrüsenvergrößerung* oder *Hexenmilchproduktion fehlt*, da die mütterliche Hormoneinwirkung auf das frühgeborene Kind noch nicht eingesetzt hat.

Der *Thorax* ist im Vergleich zum Gesamtkörper noch klein, sehr weich und der Schwertfortsatz oft löffelförmig gebogen. Infolge der Schwäche der Intercostalmuskulatur entstehen bei jeder Zwerchfellbewegung *respiratorische Einziehungen*. Das *Abdomen* ist häufig flach und eingesunken, neigt aber wegen der geringfügig ausgebildeten Muskulatur zur Auftreibung und Rectusdiastase. Typisch sind auch der *tiefstehende Nabel*, der sich erst mit zunehmender Reife von der Symphyse weiter entfernt, die Neigung zu *Nabel- und Inguinalhernien* und die im Vergleich zum Rumpf *dünnen und zarten Gliedmaßen*.

Am *Schädel* findet man die *Fontanellen* in der Regel klein, die Nähte sind in den ersten Lebenstagen nicht zu tasten, sondern erst mit zunehmendem Kopfumfang, der allerdings in den ersten extrauterinen Lebensmonaten ein

Tabelle 27. *Quantitative Reifebestimmung von Frühgeborenen bei der Geburt* (nach G. v. HARNACK)

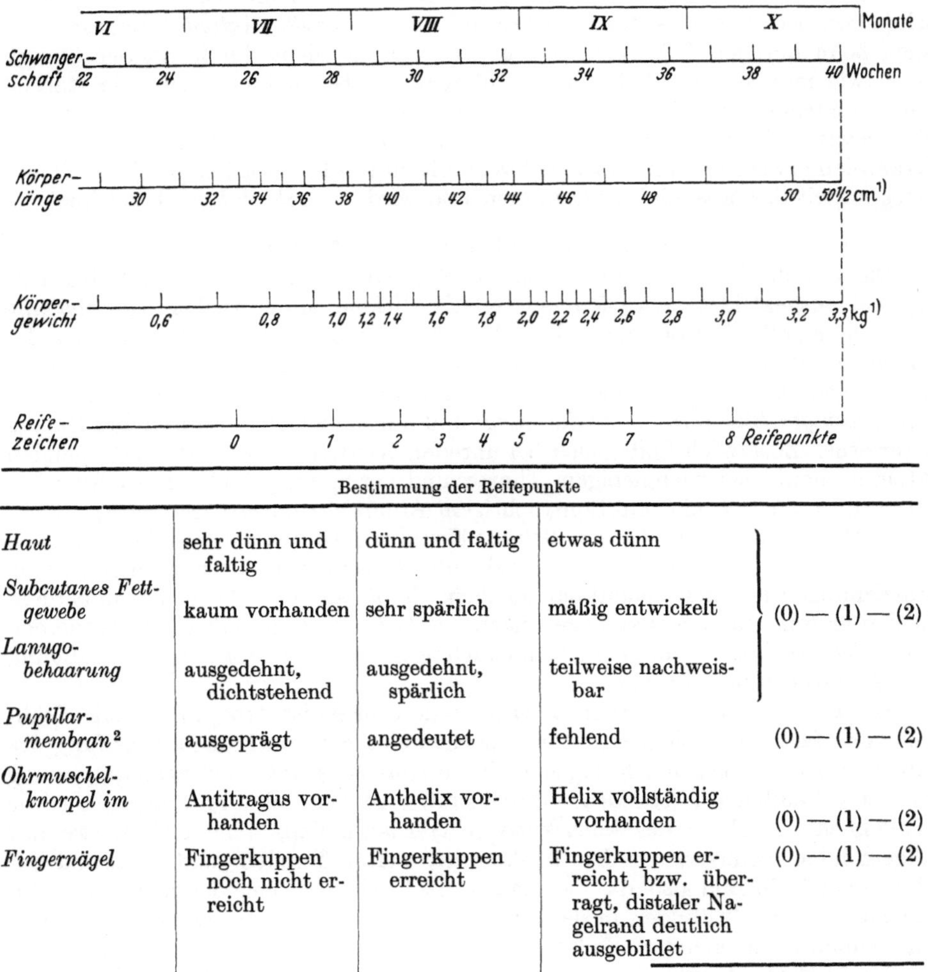

Bestimmung der Reifepunkte

Haut	sehr dünn und faltig	dünn und faltig	etwas dünn	
Subcutanes Fettgewebe	kaum vorhanden	sehr spärlich	mäßig entwickelt	(0) — (1) — (2)
Lanugobehaarung	ausgedehnt, dichtstehend	ausgedehnt, spärlich	teilweise nachweisbar	
Pupillarmembran[2]	ausgeprägt	angedeutet	fehlend	(0) — (1) — (2)
Ohrmuschelknorpel im	Antitragus vorhanden	Anthelix vorhanden	Helix vollständig vorhanden	(0) — (1) — (2)
Fingernägel	Fingerkuppen noch nicht erreicht	Fingerkuppen erreicht	Fingerkuppen erreicht bzw. überragt, distaler Nagelrand deutlich ausgebildet	(0) — (1) — (2)
			Summe	=

besonders heftiges Wachstum aufweist, das bis zur Ausbildung eines *Pseudohydrocephalus* mit großer, vorgewölbter Fontanelle und klaffenden Nähten *(Megacephalus nach* YLPPÖ) reichen kann, ohne daß tatsächlich ein Hydrocephalus vorliegt, obwohl auffallend gestaute Schädelvenen, prominente Augen und ein angedeuteter Sonnenuntergangsblick dafür sehr verdächtig erscheinen. Allerdings darf bei einer solchen Entwicklung auch beim Frühgeborenen nach der

[1] Größe und Gewicht nach HOSEMANN: Arch. Gynäk. **176**, 109 u. 124 (1949) (Körperlänge korrigiert).

[2] In der Aufsicht über dem Kreis der Regenbogenhaut und dem Pupillarloch ein zarter blau-grauer Schleier, der es kaum erlaubt, den Pupillarrand scharf gegen die Iris abzugrenzen [SCHMÖGER: Kinderärztl. Prax. **23**, 433 (1955)].

starken Gefährdung durch Geburtstrauma das Auftreten eines echten Hydrocephalus nach einer Blutung nicht übersehen werden.

6. Funktionelles Verhalten

a) Allgemein

Die Vitalität ist um so geringer, je unreifer das Kind ist. Das zeigt sich schon am leisen und seltenen Schreien. Die *muskuläe Aktivität* dagegen ist auch beim unreifen Frühgeborenen groß, wenn sie nicht durch Kleider beengt wird, wie man bei der Aufzucht in Inkubatoren beobachten kann. Je stärker der Unreifegrad, um so mehr wird geschlafen. Aber auch im Schlaf zeigt sich eine gewisse Unruhe einzelner Muskelgruppen, die auf Laien den Eindruck von Krämpfen erwecken kann, aber nichts damit zu tun hat. Sie hängt mit der Übererregbarkeit der Muskulatur zusammen und wird als „*Stäubchen*" bezeichnet.

b) Atmung und Atmungsstörungen

Die unreife Lunge zeichnet sich histologisch durch kleine, von kubischem Epithel ausgekleidete Alveolen und relativ dickem interstitiellem Gewebe mit geringer Kapillarisation aus. Je reifer das Kind, desto größer werden die Alveolen, desto dünner ihre Wände und desto stärker ihre Blutversorgung. Je unreifer das Frühgeborene also ist, *um so schlechter gelingt der Gasaustausch, um so weniger Blut durchströmt die Lunge* und um so mehr fließt durch den Ductus arteriosus. Zusätzlich finden sich bei unreifen Kindern wegen der ungenügenden Atemmechanik bei nachgiebigem Thorax und gering ausgebildeter Atemmuskulatur sowie noch wenig funktionstüchtigem Atemzentrum *fast regelmäßig Atelektasen*. Die *Ventilation* wird anfänglich zur Hauptsache durch die *Zwerchfellbewegung* in Gang gehalten, wobei sich ausgedehnte Atelektasen durch atemsynchrone Einziehungen deutlich bemerkbar machen. *Rhythmus* und *Tiefe* sind außerdem in den ersten Stunden und Tagen nach der Geburt bei unreifen Frühgeborenen noch *nicht regelmäßig*, vor allem, wenn auch noch eine Sauerstoffmangelschädigung des Atemzentrums vorliegt.

Die *periodisch wechselnde Atmung* (Cheyne-Stokes) ist dabei für unreife Frühgeborene fast „physiologisch". Sie verschwindet mit zunehmender Reifung des Atemzentrums. Bedrohlich dagegen sind *apnoische Anfälle* mit Schnappatmung in unregelmäßigen Abständen. Dabei treten schnell schwere Cyanosen sowie schließlich, als Folge des konsekutiven Kreislaufkollaps, eine tiefe Blässe mit allgemeinem Tonusverlust der Muskulatur, weiten Pupillen und Schwund der Reflexe auf, ein Bild also, das der blassen Asphyxie des Neugeborenen entspricht. Da mit solchen Zuständen in den ersten Lebenstagen bei Frühgeborenen immer zu rechnen ist, müssen unreife Frühgeborene laufend überwacht werden, weil ohne sofortiges Eingreifen die Atmung nicht mehr in Gang kommen kann. Oft genügt dazu ein leichtes Anstoßen des Kindes, sonst ein kräftiges Beklopfen des Rückens. In schweren Fällen muß nach den Regeln der Asphyxiebehandlung gehandelt und gegebenenfalls künstlich beatmet werden. Dabei ist wichtig, daß auch die *Enge der zuführenden Luftwege*, die leicht mit Schleim verstopfen, die Ursache von Atemstörungen sein kann, da der *Hustenreflex* bei unreifen Kindern noch völlig *fehlt*, was auch die Gefahr der Aspirationspneumonie vergrößert. Auch kann sich hinter einem auf Atelektasen verdächtigen Auskultationsbefund ein hämodynamisch entstandenes *Lungenödem* verbergen, das eine Behandlung der zugrundeliegenden Herzinsuffizienz verlangt. Im übrigen neigt das Frühgeborene besonders stark zu allen unter der Asphyxie des Neugeborenen geschilderten Zustandsbildern, vor allem auch zu dem Krankheitsbild der *hyalinen Membranen*.

Über die interstitielle, plasmacelluläre Pneumonie s. S. 248.

Von großer klinischer Bedeutung ist, daß infolge der schlechten Atemmechanik, und ohne daß etwa auftretende apnoische Attacken auf diesen Zustand hinweisen, *das Blut-p_H* bei Frühgeborenen für Tage oder Wochen *saurer* als bei reifen Kindern sein kann und sich im Serum anfangs fast regelmäßig die Symptome einer *nicht kompensierten kombinierten respiratorischen und metabolischen Acidose* nachweisen lassen. Erst mit zunehmender Besserung der Atemfunktion nimmt die Acidose immer stärker rein metabolischen Charakter an [*1046*].

Die *Cyanose* ist eines der häufigsten und ernstesten Symptome, die auf eine Atemstörung hinweisen. Sie kann von leichten Graden nur bei der Fütterung über die periorale Dauercyanose bis zur schweren Blausucht führen. Bei dem ursprünglich hohen Hämoglobinbestand kann trotzdem eine genügende Sauerstoffversorgung des Gewebes vorliegen, da bereits relativ geringe Mengen reduzierten Hämoglobins zur Cyanoseerzeugung genügen. Klinisch liegt eine *Atemnot immer dann vor, wenn* mindestens zwei der folgenden Symptome bestehen: *Gegensinnige Atemexkursionen von Brust und Bauch, intercostale Einziehungen, Einziehungen des Xyphoids, respiratorische Kinnbewegungen* und *hörbares Exspirium* bei der Auskultation [*1073*]. Dann ist in ausgeprägter Weise die CO_2-Spannung im Blut erhöht, das Blut-p_H und die Sauerstoffspannung tief, während bei kurzfristigen, auch schweren Apnoefällen die Blutwerte häufig normal bleiben [*1090*].

Ätiologisch kommen *für solche Atemstörungen* außer pulmonalen Komplikationen, wie beim reifgeborenen Kind, in erster Linie *cerebromeningeale Blutungen* in Frage, die bei einem Geburtsgewicht unter 1250 g in 40% der Fälle zu erwarten sind [*1693*]. Abgesehen von den bei der Asphyxie des Neugeborenen genannten Ursachen und einer schweren Infektion kann aber beim Frühgeborenen bei der Abhängigkeit seiner Atmung von der Zwerchfellbeweglichkeit allein ein aufgetriebenes, *gespanntes Abdomen* die Ursache einer cyanotischen Atemstörung sein. Immer jedoch bedeutet eine Beeinträchtigung der Atmung eine akute Lebensbedrohung des Frühgeborenen, da die Letalität bei Frühgeborenen mit Atemnot in den ersten Lebenswochen um 60% liegt, sonst bei 10% [*1073*]. Etwa die Hälfte der unter diesen Symptomen verstorbenen Frühgeborenen weist histologisch hyaline Membranen auf [*1073*]. Kombiniert damit können auch unterschiedlich ausgedehnte Lungenblutungen bestehen, die häufig im Zusammenhang mit den hyalinen Membranen als Todesursache angesehen werden müssen [*1901*].

Die Behandlung der Atemstörungen des Frühgeborenen entspricht dem Vorgehen bei reifen Neugeborenen (s. S. 213), allerdings ist dabei wichtig, daß wegen des trägeren Gasaustausches durch die unreife Lunge die Zufuhr von Sauerstoff genügen kann, um Atemtiefe und Frequenz zu normalisieren.

c) Kreislauf

Bei der Umstellung auf den extrauterinen Kreislauf können sich für Herz und Gefäßsystem beim Frühgeborenen leichter als beim Reifgeborenen Schwierigkeiten ergeben. Die meisten Symptome sind freilich dieselben, wie Herzvergrößerung, Herzgeräusche, Verschiebung der Herzachse im EKG mit Überwiegen des rechten Ventrikels oder passagere ST- und T-Senkungen. Charakteristisch ist beim Frühgeborenen die *langsame und geringe periphere Durchblutung*, die sich auch am *niedrigen systolischen Blutdruck* zwischen 45 und 60 mm Hg manifestiert [*1180*]. Auch der diastolische Blutdruck liegt mit 30 bis 45 mm Hg bei Frühgeborenen besonders tief. Der Druck in der Umbilicalarterie beträgt nach einer Schwangerschaftsdauer von 5 Monaten 40/21 mm Hg, nach dem 7. Schwangerschaftsmonat 70/35 mm Hg, nach dem 8. Monat 85/45 und nach dem 9. Monat 80/46 mm Hg [*1878*]. Die *Pulsfrequenz* schwankt zwischen 100 und 160/min und ist exakt nur mit dem Stethoskop über dem Herzen zu zählen. Wesentliche Unterschiede bestehen in der Anlage des *Kapillarsystems*. Es ist in Korrelation zur Prämaturität weniger dicht angelegt, zeigt eine größere Fragilität bei Traumen oder bei der Messung der Petechienhäufigkeit im Saugglockenversuch [*1087*, *1888*]. Die *leichte Zerreißbarkeit*, als Folge einer noch geringen Ausbildung der elastischen Fasern in den Gefäßwänden, gehört mit zur Ursache der Häufungen geburtstraumatischer Blutungen, die zahlenmäßig *geringe Capillarisation* ist ein Grund für die auch bei genügender Lungenfunktion mäßige Sauerstoffversorgung der Peripherie mit Neigung zur Gewebsacidose und Ödemen. Sonst bieten Herz und Kreislauf beim Frühgeborenen keinen Anlaß zu Störungen. Nur sekundär tritt im Rahmen von Pneumonien, Atelektasen und Infektionen leichter eine Dekompensation ein, die prophylaktisch früher als beim reifen Neugeborenen eine Behandlung mit Herz- und Kreislaufmitteln benötigt.

d) Das Blut

Obligat weist jedes Frühgeborene eine *Hypoproteinämie* auf, die in der Gewichtsklasse zwischen 700 und 1500 g bei 4,7 g-%, zwischen 1500 und 2000 g um 5,2 g-% und zwischen 2000 und 2500 g um 5,3 g-% liegt. Die elektrophoretische Fraktionierung zeigt bis auf einen ausgesprochen niederen Gammaglobulinspiegel keine wesentlichen Unterschiede gegenüber dem reifen Neugeborenen [*1703*].

Das *Blutvolumen* ist bei der Geburt mit 108 ml/kg Körpergewicht *relativ hoch*. Es vermindert sich bis zur 7. Lebenswoche auf 73 ml/kg. Das *Erythrocytenvolumen* beträgt anfangs 46 ml/kg und fällt bis zur 7. Lebenswoche auf 16 ml/kg ab [*1740*]. Damit bestehen im Prinzip dieselben nur stärker ausgeprägten Veränderungen wie beim reifen Neugeborenen. Auch *Hämoglobinwert*, *Anteil an Hb F*, *Erythrocyten-*, *Retikulocyten-* und *Erythroblastenzahlen* sind bei der Geburt *höher als beim Reifgeborenen*. Der anschließende *Abfall* der Erythrocyten- und Hämoglobinwerte ist *größer* und der *Wiederanstieg* erfolgt *langsamer* wegen der besonders *stark verkürzten Überlebenszeit der Erythrocyten* (77 Tage [nach *1740*]) und der nur träge beginnenden Neuproduktion im Knochenmark, so daß der bei der Geburt vorhandene Hämoglobinbestand beim Frühgeborenen erst wieder im 4. Lebensmonat erreicht wird.

Die *Frühgeborenenanämie* ist deshalb eine obligate Erscheinung, um so ausgeprägter, je niederer das ursprüngliche Geburtsgewicht lag. Werte unter 3 Mill. Erythrocyten sind zwischen der 8. und 10. Lebenswoche, trotz starker Aktivität des Knochenmarks und einer physiologischen Retikulocytose um 50‰, schon von der 6. Lebenswoche an zu befürchten. Unabhängig von einer prophylaktischen Eisengabe fällt in Abhängigkeit vom Geburtsgewicht der Hämoglobinspiegel in den ersten 8—10 Lebenswochen ab, und zwar bei einem Geburtsgewicht unter 1500 g auf Werte zwischen 8 und 9 g-%, bei einem Geburtsgewicht zwischen 1500 und 2000 g auf durchschnittlich 9,5 g-% und zwischen 2000 und 2500 g auf durchschnittlich 10 g-% Hämoglobin [*1883*]. Schnell wachsende Frühgeborene haben meist besonders niedrige Hämoglobinwerte als Zeichen einer relativen Insuffizienz der Bildungsstätten. Wie beim reifen Neugeborenen ist *die erste Phase* der eintretenden Anämie *normochrom*. Die *sideropenische Phase* mit niederen Serumeisenwerten *beginnt* aber beim Frühgeborenen wegen der gering vorhandenen Eisenbestände *schon im 2.—3. Lebensmonat* und kann dann mit Eisengaben beeinflußt werden [*1853*]. *Zwischen dem 6. und 15. Lebensmonat* werden auf diese Weise meistens *die Normwerte der Reifgeborenen* erreicht, von den Kindern niederer Gewichtsklasse später als von schwereren. Nur in

Ausnahmefällen, wenn in den ersten 10 Wochen Hämoglobinwerte um 7—8 g-% eintreten und gleichzeitig wenig Retikulocyten vorhanden sind, vor allem aber nach einem vorangegangenen Blutaustausch, ergibt sich die Notwendigkeit einer Bluttransfusion in der Größe von 10—20 ml/kg oder besser in Form von Erythrocytenkonzentrat. Die *therapeutische Dosis der Eisenbehandlung* beträgt *4—5 mg Fe/Tag* [*1853*].

Im *weißen Blutbild* und bei den *Thrombocyten* finden sich dieselben Veränderungen wie beim reifen Neugeborenen. Das *Phagocytosevermögen* der Leukocyten ist mit abnehmendem Körpergewicht bei der Geburt deutlich vermindert, und zwar infolge eines Mangels an phagocytoseförderndem Faktor, der sich in den Serumeiweißfraktionen α_1, α_2 und β befindet, so daß der Zusatz von Erwachsenenserum die Phagocytosefähigkeit auch der Frühgeborenenleukocyten bessert, ein Umstand, der den günstigen Einfluß kleiner Bluttransfusionen auf die Infektabwehr des Frühgeborenen erklären mag [*1314*].

Die bei Frühgeborenen besonders *tiefen Prothrombin-* und *Faktor VII-Werte* haben ihre Ursache in der bestehenden *Leberunreife*, die bei der Besprechung des Belastungsikterus (s. S. 228) bereits dargestellt wurde. In den ersten Lebenstagen sinken diese Faktoren infolge Vitamin K-Mangels auch beim Frühgeborenen noch weiter ab, wobei gleichzeitig auch noch die *Blutthrombokinasebildung* besonders des Faktor IX-Mangels wegen gestört ist. Auch das *antihämophile Globulin* ist beim Frühgeborenen stärker herabgesetzt. Besonders groß sind die Gerinnungsstörungen bei durch Sauerstoffmangel vorgeschädigten Frühgeborenen. Die infolge Hypoxydosen auftretenden Blutungen der Frühgeborenen, bei denen es sich in der Regel nicht um Läsionen großer Gefäße, sondern um Sickerblutungen aus Piagefäßen aus dem Plexus chorioideus und der Ventrikelwand handelt [*1306*], mögen durch diese Gerinnungsstörungen mitverursacht sein. Mit Konakion, dessen prophylaktische Gabe an vorzeitig Entbindende und Frühgeborene besonders indiziert ist, läßt sich auch bei sehr unreifen Kindern ein weiteres Absinken des Prothrombinspiegels während der ersten Lebenstage verhindern und in einen Anstieg umwandeln [*1491*]. Dosierung und Gefahren s. S. 222

e) Die Verdauung

Auf den *Saug- und Schluckreflex* kann man sich im Durchschnitt erst bei Frühgeborenen von 1200 g Körpergewicht an verlassen. Auch dann aber ist der *Magen-Darmtrakt* selbst noch auffällig durch seine besonders *dünne Muskulatur*, die jede peristaltische Arbeit erschwert, bei Gasbildung leicht eine Bauchauftreibung ermöglicht und bei ungünstiger Ernährung eine Obstipation fördert.

Die *Kapazität des Frühgeborenenmagens* schwankt zwischen 30 und 90 g, und auch nach Nahrungsaufnahme findet in den ersten 3 Lebenswochen, im Gegensatz zum reifen Neugeborenen, keine wesentliche Dilatation statt, sondern der Magen behält, wie sich röntgenologisch nachweisen ließ, seine kleine, ovale Form mit in der Regel vor oder gar links von der Wirbelsäule liegender Pylorusgegend. Das *Antrum* ist ausgesprochen hypoplastisch [*1641*]. Die *fermentative Kraft* der Magenschleimhaut entwickelt sich schnell, so daß die Fähigkeit, Eiweiß abzubauen, bald derjenigen des reifen Neugeborenen entspricht [*1083*]. Kuhmilch- und Frauenmilchcasein werden gleich gut hydrolysiert [*1083a*] und die HCl-Produktion entspricht der des reifen Neugeborenen [*1234a*].

Die *Magenverweildauer* verkürzt sich mit zunehmender Reife. Sie nimmt auch bei Frauenmilchfütterung [*1207*], oder wenn das Kind mehr aufrecht als liegend gefüttert wird, ab. Auch ist sie, wie beim reifen Neugeborenen, bei Fütterung gekochter Kuhmilch kürzer als bei roher Kuhmilch [*1207*]. Hungerkontraktionen treten sehr kräftig, und zwar schon 1 Std nach der Fütterung auf, während sie beim reifen Neugeborenen erst 2—4 Std nach der Fütterung zu beobachten sind [*1799a*].

Unter den *Pankreasenzymen* erreicht das *Trypsin* bei Frühgeborenen unter 2000 g etwa $^2/_3$ der Normalwerte eines reifen Neugeborenen, während die *Diastase* bei 70% der Frühgeborenen bei der Geburt völlig fehlt und erst langsam ihre Aktivität beginnt. Auch die *Lipaseaktivität* fehlt entweder völlig oder erreicht nur $^1/_4$—$^1/_5$ der Normwerte des reifen Neugeborenen [*1334*]. Diese geringe Lipasewirksamkeit macht sich bei künstlich ernährten Frühgeborenen vor allem in der *Fettresorption* bemerkbar, die infolge der noch ungenügenden Gallensäurenproduktion *zwischen 33* und *75%* [*1586*] der zugeführten Fettmengen liegt, wenn nicht durch Homogenisierung oder Zufügung oberflächenaktiver Substanzen (Emulgatoren) eine solche Fetttröpfchengröße erreicht wird, daß auch ungespaltenes Fett die Darmwand passieren kann. Die Resorptionsgröße steigt damit auf 57—88%, durchschnittlich auf 80,3% des zugeführten Fettes an [*1587*]. Deshalb ist bei *Frauenmilchfütterung* die *Fettausnutzung* mit *80,8—94,7%* auch bei Frühgeborenen am günstigsten [*1613*]. Kochen, Sterilisieren oder Gefrieren von Frauenmilch oder Kuhmilch hat auf die Größe der Fettresorption keinen Einfluß [*1772*].

Die *Magen-Darmpassage* kann *schneller* als bei reifen Neugeborenen sein [*1422*], sie kann aber mit 15—17 Std *auch träger* ablaufen [*1207*]. Die *erste Stuhlentleerung* erfolgt auch bei Frühgeborenen in 80% der Fälle in den ersten 24 Std nach der Geburt. In den ersten 48 Std wird von 24% der Frühgeborenen das erste Meconium produziert. Beim Rest erfolgt auch ohne intestinale Obstruktion die erste Stuhlentleerung zwischen 45 und 111 Std. Sie ist also, im Vergleich mit reifen Neugeborenen, *verzögert*. Trotzdem sollte auch bei Frühgeborenen, die nach 24 Std noch kein Meconium entleert haben, mit 10—15 ml physiologischer Kochsalzlösung ein kleiner Einlauf gemacht werden, um etwa einen Meconiumpfropf zu lösen. Nach weiteren 12 Std, also gegen Ende des 2. Lebenstages ist, wenn immer noch keine Entleerung erfolgte, eine Röntgenübersichtsaufnahme zu machen, um die ersten Zeichen bestehender Mißbildungen an Hand der etwa fehlenden Luftfüllung zu erkennen [*1483*].

Die *erste Urinentleerung* ist, wie beim reifen Neugeborenen in über 90% der Fälle in den ersten 24 Std zu beobachten. Bei längerem Trockenbleiben ohne gleichzeitig bestehende Exsiccose muß an Mißbildungen gedacht werden.

f) Der Stoffwechsel

Obwohl sich die *Leber*, wie sich aus anderen Verhaltensweisen, z. B. an der Bromsulfaleinausscheidung [*1621*] ablesen läßt, bei Frühgeborenen als besonders belastungsschwach und unreif erweist [*1517*], findet man bei Frühgeborenen schon in den ersten Lebenswochen eine *hohe N-Resorption* bis zu 9 g/kg Körpergewicht/Tag, gleichgültig ob Kuh- oder Frauenmilcheiweiß gefüttert wird. Allerdings ist die *Aminosäurenausscheidung*, darunter vor allem Taurin und Prolin [*1774*] *im Urin*, deren Anteil an der Gesamtstickstoffausscheidung beim reifen Neugeborenen schon 3—5mal so groß ist wie beim Erwachsenen, beim Frühgeborenen 15—20mal so groß [*1150, 1314a*]. Ein Teil dieser vermehrten Aminosäurenausscheidung ist der unreifen Leberfunktion zuzuschieben, durch die ein andauernd erhöhter Gesamtaminosäurespiegel im Plasma entsteht. Ein Teil ist aber auch die Folge einer verminderten Rückresorption von Aminosäuren in den Nierentubuli [*1754*]. Die Aminoacidurie ist übrigens gegenüber den Werten älterer Säuglinge nur dann deutlich erhöht, wenn der Stickstoffumsatz eine gewisse Grenze überschreitet, wieder ein Hinweis auf die Bedeutung der Leberfunktion [*1775*]. Die auffallend gute anabole Eiweißausnützung läßt sich durch

Methyltestosteron zusammen mit forcierten Eiweißzulagen nicht weiter steigern, wie sich aus Gewichtskurven und Entwicklungsgeschwindigkeit darauf geprüfter Frühgeborener nachweisen ließ [*1407*].

Im *Kohlenhydratstoffwechsel* macht sich die Leberunreife deutlicher bemerkbar. Bei der Geburt ist beim Frühgeborenen der *Blutzucker* mit 48 ± 13 mg-% schon tiefer als beim reifen Neugeborenen. Er fällt anschließend noch steil ab und liegt, vor allem bei tiefer Körpertemperatur, niederer als bei reifen Neugeborenen [*1337*, *1611*, *1648*]. Nach Belastung ist die Blutzuckerkurve um so flacher, je jünger und unreifer das Kind ist [*1174*]. Die bereits beim reifen Neugeborenen beschriebene *schlechte Utilisation der Kohlenhydrate* im intermediären Stoffwechsel, mit einer Neigung zur unvollständigen Verbrennung im Sinne der anaeroben Glykolyse mit vermehrter Pyruvat- und Milchsäurebildung, liegt in ausgesprochener Form auch beim Frühgeborenen vor. Im übrigen *tolerieren* selbst kleine Frühgeborene *mehr Zucker* als in der Frauenmilch vorhanden ist, wenn die Milchzusammensetzung nur sonst den Anforderungen dieses Lebensabschnittes entspricht [*1520*]. Frühgeborene sind also, wie reife Neugeborene, besonders *zuckerhungrig*. Bei der Aufzucht sollte dieser erhöhte Kohlenhydratbedarf berücksichtigt werden, um eine Erschöpfung der ohnehin geringen Glykogendepots zu verhindern [*1688*].

Fett wird noch weniger retiniert als von reifen Neugeborenen [*1586*]. Mit großen individuellen Schwankungen wird Frauenmilchfett zu 90%, Kuhmilchfett zu 60—75% verwertet [*1586*]. Auch wurde in entsprechenden Vergleichsuntersuchungen das Butterfett von Frühgeborenen mit 58% schlechter als Olivenöl mit 72% oder Sojabohnenöl mit 82% retiniert [*1807*]. Eine sichere Korrelation der Retentionsgröße zur Unreife besteht nicht.

Im *Mineralstoffwechsel* erfolgt die *Calciumresorption* wie beim reifen Neugeborenen, wenn ebensoviel Calcium angeboten wird, aber der Anteil des ionisierten Calciums im Blut ist im Verhältnis zur üblichen relativen Acidose und Hypoproteinämie relativ hoch [*1179*]. Der *Calciumbestand* des Frühgeborenen ist bei der Geburt sehr viel geringer als der des reifen Neugeborenen, es ist ihm, vor allem bei Fütterung mit calciumarmer Frauenmilch, nicht möglich, den Wachstumsbedarf an Calcium, sogar bei weitgehender Entkalkung bereits vorhandener Knochen, zu decken, so daß trotz ausreichender Calciumresorption *bei ungenügendem Calciumangebot* eine *Rachitis* obligat eintreten muß. Ca- und P-Zulagen werden im 1. Trimenon in einer Resorptionsgröße von 40—50% der angebotenen Mengen noch resorbiert, selbst wenn die Dosen doppelt so groß sind, wie sie bei Kuhmilchfütterung (100 g/kg/Tag) mit etwa 120 mg Ca/kg Körpergewicht angeboten werden. Bei ausreichender Vitamin D-Versorgung wird die Resorption nur von der Größe des Angebotes, nicht von der Art der Nahrung oder ihrem Ca-P-Quotienten bestimmt [*1379*]. Jede Calciumzulage zur Nahrung steigert also die Calciumresorption und verringert die Gefahr der Rachitis, so daß bei Frühgeborenen eine *Zwiemilchfütterung* durch die Kuhmilchzulage *unter Vitamin D-Schutz* eine *antirachitische Wirkung* hat. Mit reiner Kuhmilchfütterung und Vitamin D-Gaben läßt sich bei Frühgeborenen im 5. und 6. Lebensmonat sogar der gleiche Calciumbestand pro Körpergewichtseinheit erreichen wie bei Reifgeborenen. Die Frühgeborenenrachitis ist also nicht in erster Linie eine Vitaminmangel-, sondern eine Calciummangelerscheinung [*1079*]. Auch aus dem Verhalten der *Serumphosphataseaktivität* läßt sich die besonders aktive Calcifikation beim Frühgeborenen ablesen; während sie noch bei der Geburt niedriger als beim reifen Neugeborenen ist, steigt sie dann schnell an und liegt in der Regel 50—100% höher als bei Reifgeborenen [*1124*, *1795*].

Ähnlich liegen die Verhältnisse beim *Eisenstoffwechsel*. Auch hier sind die Reserven geringer als beim reifen Neugeborenen, während gleichzeitig eine vermehrte Hämatopoese einen besonders starken Eisenanspruch stellt. Über prophylaktische Eisengaben s. S. 69.

Im *Wasserhaushalt* sind die beim reifen Neugeborenen bereits beschriebenen Unterschiede gegenüber den späteren Altersstufen noch deutlicher ausgeprägt. So liegt der *Körperwassergehalt* bei Kindern unter 1,5 kg bei 82,5%, bei Kindern über 2500 g bei 77,3% und bei Reifgeborenen von 3500 g bei 68,8% [*1860*]. Diese Abnahme des relativen Wassergehaltes mit zunehmendem Reifegrad ist nicht nur eine Folge des gleichzeitig zunehmenden prozentualen Fettgehaltes des Körpers. In den oben genannten Gewichtsklassen beträgt er 3,5% und 7,6% gegenüber 16,2% bei Reifgeborenen. Auch das fettfreie Gewebe zeigt bei Frühgeborenen der niederen Gewichtsklasse mit 86% einen größeren Wassergehalt als bei einem Geburtsgewicht um 2500 g (84% Wassergehalt), gegenüber den Reifgeborenen mit 82% Wassergehalt [*1860*]. Der Anteil *extracellulären Wassers* ist größer als beim Reifgeborenen. Er beträgt bei sehr unreifen Früchten bis zu 60%, während gleichzeitig das intracellulär gelagerte Wasser nur 25% des Gesamtkörperwasserbestandes ausmachen kann [*1288*]. Deshalb, und wegen der besonders unreifen Nierenfunktion, ist der *tägliche Wasserbedarf* des Frühgeborenen — abgesehen von den ersten 10—14 Lebenstagen — mit *160 ml/kg* Körpergewicht [*1180*] bedeutend höher als beim reifen Neugeborenen, so hoch also wie beim reifen Kind ungefähr im 3. Lebensmonat. Allerdings gilt das nur für Frühgeborene, die in nicht klimatisierten Räumen mit niederer Luftfeuchtigkeit aufgezogen werden. In der Couveuse besteht ein erheblich geringerer Wasserbedarf. In den ersten Lebenswochen hängt der Wasserhaushalt des Frühgeborenen noch wesentlich von der *unreifen Nierenfunktion* ab. Die Niere vermag dann zwar schon wie beim Reifgeborenen zu konzentrieren, aber ihre *Clearancefunktionen sind schlechter* [*1850*] und ihre *Wasserausscheidung träger* als beim reifen Neugeborenen [*1070*].

Dagegen wird *Natrium* und *Chlor* nicht weniger gut ausgeschieden [*1639, 1890*], so daß die *Ödemneigung* des Frühgeborenen eher die Folge einer *prärenalen „Überwässerung“* als einer „Übersalzung“ ist [*1769*, 1890]. Einer dieser prärenalen Faktoren mag der physiologische, relativ große Natriumgehalt des Körperwassers bei unreifen Frühgeborenen sein, so daß die täglich auszuscheidende Urinmenge offensichtlich von den zu eliminierenden Elektrolyten bestimmt wird, und umgekehrt die Wasserausscheidung den täglichen Elektrolytverlust beeinflußt. Jedenfalls bringt eine *frühzeitige Wasserzufuhr vor dem 3. Lebenstag* bei Frühgeborenen keine große Änderung der Urinproduktion oder Natrium-Kalium-Stickstoffausscheidung gegenüber einer Spätzufuhr. Nur der Gewichtsverlust bleibt mit 5—10% des Geburtsgewichtes gegenüber 14—25% bei *Spätfütterung* [*1350, 1768*] zurück, was aber bei ödematösen Frühgeborenen nicht wünschenswert ist, da bei diesen bei einem späten Fütterungsbeginn die Ödeme ausgeschwemmt werden. Auch der über den ersten Monat hinaus bei Frühgeborenen *erhöhte Plasma-Chlorgehalt* (110—120 mÄq/l [nach *1890*]), der *erhöhte Phosphat- und Lactatspiegel* bei gleichzeitig erniedrigtem Serumeiweiß, vor allem in der Albuminfraktion, und das besonders *labile Säure-Basen-Gleichgewicht* mit leichter Neigung zu Acidose, sprechen dafür, daß prärenale Faktoren bei der Ödemneigung eine große Rolle spielen.

Auf der anderen Seite weist die *geringe Ammoniakproduktion* bei Belastung mit Ammoniumchlorid auf eine deutliche Niereninsuffizienz. Auch hier aber spielt, wie beim reifen Neugeborenen, die Phosphatzufuhr eine Rolle, denn wird zusätzlich Natriumphosphat zugeführt, dann kann auch die Frühgeborenen-

Niere durch Umwandlung von di- zu monobasischem Phosphat titrierbare Säure wie die Erwachsenenniere ausscheiden [*1697*]. In den ersten Lebenstagen bestehen bei Frühgeborenen häufig *Reststickstoffwerte* von 50—80 mg-% [*1417*]. Eine Erhöhung des *Blutharnstoffs* findet sich in den ganzen ersten Lebenswochen, während gleichzeitig eine relativ hohe Stickstoffausscheidung im Urin zu messen ist [*1560*]. Die *Urinmenge* der ersten Lebenszeit hängt vom Bestehen von Ödemen und deren Ausschwemmung ab. Im Säure-Basen-Haushalt besteht oft noch über Wochen eine *Neigung zur metabolischen Acidose* [*1046*, *1648*].

g) Die Wärmeregulation

Je geringer das Körpergewicht ist, um so *ungünstiger* verhält sich *Körpergewicht zu Körperoberfläche*, um so größer ist die Körperoberfläche/kg Körpergewicht (beim reifen Neugeborenen etwa 700 cm^2/kg, bei einem Frühgeborenen von 1500 g 840 cm^2/kg nach [*887*]. Außerdem ist die Gefahr einer Unterkühlung durch *Wärmeabstrahlung* auch deshalb besonders groß, weil durch fehlendes Fettpolster eine *ungenügende Wärmeisolation* besteht. Die Wärmeproduktion/kg Körpergewicht, die CO_2-Produktion und der respiratorische Quotient liegen in der gleichen Größenordnung wie beim reifen Neugeborenen [*1178*]. Pro Kilogramm Körpergewicht zeigen Neugeborene und Frühgeborene also den gleichen Sauerstoffverbrauch, aber bezogen auf die Körperoberfläche ist die Stoffwechselaktivität des Frühgeborenen geringer [*1178*].

Wenn nicht eine exogene Abkühlung vorliegt, hat die Neigung des Frühgeborenen zu *subnormalen Werten der Körpertemperatur* also zentrale Ursachen (Unreife des Wärmeregulationszentrums ?).

Allerdings besitzt der Frühgeborene eine gut ausgebildete und prompt reagierende chemische und vasomotorische Wärmeregulation [*1753*], so daß eine Thermolabilität hauptsächlich dem ungünstigen Oberflächen-Volumenverhältnis zuzuschieben ist. Eine gewisse Rolle mag dabei auch die dünne wasserreiche Haut spielen. Auch bei der leichten Überhitzbarkeit durch exogene Aufwärmung spielt die relativ große Wärmeoberfläche im Verhältnis zum Körpervolumen eine entscheidende Rolle. Dazu kommt noch die schon beim Neugeborenen beschriebene geringe Fähigkeit zur Schweißproduktion (s. S. 93).

h) Das Nervensystem

Der objektive neurologische Status kann bei Frühgeborenen erst 36—48 Std nach der Geburt festgestellt werden [*1875*]. Je niedriger das Geburtsgewicht, um so unreifer ist auch das Zentralnervensystem. Bei *Kindern unter 1000 g fehlt* fast regelmäßig der *Saug- und Schluckreflex*, so daß sie bei Fütterung ohne Sonde stark durch Aspiration gefährdet sind. Häufig machen sich auch Atemstörungen infolge der *Unreife des Atemzentrums* bemerkbar. Allerdings muß dabei auch immer an das Vorliegen geburtstraumatischer Hirnschädigung oder Blutungen gedacht werden. Typisch sind aber für die Leistungsfähigkeit des nicht zusätzlich geschädigten Gehirns bei Kindern niederer Gewichtsklasse die träge und *verlängerte Reaktionszeit auf äußere Reize*, das schwache Schreien und das *große Schlafbedürfnis*.

Bei *Frühgeborenen über 1000 g* ist die *Lichtreaktion der Pupillen* meist auslösbar. Passagerer Nystagmus, Anisokorie und divergierende Augenbewegungen (Schielen) sind ohne pathologische Bedeutung. Beim Berühren der Lippen wird der Mund geöffnet und bereits „gesucht“. Intensivere Reizung führt zum Auftreten von Saugbewegungen. Allerdings kann der *Hustenreflex* noch fehlen oder mangelhaft ausgebildet sein. Die *Sehnenreflexe* des reifen Neugeborenen, das Chvosteksche und Babinskische Phänomen, sind meist schon vorhanden, zeigen aber noch das

Symptom der Reizsummation (s. S. 47) und der verbreiterten Provokationszonen infolge neurogener und muskulärer Übererregbarkeit. Der *tonische Greifreflex* ist seitengleich vorhanden, eine Asymmetrie der fehlenden Reflexe ist pathologisch [*1875*]. Eine *Reizung der Fußsohle* wird mit Dorsalflexion aller Zehen, oder nur der Großzehe, und Spreizung und Plantarflexion der anderen Zehen beantwortet. Die *Bauchdeckenreflexe* sind auszulösen, die *Patellarsehnenreflexe* können vorhanden sein, ihr Fehlen ist aber nicht krankhaft. Typisch ist ein leicht *erhöhter Muskeltonus* unter Dominanz der Beugemuskulatur, vor allem an den unteren Extremitäten. *Pathologisch* ist die *Muskelhypotonie* oder die *spastische Tonussteigerung*, mit oder ohne Opisthotonus. Kein Zeichen einer Gehirnschädigung dagegen ist die *athetotische Bewegungsunruhe*, die bei Kindern im Inkubator immer auffällt. Charakteristisch für Frühgeborene ist der *Augenreflex auf den Hals* [*1639*], bei dem es bei plötzlicher Belichtung der Augen zu einer ruckartigen Bewegung des Kopfes in den Nacken und einer opisthotonen Körperhaltung kommt, wenn der Kopf vorher in aufrechter Stellung gehalten wurde. Er ist im ganzen ersten Lebensvierteljahr nachweisbar und kann in seltenen Fällen auch noch bis in den 9. Lebensmonat andauern. Auch der *Würgreflex* läßt sich praktisch bei allen Frühgeborenen schon auslösen und erlöscht erst bei sehr schwerer cerebraler Schädigung oder kurz vor dem Tode. Er ist nach der Nahrungsaufnahme gesteigert und findet sich auch noch bei schwerkranken Kindern mit Saug-, Schluck- oder Hustenschwäche oder gar fehlendem Hustenreflex, so daß sein Vorhandensein die Aspirationsgefahr steigert [*1535*]. Das ist bei der Einführung der Sonde und bei der Sondenfütterung zu berücksichtigen.

Das *akute Bild der Hirnschädigung*, das bei Frühgeborenen besonders häufig auftritt, entspricht der Symptomatik bei reifen Neugeborenen. Seine Bekämpfung erfolgt nach den Regeln der Asphyxietherapie. Als *Spätschädigung* kommen drei typische Formen in Frage:

1. *Cystische Degeneration* als Folge nekrotischer Veränderungen der weißen Substanz, die sich pathologisch-anatomisch als zentrale Porencephalie nachweisen läßt und klinisch dem Bild der schweren Littleschen Erkrankung entspricht.
2. Die *corticale Encephalomalacie*, auch granuläre Atrophie. Sie zeigt sich klinisch in Form von ausgeprägten Pyramidenbahnsymptomen und Hemi-, Para- oder Tetraplegien.
3. Der *Status marmoratus* des Gehirns, der bei den klinischen Symptomen einer Choreaathetose bei extrapyramidalen Störungen, auch gemischt mit pyramidalen Zeichen, vermutet werden kann, letztlich aber im klinischen Bild der schweren cerebralen Kinderlähmung aufgeht.

i) Infektionen und Infektionsabwehr

Frühgeborene sind *schlechte Antikörperproduzenten*, wie sich etwa am Beispiel der Diphtherieschutzimpfung nachweisen läßt. Es wird zwar Antitoxin gebildet, aber in geringerem Umfang als von rechtzeitig geborenen Kindern [*1189*, *1827*]. Der empirisch bekannten großen Anfälligkeit gegenüber Infektionen und der Neigung zu schweren Verlaufsformen bei eingetretenen Infekten liegt diese Unreife der Infektionsabwehr zugrunde. Ein Teil der Resistenzlosigkeit läßt sich auf den verkürzten intrauterinen Aufenthalt zurückführen, der nur den Übertritt eines Teils der beim reifen Neugeborenen vorhandenen mütterlichen Antikörper erlaubt, wie sich auch an dem obligat niederen γ-Globulinspiegel bei Frühgeborenen nachweisen läßt. Selbst bei Einhaltung exakt aseptischer Pflegebedingungen sind deshalb Infektionen in Frühgeborenen-Abteilungen zwei- bis dreimal häufiger als bei reifen Neugeborenen. Die *schlechte Prognose* einmal *eingetretener Infektionen* erweist sich aus ihrer Letalität, die trotz Antibiotica mit 5,2% Todesfällen nach Infektionen bei Frühgeborenen fast 10mal so hoch ist wie bei Reifgeborenen (0,6% Letalität [nach *1180*]). Die Infektionsquellen sind die gleichen wie bei reifen Neugeborenen, so daß alles von einer möglichst keimarmen Aufzucht während der gefährdeten Periode der Unreife abhängt. Nur durch laufende bakterielle Kontrollen der Umgebung und entsprechende Maßnahmen in der Milchküche und beim Flaschentransport lassen sich diese Gefahren verringern. Eine prophylaktische Behandlung mit Antibiotica bringt die Gefahr einer *Candida albicans-Infektion* mit sich, die bei Frühgeborenen unter Absceßbildung, septischen Erscheinungen, als eitrige Meningitis oder als Lungenmoniliasis besonders schwer oder tödlich ablaufen kann [*1509*, *1691*].

Mit hoher Letalität verlaufen auch *Virusinfektionen* des Frühgeborenen, wie sich z.B. bei einer Stationsinfektion mit Influenza A-Virus zeigte, bei der foudroyante Verläufe mit schweren Cyanosen, Krämpfen und Pneumonien und einer enorm hohen Letalität (von 33 Infizierten starben 29) beobachtet wurden [*1509a*].

7. Die Pflege des Frühgeborenen

Die besondere Fürsorge für das Frühgeborene muß schon während der Geburt einsetzen, bei der Wärmeverluste nach Möglichkeit zu vermeiden sind.

Die *Temperatur* im Entbindungsraum soll zwischen 20 und 24° C liegen, eine zusätzliche direkte Wärmequelle für die ersten Manipulationen bei der Abnabelung soll vorhanden sein und vorgewärmte Wäsche für die erste Versorgung bereitliegen. Das übliche *Reinigungsbad* hat wegen des drohenden Wärmeverlustes bei Frühgeborenen zu unterbleiben. Es muß alles darauf eingerichtet sein, daß Frühgeborene nach oberflächlicher Reinigung und Absaugen der oberen Luftwege *möglichst schnell in ein Frühgeborenenzentrum* eingewiesen werden. Nur bei klinischen Entbindungen sollte vorher noch eine sorgfältige *Bronchialtoilette* (s. S. 214) durchgeführt, und bei asphyktischen Zuständen eine Behandlung eingeleitet werden (s. S. 213). Der *Transport* selbst erfolgt am besten in einem Transportinkubator, weniger günstig in improvisierten Transportgeräten. In einem solchen Fall muß die Erwärmung des Kindes mit drei sicher verschließbaren Wärmflaschen erfolgen, die mit 40° warmem Wasser gefüllt und in Windeln dick eingeschlagen sind. Sowohl die improvisierte Transporteinrichtung als auch die Transportcouveuse muß rechtzeitig, und nicht erst, wenn das Kind hineingelegt wird, aufgeheizt werden. Auch die vorgesehene Frühgeborenenstation sollte so frühzeitig benachrichtigt werden, daß dort noch eine Couveuse oder ein Bett vorgeheizt werden kann.

Kinder unter 1800 g können nur unter besonders günstigen Bedingungen in häuslicher Pflege großgezogen werden. Im allgemeinen ist ihre *Lebenserwartung* bei der Aufzucht *in Frühgeborenen-Abteilungen größer*. In der Gewichtsklasse *zwischen 1800 und 2500 g* kann *unter Umständen zu Hause das gleiche Aufzuchtsergebnis* wie in einer Anstalt erreicht werden, wenn nicht besondere Umstände, wie geburtstraumatische Schädigungen, Atelektasen, Atemstörungen oder Trinkschwäche, eine Klinikeinweisung notwendig machen. Eine Hospitalisierung von Frühgeborenen ist nur dann mit gutem Gewissen zu empfehlen, wenn geeignete Einrichtungen zur Frühgeborenen-Aufzucht vorhanden sind. Der Versuch, unreife Frühgeborene unter improvisierten Maßnahmen auf kleinen Neugeborenen-Abteilungen geburtshilflicher Anstalten oder in kleinen allgemeinen Krankenhäusern großzuziehen, sollte im Hinblick auf die dort vorhandene akute Lebensbedrohung des Frühgeborenen unter den heutigen Verkehrsbedingungen nicht mehr unternommen werden, da zweifellos die besten Aussichten in bezug auf Lebenserwartung und Vermeidung von Komplikationen in speziellen Frühgeborenen-Zentren bestehen. Nur dort läßt sich die *Infektionsgefahr* auf ein Minimum *reduzieren*, nur dort ist ein *speziell ausgebildetes Personal* vorhanden, das die besonderen Fütterungsmethoden und entsprechende Körperpflege beherrscht, drohende Zwischenfälle und asphyktische Anfälle rechtzeitig erkennt und zu bekämpfen versteht bis der Arzt eintrifft, und so an die Gesetze der Aseptik gewöhnt ist, daß den Frühgeborenen weder aus Nachlässigkeit noch aus Unkenntnis Gefahren erwachsen.

Günstig sind dabei *kleine Pflegeeinheiten* von 2—4, nach den Vorschriften des amerikanischen Gesundheitsdienstes 5—6 Betten, pro Raum mit mindestens 2,7 qm, besser 4,5 qm Fußbodenfläche pro Bett und 2,7 qm pro Inkubator. Die Räume selbst sind so *übersichtlich* wie möglich zu gestalten und die Kinder so zu lagern, daß möglichst viele gleichzeitig ständig überwacht werden können. Für die laufende *Luftentkeimung* haben sich *UV-Luftentkeimungsgeräte* mit einer Wellenlänge von 254 μ am besten bewährt. Zur Herabsetzung der Reflexion und Verringerung der Strahlenwirkung auf die Kinder müssen alle direkt bestrahlten Bereiche mit Membranit und Spezialbinder behandelt werden. Trotzdem stellen sich häufig leichte Reizerscheinungen (Conjunctivitiden und Erytheme) ein, so daß gegebenenfalls die Gesichtshaut durch Überdecken des Bettes mit einer sterilen Mullgaze geschützt werden muß. Im Inkubator sind die Kinder wegen der UV-Absorption der Plexiglaswand ungefährdet. Eine starke Reduktion des Luftkeimgehaltes wird allerdings nur durch Dauerbestrahlung erreicht [*1251, 1252*]. Auch das Verdampfen von *Triäthylenglykoll* im Aerosolapparat wird empfohlen. Es besitzt als ungiftiges und unsichtbares Gas eine starke Desinfektionswirkung auf die Luft, aber wir selbst haben aus gefühlsmäßigen Gründen auf diese auch die Lungen der Kinder treffende chemische Raumdesinfektion bisher verzichtet. Eine wesentliche *Infektionsgefahr* bildet schließlich die *tägliche Reinigung der Station*, bei der alle Staubbildung zu vermeiden ist. Sie muß deshalb von einem Personal durchgeführt werden, das mit den Gesetzen der Aseptik vertraut ist und sie erfüllt.

Bei der *offenen Frühgeborenenaufzucht* (im Gegensatz zum Inkubator) werden die besten Ergebnisse bei einer Raumtemperatur zwischen 24° und 26°C und einer Luftfeuchtigkeit zwischen 50 und 70% erzielt.

Solche Bedingungen lassen sich nur durch eine Klimaanlage mit 5—10maligem Luftwechsel in 24 Std erreichen, wobei am besten der Frischluftaustritt nahe an der Decke liegt, während die Altluft am Fußboden abgesaugt wird, so daß entstehender Staub leicht mitgeht. Es ist auch vorteilhaft, die Frischluft für die Klimaanlage vom Dach des Hauses abzusaugen und sie vor der Klimatisierung zu entkeimen. Bei Fehlen einer Klimaanlage ist die Raumtemperatur mit den vorhandenen Heizungseinrichtungen auf die erwünschte Höhe einzustellen und mit Aerosolgeräten die erwünschte Luftfeuchtigkeit herzustellen (etwa mit dem Defensorapparat der Fa. Defensor AG.). Raumtemperatur und Luftfeuchtigkeit müssen laufend, am besten mit selbstregistrierenden Geräten, kontrolliert werden. In den für Inkubatoren vorgesehenen Räumen und in Zimmern für Frühgeborene über 1800 g ist eine Klimatisierung nicht notwendig. In allen Zimmern muß die *Möglichkeit zur Sauerstoffzufuhr* vorhanden sein, am besten versorgt durch eine zentrale Anlage mit Anschlüssen an jedem Bett. Auch ein elektrischer Anschluß sollte an jedem Bett vorhanden sein.

Grundlegende Voraussetzung für die Frühgeborenenpflege ist die laufende *Bekämpfung des infektiösen Hospitalismus.* Dazu ist die Station räumlich und personell streng von anderen Stationen zu trennen. Grundsätzlich sollen so wenig wie möglich Personen die Frühgeborenenstation betreten. Der Eintritt hat durch eine Schleuse zu erfolgen, die Umkleidemöglichkeiten enthält, so daß Pflegepersonal und Ärzte dort farbige und leicht erkenntliche Arbeitskleidung, ausschließlich für die Tätigkeit auf der Frühgeborenenstation, anlegen können. Nur auf diese Weise läßt sich auch während der Arbeitszeit ein unerwünschter Kontakt mit Schwestern anderer Stationen überwachen.

Über die Notwendigkeit der *Gesichtsmasken* sind die Meinungen noch geteilt. Sinnvoll sind sie nur, wenn sie Nase, Mund und Kinn bedecken und aus so dichtem Stoff bestehen, daß ein direkter Luftstrom nach vorne beim Atmen nicht auftritt. Vielfach wird deshalb empfohlen zwischen zwei Stofflagen ein Stück Cellophan oder Papier zu legen. Die Masken dürfen auch nach Anlegen nicht mehr mit den Händen berührt werden, um eine Infektion der Hände mit den Mundbakterien zu vermeiden. Alle Masken sind nur einmal zu tragen, anschließend zu waschen und zu sterilisieren, genauso wie die gesamte Wäsche der Station nach dem Waschen vor Gebrauch sterilisiert werden soll. Bei bakteriologischen Untersuchungen hat sich neuerdings gezeigt, daß die Erreger im Nasen- und Rachenraum von Schwestern auch ohne Maske nicht mit den Keimen ihrer Pfleglinge übereinstimmen, während andererseits eine Übertragung der Keime von Kind zu Kind durch die Hände des Pflegepersonals stattfindet.

Bei einem *strikten Sprechverbot während des Fütterns und Fertigmachens des Frühgeborenen* spielt also die Tröpfcheninfektion aus Nase und Mund eine so geringe Rolle, daß dem *Maskentragen dann keine wesentliche prophylaktische Bedeutung* zukommt. Allerdings müssen *chronische Keimträger* unter dem Pflegepersonal durch Abstriche erkannt, und beginnende Infektionen am besten schon bei den ersten Prodromalsymptomen von den Schwestern angegeben werden. In beiden Fällen sind die Schwestern so lange von der Arbeit auf der Frühgeborenenstation zu beurlauben, bis sie wieder keimfrei geworden sind.

Besonders wichtig ist die laufende und gewissenhafte *Händedesinfektion* bei Betreten der Station, vor der Fütterung, vor und nach pflegerischen Maßnahmen an jedem Kind, nach Gebrauch des Taschentuchs und nach dem Umgang mit beschmutzten Windeln. Im letzten Fall muß das Händewaschen auch eine intensive Reinigung mit der Wurzelbürste einschließen, während sonst normales Waschen mit Seife unter laufendem Wasser genügt. Daran muß sich eine chemische Reinigung der Hände mit einem geeigneten Desinfektionsmittel anschließen (Rapidosept „Bayer", Bactol 1%ig, Cutasept der Bazillolfabrik, Sagrotan 2%ig, Zephirol 1%ig). Die Hände sollen jedesmal an einem nur einmal benutzten Kleinhandtuch oder Papierhandtuch abgetrocknet werden.

Neu aufgenommene Frühgeborene müssen sofort von einem auf diesem Gebiet besonders erfahrenen Arzt untersucht und mit schriftlichen Anweisungen über die Behandlung in die Pflegeeinheiten eingewiesen werden. Bei *hausentbundenen Frühgeborenen* empfiehlt sich wegen der Infektionsgefährdung eine vorübergehende Isolierung. Für alle möglichen Zwischenfälle sind ebenfalls schriftliche Anweisungen zu geben.

Die *allgemeine Behandlung des Frühgeborenen* muß um so vorsichtiger vonstatten gehen, je unreifer das Kind ist. Alle unnötigen Manipulationen sind zu vermeiden. Nach jeder Maßnahme wie Windeln, Füttern oder Reinigungen, muß das Kind einige Minuten sehr genau auf dadurch ausgelöste Verhaltensänderungen oder gar apnoische Anfälle beobachtet werden. Bei der offenen Frühgeborenenaufzucht ist es nötig, Betten und Wäsche sowie Windeln vor dem Wechsel auf Körpertemperatur zu bringen. Am einfachsten verwendet man sicherschließende Wärmflaschen, gefüllt mit 40° heißem Wasser, die zur Vermeidung von Verbrühungen mit reichlichen Stoffzwischenlagen, und eingeschlagen in sterile Tücher, rechts, links und gegebenenfalls quer zu Füßen des Kindes gelegt werden. Auch elektrisch heizbare Matratzen und andere elektrische Heizeinrichtungen können verwendet werden, wenn sie technisch sicher sind und nach Einschaltung brennende Kontroll-Lampen die Schwestern auf ihren Betrieb aufmerksam machen, damit laufend in unmittelbarer Nähe des Kindes mit einem Thermometer die Bettwärme kontrolliert wird, um Überhitzungen zu vermeiden. Gewöhnlich benötigen auch sehr unreife Kinder zum Einhalten ihrer normalen Körpertemperatur nur eine *Bettwärme* von *32—35° C.* Höhere Grade führen mit Sicherheit zu Überwärmungstemperaturen des Kindes.

Das *bekleidete Frühgeborene* ist *immer auf die Seite zu legen*, um bei unerwartetem Erbrechen Aspirationen zu vermeiden, die im Inkubator in der Regel deshalb nicht eintreten, weil die freie Beweglichkeit des unbekleideten Kindes erlaubt, daß der Kopf beim Erbrechen zur Seite rollt, so daß die Flüssigkeit meistens frei herausfließen kann. Die *Bekleidung* soll leicht zu wechseln sein und darf das Kind nicht beengen. Frühgeborene der niederen Gewichtsklassen sollen beim Umkleiden gar nicht aus dem Bett herausgenommen werden, während größere auf dem Wickeltisch versorgt werden können. Kleiderwechseln, Windeln, das Entfernen der beschmutzten Windeln und das Waschen der Kinder muß wegen der Brechneigung vor der Fütterung beendigt sein. Das *Wiegen* ist bei gesunden Frühgeborenen auf zwei- bis dreimal pro Woche zu beschränken. Die *Haut-*

reinigung wird in den ersten Lebenstagen nur mit Öl oder sterilem Paraffin vorgenommen. Bei unreifen Frühgeborenen ist diese Prozedur auf ein Minimum zu beschränken, bei sehr unreifen und geschädigten Kindern wird abgewartet, bis die Käseschmiere von selbst abfällt. Nähert sich das Körpergewicht der 2000 g-Grenze, kann zweimal in der Woche ein Bad von 37—40° C [*1180*] gegeben werden. Kommt es zu *Hautinfektionen,* dann ist es vorteilhaft, das Frühgeborene zu isolieren oder zumindesten mit eigenem Pflegemantel zu versorgen.

Für *Kinder unter 1300 g* bringt die Aufzucht in *Inkubatoren* manche Vorteile. Es gelingt leicht, durch eine entsprechende Inkubatorwärme ihre Körpertemperatur auf die optimale Höhe zwischen 36 und 36,5° C einzustellen, so daß durch Vermeidung von Wärmeverlusten auch bei geringerer Calorienzufuhr eine bessere Ausnutzung stattfindet, während gleichzeitig der hohe Luftfeuchtigkeitsgehalt den täglichen Wasserbedarf reduziert. Als *Richtzahlen für die Inkubatoreinstellung* gelten:

In der Gewichtsklasse bis 1400 g: Wärme 35—37° C, 90—100% Luftfeuchtigkeit
In der Gewichtsklasse bis 1700 g: Wärme 32—35° C, 60% Luftfeuchtigkeit.
In der Gewichtsklasse bis 2000 g: Wärme 30—34° C bei 60% Luftfeuchtigkeit.

Bei der Inkubatorpflege ist die *Gefährdung durch Infektionen am geringsten,* vorausgesetzt, daß die Inkubatoren laufend und vorschriftsmäßig nach Gebrauch desinfiziert werden, wobei auch ihre Klimaanlage und die darin befindliche stationäre Luft nicht übersehen werden darf. Jeder Inkubator hat nach 7tägigem Gebrauch als infiziert zu gelten und muß nach diesem Zeitraum desinfiziert werden, auch wenn das darin behandelte Kind weiter inkubatorbedürftig ist.

Die *Sauerstoffzufuhr* darf am 1. Tag 2 l/min nicht überschreiten. Dabei ist eine Sauerstoffkonzentration im Inkubator bis bis 40% zu erwarten. Am 2. Tag gibt man 1 l/min für eine etwa 30%ige Sauerstoffkonzentration im Inkubator, am 3. Tag 0,5 l/min. Die Schwestern müssen im Gebrauch eines *O_2-Konzentrations-Meßgerätes* geübt sein und mindestens *alle 4 Std nachprüfen,* ob die gefährliche Konzentration von *40% nicht überschritten* wird.

Die Einstellung der Inkubatorluft auf 15% O_2 und 85% Stickstoff bei 23—25° C und 75% Luftfeuchtigkeit ist zwar theoretisch sehr gut fundiert, bringt auch ausgezeichnete Aufzuchtergebnisse [*1763*], hat sich aber in der Praxis bisher nicht durchsetzen können.

Die Anzahl der auf einer Station notwendigen Inkubatoren richtet sich nach den Gewichtsklassen des aufzunehmenden Krankengutes. Die Überdruckbeatmung in dem Gerät von Bloxom hat sich gegenüber den Inkubatoren als nicht überlegen erwiesen [*1674*].

Die *Anzahl der* benötigten *Schwestern auf der Frühgeborenenstation* richtet sich nach der Verteilung des Krankengutes auf die einzelnen Gewichtsklassen. Unter 1800 g Körpergewicht muß für 4 Kinder über die ganzen 24 Std immer eine Pflegeperson zur Verfügung sein. Bei den höheren Gewichtsklassen können 6—7 Kinder ausreichend von einer Schwester versorgt werden. M. Crosse rechnet bei einer 48 Std-Woche mit 2 Schwestern für 3 Frühgeborene. Unter deutschen Verhältnissen ist ein Schlüssel von 1 Schwester auf 2 Frühgeborene noch tragbar. Als optimal werden 3 Schwestern für 4 Frühgeborene angegeben [*1881*].

Die *Entlassung des Frühgeborenen* kann, je nach häuslichen Verhältnissen, bei einem Körpergewicht *zwischen 2500 und 3000 g* erfolgen. Rechtzeitig, etwa bei Überschreitung der 2000 g-Grenze, ist durch Verlegung des Kindes in ein normal geheiztes und nicht klimatisiertes Zimmer eine Gewöhnung an normale Umgebungsverhältnisse anzustreben. In den letzten 2 Wochen vor der Entlassung, bei günstigeren klimatischen Verhältnissen natürlich schon viel früher, kann auch das Zimmerfenster für Stunden geöffnet werden. Schließlich ist *die Mutter* in dieser Zeit in den pflegerischen Maßnahmen *zu unterweisen.* Vor allem muß sie in einem besonderen, vor der Station gelegenen Raum die Fütterung ihres Kindes lernen. Eindringlich ist ihr klarzumachen, welche Verantwortung sie bei der

Pflege dieses noch empfindlichen Kindes übernimmt. Dabei muß sie soviel Vertrauen zur Station gewinnen, daß sie sich bei allen möglichen Gedeihstörungen sofort wieder an das Frühgeborenenzentrum wendet. Auch sind die Eltern über die Infektionsgefährdung und ihre Prophylaxe sowie über die ersten Zeichen der plasmacellulären Pneumonie eingehend zu unterrichten. Man verwendet am besten für diese Zwecke *vorgedruckte Anweisungen.* Außerdem muß der Hausarzt, gegebenenfalls die Fürsorgerin, über die durchzuführende Ernährung und etwa weitere notwendige Maßnahmen sofort schriftlich unterrichtet werden. Bei ungünstigen häuslichen Verhältnissen ist es oft günstiger, das Frühgeborene während des 1. Trimenons nicht nach Hause, sondern auf die Säuglingsstation eines Waisenhauses zu verlegen.

8. Die Ernährung des Frühgeborenen

a) Fütterungsbeginn

Im Gegensatz zum Reifgeborenen, für den ein frühes Füttern nach der Geburt nicht unvorteilhaft ist, steigt bei Frühgeborenen die Lebenserwartung an, wenn die *orale Nahrungsaufnahme möglichst spät* beginnt. Je unreifer das Kind ist, um so später kann mit der Fütterung begonnen werden, bei einem Körpergewicht *unter 1200 g etwa am 3. (—4.) Tag,* bei einem Gewicht *bis 1800 g am 2.—3. und nach 12—24 Std* bei einem Gewicht *über 1800 g.*

Bei dem mit Sicherheit noch fehlenden Kardiaverschluß und dem fehlenden oder noch gering ausgebildeten Hustenreflex wird auf diese Weise die Gefahr einer Aspiration auf ein Minimum reduziert. Außerdem schwemmen gerade unreife Kinder mit ihrer starken Überwässerung bei später Flüssigkeitszufuhr ihre Ödeme aus, ohne daß eine bedrohliche Hämokonzentration zu befürchten ist [*1771*]. Späte Fütterung verringert auch die Anzahl der apnoischen Anfälle [*1692*], und Hungern kann bis zu 72 Std selbst vom Frühgeborenen ohne Schwierigkeiten überstanden werden.

Bei den ersten Zeichen eines Turgorverlustes oder einer Exsiccose *muß* natürlich *die Flüssigkeitszufuhr sofort einsetzen.* Der Arzt, und nicht die Schwester, hat den Termin des Fütterungsbeginns zu bestimmen. Im allgemeinen werden mehr Fehler durch zu frühes Füttern und zu große Nahrungsmengen gemacht als umgekehrt.

b) Die Fütterungstechnik

Bei einem Körpergewicht *über 1200 g* erlaubt der in der Regel schon bestehende Saug- und Schluckeffekt die Fütterung *mit der Flasche* und einem besonders weichen Sauger mit einem genügend großen Loch, so daß die Nahrung daraus schnell tropft, aber nicht im Strahl abläuft. Als Flasche eignet sich die normale Säuglingsflasche. Frühgeborenenflaschen mit besonders kleiner Kapazität sind in der Regel überflüssig. Bei einem Körpergewicht *unter 1200 g,* bei Kindern mit fehlendem Such- und Saugreflex und bei geschädigten Kindern höherer Gewichtsklassen ist in den ersten Lebenstagen eine *Sondenfütterung* mit Polyäthylenkatheter indiziert (äußerer Durchmesser 0,8—1,2 mm, innen 0,5—0,7 mm, das untere Ende abgerundet mit 2—3 seitlichen Löchern).

Nach Markierung der Entfernung von Nasenwurzel bis Ohrläppchen und von da bis zum unteren Ende des Sternums mit einem sterilen Faden wird der Katheter durch ein Nasenloch bis zur Marke eingeführt, so daß sein unteres Ende 1—2 cm über der Kardia liegt. Führt man ihn 2—3 cm tiefer, dann liegt er im Magen, was bei längerer Liegedauer wünschenswert ist. Treten beim Einführen des Katheters Atemstörungen auf, muß der Versuch unterbrochen und nach einiger Zeit erneut aufgenommen werden. Am besten gelingt das Einführen, wenn das Kind schreit, weil man sofort bemerkt, wenn der Katheter fälschlich die Stimmbänder berührt oder passiert. Beim Einblasen kleiner Luftmengen mit einer Spritze kann man sich auskultatorisch über dem Magen am Geräusch aufsteigender Luftblasen von der richtigen Lage des Katheters überzeugen. Bestehen trotzdem noch Zweifel, muß durch Vorspritzen einer geringen Menge steriler Kochsalzlösung eine letzte Probe vor der Nahrungsgabe durchgeführt werden. Die Flüssigkeit muß dabei leicht, ohne Druckanwendung, in den Magen fließen. Soll der Katheter liegenbleiben, muß er auch beim Frühgeborenen vorsichtig am Gesicht mit Pflaster befestigt werden, um ein zufälliges Ziehen durch das Kind zu vermeiden. Alle 3 Tage ist ein Wechsel des Katheters und des Nasenlochs zur Vermeidung von Druckgeschwüren notwendig.

Zur *Sondenfütterung* selbst ist das Frühgeborene (wie auch bei der Flaschenfütterung) *mit erhöhtem Oberkörper* auf die *rechte Seite* zu lagern. Die jeweilige Nahrungsmenge wird mit einer am oberen Ende des Katheters ansetzenden Injektionsspritze, so daß die verordnete Nahrungsmenge genau dosiert werden kann, sehr langsam injiziert. Die *Gefahr* dieser Fütterungsart besteht in einer *zu schnellen Injektion* mit der Möglichkeit des Überlaufens und einer Aspiration. Nach der Fütterung (auch bei der Flasche) muß das Kind zur Prophylaxe von Aspirationen 15—20 min auf der rechten Seite mit erhöhtem Oberkörper liegen bleiben.

Das *Ziehen des Nasenkatheters* darf erst einige Minuten nach der Fütterung vorsichtig und langsam, mit sicher abgeklemmtem Katheter geschehen. Zu schnelles Entfernen führt zu einem tiefen reflektorischen Einatmen mit der Gefahr der Aspiration.

c) Flüssigkeits- und Calorienmenge

Die tägliche *Flüssigkeitsmenge*, die Häufigkeit und Größe der einzelnen Mahlzeiten sowie die Fütterungstechnik für die ersten 14 Lebenstage der einzelnen Gewichtsklassen s. Tabelle 28. Vom 14. Lebenstag an beträgt die nötige Flüssigkeitsmenge 160—200 ml/kg Körpergewicht/Tag. Bei Inkubatoraufzucht oder in klimatisierten Zimmern mit hoher Luftfeuchtigkeit kann sie niedriger gehalten werden. Bei einem Geburtsgewicht unter 1250 g genügt es, in den ersten Tagen 4-stündlich zu füttern und erst bei Anstieg der täglichen Flüssigkeitsmenge auf häufigere Mahlzeiten überzugehen. Dann kann man sich danach richten, daß Kinder um 1000 g alle 2—3 Std, Kinder um 1500 g alle 3 Std und Kinder ab 2000 g alle 4 Std Nahrung erhalten müssen.

Die täglich benötigte *Calorienmenge* steigt in der 1. Lebenswoche von 60 bis 90 Calorien, in der 2. Lebenswoche auf 110—130 Calorien/kg/Tag. Sehr wenig aktive und unreife Frühgeborene bekommen in den ersten Lebenstagen 40—60 Calorien/kg. Magere Frühgeborene brauchen nach den ersten 14 Lebenstagen meist mehr Calorien/kg als der Durchschnitt ihrer Gewichtsklasse. Oft genügt im ganzen ersten Monat eine durchschnittliche Zufuhr von 80—90 Calorien/kg. Nach den ersten Wochen und Monaten nehmen viele Frühgeborene aber nur zu, wenn sie mehr als 150—170 Calorien/kg/Tag erhalten. Je nach Grad der Nahrungsausnutzung kann man dann eine gute Gewichtszunahme entweder schon bei 100 oder erst bei mehr als 200 Calorien/kg/Tag beobachten. In den letzten Fällen liegt meist eine besonders schlechte Fettausnützung vor, und eine Veränderung der Nahrung durch Fettreduktion und Zulage von Kohlenhydraten und Eiweiß bringt dann häufig eine gute Gewichtszunahme selbst bei geringerer Calorienzufuhr.

d) Art der Nahrung

Am *ersten Fütterungstag* (s. Tabelle 28) erhält das Frühgeborene 5%ige Glucoselösung, am 2. Glucose und Milch zu gleichen Teilen, am 3. Fütterungstag nur noch Milchmischung. Bei sehr unreifen Frühgeborenen muß auch die Brustmilch in der 1. Lebenswoche 1:2, dann 1:1 mit 5%iger Traubenzuckerlösung verdünnt werden. Unverdünnt wird sie erst am Ende der 2. Lebenswoche zugeführt.

α) Die Milch

Bei der Diskussion über die beste Nahrungsquelle für Frühgeborene muß festgehalten werden, daß bei Kindern *über 1500 g* die *Art der Nahrung ohne großen Einfluß* auf das Gedeihen der Kinder ist, vorausgesetzt, daß genügend Calorien gegeben werden und daß man sich an die üblichen Regeln einer künstlichen Ernährung hält [*1180*]. In den *jüngeren Gewichtsklassen* machen sich dagegen *Unterschiede* bemerkbar.

Tabelle 28. *Tägliche Flüssigkeitsmenge und Art der Fütterung für die ersten 14 Lebenstage in den verschiedenen Gewichtsklassen*

Die genauen Werte für jedes Kind müssen nach dem Flüssigkeitsbedarf (2. Spalte) berechnet werden.

Lebens-tage	Flüssig-keit ml/kg	< 1000	1000—1500 (Beispiel: 1250 g)	1500—2000 (Beispiel: 1750 g)	2000—2500 (Beispiel: 2250 g)
1	15				7 × 5 ml, 3stdl. Flasche
2	30			10 × 5 ml, 2stdl. Flasche od. Katheter	7 × 10 ml, 3stdl.
3	50	6 × 5 ml, 4stdl.[1] Katheter	10 × 5 ml, 2stdl. Katheter od. Flasche	8 × 10 ml, 3stdl. Flasche	7 × 15 ml, 3stdl.
4	65	10 × 5 ml, 2stdl.	10 × 8 ml, 2stdl.	8 × 15 ml, 3stdl.	7 × 20 ml, 3stdl.
5	80	10 × 8 ml, 2stdl.	10 × 10 ml, 2stdl.	8 × 18 ml, 3stdl.	7 × 25 ml, 3stdl.
6	95	10 × 10 ml, 2stdl.	8 × 15 ml, 3stdl.	8 × 20 ml, 3stdl.	7 × 30 ml, 3stdl.
7	110	10 × 12 ml, 2stdl.	8 × 18 ml, 3stdl.	8 × 25 ml, 3stdl.	7 × 35 ml, 3stdl.
8	125	8 × 15 ml, 2stdl.	8 × 20 ml, 3stdl.	7 × 30 ml, 3stdl.	7 × 40 ml, 3stdl.
9	140	8 × 18 ml, 2stdl.	8 × 22 ml, 3stdl., Flasche	7 × 35 ml, 3stdl.	6 × 50 ml, 3stdl.
10	160	8 × 20 ml, 2stdl.	8 × 25 ml, 3stdl.	7 × 40 ml, 3stdl.	6 × 60 ml, 3stdl.
11		8 × 20 ml, 2stdl.	8 × 25 ml, 3stdl.	7 × 40 ml, 3stdl.	6 × 60 ml, 3stdl.
12	185	8 × 23 ml, 2stdl.	8 × 28 ml, 3stdl.	7 × 45 ml, 3stdl.	6 × 65 ml, 3stdl.
13		8 × 23 ml, 2stdl.	7 × 33 ml, 3stdl.	7 × 45 ml, 3stdl.	6 × 65 ml, 3stdl.
14	190	8 × 25 ml, 2stdl.	7 × 35 ml, 3stdl.	6 × 55 ml, 4stdl.	6 × 70 ml, 3stdl.

[1] Beginn auch einen Tag später, wenn Ödeme oder sehr unreif.

Abgesehen von der schlechteren Fettausnutzung, besonders des Kuhmilchfettes, werden die anderen Milchbestandteile von Frühgeborenen der Mittelgewichtsklasse so verarbeitet, daß, im klinischen Versuch von M. Crosse [*1179*] festgestellt, im Vergleich zwischen reiner Frauenmilch, Frauenmilch mit Eiweißhydrolysatzusatz, evaporierter Kuhmilch als Halbmilch, halbentfetteter Kuhvollmilch und Halbmilch, ergänzt durch hydrolysiertes Casein, die Frauenmilch und halbentfettete Kuhvollmilch die besten und praktisch identischen Aufzuchtergebnisse brachten, während bei Halbmilch die Resultate am schlechtesten waren. Unter Fütterung mit Frauenmilch oder halbentfetteter Vollmilch war der anfängliche Gewichtsverlust am niedrigsten und der Wiederanstieg des Körpergewichts am schnellsten, wegen des Salzreichtums und der damit verbundenen größeren Wasserretention bei halbentfetteter Vollmilch sogar noch etwas schneller als bei Frauenmilch. Auch im Serumeiweiß, im Hämoglobin und in der Infektanfälligkeit konnte zwischen diesen beiden Gruppen bis zur Entlassung kein Unterschied festgestellt werden. Nach der Entlassung allerdings war bei den künstlich ernährten Kindern die Infekthäufigkeit größer als bei gestillten Frühgeborenen, wobei aber nach Crosse wohl auch die starke Infektionsgefährdung durch die zu Hause selbst hergestellte künstliche Nahrung und durch die Flaschen eine Rolle spielt. Halbmilchgefütterte Frühgeborene dagegen erreichten ihr Geburtsgewicht am spätesten, zeigten die geringste Gewichtszunahme, später den niedersten Serumeiweiß- und Hämoglobinspiegel und die höchste Infektionsquote. Zusatz von Eiweißhydrolysaten verringerte die Unterschiede zu den beiden erstgenannten Gruppen, wurde aber in den ersten Lebenstagen nicht immer störungsfrei vertragen. Der Zusatz von hydrolysiertem Casein zur Frauenmilch brachte keine besseren Erfolge, wie das in anderen Untersuchungsreihen schon beobachtet wurde [*1418*]. Nachuntersuchungen nach 6 Monaten ergaben in Birmingham [*1180*], daß von nur gestillten Frühgeborenen (313 Fälle) 1,3% von rein künstlich ernährten Frühgeborenen (420 Fälle) 4% und von Zwiemilchgefütterten (349 Fälle) 1,4% gestorben waren.

Damit ist *der Vorteil einer Frühgeborenenaufzucht mit Muttermilch* evident, während die eigentlichen Ursachen dieser Unterschiede noch hypothetisch sind. Sie können in der Übermittlung von Substanzen liegen, die in der Infektionsabwehr eine Rolle spielen; sie können aber auch damit zusammenhängen, daß künstlich ernährte Kinder durch die zwangsläufige Zufuhr von häufig kontaminierter Nahrung größeren Gefahren ausgesetzt sind. Das Ergebnis aber wird jeden dazu bewegen, in den ersten 6 Lebensmonaten den Frühgeborenen möglichst Frauenmilch oder Zwiemilch zu geben, und nur bei Frauenmilchmangel zur *halbentfetteten Vollmilch als künstliche Ernährung* zu greifen. Auch *Colostralmilch* wird als gute Anfangsnahrung für Frühgeborene empfohlen [*1384*], ja wegen ihres Antikörperreichtums für Frühgeborene als besonders geeignet erachtet [*1626*]. Allerdings konnte ein Übertritt z.B. von Paratyphus H-Agglutininen auf das Frühgeborene nicht beobachtet werden, während α_2- und β-Globuline anscheinend schnell die Darmwand passieren [*1626*].

Als Frauenmilchquelle kommt in erster Linie die eigene Mutter in Frage; vor allem bei Frühgeborenen muß sie angehalten werden, durch Abpumpen ihre Milchproduktion in Gang zu bringen und zu unterhalten. Bei entsprechender Sorgfalt der Mutter kann die Milch für das eigene Kind roh verwendet werden. Erst in zweiter Linie eignet sich die Milch der Frauenmilchsammelstelle, wobei es fraglich ist, ob sie in abgekochter Form den Wert der künstlichen Nahrung noch wesentlich übertrifft [*1470*]. Zumal bei sehr unreifen Frühgeborenen trifft das wegen der Zerstörung der Frauenmilchlipase sicher nicht zu.

Bei Kindern zwischen 2000 und 2250 g kann in der 2. Lebenswoche bei vorhandener Gelegenheit auch *das Anlegen* versucht werden, da dann meist schon genügend Saugfähigkeit vorhanden ist. Die Zwischenzeit muß mit abgepumpter Muttermilch überbrückt werden. Bei Kindern über 2250 g versucht man das Anlegen wie beim reifen Neugeborenen bereits am 1. oder 2. Lebenstag. Natürlich ist das Frühgeborene beim Stillen vor Infektionen durch die Mutter besonders zu schützen, während andererseits den Müttern nicht erlaubt werden sollte, Frühgeborenen-Abteilungen zu betreten, so daß ein besonderer *Stillraum* vor der Station einzurichten ist.

Bei sehr kleinen Frühgeborenen tritt ein besseres Gedeihen ein, wenn zur Frauenmilch noch eine N-Zulage verabfolgt wird [*1338, 1544, 1739*].

Sie ist in Form von Aminosäuregemischen zu verabfolgen, weil Casein infolge der noch unregelmäßigen Produktion eiweißspaltender Fermente nicht immer genügend ausgenützt wird. Auf einen 0,5—1%igen Zusatz eines derartigen Präparates (z. B. Nesmida der Fa. Nestle, Sangamin Benckiser, Aminovit Boehringer) wird regelmäßig eine größere durchschnittliche tägliche Gewichtszunahme erreicht, obwohl der durch Aminosäurenzusatz bedingte Calorienzuwachs nur gering ist. Bei einem Zusatz von 2% Aminosäure zur Frauenmilch kann es zur Ödembildung kommen, da die Aminosäurepräparate im allgemeinen einen hohen Natrium- und Chlorgehalt besitzen [*1310, 1654, 1701, 1730, 1808*]. Auch ist es notwendig, ein komplettes, alle essentielle Aminosäuren ausreichend enthaltendes Präparat zu verabfolgen, da der Eiweißumsatz bei solcher Zulage — erkenntlich an der vermehrten Harnstoff-, Harnsäure- und Aminosäurenausscheidung — aktiviert, und bei inkompletten Präparaten labiles Körpereiweiß sogar vermehrt eliminiert werden kann [*1731*]. Nicht mehr ganz unreife Frühgeborene gedeihen auch auf Zusatz von 1,5% Casein zur Frauenmilch besser [*1467*]. Ein Aminosäurezusatz bei künstlicher Ernährung scheint keine besseren Fortschritte zu bringen

Der *hohe Eiweißbedarf* des Frühgeborenen geht auch aus der hohen Ausnützungsrate des angebotenen Frauenmilch- oder Kuhmilcheiweißes von 70% hervor, das Reifgeborene nur ungefähr zu 50% ausnutzen, wobei künstlich ernährte Kinder ein etwa 20% höheres Eiweißangebot benötigen. Grundsätzlich wird Eiweiß um so mehr ausgenützt, je geringer das Gewicht des Kindes ist, freilich ist bei künstlich ernährten Frühgeborenen mit hoher Eiweißzufuhr auch eine *hohe Vitamin C-Zulage* von 50—100 mg/Tag nötig, um den AS-Stoffwechsel normal zu halten [*1485*, *1519*].

Der *Glucosebedarf* ist besonders groß, so daß die Zufuhr wegen der relativ geringen Fettausnützung 12—15 g/kg Körpergewicht betragen soll. Anfänglich gibt man deshalb 5- bis 7%ige Glucose, später wird Glucose teilweise oder ganz durch Nährzucker (Dextrimaltose) und erst bei einem Körpergewicht über 2000 g auch durch 2—3% Rohrzucker zum Teil ersetzt. Mehr gibt man erst jenseits eines Gewichtes von 2500 g.

Nur ausnahmsweise wird es auch auf Frühgeborenenstationen möglich sein, für die ersten Lebenswochen ausschließlich Frauenmilch zur Aufzucht zu verwenden. In der Regel wird schon frühzeitig mit *Zwiemilch* begonnen werden müssen, wobei die vorhandene Frauenmilch durch halbentfettete Vollmilch, am besten in Form eines Pulvermilchpräparates (etwa Eledon, Nestle) zu ergänzen ist. Eiweißarme Kuhmilchpräparate, wie sie in der Halbmilch vorliegen, sind wegen des hohen Eiweißbedarfes weniger gut geeignet. Alle nichtadaptierten Kuhmilchpräparate haben den Nachteil, daß sie, bezogen auf ihren Salzgehalt, relativ calorienarm sind, so daß eine *Eiweißzulage automatisch auch die Salzzufuhr steigert*. Deshalb eignen sich *in den ersten Lebenswochen* bei Frauenmilchmangel besonders *adaptierte Nahrungen* wie z.B. die Humanamilch. *In höheren Gewichtsklassen* und nach den ersten Lebenswochen sind mit allen anderen Kuhmilchpräparationen, wie evaporierte Milch oder pulverisierte Vollmilchpräparate, gesäuert oder ungesäuert, schließlich auch mit frischer Kuhmilch, wenn sie sorgfältig und unter sterilen Kautelen zubereitet wird, dieselben Aufzuchtergebnisse zu erreichen. Ein Wechsel zwischen den verschiedenen Milchsorten ist auch bei Frühgeborenen in den wenigsten Fällen nötig. Meist genügt es auch, bei eintretenden Krankheiten durch stärkere Verdünnungen, durch Zuckerreduktion oder Wechsel des Kohlenhydrates Ernährungsstörungen zu vermeiden oder zu bekämpfen.

Die große *Gefahr* bei Ernährung mit Zwiemilch oder Kuhmilchpräparaten liegt in *der Überfütterung*, aus dem Wunsch heraus, ein möglichst schnelles Gewichtswachstum zu erreichen. Ein besonders exaktes Einhalten des oben genannten Calorien- und Flüssigkeitsbedarfes ist deshalb wichtig.

Bei *rein künstlicher Ernährung* beginnt man ebenfalls in den ersten 1—2 Wochen mit einem langsamen Übergang von 5%iger Traubenzuckerlösung über starke Kuhmilchverdünnungen auf die normale Zusammensetzung. Kindern unter 1500 g ist die normale 10%ige Verdünnung z.B. des Eledons erst ab Mitte bis Ende der 2. Lebenswoche, Kindern über 1500 g ab Ende der 1. Lebenswoche zu geben. Dann stellt diese halbentfettete Nahrung einen relativ guten Muttermilchersatz dar, während Vollmilch vom Frühgeborenen meist erst dann gut vertragen wird, wenn der errechnete Geburtstermin um 12 Wochen überschritten ist. Steht kein halbentfettetes Pulvermilchpräparat zur Verfügung, muß in den ersten 6 Lebenswochen eine *Halbmilch*, dann unter vorsichtiger Steigerung eine $^2/_3$-Milch gegeben werden, wobei eine 1—2%ige Anreicherung der gegebenen Nahrung *mit Eiweiß* in Form von Aminosäuren oder Caseinpräparaten wegen des reduzierten Eiweißgehaltes der Nahrung besonders nützlich ist. Mehr als 2,5 g Eiweiß/kg Körpergewicht führt zu keinem besseren Gedeihen, aber zu einer stärkeren Acidoseneigung [*1510*]. Für die Verwendung von getrockneter evaporierter oder gesäuerter Milch gelten dieselben Gesichtspunkte wie beim reifen Neugeborenen (s. S. 121), wobei die homogenisierte Milch die schlechte Fettausnützung, vor allem des jungen Frühgeborenen, erheblich zu bessern vermag.

Das Frühgeborene eignet sich als besonders gutes Testobjekt, um ein möglichst ausgewogenes Verhältnis zwischen den Nahrungsbestandteilen zu erreichen. Zu eiweißreiche oder zu kohlenhydratarme Milch erzeugt schnell alkalische feste Stühle; ein zu starker Zuckergehalt neben reduzierter Eiweißzufuhr führt, wie eine zu fettreiche Milch, schnell zu sauren Gärungsstühlen. Wenn keine Infektionen vorliegen, ist ein zu hoher Fettgehalt einer der hauptsächlichsten Ursachen der Stuhlverschlechterung, so daß auch bei reinen Muttermilchkindern rezidivierende Gärungsstühle die Aufmerksamkeit auf einen zu hohen oder stark wechselnden Fettgehalt der Muttermilch lenken sollten.

β) Vitamine und Mineralien

Der *Vitamin A-Bestand der Leber* ist niedriger als bei Reifgeborenen, und die schlechte Fettresorption und das geringe Fettangebot verbessern diese Situation nicht. Von der 2. Lebenswoche an sollten deshalb Frühgeborene unter 1500 g täglich 3000—4000 E und Kinder über 1500 g täglich etwa 2000 E wasserlösliches Vitamin A erhalten. Vor allem bei rein künstlich ernährten Frühgeborenen ist diese Medikation über das ganze erste Lebenshalbjahr fortzusetzen, die vom 3. Lebensmonat an auf täglich 500—1000 E reduziert werden kann.

Auch beim Frühgeborenen scheint der *Vitamin B-Bedarf* gedeckt zu sein, so daß nur unter pathologischen Bedingungen, z.B. nach Ernährungsstörungen, eine zusätzliche Zufuhr von Vitamin B-Komplex günstig ist. CROSSE empfiehlt prophylaktisch allen Frühgeborenen von der 2. Lebenswoche an bis zum Gewicht von 3500 g täglich Vitamin B-Komplex zu verabfolgen [*1180*].

Das *Vitamin C-Depot* in der Leber ist besonders gering. Gleichzeitig ist der Vitamin C-Bedarf bei unreifen Frühgeborenen auffallend groß, ja bei der notwendigen eiweißreichen Kost ist ohne ausreichende Vitamin C-Zufuhr der Stoffwechsel der aromatischen Aminosäuren Phenylalanin und Thyrosin gestört [*1519*], und zwar infolge einer durch den Vitaminmangel bedingten Leberinsuffizienz [*1485*]. Bei Muttermilchfütterung ist deshalb von der 2. Lebenswoche an eine tägliche Zulage von 40—50 mg, bei künstlicher Ernährung von 50—100 mg Vitamin C notwendig.

Der *Vitamin D-Bedarf* ist wegen der Rachitisneigung des Frühgeborenen besonders groß. Zur eigenen Vitamin D-Bildung nach Sonnenbestrahlung besteht aus pflegerischen Gründen im ersten Lebensabschnitt des Frühgeborenen wenig Möglichkeit, aber das schnellere Knochenwachstum benötigt — abgesehen vom größeren Calciumbedarf (s. S. 261) — mehr Vitamin D, zumal die Phosphatrückresorption unter Vitamin D-Einfluß in der noch unreifen Niere besonders schlecht ist. Deshalb ist von der 2. Lebenswoche an eine zusätzliche Vitamin D-Zufuhr in Höhe von 800 E in wasserlöslicher Form bei Muttermilch und 1000 E bei künstlich ernährten Kindern dringend zu empfehlen [*1870*]. Die wasserlösliche Form erlaubt auch die besonders einfache Applikation als Zusatz zur täglichen Nahrung, die bei fettlöslichem Vitamin D bei der reduzierten Fettresorptionsfähigkeit der ersten Lebenswochen nicht opportun erscheint. Eine *Tetanie tritt bei Frühgeborenen* sehr leicht und frühzeitig, nicht selten schon in der 5. Lebenswoche auf, während bei Reifgeborenen die rachitische Tetanie in der Regel erst im 3. Lebensmonat zu erwarten ist. Deshalb ist neben der laufenden Vitamin D-Prophylaxe, vor allem *bei frauenmilchernährten Frühgeborenen*, eine ausreichende *Kalkzufuhr* dringend notwendig und bei der unter Vitamin D bestehenden guten Resorption auch erfolgreich [*1379*].

Zur Deckung des Vitaminbedarfs genügt z.B. von der 2. Lebenswoche an eine tägliche Gabe von 3 × 6 Tropfen Protovit (Roche), womit unter anderem 3800 E Vitamin A, 38 mg Vitamin C und 750 E Vitamin D_3 verabfolgt werden. Bei nur künstlich ernährten Frühgeborenen wird sich dann entsprechend dem klinischen Befund noch eine Zulage von Vitamin C und Vitamin D als nötig erweisen.

Der *Mineralbedarf* des Frühgeborenen ist sowohl bei der natürlichen als auch bei künstlicher Ernährung gedeckt. Eher besteht bei der Aufzucht nur mit Kuhmilchpräparationen die Gefahr einer Übermineralisierung, besonders wenn die Nahrungskonzentration 60—70 Calorien/100 ml überschreitet, was bei Frühgeborenen kontraindiziert ist. Über die Notwendigkeit einer *Calciumzulage* bei muttermilchgefütterten Kindern zur Rachitisverhütung zusätzlich zur Vitamin D-Versorgung [*1870*] wurde schon gesprochen. Dazu genügen täglich 2 ml/kg Körpergewicht einer Calciumchloridlösung (Liquor calcii chlorati 60,0, Aqua dest. ad 300,0). Damit werden pro Kilogramm rund 100 mg Calciumchlorid bzw. 27 mg Calcium verabfolgt. Auch 1—2 ml/kg/Tag einer Calciumlactatlösung (Calcium lacticum 10,0, Aqua dest 150,0) können verordnet werden und entsprechen 8,6 mg Calcium bzw. 66 mg Calciumlactat/kg. WILLI [*1870*] hat am wenigsten Versager bei einer täglichen Gabe von 400—800 mg Calciumbiphosphat und 500—100 E Vitamin D gesehen. Diese Tagesmenge ist der abgepumpten Muttermilch zuzusetzen oder wird bei gestillten Frühgeborenen unter Geschmackskorrektur mit dem Löffel gefüttert (Liquor calcii chlorati 60,0 Aqua dest. 200,0, Liquor amonii anisati 3,0, Sir. simpl. ad 300, oder bei darmempfindlichen Kindern Zusatz von Süßstoff). Bei reiner künstlicher Ernährung erübrigt sich die Calciumzulage, bei Zwiemilch ist sie entsprechend zu verringern. CROSSE empfiehlt sie in jedem Fall.

Von der *6. Lebenswoche* an muß wegen des geringen Eisendepots und des schnellen Wachstums prophylaktisch *Eisen* gegeben werden (s. S. 258). Täglich werden etwa 15 mg Eisen benötigt, was einer Dosis von 4—5 Tropfen Ferrlcit oder Cobalt-Ferrlecit (Fa. Nattermann) bzw. 6—7 Tropfen Ferro 66 (Promonta) entspricht. Falls es sich um organisch gebundene Komplexsalze bzw. durch Ascorbinsäure stabilisiertes Eisen handelt, können die Präparate der Milch zugesetzt werden.

9. Das normale Verhalten von Körpergewicht und Wachstum

Der *Gewichtsverlust nach der Geburt* ist bei unreifen Frühgeborenen mit 10 bis 24% relativ hoch. Je geringer der Reifegrad, um so größer die relative Abnahme [*1199*]. Ebenfalls abhängig von der Reife wird das Geburtsgewicht auch erst Ende der 2. oder 3. Lebenswoche wieder erreicht. Die von E. HOLT jr. [*1189*] publizierten Normkurven des Gewichtsanstiegs der verschiedenen Geburtsgewichtsklassen (s. Abb. 8, S. 57) ist bei störungsfreiem Gedeihen zutreffend [*1096*], während bei Komplikationen Verzögerungen des Gewichtsanstiegs eintreten [*1499*]. Die etwa zu erwartende *tägliche Gewichtszunahme* in den verschiedenen Gewichtsklassen s. Tabelle 29. Zu schnelle Zunahmen sind verdächtig auf Wassereinlagerungen, zu langsame auf ungenügende Calorienzufuhr oder beginnende Störungen. Die tägliche *Längenzunahme* s. Tabelle 30. Der durchschnittliche *Kopf- und Brustumfang* in den ersten 6 Lebensmonaten bei verschiedenem Geburtsgewicht s. Tabelle 31.

10. Zwischenfälle und Komplikationen bei der Frühgeborenenaufzucht und ihre Behandlung

Leichte und mittelschwere *Cyanosen* finden sich, vor allem bei niedrigem Geburtsgewicht, in den ersten Lebenswochen häufig. Sie haben dieselben Ursachen wie bei reifen Neugeborenen und sind nach dem gleichen Gesichtspunkt zu behandeln (s. S. 213).

Eine wegen der bevorzugten Zwerchfellatmung besonders beim Frühgeborenen vorkommende *Atemstörung* mit mittelschweren Cyanosen und schwerer Kreislaufbeeinträchtigung entsteht *durch ein aufgetriebenes Abdomen mit Zwerchfellhochstand.* Seine Ursache kann in Fütterungsfehlern mit Luftschlucken, in beginnender Dyspepsie mit Gasbildung, in einer Hypokaliämie oder in einem paralytischen Ileus nach hochdosierter und langfristiger antibiotischer Behandlung liegen. *Differentialdiagnostisch* kommen natürlich auch alle zu einem akuten Abdomen führenden Ereignisse in Frage. Findet man die Luft vor allem im Magen und bleiben Versuche, nach Hochnehmen des Kindes eine Entleerung durch Aufstoßen zu erreichen, ergebnislos, dann führt man einen dünnen Katheter in den Magen ein und versucht durch leichten Druck auf das Abdomen die Luft zu entleeren. Bei tiefsitzen der Gasansammlung ist ein unmittelbar therapeutisches Eingreifen kaum möglich, wenn keine chirurgisch zu behandelnde Komplikation vorliegt, es sei denn, eine Verstopfung als Ursache könnte durch Einläufe beseitigt werden. Bei starker Bauchauftreibung bleibt dann oft nichts anderes zu tun, als vorübergehend die orale Nahrungszufuhr zu unterbrechen und durch eine parenterale Ernährung zu ersetzen, bis die Spannung nachgelassen hat. Prophylaktisch empfiehlt es sich, anschließend durch Eiweißzulagen und/oder Zuckerreduktion die meist vorliegende Gärung zu bekämpfen.

Tabelle 29. *Tägliche Gewichtszunahme in den verschiedenen Geburtsgewichtsklassen [nach 1312]*

Geburtsgewicht	Alter			
	0—2 Monate	2—4 Monate	4—6 Monate	6—8 Monate
1000	11,0 g	19,9 g	26,5 g	20,3 g
1000—1500	10,5 g	23,5 g	26,5 g	19,8 g
1500—2000	14,5 g	29,4 g	25,0 g	17,2 g
2000	14,8 g	30,0 g	24,7 g	17,0 g

Tabelle 30. *Tägliches Längenwachstum in Millimeter in den verschiedenen Gewichtsklassen [nach 1312]*

Geburtsgewicht	Alter				
	0—2 Monate	2—4 Monate	4—6 Monate	6—8 Monate	0—8 Monate
1000			1,05	1,2	
1000—1500	0,97	1,1	0,88	0,7	0,91
1500—2000	1,0	1,07	0,78	0,65	0,875
2000—2500	0,97	1,07	0,85	0,5	0,846
Durchschnitt	1,0	1,03	0,82	0,62	

Tabelle 31. *Durchschnittliche Zunahme des Kopf- und Brustumfangs in den ersten 6 Monaten bei verschiedenem Geburtsgewicht [nach 1693]*

Alter in Monaten	Geburtsgewichtsgruppe					
	1000—1500 g		1500—2000 g		2000—2500 g	
	Kopf cm	Brust cm	Kopf cm	Brust cm	Kopf cm	Brust cm
Bei Geburt	28,0	23,93	29,92	26,35	32,19	28,74
1	29,0	24,79	32,02	28,65	33,86	30,74
2	32,07	27,88	34,18	31,18	36,04	33,95
3	34,17	31,13	36,40	34,01	37,79	36,42
4	36,80	34,20	37,60	36,10	39,20	37,60
5	37,60	34,50	38,80	37,90	39,30	39,00
6	39,00	36,80	39,60	39,60	40,80	40,00

Appetitlosigkeit spielt bei sehr niederem Geburtsgewicht wegen der dann üblichen Sondenfütterung keine Rolle. Später tritt sie — abgesehen von den ersten Lebenstagen — nur selten als isoliertes Symptom auf, wenn die der Reife entsprechende Anzahl und Größe der einzelnen Mahlzeiten eingehalten werden. Nahrungsverweigerung ist deshalb immer auf Komplikationen verdächtig, bei denen man in den ersten Lebenstagen nach geburtstraumatischen Schädigungen, Cerebralblutungen, Herzmißbildungen und später nach akut eintretenden Ereignissen, wie Infektionen oder beginnende Durchfallserkrankungen sowie Verstopfung forschen muß. Nach Ausschluß dieser Möglichkeiten geht man zu häufigerem Fütterungsrhythmus mit kleineren Mahlzeiten über oder greift schließlich wieder vorübergehend zu einer Fütterung durch die Nasensonde.

Eine *Brechneigung* besteht vor allem in den ersten Lebenstagen, wie beim reifen Neugeborenen, zum Teil als Ausdruck eines bestehenden Geburtstraumas, zum Teil in Form des Spuckens und Speiens (Relaxatio cardiooesophagica s. S. 237) oder aus anatomischen Gründen, wie sie bei der Differentialdiagnose des Erbrechens im Neugeborenenalter besprochen wurden. *Mißbildungen* (Oesophagustrachealfistel, Hiatushernie, Duodenalatresie, Fehlrotation usw.) kommen bei Frühgeborenen *häufiger* als bei reifen Neugeborenen vor. Auch ein Meconiumileus kann vorliegen. Schließlich muß auch immer wieder an *Fehler in der Fütterungstechnik* gedacht werden, wie zu schnelles Füttern, Nahrung zu kalt oder zu heiß, zu starkes Luftschlucken, Lagerung des Kindes nicht mit erhöhtem Oberkörper auf der rechten Seite, falsch zusammengesetzte Nahrung oder einfache Überfütterung. Wegen der *drohenden Aspirationsgefahr* bei Frühgeborenen muß diese Brechneigung besonders energisch bekämpft werden. Liegen derartige technische Mängel nicht vor, reduziert man vorübergehend alle pflegerischen Prozeduren auf ein Minimum, läßt sie nur vor der Fütterung durchführen und gibt unter geringen Luminaldosen häufigere kleine Mahlzeiten, um die Brechneigung zu überbrücken. In schweren und therapieresistenten Fällen ist schließlich nach den Regeln der Behandlung einer akuten Ernährungsstörung, gegebenenfalls mit parenteraler Ernährung, vorzugehen.

Kommt man mit diesen Maßnahmen zu spät, und hat das Erbrechen bereits zu einer *Aspiration* geführt, ist sofort mit einem Gummikatheter Mundhöhle und Pharynx *abzusaugen* und anschließend nach Intubation unter Sicht des Auges eine *Bronchialtoilette* durchzuführen (s. S. 214). Der obligate vegetative Schock wird mit Megaphen und Atosil bekämpft. *Asphyktischen Anfällen* begegnet man nach den Grundsätzen der Asphyxiebehandlung (s. S. 213), wobei mit einer Schnelldigitalisierung (s. S. 368) das Herz gegen die akut aufgetretene Rechtsbelastung zu stützen ist. Eine orale Nahrungszufuhr ist in den ersten 2—3 Tagen nach einer Aspiration ungünstig, so daß für diese Zeit eine Dauertropfinfusion angelegt werden soll. Wegen der drohenden Lungeninfektion sind laufend Antibiotica zu verordnen.

Beim Auftreten von *Fieber* muß bei Frühgeborenen in erster Linie an *Überhitzung* gedacht werden, gegen die wegen der noch ungenügenden Schweißproduktion und des hohen Luftfeuchtigkeitsgehaltes im Inkubator oder klimatisierten Zimmern keine Kompensationsmöglichkeit besteht. Dann kann *Flüssigkeitsmangel* vorliegen, und schließlich ist an *Infektionen* zu denken, obwohl gerade bei Frühgeborenen in den ersten Lebenswochen auch schwere Infektionen (Meningitis, Pneumonie) fieberfrei verlaufen können. Auch *Arzneimittelfieber* (z.B. durch Sulfonamide) kann schon bei unreifen Kindern beobachtet werden.

Untertemperaturen bis 34° können bei Frühgeborenen auch dann auftreten, wenn sie unmittelbar nach der Geburt in einer geheizten Couveuse zur Frühgeborenenstation gebracht wurden. In solchen Fällen, bei denen es sich nicht um eine Auskühlung, sondern offensichtlich um eine Leistungsschwächung der wärmeregulierenden Zentren handelt, ist zu diskutieren, ob eine schnelle und intensive Aufheizung auf 37° notwendig und richtig ist. Eine Verschlechterung der Lebenserwartung scheint bei langsamer, sich über Tage erstreckender Wiederaufwärmung nicht einzutreten [*1450*]. Da häufig der Tod stark unterkühlter Kinder nicht während der Unterkühlung, sondern erst nach der Wiedererwärmung eintritt, wurde auch schon, in der Annahme eines Kausalzusammenhangs, versucht, die Wiedererwärmung ohne exogene Wärmezufuhr abzuwarten, es sei denn, die Körpertemperatur drohte unter 32° zu sinken [*1416*].

Allerdings betrug dabei die Zimmertemperatur 22—25° und am Tag der Aufnahme wurden Waschungen mit 35° warmem Wasser durchgeführt.

Unter solchen Bedingungen nähert sich die Körpertemperatur bei unreifen Frühgeborenen erst in der 3. Lebenswoche der 36°-Linie und stellt sich erst in der 4. Woche zwischen 36° und 37° ein. Nur bei reiferen Kindern zwischen 2000 g und 2500 g tritt schon zwischen dem 3. und 5. Tage eine spontane Erwärmung auf 36—37° ein. Wesentliche Aufzuchtsunterschiede gegenüber normal erwärmten Frühgeborenen ergaben sich nicht.

Crosse ist der Meinung, daß man *Wärme zuführen* sollte, *wenn* die *Temperatur unter 35,5° C* abzusinken droht. Nach einer eingetretenen Unterkühlung infolge fehlerhaften Transportes ist es sicher nicht falsch, die Körpertemperatur durch vorsichtige Wärmezufuhr in den ersten 2 Tagen über diese Schwelle zu heben, was sich im Inkubator ohne Gefahr einer Überhitzung leicht erreichen läßt, wenn man ihn auf 34—35° und 70—90% Luftfeuchtigkeit bei 35—40% Sauerstoff einstellt. Gleichzeitig lassen sich damit auch die meist bei Unterkühlung vorhandene Cyanose und Kreislaufbeeinträchtigung am schnellsten beseitigen. Über die Erwärmung mit Wärmflaschen s. S. 267. Von 38° auf 40° protrahiert ansteigende *Erwärmungsbäder* halten wir für *unnötig* und bei den von Untertemperaturen besonders betroffenen unreifen Frühgeborenen wegen der damit verbundenen Manipulationen für *nicht ungefährlich*, vor allem da sich mit tiefen Temperaturen häufig intrakranielle Blutungen, Infekte oder andere Erkrankungen koordiniert finden [*1861*], was im Einzelfall anfänglich nicht zu entscheiden ist. Tatsächlich ist die Sterblichkeit unterkühlt aufgenommener Frühgeborener erheblich höher als bei nicht unterkühlten Frühgeborenen. Das hängt mit solchen Komplikationen zusammen. Unter diesen Umständen ist die Prophylaxe der Frühgeborenen-Unterkühlung ein besonders wichtiges Problem. Sinkt trotz lückenloser Wärmekette zwischen Entbindung und Frühgeborenenstation die Körpertemperatur ab, dann ist ein gewaltsames Anheben in den ersten Lebenstagen sicher nicht indiziert.

Krämpfe treten bei Frühgeborenen häufiger als bei Reifgeborenen auf, in erster Linie *geburtstraumatischer Ursache*, vor allem wenn die Iktus unmittelbar oder kurz nach Geburt oder in den ersten Lebenstagen beobachtet werden und mit anderen Zeichen, wie unregelmäßige Atmung, motorische Unruhe, häufiges Erbrechen, schwaches Wimmern, manchmal cerebrales schrilles Schreien, gespannte Fontanelle, ungleiche Pupillenweite, differente oder fehlende Lichtreaktion der Pupillen oder Spontannystagmus koordiniert sind. Dann ist nach den Richtlinien der Behandlung geburtstraumatischer Blutungen vorzugehen (s. S. 198). Eine Lumbalpunktion ist nur bei Verdacht auf *Meningitis* indiziert. Neben *Allgemeininfektionen* ist bei Frühgeborenen auch die Möglichkeit eines *Kernikterus* ohne Blutgruppeninkompatibilität zu bedenken, und schließlich tritt auch bei unreifen Kindern die *Neugeborenentetanie* infolge vorübergehender Hypocalcämie auf, wenn auch fast nie bei Muttermilchfütterung oder bei vorschriftsmäßig verdünnter künstlicher Nahrung. Trotz der Besonderheiten des Kohlenhydratstoffwechsels kommen *hypoglykämische Krämpfe* bei Frühgeborenen *praktisch nicht* vor.

Eine *Durchfallserkrankung* ist bei Frühgeborenen immer lebensbedrohlich. Wegen der Gefahr einer infektiösen Enteritis sind deshalb durchfallskranke Frühgeborene *sofort* aus der Pflegeeinheit zu *isolieren* und unter besonders sorgfältiger Überwachung des Flüssigkeitshaushaltes nach den Regeln der Dyspepsiebehandlung zu versorgen. Bei der noch großen Labilität des Wasserhaushaltes darf man sich nicht zu spät zur parenteralen Behandlung (Dauertropf) entschließen.

Die *retrolentale Fibroplasie* stellt eine der tragischsten, durch ärztliche Maßnahme hervorgerufenen Komplikationen bei der Frühgeborenenaufzucht dar, weil sie zur sicheren Blindheit führt, wenn nicht schon ihre ersten Zeichen erkannt und Maßnahmen gegen das Fortschreiten getroffen werden. Prädestiniert sind Kinder niederer Gewichtsklassen.

Die *ersten Symptome* spielen sich an der Retina in Form einer Proliferation des Capillarendothels ab (I. Stadium), die zu varicösen Erweiterungen und zur Bildung neuer Gefäße führt. Ohne weitere entzündliche Erscheinungen schließt sich daran ein deutliches Ödem der Netzhaut mit umschriebenen Hämorrhagien und Eintrübungen im Glaskörper an (II. Stadium). Schließlich kommt es zu präretinalen und Glaskörperblutungen, wobei unter Bindegewebsproliferationen Retinacapillaren in den Glaskörper einsprossen (III. Stadium). Im IV. Stadium kommt es zu einer fast totalen Netzhautabhebung und das V. Stadium, die Erblindung, kann zusätzlich noch eine Irisatrophie, einen Katarakt, hintere Synechien und ein Sekundärglaukom aufweisen.

Die ersten beiden Entwicklungsstufen sind rückbildungsfähig, von der beginnenden Netzhautablösung an besteht keine Rückbildungsmöglichkeit mehr. Die ursprüngliche Namensgebung bezieht sich auf den Endzustand [*1801*a], während der nur mit dem Augenspiegel rechtzeitig zu erkennende Frühzustand besser den Namen einer *Retinopathie des Frühgeborenen* verdient [*1623a*]. Befallen werden immer beide Augen, allerdings kann der Schweregrad verschieden groß sein. In jedem Stadium ist ein Sistieren des Prozesses möglich.

Die *ersten Zeichen* werden schon in der *2.—3.*, spätestens *6. Lebenswoche* bemerkbar. Dabei besteht eine Abhängigkeit einmal von der Konzentration und Dauer der dem Frühgeborenen verabfolgten Sauerstoffgabe, dann auch vom Reifegrad des Augenfundus, der *zwischen der 24. und 34. Schwangerschaftswoche besonders empfänglich für* diese *Sauerstoffschädigung* ist [*1058, 1224, 1245, 1436, 1650, 1666, 1672, 1797, 1852*]. Gefährdet sind *Frühgeborene unter 1500 g, bei denen Sauerstoff länger als 5—10 Tage und höher konzentriert als 40% gegeben wurde.*

Diese Erfahrung läßt sich auch an neugeborenen Tieren bestätigen [*1058, 1650*]. Daß neben der Sauerstoffkonzentration auch der Reifegrad der Retina eine Rolle spielt, wird daraus evident, daß bei Zwillingen das kleinere Kind stärker befallen wird [*1436*].

Eine hohe Sauerstoffkonzentration in der Atemluft hat bei der nicht ausgereiften Retina einen eindeutig *vasoconstrictorischen Einfluß*, so daß trotz des Sauerstoffüberangebots eine lokale und relative Hypoxie bei der Pathogenese des Krankheitsbildes eine Rolle spielt, die man auch daraus erkennt, daß ein plötzliches Verlegen der Kinder aus dem Inkubator, ohne eine genügende Akklimatisierung an die gewöhnliche Luft, schon nach 48 Std deutliche Fundusveränderungen hervorruft, die sich nach Rückverlegung in den Inkubator wieder zurückbilden [*1797*]. Deshalb hat auch das langsame Senken der ursprünglich verwendeten Sauerstoffkonzentration nach längerem Aufenthalt im Sauerstoffzelt einen günstigen Einfluß [*1666*].

Die *Prophylaxe* des Leidens ist bei dieser eindeutigen Pathogenese einfach: Sauerstoff darf nur auf ärztliche Anordnung in einer Konzentration von höchstens 30—40% gegeben werden (laufende Kontrolle ist notwendig). Ein langsames Herabsetzen des O_2-Partialdrucks nach Beendigung der Therapie ist unumgänglich. Dauer und Konzentration der Sauerstoffanwendung sind so stark wie möglich zu beschränken. Die ersten Symptome der Krankheit sind um so später zu erwarten, je geringer das Geburtsgewicht ist, nach ungefähr 5 Wochen in der Gewichtsklasse von 1700—2000 g, nach 9 Wochen bei Kindern unter 1000 g [*1676a*]. Wird das Frühstadium nicht erkannt, macht sich die *zunehmende Sehschwäche* erst zwischen dem 5. und 6. Lebensmonat als bleibend *unkoordinierte Augenbewegungen*, unregelmäßiger *Nystagmus* und schließlich durch *Lichtscheu* und das *okulo-digitale Phänomen* bemerkbar, das bei angeborener oder früh erworbener Blindheit auftritt und in einem Bohren der Finger in der Augenhöhle und fächerartigen Bewegungen der Hand direkt vor dem Auge besteht.

Differentialdiagnostisch sind das Retinoblastom, der kongenitale Katarakt, die Toxoplasmose und die luische Chorioretinitis auszuschließen. *Eine wirkungsvolle Therapie existiert noch nicht.* ACTH und Cortisön, Vitamin E sind mit [*1391*] und ohne Erfolg versucht worden.

11. Die Prognose Frühgeborener

Die *Frühsterblichkeit* hängt in erster Linie vom Geburtsgewicht ab. Andere Faktoren, wie pränatale Infektionen oder angeborene Mißbildungen spielen dagegen eine geringere Rolle. Von großer Bedeutung sind auch die Aufzuchtsbedingungen in ihrer Abhängigkeit von der sozialen Situation der Familie und des betreffenden Landes. Beim statistischen Vergleich der Aufzuchtsergebnisse verschiedener Frühgeborenenzentren ist die Zusammensetzung des jeweiligen aufgenommenen Frühgeborenengutes wichtig. Deshalb schwanken solche Angaben über die Frühgeborenenletalität zwischen 8 und 44% [*1226, 1651*]. Selbst in einzelnen Frühgeborenenstationen kann durch Änderung des Aufnahmegutes infolge häufigerer Einweisung ursprünglich als nicht lebensfähig angesehener Frühgeborener, durch Besserung der Transporteinrichtungen oder engere Zusammenarbeit mit geburtshilflichen Anstalten eine erhebliche Änderung der Aufzuchtsergebnisse eintreten, ohne daß sich die Pflegebedingungen selbst verändert haben. Als ungefährer Anhalt über die *Veränderung der Letalität Frühgeborener* unter den im Laufe der Jahre verbesserten Pflegebedingungen seien die Zahlen von CROSSE angegeben (s. Tabelle 32). Den *Anteil der einzelnen Gewichtsklassen* an der Gesamtletalität s. Tabelle 33 [*1649*]. Danach scheinen die zu Hause entbundenen Kinder eine größere Lebenserwartung zu besitzen, während tatsächlich bei dieser Gruppe ein ausgelesenes Krankengut besteht, weil nur die Kinder zur

Tabelle 32. *Frühgeborenensterblichkeit in Birmingham von 1947—1955 [1180]*

Jahr	1947 %	1949 %	1951 %	1952 %	1953 %	1954 %	1955 %
Perinatale Sterblichkeit der Frühgeborenen[1] . .	30,98[2]		30,37	29,97	30,83	28,29	29,21
Frühgeborenensterblichkeit[2], 2.—4. Lebenswoche	21,4	17,9	19,6	17,9	17,9	15,4	15,4
Letalität nach der 4. Lebenswoche	4,6	2,99	2,87	2,46	1,63	1,52	1,72

[1] Totgeborene und Todesfälle in der 1. Lebenswoche.
[2] Prozent der Lebendgeborenen.

Tabelle 33. *Letalität in den verschiedenen Gewichtsklassen und Einfluß des Entbindungsortes auf die Statistik [1649]*

Gewichtsklasse g	Klinikentbindung, Letalität %	Hausentbindung, Letalität %
500	100	100
500—1000	90	76
1000—1500	46	29
1500—2000	9	9
2000—2500	5[1]	13[2]

[1] Ungefähre Zahl, weil nur Gewichtsklasse 2000—2270 g registriert.
[2] Meist eingewiesen als „krank, Mß-i bildung, Geburtstrauma“.

Beobachtung kommen, denen der entbindende Arzt eine gewisse Lebensfähigkeit zutraut, und die den Transport überstanden haben, während bei Klinikentbindungen alle in Frage kommenden Frühgeborenen aufgenommen werden. Auch Frühgeborene unter 1000 g haben bei sachgemäßem Transport und modernen Aufzuchtsmethoden eine nicht geringe Überlebenschance (s. Tabelle 34). Das Aufzuchtsergebnis bei weiblichen Frühgeborenen ist in allen Gewichtsklassen besser als bei Knaben (s. Tabelle 35 nach [*1180*]). In der Gewichtsklasse unter 2500 g haben *Mehrlingsgeburten* eine geringere Sterblichkeit als Einzelgeborene, weil sie eine längere Tragzeit hinter sich haben, während bei Kindern über 2500 g Zwillingsgeburten wohl als Folge des Geburtstraumas, eine deutlich höhere Letalität (4,8%) als einzeln geborene Kinder (0,7%) besitzen [*1180*].

Tabelle 34. *Lebenserwartung bei Frühgeborenen in der Gewichtsklasse < 1000 g [1521]*

Jahr	Anzahl der Frühgeborenen		davon			
			Kliniksentbindung		Eingewiesen	
	Gesamt	Überlebend	Gesamt	Überlebend	Gesamt	Überlebend
1940—1947	128	19 (14,8)	126	18 (14,3)	2	1
1948—1955	230	54 (23,5)	108	24 (22,2)	122	30 (24,6)

Tabelle 35. *Lebenserwartung bei Frühgeborenen unter 1000 g in Abhängigkeit vom Geschlecht des Kindes [1521]*

Jahr	Anzahl der Frühgeborenen		Männlich		Weiblich	
	Gesamt	Überlebend	Gesamt	Überlebend	Gesamt	Überlebend
1940—1947	128	19 (14,8)	61	5 ((8,2)	67	14 (20,8)
1948—1955	230	54 (23,5)	108	20 (18,5%)	122	34 (27,9)

Nach den ersten schwierigen Lebenswochen besteht bei Frühgeborenen im allgemeinen ein besonders beschleunigtes Gewichts- und Längenwachstum. Von Frühgeborenen mit einem Geburtsgewicht über 1500 g wird nach einem Lebensjahr im allgemeinen die normale Entwicklungsstufe erreicht. *Unreife Kinder* dagegen zeigen in Abhängigkeit vom Geburtsgewicht eine *verzögerte Entwicklung*, vor allem der Statik [*1465*]. Bei deutlich größerer Wachstumstendenz männlicher Frühgeborener bleiben allgemein diese unreifen Frühgeborene bis zum 3. Lebensjahr in der Entwicklung hinter Reifgeborenen zurück, wobei vor allem das Knochenalter hinter dem Größenwachstum herhinkt.

In bezug auf die *Spätprognose* steigt die Lebenserwartung mit zunehmender Reife bei der Geburt gleichmäßig an. Eine Begünstigung der im 6. Schwangerschaftsmonat geborenen Kinder liegt nicht vor [*1661*]. In den ersten 2 Lebensjahren verbringen Frühgeborene durchschnittlich $3^1/_2$mal soviel Zeit im Krankenhaus wie Reifgeborene [*1219*]. Auch in den ersten 5 Jahren erleiden die Frühgeborenen *mehr Infektionen*, besonders der oberen Luftwege, und häufigere Darmerkrankungen, während in der Morbidität und Mortalität bei Masern, Pertussis [*1220*] und Tuberkulose [*1044*] keine verwertbaren Unterschiede bestehen. Die *Möglichkeit eines Hirnschadens* korreliert ebenfalls mit dem Geburtsgewicht und besteht in der Häufigkeit von 5—33% der überlebenden Frühgeborenen. Recht häufig lassen sich später leichte *EEG-Veränderungen* nachweisen, ohne daß neurologisch krankhafte Befunde außer einem gelegentlichen Strabismus zu erheben sind [*1601*]. In der *geistigen Entwicklung* zeigt sich im Schulalter prozentual etwas weniger häufig ein normaler oder übernormaler

Entwicklungs- und Intelligenzquotient als bei Reifgeborenen [*1221*, *1353*]. Auch ist die Anzahl der Anstaltspfleglinge, Spastiker, erziehbaren und unerziehbaren Geistesschwachen bei Frühgeborenen mit 3,5% größer als bei Reifgeborenen (0,7%) nach [*1044*]. Noch *im Erwachsenenalter* lassen sich in der körperlichen Entwicklung Unterschiede nachweisen: Ehemalige Frühgeborene sind durchschnittlich leichter und kleiner, aber genauso leistungsfähig wie rechtzeitig geborene Militärpflichtige [*1044*]. Auch in sozialer Hinsicht und im Hinblick auf die Fähigkeit, sich im Leben später durchzusetzen, besteht kein nachweisbarer Unterschied zwischen Frühgeborenen und Reifgeborenen [*1044*, *1219*], so daß nach Überwindung der perinatalen Gefahren und nach Überstehen der größeren Anfälligkeit der ersten Lebensjahre die Lebenserwartung für die überlebenden Frühgeborenen nicht schlechter als für reifgeborene Kinder ist. Unter den heute möglichen Aufzuchtsbedingungen kann die Lebensfähigkeit eines Frühgeborenen nicht durch Maße oder Zahlen bestimmt werden, so daß jedes lebendgeborene Kind als lebensfähig zu behandeln ist. Ein normales Leben kann heute auch in einem sehr unreifen Zustand begonnen werden [*1640*].

F. Die Ernährungsstörungen des Säuglings

I. Pathophysiologische Vorbemerkungen

In keinem Lebensabschnitt treten Störungen in der Ernährung und Durchfallserkrankungen häufiger als im Säuglingsalter auf, und nie führen derartige Krankheiten schneller zu funktionellen Ausfallserscheinungen, Beeinträchtigungen des intermediären Stoffwechsels, zu Verlust von Körpersubstanz oder gar zum Tode. Neue Kenntnisse auf dem Gebiet der Verdauungsphysiologie des Säuglings und der Pathogenese infektiöser Darmerkrankungen haben dazu geführt, daß diese das erste Lebensjahr so bedrohenden Krankheiten des Verdauungssystems in den letzten Jahren an Bedeutung für die Säuglingsletalität verloren haben. So hat nicht nur die Erkrankungshäufigkeit an Ernährungsstörungen abgenommen, sondern neue therapeutische Möglichkeiten haben die Letalität selbst der schwersten Form der Säuglingsenteritis bei hospitalisierten Säuglingen auf 4—6% gesenkt, während sie noch um die Jahrhundertwende bei 90% lag, so daß es damals selbst Univ.-Kliniken gab, die kranke Säuglinge nicht aufzunehmen wagten. Diese Fortschritte behalten aber nur ihre praktische Bedeutung, wenn der Pädiater die altersentsprechende Reaktion des Säuglings, bei der Ernährung, bei Infektionen und Durchfallserkrankungen kennt und sie bei Prophylaxe und Therapie berücksichtigt. So wird es gerade in diesem Kapitel notwendig sein, häufig auf die im ersten Teil geschilderten Fakten der Säuglingsphysiologie zurückzugreifen, denn es ist auch auf dem Gebiet der Ernährungsstörungen im Säuglingsalter heute nicht mehr möglich, nur mit der eigenen Empirie oder der traditionsmäßig weitergegebenen Erfahrung einer bestimmten Schule optimale Erfolge zu erreichen.

1. Begriffsbestimmung

Alle bisher bekannten biologischen Daten bestätigen die Erfahrung, daß die physiologische Belastung des menschlichen Organismus durch die Adaptation an das extrauterine Leben und die Umstellung auf die orale Ernährung so groß ist, daß im 1. Trimenon fast die Grenze der funktionellen Leistungsfähigkeit erreicht wird, und zusätzliche Anforderungen, etwa durch Infektionen, ungeeignete Ernährungsformen, ungünstige klimatische und pflegerische Bedingungen, zu einer Überschreitung dieser Belastungsgrenze führen müssen. Eine solche *Toleranzüberschreitung* wirkt sich hemmend auf die werdenden Funktionen des Organismus aus, wird aber in einer Störung der Verdauungsfunktionen besonders auffällig sichtbar, auch wenn die eigentliche Toleranzüberschreitung nicht im Funktionsbereich des Magen-Darmtraktes eingetreten ist. Umgekehrt zieht eine Belastung des Magen-Darmtraktes oder der Verdauungsfunktionen überhaupt, vor allem beim jungen Säugling, obligat den ganzen Organismus in Mitleidenschaft. Mit zunehmendem Alter verringert sich diese Toleranzschwäche und löst sich die enge Verknüpfung zwischen Verdauungs- sowie Ernährungsfunktionen und körperlicher Leistungsfähigkeit, Gewichtszunahme, Wachstum und Infektionsabwehr. Nur bei konstitutionell abwegigen Kindern bleibt sie noch lange über das 1. Lebensjahr hinaus bestehen. A. CZERNY hat deshalb unter dem Begriff einer „*Ernährungsstörung*" alle exogenen und endogenen Belastungen zusammengefaßt, die zu einer Beeinträchtigung des Stoffwechsels und der Verdauungsfunktionen in diesem Lebensabschnitt führen. Die Funktionsstörung greift bis in die intracellulären Stoffwechselvorgänge ein (Dysergie).

Die „*Ernährungsstörung*" ist also zu definieren als der krankhafte Zustand eines Säuglings — ausnahmsweise auch Kleinkindes —, der in seinem funktionellen Verhalten endogen oder exogen durch Überschreitung seiner Belastungsgrenze so beeinträchtigt ist, daß eine Gedeih- und Ansatzstörung, oft auch anomale Verdauungsvorgänge, auftreten. Dabei spielen die gefürchteten schlechten durchfälligen Stühle eine so zentrale Rolle, daß vor allem im angloamerikanischen Schrifttum für die akuten Formen der Ernährungsstörungen nur Bezeichnungen wie unspezifische oder spezifische Durchfallserkrankungen des Säuglings (Cholera infantum, Säuglingsdysenterie, Säuglingsgastroenteritis, Ileocolitis, Shigellosis) existieren, während man den Begriff Ernährungsstörung nur für die chronischen Formen verwendet.

2. Die Ätiologie der Ernährungsstörungen

CZERNY und KELLER [*1183*] haben 1924 eine Einteilung der Ernährungsstörungen nach ätiologischen Gesichtspunkten vorgeschlagen, die heute noch eine gewisse didaktische Bedeutung besitzt. Danach unterscheidet man Ernährungsstörungen:

1. Ex alimentatione. Exogen bedingte Störungen infolge Überschreitung der Toleranzgrenze durch fehlerhafte Ernährung (Überfütterung, qualitative Fehlernährung, calorische oder partielle Unterernährung, Vitaminmangel).

Diese Gruppe ist in den zivilisierten Ländern heute klein geworden, da die zunehmende Verbreitung der Kenntnisse über eine rationelle und altersentsprechende künstliche Ernährung des Säuglings von so großer prophylaktischer Bedeutung ist, daß praktisch nur unter sehr ungünstigen Bedingungen der sozialen Umgebung oder bei Unbelehrbarkeit der Mutter rein alimentär bedingte Ernährungsstörungen eintreten.

2. Ex infectione. Ebenfalls exogene Belastungen des Säuglings durch enterale Infektionen (Enteritis infectiosa, Dysenterie, Colidyspepsie) oder Infektionen außerhalb des Verdauungstraktes, die entweder als Virusinfektionen auf dem Weg der Generalisation auch den Verdauungskanal mitbefallen (parenterale Infektionen im weiteren Sinne) oder aber als lokalisierte, in der Regel bakterielle Organerkrankungen außerhalb des Verdauungstraktes (eigentlich parenterale Infektionen) auch enteral wirksam werden. Neben diesen beiden Möglichkeiten spielt der „Fokalinfekt" pathogenetisch eine unbedeutende Rolle.

Der größte Teil der Ernährungsstörungen und Durchfallserkrankungen im Säuglingsalter wird durch Infektionen verursacht, wie sich schon aus den günstigen Folgen einer antibiotischen Therapie gezeigt hat. Dieser Anteil nimmt noch zu, da neue Kenntnisse auf dem Gebiet der virusbedingten Ernährungsstörung viele früher anders eingruppierte Durchfallskrankheiten im Säuglingsalter heute hier einzuordnen erlauben.

3. E constitutione. Endogene Belastungen, die bestimmte Kinder (exsudative Diathese, Ekzemkinder, dysplastische Kinder oder Frühgeborene) so prädisponieren, daß es nur eines geringen äußeren Anstoßes bedarf, um eine Ernährungsstörung auszulösen. Ein solcher Anlaß kann bei diesen Kindern schon eine altersentsprechende Narhung sein, die von normalen Altersgenossen ohne weiteres vertragen wird.

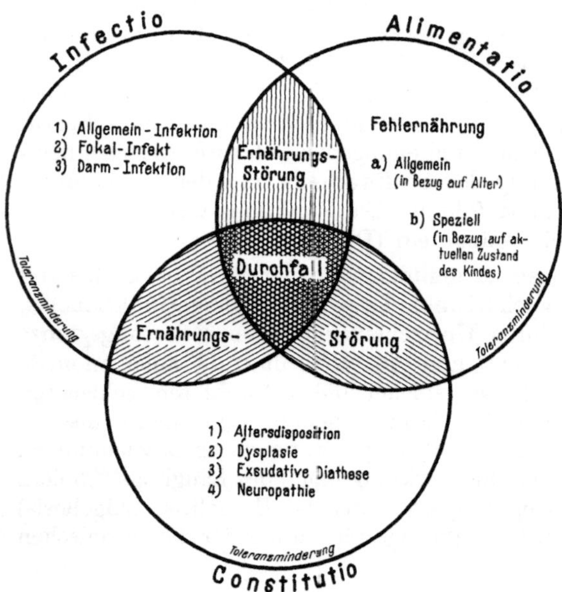

Abb. 24. Ätiologie der Ernährungsstörungen und Durchfallserkrankungen

Abgesehen vom didaktischen Wert hat diese Einteilung für die Praxis heute keine große Bedeutung mehr, da zumindest zwei der herausgestellten Ursachenkomplexe bei der Ätiologie einer Ernährungsstörung oder Durchfallserkrankung immer eng verknüpft sind.

Selbstverständlich führt eine echte Fehlernährung zu einer Toleranzverminderung, aber sie reduziert auch die Abwehrbereitschaft des Säuglings gegen das Angehen unvermeidlicher Infektionen, so daß diese dann erst die auslösende Ursache für die Durchfallserkrankung darstellen. Umgekehrt führt bei bestehenden Infektionen das Weiterfüttern der altersentsprechenden Ernährung wegen der infektionsbedingten Toleranzverminderung zur Durchfallserkrankung, und schließlich läßt sich selbst bei diätetisch richtigem Verhalten bei einem infektkranken Säugling eine Ernährungsstörung schlecht oder überhaupt nicht verhüten, wenn es sich um ein konstitutionell minderwertiges Kind handelt. Auch verursacht nicht jede Infektion, sei sie nun enteral oder generalisiert durch Virusarten oder parenteral im engeren Sinne, zu einer erkennbaren Ernährungsstörung oder Durchfallserkrankung. Durchfälle treten mit Sicherheit erst dann auf, wenn die Altersdisposition oder konstitutionelle Veranlagung des Kindes dies begünstigt oder eine Fehlernährung gegeben wird, die vom nichtinfizierten Kind noch toleriert wurde. Dieses enge Ineinandergreifen der ätiologischen Faktoren ist in dem Schema der Abb. 24 graphisch dargestellt.

Die *Ätiologie* einer Ernährungsstörung ist in der Regel *nicht in einem einfachen Kausalzusammenhang zu suchen,* da fast immer mehrere Faktoren eine gemeinsame Grundlage bilden. Nur die auslösende Ursache kann bei manchen Fällen mehr oder weniger erkennbar werden, während bei anderen auch sie verborgen bleibt.

3. Einteilung der Ernährungsstörungen

Im Hinblick auf die Schwierigkeiten einer ätiologischen Klärung ist es wahrheitsgerechter und für das therapeutische Vorgehen günstiger, eine *Einteilung nach dem klinischen Bild* zu treffen. Die ursprünglich von FINKELSTEIN angegebene

Aufgliederung in akute und chronische Formen war zwar auch ätiologisch gemeint, da er die akuten Formen durch Störungen des Wasserhaushaltes und die chronischen durch Beeinträchtigungen des Bestandes an festen Stoffen hervorgerufen glaubte, eine Auffassung, die sich als unhaltbar erwiesen hat, aber seine Einteilung hat sich für die Praxis als nützlich erwiesen. Er unterscheidet:

1. Die akute Durchfallserkrankung (akute Diarrhoe des Säuglings) mit den Untergruppen

a) leichte Form: Dyspepsie,

b) schwere Form: Intoxikation (akute Dehydration, Exsiccose, Coma dyspepticum, Dyspepsie mit toxischer Allgemeinreaktion).

2. Die chronische Ernährungsstörung (Ansatzstörung)

a) leichte Form: Dystrophie,

b) schwere Form: Atrophie.

Zwischen der akuten Durchfallserkrankung und den chronischen Ernährungsstörungen bestehen pathogenetisch und ätiologisch grundsätzliche Unterschiede. Sie stehen nur insofern in Zusammenhang, als wiederholte akute Durchfallserkrankungen zur Dystrophie führen, und umgekehrt dystrophe Kinder besonders anfällig für rezidivierende Durchfallserkrankungen sind. Beide Gruppen aber zeigen fließende Übergänge zwischen den leichten und schweren Formen und die Grenzziehung erfolgt aus didaktischen Gründen mehr oder weniger willkürlich.

II. Die akuten Durchfallserkrankungen im Säuglingsalter

1. Pathogenese

a) Die Toleranzverminderung

Im Gegensatz zu den vielfältigen auslösenden Ursachen einer akuten Durchfallserkrankung ist ihre Pathogenese von relativ großer Einförmigkeit. Immer besteht ein *Mißverhältnis zwischen zugeführter Nahrungsmenge* und *-art und Leistungsfähigkeit des Verdauungs- und Stoffwechselapparates*, also eine *Toleranzüberschreitung*, selten in Form eines Luxusangebotes, meist infolge Toleranzminderung des Säuglings selbst. Diesem Absinken der Toleranz entspricht ein Nachlassen der Sekretion von Verdauungsfermenten in Magen, Darm und Pankreas im Sinne einer Regression im normalen Reifungsprozeß der Fermentproduktion in den Zustand eines bereits zurückliegenden Lebensabschnittes. Diese Regression macht sich außerdem auch in Störungen des Zell- und Intermediärstoffwechsels bemerkbar. Symptome sind:

1. Verminderung der Salzsäurenproduktion und Kathepsinaktivität [*1864*] der Magenschleimhaut und Herabsetzung der äußeren Sekretion des Pankreas [*1108, 1099*].

2. Störungen im Stickstoffhaushalt mit Anstieg [*1734*] oder Abfall [*1857*] der Blutaminosäurenwerte, mit erhöhter Aminoacidurie, vor allem von Tryptophan, Histidin, Lysin, Methionin, Aminobuttersäure [*1153, 1455*], erhöhter Ausscheidung von biogenen Aminen [*1455*] und Harnsäure [*1100, 1336*], deutlicher Zunahme der Gesamtstickstoffausscheidung im Urin mit Umkehr des Tagesrhythmus als Zeichen der intermediären Stoffwechselstörung des Eiweißstoffwechsels [*1455*] und Absinken der Stickstoffbilanz.

3. Abnahme der Kohlenhydrattoleranz.

4. Verschlechterung des Ausnützungskoeffizienten von Fett und Lipoiden [*1482*] und Verminderung der Gallensäureproduktion [*1222, 1223*].

5. Störungen im Mineralstoffwechsel.

Diese Zeichen der Toleranzminderung lassen sich bereits in der Inkubationszeit, besonders bei Viruserkrankungen nachweisen [*1482*] und bewirken, daß die bis zum Eintreten der parenteralen Infektion gefütterte Nahrung nicht mehr zum gleichen Ansatz führt, daß sie nicht mehr im gleichen Umfang und mit derselben Geschwindigkeit abgebaut, resorbiert und in die Körpersubstanz eingebaut wird, so daß sie in steigender Menge ungenützt zur Ausscheidung gelangt.

b) Die Pathogenese der Durchfälle

Für die Beschaffenheit der Stühle spielen die oben geschilderten, vor der Durchfallserkrankung bereits nachweisbaren und bis in die Rekonvaleszenz dauernden Störungen im Intermediärstoffwechsel nur eine indirekte Rolle. Entscheidend dagegen ist die durch den mangelhaften fermentativen Abbau verursachte *Veränderung des Darminhaltes* im Verhältnis zum jeweiligen Darmabschnitt. Während normalerweise ein harmonischer Synergismus zwischen Darmsaftsekretion, Darmmotorik, Fermentation und Resorption dafür sorgt, daß in jedem Darmabschnitt ein dafür typischer Chymus gelangt, verursacht ein als Folge der akuten Ernährungsstörung verlangsamt ablaufender Fermentationsprozeß und eine verzögerte Resorption [*1212*] bei noch normaler Peristaltik, oder die etwa durch eine akute Darminfektion beschleunigte Dünn- und Dickdarmpassage [1209] bei noch normal ablaufendem Fermentationsprozeß, daß in die unteren Dünndarmabschnitte ein Chymus gelangt, der immer mehr schlecht emulgierte Fette, nur teilweise phosphorylierte Fettsäuren und unvollständig gespaltene Polysaccharide oder Proteine enthält und schon durch sein verändertes p_H einen motorischen Reiz für die Darmwand darstellt, dann aber auch den in den unteren Darmabschnitten vorhandenen Darmkeimen ein willkommenes Nährsubstrat liefert. Eine reaktiv eintretende Peristaltikbeschleunigung erlaubt dann dem Fermentationsprozeß immer weniger, zu seinem natürlichen Ende zu gelangen, so daß der Anteil an unverdauten oder partiell verdauten Nahrungsbestandteilen im Chymus immer mehr zunimmt.

Dadurch wird auch die sehr milieuabhängige normale Darmflora verdrängt, weil als Folge des veränderten physiko-chemischen Verhaltens des Chymus in bezug auf seine Pufferungskapazität und Wasserstoffionenzahl nun auch ohne exogene Invasion funktionell abartige Colikeime, die in der Pathogenese der Durchfallserkrankungen eine besondere Rolle spielen, überwuchern können. Beim Brustkind wird die Bifidumflora durch Coliarten verdrängt, beim künstlich ernährten Säugling mit seiner Mischflora aus acidophilen Bakterien (Azidophilum, Bifidum, Milchsäurestreptokokken u. a.) und Keimen aus der Coli lactis aerogenes-Gruppe nimmt die Colivegetation zu. Diese Änderung der Darmflora kann also, wie bei den parenteralen Infektionen, allein die Folge des mangelhaften fermentativen Abbaues der Nahrung sein. Bei infektiösen Enteritiden wird sie entsprechend durch das schnelle Überwuchern der eingedrungenen pathogenen Keime erzeugt. Beides ist aber dann besonders ungünstig, wenn es zu einer *Keimbesiedlung der oberen Dünndarmabschnitte* kommt, die beim gesunden Säugling durch die natürliche Bakterizidie des Magen- und Duodenalsaftes gegenüber Colibacillen [*1111, 1600*], vielleicht auch durch eine Schleimhautresistenz, vor einer Keimaszension bzw. Keimbesiedelung geschützt sind.

Diese *bactericide Kraft* wird nicht durch 80°, aber durch 100° Wärme zerstört, durch 50fache Verdünnung in ihrer Wirksamkeit nur wenig verändert und ist nicht dialysabel, also wohl an Eiweiß gebunden. Bei akuter Dyspepsie mit Allgemeinerscheinungen toxischer Art sinkt ihre Aktivität oder verschwindet ganz [*1600*], und zwar noch vor der Bakterieninvasion. Die speziell gegen Coli gerichtete Bakterizidie scheint vor allem im Magensaft lokalisiert zu sein, wobei ihre Funktion nicht allein vom Salzsäuregehalt abhängt, während der Duodenalsaft nur geringe wachstumshemmende Eigenschaften gegenüber Coli besitzt [*1111*]. Diese speziell gegen Coli vorhandene Aktivität kann zwar bei dyspeptischen Säuglingen mit Colibacillenbefund in Magen und Duodenum, aber auch bei völlig gesunden Säuglingen fehlen, die dann vermutlich einer oralen Coliinfektion ungeschützter gegenüberstehen [*1111*].

Über die *Bedeutung der endogenen Keimaszension* für das Auftreten von Durchfallserkrankungen wird noch diskutiert. Sie spielt wohl *neben der oralen Infektion* mit pathogenen Keimen *eine kleine Rolle.*

Die Änderung der Darmflora in ihrer qualitativen Zusammensetzung ist pathogenetisch dagegen von größerer Bedeutung, weil alle Keime der Coli aerogenes-Gruppe, um die es sich hauptsächlich dabei handelt, im Gegensatz zu den acidophilen Darmkeimen sowohl Eiweiß als auch Kohlenhydrate leicht abzubauen vermögen.

Der *bakterielle Eiweißabbau (Fäulnis)* setzt Substanzen frei, die als biogene Amine bei der Pathogenese der toxischen Säuglingsenteritis eine große Rolle spielen. In erster Linie handelt es sich dabei um das Histamin, das auf dem Weg der bakteriellen Decarboxylierung durch E. coli aus Histidin entsteht, und zwar nur im sauren Milieu, so daß eine Keimbesiedlung der oberen Dünndarmabschnitte oder starke Gärungsvorgänge mit Herabsetzung des p_H im Chymus in den unteren Dünndarmabschnitten Voraussetzung sind. Die Fähigkeit zur Histidindecarboxylierung ist bei den verschiedenen Dyspepsiecoliarten recht unterschiedlich z.B. bei O 55 sehr groß [*1612*]. Zusätzlich zur enteralen Histaminentstehung muß aber bei der pathogenetischen Bedeutung des Histamins auch noch ein anderer Faktor eine Rolle spielen, weil oral angebotenes Histamin auch in hohen Dosen durch Acetylierung in der Leber mit Hilfe von Coenzym A zu Acetylhistamin oder mit Hilfe von Bakterienenzymen im Darmkanal unwirksam gemacht wird [*1826*].

Auch das zu den biogenen Aminen gehörende *5-Oxytryptamin*, das *Serotonin*, mit seiner ausgesprochen stark peristaltikbeschleunigenden Eigenschaft scheint in der Pathogenese der Enteritis eine Rolle zu spielen [*1141*], weil es nachweisbar bei dieser Erkrankung vermehrt ausgeschieden wird [*1735*] und auch Symptome erzeugt, die bei der Intoxikation geläufig sind (Durchfälle, Bronchokonstriktion mit Dyspnoe und Tachypnoe, Vasoconstriction und Diuresehemmung). Die aus Arginin und Lysin bei der Fäulnisdyspepsie in großen Mengen entstehende Diamine *Cadavarin* und *Putrescin* können nur beim Darniederliegen der Entgiftungsfunktion in Darmschleimhaut, Leber, Niere und anderen Organen in größeren Mengen in den Organismus gelangen und histaminähnliche Wirkung hervorrufen. Auch die beiden Tryptophanabbauprodukte *Indol* und *Skatol* werden, neben Phenolkörpern, bei Darmfäulnis vermehrt im Urin ausgeschieden, scheinen aber, da sie auch im normalen Intermediärstoffwechsel vorkommen, solange die Entgiftung in der Leber (Bindung an Schwefelsäure und Glucuronsäure) noch ausreicht, ohne Einfluß auf das Krankheitsbild zu sein [*1735*].

Beim *bakteriellen Kohlenhydratabbau (Gärung)* entstehen, neben Kohlensäure, Wasserstoff und Gasen, vor allem niedere Fettsäuren, wie Essigsäure und Milchsäure neben anderen organischen Säuren, und zwar in großen Mengen, die aber bei genügend starker Pufferung (in erster Linie durch eiweißreiche Kost) und durch vermehrte Produktion alkalischer Darmsekrete erst spät zu einer Aciditätszunahme des Darminhaltes führen. Je eiweiß-, vor allem je caseinreicher eine verfütterte Nahrung ist, um so mehr Zucker kann unter dem Schutz dieses starken Puffers bakteriell abgebaut werden, ohne daß durch zunehmende Säuerung des Chymus eine Peristaltikbeschleunigung, eine gesteigerte bakterielle Aminentstehung oder eine Abschwächung der Wirksamkeit einiger Verdauungsfermente zu befürchten ist.

So *hemmt eine kohlenhydratarme*, aber *eiweißreiche Kost Gärungsvorgänge* und *begünstigt den bakteriellen Eiweißabbau*, während eine *kohlenhydratreiche* und *eiweiß-, vor allem caseinarme Nahrung die Gärung fördert.* Unter reicher Coliflora pflegen beide Prozesse nebeneinander vorzukommen, da E. coli, nach der Vergärung vorhandener Zuckerarten und entsprechender Säuerung, die noch vorhandenen Eiweißbestandteile des Darminhaltes unter Aminbildung abbaut und den Chymus zusammen mit den produzierten Darmsekreten wieder alkalisieren kann.

Zusammengefaßt entstehen die Durchfälle als Folge eines physiko-chemischen Prozesses, der mit unvollständiger Fermentation der Nahrung beginnt und über vermehrten bakteriellen Abbau mit konsekutiver p_H-Verschiebung, vermehrter Darmsaftproduktion, beschleunigter Peristaltik, verminderter Flüssigkeitsresorption, einen pathologisch veränderten Chymus erzeugt. Dieser wieder reizt zu vermehrter Darmsaftsekretion und steigert die Peristaltik, so daß schon die normale Resorptionsarbeit des Dickdarms weitgehend beschränkt wird [*1212*], ganz abgesehen von der vermehrt in den Darm ausgeschiedenen Flüssigkeit.

So nimmt der Wassergehalt der Stühle zu, erkennbar an der häufigeren Stuhlproduktion und an der Konsistenzänderung der Stühle. Bei der Größe der Darmsaftsekretion von 1000—1500 ml in 24 Std können dabei große Mengen an Flüssigkeit verlorengehen, die weit über das Volumen der zugeführten Nahrung hinausgehen. So entwickelt sich schnell ein *Circulus vitiosus*, der den Organismus darüber hinaus auch noch mit dem Verlust großer Elektrolytmengen belastet. Dabei beträgt die Einbuße an Mineralsäuren etwa nur die Hälfte bis ein Drittel des Basenverlustes.

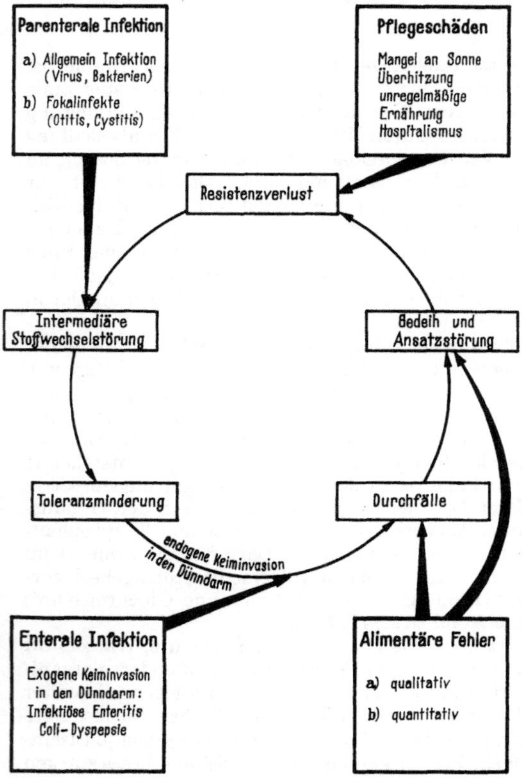

Wasser- und Elektrolytverluste sind die wesentlichsten pathogenetischen Faktoren für den Übergang einer leichten Durchfallserkrankung in das Bild der toxischen Ernährungsstörung. Je nach auslösender Ursache wird dieser pathogenetische Kreislauf an einer anderen Stelle begonnen.

Am häufigsten, im Fall einer parenteralen Virusinfektion, kommt es über die durch intermediäre Stoffwechselstörungen bedingte Toleranzverminderung und Hypofermentie zu Durchfällen. Bei den nicht seltenen enteralen Infektionen durch exogene Keiminvasion in den Darmtrakt führt die Änderung der Darmflora mit Aufkommen von Gärungs- oder Fäulnisvorgängen mit enteritischer Permeabilitätssteigerung der Darmschleimhaut zu einem entsprechenden Circulus vitiosus, und bei den heute seltenen alimentären Fehlern oder allgemeinen Pflegeschäden erzeugt die Zunahme unverdauter Nahrungsbestandteile bei Toleranzüberschreitung oder die eintretende Resistenzminderung gegenüber exogenen Infektionen einen ähnlichen Kreislauf (s. Abb. 25).

Abb. 25. Circulus vitiosus der Ernährungsstörungen

In jedem Fall spielt daneben noch der von Czerny inaugurierte *konstitutionelle Faktor* eine entscheidende Rolle. Er entscheidet letzten Endes darüber, ob es überhaupt zum Auftreten einer Durchfallserkrankung kommt, und in welcher Geschwindigkeit sie sich bei gleichbleibenden auslösenden Momenten entwickelt. Je jünger und unreifer das Kind ist, um so leichter ist der Prozeß auslösbar und um so schneller läuft der Circulus vitiosus ab. Deshalb sind Neugeborene, Frühgeborene und Säuglinge im 1. Trimenon besonders gefährdet, wenn es nicht gelingt, einen Prozeß wirkungsvoll und schnell zu unterbrechen, bei dem der Durchfall nur ein Symptom ist.

2. Die enteral-infektiösen Durchfallserkrankungen („enterale Dyspepsie“)

Vielfach wird die Meinung vertreten, die enterale bakterielle Infektion stehe als Ursache einer akuten Ernährungsstörung so sehr im Vordergrund, daß man berechtigt sei, jede akute Durchfallserkrankung und jede toxische Gastroenteritis in diesem Kapitel zu besprechen. Das ist sicher nicht berechtigt, vor allem wenn man die unter „parenterale Durchfallserkrankungen" zu besprechenden virusbedingten Dyspepsien berücksichtigt. Man kann jedenfalls nicht ohne weiteres aus einer Wirksamkeit antibiotischer Mittel den Schluß auf eine bakterielle Genese einer Durchfallserkrankung ziehen, da auch bei sicher alimentär bedingten Durchfallserkrankungen die eingetretenen und nur bakteriell möglichen Gärungs- und Fäulnisvorgänge mit Hilfe von Antibiotica durch Reduzierung oder Beseitigung der Darmflora unterbrochen werden können. Von enteral-infektiöser Dyspepsie sollte man, um den Begriff nicht zu verwässern, nur dann sprechen, wenn es gelang, pathogene Keime im Stuhl des befallenen Kindes nachzuweisen, oder wenn ein hospitalisiertes Kind im Rahmen einer Infektionskette erkrankte. In dieser Gruppe spielen pathogenetisch die Dyspepsiecoli eine hervorragende Rolle.

a) Die Escherichia coli (Dyspepsiecoli)-Enteritis

α) Begriffsbestimmung

Es ist ein bleibendes Verdienst A. ADAMS, 1927 zuerst auf die ätiologische Bedeutung bestimmter Colitypen für die Pathogenese der Säuglingsenteritis hingewiesen zu haben [*1036*]. Seine, und die 6 Jahre später von GOLDSCHMIDT [*1317*] fortgesetzten und bestätigten Untersuchungen konnten gegenüber der damals herrschenden Schulmeinung von der überragenden Bedeutung alimentärer Ursachen in der Genese von Säuglingsdurchfällen ursprünglich keine Anerkennung finden. Das trat erst nach 1945 auf Grund englischer Untersuchungen und vor allem nach den hervorragenden Antigenanalysen KAUFMANNS und seiner Mitarbeiter KNIPSCHILDT u. VAHLNE [*1424, 1425*] ein.

Danach erfolgt die Differenzierung der E. coli-Typen serologisch mit Hilfe der O-Antigene (Körperantigene), der K-Antigene (Kapsel- oder Hüllenantigene) und der H-Antigene (Geiselantigene). Diese Serotypen lassen sich mit Hilfe von biochemischen Methoden oder durch Bakteriophagen noch weiter differenzieren. Die Bezeichnung des einzelnen Typs erfolgt in der Reihenfolge: O-Antigen, K-Antigen, H-Antigen, so daß mit O 111:B 4:2 alle 3 Antigene gekennzeichnet sind, wobei die letzte Nummer des H-Antigens in eckige Klammern gesetzt wird, wenn bei demselben Typ bewegliche und unbewegliche Kulturen vorkommen. Für den klinischen Gebrauch bestimmt man in der Regel das H-Antigen nicht.

Sichere Erreger epidemischer Säuglingsenteritis sind die pathogenen Colitypen:

O 26: B 6: 11
O 55: B 5: 6
O 86: B 7: 34
O 111: B 4: 2
O 111: B 4: 12
O 119: B 14: 6 [*1396*]
O 127: B 8 [*1286*]

Auch Erkrankungen durch O 25, O 112, O 125, O 126 [*1159*] sind beschrieben worden. Es ist zu erwarten, daß sowohl unter den bisher in der Antigenformel bekannten E. coli-Stämmen noch pathogene Typen identifiziert werden als auch bisher in der Antigenformel unbekannte Coli als Enteritiserreger entdeckt werden. Über die theoretischen und praktischen Grundlagen der Dyspepsiecoli-Untersuchungen s. [*1426, 1612*].

β) Epidemiologie

Das epidemiologische Verhalten der durch E. coli hervorgerufenen Säuglingsenteritis ist von großer praktischer Bedeutung. Die Stämme finden sich mit den für Infektionserreger üblichen epidemischen Schwankungen über die ganze Welt verbreitet. Auch hier hat die Bekämpfung mit wirksamen Antibiotica bereits zu einer Vermehrung der antibioticaresistenten Typen und zu einer Verdrängung der empfänglichen Stämme geführt. Erkrankungen können sporadisch als auch, bei Massierungen von Säuglingen, epidemisch vorkommen. Die Verbreitung findet teils auf dem Weg der *Schmierinfektion*, zum großen Teil aber als *aerogene Staubinfektion* statt.

Eine Entscheidung über die unterschiedliche Bedeutung dieser beiden Infektionswege läßt sich nicht treffen, da die Verbreitung von den örtlichen Pflegebedingungen abhängt. Immerhin sind beim morgendlichen Fertigmachen der Kinder bis zu 1100 Dyspepsiecoli im Kubikmeter Luft gefunden worden, so daß sich für jeden Säugling reichlich Gelegenheit zur Kontaminierung bietet [*1596*], und außerdem Bett und Bettgestell sowie Seitentücher infektiös werden können. Die *Verschleppung* in die verschiedenen Pflegeräume findet *durch die Schwesternschürzen* statt, die immer infiziert sind und damit eine Hauptinfektionsquelle darstellen, wenn sie nicht bei jedem Kind gewechselt werden. Schließlich bildet die Infektion durch *kontaminierte Nahrung* eine Rolle, wenn sie nicht unter aseptischen Kautelen von nicht im Pflegedienst tätigen Schwestern zubereitet oder vor der Verfütterung sterilisiert wird. 25% der Säuglinge im 1. Trimenon und 16% im 2. Trimenon haben mehr als 10000 Coli im ml Magensaft, wobei bei 40% der 3-Monatskinder in den ersten 2 Std nach der Nahrungsaufnahme im Magen noch eine deutliche Keimvermehrung stattfindet [*1681*]. So können auch *Obst- und Gemüsesäfte* als Infektionsquelle in Frage kommen. Schließlich ist *bei der Fütterung*, selbst bei der Verwendung keimfreier Nahrung, eine Infektion dann möglich, wenn die *Sauger* im Zimmer aufbewahrt werden und außer der Luftinfektion auch der Kontaminierung durch Schwesternhände ausgesetzt sind. *Schmierinfektionen* treten vor allem beim Fertigmachen der Kinder, womöglich unter Verwendung ungenügend desinfizierter Windeln, beim Bad oder durch die Bettwäsche statt. Auch *Fliegen* dürfen als potentielle Infektionsüberträger in Säuglingszimmern nicht vorhanden sein. Schließlich kommen die *Erwachsenen* selbst *als Dyspepsiecoli-Quelle* in Frage, wie sich z. B. bei probatorischen Dammabstrichen bei Müttern unmittelbar vor der Geburt gezeigt hat. In 20,1% der Fälle waren die Mütter Dyspepsiecoli-Trägerinnen. Deshalb muß bei prophylaktischen Maßnahmen auf Neugeborenenstationen auch an die *Wöchnerinnenzimmer* gedacht werden, deren *Türklinken* regelmäßig desinfiziert werden müssen. Auch sollten Schwestern und Wöchnerinnen immer desinfizierende Seife benützen und unmittelbar vor dem Stillen eine intensive Händedesinfektion der Mutter erfolgen.

Bei jungen Säuglingen muß damit gerechnet werden, daß auch *geringste Infektionsmengen genügen*, um eine Krankheit zur Auslösung zu bringen, während *bei größeren* und widerstandsfähigeren Kindern eine *Infektion ohne Krankheitserscheinungen* überstanden werden kann. So erklärt sich auch die Tatsache, daß *Dyspepsiecoli* nicht nur bei darmkranken, sondern auch, allerdings seltener, *bei darmgesunden Kindern*, vor allem in der Umgebung von durchfallskranken Säuglingen nachweisbar sind. Solche Keimträger sind dann für ihre Umgebung besonders gefährlich.

Störend ist auch die relativ große *Resistenz der Dyspepsiecoli* gegenüber äußeren Einflüssen. Lebende Dyspepsiecoli können bis zu 27 Tagen im Zimmerstaub vorhanden sein, und im ausgetrockneten Zustand sind sie noch nach 8 Wochen kulturell nachweisbar [*1112, 1687*]. Für Erwachsene ist ihre Bedeutung gering. Nur bei sehr alten Menschen oder bei geschwächten Patienten kann es einmal zu einer Dyspepsiecoli-Enteritis kommen.

Das *Dyspepsiecoli-Endotoxin* scheint pathogenetisch keine wesentliche Rolle zu spielen, da selbst im Tierversuch keine größere Toxicität als bei normalen Darmkeimen nachzuweisen ist [*1115*, *1612*]. Allerdings ist problematisch, wieweit das Coliendotoxin nach Schädigung der Epithelschranke des Darmes in den Wirtsorganismus einzudringen und klinische Symptome toxischer Art hervorzubringen imstande ist, vor allem da seine Lipopolysaccharide toxische und pyrogene Eigenschaften besitzen [*1604*]. Vielleicht kann auch eine unterschiedliche Toxicität der Stämme unter der Einwirkung von Bakteriophagen eintreten [*1247*].

Die alte Lehre von der *endogenen Keimaszension* in der Pathogenese einer Durchfallserkrankung wird in ihrer Bedeutung nach der Kenntnis der Dyspepsiecoli-Epidemiologie heute sehr diskutiert und eine *Colideszension* nach oraler Infektion für besser begründet gehalten [*1116*]. Da die Resistenz pathogener Dyspepsiecoli gegenüber Magensalzsäure und Bakterizidie des Magens und Duodenalsaftes nicht größer ist als gegen Normalcoli, müssen allerdings als Voraussetzung zur Deszension Störungen auf diesem Sektor der Magenfunktion angenommen werden, vielleicht in Form einer vorbereitenden Virusinfektion.

Nach durchgemachter Infektion lassen sich bei Säuglingen und Erwachsenen *spezifische Agglutinine gegen die Erreger* nachweisen [*1114*]. Sie sind schon bei 4,5% der Neugeborenen vorhanden, lassen sich bei 30% am Ende des 1. Trimenons, in 62% Ende des 2. Trimenons und bei rund 91% aller Säuglinge am Ende des 1. Lebensjahres nachweisen, auch wenn keine sichere Dyspepsiecolierkrankung stattgefunden hat [*1140*].

γ) Inkubationszeit und klinisches Bild

Die Inkubationszeit ist nicht leicht zu bestimmen, weil frisch erkrankte Kinder schon längere Zeit Keimträger sein können. So schwanken die Angaben in der Literatur zwischen 3 und 22, im Mittel zwischen *5 und 10 Tagen* [*1116*]. Bei massiven Infektionen kann sich die Inkubation auf 1—2 Tage abkürzen. Unterschiede in der Inkubationszeit zwischen den einzelnen Dyspepsiecoli-Typen sind bisher nicht bekannt geworden.

Das *klinische Bild* zeigt, abgesehen von einer besonders großen Rezidivneigung und einem *eigentümlichen*, *spermaähnlichen Geruch der Stühle* in manchen Fällen [*1076*], keine Besonderheiten gegenüber akuten Durchfallserkrankungen anderer Genese, so daß die Differentialdiagnose nur durch den Bakteriennachweis möglich ist.

b) Infektiöse Enteritis durch andere fakultativ oder obligatorisch pathogene Darmkeime

Bei der ziemlich gleichförmigen Reaktion des Säuglings auf eine Infektion mit darmspezifischen Erregern, die sich klinisch auch nicht von Durchfallserkrankungen nichtinfektiöser Genese unterscheidet, muß beim fehlenden Nachweis von Dyspepsiecoli im Stuhl auch nach anderen bakteriellen Erregern gesucht werden, ehe eine Virusinfektion oder gar eine seltene alimentäre Störung angenommen wird.

Unter den fakultativ pathogenen Darmkeimen spielt in letzter Zeit, als Folge der antibiotischen Therapie, vor allem *Pseudomonas aerogenosa (Pyocyaneus)* als Erreger von Enteritisepidemien auf Neugeborenen- und Frühgeborenenstationen eine Rolle, wenn auch ihre Pathogenität im allgemeinen geringer als die von Dyspepsiecoli ist, und massivere Infektionen durch Schwestern oder infizierte Trinkmilch als Infektionsquelle notwendig sind [*1109b*, *1156a*, *1582a*]. Pyocyaneus-Infektionen können bei geschwächten Säuglingen und Frühgeborenen zu Nekrosen und typhusähnlichen Geschwürsbildungen in Magen, Dünndarm und Dickdarm führen, so daß daß ein besonderes Krankheitsbild, die ulcerierende oder „*Enteritis necroticans*" inauguriert wurde [*1477*, *1781a*].

Ihre Frühsymptome unterscheiden sich nicht von der mittelschweren und schweren Dyspepsie, wobei Einzelsymptome, wie z. B. Stuhlgeruch und -verfassung eher an Dyspepsiecoli-Enteritiden erinnern [*1406*], auch wenn die Suche nach diesen Erregern ergebnislos blieb. Daran anschließend kommt es zu einer vorübergehenden Besserung der Stuhlbeschaffenheit, während eine Leukocytose mit Linksverschiebung und hypochromer Anämie konstant bleibt. *Nach 10—14 Tagen* tritt dann plötzlich in wenigen Stunden als *foudroyantes Ereignis* ein hochgradiger *Meteorismus* mit *wäßrig-sanguinolenten Stuhlentleerungen* und den zunehmenden Zeichen eines paralytischen Ileus ein. Die Bauchauftreibung nimmt zu, ein deutlicher Peritonismus stellt sich ein, und röntgenologisch läßt sich in manchen Fällen an den Luftsicheln unterhalb beider Zwerchfellkuppeln das *Spontanpneumoperitoneum* durch *Geschwürsperforation* nachweisen. In diesem Zustand besteht für das Kind keine Rettung mehr, während die vorangehenden peritonealen Reizerscheinungen, auch bei erheblichem Meteorismus und Subileus, wieder verschwinden können, wenn es gelingt, die Diagnose zu stellen und ein wirksames Medikament, wie etwa Polymyxin B, rechtzeitig zu geben.

Bei der *Obduktion* findet sich eine vorwiegend *ulceröse Enteritis*, vor allem in der Ileocoecalgegend, vereinzelt auch im Colon. In der Regel ist das Jejunum frei oder nur schwach verändert und vom Ileum der orale Teil weniger beeinträchtigt. In der Leber besteht meist ein schwerster Parenchymschaden mit Einzelzellen- und Läppchennekrose sowie Zunahme der intercellulären Bindegewebe.

Nicht immer konnte Pyocyaneus als Erreger nachgewiesen werden, auch Staphylokokken, Dyspepsiecoli und Virusinfektionen wurden diskutiert [*1057, 1356, 1477*].

Nach vorangegangener antibiotischer Therapie scheinen auch *Proteusbakterien*, vor allem bei Neugeborenen und Frühgeborenen, Enteritiden hervorrufen zu können, und zwar alle 4 Gruppen (vulgaris, Morgandii, mirabilis, Rettgeri [*1685*]). In schweren Fällen findet sich auch hier pathologisch-anatomisch eine *ulcerierende Entzündung des Dünndarms* [*1496*]. Schließlich sind auch Infektionsketten akuter Durchfallserkrankungen, vor allem bei Neugeborenen, teilweise mit toxischen Symptomen, hervorgerufen durch *Bacterium lactis aerogenes*, beobachtet worden [*1142*].

Staphylokokkenenteritiden im Säuglingsalter sind bereits mehrfach beschrieben worden, wobei es allerdings fraglich ist, ob ein Teil davon nicht durch andere Keime, z. B. Dyspepsiecoli, hervorgerufen wurden, die damals noch unbekannt waren oder nach denen nicht geforscht wurde [*1116*]. Wichtig sind heute die nach intensiver Antibioticaanwendung, vor allem nach Tetracyclinpräparaten, auftretenden Staphylokokkenerkrankungen des Darmes. Im Stuhl findet sich dann meist eine Reinkultur koagulasepositiver Staphylokokkenstämme, die sich gegenüber den meisten Antibiotica als resistent erweisen und darüber hinaus auch *Enterotoxinbildner* sein können [*1484, 1551, 1845a*].

Ein qualitativer Staphylokokkennachweis im Stuhl sagt nur wenig aus, da diese Keime, auch enterotoxische Stämme, vorübergehend oder dauernd in kleineren oder größeren Mengen auch von gesunden Kindern ausgeschieden werden, ohne daß Dyspepsien zu beobachten sind [*1380, 1575*]. Erst wenn sie die andere Darmflora überwuchern, die Darmwand selbst enteritisch geschädigt ist, oder gar die Fähigkeit zur Toxinproduktion besteht, die nur in 10% aller Stämme vorhanden ist [*1444*], kann an ihrer pathogenetischen Bedeutung nicht länger gezweifelt werden.

Bei starken Enterotoxinbildnern genügt eine massive Keimaufnahme, z. B. durch kontaminierte Milch, um nach wenigen Stunden ein *schweres toxisches Krankheitsbild* mit Kreislaufkollaps entsprechend der akuten Lebensmittelvergiftung des Erwachsenen hervorzurufen, auch ohne daß die physiologische Darmflora vorher verdrängt wurde [*1444, 1484*].

Das Enterotoxin löst nach seiner Resorption im Experiment beim Erwachsenen Übelkeit, Erbrechen, Durchfall, Sehstörungen, Krämpfe, Kreislaufkollaps und Schock aus, Symptome, die sich auch bei der akuten schweren Staphylokokkendyspepsie des Säuglings nachweisen lassen [*1141, 1568*].

Im Gegensatz zu diesen hypertoxischen und enterocolitischen Formen [*1443*] tritt *nach antibiotischer Behandlung* in der Regel ein *einfaches dysenterieartiges Krankheitsbild* auf, das mehr als *Staphylokokkendyspepsie* zu bezeichnen und von der Staphylokokken-Enterocolitis abzugrenzen ist [*1445*]. Diese leichten Formen können durch vorangehende Allgemeinerkrankungen, wegbahnende enterale Infektionen, oder eine Dystrophie infolge Mangelernährung, provoziert werden. Bei fehlender Enterotoxinbildung wird eine Beteiligung der Staphylokokkenhämolysine an der Pathogenese des Krankheitsbildes, vor allem infolge Einwirkung auf die Darmwandmuskulatur, diskutiert [*1445*].

In der Gruppe der fakultativ-pathogenen Keime kommen schließlich noch die *Metadysenteriebakterien* (Alkalescenz-dispar-Gruppe) und Paradysenteriebakterien (Arizona-Bethesda-Gruppe) als Erreger der *Sommerdiarrhoe* oder bei *Enteritisepidemien* im Säuglingsalter in Frage, die biochemisch und serologisch einerseits zu den Colibakterien, andererseits zur Salmonellagruppe enge Beziehungen besitzen. Allerdings ist ihre pathogenetische Bedeutung gering, weil sie nur von Dauerausscheidern oder infizierten Nahrungsmitteln übertragen werden. Diese Einschränkung gilt auch für die durch *Salmonellen* hervorgerufene Säuglingsenteritis (S. paratyphi A, S. paratyphi B, S. paratyphi murium, S. typhi u. a. [*1291*]) und für die *Shigella-Enteritis* (S. dysenteriae, S. paradysenteriae). Die Infektionen können in beiden Fällen *bereits diaplacentar*, unter der Geburt oder sofort nach der Geburt bzw. während des ganzen Säuglingsalters durch Keimträger, Dauerausscheider und auf dem Weg der Schmierinfektion erfolgen. Übertragungen durch die Milch sind heute, da alle Milch pasteurisiert und anschließend gekocht verabreicht wird, selten, während *Nachinfektionen der Milch bei der Flaschenzubereitung* durch keimtragende Schwestern möglich sind. In allen Fällen kann das klinische Bild völlig unverdächtig sein [*1534*], da selbst in der Typhusgruppe *akute dyspeptische Formen* im Säuglingsalter möglich sind. In der Regel aber handelt es sich um *äußerst schwere Erkrankungen* mit Komplikationen wie Bronchopneumonien oder Osteomyelitiden [*1472*], deren hohe Mortalität sich erst jetzt unter der antibiotischen Therapie gebessert hat.

Erkrankungen durch *Shigellatypen* sind dann leichter zu erkennen, wenn es zu *blutigen Durchfällen* kommt, ein Befund, der in der Pädiatrie die Diagnose „infektiöse Enteritis“ veranlaßt. Allerdings kommen bei blutigen Durchfällen im Säuglingsalter auch unspezifische Erreger in Frage, während andererseits bei unexakter bakteriologischer Analyse unspezifisch erscheinende Durchfallserkrankungen im Säuglingsalter nicht als Shigellosen erkannt werden. Die Empfänglichkeit des Säuglings gegenüber Shigellainfektionen ist groß, aber unter Antibioticaanwendung ist eine schlagartige Heilung möglich, so daß die Prognose nicht schlechter als bei den üblichen Säuglingsdurchfällen ist. Die Ausscheidung von Shigellen und auch Salmonellen wird trotz Besserung des klinischen Bildes durch antibiotische Therapie wenig beeinflußt.

Salmonellen-Infektionen können im Säuglingsalter völlig ohne klinische Symptomatik verlaufen, auch wenn keine Therapie getrieben wurde [*1394*]. Andererseits gibt es sehr heftige choleraähnliche Verlaufsformen und nicht selten schwere Komplikationen wie Meningitis, Septicämie, Bronchopneumonie, Otitis media, Osteomyelitis als chronisch-septische Form dieser spezifischen Infektion [*1724*].

Zusammenfassung: Säuglingsenteritiden können also verursacht werden:

1. Durch Keime, die ubiquitär vorkommen (Proteus, Pyocyaneus).
2. Durch Keime, die normalerweise nicht im Darm vorkommen (Staphylokokken, vielleicht Streptokokken).
3. Durch Keime, die an den Darmkanal gebunden sind (Dyspepsiecolitypen, Salmonella- und Shigellaarten).
4. Durch Virusinfektionen [*1113*].

c) Die Virusenteritis

Voraussetzung für die Einordnung einer Durchfallserkrankung in die Gruppe der Virusenteritis durch enterale Infektion ist

1. der negative bakteriologische Befund einschließlich Dyspepsiecoli,
2. das Fehlen eines parenteralen Infektes,
3. nach Möglichkeit der gelungene Nachweis eines viralen Agens aus dem Stuhl des kranken Kindes.

Selbstverständlich müssen diätetische Fehler als Ursache bei solchen abakteriellen Gastroenteritiden ausgeschlossen sein. Der zweite Punkt der Definition enthält einen gewissen Unsicherheitsfaktor bei der Unterscheidung zwischen enteraler oder parenteraler Genese einer Virusdyspepsie, weil zahlreiche Virusinfektionen mit sicherem Generalisationsstadium als inapparente Infektion, also z. B. ohne grippale Erscheinungen, ablaufen können, wie sich an Hand der später auftretenden Antikörper nachweisen läßt. In die hier zu besprechende Gruppe der enteralen Virusinfektionen sind also nur die wenigen Fälle einzuordnen, bei denen auf Grund des Virusnachweises, des eindeutigen klinischen Bildes, des epidemiologischen Verhaltens und gegebenenfalls experimentell nachzuweisen ist, daß es sich um rein enterale Infektionen gehandelt hat.

Bei dem Krankheitsbild der sog. *epidemischen Diarrhoe des Neugeborenen* ist es in einigen Fällen gelungen, ein filtrierbares Agens über mehrere Kälberpassagen, unter Hinterlassung von Immunität, zu überimpfen, wobei es auch im Tierversuch zu Durchfallserkrankungen kam [*1523*]. In den vielen bisher beschriebenen Epidemien sind sicher auch nicht erkannte Dyspepsiecoli-Infektionen enthalten, so daß es problematisch ist, heute noch von einem besonderen Syndrom zu sprechen. Bei einigen Epidemien kann man trotz fehlendem Virusnachweis durch Analogieschluß aus dem epidemischen Verlauf, aus dem fehlenden Nachweis von pathogenen Darmkeimen, aus dem Befallenwerden auch von Erwachsenen in der Epidemie, die von Dyspepsiecoli ja verschont bleiben, auf eine Virusätiologie schließen, so etwa bei der Epidemie, die KLEINSCHMIDT 1945 beobachtet hatte und die sich dadurch auszeichnete, daß auffällig viel gut gedeihende Säuglinge, auch Brustkinder, daran erkrankten, häufig Toxikosen eintraten und oft Blut dem Stuhl beigemengt war [*1458, 1606*].

Auch die *Enteroviren* scheinen für die Durchfallserkrankungen des Säuglings eine gewisse pathogenetische Bedeutung zu besitzen. Bisher wurden etwa 40 Virusarten entdeckt, die, im Gegensatz zu den Darmbakterien, den menschlichen Darm nur vorübergehend besiedeln und mit zunehmendem Lebensalter immer seltener nachweisbar sind, wohl dadurch bedingt, daß sich inzwischen eine Immunität eingestellt hat, die vor neuem Befall schützt [*1187*]. Außer den Poliomyelitisviren kommen in dieser Gruppe heute zwei große Familien in Frage: 1. die *Coxsackieviren* (Gruppe A und B mit vielen Typen), 2. die *ECHO-Viren* (Enteric-Cytopathogenic-Human-Orphan-Viren), ebenfalls mit vielen Typen, die teilweise ähnliche Eigenschaften wie manche Coxsackievirusarten besitzen. Diese Enterovirusarten ließen sich bei Säuglingen mit Sommerdiarrhoe und epidemischer Enteritis etwa $2^1/_2$mal häufiger, die ECHO-Virustypen sogar 6mal häufiger als bei gesunden Kontrollkindern nachweisen, während pathogene Coli mit 30% bei den kranken nicht signifikant häufiger als bei den gesunden Säuglingen (20% der Fälle) nachzuweisen waren [*1669*]. Vor allem das *ECHO-Virus Typ 18* scheint bei der epidemischen Säuglingsenteritis eine besondere Rolle zu spielen [*1239*]. In anderen Untersuchungsreihen konnte die oben geschilderte Häufigkeit des Vorkommens cytopathogener Enteroviren bei abakteriellen Enteritiden im Säuglingsalter nicht bestätigt werden [*1714*], doch bleibt die Möglichkeit einer viralen Genese unbestritten, wenn auch heute die Häufigkeit dieses Vorkommens bei der Schwierigkeit virologischer Untersuchungen noch in der Diskussion steht. Mit zunehmender medikamentöser Beherrschung der bakteriell bedingten Durchfallserkrankungen und größerer Einfachheit virologischer Diagnostik wird diese Grenzziehung leichter werden. Dann wird auch die heute noch etwas verschwommene Trennung zwischen rein enteral bedingten Virusenteritiden und den abakteriellen Durchfallserkrankungen bei parenteralen Virusinfektionen besser durchgeführt werden können, oder es wird sich herausstellen, daß in vielen Fällen eine solche Trennung überhaupt nicht möglich ist, weil es sich um parenteral und enteral sichtbare Symptome einer einzigen generalisiert poly- oder pantrop wirkenden Virusinfektion handelt.

3. Die parenteral infektiösen Durchfallserkrankungen

a) Virusinfektionen

Hier sind alle abakteriellen akuten Durchfallserkrankungen des Säuglings einzureihen, die zeitlich mit einem parenteralen Infekt zusammenfallen. Wie im vorigen Abschnitt ausgeführt, ist im Hinblick auf parenteral inapparente Virusinfektionen diese nur auf dem klinischen Bild beruhende Trennung unscharf. Beim Vorliegen von Virusinfektionen, vor allem der Luftwege, ist die Bezeichnung „parenteral bedingte Dyspepsie" für begleitende oder nachfolgende Durchfallserkrankungen zutreffend. In der Regel handelt es sich um sog. grippale Infekte, die sehr viel häufiger (bei jedem 2. Kind) als andere infektiöse Prozesse (bei jedem 9. Kind) eine Dyspepsie auszulösen imstande sind [*1429*]. Über die Größe des Anteils der durch parenterale Virusinfektion bedingten Dyspepsien am gesamten Krankengut durchfallskranker Säuglinge sind noch keine sicheren Aussagen möglich, da bei der Schwierigkeit virologischer Arbeitsmethoden bis heute nur einzelne Beobachtungen berichtet wurden, so über Epidemien einer Gastroenteritis bei Säuglingen durch *Adenovirus Typ 2* [*1373*], bei der alle Kinder Symptome von seiten des Respirationstraktes, wie Rachenrötung und Schnupfen, zeigten. Die Auseinandersetzung mit den Adenovirusarten, von denen heute bereits 23 trennbare Typen mit einem gemeinsamen komplementbindenden Antigen differenziert wurden [*1305*], findet vor allem im Säuglingsalter statt, wie an der starken Zunahme der Antikörperträger, vor allem in der 2. Hälfte des 1. Lebensjahres, zu erkennen ist [*1839*]. Daß dabei häufiger als bisher vermutet Dyspepsien eintreten, ist zu erwarten. In diese Gruppe gehört auch das früher als *ARD* (acute respiratory diseases) bezeichnete Virus, das *APC* (Adenoidal-Pharyngeal-Conjunctival)-Virus, das sich bei akuten Epidemien von Erkältungskrankheiten, zum Teil mit durchfälligen Stühlen, auch im Kindesalter nachweisen ließ [*1145, 1309*], während Berichte über Säuglingserkrankungen bis jetzt noch fehlen. Zu den Erregern der banalen Infektionskrankheiten zählt man neuerdings außer dem *CCA-Virus* (chimpanzie-coryza-Agens), heute *RS* (respiratory-syncytial-) Virus genannt [*1145*], auch die Viren der *ECHO-Gruppe* [*1668*]. Ebenso wird diskutiert, ob nicht auch die *Coxsackievirustypen* (s. oben) außer Herpangina, aseptischer Meningitis und fieberhaften Pharyngitiden, Darmerkrankungen erzeugen können [*1668*, *1815*]. Dasselbe gilt vom CA (croup-associated)-Virus, das sich vor allem bei Kindern mit Croupsyndrom nachweisen läßt [*1146*], gegen das sich, wie am Hämagglutinationshemmungstiter erkennbar ist, nicht nur Kinder mit durchgemachtem Croup in der frühen Kindheit immunisiert haben, und das für bestimmte Arten von Erkältungskrankheiten verantwortlich zu machen ist. Die Durchseuchung mit *Grippeviren* (Influenza A, B, C) findet ebenfalls vor allem in der 2. Hälfte des 1. Lebensjahres statt [*1839*], aber auch hier bestehen noch keine virologisch gesicherten Befunde bei Durchfallserkrankungen des Säuglings, während bei Erwachsenen im Rahmen einer Influenza A-Epidemie heftige Durchfälle beobachtet wurden [*1264*]. Das von SANO 1943 entdeckte *Influenza D-Virus*, der Erreger der Neugeborenenpneumonitis, ist besonders zu erwähnen, da es auch Erkältungserscheinungen allgemeiner Art hervorrufen kann, und bereits in der Kindheit eine allgemeine Immunisierung stattfindet, die auf eine starke Verbreitung dieses Virus schließen läßt [*1412*, *1711*]. Da allerdings auch beim Erwachsenen die banalen Infektionen der oberen Luftwege (Schnupfen, common cold) in 75—83% ätiologisch noch nicht geklärt sind, bis zu 19% gehen auf Infektionen mit bekannten Viren zurück, der Rest ist bakteriell bedingt [*1327*], ist es durchaus denkbar, daß hinter diesen grippalen Infekten im Säuglingsalter, die mit mehr oder weniger deutlichen Symptomen der oberen Luftwege als Infektionsketten die Säuglingsabteilungen befallen, noch unbekannte Virusarten als Erreger stecken. Im Hinblick darauf ist — abgesehen von den virologisch gesicherten Formen — anzunehmen, *daß bei der Genese der Ernährungsstörungen und Durchfallserkrankungen Virusinfektionen eine sehr viel größere Rolle spielen, als bisher angenommen wurde.* Viele Fälle, die bisher als Folge einer Toleranzüberschreitung oder Fehlernährung gedeutet wurden, mögen ihre eigentliche Ursache in einem solchen Virusinfekt haben, während die alimentäre Belastung höchstens ein auslösendes Moment darstellt [*1430*].

b) Bakterielle Infektionen

Die Auffassung von der großen Bedeutung *bakterieller parenteraler Infektionen* für die Genese von Durchfallserkrankungen ist nicht mehr uneingeschränkt zu teilen. Es ist schon immer aufgefallen, daß Säuglinge auch bei schweren bakteriellen parenteralen Infektionen, wie Pneumonien, abszedierenden Pneumonien, phlegmonösen Erkrankungen der Haut oder Osteomyelitiden, bei normaler, gegebenenfalls dem verminderten Appetit entsprechend, in der Menge etwas reduzierter Nahrung, gute Stühle produzieren und erst nach einigen Tagen klinischer Behandlung eine Neigung zu Durchfällen zeigen. Wenn solche parenteralen bakteriellen Infektionen wirklich eine wesentliche kausale Bedeutung hätten, müßten die Durchfallserkrankungen am Anfang der bakteriellen Infektion zu erwarten sein, wenn der Körper mit dem Abwehrkampf am stärksten belastet ist, und nicht erst nach einer gewissen Latenzzeit, die den Verdacht aufkommen läßt, daß die hospitalisierten Säuglinge einer Sekundärinfektion durch Dyspepsiecoli anheimgefallen sind oder nach intensiver antibiotischer Behandlung eine Staphylokokken- oder Streptokokkenenteritis acquiriert haben. Selbstverständlich wird sich bei unvernünftiger Verhaltensweise, z. B. bei zwangsweiser Überschreitung der bei jeder Infektion reduzierten Toleranz, etwa durch Sondenfütterung einer calorisch hochwertigen Nahrung, auch bei bakteriellen parenteralen Erkrankungen eine Dyspepsie erzeugen lassen.

Die von rezidivierenden Dyspepsien begleitete *schleichende Nabelinfektion* wäre vielleicht als bakteriell bedingte parenterale Diarrhoe zu nennen.

Eine große Rolle im pädiatrischen Schrifttum spielt die *Säuglingsotitis*, deren Koinzidenz mit schweren Ernährungsstörungen und Durchfallskrankheiten schon vor 100 Jahren bekannt war, was schließlich zum Begriff der Dyspepsie-Otitis geführt hat. Allerdings ist heute wohl festzustellen, daß diese Otitis mehr den Charakter einer Begleitotitis sekundärer Natur besitzt, da sie offenbar vorwiegend oder nur in Zusammenhang mit Infekten der oberen Luftwege zu Durchfallsstörungen führt, während bei der bakteriell eitrigen Otitis media allein nur selten eine Dyspepsie auftritt [*1094*]. Das heißt also, daß die im Rahmen einer generalisierten Virusinfektion auftretende Otitis nur ein Teilsymptom neben der ebenfalls als Teilsymptom auftretenden Dyspepsie ist, während die bakterielle Lokalerkrankung des Mittelohres keine „parenterale Dyspepsie" im eigentlichen Sinne erzeugt.

Wesentlich beeinträchtigender für den gesamten Säuglingsorganismus sind die von der Otitis ausgehenden, meist durch pathogene Staphylokokken, aber auch durch Pneumokokken, Coli, Pyocyaneus und andere Erreger bedingten *retrotympanalen Knocheninfektionen* im Sinne der *okkulten Mastoiditis* (s. S. 335). Ihre auffällige Beziehung zur akuten, vor allem toxischen Durchfallserkrankung und chronischen Ernährungsstörung ist schon lange bekannt [*1428*, *1854*]. Gegen Ende des 1. bis Ende des 2. Trimenons hat man häufiger mit dieser Komplikation zu rechnen, die sich durch Brechneigung, rezidivierende Dyspepsie mit schweren Gewichtsstürzen und Neigung zur Toxikose bemerkbar macht, wobei kein typisches Blutbild und in vielen Fällen nicht einmal ein Lokalbefund zu erheben ist. Die *Trommelfelle* können unverdächtig sein oder geringe Einziehungen, mäßige Verdickungen, fehlende Reflexe, vereinzelte Gefäßinjektionen bis zur starken Rötung aufweisen. Möglicherweise besteht auch eine leichte Senkung der mittleren oberen Gehörgangswand. Bei der *Röntgenaufnahme* nach STENVERS oder SCHÜLLER läßt sich manchmal in der Antrum- oder periantralen Gegend eine Aufhellungszone mit unregelmäßig verdichtetem Rand und verwaschener Struktur erkennen, die aber im allgemeinen schwer zu beurteilen ist. *Pathologisch-anatomisch* handelt es sich um schleichende Osteomyelitiden mit oder ohne Thrombosierung der beteiligten Gefäßnetze, von denen durchaus wochenlang toxische Stoffe, gelegentlich auch virulente Bakterien in den Organismus abgegeben werden können. Zweifellos müssen unter solchen Bedingungen chronische Gedeihstörungen eintreten mit erhöhter Infektanfälligkeit bis schließlich hin zum völligen Erliegen jeglicher Abwehrreaktion. Fraglich bleibt aber, ob die Osteomyelitis im Mastoid bzw. Antrum allein, ohne dazukommende Sekundärinfektionen (Virus, Dyspepsiecoli), die Ursache zu akuten Intoxikationen abgibt, etwa auf dem Weg über das vegetative Nervensystem, wie das in Tierversuchen schon mehrfach nachzuahmen versucht wurde [*1783*].

Jedenfalls führt die Beseitigung eines solchen streuenden Herdes durch den Otologen in vielen Fällen zu einer schlagartigen Besserung des Allgemeinbefindens und der Durchfallserkrankung [*1854*], aber zur Klärung dieses Erfolges genügen wohl die nun beseitigten bakteriell-toxischen Faktoren, die den Organismus bis dahin belastet haben, während eine otogene vegetative Dysregulation der Darmmotorik als Ursache der Durchfälle nicht angenommen werden muß [*1094*]. Die sich bei länger bestehender okkulter Mastoiditis entwickelnde Dystrophie ohne Durchfälle spricht ebenfalls gegen das Bestehen einer derartigen vegetativen Kurzschlußverbindung.

Die spezielle *Behandlung der einfachen Otitis media* im Säuglingsalter erübrigt sich im allgemeinen unter einer Sulfonamid- oder antibiotischen Therapie. Nur die örtliche Anwendung von schmerzlindernden Medikamenten, wie Otalgan, ist indiziert. Sulfonamid- oder antibioticahaltige Ohrentropfen sind bei unverletztem

Trommelfell wirkungslos. Wölbt sich das gerötete Trommelfell vor, und erfolgt keine Spontanperforation, muß eine Paracentese durchgeführt werden, an die sich eine lokale antiseptische Behandlung wirkungsvoll anschließen kann. Beim Verdacht auf eine *okkulte Antritis oder Mastoiditis wird die Indikation zur Antrotomie* bei rezidivierenden therapieresistenten Durchfallserkrankungen und zunehmender Dystrophierung, ohne klinischen Grund, *vom Pädiater gestellt, auch wenn kein Lokalbefund zu erheben ist.* Grundsätzlich soll bei ergebnisloser Eröffnung der einen Seite in der gleichen Sitzung auch die andere Seite eröffnet werden, da häufig auch auf der unverdächtigen Seite ein Befund bestehen kann.

4. Die alimentäre Dyspepsie

Ihre Diagnose kann in der Regel nur per exclusionem gestellt werden. Erst wenn pathogene Darmkeime bei mehrfachen Kontrollen nicht zu finden sind, und keine parenterale Virusinfektion vorliegen kann, besteht der Verdacht auf die alimentäre Genese einer Durchfallserkrankung, die ihre Ursache fast immer in einer Toleranzüberschreitung (Überfütterung) oder in der Gabe einseitig angereicherter Nahrung (zuviel Zucker, Fettanreicherung) hat.

Der sog. *Sommerdyspepsie* an sehr heißen Tagen liegt meist keine „zersetzte Nahrung" zugrunde, sondern eine bakteriell infizierte Milch. Natürlich senkt auch eine Überhitzung des Kindes, genauso wie eine starke Abkühlung die Toleranz und kann dann indirekt Anlaß zu einer Durchfallserkrankung geben. Auch große Mengen abgetöteter Keime, vor allem Coli, in der Milch können dyspeptisch wirken, ein Gesichtspunkt, der bei der künstlichen Ernährung mit pasteurisierter Molkereimilch im Sommer beachtet werden muß. Schließlich tritt im Sommer auch eine Toleranzüberschreitung ein, wenn zur Deckung des zusätzlichen Flüssigkeitsbedarfes nicht Tee, sondern normale Dauernahrung verfüttert wird.

Bei *Durchfällen hospitalisierter Säuglinge* wird man, bei regelrechtem Nahrungsaufbau, die Ursache nicht primär in einer für dieses Kind ungeeigneten Nahrung oder in einer Toleranzüberschreitung, sondern in einer Hospitalinfektion mit Dyspepsiecolikeimen oder Virusarten suchen müssen. Von der vorübergehenden therapeutischen Heilnahrung abgesehen, ist deshalb das Umsetzen auf eine andere Dauernahrung nach einem Rückfall nicht begründet.

So bleibt als einzige stichhaltige Ursache in dieser Gruppe nur die *schwere Fehlernährung* und die echte *Überfütterung*, wobei aber daran erinnert sei, daß man in der Praxis immer wieder Beispiele einer enormen Luxuskonsumption mit der Folge eines hohen Übergewichtes erleben kann, ohne daß es zu Durchfallserkrankungen kommt. Die sog. Abstilldyspepsie s. S. 332.

III. Die Klinik der akuten Durchfallserkrankungen

1. Prodromalsymptome

a) Appetitlosigkeit

Wenn ein vorher gut trinkender Säugling bei der Nahrungsaufnahme plötzlich träger und langsamer wird, wenn er eine vorher gern genommene Nahrung verweigert oder in der Flasche Reste läßt, dann handelt es sich in der Regel um die ersten Zeichen einer enteralen oder parenteralen Infektion. Auch wenn latente Infektionszeichen (Rachen, Tragusdruckschmerz, Ohrenspiegelung, Urinuntersuchung) noch nicht zu finden sind, sollte die Nahrung nicht mit Zwang weitergefüttert oder gar sondiert werden, sondern es ist der vom Kind bestimmten Reduktion zu folgen, bis die Ursache bekannt ist. An heißen Tagen ist es günstig, zur Deckung des Flüssigkeitsbedarfs Tee anzubieten.

Differentialdiagnostisch ist die *scheinbare Inappetenz* bei einem sonst nicht gestörten Säugling, hervorgerufen durch Lufthunger während des Trinkens infolge einer *verstopften Nase*, auszuschließen. Diese läßt sich durch Reinigung der Luftwege und Installation eines Tropfens einer wäßrigen Adrenalinlösung (1:1000, 5—10 min vor dem Trinken in jedes Nasenloch gegeben) bessern. Öl- und glycerinhaltige Nasentropfen sind wegen der Gefahr einer Aspiration (Ölpneumonie) nicht zu verschreiben. Bei einigen modernen Nasentropfen besteht außerdem die Gefahr der Überdosierung (s. Tyzinevergiftung).

Auch die Einführung einer *neuen Nahrung* wird leicht mit einer scheinbaren Appetitlosigkeit beantwortet, die bei sehr sensiblen, geistig überdurchschnittlich weit entwickelten und motorisch sehr lebhaften Säuglingen von der einfachen Aversion gegen bestimmte Nahrungsbestandteile bis zur negativistisch gefärbten chronischen Inappetenz gegenüber den meisten Ernährungsversuchen reichen kann. Diese schweren, im Rahmen der Neuropathie auftretenden Formen *nervöser Inappetenz* sind an der ausgesprochen wählerischen Nahrungsaufnahme zu erkennen, mit der das Kind einzelne Nahrungsmittel, wie etwa bestimmte Milchmischungen oder Obstbreie, mit Lust und in großen Mengen zu sich nimmt, während es etwa Gemüse völlig verweigert. Sie unterscheiden sich durch dieses Symptom auch von der *Appetitlosigkeit bei chronischen Ernährungsstörungen*, die exogen etwa durch chronische Allgemeinerkrankungen oder langfristige Fehlernährungen hervorgerufen wird, und einer besonderen Behandlung bis weit in die Rekonvaleszenz hinein bedarf.

Die *Therapie der akuten Appetitlosigkeit* im Rahmen einer beginnenden Ernährungsstörung erübrigt sich von selbst. Die *nervöse Inappetenz* verlangt bei ihrer Behandlung ein hohes Maß an Geduld und Zähigkeit, nicht zuletzt auch von seiten des behandelnden Arztes, weil die Eltern solcher Kinder meistens selbst ähnlich veranlagt sind, so daß sich in schweren Fällen ein Circulus vitiosus entwickelt, an dem Mutter und Kind gleich stark leiden. Vor Beginn jeder Therapie informiere man sich aber auf das Genaueste, ob nicht hinter der angeblich chronischen Inappetenz tatsächlich eine Überfütterung des Kindes als Ursache steckt. Dann sind natürlich nur die Mißverständnisse über den Normalbedarf eines Säuglings zu beseitigen. Liegt tatsächlich eine chronische nervös bedingte Inappetenz vor, dann gilt als erster Grundsatz, *daß beim Füttern kein Zwang anzuwenden ist.* Ältere und kräftigere Kinder schockiert man zu Beginn der Behandlung durch plötzliches Abbrechen der bisher so schwierigen Fütterungsprozedur. Das Kind erhält scheinbar seinen Willen zur Nahrungsverweigerung erfüllt und bekommt über 24 Std nur Tee mit Ringerlösung angeboten. Dann beginnt man mit konzentrierter Nahrung, beim Flaschenkind etwa mit einem Vollmilchpräparat oder Eiweißmilch, in kleinen Portionen mit großen Pausen, in denen nichts verabfolgt wird. Hat sich das Kind an den neuen Geschmack gewöhnt, wird die konzentrierte Nahrung häufiger gefüttert, bis sie die dem Gewicht entsprechende Tages- und Calorienmenge erreicht hat. Bei jüngeren Säuglingen ist dies oft nur mit mehr als 5 täglichen Mahlzeiten zu erreichen. Bei Breikindern kann man versuchen, durch größere Abwechslung in der Ernährung die Appetitlosigkeit zu überwinden. Man reduziert die tägliche Milchmenge und gibt dafür püriertes Fleisch, Gemüsebrei mit Bouillon, Quarkgemüse. Auch versucht man beim Einführen einer neuen Nahrung durch vorsichtiges Einschleichen und durch Mischen mit der bisherigen Nahrung Widerstände gar nicht erst aufkommen zu lassen. Nicht selten aber fruchten alle diese Versuche nichts, und es bleibt kein anderer Weg, als die Kinder mit viel Geduld unter dauernder Ablenkung zu überlisten und ihnen unter großem Zeitaufwand, aber konsequent, die nötige Nahrungsmenge zuzuführen. In schweren Fällen muß man schließlich vorübergehend zu einer stationären Behandlung, gegebenenfalls mit Sondenfütterung raten.

Die *Inappetenz bei chronischen Infektionen* muß durch möglichst häufige kleine Mahlzeiten und konzentrierte, abwechslungsreiche Kost soweit überwunden werden, daß der Calorien- und Flüssigkeitsbedarf des Kindes ohne Toleranzüberschreitung gedeckt wird. Durch Allgemeinbehandlung mit Freiluft, Hydrotherapie oder Klimakuren lassen sich Appetit, Nahrungsaufnahme und damit Körpergewichtszunahme auch im Säuglingsalter entscheidend bessern.

b) Erbrechen

Nach der Neugeborenenzeit (s. S. 230) ist das Erbrechen sehr häufig ein Initialsymptom der akuten Ernährungsstörung. Es ist vor allem beim jungen Säugling ernst zu nehmen, weil sich durch den eintretenden Flüssigkeits- und Elektrolytverlust aus einem solchen *prämonitorischen Infekterbrechen* schnell ein hypochlorämisches und hypokaliämisches, und ohne Salzzufuhr, bald unstillbares Erbrechen entwickeln kann. Dann erweist sich jeder Versuch einer oralen Flüssigkeitszufuhr als vergeblich und führt nur zu Würgen und weiteren Brechattacken mit der Gefahr einer Aspiration, bis schließlich Hämatin im Erbrochenen erscheint. Besonders heftig treten Brechattacken bei Otitis, bei Pyurie und bei der im Säuglingsalter symptomarmen Meningitis auf. Weitere differentialdiagnostische Möglichkeiten s. Tabelle 36.

Tabelle 36. *Differentialdiagnose des Säuglingserbrechens*

Beginnende akute Durchfallserkrankung	Fehlernährung
Infektionen	Passage-Störungen im Magendarmtrakt (s. S. 232)
Otitis	Speien (s. S. 237)
Meningitis	Habituelles Erbrechen (s. S. 237)
Cystopyelitis	Neuropathisches Erbrechen
Infekte der oberen Luftwege	
zentrale Pneumonie	
Grippe	
Hepatitis	

Schwierig ist die *Differentialdiagnose* zwischen dem unstillbaren *Salzmangelerbrechen* bei Ernährungsstörungen und dem *peritonitischen Erbrechen,* weil beidemal ein stark meteoristisch aufgetriebener Leib und Durchfälle bestehen können. Selbst die Abwehrspannung, entweder durch Peritonitis oder als Dehnungsschmerz des aufgeblähten Abdomens, erlaubt keine verläßliche Unterscheidung. Schließlich kann auch beim Salzmangel die Peristaltik weitgehend eingestellt werden, so daß keine Darmgeräusche mehr zu hören sind, und röntgenologisch mehr oder weniger zahlreiche Dünndarmspiegel auftreten. Nur eine aufmerksame Längsschnittbeobachtung unter dem Einfluß der Flüssigkeits- und Salzinfusion, dabei je nach Alter des Kindes 8—12 ml einer 10%igen NaCl-Lösung und peristaltikanregenden Mitteln (Prostigmin), erleichtert diese verantwortungsreiche Differentialdiagnose.

Das prämonitorische Erbrechen im Rahmen einer akuten Ernährungsstörung verlangt keine besondere Behandlung. Es verschwindet mit Abklingen oder erfolgreicher Bekämpfung der auslösenden Ursache. In schweren Fällen kann eine Luminalinjektion den Brechreiz dämpfen.

c) Allgemeine Prodromalzeichen

Der aufmerksam beobachtenden Mutter fällt schon frühzeitig das Verschwinden der gesunden Gesichtsfarbe und die zunehmende *Blässe* des Kindes auf. Dann machen sich feucht-kalte Extremitäten und Kopfschweiß, als Zeichen einer zunehmenden *vegetativen Irritation*, bemerkbar. Die Analgegend beginnt sich als „*Erythema gluteale*" zu röten, die „Morgenröte" der beginnenden Dyspepsie (GLANZMANN), die zwar keine Abhängigkeit vom p_H des Stuhls besitzt [*1798*], sich aber bei Änderung der Stuhlbeschaffenheit leicht in eine echte Intertrigo umwandeln kann. Als Zeichen der beginnenden Wasserstoffwechselstörung nimmt der prall-elastische *Turgor* des Unterhautfettgewebes und der *Tonus* der Muskulatur immer mehr ab. Infolge des Elastizitätsverlustes der Haut gleichen sich abgehobene Falten langsamer als normal wieder aus, und die Bauchdecken erschlaffen. Inzwischen ist bereits ein *Gewichtsstillstand* oder eine Abnahme eingetreten, während sich die *Stuhlproduktion* häuft. Auch die *Psyche* des Kindes verändert sich. Die Stimmung wird schlecht, das Kind weint häufiger, wird motorisch unruhiger, und Schlaftiefe und Schlafdauer nehmen ab, der Schlafrhythmus kann sich verändern, so daß sich das Kind zu ungewohnter Stunde nachts meldet und häufiger und länger als sonst schreit. Daneben besteht die oben geschilderte Appetitlosigkeit.

Die Dauer dieser Prodromalzeit kann sich deutlich bemerkbar über einige Tage hinweg erstrecken, so daß noch genügend Möglichkeit besteht, durch diätetische Maßnahmen die Durchfallserkrankung zu vermeiden oder ihren Schweregrad zu mildern. Sie kann aber auch sehr kurz und unauffällig ablaufen, ja gerade bei sehr schweren Fällen, bei jungen Säuglingen oder dystrophen Kindern treten die Durchfälle oft so schlagartig auf, daß keinerlei prophylaktische Maßnahmen mehr möglich sind. Schlüsse auf die Ätiologie lassen sich aus Art und Dauer der Prodromalzeichen nicht ziehen.

2. Die Durchfallserkrankung

Die *Zahl der Stühle* nimmt rasch auf 8—12 pro Tag zu, ihre normale feste Konsistenz und braune Farbe verschwinden, ihr Wassergehalt wird größer (35—60 ml/kg/24 Std statt 5—6 ml/kg), schließlich wird nur noch eine schleimige, viscöse, grau-gelbliche Flüssigkeit von alkalischer Reaktion spritzend entleert, in der grünlich oder bräunlich verfärbte, körnige bis erbsengroße Teilchen neben farblosen Schleimflocken umherschwimmen. Es ist leicht erkennbar, welche Mengen Darmsekret so verlorengehen.

Die *Stickstoffresorption* sinkt von normalerweise 82—99% bei einfachen Durchfällen auf 77—78%, bei der Toxikose auf 34—57% ab, die *Fettresorption* bei der Dyspepsie auf 47—66%, bei der Toxikose auf 12%. Dabei tritt ungespaltenes Fett im Stuhl auf. Mit der Schwere der Enteritis nimmt auch die Menge der *Trockensubstanz* der Stühle zu, und während normalerweise *Natrium* und *Kalium* hauptsächlich im Urin ausgeschieden werden und nur etwa $^1/_{10}$ dieser Menge im Stuhl erscheint, ist bei Durchfallserkrankungen dieses Verhältnis umgekehrt, so daß große *Natriumchlorid- und Kaliumverluste durch den Darm* auftreten [*1283, 1386, 1421, 1567*].

Vorübergehend können auch *grüne Stühle* produziert werden, wenn die biliverdinhaltige Galle im Darm nicht fermentativ zu Bilirubin reduziert wird, oder wenn bei Gärungsstühlen im sauren Milieu das von WERNSTEDT nachgewiesene Oxydationsferment wirksam wird, das Bilirubin zu Biliverdin oxydiert [*1856*]. Grüne Stühle müssen bei künstlich ernährten Kindern den Verdacht auf krankhafte Verdauungsprozesse im Sinne der Gärungerwecken, während beim Brustkind mit dem meist unter 4,5 liegenden Stuhl-p_H auch bei normaler Verdauung biliverdinhaltige Stühle produziert werden können.

Hat erst einmal die Entleerung solcher dünnflüssiger, schleimig zerfahrener Stühle eingesetzt, verändert sich das Aussehen des Kindes rapid. Die im Prodromalstadium langsam eintretenden Zeichen des *Turgorverlustes* werden deutlicher, das Körpergewicht nimmt schnell ab, die *Muskulatur erschlafft* und die Bauchdecken geben dem Druck der unter erhöhter Gasbildung leidenden Darmschlingen nach, so daß ein erheblicher *Meteorismus* entstehen kann. Im Stuhl selbst weisen der säuerliche Geruch, *saure Stuhlreaktion* (Lakmuspapier) und Gasbildung auf Gärungsvorgänge und ungenügenden Kohlenhydratabbau, während *ranziger Geruch* bei saurer Reaktion bei Störungen des Fettabbaues entsteht. *Alkalische Stuhlreaktionen* und faulig und fade riechende Stühle sprechen für bakteriellen Eiweißabbau bei kohlenhydratarmer Nahrung. Derartige Stühle findet man aber auch ohne orale Eiweißzufuhr bei heftigen enteritischen Vorgängen durch bakterielle Zersetzung des selbst produzierten Darmsekretes. *Eiter- und Blutbeimengungen* entstehen in der Regel durch entzündliche Reaktionen der Dickdarmschleimhaut (Enterocolitis.)

Als Zeichen des Wasserverlustes läßt die *Urinproduktion* nach, der Urin ist stärker konzentriert und enthält geringe Mengen an Eiweiß, hyalinen Cylindern, Leukocyten und manchmal Erythrocyten. *Fieber* kann vorhanden sein, fehlt aber nicht selten auch bei heftigen Diarrhoen, vor allem bei dystrophen und frühgeborenen Säuglingen, bei denen sogar Untertemperaturen eintreten können. Temperatursteigerungen am Beginn der Erkrankung sind verdächtig auf eine Infektion enteraler oder parenteraler Lokalisation, Fieber auf dem Höhepunkt der Durchfallserkrankung gleichzeitig mit den Zeichen einer starken Exsiccose kann als Salzstauungs- oder Durstfieber gedeutet werden. Kein Symptom aber im Krankheitsbild der akuten Durchfallserkrankung weist auf einen besonderen Ursachenkomplex hin. Insbesondere lassen sich *blutige Stühle* nicht differentialdiagnostisch für eine bestimmte Enteritisart verwerten, da z. B. auch bei Dyspepsiecoli-Enteritis makroskopisch Blut auftreten kann, während es fast regelmäßig (bis zu 75%) mit einer positiven Benzidinprobe nachweisbar ist [*1612*].

3. Die Intoxikation (Toxikose, Coma dyspepticum)

Aus jeder akuten Dyspepsie kann sich unter heftigen gastroenteritischen Erscheinungen, meist zusammen mit starkem Erbrechen, das Bild einer zunehmenden Vergiftung entwickeln. Nicht selten wird keine Nahrung mehr zurückbehalten, *das Erbrochene enthält* als Zeichen des duodenalen Refluxes *Galle* oder infolge einer schweren Gastritis oder Magenlähmung *Hämatin* (kaffeesatzartige Massen), die häufig entleerten wäßrig-schleimigen Stühle weisen schließlich kaum noch feste Substanz auf und mehr oder weniger schnell, oft schlagartig, entsteht eine Symptomatik, deren Einzelheiten etwa in folgenden Gruppen zusammenzufassen sind:

a) Exsiccose

Sie macht sich in den Zeichen eines akuten Verfalls mit blasser, welker Haut, trockenen Schleimhäuten, eingesunkener Fontanelle, tiefliegenden, halonierten Augen, kalten Extremitäten deutlich bemerkbar. Die Bauchdecken und der allgemeine Muskeltonus sind infolge des Wasserverlustes völlig schlaff. Die zunehmende *Bluteindickung* zeichnet sich im Anstieg der Erythrocytenzahlen, des Hämoglobin- und Eiweißwertes ab. Im übrigen besteht im Blutbild oft eine *Leukocytose* mit Linksverschiebung auch ohne entzündliche Ursache. Ein kleiner, requenter Puls, leise Herztöne, eine perkutorisch und röntgenologisch verkleinerte Herzfigur, sind die am Kreislauf sichtbaren Folgen des *Volumenmangels*. *Lungenblähung* mit Tiefstand des Zwerchfells und *Hyperventilation* (Kußmaulsche Atmung) weisen auf die Stoffwechsellage hin. Die zunehmende Verschlechterung der Kreislaufarbeit führt schließlich zu einer *Hypoxämie*, deren Symptome sich in einer Verlangsamung der Spontanbewegungen, in einer Steigerung des Muskeltonus und in einer zunehmenden Rigidität des Gewebes und der Muskulatur immer deutlicher abzeichnen. Die Extremitäten erscheinen blaß-cyanotisch, mit feuchtem Schweiß bedeckt, die *Arme* sind meist krampfhaft in *Fechter- oder Boxerstellung* angewinkelt, und an den dafür prädestinierten Stellen kann sich ein *Sklerem* entwickeln (s. S. 225). Die *Urinproduktion* nimmt auf minimale Mengen ab oder sistiert ganz, der Urin ist hoch konzentriert und enthält immer Eiweiß, spärlich Erythrocyten und Leukocyten, granulierte und hyaline Cylinder sowie Zucker, und zwar neben Glucose auch die Kohlenhydrate der zugeführten Nahrung.

Dieses Bild ist der Ausdruck einer *Dekompensation des Wasser- und Elektrolythaushaltes*. Trotz des ungünstigen Verhältnisses zwischen Depotwasser und Wechselwasser (s. S. 89) kann der Säugling Wasserverluste etwa in der Größenordnung bis zu 500 ml durch Oligurie kompensieren. Hydrolabile Säuglinge, pastöse Typen, Lymphatiker oder Kinder nach durchgemachten Dystrophien oder Lebererkrankungen, also Säuglinge mit anlagemäßig oder erworbener geringerer Regulationsfähigkeit des Wasserhaushaltes, sind dabei gefährdeter, was sich bereits an ihrer Neigung zu starken Gewichtsschwankungen bemerkbar macht. Eine erworbene Hydrolabilität besitzt im übrigen auch ein ursprünglich hydrostabiler Säugling einige Zeit nach schweren Infektionen und Durchfallserkrankungen.

Nach Überschreitung der genannten Grenze kommt es vor allem dann schnell zur Exsiccose als Zeichen der Dekompensation, wenn gleichzeitig eine acidotische Stoffwechsellage auftritt, zu deren Kompensation hyperventiliert wird, da dann die ursprünglich zur Bekämpfung der Exsikkation verringerte Perspiratio insensibilis plötzlich eine erhebliche Steigerung erfährt (auf 20—60 ml/kg/24 Std statt 8—11 ml/kg), so daß der zur Exsiccose führende Wasserverlust bis zu $^1/_3$ und mehr durch die Atmung bedingt sein kann.

Die *Kreislaufsymptome* sind die Folge einer durch den Wasserverlust um 25—60% reduzierten Blutmenge [*1074*, *1667*]. Dadurch verringert sich das Minutenvolumen auf $^1/_4$ der Norm [*1432*]. Durch Drosselung unwichtiger Gefäßgebiete *(Kreislaufzentralisation)* und durch stärkere O_2-Ausnutzung *(Zunahme der arteriovenösen Differenz)* versucht der Organismus eine Kompensation zu erreichen [*1432*]. Aber auch sie bricht im Laufe der fortschreitenden Exsiccose zusammen, wenn der Kreislauf bei zunehmender Verlangsamung der Strömungsgeschwindigkeit des immer stärker viscösen Blutes die energetische und Sauerstoffversorgung der Körperperipherie sowie den Abtransport der anfallenden Stoffwechselprodukte nicht mehr durchführen kann, so daß sie unter zunehmender Gewebsacidose liegen bleiben müssen. Zum Zusammenbruch des zentralisierten Kreislaufs kommt es dann besonders schnell, wenn die Gefäßmotoren in ihrer Funktion durch Bakterientoxine, mangelhafte Sauerstoffversorgung und zunehmend acidotische Stoffwechsellage in ihrer Funktion beeinträchtigt werden.

Außer Wasser gehen durch heftige Durchfälle und Erbrechen auch große Mengen an Elektrolyten, vor allem an Natrium und Kalium verloren, so daß der Ionengehalt des Blutes zwangsläufig absinkt. Anhaltendes Erbrechen z. B. verursacht *Kaliumverluste* bis zu 1,5 g und *Natriumverluste* bis zu 3 g täglich [*1801*] (s. Tabelle 37). Diese zunehmende Verarmung an Elektrolyten greift auch auf die extracelluläre Flüssigkeit über, so daß die *Wasserbindungsfähigkeit des Gewebes abnimmt.* Der enterale Salzverlust kann also unter Umständen in viel stärkerem Maße als der Flüssigkeitsverlust zur Austrocknung führen, weil die abnehmende Wasserbindungsfähigkeit schnell zu einem starken Schwund der extracellulären Flüssigkeit führt. Das Absinken des Salzgehaltes der interstitiellen Flüssigkeit hat im übrigen noch die weitere Folge, daß Flüssigkeit in die Zellen abwandert, so daß also Gewebswasser nicht nur zur Kompensation der durch den Magen-Darmtrakt verlorengegangenen Flüssigkeitsmengen nach außen, sondern auch infolge des Mineralverlustes in die Zelle hinein verlorengeht. Dabei kann sich bei der Toxikose die Plasmamenge um etwa 36%, die extracelluläre Flüssigkeit um etwa 25% verringern [*1431*]. In solchen Fällen vermehrt eine Flüssigkeitszufuhr in Form von salzfreien Getränken nur die Hyposaliämie. Die zugeführte Flüssigkeit kann nicht gebunden werden, geht durch den Darm wieder verloren und die Exsiccose bleibt unbeeinflußt.

Tabelle 37. *Zusammensetzung des Stuhles normaler Säuglinge und bei schwerer Durchfallserkrankung.* [Nach L. E. Holt u. Mitarb.: Amer. J. Dis. Child. 9, 213, (1915).] [*1567*]

Substanz	Normal		Schwere Diarrhoe	
	g	Millimol	g	Millimol
Wasser . . .	36		293	
Fett	3		8	
Stickstoff .	0,3		0,9	
CaO . . .	1,02	18,0	0,83	14,8
MgO . . .	0,096	2,4	0,12	3,0
C_2O_5	0,63	4,4	0,59	4,1
Cl	0,022	0,6	0,28	8,0
K_2O	0,18	3,8	0,82	17,5
Na_2O . . .	0,041	1,4	0,36	12,0

Auch zu einer *Hyperosmolarität* kann es bei starken Durchfällen kommen. Der häufigste Typ entsteht durch intra- und extracelluläre Dehydration bei Schock, Anoxie, Acidose und Störungen des Kaliumstoffwechsels. Vor allem bei eutrophen Kindern findet man bei der Toxikose im Ionogramm häufig erhöhte Natrium-, Chlor- und tiefe Kaliumwerte [*1088, 1764*], während bei dystrophen Säuglingen die Toxikose mit einem hypoelektrolytämischen Ionogramm und leicht erniedrigten Natriumwerten einhergehen kann [*1151a*]. Weiter können zur Hyperosmolarität eine therapeutische Überdosierung von Salzlösungen oder eine zu langsame Nierenerholung während der Rehydration führen. Als Folge dieser Mineralstoffwechselstörung kann dann eine extracelluläre Überhydration mit einer intracellulären Dehydration vergesellschaftet sein. Schließlich kann eine Hyperosmolarität bei schweren Infektionen durch H_2O-Abwanderung in die Zelle eintreten. Die *Diagnose einer Salzstauung* ist im akuten Zustand der Intoxikation technisch meist nicht möglich. Therapeutisch ergeben sich aber keine Schwierigkeiten, weil in der Zusammensetzung der primär zu gebenden Infusionslösungen auch die Möglichkeit einer Hyperosmolarität berücksichtigt wird (s. S. 316).

Einmal bedingt durch die Größe und Art des Elektrolytverlustes nach außen, dann aber auch in Abhängigkeit von der energetischen und Sauerstoffversorgung der Zellmembran, tritt während der Dehydrierung eine zunehmende Verschiebung in der Ionenstruktur zwischen Zelle und extracellulärer Flüssigkeit ein. Die *Transmineralisation* ist also zwangsläufig und führt zu einer Verarmung der Zellen an Kalium, das durch Natriumionen abgelöst wird, während die Kaliumkonzentration vorübergehend im Blut ansteigt, dann aber sofort wieder abfällt, weil es von den Nieren ausgeschieden wird, so daß letzten Endes durch die kreislaufbedingte Mangelsituation der einzelnen Zelle der eintretende Kaliumverlust während einer Intoxikation größer ist, als er infolge der durchfälligen Stühle oder des Erbrechens sein müßte. Beträgt er mehr als 15—20 mÄq/kg, treten *Symptome der Hypokaliämie* auf, wie Hypotonie und Schwäche der Muskulatur, zunehmende muskulär bedingte Dyspnoe, wechselnde Lähmungen und paroxysmale Erregbarkeitssteigerungen der peripheren Nerven mit positivem Chvostek, Crampi, Myoklonien, Nystagmus, tetanischen Symptomen sowie positivem Babinski. Im Magen-Darmtrakt kommt es zur Peristaltikverlangsamung [*1209*] bis zum Subileus [*1208*] mit starkem Meteorismus. Zwischen dem Serum-Kaliumspiegel und dem Grad der klinisch manifesten Bauchauftreibung bzw. dem Subileus besteht fast ein direkter Zusammenhang: bei Serum-Kaliumwerten unter 3,1 mÄq/l beginnt die Dystension [*1722*]. Der röntgenologisch an zahlreicher Spiegelbildung nachweisbare *hypokaliämische Ileus* führt außerdem zum Erbrechen. Eine *Urinretention* kann bei Hypokaliämie auch durch Blasenlähmung bedingt sein. Im kardiovasculären Apparat kommt es schließlich zur *Herzmuskelschwäche* mit Herzerweiterung, Arrhythmie, Tachykardie, systolischen funktionellen Geräuschen und Abfall des Blutdrucks. Schließlich tritt bei Kaliummangel, der auch alle Abschnitte des Nephrons schädigt, vor allem im Markbereich [*1635*], eine Alarmreaktion mit *vermehrter Ausschüttung von Nebennierenrindensteroiden* ein, so daß ein Circulus vitiosus entsteht, weil Nebennierensteroide ihrerseits wieder eine vermehrte Kaliumausscheidung verursachen. Die geschilderten Symptome dürfen vor allem nach der ersten Rehydration nicht übersehen und nicht mißdeutet werden, weil auch heute noch durch die akute Hypokaliämie toxische Säuglinge nach Überwindung der Exsiccose zugrunde gehen.

Zusammenfassend kann man also *3 Stufen der Dehydration* unterscheiden:

1. Den *reinen Flüssigkeitsmangel* (ungenügende Flüssigkeitszufuhr, Hyperventilation), bei dem Natrium und Kalium in Erythrocyten und Plasma erhöht sind.

2. Die Dehydration im Verlauf der Durchfallserkrankungen mit *Störung des Energiestoffwechsels*. Dann ändert sich nur die Elektrolytkonzentration der interstitiellen Flüssigkeit, während der Elektrolytgehalt der Zellen, z. B. der Erythrocyten, unbeeinflußt bleibt.

3. Die Dehydrationsstörungen im *Energie-* und *Säurebasenstoffwechsel*, wobei in Abhängigkeit von der allgemeinen Stoffwechselstörung (hyperchlorämische Acidose, gestörter Zellstoffwechsel, veränderter Kaliumgehalt im Plasma) auch intracelluläre Elektrolytverschiebungen vorkommen [*1149*].

b) Störungen des Säure-Basen-Gleichgewichtes (Acidose, Alkalose)

Klinisch bemerkt man die *Acidose* an der zunehmenden Atemtiefe im Sinne der Kußmaulschen Atmung mit Frequenzverlangsamung, hypersonorem Klopfschall über den Lungen und tiefstehenden Lungengrenzen. Beweisbar ist die zugrunde liegende Stoffwechselstörung an der Abnahme der Alkalireserve (Standardbicarbonat), und des aktuellen p_H des Blutes und am immer stärker gesäuertem Urin. Zu ihrer Genese tragen mehrere Faktoren bei. Einmal versucht der Organismus den starken enteralen Basenverlust zu kompensieren, indem HCO_3- und organische Phosphate durch Cl ersetzt werden, so daß der Cl-Gehalt in der extracellulären Flüssigkeit und im Blut absinkt, obwohl im Gewebe eine starke Chlorretention stattgefunden hat. Die Chlorbestimmung im Serum ergibt also keinen Anhalt für den Salzbedarf des Organismus und ermöglicht nicht die Diagnose der hyperchlorämischen, besser pseudohypochlorämischen Acidose. Dann verringert die bereits geschilderte kreislaufbedingte Zunahme der Gewebsacidose durch das Auftreten organischer Säuren die Alkalireserve, weil sie Basen bindet, wie das z. B. auch bei der diabetischen Acidose der Fall ist.

In manchen Fällen findet man klinisch nicht die vertiefte Acidoseatmung, sondern flache, hechelnde, kaum sichtbare Atemzüge, wie etwa beim Coma pyloricum, der dekompensierten Pylorusstenose. Dabei ist die Alkalireserve (Standardbicarbonat) erhöht und der Chlorspiegel im Blut vermindert. Vor allem bei starkem Erbrechen verläuft die Stoffwechselentgleisung infolge des Chlorverlustes in Richtung der *Alkalose.* Dabei gehen aber außer H- und Chlorionen auch große Mengen von Natrium und Kalium verloren, so daß auch dann mit einer lebensbedrohenden Hypokaliämie zu rechnen ist. Der Versuch, mit Kochsalzinfusionen eine solche „saloprive Exsiccose" zu beseitigen, kann die Hypokaliämie verstärken, weil das antagonistisch wirkende Natrium das Kalium noch weiter zu verdrängen imstande ist.

Im Einzelfall läßt sich aus dem klinischen Bild ohne Bestimmung der Alkalireserve bzw. des Standardbicarbonatwertes und des aktuellen Blut-p_H nicht sicher entscheiden, welche Art der Stoffwechselentgleisung vorliegt, und auf welchem Weg die lebensbedrohliche Situation über die notwendige Substitution des Mineralhaushaltes und Kompensation der Säuren-Basen-Entgleisung durch zweckentsprechende Infusionslösungen beseitigt werden könnte. Natürlich kann eine Therapie ins Blinde hinein in sehr vielen Fällen auch zum Erfolge führen. Die dabei eintretenden Verluste lassen sich aber mit Sicherheit durch eine Untersuchung und laufende Kontrolle des Säure-Basen-Haushaltes während der Therapie verringern.

Als besonders geeignet zur *Überwachung des Säure-Basen-Haushaltes* im Säuglingsalter hat sich die apparativ allerdings kostspielige *Mikroeinrichtung zur Standardbicarbonatbestimmung nach* P. ASTRUP (Fa. Radiometer, Kopenhagen) erwiesen. Es handelt sich dabei um eine Mikromethode, die in Capillarblut (Schnepperstich) aktuelles p_H, P_{CO_2} und Standardbicarbonat zu messen erlaubt. Unter „Standardbicarbonat" versteht man nach P. ASTRUP die Bicarbonatkonzentration im Plasma bei einem $P_{CO_2} = 40$ mm Hg und einer Temperatur von 38° C nach Trennung des Plasmas von den sauerstoffgesättigten Erythrocyten.

Erlaubt die Ausrüstung des Laboratoriums eine derartige Bestimmung nicht, muß man sich an die Regel halten, daß Durchfälle leichter zur Acidose mit Basenverlust, und Brechattacken eher zur Alkalose mit Cl^-, H^+ und K^+-Verlust führen.

Die Ursache der Entgleisung des Säure-Basen-Haushaltes ist — abgesehen von den Basenverlusten durch die Durchfälle — in der *Dekompensation des organischen Stoffwechsels* infolge mangelhafter Kreislauffunktion und Gewebshypoxydose zu suchen. Der *Kohlenhydratabbau* bleibt dann immer mehr bei der Brenztraubensäure stehen, so daß der Blutbrenztraubensäurespiegel ansteigt [*1632, 1732*] oder der Abbau zu Milchsäure weiter geht. Der normale *Fettsäurenabbau* ist ebenfalls teilweise blockiert, so daß der Ausweg über Acetessigsäure eingeschlagen wird, aus der in der Leber dann β-Oxybuttersäure und Aceton entstehen, die sich im Urin bei der Intoxikation nachweisen lassen. Schließlich bestehen auch Störungen des *Eiweißstoffwechsels,* erkennbar an der Zunahme der Harnsäurewerte und der Ammoniakkonzentration und Abnahme der Histaminase- und Cholinesterase-Aktivität [*1203*] im Blut. Diese Veränderungen weisen auf eine schwere *funktionelle Leberschädigung* während der Intoxikation hin, die sich auch an der häufig verkürzten Prothrombinzeit ablesen läßt [*1533*], während die meisten anderen Leberfunktionsproben normal ausfallen [*1234*]. Auffällig ist auch, daß die bei schweren Ernährungsstörungen gesteigerte Steroidausscheidung bei der Toxikose vermindert oder normal ist [*1473*].

Ein anderer wichtiger pathogenetischer Faktor ist die durch die Anhydrie zunehmend *beeinträchtigte Nierenfunktion,* so daß der Versuch, durch erhöhte Ammoniakbildung und vermehrte Säureausscheidung die Acidose zu beeinflussen dann nicht mehr gelingt, wenn die kompensatorische Tätigkeit durch ungenügende Wasserzufuhr (weniger als 60 ml/kg Körpergewicht in 24 Std) und Sauerstoffmangel gehemmt ist. Klinisch läßt sich dieser Zustand leicht erkennen, weil es zur Retention von Stoffwechselschlacken *(Reststickstoffanstieg)* und zur Einschränkung der resorptiven (Glucose, Phosphate, Aminosäuren, Na^+ und Cl^-) und produktiven (Ammoniak) Funktionen des Tubulusapparates sowie einer erhöhten Durchlässigkeit der Glomeruli kommt. Dann ist auch die PAH-, Kreatinin- und Harnstoff-Clearance erheblich vermindert. Sie normalisiert sich nach der Therapie erst bis zum 8. Tag der Rekonvaleszenz [*1580*]. Auf diese Weise ist die bei der Intoxikation obligate Albuminurie, Glykosurie und verminderte Säure- und Ammoniakausscheidung trotz bestehender Acidose zu erklären.

c) Zentralnervöse Symptome

Symptome von seiten des Nervensystems lassen sich bei jeder Säuglingsintoxikation nachweisen. In manchen Fällen treten sie gegenüber den gastroenteritischen Erscheinungen derart in den Vordergrund, daß man ihnen zeitweise pathogenetisch eine größere Bedeutung zugeschrieben hat, als wir heute für gerechtfertigt anerkennen können. Natürlich kann in einigen Fällen, vor allem bei Virusinfektionen, als auslösende Ursache der Intoxikation hinter den zentralnervösen Erregungszuständen eine Encephalitis bestehen, vor allem wenn hohe Körpertemperaturen den Verdacht verstärken oder nach der Rekonvaleszenz bleibende Ausfallserscheinungen bestehen. In der Regel aber handelt es sich um die Folgen der kollapsbedingten *unzureichenden energetischen und Sauerstoffversorgung des Gehirns*, weil die cerebralen Erscheinungen dann auftreten, wenn sich die Zirkulationsgeschwindigkeit des Blutes durch die Exsiccose stark verlangsamt hat und die O_2-Sättigung des venösen Blutes auf Werte unter 25% abgefallen ist [*1433*]. Auch die schnelle Beseitigung dieser Symptome nach Wiederherstellung der Kreislauffunktion durch eine sachgemäße Therapie bestätigt diese Auffassung [*1397*].

Als erstes Zeichen der zentralnervösen Reizung ist der bei der Toxikose fast obligate *initiale Erregungszustand* zu betrachten, mit starker motorischer Unruhe, sensorischer Überempfindlichkeit, gesteigerten Reflexen bis zu tonisch-klonischen Krämpfen. In manchen Fällen treten diese Symptome so in den Vordergrund, daß man von einer *hydrocephaloiden Toxikose* spricht und mit einer Lumbalpunktion eine mögliche Encephalitis oder Meningitis ausschließen muß. Allerdings gehören ein leicht erhöhter Eiweißgehalt als Folge der Permeabilitätssteigerung und eine lymphocytäre Pleocytose, in seltenen Fällen bis 1000/3 Zellen, zum *Liquorbefund* auch der unkomplizierten Toxikose [*1488*]. Auch pausenloses Wimmern und plötzliches schrilles Aufschreien gehören noch zum Initialzustand, bis sich schließlich eine Trübung des Sensoriums mit zunehmender Schläfrigkeit und Apathie immer deutlicher bemerkbar macht. Das Kind reagiert nur noch träge auf Reize, und die Gesichtszüge bekommen einen eigentümlich unbeweglichen, maskenartigen und ängstlichen Ausdruck. Eine Kontaktaufnahme gelingt nicht mehr, und die Sehnenreflexe lassen sich immer schlechter, schließlich überhaupt nicht mehr auslösen, selbst der Cornealreflex kann ausfallen. Wird der Zustand nicht unterbrochen, stellt sich schließlich ein *Coma dyspepticum* ein. Als meßbaren Ausdruck der zentralnervösen Symptome findet man im *EEG* deutliche Veränderungen mit Deltawellen und irregulären Wellen wechselnder Frequenz über beiden Hemisphären oder gruppenweise, oder plötzliche Ausbrüche von steilen Wellen, Krampfspitzen oder Spitze-Welle-Komplexen, besonders beim Absinken des Elektrolytspiegels im Liquor [*1148, 1152, 1624*], die sich nach Normalisierung des Allgemeinzustandes nicht mehr nachweisen lassen.

d) Pathologisch-anatomische Befunde und Pathogenese

Vielfach sind pathologisch-anatomisch nur unspezifische Befunde zu erheben, die in ihrer Unauffälligkeit oft dem Pathologen keine Handhabe zur Erklärung des Todesfalles geben. Die häufig starke Auftreibung des Abdomens durch gasgefüllte Darmschlingen kann erst postmortal aufgetreten sein, während ihr Nachweis bei Frühsektionen zusammen mit einer etwas fadenziehenden Peritonealflüssigkeit auf eine Darmstörung hinweist, die sonst makroskopisch wegen der postmortal verschwundenen Hyperämie der Mukose kaum noch nachweisbar ist. Selbst bei schweren Fällen findet man im *Darm* oft makroskopisch nichts anderes als einen relativ dünnflüssigen, schleimigen Inhalt, während Blutungen oder Ulcerationen selten sind. Dagegen sind die *mesenterialen Lymphdrüsen* häufig vergrößert und geschwollen. *Histologisch* erkennt man in der Darmwand oft mehr oder weniger deutliche *entzündliche Exsudationen mit Rundzelleninfiltraten*, die bis auf die Submucosa oder gar die Muscularis übergreifen können. Im lymphatischen Gewebe bestehen große Reaktionszentren mit reichlich Mitosen bei Lymphoblasten und Reticulumzellen als Ausdruck des Abwehrkampfes [*907*]. In leichteren Fällen finden sich deutliche Zeichen einer Permeabilitätsstörung im Sinne einer *serösen Entzündung*, während die reaktiven Zellveränderungen noch zurücktreten. Vor allem bei Dyspepsiecoli-Infektionen kann es zu einer weitgehenden *Epitheldestruktion* im Dünndarm kommen. Auch im Colon lassen sich dann oberflächlich nekrotisierende Veränderungen im Sinne der pseudomembranösen Colitis nachweisen mit Vordringen der Keime auch in den subepithelialen Raum. Interessant ist, daß sich auch in den Ganglienzellen des Plexus mesentericus in schweren Fällen degenerative und rezessive Veränderungen erkennen lassen [*1401*]. In der *Leber* bestehen, vor allem bei langdauernden oder rezidivierenden Fällen, fast immer schon makroskopische Symptome in Form von perilobulären Fettablagerungen [*1367*]. Dabei ist die Neigung zur *Leberverfettung* bei eutrophen Säuglingen größer als bei dystrophen. Ob sie die Folge einer Toxininvasion oder vor allem des akuten Kohlenhydrathungers während der Intoxikation ist [*1147*], steht noch zur Diskussion. Auch die Exsiccose allein mit konsekutivem Sauerstoffmangel vermag solche Bilder zu erzeugen. Daneben findet man, vor allem bei dystrophen Säuglingen reichlich Hämosiderinablagerungen [*1401*]. Im *Pankreas* bestehen die Symptome einer serösen interstitiellen Pankreatitis. Die *Nieren* weisen je nach Schweregrad das Bild einer Lower-Nephron-Nephrosis mit ischämischer reversibler Schädigung der Nephrone bis zu irreversiblen Veränderungen im Sinne der Crush-Niere auf [*1397*]. Dabei kann von Fall zu Fall histologisch sowohl das Bild der Tubulorhexis, eine völlig wahllose Tubulusschädigung in den verschiedensten Abschnitten des Nephrons bis zur Zerstörung der ganzen Tubuluswand als Schockfolge, als auch das morphologische Bild der nephrotoxischen Schädigung bestehen, bei der in sämtlichen Nephronen beider Nieren durch Resorption von glomerulär filtrierten toxischen Substanzen eine Degeneration der Epithelzellen in den proximalen Tubuluswindungen eintritt, während die übrigen Abschnitte noch unverändert erscheinen. Noch über Wochen können diese Schäden zu einer Funktionsminderung der Nieren mit fehlender Chlorretention und Unvermögen, im Zustand der Acidose einen sauren Urin zu produzieren, bestehen.

In den *Nebennieren* kommt es nach einer kurzdauernden Lipoidvermehrung zu einem weitgehenden Lipoidschwund, schließlich zu den Symptomen einer serösen Entzündung mit Blutungen [*1248, 1401*] als Zeichen einer einsetzenden Rindeninsuffizienz. In vielen Fällen (nach *1102* in $^2/_3$) besteht pathologisch-anatomisch auch eine seröse bis eitrige *Otitis media*, so daß dieser Komplikation eine wichtige Rolle als Begleiterscheinung zuzuschreiben ist. Auch *Aspirationen* mit der nachfolgenden Bronchopneumonie bilden eine häufige Ursache für den ungünstigen Ausgang [*1102*]. Die *Herzmuskelveränderungen* sind gering, gelegentlich finden sich dort feintropfige Lipoidablagerungen.

Im *Zentralnervensystem* ist häufig schon an der Volumenvermehrung ein Gehirnödem mit Gefäßstauung und eine Hyperämie der weichen Häute festzustellen [*1625*]. Histologisch verbergen sich dahinter Veränderungen an den Gefäßen in Form von extremer Dilatation und Ödem der Gefäßwand mit Demyelinisierungen und Ganglienzelluntergängen aller Stadien, mit Vacuolenbildung, Kernauflösung und Homogenisierung, entsprechend der Wernickeschen Pseudoencephalitis [*1102, 1143, 1176, 1342, 1820*]. Die Verminderung der Ganglienzellen ist in den oberflächlichsten Schichten der Rinde am auffälligsten, und Entmarkungsherde finden sich bevorzugt im unteren Hirnstamm, im Putamen und Pallidum, so daß die Ursache der Veränderungen hauptsächlich *hypoxydotischer Natur sein* muß [*1176*].

Bei einer Hypoxie steigt infolge des dann schnell zunehmenden anaeroben Glucoseabbaues, feststellbar am Anstieg der Milchsäurebildung, bei den geringen endogenen Glucosevorräten des Gehirns der exogene Glucosebedarf schnell an. Er kann natürlich in der Intoxikation nicht befriedigt werden, so daß nach einer permeabilitätssteigernden Capillarschädigung schließlich eine die Ganglienzellen schwerst beeinträchtigende Stoffwechselkatastrophe im Gehirn als Folge des Sauerstoffmangels eintreten muß [*1397, 1433*]. Besteht diese Mangelsituation für das Gehirn zu lange, dann kann es zu reaktiven gliösen Wucherungen als Folge des Gehirnödems kommen mit der möglichen Spätfolge der Entwicklung hirnatrophischer Prozesse, so daß auf diese Weise mancher Fall einer frühkindlichen Hirnschädigung zu erklären wäre [*1865*].

So ergeben sich aus den morphologischen Substraten manche Gesichtspunkte für die Pathogenese der toxischen schweren Ernährungsstörung, die mit der Exsiccose beginnt und schließlich zu mangelhafter Sauerstoff- und Energieversorgung der Peripherie, vor allem des Gehirns führt. Dabei entwickelt sich zwangsläufig ein Circulus vitiosus, der schematisch auf Abb. 26 verzeichnet ist [*1256*, *1433*].

Einen Sonderfall stellen pathogenetisch wohl *die ohne Magendarmsymptome auftretenden Toxikosen* dar, wie sie wohl ausschließlich bei perakuten Virusinfektionen (*„Grippetoxikosen"*)

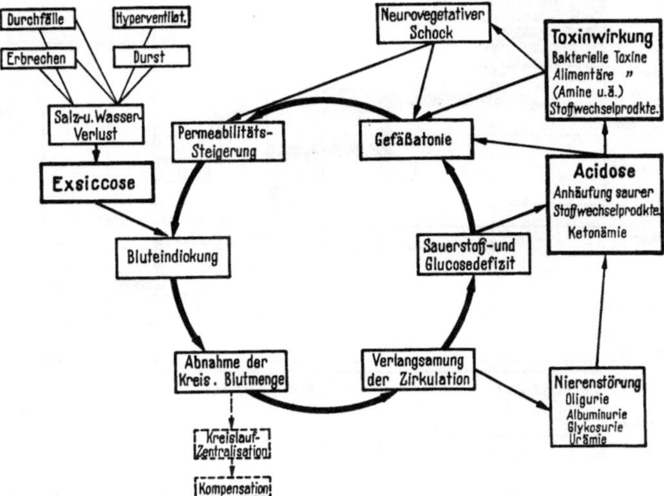

Abb. 26. Pathogenese der Intoxikation (nach KERPEL-FRONIUS und FANCONI)

beobachtet werden können. Die ursprüngliche Annahme, die eintretende extreme Stoffwechselstörung sei vor allem eine Folge der typischen Hyperventilation und der dadurch eintretenden Exsiccose [*1110* a] wurde erschüttert durch den Nachweis einer verringerten arteriovenösen O_2-Differenz, von der aus auf eine erschwerte O_2-Abgabe geschlossen wurde [*1433* a]. Danach wäre die primäre Auslösung in diesen Fällen in einer (virusinfektbedingten?) Störung der oxydativen Prozesse der Zelle zu suchen. Sicher handelt es sich aber bei einem Teil dieser Fälle auch um eine echte Encephalitis.

4. Therapie der akuten Durchfallserkrankungen

a) Allgemeine therapeutische Grundsätze

Da sich jeder ernährungsgestörte Säugling funktionell vorübergehend mit seiner Verdauungsfähigkeit wieder so verhält, wie in einem bereits abgeschlossenen Lebensabschnitt, muß therapeutisch dieser Regression des Organismus mit einem elastischen Reduzieren der Ernährung gefolgt werden. Kann dieses Prinzip bereits prophylaktisch im Prodromalstadium einer Ernährungsstörung berücksichtigt werden, dann gelingt es häufig, Durchfallserkrankungen zu vermeiden. Dabei ist die befürchtete oder eingetretene Störung um so ernster zu beurteilen, je jünger das Kind ist, oder wenn es sich um Rezidive handelt.

Das *Reduzieren der Nahrung* kann entweder in einer mengenmäßigen Beschränkung der bisher zugeführten Milchmenge unter Ergänzung des Wasserbedarfs durch zusätzliche Teegabe liegen, oder es wird auch eine qualitative Reduktion durchgeführt, etwa durch stärkere Verdünnung der bisher gegebenen Milch oder Fütterung einer entfetteten Nahrung. Jedes

Reduzieren führt zu einem Absinken des Energiequotienten (= tägliche Calorienzufuhr/kg Körpergewicht). Nicht selten reduziert sich der Säugling rechtzeitig durch Nahrungsverweigerung, Restlassen oder Fütterungsschwierigkeiten selbst. Die aktive oder passive Nahrungsreduktion entzieht dem Stoffwechsel einen Teil der Nahrung, die infolge der Toleranzverschlechterung nicht mehr völlig verwertet wird, und verhindert dadurch, daß in die unteren Darmabschnitte größere Mengen an prospektivem Fäulnis- und Gärungsmaterial gelangen. Je schwerer die Störung ist, um so stärker ist zu reduzieren, um so mehr müssen Ernährungsformen jüngerer Altersstufen wieder aufgegriffen werden (s. Abb. 27).

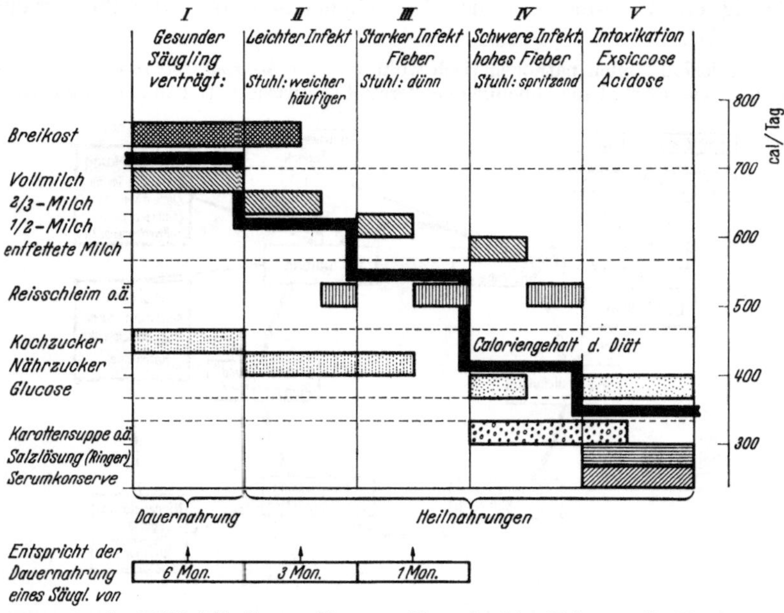

Abb. 27. Regression der Diät bei Ernährungsstörungen. Die senkrechten Kolumnen (*I—V*) geben die jeweilige Zusammensetzung der Diät an. Beispiel: Gesunder, 6 Monate alter Säugling erhält Breikost, Vollmilch, Kochzucker (=*I*). Bei einem leichten Infekt (=*II*) wird beim selben Kind, wenn die Stuhlbeschaffenheit schlechter wird, die Breimenge reduziert, $^2/_3$-Milch und Nährzucker gegeben. Ist die Erkrankung schwerer, muß die Diät stärker reduziert werden (=*III—V*). Die treppenförmige Linie zeigt die aus der Reduktion der Nahrung resultierende Regression der täglichen Calorienmenge an

Bei künstlicher Nahrung wird der notwendige Zuckerzusatz sinnvoll reduziert oder entsprechend der diätetischen Darmwirkung der verschiedenen Zuckerarten gewechselt. Mit steigender antidyspeptischer Wirkung gibt es dabei 3 Möglichkeiten:

1. Ersatz des Kochzuckers durch Dextrin-Maltosepräparate (s. S. 119).
2. Verminderung des Kohlenhydratzusatzes bis auf 4—5 g/kg Körpergewicht pro Tag.
3. Kurzfristiges Weglassen des 1. Kohlenhydrates.

Bestehen bereits Durchfälle bei Beginn der Behandlung oder verschlechtert sich die Stuhlbeschaffenheit trotz Nahrungsreduktion, muß die bisherige Nahrung abgesetzt und nach einer milchfreien Pause durch ein vorsichtiges Wiedereinführen von Eiweiß, Kohlenhydraten und Fett wieder „aufgebaut" werden. In der milchfreien Pause soll sich der Darm von allen ungenügend verdauten und in Gärung oder Fäulnis befindlichen Nahrungsresten befreien, ein Ziel, das durch die Gabe von cellulose- und pektinreichen Früchte- oder Gemüsesuppen aus Karotten [*1321*, *1713*, *1789*], Äpfeln, Johannisbrotmehl (Arobon, Nestle) oder Bananen schneller erreicht wird. Karottensuppe vor allem scheint die Keimzahl der Stühle zu vermindern und die Bakterienflora von grampositiv zu gramnegativ umzustimmen [*1364*].

Die *Cellulose* dieser Pausennahrung wird von den Darmbakterien nur träge gespalten und großenteils als Schlackenstoffe wieder ausgeschieden. *Pektine* sind im flüssigen Milieu quellfähig und bilden, bakteriell zu Pektinsäure abgebaut, mit Calcium Gele, die gewisse Mengen von Bakterien, Toxinen, Fäulnis- und Gärungsprodukten adsorptiv zu binden vermögen. Sie formen zusammen mit Cellulose und deren Abbauprodukten eine kompakte Stuhlmasse, die den Darm stempelartig zu reinigen vermag. Auf diese Weise erreicht man schneller eine festere Stuhlbeschaffenheit als früher mit einer Hungerpause, in der nur der Flüssigkeitsbedarf mit Tee gedeckt wurde, bis sich die ersten schwarzen und substanzarmen Hungerstühle zeigten.

Um den *Calorienbedarf* wenigstens für den Betriebsstoffwechsel des Säuglings auch während der Nahrungspause zu decken, wird die Früchte- oder Gemüsesuppe mit *5%iger Glucose* oder 3% Glucose und 2% Lävulose angereichert, die nicht erst fermentativ gespalten, schnell resorbiert werden und im Verband der Schlackenstoffe nicht dyspeptisch wirken. Daukaron und Arobon sind allein nicht ketoseverhütend, Aplona nur in geringem Umfang. Auch Polysaccharide (Schleime) sind zusammen mit Rohfaserpräparaten schlecht ausnutzbar, so daß auch hier ein Glucosezusatz notwendig ist. Mit 10%igem Reisschleim nach Bessau kann dagegen eine Hungerketose und Hypoglykämie unterdrückt werden [*1480*]. Auch der Stickstoffverlust im Urin läßt sich durch Kohlenhydratzusatz in der Pausennahrung vermindern [*1332*].

Die Geschwindigkeit des sich anschließenden Aufbaues einer Heilnahrung über die verschiedenen Stufen bis zur Dauernahrung (s. Abb. 27) und die Art der verwendeten Heilnahrung richtet sich nach dem Alter des befallenen Säuglings und nach dem Schweregrad der Durchfallserkrankung. Zu schnelles Steigern birgt die Gefahr einer Toleranzüberschreitung, ein zu langsamer Aufbau verlängert den Hungerzustand und vergrößert dessen negativen Einfluß auf die allgemeine Resistenz des Kindes.

Unter *Heilnahrung* versteht man alle Ernährungsformen, die infolge eines Entzugs an Fett, Kohlenhydraten oder Proteinen, oder durch Caseinzusatz wie bei der Eiweißmilch, eine nicht altersentsprechende Kost darstellen und deshalb nur befristet, während der Reparation einer Durchfallserkrankung, gegeben werden dürfen.

Bei der schon physiologisch unvollständigen Fettausnutzung durch den jungen Säugling und bei der akuten Verschlechterung der Fettbilanz während jeder Ernährungsstörung wird *Fett* von durchfallskranken Säuglingen besonders schlecht vertragen und erzeugt bei Toleranzüberschreitung akute Stuhlverschlechterungen. Eine Heilnahrung ist deshalb fettarm, bei schwerkranken Kindern fettfrei zu gestalten, was vorübergehend erlaubt ist, weil Fett als einziger Nahrungsbestand durch andere Calorienträger isodynam zu ersetzen ist (s. Abb. 28). Deshalb ist Frauenmilch keine günstige Heilnahrung, es sei denn man verwendet sie entfettet oder stark verdünnt als Zusatz zu anderen Milchpräparationen.

Eiweiß darf im Gegensatz zum Fett nicht ganz aus der Heilnahrung eliminiert werden, wenn irreparable Schäden im Sinne der Eiweißmangeldystrophie vermieden werden sollen. Dagegen muß in der Heilnahrung die relativ schlechte Verdaulichkeit des nativen Kuhmilchcaseins ganz besonders sorgfältig durch Verdünnen, Aufkochen mit Schleimen und Mehlen als Schutzkolloid, durch künstliche Säuerung und durch Homogenisieren der Milch so verbessert werden, daß ein weiches, feinflockiges und fermentativ leicht angreifbares Caseingerinnsel entsteht. Wegen der gesteigerten Resorption unverdauter, artfremder Eiweißkörper im Verlauf und im Anschluß an diarrhoische Erkrankungen [*1333*] ist es vorteilhaft, bei der Verwendung künstlicher Nahrungsgemische möglichst eine Kuhmilchpräparation zu verwenden, die eine geringe Sensibilisierungsfähigkeit, wie etwa die Kondensmilch, besitzt.

Der *Kohlenhydratanteil* darf auch in einer Heilnahrung nicht ganz fehlen (s. Abb. 28). Wohl kann man vorübergehend den Zuckerzusatz streichen, wenn der Säugling genügend milchzuckerhaltige Kuhmilch, besser noch Kuhmilch mit Schleimzusatz als 2. Kohlenhydrat erhält. Muß aber der Milchanteil aus Gründen der schlechten Toleranz stark reduziert werden, ist darauf zu achten, daß bei leichten Fällen auch kurzfristig die Mindestmenge von 4,5—5 g Kohlenhydrat/kg Körpergewicht/Tag nicht unterschritten wird, um eine Ketonämie zu vermeiden. Mit demselben Ziel sollen bei schweren Störungen wegen der dann auch für Kohlenhydrat bestehenden Resorptionsstörung etwa 10 g Kohlenhydrat/kg Körpergewicht und Tag gegeben werden [*1481*]. Dexamyl, Nährzucker und 10%iger Reisschleim wirken etwas geringer antiketogen als Glucose, dabei ist die Stärkeausscheidung bei Reisschleim mit 1% der Einfuhr gering, genauso wie bei

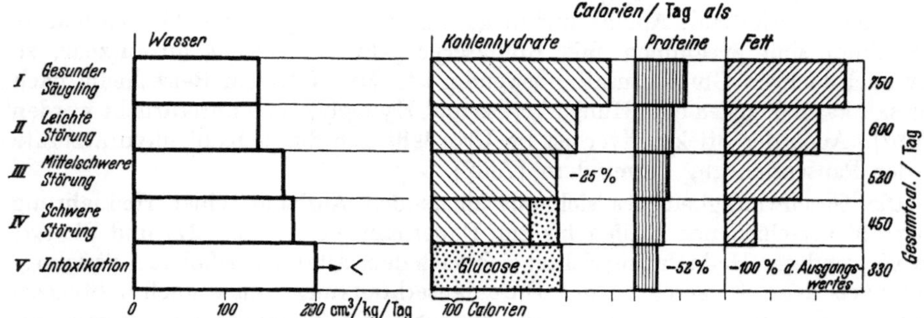

Abb. 28. Qualitative Zusammensetzung der Diät bei verschieden stark ernährungsgestörten Säuglingen. Mit zunehmender Schwere der Erkrankung steigt der Wasserbedarf/kg/Tag an und müssen die Kohlenhydrate mäßig, Proteine stärker und Fette am stärksten in der Heilnahrung reduziert werden

Weizenvollkornschrot, das gleichzeitig als Rohfaserpräparat wirkt [*1481*]. Grundsätzlich soll etwa die Hälfte der täglichen Calorienzufuhr in der Heilnahrung durch Kohlenhydrate geliefert werden, um den physiologischen Kohlenhydrathunger des Säuglings zu befriedigen.

Die milchfreie Pause kann in schweren Fällen noch durch eine *Darmspülung* wirkungsvoll eingeleitet werden. Bei einer therapeutischen Magenspülung droht immer die Aspiration, so daß ihr Vorteil selten die Gefahr übertrifft. Günstiger ist schon das *Absaugen des Mageninhaltes*, vor allem bei Brechreiz und starker Gasbildung mit Zwerchfellhochstand.

Zusammengefaßt ergeben sich folgende therapeutische Grundsätze der Diät:

1. Bei drohender Ernährungsstörung (Infekt, Appetitlosigkeit, Wundwerden, Stuhlverschlechterung): Nahrung reduzieren (Nährzucker statt Kochzucker, Zuckerzulage verringern, Verdünnen der Nahrung auf $^2/_3$- oder $^1/_2$-Milch).

2. Ernährungsstörungen mit Durchfällen: Absetzen der bisherigen Nahrung (gegebenenfalls Darmspülung), Pause mit Früchte-, Obst- oder Gemüsesuppen, Aufbau einer Heilnahrung, bei Brustkindern unter Mitverwendung von Frauenmilch.

3. Schwere Ernährungsstörungen mit starken Durchfällen und Dehydration: Absetzen der bisherigen Nahrung, Darmspülung, Pause mit Früchte-, Obst- oder Gemüsesuppen, bei schlechter Flüssigkeitsaufnahme parenteraler Flüssigkeitsersatz. Anschließend Aufbau einer Heilnahrung, gegebenenfalls mit Frauenmilch.

Bei ambulanter Behandlung sind täglich schriftliche Diätanweisungen zu geben, damit die Mütter nicht eigenmächtig eine Diät länger als notwendig verabfolgen oder im Diätaufbau schneller vorgehen, als es die Toleranz des Kindes erlaubt.

b) Praxis der Diätbehandlung

α) Aufbau mit Vollmilch

Indikation. Akute erstmalige Durchfallserkrankung bei künstlich ernährten Kindern jenseits des 1. Trimenons.

Therapie. Absetzen der bisherigen Nahrung, gegebenenfalls Darmspülung, anschließend Karottensuppe, Apfelsuppe oder 4%iges Daukaron, 4—5%iges Aplona, 3—5%iges Arobon in Tee. Menge: $^1/_5$ des Körpergewichts, höchstens 1000 g pro Tag. Zusatz: 5% Glucose oder 3% Glucose und 2% Fructose. Anzahl der Mahlzeiten: 5—12 je nach Trinkfreudigkeit. Wenn die Früchtesuppen verweigert werden, können 1—2 Flaschen schwarzen Tees oder Fencheltee, 1:1 mit Ringerlösung versetzt, saccharingesüßt angeboten werden. Bei starker Brechneigung Luminal oder andere Sedativa.

2. Tag. Nach 12—24 Std sollten wieder gebundene Stühle produziert werden, der Turgor gebessert und die Körpergewichtsabnahme beendet sein. Wenn nicht, wird die Therapie des 1. Tages noch einmal wiederholt. Dann Beginn mit dem Aufbau einer Heilnahrung (s. Tabelle 38), sonst Antibiotica, gegebenenfalls Infusionen.

Tabelle 38. *Diätaufbau mit Säurevollmilch bei einer leichten Dyspepsie eines älteren, bisher gesunden Säuglings von 6000 g*

Tag	1.	2.	3.	4.	5.	6.	7.	8.	9.	10.	11.
Zahl der Flaschenmahlzeiten	5									4	4
Nahrung je Mahlzeit:											
Karottensuppe + 5% Glucose	200	100	80	60	30						
Reisschleim		90	100	100	100	100	—		80	70	
gesäuerte Vollmilch + 5% Nährzucker		10	20	40	70	100	—		120	130	Zweidrittelmilch
Gemüsebrei ohne Fett								50	100	150	

β) Aufbau mit entfetteter Milch

Indikation. Durchfallserkrankung im 1. Trimenon oder bei Dystrophie, rezidivierender Dyspepsie, schweren Infektionen oder stark toleranzgeschädigten Säuglingen.

Therapie. 1. Tag wie bei α), gegebenenfalls Infusionstherapie.

2. Tag. Diätaufbau mit entfetteter Milch (s. Tabelle 39). Besonders geeignet ist dafür die 1900 von Texeira da Mattos in die Diät eingeführte Buttermilch, die als Begleitprodukt der Butterherstellung nur 0,3—1% Fett besitzt, dabei den Eiweißgehalt der Vollmilch behalten hat, aber einen reduzierten Milchzuckeranteil von 2,5—3,5% aufweist, da ein Teil des Milchzuckers bei der Säuerung durch Milchsäurebacillen verbraucht wurde. Kann Buttermilch nicht selbst hergestellt werden, bieten sich günstige Fertigpräparate oder halbentfettete Milchpulverpräparate an (s. S. 540). Grundsätzlich muß die Buttermilch als Heilnahrung wegen ihres niederen Milchzuckergehaltes durch Kohlenhydratzusätze ergänzt werden, wie es etwa im Butamyl (Töpfer) als trinkfertige $^2/_3$-Buttermilch in Pulverform schon vorliegt. Buttermilchtrockenkonserven besitzen den Vorteil, daß die jeweilige Tagesmenge in Pulverform einer Grundnahrung, etwa Karottensuppe oder Schleim, in steigender Menge zugesetzt werden kann, so daß die Heilnahrung gleichzeitig aus dem antidyspeptisch wirksamen Schleim bzw. der Karottensuppe und der Buttermilch besteht. Auch beim Diätaufbau mit Vollmilch besteht bei der Verwendung von Pulvermilch oder evaporierter Milch diese Möglichkeit.

Auf diese Weise verschwinden die Exsiccoseerscheinungen schnell, ja es können sich sogar, vor allem bei dystrophen Säuglingen, infolge des Salzgehalts der Buttermilch Zeichen einer leichten Wassereinlagerung bemerkbar machen. In solchen Fällen empfiehlt sich die Ergänzung der Heilnahrung durch Frauenmilch in Form der Zwiemilchernährung, wobei anfänglich die Frauenmilch zentrifugiert, also entfettet, in vorsichtig steigender Menge der Heilnahrung zuzusetzen ist. Der Frauenmilchzusatz darf nicht zu schnell erfolgen, weil ihr Galaktosereichtum zu Stuhlverschlechterungen führen kann. Grundsätzlich ist also die reine Frauenmilch keine geeignete Heilnahrung. Hat man bei Ödemeinlagerung keine Frauenmilch zur Ergänzung der Buttermilch zur Verfügung, empfiehlt sich die Verwendung einer salzarmen „adaptierten“ Milch (etwa Humanamilch). Grundsätzlich ist so früh wie möglich die Heilnahrung durch Fett wieder zu komplettieren. Das muß bei stark entfetteten Milcharten (z. B. selbst hergestellter Buttermilch oder H. A. Töpfer) spätestens nach 14 Tagen durch Übergang auf eine halbentfettete Milch (Eledon), bei anfänglicher Verwendung von halbentfetteter Milch (Eledon) nach etwa 2—4 Wochen durch Übergang auf eine Dauernahrung erfolgen. Auch die von KLEINSCHMIDT vorgeschlagene Einbrenne-Buttermilch, bei der Fett (1—2%) zusammen mit Mehl (3%) und Zucker (3—5%)

Tabelle 39. *Diätschema mit Buttermilch, (Eledon)/Reisschleim bei der Behandlung eines Säuglings von 3000 g (NZ = Nährzucker)*

Tag	1.	2.	3.	4.	5.	6.	7.	8.	9.	10.	11.	12.	13.	14.	15.	16.
Zahl der Flaschenmahlzeiten . . .	10		8					6						5		
Karottensuppe + 5% Glucose . .	60	50	40	30	30	20										
Reisschleim 5% .		10	30	40	40	50	70	100	100	100 + 3% NZ	100			120	+ 5% NZ	
Eledonpulver g/Tag			5	10	15	20	25	30	35	40	50	60				

in Form einer Mehlschwitze der Buttermilch zugesetzt wird, ist vor allem in Klinikspflege empfehlenswert, weil sie eine große Variabilität des Fettzusatzes bei guter Verträglichkeit des so erhitzten Fettes erlaubt. Die Umständlichkeit der Herstellung und die damit verbundenen Fehlermöglichkeiten können bei ambulanter Verordnung zu Mißerfolgen führen. Bei jedem Umsetzen von fettarmer auf fettreichere Kost bedeutet die Möglichkeit einer zusätzlichen Frauenmilchgabe eine große Erleichterung.

γ) Diätaufbau mit Eiweißmilch nach FINKELSTEIN

Indikation. Gärungsdyspepsien, rezidivierende Dyspepsien bei dystrophen Säuglingen.

Kontraindikation. Bei Säuglingen unter 3 Monaten, unter 3 kg Körpergewicht und beim Bestehen von stark alkalisch reagierenden Stühlen.

Diese auf der Buttermilchgrundlage aufgebaute Heilnahrung besitzt infolge ihres hohen Caseinanteils eine starke Pufferungskapazität und wirkt trotz ihres Fettgehalts von 2,5% bei gleichzeitig reduziertem Milchzuckergehalt stark antidyspeptisch. Auch sie muß grundsätzlich mit 5—7% Kohlenhydraten ergänzt werden. Der Nahrungsaufbau ist schnell innerhalb von 3—4 Tagen, ohne Rücksicht auf die Stuhlbeschaffenheit, bis zur ganzen Tagesmenge von 180—200 g/kg Körpergewicht durchzuführen. In manchen Fällen bleibt dabei eine Gewichtszunahme aus, oder es kommt gar zu festen, harten, selten sogar zu faulig riechenden, stark alkalisch reagierenden flüssigen Stühlen, wenn man nicht die Zuckerzulage auf 7—10% erhöht. Bei einem geeigneten Eiweiß-Kohlenhydratverhältnis werden feste, grauweiße Kalkseifenstühle von schwach alkalischer Reaktion und geringem Geruch produziert. Eiweißmilch soll nie länger als 5—8 Wochen verabfolgt werden.

c) Medikamentöse Therapie

α) Antibiotica

Während man mit der Diät nur versucht, dem Darm prospektives Gärungs- und Fäulnismaterial zu entziehen, um funktionell abartige oder pathogene Keime in ihrem Wachstum zu hemmen und damit den Stoffwechsel des geschädigten Organismus wieder ins Gleichgewicht zu bringen, gelingt es jetzt mit geeigneten Antibiotica, die pathologische Darmflora zu vernichten oder soweit zu reduzieren, daß auch ein schneller Diätaufbau nicht mehr so wie früher zu Rezidivdurchfällen führt. Vor allem die Einführung des *Chloramphenicols* (Chloromycetin, Leucomycin, Paraxin, Typhomycin) hat so die Letalität, die klinische Aufenthaltsdauer, die tägliche Gewichtszunahme und die Rezidivhäufigkeit ganz entscheidend im günstigen Sinne beeinflußt [*1316*]. Die tägliche Dosis beträgt 50 bis höchstens 100 mg/kg/Tag.

Bei unreifen Kindern und Frühgeborenen sollte man besser unter 100 mg/kg bleiben, da *tödliche Kreislaufkollapszustände* durch toxische Blutspiegel von Chloromycetin bei Dosen von 100—165 mg/kg/Tag beobachtet wurden. Eine Leberinsuffizienz und Nierenunreife mit fehlender Glucuronidkonjugation des Chloromycetins werden in diesen Fällen als Ursache für den unerwarteten Verlauf angenommen [*1136*]. Auch kann eine Behandlung über 5—6 Tage hinaus mit Dosen von 75—100 mg/kg Körpergewicht (selten schon bei Dosen von 50—75 mg/kg) am 4. und 5. Tag zu Meteorismus, Obstipation und Erbrechen führen als äußere Zeichen eines *Sterkoralileus* infolge eines Tonus- und Peristaltikverlustes des Darmes durch Chloromycetin [*1211, 1240*]. Durch Absetzen des Medikamentes, peristaltikanregende Mittel sowie Einläufe läßt sich dieser bedrohliche Zustand beseitigen.

Im allgemeinen wird man deshalb mit einer 5tägigen Medikation auszukommen versuchen.

Die gleichen Erfolge sind mit *Tetracyclinpräparaten* (Achromycin, Tetracyn, Chlortetracyclin = Aureomycin, Oxytetracyclin = Terramycin) in Dosen von 20 mg/kg/Tag zu erreichen. Nebenwirkungen wurden dabei noch nicht beobachtet. Eine Sterilisierung des Darmes bleibt bei dieser Dosierung aus, während sich eine normale Relation zwischen grampositiven und gramnegativen Keimen der Darmflora wieder einstellt [*1702*]. In den letzten Jahren hat sich eine zunehmende Therapieresistenz, vor allem auch der Dyspepsiecolitypen, bemerkbar gemacht [*1814*], so daß inzwischen *Neomycin* (Myacine, Bykomycin) oral 25 bis 50 mg/kg/Tag bzw. *Nebacetin* ($^1/_5$ Tablette/kg/Tag = 33 mg Neomycinbase + 2500 E Bacitracin) oder *Polymyxin B* (2,5 mg/kg/Tag, nach [*1286*] bis zu 20 mg/kg/Tag) oral wirksamer geworden sind. Allerdings gilt für beide Medikamente, daß sie *neurotoxische Nebenwirkungen* besitzen, Neomycin ähnlich Streptomycin, vor allem auf den Cochlearis und Vestibularis, so daß bei einer Kombination mit Streptomycin ein additiver toxischer Effekt zu befürchten ist. Beide Präparate wirken außerdem *nephrotoxisch* (Albuminurie, Cylindrurie, Reststickstoffanstieg und Herabsetzung der Kreatinclearance), und zwar in Abhängigkeit vom Nierenfunktionszustand bei Beginn der Therapie. Bei oraler Gabe ist insbesondere beim Neomycin nach kurzdauernder Anwendung infolge der unbedeutenden Resorption praktisch keine Nebenwirkung zu befürchten. Da aber die Resorptionsgröße bei einer akuten Durchfallserkrankung nicht zu beurteilen ist, sind beide Medikamente nur nach erfolgloser Anwendung anderer Antibiotica kurzfristig als ultima ratio zu verabfolgen. *Aureomycin* kann durch Reizung der Darmschleimhaut zuweilen auch dyspeptische Erscheinungen verstärken. Die im Verlauf jeder schweren Durchfallserkrankung möglichen kollapsartigen Zustände werden teilweise dem plötzlichen Freiwerden von kreislaufaktiven Endotoxinen infolge Vernichtung großer Teile der Darmflora zugeschrieben. Schließlich muß bei der Entscheidung über die Dauer der Anwendung von Antibiotica auch bedacht werden, daß sie einen Einfluß auf die Fermentaktivität des Darmes besitzen, wie z. B. Achromycin, Terramycin, Aureomycin und Chloramphenicol, die in vitro eine deutliche Pepsin- und Lipase-, bei Chloramphenicol auch Amylase-hemmende Wirkung aufweisen [*1204*]. Ohne Nebenwirkungen scheint das neuerdings erhältliche Colistin (3 × 1 Tablette täglich) zu sein.

β) Gefahren und Komplikationen der Antibioticatherapie

Zweifellos ist unter antibiotischem Schutz heute eine schnellere Beseitigung der Durchfallserkrankungen möglich [*1459*]. Ihre Gefahr aber besteht in der Möglichkeit einer *Reinvasionsdyspepsie*, also der bei hospitalisierten Kindern immer drohenden Neuinfektion des antibiotisch von Keimen weitgehend gereinigten Darmtraktes. Besonders gefürchtet sind dabei Staphylokokkeninfektionen im Sinne der *Staphylokokkenenterotoxikose*, die sich, nachdem die Grunddyspepsie bereits gebessert ist, nach einer 5—10tägigen Medikation von Terramycin und Chloromycetin in Form von akutem unstillbarem Brechdurchfall einstellen kann. Sie ist als Superinfektion durch antibioticaresistente Staphylokokken aus der physiologischen Darm- und Mundflora zu betrachten, die durch selektive Eliminierung der empfindlichen Keime hemmungslos wuchern, oder sie wird aus dem Anstaltsmilieu acquiriert [*1578*]. Vor allem bei Dystrophen kommt es dann unter plötzlichem Temperaturanstieg zu einem therapieresistenten Kreislaufkollaps mit letalem Ausgang innerhalb von 1—6 Tagen. Bei der Obduktion lassen sich Staphylokokken im Dünndarm in Reinkultur [*1173*] und morphologisch schwere Veränderungen im Sinne einer *ulceromembranösen Enterocolitis* nachweisen. Das Auftreten einer Rezidivdyspepsie während der Antibioticatherapie muß deshalb sofort mit dem Absetzen des bisherigen Heilmittels beantwortet werden. Das Ergebnis der bakteriologischen Untersuchung des Stuhles mit Resistenzprüfung bestimmt dann die Wahl des neuen Medikamentes. Diese Komplikation läßt sich vor allem durch die Beachtung der beim Hospitalismus besprochenen Regeln vermeiden (s. S. 266). Auch die anschließende *Fütterung einer bifidumfreundlichen Nahrung* (Humana, Lactana, Similac) oder bei älteren, künstlich ernährten Säuglingen der *Versuch einer Implantationstherapie* mit Acidophiluspräparaten (Antibiophilus Woelm, Acidophilus-Zyma, Enpac) oder normalen Colistämmen (Colifer-Asta, Colivit-Laves, Mutaflor-Hageda) wird empfohlen [*1460*].

Schließlich kann eine langdauernde oder wiederholte Antibioticatherapie auch zu *Soorbefall* führen, der mit Nystatin (Moronal) leicht zu beeinflussen ist.

5. Die Therapie der Intoxikation

Die moderne Behandlung der Intoxikation beschreitet gleichzeitig 3 Wege: 1. den der schnellen Rehydration, 2. den der Diät, 3. den der Infektionsbekämpfung. Die Behandlung wird mit einer Darmspülung eingeleitet. Bei Prätoxikosen (Exsiccose ohne Acidose, Acidose ohne Koma) kann unter der Voraussetzung einer dauernden und sorgfältigen Überwachung der Versuch einer hausärztlichen Behandlung gemacht werden. Dann leitet man die Rehydrierung durch eine *intravenöse Infusion von Ringerlösung* mit 5% Glucosezusatz (50—75 ml) ein, zur Not auch subcutan unter Vorspritzen von Hyaluronidase ($^1/_2$ Ampulle Kinetin oder Luronase). Die Fortsetzung der hausärztlichen Behandlung ist aber nur gerechtfertigt, wenn der Säugling dann gut trinkt und der Flüssigkeitsbedarf oral gedeckt werden kann, ohne daß sich die Exsiccose verstärkt. Eine voll ausgebildete Intoxikation kann nur stationär behandelt werden.

a) Flüssigkeits- und Elektrolytersatz

Die angestrebte Entgiftung kann erst nach Normalisierung des Kreislaufs durch Wiederauffüllung auf ein normales Blutvolumen einsetzen. Dies ist zunächst wichtiger als die Qualität des kreisenden Volumens [*1398*]. Erst dann beginnt der Abtransport toxischer Substanzen, erst dann kann die Peripherie wieder besser mit Sauerstoff versorgt werden und die Nierenclearance wieder ansteigen. Auch die Beseitigung des Kohlenhydrathungers im Gewebe beschleunigt den Entgiftungsprozeß. Die Größe der notwendigen Zufuhr richtet sich nach dem altersentsprechenden Erhaltungsbedarf + geschätztem oder nachweisbarem Verlust [*1080*].

α) Erhaltungsbedarf

Den Erhaltungsbedarf an Flüssigkeit s. Tabelle 28, S. 271 und S. 88. Als Normbedarf an Elektrolyten rechnet man an Natrium 3 mÄq/kg/Tag, Kalium 2 mÄq/kg/Tag, Chlor 2mÄ q/kg/Tag. Diese Salzmenge wird etwa von der neuen pädiatrischen Lösung nach BUTLER geliefert [*1137*], die 56,8 mVal Natrium und 24,9 mVal Kalium sowie 49,5 mVal Chlor/l enthält. Ein entsprechendes Fertigpräparat ist etwa das Tutofusin B (Pfrimmer) mit 45 mVal Natrium, 25 mVal Kalium und 45 mVal Chlor/l. Bei der Verwendung einer Infusionsflüssigkeit mit diesem relativ *niedrigen Kochsalz- und hohen Kaliumgehalt* (die Ringer-Lösung enthält 129 mVal Natrium, 5,4 mVal Kalium und 112 mVal Chlor) gelingt es, den täglichen Erhaltungsbedarf durch eine intravenöse Dauertropfinfusion zu befriedigen, *ohne daß Ödeme infolge einer Kochsalzüberladung des Gewebes entstehen.*

Zur Deckung des Kohlenhydratbedarfes von mindestens 5 g/kg/Tag muß dieser Infusionslösung Glucose zugesetzt werden. Die genannte Tutofusin B-Lösung enthält dafür 50 g Sorbit/l.

β) Ersatz des Verlustes

Bei der Berechnung des Flüssigkeitsverlustes gilt: für 1000 ml Verlust 1000 ml Ersatz. Für die Praxis empfiehlt sich folgendes Vorgehen:

Bei fehlender Urinproduktion infolge Exsiccose: Erhaltungsbedarf + Flüssigkeitsersatz, geschätzt nach der Gewichtsabnahme, als Dauertropf unter Zusatz von 50 mÄq/l NaCl (etwa 3 g/l) und 25 mÄq/l Natriumlactat (etwa 2,8 g) + 5% Glucose. Bis zum Einsetzen der Urinproduktion darf kein Kalium gegeben werden. Eine für diese Zwecke geeignete Infusionslösung ist das Tutofusin NS (Nierenstarter) mit 60 mVal Natrium, 45 mVal Chlor und 50 g/l Sorbit. Eine selbst hergestellte Lösung besteht aus 2 Volumen isotonischer Glucoselösung (5%ig) und einem Volumen Natriumlactat-Kochsalzlösung (35,0 g Glucose, 1,94 g Natrium lacticum, 2,11 g Natrium chloratum, Aqua dest. ad 1000,0).

Der *Infusionsbedarf bei fehlender Urinproduktion* beträgt bei einem Körpergewicht bis 6 kg 30 ml/kg in 60 min., bis 15 kg 20 ml/kg in 60 min.

Bleibt die Urinsekretion weiter aus, wird die Hälfte dieser Menge für die nächste Stunde gegeben. Bei besonders schweren Nierenschäden kann die Urinproduktion noch weiter ausbleiben. Ist inzwischen eine Rehydrierung erfolgt, geht man auf 50 ml/kg in 24 Std der Infusionsmenge zurück, bis die Urinproduktion, die man gegebenenfalls auch durch einen Blasenkatheterismus nachprüfen muß, wieder in Gang gekommen ist.

Der *Infusionsbedarf bei noch bestehender Urinproduktion* beträgt etwa:

Bei leichter Dehydration (bis 5% Gewichtsverlust):

100—150 ml Wasser/kg und Tag + 6 mÄq Natrium/kg/Tag, 4 mÄq Kalium pro kg/Tag, 4 mÄq Chlor/kg/Tag.

Bei mittlerer Dehydration (bis 10% Gewichtsverlust):

150 ml Wasser/kg/Tag und 12 mÄq Natrium/kg/Tag, 3,6 mÄq Kalium/kg/Tag, 10,5 mÄq Chlor/kg/Tag.

Bei starker Dehydration (über 10% Körpergewichtsverlust):

150—200 ml und mehr Wasser/kg/Tag und Salzmenge wie bei der mittleren Dehydration.

Je größer das Wasserdefizit ist, um so mehr muß außer dem Flüssigkeitsersatz auch Natrium und Chlor ersetzt werden, so daß sich die Verlusttherapie von der Erhaltungstherapie vor allem durch ihren relativ hohen Natriumchloridgehalt unterscheidet. Ab 2. Behandlungstag richtet sich die Größe der Zufuhr wieder nach dem Erhaltungsbedarf + dem noch vorhandenen oder inzwischen eingetretenen weiteren Verlust. Diese Differenz kann, wenn sie nicht allzu groß ist, großenteils durch die Flüssigkeitsbasistherapie (Tutofusin B, neue Butlersche Lösung) gedeckt werden. Sonst muß man durch Kombination verschiedener Infusionslösungen die berechnete Flüssigkeits-, Salz- und Glucosemenge erst präparieren.

Auf dem Weg der berechneten intravenösen Dauertropfinfusion werden auch die fast obligat eintretenden Kaliummangelzustände in der Rekonvaleszenz leicht bekämpft. Allerdings ist darauf zu achten, daß die Infusionsgeschwindigkeit dieser kaliumreichen Flüssigkeiten 3 mVal/kg/Tag, höchstens 30 mVal Kalium in 4 Std nicht überschreitet. Das entspräche etwa 1,2 l Tutofusin B bzw. neue Butlersche Lösung, eine Infusionsmenge, die beim Säugling nicht in Frage kommt, da sie den Tagesbedarf eines 10 kg schweren Kindes ausmacht, der in bezug auf die Elektrolyte nicht überschritten werden darf. Antidot bei Kaliumüberdosierung sind intravenös gegebenes Calcium und hochprozentige Glucoselösung. Bei schweren Exsiccosen muß ein darüber hinausgehender Flüssigkeitsbedarf in Form der Glucose-Kochsalzlösung (Nierenstarter) verabfolgt werden.

Bestehendes *Fieber* erhöht den Wasserbedarf. Er kann infolge der dabei auftretenden Tachypnoe bis zu 50% größer als der Erhaltungsbedarf werden, ohne daß dabei gleichzeitig der Salzbedarf zunimmt. Um so größer sind die *Salzverluste durch wäßrige Durchfälle*, nämlich 100—140 mVal Natrium/l, 5 bis 20 mVal Kalium/l und 70—100 mVal Chlor/l. Das *Defizit durch Erbrechen* muß mit 60 mVal/l Natrium und 10 mVal/l Kalium sowie 90 mVal/l Chlor angesetzt werden.

Bei der *Glucosezufuhr* hüte man sich vor der *Überdosierung*, die eine unerwünschte Steigerung der Diurese mit Kaliumverlust erzeugt, wie andererseits Glucoseunterdosierung zur Acidose führt oder eine bestehende Acidose steigert. Eine über Tage andauernde ausschließliche Infusionstherapie führt zu einem calorischen Defizit (5%ige Glucoselösung = 205 Cal/l). Eine Infusionslösung mit Aminosäuren und 5%igem Äthylalkoholzusatz mit einem Caloriengehalt von 665 Cal/l (Aminofusion A 5, Pfrimmer) wurde in solchen Fällen von uns erfolgreich angewendet. Für Frühgeborene und jüngere Säuglinge scheint ein 3%iger Äthylalkoholzusatz zur Infusion zu genügen und außerdem eine Erhöhung der Infusionsgeschwindigkeit zu erlauben.

Bei *starker Acidose*, deren Verlauf in der Klinik durch Bestimmung des Standardbicarbonats und des aktuellen Blut-p_H laufend kontrolliert werden sollte (s. S. 306) kann die intravenöse Dauertropftherapie durch Zusatz von isotonischem Natriumlactat (Natrium lacticum 10,5 g, Aqua dest. ad 1000,0) oder durch Zusatz von Natriumacetat und Natriumcitrat als puffernde Anionen mit einer erhöhten Alkalireserve versehen werden. Eine entsprechende Fertiglösung ist das Tutofusin K 10 (Natrium 140 mVal/l, Kalium 10 mVal/l, Chlor 103 mVal/l, Acetat 47 mVal/l und Citrat 8 mVal/l entsprechend zusammen 122,6 Vol.-% CO_2). Dann beginnt man auch nach der ersten Rehydrierung durch Glucose-Kochsalzlösung die Dauertropfinfusion besser mit Tutofusin K 10 und deckt damit zumindest den Verlust, während der Erhaltungsbedarf durch Tutofusin B befriedigt wird. Den Verlauf der Standardbicarbonat- und Blut-p_H-Werte während der Rehydrierung einer schweren acidotischen Intoxikation s. Abb. 29.

Die *technische Durchführung des intravenösen Dauertropfs* ist heute mit den fertigen Infusionsgeräten einfach. Eine Venaesectio ist in der Regel nicht mehr nötig, da die Nadel einfach in eine Schädelvene eingeführt und fixiert wird. Die Tropfenfolge richtet sich nach der erwünschten Infusionsmenge. Die Größe der Einzeltropfen schwankt bei den verschiedenen Tropfgeräten stark. Zur genauen Berechnung muß die Menge der Tropfen pro Milliliter gemessen werden. Bei den von uns zur Zeit verwendeten Geräten laufen bei einer Tropfenzahl von 14/min in 24 Std 1000 ml ein. Als ungefähren Anhalt rechnet man: Tropfenzahl × 72 = Milliliter in 24 Std nach der Formel:

$$\frac{x \cdot 60 \cdot 24}{20} \left(= \text{Tropfenzahl} \frac{\text{min/Tag}}{20}\right),$$

wenn 20 Tropfen = 1 ml.

Eine schnellere Tropfenfolge als 20/min sollte bei Säuglingen vermieden werden (= 60 ml/Std = 1440 ml/Tag). Ausnahmen s. S. 318.

Bei sehr schweren Exsiccosen muß man vor dem Dauertropf 20—25 ml/kg Körpergewicht *direkt intravenös infundieren*, um den Kreislauf schneller aufzufüllen. Dazu wird eine kaliumarme Infusionsflüssigkeit (Tutofusin NS, Ringer + 5%ige Glucoselösung) verwendet, gegebenenfalls auch zusammen mit Blutplasma oder Serumkonserve zu gleichen Teilen, um durch diesen Kolloidzusatz der Ödemgefahr zu begegnen, die bei sehr schwerer Exsiccose infolge des langen Sauerstoffmangels mit konsekutiver Capillarschädigung oder bei dystrophen Kindern immer droht. Trotzdem ist die Gefahr bei diesem Vorgehen geringer, als die eines weiteren Abwartens auf die erst nach Stunden einsetzende Wirkung einer langsamen Tropfinfusion. Auch eine sofortige *Frischbluttransfusion* von 50—70 ml wird zur Einleitung der Intoxikationstherapie empfohlen, da so oft eine Dauertropfinfusion zu umgehen sei [*1068*].

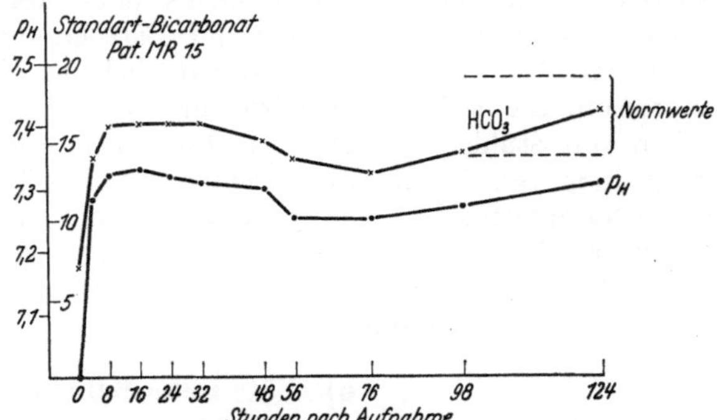

Abb. 29. Verlauf des aktuellen Blut-p_H und der Standardbicarbonatwerte bei einer Säuglingsintoxikation mit schwerster metabolischer Acidose

In *leichteren Fällen* kann man auch ohne intravenösen Dauertropf, allein mit 1 oder 2 Infusionen von der genannten Größe/Tag auskommen. Allerdings ist die Belästigung des Kindes größer als bei einem einmal angelegten Dauertropf.

Wenn nach 12—24 Std der Turgor besser geworden ist, das Sensorium sich lichtet und das Kind zu trinken beginnt, kann die *orale Behandlung* begonnen werden. Den Dauertropf nimmt man erst dann ab, wenn eine orale Flüssigkeitsaufnahme von etwa $^1/_6$—$^1/_7$ des Körpergewichtes gewährleistet ist (etwa 150 ml/kg Körpergewicht). Bis dahin wird die Tropfinfusion fortgesetzt, vor allem bei fortlaufend schlechten Stühlen und ungenügender Rehydrierung. Dabei ist der oben genannte Erhaltungs- und Verlustbedarf an Elektrolyten immer zu berücksichtigen, um der Gefahr eines zunehmenden Salzmangels zu entgehen. Insbesondere sind auch die ersten Zeichen eines beginnenden Kaliummangels zu beachten (s. S. 305). Besser ist es, bei einer über mehrere Tage hinausgehenden intravenösen Flüssigkeitstherapie den *Serum-Kaliumspiegel* flammenphotometrisch zu *kontrollieren*, vor allem da eine Objektivierung von Störungen des Blut-Kaliumspiegels durch das EKG nicht exakt möglich ist, weil die Veränderungen unspezifisch sind und z. B. auch bei Hypochlorämie ähnlich verlaufen (Hyperkaliämie: hohe spitze T-Zacken, niedrige P-Zacken, breiter QRS-Komplex, eventuell intraventrikulärer Block. Hypokaliämie: Abflachung des T, verlängerte QT-Zeit).

Läßt sich eine *Hypokaliämie* objektivieren, kann man 150—200 mg Kaliumchlorid/kg/Tag dem Dauertropf zusetzen, die man aus einer 15%igen Stammlösung von KCl herstellt, die in 10 ml 0,79 g Kalium und 0,71 g Chlor (20 mÄq Kalium und Chlor) enthält. Das *Kaliumdefizit* gleicht sich ohnehin nach einer Intoxikation nicht sofort wieder aus. Erst nach etwa 10 Tagen stellt sich wieder eine normale Kaliumbilanz ein [*1089*]. In der Regel sind aber bei der oben genannten Infusionstherapie klinisch sichtbare hypokaliämische Zustände nicht zu befürchten.

Schließlich kann es im Verlauf einer Infusionstherapie auch noch zu *hypocalciämischen Symptomen* im Sinne der Tetanie kommen, die mit Calciumgluconat zu behandeln sind.

Die *orale Flüssigkeitszufuhr* wird so früh wie möglich eingeleitet, um die Dauertropftherapie überflüssig zu machen. Ihr großer Vorteil besteht darin, daß der Organismus mit Hilfe wechselnder Resorption seinen Bedarf allein regulieren kann und nicht mehr auf Berechnungen des behandelnden Arztes angewiesen ist. Voraussetzung ist natürlich das Wiedereinsetzen der enteralen Resorption, die sich aus der zunehmenden Stuhlverfestigung oder am Ausbleiben von Stühlen anzeigt. Mit Hilfe einer *endogastralen Nasensonde*, die zur Vermeidung von Decubitalgeschwüren jeden 2. Tag gewechselt und durch das andere Nasenloch gelegt werden muß, kann der enterale Weg auch in Form einer Dauertropfinfusion schon beschritten werden, wenn die Trinkfreudigkeit noch gering ist. Auch zur endogastralen Tropfinfusion verwendet man die obengenannten Infusionslösungen.

b) Diätetische Behandlung

Nach Wiedereinsetzen der Trinklust wird eine der obengenannten Pausennahrungen verabfolgt. Am besten eignet sich *Karottensuppe* mit 5% Glucosezusatz, die mit ihrem Kaliumreichtum (in 100 g Karottensuppe ist etwa soviel Kalium wie in 200 ml Darrowscher Lösung enthalten) dem Säugling die Möglichkeit zur Kaliumresorption gibt. Allerdings hat es sich in Bilanzversuchen gezeigt, daß die Kaliumresorption in der Reparationsphase nicht von der Größe des in der Karottensuppe vorhandenen Angebotes abhängt [*1253*]. Während normalerweise der gesunde Säugling etwa 40% des in der Karottensuppe zugeführten Kaliums resorbiert, sinkt diese Resorptionsgröße während und nach einer toxischen Ernährungsstörung bis auf 0,4% ab, wobei in Einzelfällen sogar negative Kaliumbilanzen eintreten. Man kann also die Karottensuppe trotz ihres hohen, allerdings stark wechselnden ($56{,}2 \pm 11{,}8$ mÄq/l) Kaliumgehaltes nicht in die Substitutionstherapie einkalkulieren. Kaliummangelsymptome lassen sich durch die Zufuhr von Karottensuppe allein nicht vermindern. Wegen der negativen Stickstoffbilanz kann der Karottensuppe außer Glucose noch ein Stickstoffträger zugesetzt werden, etwa in Form von 1%igem *Aminosäurenhydrolysat*, *Serumkonserve* (Behring-Werke) in steigender Menge bis zu 200 g/Tag oder auch *Boviserin* [*1321*, *1712*], ein Rinderserumpräparat mit 5 g-% Eiweißgehalt in der gleichen Dosierungsmenge. Das letztgenannte Präparat ist allerdings damit belastet, daß es als natives Fremdeiweiß mit einem enteritisch veränderten Darm in Kontakt kommt, dessen erhöhte Durchlässigkeit für ungespaltenes Eiweiß mit der Gefahr einer Sensibilisierung in diesem Zustand bekannt ist [*1333*]. Außerdem muß bei Boviserin der relativ hohe Kochsalzgehalt (900 mg-%), vor allem bei Ödemneigung, berücksichtigt werden [*1712*].

An diese Pause schließt sich ein vorsichtiger Nahrungsaufbau an, der am besten mit einer *stark entfetteten Milch* beginnt, die durch entfettete Frauenmilch ergänzt wird. Ein entsprechendes Behandlungsschema s. Tabelle 40. Über die

Berechtigung eines schnellen Diätaufbaues nach Intoxikation (am 2.—3. Tag nach Rehydration im 1. Trimenon schon $^2/_3$-Milch oder $^1/_1$-Buttermilch) sind die Meinungen noch geteilt. Eine gewisse Selbstregulation dürfte bei diesen Vorschlägen dadurch eintreten, daß die Nahrungsmenge nach dem Appetit begrenzt wird [*1409*].

c) Medikamentöse Therapie

Bei der fast an Regelmäßigkeit grenzenden Häufigkeit bakterieller Infektionen als Ursache der Intoxikation muß immer mit einer antibiotischen Therapie begonnen werden (s. S. 314). Darüber hinaus benötigt der toxische Säugling aber auch noch eine medikamentöse Allgemeinbehandlung.

Bei der *Kreislaufbehandlung* richtet sich die Wahl der Mittel nach dem Stadium der Intoxikation. Während der Zentralisation am Beginn der Exsikkation

Tabelle 40. *Beispiel eines Diätschemas mit Buttermilch/Frauenmilch bei der Intoxikationsbehandlung eines Säuglings von 3000 g (NZ = Nährzucker)*

Tag nach Beginn der oralen Zufuhr	1.	2.	3.	4.	5.	6.	7.	8.	9.	10.	11.	12.	13.	14.	15.	16.
Zahl der Flaschenmahlzeiten . .	12			8		6					5					
Serumkonserve .	10	10														
Karottensuppe + 5% Glucose . .	40	30	10													
Reisschleim 5—8%			10	20												
Buttermilch . . .		10	20	30	40+ 3% NZ	45+ 3% NZ					50—60 + 5% NZ					
Frauenmilch (entfettet) . .			10	20	30	45					50—60 (nicht mehr entfettet)					
Tagesmenge . . .	600			560		540					500—600					

sind periphere Kreislaufmittel aus der Adrenalinreihe wirkungslos und überflüssig. Dagegen läßt sich von *Peripherin* und *Effortil* durch Hebung des Venolentonus und Mobilisierung vielleicht noch vorhandener venöser Blutdepots ein gewisser Erfolg erwarten. In der folgenden Phase des Volumenmangelkollapses sind alle Kreislaufmittel wirkungslos. Hier ist nur die intravenöse Infusion indiziert. Allerdings ist es wegen der toxisch geschädigten Gefäßmuskulatur günstig, gleichzeitig mit peripher angreifenden Mitteln, wie *Noradrenalin*, aber auch mit *Peripherin*, *Carnigen* oder *Effortil* den Gefäßtonus zu heben. Am besten setzt man die Medikamente der Infusionslösung gleich zu. Bei starker Toxikose können auch zentral angreifende Analeptica, wie *Coffein*, wirkungsvoll sein, während Cardiazol und Coramin wegen der bestehenden Krampfneigung besser vermieden werden.

Eine *Herzbehandlung* mit *Cedilanid* oder *Strophantin* empfiehlt sich in jedem Fall, besonders aber bei zusätzlicher Belastung des Herzens durch Widerstandserhöhung im kleinen Kreislauf, etwa durch Lungenblähung, Bronchiolitis oder Pneumonie, um die energetische Versorgung des Herzmuskels zu bessern. Vor allem sind Cardiaca auch wegen der bestehenden Hypoxydose vorteilhaft. Schließlich hat sich auch die *Sauerstoffzufuhr* durch eine Rachensonde (s. S. 215) in einer Menge von 0,1—0,2 l/min als günstiges Adjuvans erwiesen, weil sie nicht nur die Entgiftung und Normalisierung des intermediären Stoffwechsels beschleunigt, sondern auch die Herz- und Kreislaufverhältnisse zu bessern vermag.

Die Anwendung *ganglioplegischer Medikamente* (Megaphen, Largactil, Chlorpromazin) in einer Dosis von 1,0 mg/kg Körpergewicht alle 6 Std nach einer erstmaligen Luminaldose von 0,2—0,5 ml einer 20%igen Lösung [*1557*] oder gar eine vollständige Hibernisation mit 2—3 mg/kg Chlorpromazin (Largactil, Megaphen), 2—3 mg/kg Promethazin (Phenergan, Atosil), und bei älteren Säuglingen jenseits des 2.—3. Lebensmonats zusätzlich 3 mg/kg Dolantin, in 24 Std halten wir nicht für notwendig, weil sie keine besseren Behandlungsergebnisse als eine schnelle und rationelle Rehydratation liefern.

6. Differentialdiagnose und Komplikationen der Intoxikation

Bei besonders auffälligen zentralnervösen Symptomen (hydrocephaloide Toxikose) müssen außer der *Encephalitis* und *Meningitis* vor allem bei jungen Säuglingen auch die *cerebrale Blutung* und die *Pachymeningosis haemorrhagica* ausgeschlossen werden. Toxikosen mit besonders heftigem Erbrechen als Begleiterscheinung müssen den Verdacht auf ein mechanisches *Hindernis im Magen-Darmtrakt* oder auf eine *Peritonitis* erwecken und zu einer Abdomenübersichtsaufnahme Veranlassung geben. Als begleitende Komplikation einer schweren Ernährungsstörung kann eine *Thrombose einer Nierenvene* eintreten, die klinisch häufig übersehen wird (s. S. 426). Eine auffällige *Sulfhämoglobinbildung* bei einer schweren Ernährungsstörung eines Frühgeborenen hat schon den Verdacht auf die Möglichkeit einer starken Resorption von Schwefelwasserstoff und Phenolkörpern als Komplikation erweckt [*1166*], während ein unter der akuten Gastroenteritis auftretender *Ileus* ohne operativ nachweisbaren Grund außer einem zähflüssigen Darminhalt ursächlich mehr an eine ungenügende Kaliumzufuhr, als an die Wirkung der zugeführten Karottensuppe denken läßt [*1675*]. Auch die *Chlorpromazinbehandlung* (Megaphen) des toxischen Säuglings kann zu einem schweren *paralytischen Ileus* führen [*1776*]. Schließlich können nach Sistieren der Durchfälle ganz akut *schwere Zustände extremer Apathie* und Adynamie mit Kreislaufschwäche, fadenförmigen schnellem Puls, Benommenheit und Verlöschen der Sehnenreflexe auftreten, bei denen sich als einziger pathologischer Befund extrem *niedere Serum-Kaliumwerte* finden und die auf intravenöse Kaliumgaben schlagartig zu beseitigen sind [*1871*].

Die *Prognose der Intoxikation* hat sich nach Einführung der antibiotischen Therapie und bei der Durchführung einer schnellen Rehydrierung entscheidend gebessert. Wenn die klinische Aufnahme nicht zu spät erfolgt, kann heute mit einer Erholung gerechnet werden. Bezieht man die moribund aufgenommenen Intoxikationen mit ein, beträgt nach unseren Beobachtungen die Letalität heute noch 5—7% [*1316*].

Allerdings muß man bei den am Leben gebliebenen schweren Intoxikationen mit starker Exsiccose in 6,1% der Fälle *Spätschäden* in Form von Lähmungen, Athetosen, Krampfleiden, Blindheit und cerebralen Entwicklungshemmungen befürchten, die als morphologisches Substrat *diffuse cerebrale Degenerationserscheinungen* besitzen [*1176, 1342, 1343*], s. auch S. 308. *Encephalographisch* findet man dann auch nach der Rekonvaleszenz noch schwere Dysrhythmien über allen Hirngebieten, und bei der Luftencephalographie kann sich ein Hydrocephalus internus nachweisen lassen.

IV. Die Ernährungsstörungen des Brustkindes

Bei Durchfällen ohne parenterale Infekte ist differentialdiagnostisch die *Pseudodyspepsie des Brustkindes* auszuschließen. Sie findet sich bei gut gedeihenden und regelmäßig zunehmenden Kindern in Form von vermehrt produzierten Stühlen (2—4 pro Tag), die stärker sauer reagieren und häufig eine grünliche Farbe besitzen. Selbst geringer Schleimgehalt ist noch nicht pathologisch, solange das Allgemeinbefinden des Kindes nicht beeinträchtigt ist. Erst bei abflachender Gewichtskurve kann man durch Zufütterung eines Eiweißpräparates (Plasmon, Larosan, 10—20 g/Tag), aufgelöst in etwas abgepumpter Muttermilch, durch stärkere Pufferung des Chymus eine Dämpfung der enteralen Reaktion auf den hohen Fett- und Milchzuckergehalt der Brustmilch erreichen.

Intermittierende Stuhlverschlechterungen bei vollgestillten Kindern müssen den Verdacht auf etwaige *Diätfehler der Mutter*, wie Nicotinabusus oder Gebrauch von emodinglucosidhaltigem Abführmittel (Aloe, Frangula, Rizoma rhei, Folia sennae, Isticin) erwecken, ehe man an eine *echte Dyspepsie* denkt. Diese liegt erst dann vor, wenn *mehr als 5 Stühle* täglich entleert werden, und das Allgemeinbefinden in Form von Gewichtsabnahme, Nahrungsverweigerung und Erbrechen deutlich beeinträchtigt ist. Die häufigste Ursache einer Ernährungsstörung mit nachfolgender Durchfallserkrankung des Brustkindes ist der *parenterale Allgemeininfekt*, dessen toleranzsenkender Einfluß nicht einmal mehr die Muttermilch genügend abzubauen erlaubt, so daß es zu pathologischen Gärungsvorgängen kommt. Seltener sind *Dyspepsiecoli-Infektionen*, gegen die sich das Brustkind als ausgesprochen resistent erweist. Die bei solchen parenteralen Infektionen auftretende Appetitlosigkeit muß auch beim Brustkind berücksichtigt werden. Auf der anderen Seite ist dann vor allem unter Fieber der *Wasserbedarf* nicht mehr gedeckt. Hier kann eine teelöffelweise Zufütterung von saccharin-gesüßtem Tee unumgänglich werden, vor allem wenn sich schon die ersten Zeichen des *Turgorverlustes* bemerkbar machen. Tritt auch noch *Erbrechen* auf, versucht man durch Luminalgaben den Brechreiz zu dämpfen und durch entsprechende verstärkte Zufütterung den Wasserverlust zu kompensieren. Kommt es trotzdem zur echten Durchfallserkrankung, dann ist die Behandlung genau so ernst zu nehmen wie beim künstlich ernährten Kind, vor allem, da sich *auch beim Brustkind toxische Verlaufsformen* entwickeln können.

Die *Therapie* ist allerdings einfacher als beim künstlich ernährten Kind. Unter Antibioticaschutz, besonders bei bestehenden Infekten, gibt man nach einer eintägigen Karottensuppenpause 5—8%igen Reisschleim, erst das altersentsprechende Tagesquantum, dann in täglich fallender Menge und läßt jedesmal nach der Schleimmahlzeit anlegen. Dabei limitiert man die jeweilige Stilldauer, von 5 min zunehmend auf 20 min, damit in ansteigender Menge wieder Muttermilch aufgenommen wird. In der Zwischenzeit muß die Mutter das Auftreten einer Stauungsmastitis durch Abpumpen bekämpfen. Die sehr seltenen, meist infektiös bedingten *Intoxikationen des Brustkindes* sind wie beim künstlich ernährten Kind zu behandeln.

Die *Abstillungsdyspepsie* stellt eine Sonderform dar, die nach zu abruptem Umsetzen auf künstliche Nahrung eintritt. Einem solchen Kind verordnet man ebenfalls für 1—2 Tage Karottensuppe, läßt inzwischen die Mutter weiter abpumpen und gibt nach Möglichkeit anschließend vorübergehend wieder volle Brustnahrung, um erst nach 1—2 Wochen in der richtigen Form flaschenweise im Verlauf von 5—7 Tagen auf eine geeignete künstliche Nahrung überzugehen. Hat die Mutter aus Milchmangel oder aus anderen unüberwindlichen Gründen abgestillt, dann muß an die Karottensuppenpause anschließend wie bei einer akuten Dyspepsie mit einer Heilnahrung begonnen werden.

Sehr viel seltener kommt es bei Brustkindern durch *Überernährung* zu Störungen. Gesunde Kinder besitzen gegenüber Muttermilch eine solche Toleranz, daß ein überreiches Angebot meistens zu einem besonders schnellen Wachstum und Gedeihen führt. Nur in seltensten Fällen stellen sich Erbrechen und Durchfälle ein, hinter denen man bei Fehlen anderer Ursachen durch eine Stillprobe ein zu großes Milchangebot als Ursache entdeckt. Die Behandlung ist einfach durch Reduzieren der Zahl der Mahlzeiten und der Trinkdauer durchzuführen.

Die *Unterernährung* an der Brust tritt häufiger auf. Sie wird bei kleinen und zarten Kindern und fehlender Gewichtskontrolle häufig erst spät erkannt und macht sich nur durch eine abflachende Gewichtskurve und zunehmende Verstopfung mit selten werdender Produktion geringer Mengen dunklen Hungerstuhls bemerkbar. Wenn es in solchen Fällen mit den üblichen Maßnahmen nicht gelingt, die Milchproduktion zu steigern (s. S. 99), ist ein nicht zu spätes *Übergehen auf Zwiemilch* wichtig, weil ein dystrophes Brustkind genau so resistenzlos ist wie ein dystrophes Flaschenkind. Hat sich beim dystrophen Brustkind bereits eine Durchfallserkrankung entwickelt, muß man sich besonders schnell dazu entschließen, nach einer entsprechenden Behandlung der Dyspepsie auf künstliche Nahrung überzugehen, wobei man so lange wie möglich versucht, dem Kind die Muttermilch als Zukost zu erhalten.

Eine chronische oder *chronisch rezidivierende Dyspepsie*, die auch zwei- und dreimaligen Behandlungsversuchen trotzt, kann sich auch beim Brustkind entwickeln. In solchen Fällen ist es richtiger, den *Übergang auf eine Zwiemilchernährung* zu beschließen. Dann werden 1—2 Brustmahlzeiten, beim jüngeren Säugling durch Buttermilch, beim älteren durch Eiweißmilch ersetzt. Nach einigen Wochen kann erneut ein Versuch einer vollen Stillung gemacht werden, der in der Regel allerdings an der inzwischen zurückgegangenen Milchproduktion der Mutter scheitert.

Die *Ursache der chronischen Dyspepsie* des Brustkindes kann einmal in rezidivierenden Infektionen (Dyspepsiecoli) liegen, die man durch eine interkurrente Antibioticabehandlung bekämpfen muß. Nicht selten verbirgt sich dahinter auch eine chronische *calorische Überfütterung*, die bei dem stark schwankenden Calorien-, vor allem *Fettgehalt* der Frauenmilch mit der Stillprobe allein nicht zu erfassen ist. Zwiemilchfütterung mit Eledon erweist sich dann als besonders erfolgreich. Eine längerdauernde Unterernährung an der Brust kann außer Obstipation auch eine *Hungerdiarrhoe* erzeugen. In solchen Fällen ist es besonders wichtig, keine große Nahrungskarenz durchzuführen, sondern möglichst schnell mit einer calorienreichen Heilnahrung zu beginnen. Schließlich sei an dieser Stelle noch die *Pseudoobstipation* des Brustkindes erwähnt, die bei gutem Gedeihen der Kinder eine harmlose Erscheinung darstellt und keiner Behandlung bedarf. Erst wenn die Stuhlproduktion länger als 2—4 Tage ausbleibt und die Mutter besorgt ist, läßt sich diese Pseudoobstipation durch die tägliche Gabe von 1—2 Teelöffeln Malzextrakt in etwas Tee aufgelöst, leicht beseitigen.

V. Die Kuhmilchallergie (Kuhmilchidiosynkrasie)

Das *Vorkommen* einer Kuhmilchüberempfindlichkeit beim Säugling wird mit 0,1—7%, bezogen auf das jeweilige Gesamtkrankengut, in sehr unterschiedlicher Weise beobachtet. Die Überempfindlichkeit kann sowohl am rein künstlich ernährten Kind, vielleicht durch intrauterine Sensibilisierung, als auch bei der Umstellung von Brust- auf künstliche Ernährung auftreten. In der Regel trifft man sie bei Säuglingen, die in der Neugeborenenperiode vorübergehend Kuhmilchpräparate erhalten hatten, dann eine Zeitlang nur gestillt wurden und nun wieder auf Kuhmilch umgestellt werden müssen. In diesem Augenblick kommt es zu heftigen *Symptomen*, wie Unruhe, Koliken (in 29%), Erbrechen mit Durchfall (in 24%) in Form von schleimigen, sogar blutigen Stühlen, Apathie, Kollapsneigung. Wechselnde Anfälle von Urticaria und angioneurotischen Ödemen können sich dazu gesellen. Bei einem Teil der Fälle bestehen auch seltenere Symptome, wie Obstipation, Husten- und Niesattacken (Rhinopathia allergica), asthmatische Dyspnoe oder sogar die Zeichen eines echten anaphylaktischen Schocks. Es gibt aber auch Kinder, die nur monosymptomatisch uncharakteristisch erkranken mit rezidivierenden Brechattacken oder chronischen therapieresistenten Diarrhoen und Nahrungsverweigerung, die schließlich in einer Dystrophie mit Entwicklungsrückstand endigen kann. Ein Teil der Fälle (42%) weist sich durch Ekzem als zum allergischen Formenkreis zugehörig aus [*1155*, *1197*].

Die *Pathogenese* setzt voraus, daß ein Teil des Nahrungseiweißes nativ die Darmwand passiert, in der Neugeborenenperiode und im frühen Säuglingsalter ein physiologischer Vorgang ohne daß es im allgemeinen zu allergisierenden Vorgängen kommt. Fast bei jedem Kind lassen sich 4—20 Tage nach Beginn der Kuhmilchverabreichung im Blut Antigene und nach 20—30 Tagen auch Antikörper gegen Kuhmilch nachweisen [*1530*]. Von praktischer Bedeutung ist die Tatsache, daß der Antigendurchtritt vermehrt auch nach Schädigung der Darmwand durch Gastroenteritis oder nach übermäßigem Genuß eines bestimmten Eiweißes stattfindet, so daß bei der Notwendigkeit einer künstlichen Ernährung beim sehr jungen Säugling in der Rekonvaleszenz nach einer Dyspepsie stark denaturierte Milch-Eiweiß-Präparate den weniger denaturierten vorzuziehen sind.

Die *Diagnose* wird im allgemeinen auf Grund der klinischen Symptome gestellt und erhärtet sich durch das Verschwinden aller Erscheinungen nach Weglassen der Kuhmilch aus der Nahrung. Wiedereinführen der Kuhmilch auch in geringen Mengen läßt die alten Symptome sofort wieder aufflammen. Damit ergibt sich die *differentialdiagnostische Abklärung* gegenüber unspezifischen *chronischen Dyspepsien*, der *Cöliakie* oder gar — und das ist bemerkenswert — gegenüber der *Pylorusstenose*, die in 39% der Fälle von Kuhmilchallergikern phänokopiert werden kann [*1155*]. Eine leukopenische Reaktion auf Antigenzufuhr erfolgt so unregelmäßig, daß sie differentialdiagnostisch nicht zu verwerten ist. Die Existenz einer echten Idiosynkrasie, also einer angeborenen Überempfindlichkeit ohne nachweislichen vorherigen Antigenkontakt, wird noch bezweifelt. In sehr seltenen Fällen sollen auch schon *Überempfindlichkeitsreaktionen gegen Frauenmilch* beobachtet worden sein [*1120*].

Therapeutisch schließt man an eine Karottensuppenpause erst einmal wieder mit einer Frauenmilchernährung an. Erst nach 4—6 Wochen oder noch später darf ein Übergang auf Kuhmilch erfolgen, wobei man tropfenweise beginnt, dann schließlich einen halben Teelöffel täglich zulegt, bis schließlich die Tagesmenge erreicht ist. Wegen der geringen Sensibilisierungsmöglichkeit empfiehlt sich hierbei die Verwendung von kondensierter Milch. Bei diesem tropfenweisen Beginn kommt es offenbar durch Absättigung der Antikörper zu einer *Desensibilisierung*. In schweren Fällen ist auch mit Hilfe von *Cortisongaben* eine Besserung zu erreichen. Sie führen zu einem Absinken des Kuhmilchantikörpertiters bis zu seinem Verschwinden aus dem Serum und vermögen die allergischen Reaktionen zu unterdrücken. Als dritte Möglichkeit bleibt schließlich noch das Umsetzen auf eine *kuhmilchfreie Kost* (Sojamilch, Lactopriv, Mandelmilch) oder bei älteren Kindern eine Ernährung mit eiweißreichen Vegetabilien übrig, bis sich die Verträglichkeit gegen Kuhmilch gebessert hat, was mit zunehmendem Lebensalter zu erwarten ist. *Eiweißpräparate* (Plasmon, Larosan) oder Eiweißhydrolysate (Aminosäurenpräparate) sind in der Regel nicht allergenfrei und bei solchen Kindern *kontraindiziert*.

VI. Die rezidivierende Dyspepsie

Diese Gruppe umfaßt eine ganze Menge von sehr differenten Krankheitsbildern, die im Einzelfall differentialdiagnostisch sehr genau zu unterscheiden sind.

1. Die Reinvasionsdyspepsie

Im Anschluß an eine akute Gastroenteritis im Säuglingsalter, vor allem *in klinischer Behandlung*, müssen rezidivierende Durchfälle immer den Verdacht auf Hospitalisationsfolgen im Sinne einer *Neuinfektion* mit Dyspepsiecoli oder anderen enteropathogenen Keimen (Staphylokokken s. S. 292) erwecken. Da nach antibiotischer Behandlung die Darmflora in ihrem physiologischen Gleichgewicht gestört ist, kann auch eine Infectio minima zu einer neuen Durchfallserkrankung führen. Prophylaktisch ist ein solches Rezidiv am besten durch strenge Isolierung und Einzelpflege zu vermeiden.

2. Toleranzverminderung

Nach langdauernder Fehlernährung führt jede akute Durchfallserkrankung zu besonders starken Toleranzverminderungen, so daß selbst schulmäßiger Nahrungsaufbau ohne neue Infektion zu einer erneuten Durchfallserkrankung führen kann, wenn die zugeführte Nahrung fermentativ unzureichend abgebaut wird. Diese Form der rezidivierenden Durchfallserkrankung kann nur per exclusionem diagnostiziert werden. Ihre Therapie s. S. 313.

3. Die schleichende bakterielle parenterale Infektion

Auf dem Wege der Toleranzverschlechterung können schleichende bakterielle Infektionen, wie eine latente Otitis media, eine okkulte Mastoiditis, eine schleichende Nabelinfektion (s. S. 296), eine Tonsillitis der dritten Mandel oder eine Pyurie, Wegbereiter für eine alimentär ausgelöste Durchfallserkrankung sein. Dann führt erst eine Beseitigung des bakteriellen Herdes durch energische antibiotische Therapie, gegebenenfalls chirurgische Intervention, zum Sistieren der Erscheinungen.

4. Allergie gegen bestimmte Nahrungsmittel

Nicht nur gegen Kuhmilch und Frauenmilch, sondern auch gegen Mehl, Stärke [*1627*], Soja und Hafer [*1084*] kann es zur Antikörperbildung bereits im Säuglingsalter kommen. Sie läßt sich mit einer Komplementbindungsreaktion nachweisen und kann gelegentlich zu rezidivierenden Durchfallserkrankungen und zunehmender Dystrophie Anlaß geben. Die Patienten weisen dabei häufig Symptome einer Neuropathie auf, neigen zur Hydrolabilität, Hypotonie der Muskulatur und hypochromer Anämie. Das oft schwere Krankheitsbild bessert sich kurze Zeit nach Eliminierung des auslösenden Nahrungsbestandteiles, das nach einigen Monaten strenger Karenz im späteren Säuglingsalter wieder besser oder anstandslos vertragen wird [*1627*].

Bei dieser vielfältigen Genese der rezidivierenden subakuten Durchfallserkrankungen ist eine erfolgreiche Therapie nur nach Klärung der Diagnose möglich. Der jeweilige diätetische Aufbau hat die in jedem Fall durch die wiederholte Störung stark reduzierte Toleranz zu berücksichtigen, ohne durch eine zu große Vorsicht eine Zunahme der Dystrophie zu begünstigen.

VII. Die Dystrophie und Atrophie des Säuglings (chronische, unspezifische Ernährungsstörung, chronische Unterernährung, Mehlnährschaden)

1. Begriffsbestimmung und klinisches Bild

a) Mangeldystrophie

Unter Dystrophie versteht man eine langsam eintretende Fehlentwicklung des Säuglings, die mit Funktionsstörungen, wie Resistenzverminderung gegenüber Infektionen und Toleranzverschlechterung gegenüber Nahrung einhergehen. Die ersten Symptome, etwa im Sinne der Prodromalzeichen der akuten Dyspepsie, (s. S. 298) sind bei exakter Beobachtung auch hier schon deutlich zu erkennen, ehe es zum obligaten Gewichtsstillstand oder zu großen Gewichtsschwankungen kommt. Allmählich setzt dann eine langsame Gewichtsabnahme ein, bis immer deutlicher die Symptome einer *Abmagerung* sichtbar werden. Das normalerweise 1—1,5 cm dicke Fettpolster geht zuerst an der Bauchhaut zurück. Dann ergreift der Schwund auch die Extremitäten, bis sie wie von einer zu weiten Haut bekleidet erscheinen, während das Gesäß den Anblick des „*Tabakbeutels*" bietet. Die allgemeine Abzehrung macht auch vor der Muskulatur nicht halt, die vor allem an den Bauchdecken sichtbar schlaff und dünn wird, so daß sich das typisch *große Abdomen* des dystrophen Kindes ausbildet. Erst am Schluß läßt auch das Körperwachstum nach oder setzt ganz aus.

Die auffallende *Hydrolabilität* wird meist von den Eltern anfangs nicht bemerkt, und erst die erhöhte Infektanfälligkeit bildet den Anlaß zu einer ärztlichen Konsultation. Darmerscheinungen können lange fehlen, bis schließlich die typischen substanzarmen dunkelgrünen Hungerstühle auftreten. Bei anderen Fällen macht sich früh schon eine starke *Durchfallsbereitschaft* bemerkbar, so daß man geradezu von einer diarrhoischen Form der Dystrophie sprechen kann. Dabei führen geringste Anlässe zu starken Gewichtsstürzen und toxischen Symptomen. Wiederholte derartige Attacken werden von dystrophen Kindern nur schwer ertragen und können zu einer durch nichts aufhaltbaren Gewichtsabnahme über die Atrophie zum Tode führen, ein Vorgang, der als „*Dekomposition*" bekannt ist.

b) Atrophie

Sie ist das Endstadium der schweren Dystrophie und stellt sich nach Verbrauch sämtlicher körperlicher Reserven ein. Klinisch zeigt sich das Bild *völliger Abzehrung*. Der Säugling ist zum Skelet abgemagert und liegt, von seltenen Erregungsattacken abgesehen, meist apathisch mit großem, aufgetriebenem Leib im Bett. Das faltenreiche, fettlose Gesicht mit tiefliegenden Augen wirkt *greisenhaft*. Selbst das Wangenfett, der Bichatsche Fettpfropf, ist geschwunden. Der Mund erscheint verhältnismäßig groß und zeigt eine auffällige Rötung der Schleimhäute, die stark zur blaß-cyanotischen bleichen Gesichtsfarbe kontrastiert. Der schlecht tastbare *Puls* schlägt langsam, die Herztöne sind leise, und die mangelhaft durchbluteten Extremitäten sind cyanotisch und kühl. Subfebrile Temperaturen und eine schwere bis mittelschwere Anämie ergänzen das klinische Bild. Die *Stuhlbeschaffenheit* verhält sich wie bei der Dystrophie, nur können auch teerfarbene Darmentleerungen als Folge von Darmblutungen aus Duodenalulcera in diesem Zustand auftreten. Im *Urin* läßt sich außer einer leichten Opalescenz als Zeichen der Capillarschädigung kein krankhafter Befund erheben. Langsam stellt sich schließlich eine oft noch über Tage dauernde *Vita minima* ein mit Spontanhypothermie und stark herabgesetztem O_2-Bedarf. Extrem niedrige *Blutzuckerwerte* und eine anhydrämisch durch verlängerte Kreislaufzeit und *verminderte O_2-Sättigung des Blutes* bedingte Anoxie des Gewebes führen dann nach zunehmend apnoischen Atemstörungen zum Tode [*1434*], oder ein terminaler Gewichtssturz beendet unter hyperpyretischen oder tiefen Kollapstemperaturen das Leben. In diesem letzten Abschnitt der *Dekomposition* ist der deletäre Verlauf trotz Nahrungszufuhr nicht mehr aufzuhalten, ja oft entsteht der Eindruck, daß gerade die Nahrungszufuhr den Gewichtsverlust und damit das Ende auslöst.

Pathologisch-anatomisch lassen sich, von komplizierenden Zufallsbefunden abgesehen, nur die typischen Befunde der Inanition nachweisen.

Prognostisch ist eine in Rekonvaleszenz befindliche Säuglingsatrophie bei gutem häuslichem Milieu günstig zu beurteilen. Die Ergebnisse von Nachuntersuchungen sind jedenfalls nicht mit den Beobachtungen bei Erwachsenen nach durchgemachter Hungerdystrophie zu vergleichen [*1887*].

c) Ätiologie und Pathogenese

Die Ursache einer Säuglingsdystrophie und der sich möglicherweise anschließenden Atrophie liegt in einer *chronischen Unterernährung.* Sie ist entweder *exogen* durch mangelhafte Nahrungszufuhr bedingt, wobei das Defizit sowohl qualitativ in einer unzureichenden Nahrungszusammensetzung als auch quantitativ durch zu geringe Mengen bedingt sein kann, oder es handelt sich um eine mangelhafte Nahrungsaufnahme bzw. -verarbeitung, also um eine aus *endogenen* Gründen entstandene Dystrophie. Zur 2. Gruppe gehören Brechkrankheiten (Pylorusstenose, habituelles Erbrechen), chronisch rezidivierende Durchfallserkrankungen, akute und chronische Infektionskrankheiten mit sekundärem Erbrechen, Toleranzverminderung und intermediären Stoffwechselstörungen, schließlich konstitutionelle Defekte, wie Pankreasfibrose oder intestinale Allergieformen.

Obwohl auch bei der schweren Dystrophie der Grundumsatz absinkt [*1435*], bewirken die wegen der relativ großen Körperoberfläche/Gewichtseinheit notwendigerweise erhöhte Wärmeproduktion und der Wachstumsbedarf, daß bei unzureichender Ernährung schneller körpereigene Substanz verbrannt wird. *Der Säugling dystrophiert* also vergleichsweise *schneller* als der Erwachsene und beraubt sich früher seines schützenden Fettmantels, wodurch der Calorienbedarf noch weiter ansteigt. Je jünger der betroffene Säugling ist, um so eher zeigen sich die dystrophierenden Folgen.

Die dabei auftretenden *Veränderungen* in Funktion und Stoffwechsel haben in den letzten Jahren eine besonders intensive Bearbeitung erfahren. Auf dem Sektor des *Eiweißstoffwechsels* läßt sich eine deutliche *Hypoproteinämie* bis 2,55 g-% nachweisen, wobei vor allem die durch Ekzemerkrankung dystroph gewordenen Kinder durch tiefe Serumeiweißwerte auffallen. Die Albuminwerte liegen an der unteren Grenze der Norm, die α_2-Globuline sind leicht erhöht [*1799*], die γ-Globuline sind häufig vermehrt [*1131*]. Mit Hilfe von markiertem Albumin ließ sich nachweisen, daß die zirkulierenden Albuminmoleküle eine kürzere Lebensdauer als bei gesunden Vergleichskindern haben (10,3 statt 13 Tage [nach *1404*]). Das *Blutvolumen* ist mit 81,2 ml/kg gegenüber gesunden Säuglingen mit 77,3 ml/kg im Durchschnitt vermehrt [*1403*]. Im Serum besteht eine *Aminoacidopenie* sowohl der essentiellen als auch anderer Aminosäuren [*1857*], während der Aminosäureneinbau wie bei Gesunden erfolgt [*1553*]. Enteral scheint eine *Resorptionshemmung für Aminosäuren* zu bestehen, die erst in der Rekonvaleszenz wieder verschwindet [*1812*]. Im Bilanzversuch scheiden dystrophe Säuglinge bei Frauenmilchernährung im Urin mehr Aminosäuren aus als bei künstlicher Ernährung, woraus der Schluß gezogen wird, daß das Frauenmilcheiweiß von dystrophen Säuglingen unvollständiger verwertet wird als das von Kuhmilch, also genau umgekehrt wie bei gesunden Säuglingen. Die Aminosäurenausscheidung im Stuhl differiert dagegen zwischen gesunden und dystrophen Säuglingen kaum. Beide Gruppen scheiden bei Frauenmilchernährung pro Gewichtseinheit wieder mehr Aminosäuren und Stickstoff aus als bei künstlicher Ernährung.

Bei der größeren Tagesstuhlmenge des künstlich ernährten Kindes liegt trotzdem die Gesamt-N-Ausscheidung bei Kuhmilchfütterung höher. Sie wird offenbar von den Darmkeimen beeinflußt, da bei vorwiegend acidophiler Flora die Aminosäuren-Ausscheidung größer als bei Mischflora mit gramnegativen Keimen ist, bei der Peptide den größeren Anteil an der Gesamtstickstoffausscheidung ausmachen. Im Vergleich mit anderen Proteinarten (Casein, Lactalbumin) werden *bei Fütterung von Proteinhydrolysaten* relativ mehr Aminosäuren im Stuhl ausgeschieden, so daß eine *schlechte Verwertung* durch dystrophe Säuglinge anzunehmen ist, während Rinderserum (Boviserin) gemessen an der Aminosäuren-Ausscheidung offenbar gut verwertet wird. Eine Steigerung der Kohlenhydratzufuhr bessert im Belastungsversuch die Eiweißausnützung [*1806*]. Außerdem scheint beim dystrophen Säugling ein *größerer Bedarf an fast allen Aminosäuren* zu bestehen als bei gesunden Kindern. So begünstigt ein Zusatz von Tryptophan (75 mg/Tag) und Lysin (350 mg/Tag) zur Nahrung den Gewichtsanstieg [*1800*].

Im *Fetthaushalt* besteht bei dystrophen Säuglingen ein *schlechter Fettausnutzungskoeffizient* unter 80% [*1176*], wobei sowohl Neutralfette als auch Fettsäuren vermehrt ausgeschieden werden. Bei atrophen Säuglingen fällt die Fettausnutzung auf 20—65% ab [*1516*] und steigt erst in der Rekonvaleszenz langsam wieder auf Normalwerte an [*1318*]. Entsprechend tief liegen auch die Gesamtcholesterinwerte im Serum [*1719*].

Kohlenhydrate werden von dystrophen Kindern so *gut vertragen*, daß man sich bei der Bedarfsberechnung eher nach dem Sollgewicht richtet [*1151*]. Im Vergleich mit eutrophen Säuglingen besteht aber ein *niedriger Nüchternblutzuckerwert* (durchschnittlich 54 mg-% gegenüber durchschnittlich 87 mg-%), die Blutzuckerwerte steigen nach Belastung weniger hoch an, haben ein niedrigeres Maximum und fallen früher wieder ab als bei eutrophen. Trotzdem scheint keine Störung in der Zuckerassimilation zu bestehen, so daß eher eine *besondere Zuckeravidität* und eine Regulationsschwäche gegenüber der Hungerhypoglykämie, vielleicht infolge einer Insuffizienz der Gluconeogenese [*1796*], besteht.

Besonders starke Veränderungen finden sich bei der *enteralen Verdauung*. Die beim dystrophen Säugling noch normale *Magenentleerungszeit* ist im Stadium der Atrophie *verkürzt*. Die *Dünndarmentleerungszeit* bleibt zwar auch beim atrophen Säugling normal, aber der *Dünndarmtonus* ist deutlich herabgesetzt, so daß es nicht selten zu Stauungen und röntgenologisch nachweisbaren Spiegelbildungen kommt [*1210*]. Im Magen besteht eine *Hypacidität*, im Duodenalsaft findet sich eine deutliche *Abnahme der Fermentaktivität* von Diastase, Trypsin und Lipase, wodurch die Durchfallsbereitschaft dystropher Säuglinge eine Erklärung findet [*1213, 1699*]. In der Rekonvaleszenz nimmt dann die diastatische und proteolytische Fermentaktivität im Duodenalsaft wieder zu, während die Lipolyse noch lange beeinträchtigt bleibt [*1109*]. Gleichzeitig mit der Abnahme der exokrinen Funktionen der *Bauchspeicheldrüse* finden sich auch *pathologisch-histologische Veränderungen* in der Drüse, angefangen von Schrumpfungen der Acinuszellen bis zur erheblichen Bindegewebswucherung und Ausgang in hochgradiger Organsklerose [*1662*]. Besonders starke Hypofermentie findet man übrigens bei dystrophischen Leiner-Fällen [*1435*]. Der *Grundumsatz*, der sich bei der Dystrophie noch in normaler Höhe bewegt oder erhöht ist, fällt bei der Atrophie schnell auf tiefe Werte, womit eine Neigung zur Hypothermie und die Unfähigkeit, die Körpertemperatur bei Abkühlung zu halten, einhergeht. Auch der *Sauerstoffverbrauch* pro Körperoberflächeneinheit fällt dementsprechend ab [*1435*]. Im *Elektrolytstoffwechsel* zeigen sich ebenfalls deutliche Störungen wie erhöhte Chlor- und Natriumionenkonzentrationen im Schweiß [*1130*] und ein erhöhter Gehalt an Wasser, Natrium und Chlor in Muskeln und Haut [*1282*]. Der Kaliumgehalt des Muskels und die intracelluläre Kaliumkonzentration, vor allem bei bestehendem Ödem, ist dagegen herabgesetzt [*1282*], und bei der Infusionstherapie bei anhaltenden Durchfällen schwerst dystropher Kinder scheint die übliche Kaliumdosis von 3—4 mÄq/kg/Tag unzureichend zu sein. Erst 6 mÄq/kg/Tag können das Kaliumdefizit ausgleichen [*1319*].

Großes Interesse haben die *Leberveränderungen* bei der schweren Dystrophie gefunden. Hinter der häufig nachweisbaren Vergrößerung, die vor allem in der Rekonvaleszenz nicht zu übersehen ist, verbirgt sich eine *Fettinfiltration* mit trüber Schwellung der Parenchymzellen [*1053, 1298, 1708, 1709, 1710*]. Bioptisch läßt sich nachweisen, daß bis zu 40% des Zelleiweißes und der Ribonucleinsäure in der Leber verloren gehen, während der Desoxyribonucleinsäurengehalt meist nicht verändert ist [*1847*]. Der Glykogengehalt ist erstaunlicherweise meist vermehrt, wobei gleichzeitig die Aktivität der Fermente, die den Auf- und Abbau des Leberglykogens bewerkstelligen, herabgesetzt ist [*1704, 1705*]. Funktionell läßt sich die Leberschädigung mit den meisten Leberfunktionsproben nicht sicher nachweisen. Am häufigsten ist noch die Bromsulfaleineliminierung verzögert [*1033, 1448*]. Auch im Bilirubinstoffwechsel finden sich manchmal geringfügige Veränderungen [*1162*]. Während der erfolgreichen Behandlung einer schweren Atrophie steigt dann (bioptisch kontrolliert) der Proteingehalt in der Leber wieder an, der Lipoidgehalt fällt ab, während im Serum der Gesamteiweißgehalt um 40—70% zunimmt. Im Verhältnis zwischen Eiweiß und Riboflavin, Glykollsäureoxydase, DPNH-Dehydrogenase, Maleinsäuredehydrogenase, Transaminase und zu den oxydierten Pyridinnucleotiden und Cholesterin ändert sich dabei nichts [*1129*].

Diese Leberveränderungen bei Eiweißmangeldystrophie sind nicht zu leicht zu nehmen, weil ein *Übergang zur Cirrhose* beobachtet wurde [*1144, 1659*].

In den *Erythrocyten* haben der Adenosintriphosphorsäuregehalt und die Kaliumkonzentration abgenommen [*1100*]. Eine bestehende *Blutungsneigung*, die ihre Ursache in einem signifikanten Abfall des Prothrombinindex durch Defizit von Faktor VII und X hat, läßt sich ebenfalls auf die schwere Leberschädigung zurückführen. In einzelnen Fällen besteht ein Prothrombinmangel, während der Christmasfaktor und das antihämophile Globulin normal sind. Die Veränderungen verschwinden in der Rekonvaleszenz, wobei eine Vitamin K-Zufuhr wichtig ist [*1566*]. Ein Vitaminmangel läßt sich in der Regel auch bei der Atrophie nicht nachweisen. Nur beim Vitamin E finden sich, vor allem bei der Leinerschen Erkrankung, niedere Blutspiegelwerte [*1078, 1300*]. Mit dem Radiojodtest läßt sich eine *Unterfunktion der Schilddrüse* erkennen [*1581*], die 17-Ketosteroidausscheidung liegt an der unteren Grenze der Norm, und die *Hypadrenie nach Infekten* bei dystrophen Kindern dauert länger als bei eutrophen Infektionskranken [*1790, 1892*].

d) Sonderformen der Dystrophie

α) Die Eiweißmangeldystrophie (Mehlnährschaden, Kwashiorkor)

Wenn junge Säuglinge längere Zeit ausschließlich mit starken Milchverdünnungen ($^1/_5$ Milch) oder ausschließlich mit Mehlabkochungen (Mehlsuppen, Reisschleim) ernährt werden, so daß der Calorienbedarf des Organismus ganz oder großenteils durch Kohlenhydrate gedeckt wird, dann entwickelt sich eine Dystrophie, die im deutschen Schrifttum bereits seit langer Zeit unter dem Namen *Mehlnährschaden* (Czerny) bekannt ist. Weil es unter der Wirkung der Kohlenhydratmast zu einer *übermäßigen Wassereinlagerung* im Gewebe kommt, zeigt sich dabei im ersten Stadium zunächst eine verstärkte Gewichtszunahme. Man bemerkt aber sofort, daß sich diese Kinder bei der Palpation eigentümlich *schwammig und pastös* anfühlen und daß sie leicht gedunsen aussehen. In dieser hydrämischen Phase machen die Säuglinge auf ihre Umgebung oft einen besonders guten Eindruck, nur eine starke *Infektanfälligkeit* und eine Neigung zu Gewichtsschwankungen *(Hydrolabilität)* weisen auf den beginnenden Mehlnährschaden. Geringe Kochsalzzulagen führen dann zu weiterer Zunahme mit echten Ödemen, während schon leichte Durchfallserkrankungen erhebliche Gewichtsstürze einleiten, die schnell das bekannte Bild der Mangeldystrophie entschleiern. Im Verlauf der Erkrankung kann sich auch der *Mangel an Vitamin A* (Hyperkeratose, Xerophthalmie) oder *Vitamin B*, vor allem an Lactoflavin, in allgemeiner Muskelhypotonie und Neigung zu Spasmen, schließlich an *Vitamin C* in Symptomen der Möller-Barlowschen Erkrankung bemerkbar machen. Der wichtigste Anteil an der *Pathogenese* aber stammt vom *ungenügenden Eiweißangebot*, da nicht alle essentiellen Aminosäuren durch Schleim oder Mehlproteine zu ersetzen sind.

In tropischen und subtropischen unterentwickelten Ländern ist in den letzten Jahren dieses Eiweißmangelsyndrom bei Säuglingen und Kleinkindern in besonders reiner Form studiert und unter den verschiedensten Bezeichnungen publiziert worden, wie *Kwashiorkor* (Ausdruck der „Ga“-Sprache der Goldküste, bedeutet soviel wie „roter Junge“) oder Fettleberkrankheit, Mangelkrankheit, Distrofia polocarenitial, kindliche Pellagra, malignant malnutrition. Der Kwashiorkor unterscheidet sich vom Mehlnährschaden vor allem durch die deutlichen Vitaminmangelsymptome von A- und B-Komplex, die zu *Dermatosen* (Pflastersteinhaut, Exantheme an den Streckseiten der Extremitäten und am Genitale, Stomatitis, Conjunctivitis) und, infolge *Pigmentverlustes*, zu einer rötlich-braunen Haarfarbe führen, die dem Krankheitsbild den Namen gegeben hat.

Die ersten Symptome können schon im 2. Lebensmonat nach dem Abstillen beginnen, wenn die Kinder aus sozialen Gründen kaum oder gar kein tierisches Eiweiß, sondern calorienarme Kohlenhydratkost erhalten. Neben dem erheblichen Untergewicht mit Muskelschwund, Hypoproteinämie mit Absinken der Albumine und starker Ödemneigung stellt sich dann bald eine zunehmende *Lebervergrößerung* ein, deren Ursache in einer typischen Verfettung liegt, die in schweren Fällen, vor allem wenn begleitende Infektionen bestehen, schließlich in eine *Cirrhose* übergehen kann. Typisch sind auch eine meist mehr oder weniger schwere, makrocytäre Anämie und schließlich das Auftreten von Ödemen, von Ascites und von therapieresistenten Durchfällen, die kurzfristig ein ungünstiges Ende herbeiführen können.

Die *Prognose* ist schlecht, wenn es nicht gelingt, mit hochwertiger, eiweißreicher und fettarmer Diät, unterstützt durch Cholin- und Methioningaben, eine Erholung zu erreichen. Dabei ist vor allem das Cholin für den Rückgang der geschilderten Leberveränderungen wichtig.

β) Der Milchnährschaden

Diese Sonderform der Säuglingsdystrophie ist heute sehr selten geworden. Sie entwickelt sich bei Kindern, die einseitig über längere Zeit mit unverdünnter Milch oder Milch ohne Kohlenhydratzusätze ernährt werden. Nach mehr oder weniger kurzer Zeit flacht dann die Gewichtskurve ab, obwohl eine ausreichende Calorienzufuhr besteht, während sich gleichzeitig die Stuhlbeschaffenheit in typischer Weise ändert. Es kommt zu selteneren Entleerungen, wobei eigentümlich feste, trockene, grauweiße Stühle, sog. *Kalkseifenstühle* produziert werden, die an der Windel nicht haften und von Gallenfarbstoff frei zu sein scheinen. Oft besteht auch eine hartnäckige, über Tage dauernde *Obstipation.*

Diese Stuhlbeschaffenheit hängt im wesentlichen von der Kohlenhydratarmut der Nahrung ab, da der schon im Anfang des Dickdarms praktisch kohlenhydratfreie Chymus vor allem unter der starken Pufferung des Milchcaseins kaum noch eine Säuerungstendenz als Reiz auf die Peristaltik besitzt. Bei der dadurch bedingten längeren Verweildauer der Nahrung und bei dem hohen Wasserbedarf des Kindes infolge der salzreichen Nahrung wird der Chymus sehr stark entwässert, bis dann die bröckelige Stuhlsubstanz entsteht. Allmählich wird der *Allgemeinzustand schlechter.* Das Kind sieht auffallend blaß aus, verliert an Muskeltonus und Hautturgor, schwitzt stark, besonders am Hinterkopf, zeigt Reizbarkeit und Schlafstörungen, und das Fettpolster schwindet. Schließlich kommt es zu *rezidivierenden Infekten* infolge zunehmender Resistenzlosigkeit. Schwere Grade einer Dystrophie oder gar einer Atrophie sind beim Milchnährschaden kaum zu erwarten, ja ein Teil der Kinder toleriert sogar eine derartig einseitige Kost, wie ungezuckerte Vollmilch und entwickelt sich gut dabei, bis sich schließlich bei interkurrenten Infekten eine Fäulnisdyspepsie entwickelt, die schnell zum Bild der Mangeldystrophie führen kann. Wichtig ist auch die *Neigung* der Kinder zu einer durch Vitamin D schwer beeinflußbaren *Rachitis* mit der Möglichkeit einer spasmophilen *Tetanie.* Sie ist durch Calciummangel bedingt, da diese Kinder, wie sich durch Stuhlanalysen nachweisen läßt, bis zur 3fachen Menge an unlöslichen Calcium- und Magnesiumseifen gegenüber der Norm ausscheiden. Dieser Prozeß ist eine Folge des überreichlichen Caseinangebotes, das zu einer vermehrten Darmsaftproduktion Anlaß gibt, wobei ein stark alkalischer Chymus entsteht, in dem das Calcium die Tendenz hat, mit Fettsäuren, Carbonat und Phosphaten schwerlösliche und schlecht resorbierbare Verbindungen einzugehen.

Ein *abgeschwächtes Bild des Milchnährschadens* kann sich bei Säuglingen entwickeln, die über den 5.—6. Lebensmonat hinaus ausschließlich von Flaschenmilch ohne Zulagen an Gemüse-, Obst- und Breikost ernährt wurden. Der dann entstehende Schaden ist nicht so leicht als Milchnährschaden zu erkennen, weil die Symptome des Vitaminmangels mehr in den Vordergrund treten und die Grundlage zu Ansatz- und Gedeihstörung bilden.

Die *Therapie* besteht beim jungen Säugling einfach in einer Zulage von Zucker auf 8—10% der Nahrungsmenge, gegebenenfalls unter Reduktion der Milchmenge und Ersatz durch Schleim ($^1/_2$- oder $^2/_3$-Milch). Bleibt die Obstipation weiter bestehen, kann man durch tägliche Zufütterung von 2—3 Teelöffeln *Malzextrakt* schließlich wieder eine normale Stuhlbeschaffenheit erreichen. Bei größeren Kindern wird die *Kellersche Malzsuppe* über 4—5 Wochen gegeben und dann durch eine normale Dauernahrung ersetzt. Der Erfolg dieser Therapie muß im Wiederauftreten einer normalen Stuhlkonsistenz und Stuhlproduktion sowie in einer erneuten Gewichtszunahme zu erkennen sein.

Besteht bereits eine schwere Schädigung des Kindes mit Neigung zu alkalischen Fäulnisdyspepsien, dann muß die Therapie mit einer Heilnahrung, in diesem Fall bestehend aus Reisschleim mit 5% Zuckerzusatz, begonnen werden, von der man über eine schleimangereicherte Buttermilch mit 5% Zuckerzulage schließlich auf die normale Dauerkost übergehen kann.

Die *Prognose* des Milchnährschadens ist sehr viel besser als die der Eiweißmangeldystrophie, weil die Wiederherstellung der Eutrophie in kürzerer Zeit gelingt. Nur die bestehende Resistenzsenkung gegen Infektionen, vor allem der Haut (Staphylokokkendermatitiden, Furunkulosen, Abscesse), kann die Prognose trüben und die Rekonvaleszenz verlängern.

2. Die Therapie der Dystrophie und Atrophie

Das Prinzip therapeutischen Vorgehens besteht in einem Diätaufbau, der die Tendenz des dystrophen Säuglings zur funktionellen Regression bis hin zur vita minima bei Atrophie berücksichtigt. Jede zu schnelle Steigerung der Nahrungszufuhr bedeutet eine Belastung, die zu einer Stoffwechselkatastrophe im Sinne der Intoxikation oder zu einer weiteren Gewichtsabnahme trotz steigender Nahrungszufuhr im Sinne der *paradoxen Reaktion nach* FINKELSTEIN führen kann. Es kommt also darauf an, die bisher mangelhaft zugeführte oder aufgenommene Nahrung möglichst schnell und möglichst bis zur Toleranzgrenze dem Körper wieder zuzuführen, um eine weitere Verlängerung der Hungerperiode zu vermeiden, ohne einen akuten Rückfall zu provozieren. Abgesehen vom Schweregrad der Dystrophie nimmt die jeweilige Reparation um so mehr Zeit in Anspruch, je jünger das befallene Kind ist und je länger der dystrophe Zustand schon besteht. Auch wenn im Augenblick der Behandlungsaufnahme keine dyspeptischen Erscheinungen bestehen, muß jeder dystrophe Säugling in der ersten Zeit mit einer *Heilnahrung* behandelt werden. Bei jüngeren Säuglingen ist der *Frauenmilch* in Form von Zwiemilch der Vorzug zu geben. Eine gleichzeitige prophylaktische antibiotische Therapie, zumindest bei atrophen Säuglingen, und Isolierung auch leicht dystropher Säuglinge zur Vermeidung einer Dyspepsiecoli-Infektion soll bei der bestehenden Resistenzlosigkeit vor infektionsbedingten Rückfällen schützen. Bei vorsichtigem Nahrungsaufbau zeigt sich dann, daß manche schwerdystrophe Säuglinge zunächst schon bei sehr niederem Ernährungsquotient zunehmen, während andere erst bei hoher Energiezufuhr (130—150 Cal/kg) die gewünschte Gewichtszunahme zeigen. Sowie sich das Allgemeinbefinden und damit auch die Toleranz gebessert haben, strebt man die Zufuhr einer konzentrierten Nahrung an, wobei sich bei älteren Säuglingen eine Fettanreicherung, etwa in Form der Einbrenne-Buttermilch oder Buttermehlnahrung, erfolgreich zeigen kann.

Die *Allgemeinbehandlung* richtet sich in bezug auf Wärmezufuhr und Infektionsschutz am besten *nach den Gesichtspunkten der Frühgeborenenaufzucht.* Zusätzlich kann die Rekonvaleszenz durch kleine *Bluttransfusionen* (20—30 ml/kg intravenös) beschleunigt werden. Besonders günstig hat sich nach KULIN die Aufzucht von atrophen Kindern in *klimatisierten Zimmern* mit hohem Luftfeuchtigkeitsgehalt erwiesen, weil nach seiner Ansicht infolge des Mißverhältnisses zwischen Körperoberfläche und Körpergewicht bei einer Zimmertemperatur von nur 20—22° eine zusätzliche exogene Milieuschädigung eintritt. Allein durch das Verbringen in eine klimatisierte Abteilung von 28—30° und 55—70% Luftfeuchtigkeit nehmen nach seinen Beobachtungen nun Atrophiker bei gleichem Ernährungsquotient plötzlich zu, weil ihr Grundumsatz nicht erhöht sei, sondern nur durch die relativ größere Körperoberfläche ein größerer Energiebedarf bestehe [*1493*]. Bei 91% aller atrophischen Säuglinge liegt der *calorische Bedarf* zwischen 120 und 150 Cal/kg Körpergewicht, bei 75% der Kinder zwischen 130 und 150 Cal. Unterstützend wirkt bei einer Atrophie die Gabe von *Magensaftpräparaten* [*1700*] und die intravenöse oder, bei unüberwindlichen technischen Schwierigkeiten, auch intraperitoneale *Infusion von Plasma*, die vor allem bei bestehender Ödematose zu schnellen Ausschwemmungen führen kann [*1200*].

G. Die Erkrankungen des Respirationstraktes

Erkrankungen der Atemorgane spielen im Säuglingsalter eine besonders wichtige Rolle. Es ist der noch fehlenden oder erst langsam entstehenden Immunität zuzuschreiben, daß jeder Kontakt mit infektiösen Agentien, auch wenn der infizierende Erwachsene selbst keine oder nur geringfügige Krankheitssymptome aufweist, vom Säugling sofort mit heftigen entzündlichen Reaktionen der oberen Luftwege, Allgemeininfektionen mit nachfolgenden Durchfallserkrankungen oder Beteiligung der tieferen Luftwege beantwortet werden kann. Der auch heute noch vorhandene Herbst-, Winter- und Frühjahrsgipfel der Säuglingssterblichkeit resultiert zum größten Teil aus solchen, auf dem Luftwege akquirierten Infektionen, die beim Säugling, wie bei den Durchfallserkrankungen geschildert, in der Regel den ganzen Organismus mit einbeziehen. Die Fortschritte in der Virologie haben eine Reihe dieser unspezifischen Erkältungskrankheiten vom ätiologischen Standpunkt aus klären können, wobei eine große Anzahl von immunologisch verschiedenen Erregern, z. B. Typ 3, 7, 8, 10, 20 der *Adenoviren* [*2263*], aber auch *ECHO-Viren* (z. B. JV-1 [*2052*]) und manche Typen von *Coxsackie* A- oder B-Viren für die akuten Erkältungssyndrome der oberen Luftwege verantwortlich gemacht werden konnten. Auch die *Influenzaviren* (A, B, C, D) können unspezifische Erkältungssymptome erzeugen. Nur in den seltensten Fällen gelingt es, vom klinischen Bild aus den Verdacht auf eine bestimmte Erregerart zu äußern, wie etwa beim Grippecroup auf das *Croupvirus* [*2027*] oder aus epidemiologischen Beobachtungen der Umgebung auf den wahrscheinlichen Erreger. Verbindliche Aussagen über Inkubationszeit und besondere klinische Ausdrucksformen der einzelnen spezifischen Virusinfektionen können bis heute noch nicht gemacht werden. Sehr häufig ist es nicht einmal möglich, eine primäre Bakterieninfektion (Pneumokokken, Streptokokken, Staphylokokken) von einem Virusinfekt vom klinischen Bild her sicher zu unterscheiden, so übereinstimmend sind besonders im Säuglingsalter die klinischen Zeichen. Typisch ist bei allen *Virusinfektionen* nur eine *Leukopenie*, teils mit Linksverschiebung.

1. Erkrankungen der oberen Luftwege

a) Der akute Infekt

Der *Schnupfen* (Rhinitis, Erkältung, common cold, akute Rhinopharyngitis, Katarrh, rhume de cerveau) ist auch beim Säugling eine der häufigsten Erkrankungen, aber im Gegensatz zum Erwachsenen, vor allem im 1. Trimenon und bei Frühgeborenen, als schwere Bedrohung zu werten. Er pflegt zwar bei *jungen Säuglingen*, wie bei Erwachsenen, auch fieberfrei zu verlaufen, behindert aber durch Anschwellung der Schleimhaut in den engen Nasengängen sofort die Nasenatmung, so daß die Trinkleistung nachläßt und beim Brustkind eine scheinbare Brustscheu und ein Rückgang der Milchproduktion zu befürchten ist. Noch schwerwiegender ist in diesem Lebensabschnitt die große Gefahr eines *Absteigens der Infektion* in die tieferen Luftwege, häufig zusammen mit einem *sekundär infizierenden Bakterienstamm*, wodurch es zur Tracheobronchitis und Bronchopneumonie kommen kann. *Beim älteren Säugling* treten, wohl infolge der bereits kräftigen Infektionsabwehr, schon in den ersten Tagen heftigere Symptome, fast regelmäßig auch mit 2—3tägigen *Fieberperioden*, auf. Von Anfang an ist die Nase durch die gerötete und geschwollene Schleimhaut verstopft, nach einiger Zeit stellt sich nach zunehmender seröser Sekretion und infolge bakterieller Sekundärinfektion ein eitriger Schnupfen ein, der beim Säugling großenteils die hintere Rachenwand herabläuft und geschluckt wird. Zum Teil deshalb, zum Teil infolge der vorangegangenen Allgemeininfektion durch ein Virus, kommt es dann nicht selten zu einer *Stuhlverschlechterung*, die in einer schweren Durchfallserkrankung enden kann. Von Anfang an ist der Säugling mitgenommen, die Nachtruhe ist gestört, die Nahrungsaufnahme erschwert oder wird verweigert, so daß durch Anbieten von Tee der notwendige Flüssigkeitsbedarf gedeckt werden muß. Durch die verstopfte Nase wird das Kind während des Trinkens zur Mundatmung gezwungen, was zwangsläufig zu einer *verstärkten Aerophagie* mit konsekutivem starkem *Meteorismus* führen kann. Fast regelmäßig findet man bei der *Inspektion des Rachens* auch eine deutliche *Pharyngitis* mit geröteten Gaumenbögen. Außerdem sind die *Lymphknoten* am Kieferwinkel und am Kopfnicker vergrößert. Diese regionären Lymphknotenschwellungen, vor allem auch im Retropharyngealraum, können die Ursache eines *Meningismus* sein, hinter dem sich allerdings, vor allem bei Virusinfektionen, auch eine echte Meningitis serosa verbergen kann.

In manchen Fällen lokalisiert sich die Infektion mehr auf den *Pharynx, die Tonsillen, vor allem auf die dritte Mandel*, so daß die Nasenatmung auch *ohne* deutliche *Rhinitis* stark behindert ist (Infektion der dritten Mandel, Rhinitis postica, Angina retronasalis). Diese *akute Pharyngitis* beginnt im Säuglingsalter oft mit Fieber als schweres Krankheitsbild, ohne daß in den ersten 24 Std eine Diagnose gestellt werden könnte. Erst danach zeigt sich die entzündliche Rötung der Gaumenbögen, der Tonsillen und der Pharynxrückwand, die allerdings die typische Follikelschwellung erst ab 4. Lebensmonat aufweisen kann. Eine Sekretion aus der Nase kann während des ganzen Infektes fehlen, oder sie kann am 3. und 4. Tag an einer immer stärkeren *Schleimstraße an der Pharynxrückwand* zu erkennen sein. Der reaktive *Brechreiz* und *Reizhusten* fördern einen Teil des schleimigen Eiters zutage, die Masse aber wird verschluckt und führt zu Stuhlverschlechterungen. Der *Fieberverlauf* kann auch *biphasisch* oder *intermittierend* sein, in seltenen Fällen als *Kontinua* über 2—3 Wochen oder remittierend verlaufen. Meist gehen aber akute Pharyngitis und Rhinitis ineinander über, so daß *differentialdiagnostisch* im 1. Trimenon an Lues und Nasendiphtherie, später an die Inkubationszeit von Masern, Röteln und Poliomyelitis zu denken ist.

b) Komplikationen

Als Komplikationen kommen vor allem Nachbarschaftserkrankungen in Frage, in erster Linie die durch die Tuba Eustachii aufsteigende *Mittelohrinfektion*, aus anatomischen Gründen im Säuglingsalter selten Erkrankungen der *Nebenhöhlen* und schließlich der *Retropharyngealabsceß*.

α) Die Otitis media

Auch schon ohne bakterielle Sekundärinfektion sieht man otoskopisch beim Säugling mit einem akuten Infekt der oberen Luftwege häufig ein injiziertes Trommelfell. Die eigentliche Komplikation tritt durch Aufwandern von Pneumokokken, Streptokokken, Staphylokokken oder Coli erst einige Tage nach Beginn der Virusinfektion oder nach einer gewissen Latenzzeit mit deutlich klinischen Symptomen ein. Ob diese Ascension durch die besonders kurze eustachische Röhre begünstigt wird, steht noch zur Diskussion. Jedenfalls sollte bei allen fieberhaften Infektionen der *Tragusdruckschmerz* geprüft werden, der beim Säugling, im Gegensatz zum Erwachsenen, infolge Fehlens eines knöchernen Gehörgangs nicht nur bei einer Otitis externa positiv ausfällt.

Klinisch besteht bei den Patienten eine über die bei einem Schnupfen übliche Unleidlichkeit hinausgehende Empfindsamkeit mit langdauernden Weinattacken, Unruhe und gellendem Aufschreien. Häufig faßt sich auch schon der Säugling mit der Hand an die befallene Seite oder legt sich auf das kranke Ohr. Die *Temperaturen* können in den ersten Lebensmonaten subfebril sein oder fehlen, so daß man nicht selten, bei sonst fehlender Symptomatik von seiten des Ohres, im Verlauf eines grippalen Infektes von einem *plötzlich laufenden Ohr* überrascht wird. Bei älteren Säuglingen kommt es häufig unter Erbrechen und starken Ohrenschmerzen zu einem schnellen Fieberanstieg, auch wenn lokal nur eine katarrhalische Otitis mit injiziertem Trommelfell besteht. Aber die Übergänge zu einer *purulenten Otitis* sind fließend, so daß sich bei einem derartigen Befund immer eine antibiotische Behandlung empfiehlt. Unter ihrem Einfluß ist in den letzten Jahren die Häufigkeit der Otitis media purulenta entscheidend reduziert worden. Trotzdem ist beim geringsten Verdacht durch eine *otoskopische Untersuchung* der Befund des Trommelfells zu objektivieren, eigentlich eine *pädiatrische Routineuntersuchung* bei allen infekt- oder durchfallskranken Säuglingen. Die Otoskopie ist um so weniger zu vernachlässigen, als der Trommelfellbefund flüchtig sein und die sich möglicherweise anschließende Mastoiditis lange verborgen bleiben kann, so daß sie erst mühsam per exclusionem aus dem protrahierten Verlauf einer Ernährungsstörung diagnostiziert werden muß, wenn die vorausgegangene Otitis übersehen wurde.

β) Die Mastoiditis (Antritis)

Ihre klassischen Symptome mit Anschwellung, Druckschmerz und Rötung, vor allem über der Spitze des Warzenfortsatzes, im Anschluß an die einen Infekt der oberen Luftwege komplizierende Otitis media sind beim Säugling nur sehr selten vorhanden. Kaum einmal erkennt man die Komplikation schon durch das unsymmetrische Abstehen einer Ohrmuschel vor der Untersuchung des Kindes. Da der Warzenfortsatz im Säuglingsalter noch wenig pneumatisiert ist, beschränkt sich die eitrige Entzündung meist auf das an die Paukenhöhle sich anschließende Antrum *(Antritis)*, kann sich aber über die noch offene Sutura squamopetrosa, möglicherweise als *subperiostaler Absceß*, auch hinter der Ohrmuschel ausbreiten. Beginnende phlegmonöse Veränderungen in dieser Gegend müssen deshalb Anlaß zu einer energischen antibiotischen Therapie und zu einem frühzeitigen chirurgischen Eingriff sein, weil bei der Dünnwandigkeit der Knochen in diesem Alter und der noch fehlenden Nahtverknöcherung eine *meningeale Infektion* oder eine entzündliche *Sinusthrombose* drohen.

Häufiger als die manifeste Mastoiditis ist im Säuglingsalter die *okkulte* oder *latente Form*. Auch bei ihr handelt es sich in der Regel um eine vor allem Säuglinge im 2. Trimenon bedrohende Komplikation einer Virusinfektion der oberen Luftwege. Die Diagnose dieses latenten Prozesses ist sehr schwierig. Im einzelnen wurde das Krankheitsbild auf S. 297 behandelt. *Die Indikation zur Antrotomie*, die stets doppelseitig durchgeführt werden sollte, *muß vom Pädiater* auf Grund des klinischen Bildes *gestellt werden*. Bei diesem steht die chronische Gedeihstörung mit fehlender Gewichtszunahme, oft unterbrochen durch starke

Gewichtsstütze, und völlige Resistenzlosigkeit mit starker Neigung zu Durchfallserkrankungen im Vordergrund. Über die möglichen Zusammenhänge zwischen den chronisch-schwelenden Ohrprozessen und den schweren Allgemeinerscheinungen wurde bereits auf S. 297 diskutiert. Ein chirurgischer Eingriff ist nur dann indiziert, wenn wenigstens Mikrosymptome von seiten des Ohres oder eine am Anfang der Erkrankung stehende Otitis auf die mögliche Existenz einer latenten Mastoiditis hinweisen. *Solange wie möglich* sollte man derartige Kinder aber unter antibiotischer Therapie *unter strengster Isolierung vor Sekundär- und Hospitalinfektionen* als rezidivierende und dystrophierende Durchfallserkrankung behandeln. Man erlebt immer wieder, daß dann plötzlich auch ohne Antrotomie eine Besserung und allmähliche Genesung eintritt, während umgekehrt jedem Pädiater Fälle bekannt sind, bei denen nach ergebnisloser Antrotomie, d. h. bei normalem Lokalbefund, an die Operation anschließend eine Gewichtszunahme eintrat und die Durchfälle sistierten.

γ) Die Lymphadenitis colli

Sie ist das Zeichen einer sekundären bakteriellen Infektion im Einzugsgebiet der befallenen Lymphknoten, wobei der Ursprungsherd oft nicht mehr zu erkennen ist, und die Lymphadenitis als selbständiges Krankheitsbild weiter schwelt. Bei Erkrankungen in der Mundhöhle ist sie im submentalen Bereich und am Kieferwinkel leicht zu erkennen. Auch Anschwellungen der Cervicallymphknoten am vorderen Rand des Kopfnickers bei Infektionen im Rachenring und Lymphadenitiden der um das Ohr gelegenen Lymphknoten bilden kein diagnostisches Problem. Je nach Lokalisation besteht eine *Schonhaltung des Kopfes*, die gegenüber dem Meningismus differentialdiagnostisch abzugrenzen ist. *Fieber kann fehlen*, auch wenn es zu enormen Anschwellungen, vor allem im Bereich der Kieferwinkel oder submental kommt. Bei rechtzeitigem *therapeutischem* Eingreifen mit hohen Antibioticadosen und lokaler Kurzwellenanwendung gelingt es nicht selten, sehr große Lymphknoten vor dem Einschmelzen zu bewahren und zur Rückbildung zu bringen. Allerdings tastet man dann noch über Wochen den sich langsam verkleinernden, leicht verschieblichen und nicht mehr schmerzhaften Knoten. Kommt es zu Einschmelzungen, muß chirurgisch incidiert werden. *Bei rezidivierenden Erkältungskrankheiten* der oberen Luftwege bilden sich auch schon in der 2. Hälfte des 1. Lebensjahres eine Reihe von dann stationär bleibenden Lymphknotenvergrößerungen an der vorderen Kopfnickermuskelseite und am Kieferwinkel aus.

Differentialdiagnostisch ist im Säuglingsalter vor allem die Tuberkulose auszuschließen, während das Pfeiffersche Drüsenfieber, Scharlach und Diphtherie in dieser Form beim Säugling kaum zu beobachten sind.

δ) Der Retropharyngealabsceß

Eine heute sehr seltene, gefährliche Komplikation stellt der Retropharyngealabsceß dar. Er hat seinen Ausgangspunkt in einer sekundären Entzündung der *in der Pharynxrückwand* gelegenen Lymphknoten, die in der späteren Kindheit zu atrophieren pflegen. Deshalb findet sich diese in Abscedierung übergehende und das paravertebrale Bindegewebe phlegmonös ergreifende Entzündung praktisch *nur im Säuglingsalter bis zum 3. Lebensjahr*. Das *klinische Bild* schließt sich ziemlich dramatisch an eine harmlose, meist durch *Streptokokken* hervorgerufene Infektion der oberen Luftwege mit plötzlich auftretender *Atemnot* in Form von pharyngealem, inspiratorischem *Stridor* mit rasselndem, schnarchendem Atemgeräusch ohne Husten und Heiserkeit an. Der Säugling liegt meist mit weit zurückgebeugtem oder zur Seite gedrehtem Kopf bei deutlicher *Steifhaltung des Halses* da, schreit auffällig nasal und verweigert die Nahrungsaufnahme (Schluckschmerzen). Im fortgeschrittenen Stadium kann es zu schweren cyanotischen *Erstickungsanfällen* kommen. Regelmäßig besteht *Fieber* bis zu hohen Temperaturen. Bei der Inspektion findet man eine *Vorwölbung* der hinteren und seitlichen *Pharynxrückwand.* Meist läßt sich die Gegend aber wegen des in typischer Weise *massenhaft hochgewürgten Schleimes* gar nicht überblicken und man muß palpatorisch vorsichtig versuchen, die deutlich fluktuierende, manchmal etwas unsymmetrische Abscedierung zu tasten. Das Kind wird *in Bauchlage untersucht,* um bei einer Spontanperforation eine Eiteraspiration mit der Gefahr einer Lungenabscedierung zu vermeiden. Auch mit einer seitlichen *Röntgenaufnahme* kann an der Abweichung der Pharynxrückwand nach vorn die Diagnose erhärtet werden.

Die *Behandlung* besteht bei Fluktuation in einer sofortigen Incision mit einem durch ein Heftpflaster unter Freilassung der Spitze geschützten Skalpell.

Bei diesem Eingriff wird das Kind fest in ein Tuch eingeschlagen und in Bauchlage so auf einen Tisch gelegt, daß die Schultern mit der vorderen Kante des Tisches abschneiden. Die Schwester oder die Mutter halten dann den Kopf des Kindes nach oben und hinten flektiert, während der Arzt unter Führung des linken Zeigefingers die Incision durchführt und nach Eröffnung des Abscesses den Kopf sofort nach vorne beugen läßt, damit der Eiter nach unten aus dem Mund abfließen kann.

Die weitere Behandlung erfolgt lokal mit antiphlogistischen Halswickeln und allgemein mit Antibiotica. Bei noch nicht fortgeschrittener Abscedierung kann man unter antibiotischem Schutz versuchen mit *Kurzwellen,* wie bei einer Lymphadenitis colli, auch die Phlegmone des Retropharynx wieder zum Verschwinden zu bringen.

ε) Die Sinusitis

Die Stirnhöhlen sind im Säuglingsalter noch nicht angelegt, die Kieferhöhlen bilden sich erst langsam während des 2. Lebenshalbjahres aus (s. S. 63) und stellen am Ende des 1. Lebensjahres eine mehr oder weniger große Ausbuchtung des Nasenhohlraumes dar, der bei jeder Rhinitis obligat miterkrankt, während isolierte Erkrankungen im Säuglingsalter noch nicht vorkommen. Röntgenologisch ist die Sinusitis maxillaris als Begleiterscheinung gegen Ende des 1. Lebensjahres zu diagnostizieren [*2607*].

Die schon ausgebildeten *Siebbeinzellen* können dagegen als *Ethmoiditis* im Anschluß an einen grippalen Infekt mit einer mehr oder weniger starken *Fieberreaktion,* supraorbitalem *Druckschmerz* und *periorbitaler Weichteilschwellung* sowie *Ödem des Augenlides,* meist einseitig, ein bedrohliches Krankheitsbild darstellen. In schweren Fällen führt die phlegmonöse Entzündung zu einer *Protrusio bulbi* und einer *Chemosis.* Die eitrige Sekretion aus der Nase, oft einseitig, und das typische Röntgenbild der verschatteten Siebbeinzellen können die Diagnose klären. Als Komplikation drohen besonders beim Säugling die Durchwanderungsmeningitis und die Sinus-cavernosus-Thrombophlebitis.

c) Therapie des akuten Infektes und seiner Komplikationen

Fieber. Solange der Kreislauf gut bleibt, abkühlende Wickel mit nassen Tüchern von Zimmertemperatur an Rumpf und Extremitäten *(Wadenwickel).* Tritt eine Gegenregulation ein mit blaß-cyanotischen und kalten Extremitäten, muß die Behandlung abgebrochen werden und unter Kreislaufmittel (Peripherin, Effortil) die Haut bis zur Rötung frottiert werden. Führt die hydrotherpeutische Behandlung nicht zur Fiebersenkung oder bestehen sehr hohe Temperaturen, ist eine medikamentöse Behandlung mit *Antipyretica* (Pyrazolon und Salicylsäurederivate, kein Phenacetin!) indiziert. Bei hyperpyretischen Temperaturen mit Kreislaufbeeinträchtigung oder ungenügender Reaktion auf Hydrotherapie Megaphen, Atosil und *physikalische Abkühlung* (Aufdecken, Ventilator).

Schnupfen, lokal. Nasenreinigung mit gedrehter Watte mehrmals täglich, Absaugen mit Gummikatheter. 10 min vor dem Trinken in jedes Nasenloch einen Tropfen einer wäßrigen, abschwellenden Lösung wie Adrenalin 1:1000, Antistin, Privin (Ciba), Otriven (Ciba)

0,05%ig (!) für Säuglinge und Kleinkinder. 3%ige Ephetoninsalbe mehrmals täglich auf die Nasenschleimhaut. Kontraindiziert sind wegen der Gefahr einer Ölpneumonie Paraffin- und ölhaltige Nasentropfen, wegen der Möglichkeit eines Glottiskrampfes mentholhaltige Tropfen.

Allgemeinbehandlung. Freiluft, Aufenthalt in kaltem Zimmer, nach Möglichkeit Anfeuchten der Zimmerluft. Mehrmals täglich Einatmenlassen von Oleum Eucalypti- oder Oleum Terebinthinae-haltigen Dämpfen, Einreiben der Brust des Kindes mit entsprechenden Präparaten [Pinimenthol (W. Spitzner), Erycutan (Bayer), Eubalsol (Nordmark), Embrocin (Baiersdorf), Puraetonal (Dolorgiet), Pumilen (Tosse)] oder durch Auftropfen von 20—30 Tropfen Oleum Eucalypti oder Terebinthinae auf einen Flanellappen, der auf dem Hemd befestigt wird.

Laryngopharyngitis. Bei Verdacht auf Streptokokken- oder Staphylokokkeninfektionen (Leukocytose, lokale Stippchen oder Beläge auf den Tonsillen) antibiotische oder Sulfonamidtherapie. Bei sicherer Virusinfektion (Leukopenie, bekannte Infektionsquelle bei Grippekranken) nur symptomatische antipyretische Behandlung.

Akute Otitis media. Bei katarrhalischer Otitis neben der Fieberbehandlung und der Gabe von Sedativa (s. S. 337) *lokal* wirkende Analgetica wie Otalgan (Südmedica), Otopyrin (A. Wolff) u. a. bzw. lokal wirksame Antibiotica wie Furacin- (C. F. Boehringer), Leukomycin- (Bayer), Paraxin- (Boehringer) Ohrentropfen, deren eigentliche Wirksamkeit aber nur bei perforiertem Trommelfell zu erwarten ist. Bei zunehmendem Lokalbefund und bleibend hoher Temperatur ist die frühzeitige Verordnung von *Sulfonamiden* oder *Antibiotica* richtig, weil es sich in der Regel um bakterielle Sekundärinfektionen, häufig durch Pneumokokken, handelt. Wenn sich otoskopisch das Trommelfell als vorgewölbt erweist, ist eine *Paracentese* unbedingt notwendig. Empfehlenswert ist sie auch bei zweifelhaftem Lokalbefund, wenn nach mehrtägiger antibiotischer Therapie keine Besserung eintritt. Nicht selten erlebt man auch nach einer offenbar frustranen Paracentese eine plötzliche Entfieberung. Schließlich besteht auch bei relativ harmlosem Trommelfellbefund (leichte Gefäßinjektion) die Indikation zu einer probatorischen Paracentese, wenn eine rezidivierende Durchfallserkrankung besteht. Nach dem Eingriff oder nach einer Spontanperforation wird die Nachbehandlung in Form einer täglichen Reinigung des Gehörgangs mit 3%igem Wasserstoffsuperoxyd und weiteren Gaben von antibioticahaltigen Ohrentropfen durchgeführt.

Die *chronische* oder *rezidivierende Otitis media* ohne Perforation als Begleiterkrankung einer Ernährungsstörung bedarf keiner besonderen Behandlung, vor allem keiner Paracentese. Die *chronische offene Otitis* mit anhaltender *Otorrhoe* gehört, obwohl es meist ein gutartiger Prozeß ohne Knochenbeteiligung ist, in die Hand des Ohrenarztes, der durch laufende Lokalbehandlung mit medikamentösen Spülungen, mechanischer Reinigung und Einblasen von desinfizierenden Pulvern den Prozeß zur Ausheilung bringen muß, wenn es nicht zu einer bleibenden Schwerhörigkeit kommen soll. Über die Behandlung der okkulten Mastoiditis wurde bereits gesprochen (s. S. 297).

Die *Sinusitis* bedarf im Säuglingsalter in der Regel keiner Behandlung. Bei der *Ethmoiditis* muß eine antibiotische Allgemeinbehandlung durchgeführt werden.

Diätetisch muß wegen der reduzierten Toleranz während der Erkrankung die Nahrung durch stärkere Verdünnung reduziert werden, um eine vor allem bei Viruserkrankung drohende Durchfallserkrankung zu vermeiden.

2. Erkrankungen der tieferen Luftwege und der Lunge

a) Die Laryngotracheobronchitis

(absteigender Infekt, grippaler Infekt der tieferen Luftwege, Grippecroup, maligne Tracheobronchitis)

In epidemiologisch sicherem Zusammenhang mit Viruserkrankungen der oberen Luftwege Erwachsener kann es bei Säuglingen zu einem *lebensbedrohlichen Krankheitsbild* kommen, das sich plötzlich aus voller Gesundheit oder nach kurzfristigen katarrhalischen Symptomen mit hohem Fieber entwickelt. Als auffälligstes Symptom stellt sich erst ein *inspiratorischer*, im Verlauf der Krankheit aber auch ein *exspiratorischer Stridor* bis zur schwersten Atemnot mit perioraler oder zunehmend allgemeiner *Cyanose*, Kreislaufverschlechterung und steigender *Tachykardie* ein. Über der *Lunge* besteht anfänglich ein leicht hypersonorer Klopfschall, später der Befund einer einfachen Bronchitis. Die Stimme des Kindes wird *heiser*, aber *nicht aphonisch*, und es stellt sich ein bellender *Crouphusten* ein. Gelingt es nicht, das Krankheitsbild zu beeinflussen, kann die

Atemnot mit tiefen jugularen und sternalen *Einziehungen* so stark werden, daß eine *Tracheotomie* indiziert erscheint.

Das *prädisponierte Alter* für diesen infektiösen Croup liegt zwischen dem *8. Lebensmonat und dem 3. Lebensjahr*, wobei Knaben 4mal so häufig wie Mädchen erkranken. Als *Erreger* kommen einmal die für Grippe- und Exanthemkrankheiten (Masern, Varicellen, Herpes) verantwortlichen Viren, dann auch besondere Erreger aus der Myxovirusfamilie, vor allem die CA-Viren (Croup-associated-Viren) in Frage.

Therapeutisch müssen die Kinder, obwohl es sich, wie an der Leukopenie zu erkennen ist, um Viruserkrankungen handelt, wegen der drohenden Sekundärinfektion sofort *antibiotisch*, am besten mit Tetracyclinpräparaten, behandelt werden. Außerdem gibt man *Cortisonderivate* (intravenös 10—25 mg wasserlösliches Prednisolon [Soludecortin Merck, Ultracorten H (Ciba), Scherisolon solubile (Schering AG), Hostacortin H solubile, Hoechst) u. a.] als „*unblutige Tracheotomie*“. Man erreicht damit oft eine schnelle Besserung der Atemnot. *Symptomatisch* wirkt angefeuchteter Sauerstoff oder die Inhalation schleimhautabschwellender Mittel, wie Ephetonin, Aludrin als Spray, später auch ein Tacholiquinaerosol (Fa. Dr. Benend) als Netzmittel oder ein sekretlösendes Trypsin-Aerosol (Trypure, Fa. Novo) zur Bekämpfung der sich obligat an die *hämorrhagische Trachealschleimhautentzündung* anschließenden *Borkenbildung* günstig. Auch mit Dampfkessel angefeuchtete Luft oder Emser-Salz-Spray werden empfohlen. Zentraldämpfende oder den Hustenreiz mildernde oder atropinhaltige Medikamente (Gefahr der Schleimhautaustrocknung) sind kontraindiziert. Periphere *Kreislaufmittel* wegen der Vasomotorenlähmung durch Hypoxämie und Virusinfektion und *Herzmittel* wegen der Rechtsbelastung sind nicht zu entbehren. Bei starker Unruhe und hohem Fieber ist die Verordnung von Megaphen und Atosil günstig.

Nimmt die Atembehinderung unter dieser Therapie nicht ab, muß die *Tracheotomie* durchgeführt werden, ehe schwere asphyktische Anfälle zentrale anoxische Schäden setzen und Kreislauf oder Herz irreparabel beeinträchtigen. Da es sich pathologisch-anatomisch um eine heftige Entzündung der Tracheal- und Laryngealschleimhaut handelt, die das Gewebe resistenzlos macht, ist die *Prognose eines tracheotomierten Grippecroups nicht gut*. Allerdings gelingt es auch, bei tracheotomierten Säuglingen unter antibiotischem Schutz und sorgfältiger Pflege (Dauerwache, hohe Luftfeuchtigkeit durch Spray) den bedrohlichen Zustand der 1. Krankheitswoche zu überwinden, vor allem, wenn von otologischer Seite durch häufige *Bronchialtoilette* unter *bronchoskopischer Kontrolle* die Luftwege freigehalten und entstehende Borken entfernt werden. Das *Décanulement* beim Grippecroup gelingt allerdings im allgemeinen nicht so frühzeitig wie bei der Kehlkopfdiphtherie, da die anschließenden Sekundärinfektionen mit ihrer schleimig-eitrigen Sekretion und starker Borkenbildung die intratracheale Behandlung durch das Tracheostoma noch lange notwendig machen.

Differentialdiagnostisch ist an die *Kehlkopfdiphtherie* zu denken, die im Säuglingsalter sehr selten vorkommt. Bei Verdacht ist eine Laryngoskopie indiziert. Kann die Diphtherie nicht sicher ausgeschlossen werden, müssen sofort 10000 AE-Diphtherie-Fermoserum unter Beachtung der üblichen Sicherheitsmaßnahmen injiziert werden. Wegen der im Säuglingsalter drohenden Larynxstenose ist eine sofortige Hospitalisierung angezeigt.

Der *Pseudocroup* tritt sehr selten schon im Säuglingsalter auf. Es handelt sich dabei um ein *allergisches Geschehen*, in der Regel des Kleinkindesalters, bei dem ohne Prodromalerscheinungen, vor allem ohne katarrhalische Symptome, plötzlich, meist in der Nacht, ein bellender, fast *unstillbarer Husten* auftritt und einen Zustand zunehmender *inspiratorischer Dyspnoe* einleitet. *Laryngoskopisch* kann man unter den Stimmbändern eine Schwellung der Taschenbänder im Sinne einer *Laryngitis subglottica* feststellen, was wegen der noch normalen Stimme oder nur geringfügigen Heiserkeit schon zu vermuten ist. Übergänge zu infektbedingten Laryngitiden kommen vor.

Die *Therapie des Pseudocroups* wird mit Calcium und Antihistaminica (Calcistin u. a.) begonnen. Auch die oben geschilderte Inhalation von Wasserdampf oder EmserSalz-Spray bessert die Symptome. *Hustenreizdämpfende Medikamente,* wie Cardiazol-Dicodid oder Codeinum phosphoricum u. a. sind hier *indiziert,* weil durch die Verminderung oder Beseitigung der Hustenattacken der mechanische Larynxreiz wegfällt, der das Ödem der Taschenbänder verstärkt. Nach einigen Stunden pflegt der Pseudocroup-Anfall vorbeizugehen. In schweren Fällen kann, wie beim Grippecroup, mit einer *intravenösen Decortininjektion* oder einer *oralen Prednisongabe* das Krankheitsbild rasch beseitigt werden. Ohne Therapie kann sich ein Anfall noch in der gleichen Nacht wiederholen. Auch *Rückfälle* in den folgenden Nächten, nach völliger Erscheinungsfreiheit am Tag, sind nicht selten.

Differentialdiagnostisch ist schließlich noch der *Laryngospasmus* im Rahmen der Säuglingstetanie auszuscheiden (s. S. 505).

b) Der erworbene Stridor

Als Ursache für einen erworbenen Stridor, der erst nach einem erscheinungsfreien Intervall nach der Neugeborenenperiode auftritt (Differentialdiagnose des Stridor congenitus s. S. 218), kommt bei Säuglingen in erster Linie die *Fremdkörperaspiration* in Frage. Wegen der Enge des Hypopharynx im Säuglingsalter kann ein Fremdkörper bereits unmittelbar nach dem Verschlucken schwere *asphyktische Anfälle* mit Husten, Atemnot und den Symptomen der Erstickung hervorrufen. *Die Hilfe* besteht in sofortiger Kopfhängelage und Klopfen auf den Rücken, wobei es manchmal gelingt, den Fremdkörper wieder aushusten zu lassen. Bei Erfolglosigkeit muß sofort durch den Otologen eine *Laryngoskopie* durchgeführt werden. Wenn der Fremdkörper einmal die Glottis passiert hat, gleitet er leicht in die tieferen Luftwege, macht starke Atemnot und schweren Reizhusten, so lange er noch *tracheal frei flottiert* (*Symptome:* bei Auskultation am Mund hörbares, schlagähnliches Abstoppen bei der Ausatmung oder beim Husten durch Anschlagen des Fremdkörpers am Hypolarynx, dessen Erschütterung oft auch zu fühlen ist. Dann auch asthmatisches Pfeifen und exspiratorischer Stridor durch die Trachealverengung). Meist wird der Fremdkörper aber *in einen Hauptbronchus aspiriert* und *setzt sich dort fest,* so daß *nach kurzdauernder Atemnot* mit starkem Reizhusten oder gar schwerem Schockzustand *kein krankhaftes Symptom mehr* zu beobachten ist, und die Angehörigen sich wieder beruhigen und keinen Arzt aufsuchen, eine große Gefahr für das Kind, vor allem dann, wenn die Aspiration selbst mehr oder weniger harmlos verlaufen ist, so daß die *Frühdiagnose unmöglich wird.* Im Hauptbronchus sitzende Fremdkörper können *nach einer gewissen Zeit Hustenattacken und Dyspnoe* bis zur Blausucht verursachen, zumal wenn sie zu einer Obstruktion mit *Atelektase* der dazugehörigen Lungenlappen führen. Der Verschluß von *Nebenbronchien* mit entsprechenden Atelektasen führt in der Regel nicht zu dyspnoischen Erscheinungen.

Physikalisch findet man in den ersten Stunden nach dem Ereignis meistens keinen krankhaften Befund über der Lunge. Erst bei Eintreten des Lungenkollapses stellt sich über den befallenen Partien eine Dämpfung mit abgeschwächtem Atemgeräusch ein. Beim Säugling kann auch eine Abflachung des Thorax mit verringerten Atemexkursionen der befallenen Seite eintreten. Die Atemgeräusche sind leiser, der Stimmfremitus ist herabgesetzt, Befunde, wie man sie eigentlich bei einer Ergußbildung erwartet. Hat der Fremdkörper durch vollkommenen Verschluß des Bronchus eine *Ventilwirkung*, kann es zu einer *Überblähung* der befallenen Lungenabschnitte kommen, so daß beim Säugling der Brustkorb dort stärker gewölbt erscheint und ein hypersonorer Klopfschall auf stärker lufthaltiges Lungengewebe hinweist, über dem das Atemgeräusch aber ebenfalls abgeschwächt oder fehlend ist, während man anfänglich bei der Inspiration ein pfeifendes Stenosegeräusch hören kann. Die *Röntgenuntersuchung* erleichtert heute die Diagnose eines Fremdkörpers im Bronchialbaum sehr. Bei völligem Verschluß sieht man bald die geringere Strahlendurchlässigkeit der atelektatischen Bezirke und das Herüberziehen des Mediastinalschattens zur befallenen Seite hin, manchmal auch einen Hochstand und geringere Beweglichkeit des Zwerchfells auf der erkrankten Seite. Das Verschlußemphysem bei Ventilstenose ist an der stärkeren Strahlendurchlässigkeit, am Abrücken des Herzens und des Mediastinalschattens und an der Abflachung des meist weniger beweglichen Zwerchfells auf der befallenen Seite zu erkennen. Bei der *Durchleuchtung* findet sich das Jakobsonsche Phänomen des Mediastinums, d. h. die Bewegung des Mediastinalschattens bei der Exspiration zur gesunden Seite hin und bei der Inspiration zur Ventilstenose gerichtet.

Die *Therapie der Fremdkörperaspiration* besteht in einer möglichst frühzeitigen Entfernung des Fremdkörpers unter bronchoskopischer Sicht, was bei der heutigen Narkosetechnik unter Muskelrelaxantia auch im Säuglingsalter durchaus möglich ist. Nur selten muß der transthorakale Weg beschritten werden, besonders dann, wenn das Ereignis schon längere Zeit zurückliegt und der Fremdkörper durch starke entzündliche Reaktionen verbacken und das Allgemeinbefinden des Säuglings durch die obligat eintretende Pneumonie mit ihrer dann vorhandenen großen Absceßneigung schon zu stark beeinträchtigt ist. Manchmal wird sich eine Tracheotomie zur Fremdkörperextraktion nicht vermeiden lassen. Eine Spontanheilung ist auf konservative Weise nicht zu erwarten.

c) Die Bronchitis

Bei einer weiteren Deszension einer Tracheitis, bei Virusinfektionen vielleicht auch auf dem Blutweg oder nach Viruserkrankung durch Sekundärinfektionen mit bakteriellen Erregern, kommt es beim Säugling unter häufigen Hustenattacken zu einem Krankheitsbild, das selbst bei einem typischen *Auskultationsbefund* über der Lunge (zahlreiche mittel- bis kleinblasige, nicht klingende Rasselgeräusche, fehlende Dämpfungsbezirke) *ohne Röntgenaufnahme von einer Bronchopneumonie schwer zu unterscheiden* ist, vor allem wenn dabei auch erhöhte Temperaturen oder gar Fieber bestehen. Derartige oft rezidivierende Erkrankungen im Verein mit wiederholten Durchfallserkrankungen sind im klinischen Bild der Säuglingsdystrophie oft zu beobachten und therapeutisch erst dann erfolgreich zu behandeln, wenn es gelingt, die Dystrophie des Kindes zu beseitigen.

Bei der *Therapie* sollte man nicht zu früh zu Antibiotica oder Sulfonamiden greifen, sondern versuchen, durch lokale Maßnahmen, z. B. Aerosol- oder *Inhalationstherapie* (Oleum Eucalypti, Campheröl, Oleum Terebinthinae), wie bei Infekten der oberen Luftwege, sowie durch Verordnung von hustenstillenden Medikamenten für die Nacht die Krankheit zu bekämpfen. Expektorantien sind meist entbehrlich. Durch *Freilufttherapie* und häufigen *Lagewechsel* (Tragen auf dem Arm!) sowie *Hydrotherapie* (nach 38° warmem Bad kühle Übergießungen des Rückens mit 25—28°) versucht man, der drohenden Pneumonie zu begegnen. Sobald bei der Auskultation klingende Rasselgeräusche zu hören sind, höhere Temperaturen auftreten, die Leukocyten über 10000 ansteigen oder, bei fehlender

Besserung des Allgemeinzustandes, die dann notwendige Röntgenaufnahme pneumonische Veränderungen ergibt, ist eine antibiotische oder Sulfonamidbehandlung indiziert.

d) Die Bronchiolitis

(spastische Bronchitis, asthmatoide Bronchitis, Blähungsbronchitis, Bronchitis capillaris)

Sicherlich verbergen sich hinter diesem klassischen, recht einheitlichen und im Einzelfall äußerst bedrohlichen Krankheitsbild eine Reihe von ätiologisch verschiedenen und klinisch nicht zu differenzierenden Krankheiten. Meist werden die Säuglinge *ohne Prodromalsymptome* oder, im Anschluß an einen harmlosen, kurzdauernden Infekt der oberen Luftwege, von heftigen, quälenden Hustenattacken und einer steigenden *exspiratorischen Dyspnoe* befallen, die zu einer zunehmenden *Lungenblähung* mit hypersonorem Klopfschall, tiefstehenden Lungengrenzen und verkleinerter Herzfigur führt. *Auskultatorisch* findet man am Anfang keinen krankhaften Befund, höchstens ein etwas abgeschwächtes Atemgeräusch mit verlängertem Exspirium. Nach kurzer Zeit aber wird die *spastische Atmung* mit weithin hörbarem Giemen immer deutlicher, eine zunehmende *Luftnot* mit blaß-grauer Cyanose stellt sich ein, und über der Lunge hört man schließlich feine giemende und pfeifende nicht klingende Rasselgeräusche. *Röntgenologisch* fallen die vermehrt strahlendurchlässigen hellen Lungenfelder und das tiefstehende Zwerchfell auf, ebenso manchmal eine feine hilifugale Zeichnung oder eine Anschwellung der Hilusdrüsen. Bei einem Teil der Fälle gehen unter einer entsprechenden Therapie nach 2—5 Tagen die Erscheinungen wieder zurück. Aber bei jedem neuen Infekt zeigt sich schnell wieder der typisch spastische Charakter der Bronchitis. In 70% der Fälle steigt die *Temperatur* nicht über 38° [*2066*]. Ein Teil der Patienten aber gerät in einen *lebensbedrohlichen Zustand,* mit oberflächlicher Atmung bei extremer Inspirationsstellung des Thorax, Nasenflügeln, starker *Rechtsüberlastung des Herzens* mit Tachykardie, zunehmender Leberschwellung, Meteorismus, deutlicher Cyanose und leichtem Gesichtsödem. Dann müssen alle therapeutischen Möglichkeiten ausgeschöpft werden, um das Leben des Kindes zu erhalten.

Meist handelt es sich um *Virusinfektionen,* oft *sekundärinfiziert* durch *Pneumokokken, H. influenzae* oder *Staphylokokken,* die zu einer *Entzündung* mit Hyperämie und Obstruktion der feinsten Bronchiolen durch schleimig-eitriges Exsudat geführt haben, wobei ein reaktiver *Bronchialspasmus,* wenigstens ganz im Anfang, pathogenetisch eine gewisse Rolle spielt. Nur so ist die oft schnelle Besserung auf frühzeitige Gaben von bronchodilatatorischen Medikamenten zu erklären. Auch eine *allergische Komponente* scheint pathogenetisch eine Rolle zu spielen, erkennbar einmal an der Neigung zur spastischen Bronchitis und Croup in manchen Familien, zum anderen an der *Wetterabhängigkeit:* ein klinisch aufgenommener Fall zieht meist andere Fälle nach.

Differentialdiagnostisch sind die Laryngotracheobronchitis, die Säuglingsintoxikation, die Encephalitis, Miliartuberkulose, Bronchopneumonie, die spasmophile „Bronchotetanie", das dekompensierte angeborene Vitium und die Fremdkörperaspiration auszuschließen. Auch an die *akute Verschlußbronchitis* im Säuglingsalter ist zu denken, bei der nach einer üblichen Vorgeschichte eines harmlosen Infektes der oberen Luftwege plötzlich eine stridoröse Dyspnoe anfallsweise auftritt, die von hartnäckigem Husten ohne Auswurf begleitet ist. Perkutorisch besteht meist eine Schallverkürzung über der Lunge und im gleichen Gebiet ein aufgehobenes Atemgeräusch. Röntgenologisch finden sich in typischer Weise eine lobäre oder segmentale Eintrübung mit Verziehung des Mediastinums zur gleichen Seite und ein Emphysem der benachbarten Lungenteile bei völlig normalen oder etwas vermehrt strahlendurchlässigen Lungenfeldern der anderen

Seite. Es handelt sich dabei um eine *plötzliche*, wohl durch Bronchialsekret bedingte, *bronchogene Atelektase*, die unter Antibiotica, gegebenenfalls unterstützt durch Kurzwellen, nach kurzer Zeit wieder komplikationslos verschwindet [*1978*]. Differentialdiagnostisch ist in diesem Fall die im Säuglingsalter seltene lobäre Pneumonie auszuschließen.

Therapie: Antibiotica, Bronchiodilatation mit Ephedrin, Eupaco-, Atumin-Suppositorien (0,02), Digitalisierung, gegebenenfalls Kreislaufmittel. 40% Sauerstoff bei einer Luftfeuchtigkeit von 100% oder Freiluft und Sauerstoff. In schweren Fällen sind *Senfwickel* zur Ableitung des Blutes in die Haut manchmal von lebensrettender Wirkung.

200 g Senfmehl werden mit 50 g warmen Wassers zu einem dicken Brei angerührt und auf einem Tuch je nach Größe des Kindes in einem etwa 10—20 cm breiten Streifen mit einem Spatel ausgestrichen. Nach der Injektion eines peripheren Kreislaufmittels wird der Rumpf des Kindes in das Tuch eingewickelt und der Körper anschließend mit einem Wolltuch so verpackt, daß keine Senföldämpfe eingeatmet werden können. Dabei gute Beobachtung (Sitzwache), bei Auftreten von Blässe oder Cyanose sofortige Unterbrechung des Wickels. Sonst spätestens nach 10 min (bei starker Hautrötung schon vorher), Auspacken des Kindes, Reinigen der Haut mit Öl und warmem Wasser und anschließendem Einfetten. Die Haut bleibt danach fast 24 Std krebsrot. Fehlende oder ungenügende Rötung bei frischem Senfmehl und richtiger Technik bedeuten eine schlechte Prognose.

Eine andere Methode: 3—4 Tropfen Senföl in $^3/_4$ Liter heißes Wasser oder $^1/_4$ Liter Senfspiritus in $^3/_4$ Liter Wasser in einer Flasche gut mischen und den Flascheninhalt auf drei zusammengelegte Windeln ausgießen, die auf Billrothbatist ausgebreitet werden. Damit eine Packung bis zur Hautrötung, längstens 8 min. Senfwickel nur auf ärztliche Verordnung in Gegenwart des Arztes ausführen.

In verzweifelten Fällen ist auch ein Versuch mit intravenösem *Prednison* oder *Prednisolon*, wie beim Grippecroup, sowie *Inhalation* von Trypure oder Tacholiquin zu versuchen. Ein Erfolg stellt sich allerdings nicht immer ein. Als letzte Maßnahme kommt schließlich noch *nach Intubation eine Wechseldruckbeatmung* in Frage [*2066*].

Die *Prognose* der spastischen Bronchitis in bezug auf die spätere Asthmahäufigkeit ist recht günstig. In 5,5% entsteht nach 10—20 Jahren ein echtes Asthma bronchiale (beim Vergleichskollektiv in 1,5%), in 15,5% besteht eine Neigung zu Bronchitiden (beim Vergleich in 2,8%), während 79% der Kinder später symptomfrei bleiben [*2377*]. In einer anderen Untersuchungsreihe entwickelte sich in 7,1% der Fälle später ein Asthma bronchiale [*2393*].

e) Die Pneumonie des Säuglings

Über die Hälfte aller mit Lungenentzündungen stationär aufgenommener Patienten sind Säuglinge, und von den an Pneumonie gestorbenen Patienten (12,3%) waren rund 90% weniger als 1 Jahr alt [*1929*]. So ist die Säuglingssterblichkeit heute noch entscheidend durch die Letalität an Pneumonie bestimmt [*2277, 2657*]. Es ist evident, daß auch in der antibiotischen Ära die Prognose der Pneumonie entscheidend von der jeweiligen Reife der unspezifischen Abwehr beeinflußt wird, genau so wie das *klinische Bild* eine *deutliche Altersbeziehung* aufweist und sehr viel weniger als beim Erwachsenen vom etwaigen Erreger beeinflußt wird. Die *Sterblichkeit* der primären Bronchopneumonie im 1. Lebensjahr beträgt heute etwa 14%, im 2. Lebensjahr 6%, im 3. Lebensjahr 2,5% und nach dem 3. Lebensjahr 0,7% [*1929*]. *Pathogenetisch* handelt es sich in der Regel um bakterielle Pneumonien, wobei ein vorausgehender Primärschaden, entweder in Form einer Virusinfektion, einer schlechteren Lungendurchblutung wie bei den Atelektasen des Neugeborenen oder ein mechanischer Schaden wie bei der Aspirationspneumonie, als Wegbereiter dienen.

α) Das klinische Bild

Eine Lungenparenchymerkrankung im Säuglingsalter verläuft relativ einförmig. Meist nach einer Vorkrankheit (grippaler Infekt) macht sich unter *Fieberanstieg* eine zunehmende *Dyspnoe* mit Nasenflügelatmung und *Hustenattacken* bemerkbar. *Beim älteren Säugling* findet man *perkutorisch* und *auskultatorisch* fast immer auch an circumscripten Stellen feinblasige klingende Rasselgeräusche oder gar Bronchialatmen, beim Schreien Bronchophonie und perkutorisch Dämpfungsbezirke. Beim *jungen Säugling* kann nicht nur die Temperatur fehlen, sondern auch der auskultatorische und perkutorische *Lungenbefund normal* sein, so daß man sich bei der Diagnose nur auf den *Atemtyp* stützen muß, ein *anstoßendes, tachypnoisches Atmen* mit längerem, angestrengtem Einatmen, oft mit epigastrischen und intercostalen Einziehungen, dann auffälliger Atempause und kurzem, anstoßenden, manchmal stöhnendem Exspirium. Das *Nasenflügelatmen* kann bei hohem Fieber auch ohne Pneumonie vorhanden sein, während es bei fehlenden Temperaturen für eine Lungenerkrankung spricht. Selbst Husten kann fehlen, während, vor allem beim eutrophen Säugling, der schwerkranke Gesichtsausdruck auffällt, der bei dystrophen Säuglingen mit frischen Pneumonien oft weniger eindrucksvoll ist. Nicht selten verbergen sich im Säuglingsalter auch ausgedehnte bronchopneumonische Herde hinter dem physikalischen Befund einer harmlosen Bronchitis. Mit zunehmendem Befall des Lungenparenchyms stellen sich dann *Kreislaufsymptome*, infolge der stärkerwerdenden Rechtsbelastung des Herzens, sowie Herzdilatation und Leberschwellung ein. Die Zeichen einer *ungenügenden Sauerstoffversorgung*, wie kalte Extremitäten, periorale Blässe und leichte Cyanose, werden schließlich immer deutlicher. In einem solchen Zustand ist die *Prognose* der Säuglingspneumonie schon zweifelhaft.

β) Pneumonieformen

Wegen dieser Einförmigkeit des klinischen Bildes richtet sich die *Einteilung* der im Säuglingsalter vorkommenden Pneumonieformen weniger nach klinischen als *nach röntgenologischen Kriterien*. Dabei zeigt sich, daß besonders *im 1. Trimenon* Reaktionen des Lungengewebes auftreten, die man, kausalgenetisch auf das noch unreife Abwehrverhalten des Kindes zurückführend, als *Primitivpneumonien* bezeichnet hat [*2652*].

Röntgenologisch unterscheidet man:

1. Die *hilifugale Pneumonie*, die sich vor allem perivasobronchial abspielt und perihilär im kleinfleckigen Herdschatten konfluierend ausbreitet. Weder klinisch noch röntgenologisch ist leicht zu entscheiden, wieweit es sich dabei um eine reine Viruspneumonie oder bereits um eine Zweitbesiedelung mit Bakterien handelt.

2. Die *miliare, feinfleckig-disseminierte Pneumonie*, die primär auch hilifugal beginnt und sich dann zur Peripherie hin ausdehnt, ist schon eher als sekundärbakteriell bedingt anzusehen, zumal weil dabei auch in der Regel eine Leukocytose von 15000—25000 mit Linksverschiebung besteht, die bei der hilifugalen, perivasobronchialen Pneumonie meist fehlt. Diese Form geht auch leicht über in die

3. *Primär-abszedierende Pneumonie*, bei der die einzelnen Herde konfluieren können und multiple Absceßbildungen zeigen, die bei pleuranaher Lage perforieren und ein frühes Pleuraexsudat, ein Pleuraempyem, auch mit Spontanpneumothorax, hervorrufen können. Sehr häufig handelt es sich dabei um Staphylokokkeninfektionen, die eine besonders schlechte Prognose besitzen.

4. Als letzte Primitivform der Säuglingspneumonie im 1. Trimenon ist noch die *dystelektatische-paravertebrale Form* zu nennen [*2652*], bei der die Röntgenkontrolle, neben der vermehrten hilifugalen Zeichnung, mehr oder weniger große streifige Verschatten erkennen läßt, vorwiegend paravertebral im rechten Oberlappen und im Unterlappen. Sie ändern bei röntgenologischer Kontrolle relativ kurzfristig ihren Sitz und ihre Konfiguration, so daß sie wohl Atelektasen in den paravertebral etwas schlechter belüfteten Lungenabschnitten darstellen.

5. Die ebenfalls im 1. Trimenon auftretende *interstitielle plasmacelluläre Pneumonie* s. S. 248.

6. Die *interstitielle, pertussoide, eosinophile Pneumonie* des Säuglings.

Diese erstmalig von Botsztejn [*1993*] beschriebene Krankheit befällt vor allem Säuglinge zwischen 2 Wochen und 4 Monaten [*1973*] mit anfallsweise auftretendem *pertussisartigem Husten*, starker *Eosinophilie* bei Leukocytose und *afebrilem Verlauf*. Trotz des oft bedrohlichen Zustandes ist die Prognose günstig.

Dies und die Tatsache, daß nicht nur untergewichtige oder frühgeborene, sondern auch normalgewichtige, eutrophe Säuglinge befallen werden, unterscheidet dieses Krankheitsbild offenbar von der plasmacellulären Pneumonie, obwohl man *röntgenologisch* ebenfalls hilifugale, vor allem die oberen Partien als diffuse Verschleierung befallende *interstitielle Veränderungen* findet, während die Zwerchfelle wegen einer starken *Überblähung* der unteren Lungenabschnitte in der Regel tiefstehen. Die Patienten sind mit *grauer Cyanose* und unregelmäßiger, meist *beschleunigter und oberflächlicher Atmung* schwerkrank. Man kann sie, nach den bisher veröffentlichten Fällen, von der plasmacellulären Pneumonie der Frühgeborenen nur durch den immer pertussoiden Husten, die Eosinophilie und den gutartigen Verlauf unterscheiden. Es wird sich noch zeigen, ob es sich dabei wirklich um ein isoliertes Krankheitsbild handelt.

7. Die *lobuläre Bronchopneumonie* mit zahlreichen kleinen Verschattungen über der ganzen Lunge, meist gehäuft perihilär, ist eine Entzündungsform, die *auch beim älteren Säugling* vorkommt. *Ätiologisch* handelt es sich häufig um eine bronchogene, bakterielle (meist Pneumokokken) Infektion, die, je nach Vorkrankheit und Erregerart sowie Alter des Kindes, klinisch recht verschiedene Krankheitsbilder erzeugt. Gemeinsam ist aber, daß fast regelmäßig *Fieber*, *Husten* und *Dyspnoe* und ein exspiratorisches Stöhnen sowie auch inspiratorische *Einziehungen* an der unteren Thoraxapertur, intercostal und am Jugulum auftreten. Eine Dämpfung ist perkutorisch wegen der Kleinheit und Vielzahl der Herde in der Regel nicht festzustellen, eher hypersonorer Klopfschall. Auch Bronchialatmen oder gar Bronchophonie beim Schreien fehlen meist, während man klingende, kleinstblasige Rasselgeräusche bei sorgfältiger Auskultation an irgendeiner Stelle der Lungenoberfläche fast immer findet.

Je *nach klinischem Bild unterscheidet man* die *kardiovasculäre Form* mit besonders schlechtem Kreislauf, starker Cyanose, auffallender Blässe, Leberschwellung und Meteorismus infolge Rechtsinsuffizienz, und die *cerebrale Form*, bei der Somnolenz unterbrochen von erethischen Zuständen bis zu Krämpfen im Vordergrund stehen, deren Genese sowohl einer cerebralen Hypoxie als auch einer bakteriellen Toxinwirkung zuzuschreiben ist. Die *toxische Form* stellt meist eine Kombination der kardiovasculären und cerebralen Symptome dar. Die *enterocolitische Form* weist neben den bronchopneumonischen Herden vordergründig schwere Durchfälle mit Erbrechen auf. Im Zweifelsfall muß man sich zu einer *Lumbalpunktion* entschließen, die mit leichter Zellvermehrung und schwach positivem Pandy den Befund einer serösen Meningitis bieten kann, während bei der enterocolitischen Form sich nicht selten im Stuhl Dyspepsiecoli als Komplikation nachweisen lassen.

8. Die sog. *Übergangspneumonien* beginnen gegen Ende des 1. Lebensjahres. Bei ihnen scheinen die lobulären bronchopneumonischen Herde zu konfluieren, so daß *größere Infiltrationen* erscheinen. Bei einer genauen Röntgenuntersuchung, vor allem auch bei der seitlichen Aufnahme, erkennt man aber, daß es sich in

der Regel um *Segmentpneumonien* handelt, die sich besonders oft im posterobasalen Segment des *linken Unterlappens*, im axillaren Segment der *rechten Oberlappenbasis* oder auch in der *Lingula* an ihrer scharfen Begrenzung als segmentale Prozesse diagnostizieren lassen. Infolge ihres nicht selten kurz hintereinander *wechselnden Auftretens* an verschiedenen Stellen, liefen sie früher auch unter der Bezeichnung „*Wanderpneumonien*" oder, bei einem entsprechenden Fiebertyp, auch als „*Sägefieberpneumonie*". Unter antibiotischer Therapie sind sie heute relativ selten geworden.

Differentialdiagnostisch machen bei Befall des vorderen Oberlappensegments eine vergrößerte *Thymusdrüse* und entzündliche *Lymphknotenschwellungen* manchmal Schwierigkeiten. Bei der *segmentalen Infiltration* sind die Seiten und unteren Konturen häufig *unscharf*, und der Mittelschatten hebt sich, im Gegensatz zur Atelektase und zur Thymushyperplasie, von der paramediastinalen Verschattung deutlich ab. Bei der *Atelektase* des vorderen Segmentes des rechten Oberlappens oder des ganzen Oberlappens sind in der Seitenaufnahme die unteren Grenzen nach apikal gewölbt und *scharf* gezeichnet. Zwischen verschattetem Bezirk und Mittelschatten besteht häufig keine Differenz in der Strahlendurchlässigkeit. Die *vergrößerte Thymusdrüse*, eine der häufigsten Ursachen rechtsseitiger paramediastinaler Verschattungen, bietet sich röntgenologisch als *Dreieckschatten* mit leicht *konvex scharfer Außenkontur* und einem fast *rechten Winkel* zwischen der seitlichen und unteren Begrenzung mit etwas abgerundeter unterer Ecke dar. Bei *Lymphknotenschwellungen*, spezifischer oder unspezifischer Natur, ist der paramediastinale *Dreieckschatten*, der sich manchmal in einer interlobären Verdichtung zur Peripherie hin fortsetzen kann, *spitzwinklig*. Zur sicheren Unterscheidung sind mindestens 2 Röntgenaufnahmen (Sagittal- und Seitenbild), besser drei (halbe Drehung zur befallenen Seite), notwendig. Auch bei der Durchleuchtung kann man schließlich Klarheit gewinnen.

9. Die *unifokale lobäre Pneumonie* kommt zwar sehr viel häufiger beim Erwachsenen vor, wird aber auch bereits im Säuglingsalter durchgemacht, wenn auch ihr Häufigkeitsmaximum zwischen dem 2. und 3. Lebensjahr liegt [*2652*]. In typischer Weise ist beim Säugling der *rechte Ober- und Mittellappen* bevorzugt, seltener die linke Lunge, während der rechte Unterlappen in der Regel verschont bleibt. Fast immer handelt es sich dabei um Pneumokokkeninfektionen mit *hohem Fieber*, wenn auch nicht in Form einer Continua, sondern meist von *remittierendem Charakter* und starker Beteiligung der *Hilusdrüsen*. Der Herpes labialis bleibt in diesem Alter fast immer aus. Die Begleitsymptome entsprechen denjenigen der Bronchopneumonie.

γ) Erreger

Die Frage der Erreger spielt auch bei der heutigen antibiotischen Therapie eine gewisse Rolle. Am häufigsten handelt es sich um *Pneumokokken*, deren epidemiologisches Verhalten aber für den von spezifischen Antikörpern noch freien Säugling unbedeutend ist. Die *Streptokokkenpneumonie* kann klinisch als solche nicht erkannt werden. Sie ist eine Sekundärinfektion, vor allem bei antibiotisch vorbehandelten, hospitalisierten Säuglingen. Das gilt ganz besonders auch von der *Staphylokokkenpneumonie*, die sich sehr oft durch besonders heftigen Verlauf mit hohem Fieber, Cyanose und Kreislaufsymptomen auszeichnet und meist nach antibiotischer Vorbehandlung durch therapieresistente Stämme hervorgerufen wird. Staphylokokkenpneumonien neigen auch zur *Abscedierung* und frühzeitigen *parapneumonischen Exsudation* oder *Empyemen* sowie zum *Spontanpneumothorax*, der auch bei häufiger Auskultation nicht selten zu spät erkannt wird, nämlich erst dann, wenn ein akuter dyspnoischer oder apnoischer

Anfall mit schwerster *Kreislaufbeeinträchtigung* eintritt. Auch *H. influencae* kann nach einer akuten Laryngobronchitis allein oder zusammen mit Pneumokokken, Staphylokokken oder Streptokokken schwere Pneumonieformen erzeugen. Dasselbe gilt von *H. pertussis, H. parapertussis* sowie von den im Säuglingsalter seltenen Pneumonieformen durch *Klebsiella pneumoniae* (Bacillus Friedländer). Bei allen bakteriell bedingten Pneumonien kann man im Säuglingsalter mit einer *Leukocytose* rechnen, woraus für die Therapie ein gewisser Anhalt zu gewinnen ist.

δ) Die Viruspneumonie

Die virusbedingte primäre „Pneumonitis" des jungen Säuglings kann bei hospitalisierten Kindern in epidemischer Form vorkommen [*1908*] und Anlaß zum plötzlichen, unerwarteten Tod sein. *Klinisch* beginnt diese Erkrankung meist im Anschluß an einen Infekt der oberen Luftwege sehr unauffällig mit niederen Temperaturen, *starken Hustenattacken* und Produktion eines *zähen, fadenziehenden Schleims*, während über der Lunge *physikalisch kaum etwas zu hören ist.* Bei manchen Säuglingen besteht nur Schniefen und Husten, bei anderen eine deutliche exspiratorische Dyspnoe. Bei den meisten erkennt man den Schweregrad des Krankheitsbildes jedoch an der *Dyspnoe mit Cyanose* ohne weiteres. *Röntgenologisch* findet man sehr zarte, peribronchiale Verschattungen, meist über der ganzen Lunge, seltener nur auf einen Lungenlappen beschränkt. Die *Leukocytenzahlen* sind in der Regel normal oder nur wenig vermehrt mit einer relativen Lymphocytose.

Differentialdiagnostisch kann man sich kaum auf das klinische Bild, wenig auf den Röntgenbefund, am meisten noch auf die Leukopenie im Blutbild stützen. Auch der Nachweis von *Einschlußkörperchen* in größerer Anzahl (10—20 auf 100 Zellen) *in den Epithelzellen des Pharynxabstriches* kann diagnostisch den Verdacht auf Viruspneumonie stärken [*1909*]. Geringe Mengen von Einschlußkörperchen sind immer zu finden. Als *Erreger* kommen die Viren von Influenza A und B [*1509a*], die Adenoviren [*2561*], das Varicellen- und Herpesvirus und sicher noch eine Reihe unbekannter Virusarten in Frage. Solange die laboratoriumsmäßige Diagnostik nicht einfacher, sicherer und schneller geworden ist, steht die Diagnose immer auf schwachen Beinen. *Therapeutisch* wird man wegen der häufigen und klinisch nicht zu erkennenden Kombination von Virusinfektion mit Bakterieninvasion nie von einer antibakteriellen *antibiotischen Therapie* Abstand nehmen.

ε) Die Aspirationspneumonie

Mit dieser Sonderform muß man vor allem in den ersten 2 Lebensmonaten, bei dystrophen und kachektischen Säuglingen, im Verlauf eines Keuchhustens oder bei Krampfkindern auch später noch rechnen. Typisch ist ihr *unmittelbarer Zusammenhang mit einer Nahrungsaufnahme oder* mit *Erbrechen.* Ganz überraschend, häufig zusammen mit einem heftigen Hustenanfall, tritt dann ein schwerer *Schockzustand* ein mit unregelmäßiger, anstoßender Atmung und zunehmender *Cyanose*, die später in eine tiefe *Blässe* übergehen kann. In leichten Fällen besteht nur eine etwas angestrengte und forcierte Atmung bei schlechtem Aussehen des Kindes, feuchten und kalten Extremitäten, aber sonst normalen Kreislaufverhältnissen. Nicht selten verschlechtert sich der Kreislauf aber sehr schnell, der Puls wird klein und fliegend, die Herzaktion unregelmäßig, die Herzfigur vergrößert sich und eine Leberschwellung tritt ein. Zu *Temperaturen* kommt es erst nach der bakteriellen Infektion der intrapulmonalen Herde. Sie lassen sich manchmal schon *perkutorisch* als Schallverkürzung an ihren *Prädilektionsstellen* im rechten Oberlappen und in den posterioren Segmenten der Unterlappen nachweisen. Auch hilusnah finden sich *röntgenologisch* häufig zahlreiche, kleine Rundherde. Vor allem aber im rechten Oberfeld pflegt eine dichte Verschattung aufzutreten, die gegenüber den darunterliegenden, geblähten und vermehrt strahlendurchlässigen Lungenbezirken bogenförmig abgegrenzt ist. Auch am hochstehenden Zwerchfell, an den verschmälerten Zwischenrippenräumen und an der Verziehung des Mediastinums zum Herd hin ist die atelektatische Volumenverminderung des befallenen Lungensegmentes zu erkennen. Die eintretende *bakterielle Entzündung* manifestiert sich am zunehmenden Verschwimmen der vorher scharf konturierten Herde.

Prognostisch ist jede Aspiration in den ersten Stunden nach ihrem Auftreten zweifelhaft zu beurteilen, zumal, wenn der Schockzustand bedrohlich ist und es bei großen Aspirationsmengen nicht gelingt, *unter bronchoskopischer Sicht* einen Teil des Aspirationsgutes wieder *abzusaugen*. Durch die Anwendung von *Phenothiazinpräparaten* (Megaphen, Atosil, Dolantin) zur Dämpfung des vegetativen Schocks und gleichzeitiger *Sauerstoffgabe* gelingt es aber heute, verzweifelte Fälle über den ersten Schockzustand hinwegzubringen [*1994*]. Die weitere Therapie besteht in einer *Schnelldigitalisierung* zur Unterstützung des rechten Herzens, in der Anwendung *peripherer Kreislaufmittel* und *Cortison* zur Substitution der Nebennieren, und schließlich bei schweren Fällen in einer intravenösen *Dauertropftherapie* über einige Tage unter Vermeidung jeglicher oraler Zufuhr. Mit *Antibiotica* ist es fast immer möglich, die Pneumonie zum Abklingen zu bringen und eine Abszedierung zu vermeiden. Die *Lipoidpneumonie* des Säuglings wird am häufigsten durch Aspiration von Lebertran oder ölhaltigen Nasentropfen hervorgerufen. Die massive Aspiration unterscheidet sich nicht von dem oben geschilderten Krankheitsbild. Gefährlicher ist die schleichende Aspiration, der mehrere kleine Aspirationen bei erneuter Anwendung des Medikamentes folgen. Dann ist die Ölaspiration ungünstiger als die Milchaspiration zu beurteilen. Es entwickelt sich eine *chronische Ölpneumonie* mit multiplen pneumonischen Herden über der ganzen Lunge, die diagnostisch große Schwierigkeiten bietet. Therapeutisch bestehen bis heute keine Möglichkeiten.

ζ) Die Therapie der Pneumonien

Die *Freiluftbehandlung* ist bei der Säuglingspneumonie auch heute noch das Mittel der Wahl. Es ist immer wieder überraschend, wie schnell die allgemeine Unruhe verschwindet und einem tiefen Schlaf Platz macht, die Atemfrequenz abnimmt und die Kreislaufverhältnisse sich bessern, so daß allein durch diese Maßnahme die wegen ihrer Wirkung auf das Atemzentrum kontraindizierten starken Sedativa überflüssig werden und Kreislaufmittel weitgehend gespart werden können. Die Lagerung hat mit leicht erhöhtem Oberkörper zu erfolgen, am besten mit einer flachen Rolle im Kreuz und nach hinten geneigtem Kopf, so daß die Zwerchfellatmung unbehindert ist, was vor allem beim Bestehen eines Meteorismus (Kreislaufbauch) zur vollen Ausnutzung der Atemkapazität notwendig ist. Eine stärkere Hochlagerung oder gar eine sitzende Stellung ist ungünstig, weil das Zwerchfell dabei, nach oben gedrängt, keine maximalen Atemexkursionen mehr vollziehen kann, auf die der Säugling mit seiner geringen Fähigkeit zur Rippenatmung angewiesen ist. Selbstverständlich müssen die Kinder bei der Freilufttherapie gut gegen Wärmeverlust (über die Ohren gehende Wollmütze, Handschuhe) geschützt werden. Auch ist für regelmäßigen *Lagewechsel*, am besten durch häufiges Herumtragen, zu sorgen. Bei Unruhe gibt man barbitursäurefreie *Sedativa*. Bei starker Atemnot und deutlicher Hypoxie (Cyanose) Zufuhr von angefeuchtetem *Sauerstoff* mit offenem Trichter oder aus der Pharynxsonde. Bei Verwendung eines *Sauerstoffzeltes* muß durch einen genügend schnellen Luftwechsel (je nach Zeltgröße 2—8 l/min) dafür gesorgt werden, daß die CO_2-Konzentration nicht über 0,5—1% ansteigt und die Luftfeuchtigkeit 60—70% nicht übertrifft. Wiederholte Kontrollen dieser Werte sind notwendig, vor allem, wenn die Säuglinge im Sauerstoffzelt unruhig werden. Eine zusätzliche Zufuhr von 5%igem CO_2 bei Hypoventilation und zur Anregung des Atemzentrums ist beim Säugling nicht indiziert, weil eine bei der Pneumonie auftretende Hypoventilation schnell zu einem CO_2-Anstieg im Blut führt, ja sogar schon die Folge einer ungenügenden Kohlensäureabatmung sein kann und eine Aktivierung des Atemzentrums durch CO_2 bei pulmonal bedingten Störungen nicht zu erreichen ist.

Die früher häufig angewendete *Hydrotherapie* ist nur noch im akuten Stadium der Atelektasenbildung zur Steigerung der Ventilationsgröße und bei älteren Säuglingen indiziert, und zwar in Form von warmen Bädern, deren Temperatur man durch vorsichtige Zugabe warmen Wassers von 36° auf 39° steigern kann, mit anschließenden kühlen Übergießungen von 20—25°. Schlechte Kreislaufverhältnisse bilden eine Kontraindikation.

Antibiotica oder *Sulfonamide*, in schweren Fällen in Kombination, sind bei allen Pneumoniefällen im Säuglingsalter indiziert. Penicillin und Streptomycin zeigen bei Staphylokokkenpneumonien meist keine Wirkung, so daß bei Ausbleiben der Entfieberung auf ein anderes Medikament, wie Novobiocin (Inamycin Hoechst) 50 mg/kg Körpergewicht, Chloromycetin oder Erycin überzugehen ist. Bei Sulfonamiden denke man an reichliche *Flüssigkeitszufuhr* um eine Konkrementbildung (Hämaturie, Albuminurie, Zylindrurie) zu vermeiden. Wichtig ist die *Meteorismusprophylaxe* durch eine obstipationsvermeidende Diät und Herz- und Kreislaufbehandlung. *Bestehender Meteorismus* wird mit Kamilleneinläufen, Einlegen eines Darmrohrs, feuchte Alkoholwickel um den Leib und Prostigmin, Doryl oder Mestinon (Hoffmann-La Roche) bekämpft.

Kurzfristige Gaben von *Cortisonderivaten* (5—10 mg Decortin, oder 12—25 mg Prednison am 1. Tag unter täglicher Reduktion von 2,5 mg bis auf 2,5—5 mg am letzten Behandlungstag über 5—17 Tage) haben sich bei allen toxischen Kreislaufsymptomen, besonders aber bei der toxischen, primär abscedierenden Säuglingspneumonie bewährt [*2126*], da sie zu einer raschen Coupierung der bedrohlichen Symptomatik und einem schnellen Rückgang der pneumonischen Veränderungen führen können.

Bei der *Diät* muß außer dem täglichen Grundbedarf an Flüssigkeit auch der Verlust durch Hyperventilation berücksichtigt werden, so daß, vor allem während Fieberperioden, zusätzlich zur Nahrung noch Tee zu verabfolgen ist.

f) Komplikationen der Pneumonie

Eine der häufigsten Komplikationen stellt die *multiple Abszedierung* dar, die bei pleuranahem Sitz leicht zu einem Einbruch in den Pleuraspalt mit der Folge eines *Empyems* und, bei Verbindung mit dem Bronchialsystem, zu einem Spontanpneu führt. Auch sekundär metastatisch kann es, im Rahmen einer Neugeborenen- oder Säuglingssepsis oder nach einer Aspirationspneumonie, zu einer Abszedierung und zu einem Empyem kommen. Sehr schnell entwickelt sich dann ein bedrohliches Krankheitsbild mit schwerer Dyspnoe, deutlicher Cyanose, Nachhinken der Atmung auf der befallenen Seite, manchmal leichtem Hautödem bei stärkerer Prominenz der Intercostalräume, meist deutlichem physikalischem Befund mit Dämpfung und abgeschwächtem Atemgeräusch. Das Herz ist nach der gesunden Seite verdrängt, und bei amphorischem Atemgeräusch besteht die Vermutung auf in die Thoraxhöhle eingedrungene Luft. Bei Verdacht empfiehlt sich immer die *Probepunktion*, schon zur Identifizierung des Erregers.

Differentialdiagnostische Schwierigkeiten bieten sich vor allem bei der primär-abszedierenden Säuglingspneumonie, deren physikalischer Befund mit multiplen Rasselgeräuschen über der ganzen Lunge die Exsudatbildung häufig anfänglich nicht erkennen läßt. Es ist wichtig, durch häufige Inspektion des Thorax und genaue physikalische Untersuchung trotz des schwerkranken Zustandes eine Empyembildung zu erkennen, ehe es zu Verdrängungserscheinungen und Kreislaufstörungen infolge Mediastinalverschiebung kommt.

Die *Therapie des Pleuraempyems* besteht, unter Antibioticaschutz, in täglicher Punktion zur Entfernung des Eiters unter Benutzung eines Dreiwegehahnes oder einer Rotandaspritze, um das Eindringen von Luft zu vermeiden. Nach Testung der vorgefundenen Erreger, häufig Staphylococcus aureus oder Pneumokokken, auch Streptokokken, Coli und Influenza-Bacillen, empfiehlt sich die *lokale Installation* eines wasserlöslichen Antibioticums. Fast immer gelingt es auf diese Weise, das Empyem zur Ausheilung zu bringen, und nur in seltenen Fällen ist beim Säugling eine *chirurgische Intervention* (Einlage eines Kunststoffkatheters und Saugdrainage mit der Wasserstrahlpumpe oder eine Heberdrainage nach BÜHLAU) notwendig. *Fibrinlösende Fermente*, wie Leukocilase Solubile (Penicillingesellschaft Dauelsberg), Streptokinase oder Streptodornase [*1935*], zusammen mit Antibiotica können die antibiotische Lokalwirkung verstärken und die Fibrinorganisation hintanhalten. In der Regel sind solche Präparate beim Säuglingsempyem aber entbehrlich.

Der *Spontanpneumothorax* ist nach der Neugeborenen-Periode (s. S. 247) meistens die Komplikation einer abszedierenden Pneumonie. Er ist als Ventil- oder Spannungpneu besonders gefährlich, vor allem, wenn im Rahmen einer Infektion auch noch ein Empyem besteht *(Pneumothorax)*. Bei der *Atmung* fällt auf, daß die befallene Seite weniger starke Exkursionen zeigt und manchmal auch etwas stärker vorgewölbt ist. Der *Klopfschall* ist hypersonor, das *Atemgeräusch* abgeschwächt oder fehlend, und bei starker Spannung kann durch die Luftschicht hindurch amphorisch klingendes Bronchialatmen aus den darunterliegenden pneumonischen Lungenbezirken durchklingen. Bei *Pyopneumothorax* kann man durch schnellen Lagewechsel während der Auskultation plätschernde Geräusche erzeugen.

Spätestens beim Auftreten von Verdrängungserscheinungen oder bei stärkerer Mediastinalverschiebung muß *punktiert* mit einem geschlossenen System (Wasserstrahlpumpe, Bühlau-Drainage) *laufend die Luft abgesaugt werden*, um die Lunge wieder zur Entfaltung zu bringen. Zur *Bekämpfung des Überdrucks* genügt auch das Einlegen einer flach geschliffenen Kanüle, die mit einem an der Kuppe abgeschnittenen Fingerling verschlossen ist oder durch einen kurzen Gummischlauch mit einem Fahrradpatentventil verbunden ist. Nur muß regelmäßig die leichte Durchgängigkeit des Ventilmechanismus überprüft werden, da Nadel oder Ventil durch austretendes Exsudat verkleben können.

g) Das Emphysem

Sowohl im Verlaufe einer Pneumonie als auch, sehr selten, bei bronchitischen Hustenattacken kann es im Säuglingsalter durch Zerreißen der Alveolarwand zum Eintreten von Luft in das Lungeninterstitium kommen, so daß sich schnell große, luftgefüllte Cysten *(Pneumatocelen)* bilden. *Klinisch* entsteht oft ein Bild unmittelbarer *Lebensbedrohung* mit schwerer Cyanose, Dyspnoe, oberflächlicher Atmung und schneller Prostration. Bei der *Auskultation* fehlen die Atemgeräusche, und es besteht wie bei einem Pneumothorax ein hypersonorer Klopfschall, während *röntgenologisch* eine starke Lungenblähung, eine oder mehrere Cysten, umgeben von Kompressionsatelektasen und eine starke Verdrängung des Mediastinums zu finden sind. Charakteristisch ist die Neigung zur *Lokalisation in einem Lappen* im Gegensatz zum Erwachsenenemphysem, das die ganze Lunge befällt. *Therapeutische Versuche* mit Punktionen oder Thorakocentesen bringen zumeist nur kurzdauernde Besserungen oder gar keine Erfolge. Nimmt die Atembeeinträchtigung zu, muß eine *Thorakotomie* als Noteingriff durchgeführt werden, bei dem sich die komprimierte Lunge schnell ausdehnt. Die einzige weitere zweckmäßige Methode ist dann die Entfernung des befallenen Lungenabschnittes, wobei man häufig mit *Teilresektionen* auskommt und selten eine totale Lobektomie notwendig ist [*2154*, *2314*, *2504*]. Die eigentliche Ursache dieses *Riesenlappenemphysems* ist noch nicht klar. Peribronchitische Entzündungen und Knorpelanomalien des kindlichen Bronchus werden angenommen. *Differentialdiagnostisch* kommen, neben dem *Pneumothorax*, das *Verschlußemphysem* mit Ventilbildung, die bronchoskopisch auszuschließen ist, und die *Riesencyste* als angeborene Mißbildung in Frage, die aber keine Progredienz und keine Verdrängungserscheinungen aufweist. Auch *Absceßhöhlen* sind differentialdiagnostisch leicht zu unterscheiden.

Die in das Interstitium eintretende Luft kann weiter ins Mediastinum und fortschreitend unter die Haut vordringen. Dieses *universelle Emphysem* wird dann deutlich am Hals und den Schlüsselbeinen, aber auch über den Schultern und bei der Röntgenuntersuchung in der Bauchhöhle sichtbar. Seine *Therapie* besteht in der Anwendung einer 50%igen Sauerstoffatmung [*2067a*] unter Antibioticaschutz, da eine Infektion die Prognose sehr schnell verschlechtert. Diese ist im übrigen allerdings gut, weil in der Regel eine Spontanheilung ohne Spuren zu hinterlassen eintritt [*1917*, *2649*].

Eine postpneumonisch auftretende *Lungencyste* kann Ursache einer *schleichenden Dystrophie* sein, die nach Versagen aller konservativer Behandlungsmethoden erst nach Pneumektomie verschwindet [*2472*]. *Differentialdiagnostisch* muß beim lokalisierten Emphysem auch ein *aberrierendes Pulmonalgefäß* diskutiert werden, das den Hauptbronchus obturiert [*2538*], denn auch dabei kann röntgenologisch ein multilobuläres Emphysem mit Verdrängung des Mediastinums bestehen, während sich klinisch eine stark zunehmende Ateminsuffizienz mit Cyanose entwickelt. Charakteristisch ist bei diesem *Obstruktionsemphysem* ein verlängertes, leicht keuchendes oder pfeifendes Exspirium bei tympanitischem Klopfschall über einem umschriebenen Lungenabschnitt. Bei richtiger Diagnose ist eine chirurgische Korrektur möglich. Schließlich müssen noch die *parasternalen Zwerchfellhernien* differentialdiagnostisch ausgeschlossen werden.

3. Angeborene Mißbildungen der Lungen und des Zwerchfells

Auf die Mißbildungen des Zwerchfells wurde schon bei der Besprechung der *Hiatushernien* aufmerksam gemacht (s. S. 236). Es handelt sich um Hemmungsmißbildungen, die, vor allem im Neugeborenenalter, durch ein oft bedrohliches, kardiopulmonales Syndrom infolge Verdrängung und Kompression von Herz und Lunge durch in den Thoraxraum verlagerte Bauchorgane eine schnelle Diagnose verlangen. In der Regel ist der *Auskultationsbefund* mit unerwarteten Plätschergeräuschen über perkutorisch festgestellten tympanitischen oder gedämpften Bezirken ein deutlicher Hinweis. Die *Röntgenuntersuchung* klärt die Diagnose schnell. Sehr häufig handelt es sich um *linksseitige* Zwerchfelldefekte, bei denen man, je nach Sitz, Hiatushernien (durch das Foramen oesophageum), hintere Zwerchfellhernien (durch das Trignonum lumbocostale), vordere Zwerchfellhernien (durch das Trigonum sternocostale) und zentrale Zwerchfellhernien (durch das Zentrum tendineum) unterscheiden kann. *Therapeutisch* kommt nur eine chirurgische Korrektur in Frage, deren Aussicht von der Größe des Defektes abhängt.

Ein *einseitiger Zwerchfellhochstand*, ebenfalls bevorzugt auf der linken Seite, kann bereits im Säuglingsalter als angeborene *Relaxatio diaphragmatica* [*2546*] oder als Folge einer *Phrenicuslähmung* (Geburtszangenlähmung) differentialdiagnostische Schwierigkeiten machen, die sich aber bei der Röntgendurchleuchtung schnell klären lassen. Klinische Symptome sind im Säuglingsalter in der Regel nicht nachweisbar. Auch die angeborenen circumscripten *Zwerchfellbuckel* als Folge angeborener Defekte der Zwerchfellmuskulatur lassen sich nur röntgenologisch nachweisen, ohne daß es zu Krankheitssymptomen kommt. Eine Behandlung der beiden letztgenannten Anomalien erübrigt sich.

Bei der *Lungenagenesie* kann schon wenige Stunden nach der Geburt, aber auch in den ersten Lebenswochen, ein auffällig pulmonales Krankheitsbild mit Dyspnoe, Husten, perioraler Cyanose und meist massiver Dämpfung über der befallenen Lunge auftreten. Im Dämpfungsbereich findet sich abgeschwächtes bis fehlendes Atemgeräusch. Manchmal ist über der Lunge physikalisch auch kein krankhafter Befund zu erheben, aber eine Skoliose der Wirbelsäule, die meist übersehen wird, könnte auf den Grund der Dyspnoe hinweisen. *Röntgenologisch* findet man eine stärkere Verschattung über einer Thoraxhälfte mit hochstehendem, schlecht beweglichem Zwerchfell und Verziehung von Mittelschatten, Herz und Trachea zur kranken Seite. Auch der Oesophagus weist häufig eine Deviation auf, und *bronchoskopisch* läßt sich schließlich das Fehlen oder nur ein rudimentärer Rest eines Hauptbronchus nachweisen [*2465*]. Wegen einer erhöhten pulmonalen Infektionsgefährdung sind diese Kinder genau zu überwachen. Ein etwa vorhandener Lungenrest muß, wenn sich Abscedierungen bilden, chirurgisch entfernt werden. *Differentialdiagnostisch* kommt das angeborene *Vitium cordis* in Frage.

Cystische Mißbildungen in der Lunge können multipel oder als Einzelcysten auftreten. Sie stellen eine kongenitale Mißbildung dar, die meistens als flüssigkeitsgefüllter Hohlraum beginnt und klinisch keine Symptome macht, solange nicht eine gewisse Größe erreicht ist. Größere flüssigkeitsgefüllte Cysten können röntgenologisch mit dem luftgefüllten Lungengewebe differieren, so daß unerklärte circumscripte dichte Rundschatten (bei Einzelcysten) oder polymorphe Verschattungen (bei multiplen Cysten) entstehen. Größere Cysten treten durch Einrisse mit dem Bronchus in Verbindung und entleeren sich, so daß lufthaltige Hohlgebilde von stationärer Größe oder bei Eintreten eines Ventilmechanismus wachsende Hohlgebilde (Balloncysten), nicht selten mit Verdrängungstendenz, auftreten. Dabei können luft- oder flüssigkeitsgefüllte Hohlgebilde mit oder ohne Flüssigkeitsspiegel röntgenologisch diagnostiziert werden. *Differentialdiagnostisch* müssen praktisch sämtliche Lungenerkrankungen ausgeschlossen werden, einschließlich der tumorösen Neubildungen und der vom Mediastinum ausgehenden raumfordernden Prozesse, wie cystische Hygrome (Lymphangiome), Lymphome, Hämangiome, Dermoidcysten, Teratome, vom Perikard ausgehende Cysten, Lipome, schließlich neurogene Tumoren und intrathorakale Meningocelen [*2469a*]. Eine *häufige Kontrollüberwachung* ist zur Diagnose unumgänglich. Eine Behandlung erübrigt sich, solange keine klinischen Symptome beobachtet werden. Treten Entzündungen ein, muß nach ihrer Bekämpfung, genauso wie beim Auftreten von Verdrängungserscheinungen, eine chirurgische Intervention erwogen werden. Aber auch luftgefüllte Cysten bleiben oft jahrelang ohne klinische Symptome [*1921*].

H. Herz- und Kreislaufkrankheiten im Säuglingsalter

I. Erkrankungen des Herzens

Abgesehen von der physikalischen Untersuchung beschränkt man sich im Säuglingsalter auch in der Klinik bei der Untersuchung des Herzens zumeist auf die *Röntgen- und EKG*-Untersuchung. Wesentliche Fortschritte der unblutigen Untersuchungstechnik sind durch die *Phonokardiographie* erreicht worden, mit der nicht nur die Frequenzbereiche der einzelnen Geräuschphänomene objektiviert, sondern auch ihre Lage festgehalten werden kann. Die Angiokardiographie durch intravenöse Injektion eines konzentrierten Kontrastmittels in ein peripheres Gefäß (Vena mediana cubiti, Vena jugularis externa oder nach Venaesectio in die Vena saphena magna) bei gleichzeitigen Reihenröntgenaufnahmen mit möglichst kurzfristigem Bildwechsel ist auch im Säuglingsalter schon möglich, und erlaubt in manchen Fällen bereits eine genaue Diagnose des vorliegenden Herzfehlers. Die Belastung des Säuglings ist aber auch bei dieser Methodik groß, und Todesfälle sind, auch nach Ausschluß einer Jodempfindlichkeit, bereits beschrieben worden, so daß man sich besser erst nach der Säuglingszeit zu diesem diagnostischen Eingriff entschließt. Außerdem ist die periphere Angiokardiographie bei acyanotischen Fehlern wegen ihrer oft nicht ausreichenden Resultate nicht indiziert [*2489*]. Den Herzkatheterismus führt man ebenfalls wegen der damit verbundenen technischen Schwierigkeiten besser im 2. oder 3. Lebensjahr durch.

1. Erworbene Herzerkrankungen

a) Die Myokarditis

Nächst den Anpassungsstörungen des Herzens bei Neugeborenen und den angeborenen Herzfehlern ist die Säuglingsmyokarditis die wichtigste Herzerkrankung. Das äußerst *bedrohliche Krankheitsbild* beginnt häufig aus voller Gesundheit oder nach einer vorangegangenen grippalen Infektion mit Unruhe, Erbrechen, Appetitlosigkeit, starker Blässe und leichter Lippencyanose. Eine zunehmende *Dyspnoe* mit immer oberflächlicheren Atemzügen und starkem Lufthunger stellt sich ein. Durch die rasch einsetzende Herzinsuffizienz nimmt der Leib infolge *meteoristischer Darmblähung* und durch *Leberschwellung* an Umfang zu. Nicht selten ist auch eine *Milzschwellung* zu tasten. Der *Kreislauf* selbst verschlechtert sich mit fliegendem, kaum zu tastendem Puls, wachsartiger Blässe und kühlen, feuchten, leicht livide gefärbten Extremitäten zusehends. Die *Herzfigur*, oft nur röntgenologisch zu erkennen, ist in allen Dimensionen *vergrößert*, oder es besteht eine auffallende *Linkserweiterung* mit verstärkter Zeichnung der Lungengefäße als Symptom der Stauung, manchmal auch zusammen mit Winkelergüssen. *Auskultatorisch* konstatiert man eine Tachykardie mit leisen, dumpfen, oft arrhythmischen Herztönen. Zufuhr von Sauerstoff oder Freiluftbehandlung bringen dem unruhigen und ängstlichen Kind meist keine Erleichterung.

Im *EKG* bestehen atrioventrikuläre Reizbildungsstörungen und Störungen des Erregungsrückgangs. Bald finden sich auch Zeichen der Linksüberlastung mit Abflachung und Umkehrung der T-Zacke und Niedervoltage. Im Urin besteht kein krankhafter Befund bis auf eine leichte Albuminurie.

Die *akute Verlaufsform* kann innerhalb von Stunden oder Tagen trotz therapeutischer Bemühungen zum Tode führen. Dabei kann die Herzvergrößerung so stark sein, daß die ganze linke Thoraxhälfte schließlich eingenommen wird und man an einen Perikarderguß denkt. Bei einem *protrahierten Verlauf* kann sich eine *Herzinsuffizienz* mit mäßiger Lebervergrößerung, aber deutlichen Ödemen im

Gesicht, an Händen und Füßen infolge einer Erhöhung des Venendrucks ausbilden. Auch Symptome der *Lungenstauung* mit Rasselgeräuschen in den abhängigen Partien oder Paroxysmen eines heftigen Reizhustens kommen schon beim Säugling vor. Nicht selten besteht dabei eine *Tachykardie* um 200 bei normalem arteriellem Blutdruck. In *leichten Fällen*, wie inzwischen an Hand kleiner Epidemien bei hospitalisierten Kindern beobachtet wurde, können alle die geschilderten Symptome auftreten, sind aber sehr *schnell rückbildungsfähig* ohne daß nachweisbare Residuen zurückbleiben. In solchen zweifelhaften Fällen kann die *Enzymdiagnostik* weiterhelfen: Es kommt zu einer Erhöhung der Glutamat-Oxalat-Transaminase bei normalem Glutamat-Pyruvat-Transaminasespiegel, die Kreatinin-Kinase ist vermehrt und im α_1-Globulin besteht eine erhöhte Konzentration der Lactat-Dehydrogenase [*2490*]. Allgemeine Zeichen der Entzündung, wie Temperaturerhöhung oder Leukocytose oder eine Blutkörperchensenkungs-Beschleunigung, fehlen normalerweise.

Pathologisch-anatomisch finden sich makroskopisch fast nie Veränderungen im Sinne einer Perikarditis oder Endokarditis. Auch die Herzgefäße sind meistens normal. *Histologisch* beginnt die Erkrankung mit leichten Parenchymschädigungen in Form von interstitiellen Infiltrationen im Sinne einer serösen Myokarditis, die dann im 2. Stadium in schwere Degenerationen mit Vorherrschen der Fibrinolyse übergehen kann, während im 3. Stadium eine starke Mesenchymproliferation, vor allem im linken Ventrikel und am Septum in Form von zahlreichen Herden, die zirkulär um die kleinen Gefäße angeordnet sind, einsetzt (*Schwielenherz*). Auch das Endokard zeigt dann eine Neigung zu starken Verdickungen, einschließlich der Sehnenfäden.

Infolge des *epidemischen Verlaufs* ist eine *infektiöse Genese* anzunehmen, wenn auch viele, vor allem Einzelfälle, ätiologisch unklar bleiben [*1938, 2055, 2265, 2455, 2564*]. Vermutlich handelt es sich um eine *Virusinfektion*, die mit einem Häufigkeitsmaximum zwischen dem 6. und 9. Lebensmonat Säuglinge befällt, was in einzelnen Fällen neuerdings bewiesen werden konnte (Coxsackie-Virus, Poliomyelitis [nach *2164*], *2608*, Influenza A [nach *2118*]).

Die *Behandlung* der akuten Myokarditis muß sich bis heute auf symptomatische Maßnahmen erstrecken. Durch Sauerstoffgaben und *Sedativa* versucht man eine Beruhigung des Kindes zu erreichen, Insuffizienzerscheinungen werden nach auf den S. 368 angegebenen Richtlinien bekämpft und eine kurzfristige hochdosierte *Steroidmedikation* unter dem Schutz eines *Breitspektrumantibioticums* soll die entzündlichen Erscheinungen am Myokard beeinflussen. Nicht selten aber hat man den Eindruck, daß die Erkrankung unabhängig von allen therapeutischen Maßnahmen einen gesetzmäßigen Verlauf nimmt.

b) Die Endokarditis

Sie kann nach mütterlichen Erkrankungen (grippale Infekte, bakterielle Infektionen) schon beim Neugeborenen vorhanden sein, ist aber im ganzen Säuglingsalter äußerst selten und schließt sich dann an Infekte der oberen Luftwege, Pyodermien oder andere bakterielle Infektionen des Säuglings, etwa durch Staphylokokken [*1931*], Streptokokken, Coli- oder Proteusbacillen an. Das *Krankheitsbild* kann *schleichend oder* auch *akut* unter Fieberanstieg mit zunehmender Dyspnoe und hechelnder Atmung beginnen. Die Herz*figur* vergrößert sich und recht frühzeitig hört man pathologische Geräusche von wechselnder Intensität über den Klappen. Auch die Leber- und Milzvergrößerung und Auftreibung des Abdomens weisen auf die eintretende *Herzinsuffizienz* hin, während die starke *Leukocytose* den Verdacht auf eine bakterielle Infektion lenkt, der gegebenenfalls durch eine positive Blutkultur seine Bestätigung findet [*1931*].

Pathologisch-anatomisch besteht eine *ulceröse Endokarditis* meist an der Mitralis, beim Säugling besonders häufig aber auch an der Tricuspidalis, einer für größere Kinder ungewöhnlichen

Stelle. Hautmetastasen, auch in Form von petechialen Embolien, sind vor allem bei Befall der Mitralis zu erwarten, während das Fehlen peripherer Embolien und negative Blutkulturen, womöglich unter gleichzeitigem Nachweis von Lungeninfarkten, für eine Tricuspidalerkrankung spricht.

Im *EKG* bestehen je nach Befall der Herzventile Zeichen einer Links- oder Rechtsüberlastung im Vordergrund. Die *Prognose* der bakteriellen Endokarditis ist unter hochdosierter antibiotischer Therapie nicht mehr schlecht, vor allem wenn es gelingt, den Erreger aus der Blutbahn zu isolieren und auf seine Empfindlichkeit zu testen. Eine Endokarditis lenta kommt im Säuglingsalter praktisch nicht vor.

c) Die Perikarditis

Am häufigsten auf dem Wege der Durchwanderung bei einer Pneumonie oder einem Empyem, seltener auch isoliert metastatisch im Verlauf einer Staphylokokken- oder Streptokokkeninfektion kann es zu einer eitrigen Erkrankung des Perikards kommen. Sie kann anfänglich sehr unauffällig sein, weil sich der beginnende Erguß im linken Herzzwerchfellwinkel ansammelt und nur bei gleichzeitigen Aufnahmen im Liegen und Stehen, oder bei der Durchleuchtung an der *Verformung des Herzschattens* zu erkennen ist. Mit zunehmendem Umfang entsteht das Bild einer *scheinbaren Herzvergrößerung*, das differentialdiagnostische Schwierigkeiten gegenüber einer myogenen Dilatation (Myokarditis) machen kann, insbesondere da die *elektrokardiographischen Symptome* des Herzbeutelergusses (Niedervoltage) im Säuglingsalter *fehlen können* und nur selten ein hoher ST-Abgang mit hochgezogenem S und später eine beginnende Abflachung oder Inversion der T-Zacke gefunden wird.

Therapeutisch haben sich neben der allgemeinen antibiotischen hochdosierten Behandlung örtliche Injektionen von 5 mg Cortison in den Herzbeutel bewährt [*1971*].

d) Die Endokardfibrose (Fibroelastose)

Dieses eigentümliche Krankheitsbild tritt in drei verschiedenen Formen auf:

1. Ein *perakuter Typ*, der sich schon kurz nach der Geburt oder *in den ersten 6 Lebenswochen* in heftigen *Erstickungsanfällen* mit Cyanose und Dyspnoe, oft im Zusammenhang mit dem Trinken, bemerkbar macht. Auch Erbrechen und Appetitlosigkeit sowie *tachykardische Anfälle* können auftreten. Gemeinsam ist allen Fällen eine starke allseitige *Herzvergrößerung*, manchmal deutlich *linksbetont* mit abgerundeter Spitze und vermehrter Lungenzeichnung. Systolische Geräusche finden sich selten. Im *EKG* zeigen sich Symptome der Linkshypertrophie und Reizleitungsstörung (Kammerblock), ein negatives T in allen Standardableitungen sowie gelegentlich eine Niedervoltage. Im weiteren Verlauf wiederholen sich die asphyktischen Attacken und unter den Zeichen der Herzinsuffizienz tritt der Tod ein.

2. Der *akute Typ* beginnt *zwischen der 6. Woche und dem 6. Monat* mit ähnlichen Symptomen, die vor allem bei Aufregung deutlich werden. Gleichzeitig besteht eine ausgesprochene Appetitlosigkeit und schlechtes Gedeihen. Das *Herz* ist meist nur *mäßig vergrößert*. Im weiteren Verlauf können *Herzgeräusche* und Zeichen einer *Dekompensation* in Form von bleibender Cyanose, Lebervergrößerung, Dyspnoe, ein pertussisähnlicher Reizhusten und Ödeme dazukommen. Auch hier ist der Verlauf vom Beginn der Erkrankung an relativ kurz, da nach 2—3 Wochen schon der Tod eintreten kann [*2489*].

3. Die *chronische Form* beginnt erst im *2. Lebenshalbjahr*, meist schleichend mit Gedeihstörungen und Appetitlosigkeit sowie langsam zunehmender, oft wechselnder

und anfallsweiser Cyanose. Auch hier stellt sich ein *pertussisähnlicher Husten* und schließlich eine zunehmende *Dyspnoe*, *Tachykardie* und EKG-Veränderungen im Sinne der Linkshypertrophie und der Herzmuskelschädigung ein. Hervorstechend ist bei dieser Form eine *starke Herzvergrößerung*, besonders nach links, so daß oft die ganze Thoraxhälfte eingenommen wird. Die *Differentialdiagnose* gegenüber der Myokarditis ist vor allem bei der akuten und perakuten Form recht schwierig. Die fehlende Besserung durch Herzglykoside und eine gewisse Diskrepanz zwischen der Kardiomegalie und den relativ geringen Insuffizienzzeichen spricht für die Fibroelastose. Fast immer aber wird die Diagnose dieser eigentümlichen Erkrankung erst auf dem Obduktionstisch gestellt. Dort fällt dann eine enorme Hypertrophie des Herzens, vor allem der linken Kammer, mit abgerundeter Herzspitze auf. Das *Herzgewicht* hat sich um das 3—5fache vermehrt. Das *Endokard*, besonders im linken Ventrikel, in manchen Fällen auch im linken Vorhof und sehr selten im rechten Ventrikel, ist infolge einer Proliferation der kollagenen und elastischen Fasern *stark verdickt*. Manchmal sind die Muskelfasern und Arteriolen degenerativ geschädigt [*2533*]. Auch die Herzklappen können von den fibrösen Veränderungen befallen sein, so daß klappenstenotische Symptome auftreten, oder der Befall der Papillarmuskulatur und ihrer Sehnenfäden in Form von Verdickungen führt zu entsprechenden funktionellen Störungen.

Elektronenmikroskopisch handelt es sich bei diesen Veränderungen um Fibrineinlagerungen [*2562*], aber *ätiologisch* oder pathogenetisch ist noch nicht das letzte Wort gesprochen. Teilweise werden Folgen einer fetalen oder frühkindlichen Myokarditis oder einer anlagemäßigen Entwicklungs- und Differenzierungsstörung des elastischen Systems des Endokards angenommen [*1962*]. Teilweise hält man eine seröse Entzündung des Endokards infektiöstoxischer Genese auf dem Boden einer konstitutionell verankerten besonderen Reaktionsbereitschaft für ursächlich verantwortlich [*2191*]. Auch ein Zusammenhang mit dem Lupus erythematodes wurde schon diskutiert [*2223*].

Bei der *Differentialdiagnose* müssen neben der Myokarditis vor allem die verschiedenen kardiomegalen Herzveränderungen des Säuglings ausgeschlossen werden (s. Tabelle 41).

Die *Prognose* ist ungünstig, wenn auch neuerdings mit ACTH und Cortisonbehandlung offenbar Heilungen erreicht wurden [*1996*, *2039*, *2533*, *2568*]. Symptomatisch muß die *Behandlung* der Herzinsuffizienz mit Glykosiden durchgeführt werden.

2. Rhythmusstörungen

Eine *paroxysmale Tachykardie*, d.h. die anfallsweise Frequenzsteigerung des Herzschlags auf 160—300/min, kann im ganzen Säuglingsalter vorkommen und ist wegen ihrer vieldeutigen Symptomatik oft schwer zu erkennen. So können schon Neugeborene unmittelbar nach der Geburt *Anfälle* von *schwerer Blausucht* haben, die dann in den folgenden Lebenstagen mit kurzdauernden Pausen wiederkehrt und schließlich in einen Dauerzustand mit leichter Cyanose und starker Dyspnoe, *Vergrößerung des Herzens* und der Leber sowie Ödemen bei einer Herzschlagfolge von über 200/min übergeht [*2111*]. Oft fallen die Kinder auch durch heftigen *Reizhusten* mit starker Unruhe bei ängstlichem Gesichtsausdruck auf. Über der ganzen *Lunge* kann man feinblasige Rasselgeräusche hören. Schließlich kann ein langdauernder Anfall auch zur *Apathie bis Bewußtlosigkeit*, ja zu *Krämpfen* führen. Die einzelnen Herztöne sind, wie bei der Embroykardie, auskultatorisch meist nicht zu differenzieren, die *Anfallsdauer* kann sich über Minuten bis Stunden und Tage erstrecken und durch eine Herzinsuffizienz oder plötzlichen Herzstillstand tödlich enden. In seltenen Fällen besteht die Tachykardie schon intrauterin [*2555*].

Differentialdiagnostisch lassen Tachypnoe und Cyanose an Pneumonie, Leberschwellung an Sepsis denken, während die anfallsweise auftretenden vegetativen Symptome (Schweißausbrüche, blasses Aussehen, kalte Extremitäten) und die manchmal vorhandene Stauung der Halsvenen auf die richtige Diagnose weisen, vor allem wenn noch gleichzeitig, wie bei fast allen längerdauernden Attacken, eine akute Herzdilatation, oft mit systolischen Geräuschen, besteht. Auch die in den abhängigen Lungenpartien manchmal auftretenden Rasselgeräusche, immer gleichzeitig mit Leberschwellungen als Zeichen der Herzinsuffizienz, und der auch ohne Infektion bei der paroxysmalen Tachykardie mögliche *Temperaturanstieg* zusammen mit einer *Leukocytose* können differentialdiagnostische Schwie-

Tabelle 41. *Differentialdiagnose der Herzvergrößerung (Kardiomegalie) im Säuglingsalter*

1. Asphyxie	14. Nekrotisierende Arteriitis
2. Primäre Herzinsuffizienz des Neugeborenen	15. Cerebrale arteriovenöse Aneurysmen
3. Myokarditis	16. Pulmonale Erkrankungen
4. Fibroelastose	17. Mediastinaltumoren
5. Endokarditis	18. Thymushyperplasie
6. Perikarditis	19. Chronische Anämie
7. Kongenitale Herzvitien	20. Methämoglobinämie
8. Kongenitale Venenanomalien	21. Sulfhämoglobinämie
9. Paroxysmale Tachykardie	22. Sepsis
10. Angeborener Herzblock	23. Myxödem
11. Funktioneller Herzblock durch Vagusreiz	24. Cortisonüberdosierung
12. Cor pulmonale	25. Vitamin B-Mangel
13. Periarteriitis	26. Glykogenose

rigkeiten gegenüber der akuten Myokarditis und der Pneumonie bereiten [*1922*]. So ist es kein Wunder, daß über die Häufigkeit dieses Krankheitsbildes noch keine Aussage gemacht werden kann, da die Mehrzahl der Fälle sicherlich nicht diagnostiziert, d.h. unter falscher Diagnose, etwa als Pneumonie, zugrunde geht.

Die *richtige Diagnose* kann bei sehr hoher Pulszahl *nur durch das EKG* gestellt werden, da wegen der Häufigkeit frustraner Kontraktionen die Pulspalpation zu Täuschungen führt [*1922*].

Im EKG ist dann meist auch der Ursprungsort der paroxysmalen Tachykardie (p.T.) zu erkennen, der am häufigsten *supraventrikulär* gelegen ist, sichtbar am normalen Kammerkomplex und am vorangehenden P. Die P-Zacke kann mit T oder dem QRS-Komplex zusammenfallen (aurikuläre paroxysmale Tachykardie), findet sich aber häufig als negatives P kurz vor oder hinter dem QRS-Komplex, gelegentlich auch im QRS selbst (atrioventrikläre paroxysmale Tachykardie). Die *ventrikuläre paroxysmale Tachykardie* ist selten (6—8% [nach *2489*]), erkennbar an den meist in langsamerer Schlagfolge regelmäßig auftretenden P-Zacken und den davon unabhängig in schneller Frequenz verformt ablaufenden QRS-Komplexen. Sie findet sich in der Regel bei geschädigten Herzen.

Die *Ätiologie* der paroxysmalen Tachykardie ist in vielen Fällen dunkel. Beim Vorliegen angeborener Vitien, vor allem Mitralfehlern, die mit einer Vorhofvergrößerung einhergehen, nach einer Myokarditis oder beim Bestehen einer Endokardfibrose ist das Kausalitätsbedürfnis leicht zu befriedigen. In 5% der Fälle besteht ein *Wolff-Parkinson-White-Syndrom* mit einer Verkürzung der PQ-Zeit und einer Verbreiterung des QRS-Komplexes mit oder ohne akzessorischem atrioventrikulärem Muskelbündel [*2088*, *2249*, *2293*, *2427*, *2619*]. Der zwischen den Anfällen gelungene Nachweis eines Wolff-Parkinson-White-Syndroms ist sehr verdächtig auf das Vorliegen einer paroxysmalen Tachykardie als Ursache ungeklärter asphyktischer Anfälle.

Bei der *Differentialdiagnose* müssen beim Neugeborenen die Asphyxie, Fruchtwasseraspiration und verspätete Atelektasenlösung sowie die primäre Herzinsuffizienz im Sinne der Anpassungsstörung berücksichtigt werden. Beim älteren

Säugling sind die Pneumonie und die Bronchiolitis, beginnende Ernährungsstörungen (Erbrechen) und Erkrankungen des Zentralnervensystems (Krämpfe, Fieber) auszuschließen. Dann ist daran zu denken, daß auch eine *normale Sinustachykardie*, insbesondere bei hochfieberhaften Erkrankungen und bei jungen Säuglingen, mit Schlaffrequenzen bis zu 200/min vorkommen kann, die dringend eine EKG-Untersuchung verlangt, weil nur dann die Diagnose gestellt wird. Schließlich ist mit Hilfe des EKG auch die *Vorhoftachykardie*, das Flimmern und Flattern auszuschließen, die beim Neugeborenen, seltener beim Säugling, auftreten können [*2308*, *2392*, *2542*]. Von den zwischen 200—400/min liegenden Vorhofreizen werden beim Säugling viele auf den Ventrikel übergeleitet, so daß klinisch eine Tachykardie mit hoher Kammerfrequenz eintreten kann, die im EKG in rhythmische und arrhythmische Formen einzuteilen ist, je nachdem ob die Überleitung regelmäßig oder unregelmäßig erfolgt. Die P-Zacken zeigen dabei ein eigentümlich sägezahnartiges Bild mit steilem Anstieg und langsamem Abfall und sind von einem normalen Ventrikelkomplex gefolgt. Ab und zu kann die P-Zacke im QRS-Komplex verschwinden. Bei niedriger Vorhofflatterfrequenz oder bei 3/1- oder 4/1-Block ist die Kammerfrequenz dann so niedrig, daß klinische Symptome fehlen können, weil keine hämodynamisch negative Wirkung besteht. Bei hoher Flatterfrequenz oder 1/1-Überleitungen wird das Bild der paroxysmalen Tachykardie phänokopiert. Das *Vorhofflimmern*, beim Säugling ein extrem seltenes Ereignis, führt immer zu einer Arrhythmia absoluta.

Ein Teil der paroxysmalen Tachykardieanfälle verschwindet auch ohne Therapie plötzlich wieder, so daß sich die Kinder nach kurzdauernden Paroxysmen schnell, nach längerer Anfallsdauer in wenigen Tagen, wieder erholen, wobei allerdings *Herz- und Lebervergrößerung noch längere Zeit nachweisbar* bleiben können. Auch muß man die Kinder anschließend noch sehr genau überwachen, weil es noch Tage nach Normalisierung der Pulsfrequenz zu einem *plötzlichen Tod durch Herzversagen* kommen kann. *Therapeutisch* ist bei der supraventrikulären paroxysmalen Tachykardie die Digitalisbehandlung in hohen Dosen durchzuführen (s. S. 369). Zur Unterbrechung des akuten Anfalls ist der mechanische Vagusreiz durch unilateralen Druck auf den Sinus caroticus (bilateralen Druck beim Säugling vermeiden!) nur selten erfolgreich. *Cholinergische Medikamente* (Prostigmin, Neostigmin $^1/_8$ mg subcutan) sind beim Säugling wegen des drohenden Herzstillstandes gefährlich. Als Antidot kommt Atropin in Frage [*1922*]. *Acetylcholin* kann in steigenden Dosen (0,01—0,05 g intravenös oder intramuskulär) schlagartig wirken. Aber auch hier muß im Falle eines Herzstillstandes intravenös Atropin gegeben werden. In Kombination mit Herzglykosiden kann auch *Chinin* (10—20 mg oral, dann gesteigert bis 4—6mal 25 mg/Tag) oder besser *Chinidin*, vor allem bei ventrikulären paroxysmalen Tachykardien, in einer Dosierung von 0,025 mg ($^1/_4$ Tablette) bei Verträglichkeit gesteigert bis auf 0,1 (1 Tablette/Tag) unter dauernder EKG-Kontrolle verwendet werden. Vor allem beim Wolff-Parkinson-White-Syndrom ist Chinidin erfolgreich.

Die *Bradykardie* ist beim Neugeborenen und Säugling immer *ein ungünstiges Zeichen*. Beim Neugeborenen kann sie als Symptom der Herzinsuffizienz im Rahmen einer vorübergehenden Adaptationsstörung zusammen mit einer Blutdrucksenkung, Herzvergrößerung, deutlichen Störungen der Reizbildung und Reizleitung bis zu Blockformen und Extrasystolie von Vorhof und Kammer einhergehen. Sie verschwindet aber unter Herz- und Kreislaufbehandlung schnell.

Der *angeborene Herzblock*, entweder bei Herzmißbildungen (Septumdefekt [*2506*]) oder bei bindegewebiger Abtrennung des AV-Knotens und der Vorhofmuskulatur [*2550*], kann beim Neugeborenen diagnostische Schwierigkeiten machen. Ein Verdacht darauf muß bestehen, wenn eine häufig schon intrauterin zu diagnostizierende abnorm niedrige Herzfrequenz um 70 oder tiefer besteht [*2469*], die mit systolischen oder diastolischen Geräuschen einhergehen kann. Die Geräusche können von einem gleichzeitig bestehenden Vitium congenitum herrühren, gehören aber auch zum Herzblock ohne Vitium, zumal wenn eine Herzvergrößerung besteht [*2550*]. Die Herzverlangsamung, die kreislaufdynamisch beim jungen Säugling besonders schlecht vertragen wird, kann zum Auftreten von *Adams-Stokesschen Anfällen* führen [*2098*]. Bis auf eine gewisse Größenzunahme des Herzens können die Säuglinge aber klinisch unauffällig sein und normal gedeihen, so daß eine Therapie nicht nötig ist, die bei angeborenen Mißbildungen auch erfolglos bleibt. Bei ausgeprägter Bradykardie kann aber bereits beim Neugeborenen eine *Cyanose* und eine zunehmende *Herzinsuffizienz* eintreten, wenn es nicht gelingt, durch Steigerung des Schlagvolumens das zur Versorgung der Peripherie notwendige Minutenvolumen aufrecht zu erhalten. Während der Säugling bei vorübergehenden Belastungen seines Kreislaufs dies fast ausschließlich durch Steigerung der Schlagfrequenz erreicht, ist in Ausnahmefällen beim angeborenen oder früh erworbenen Block auch eine erhebliche Schlagvolumenvergrößerung zu beobachten [*2262*]. Nur so ist es verständlich, daß auch eine extreme Bradykardie in vielen Fällen klinisch keine Symptome macht.

Differentialdiagnostisch ist hier der *synkopale funktionelle Herzblock* zu erwähnen, der in seltenen Fällen *durch Vagusreiz* ausgelöst, plötzliche Anfälle von Apnoe und Herzstillstand erzeugt, nach denen ein langsamer AV-Knotenrhythmus einsetzt, der nach einiger Zeit wieder in einen Sinusrhythmus übergeht. Bei einem derartigen Kind traten solche Anfälle während des Schreiens auf, bei dem eine angeborene Mediastinalcyste anschwoll und auf den Vagus drückte. Bei einem anderen Kind nach operierter Oesophagusatresie erfolgte der Vagusreiz durch den intrathorakal gelegenen Magen. Diese vagalen Reizzustände mit konsekutivem Herzblock lassen sich *durch Atropin beseitigen* oder verhindern [*1939*].

Laufende Gaben von *Ephedrin*, *Ephetonin*, *Adrenalin* oder *Coffein* können beim angeborenen Block versucht werden, wenn Dekompensationserscheinungen auftreten.

3. Mißbildungen des Herzens

Eine große Gruppe der Herzerkrankungen im Säuglingsalter stellen die angeborenen Vitien dar. Ihre *Häufigkeit* liegt zwischen 1—2% aller klinischen Aufnahmen bzw. 2—4,5% aller Neugeborenen. 5% aller obduzierten Säuglinge zeigen ein Vitium congenitum [*2489*]. Die *Ursache* ist fast immer peristatischer Natur in Form von fetalen Schädigungen zwischen der 3. und 10. Schwangerschaftswoche (Infektionen, Nidationsstörungen, Stoffwechselerkrankungen der Mutter). Im Einzelfall ist die Ätiologie meist nicht zu klären. Familiär gehäufte Herzmißbildungen kommen so selten vor, daß keine prognostischen Befürchtungen für weitere Kinder berechtigt sind. *50% der angeborenen Vitien sterben im 1. Lebensjahr.* Da aber eine aktive Therapie im Sinne einer chirurgischen Korrektur in diesem Lebensabschnitt noch nicht möglich ist, sollten auch differentialdiagnostische Erwägungen, soweit sie mit belastenden Eingriffen verbunden sind, auf später verschoben werden. In dem nun folgenden Abschnitt seien deshalb nur die Symptome erwähnt, die sich bei der einfachen klinischen Untersuchung nachweisen lassen und gegebenenfalls eine Vermutungsdiagnose erlauben.

Differentialdiagnostisch unterscheidet man zwischen Vitien ohne Cyanose, mit möglicher Cyanose und sicherer Cyanose.

a) Acyanotische Vitien

α) Der Ventrikelseptumdefekt

Leitsymptome:

1. Keine Cyanose.

2. Herzfigur [*1907*] (bei hochsitzendem Defekt): Allseitige Herzvergrößerung (Herzbuckel), kräftige Herzaktion, Erschütterung der Brustwand, Vorspringen der Arteria pulmonalis, vermehrter Lungendurchfluß, pulsierende Halsarterien.

Herzfigur bei tiefsitzendem Defekt (Morbus Roger): Meist normal.

3. Geräusche: Mit zunehmender Größe des Defektes systolisches Preßstrahlgeräusch mit lautem, sehr rauhem Systolicum, kombiniert mit geringem Diastolicum. Manchmal „wogendes Geräusch“ mit Schwirren über dem Sternum. Ein Herzgeräusch kann im 1. Lebensjahr auch völlig fehlen. Die 2. Töne sind regelrecht.

Mit 27% ist der Ventrikelseptumdefekt eines der häufigsten angeborenen Vitien [*2021*]. Beim hoch im membranösen Teil des Septums gelegenen Defekt besteht eine schlechte Prognose, weil das arterielle Blut durch den Defekt in die Arteria pulmonalis gepreßt wird, so daß es frühzeitig zur Lungenstauung kommt. Nach den ersten Lebensmonaten nimmt dann der Widerstand im kleinen Kreislauf zu, da Wandverdickungen das Gefäßlumen einengen, so daß sich schließlich unter einer *Shuntumkehr* (der Links-Rechts-Shunt wird zu einem Rechts-Links-Shunt) Herzinsuffizienz und Körperversorgung bessern. Das *EKG* ist bei hochsitzendem und tiefsitzendem Defekt uncharakteristisch, manchmal finden sich beim hochsitzenden Fehler Zeichen der Rechtsüberlastung. Je kleiner der Defekt ist, um so größer ist die Intensität der Herzgeräusche, um so besser die Prognose. Die geringste Lebenserwartung besteht bei völligem Fehlen der Scheidewand (Cor triloculare, univentriculare, biatriatum). 18—21% der Säuglinge sterben bereits im Säuglingsalter [*2196*]. *Therapeutisch* kann im späteren Lebensalter eine Operation mit Hilfe der Herz-Lungenmaschine durchgeführt werden. Die Operationsmortalität ist nach Shunt-Umkehr (ohne pulmonalen Hochdruck) 10—15%, mit pulmonalem Hochdruck 35% [*2196*].

β) Der Vorhofseptumdefekt

Leitsymptome:

1. Keine Cyanose.

2. Herzfigur normal bis allseitig vergrößert, besonders im rechten Vorhof (unter den acyanotischen Vitien typisch für Vorhofseptumdefekt), mit vorspringendem Pulmonalbogen, tanzenden Hili, vermehrtem Lungendurchfluß durch Links-Rechts-Shunt bei großem Defekt. Gleichzeitig gering ausgebildeter linker Ventrikel, gestaute Jugularvenen.

3. Geräusche: Fehlend bis deutlich als hochsitzendes weiches Systolicum im II.—III. Intercostalraum, gespaltener Pulmonalton.

Der Vorhofseptumdefekt gehört zu den häufigsten der acyanotischen Fehler und kann je nach Größe des Defekts völlig unauffällig verlaufen oder Dyspnoe, Trinkschwierigkeiten und zunehmende Herzinsuffizienz erzeugen. Im *EKG* findet sich ein Rechtstyp, bei ausgedehnter Dilatation auch ein inkompletter Rechtsschenkelblock. Eine *operative Behandlungsmöglichkeit* besteht im Säuglingsalter noch nicht. Eine Kombination mit Mitralstenose zeichnet sich durch eine besonders starke Vergrößerung des Herzens aus *(Lutembacher-Syndrom)* und läßt sich nur angiokardiographisch oder mit dem Herzkatheter diagnostizieren.

γ) Der offene Ductus Botalli

Leitsymptome:

1. Keine Cyanose.

2. Herzfigur: Stark pulsierender vorspringender Pulmonalbogen mit tanzenden Hili (kann bei Säuglingen noch fehlen oder hinter Thymusdrüse versteckt sein). Bei großem Shuntvolumen (bis 75% des linken Kammerblutes kann in die Pulmonalis abfließen) Herzvergrößerung, vor allem des linken Vorhofs und linken Ventrikels.

3. Geräusche: Langdauerndes („spindelförmiges") systolisches Crescendo- und frühdiastolisches Decrescendogeräusch im II. Intercostalraum. Kann sich im Säuglingsalter wegen des fehlenden Druckunterschiedes zwischen Aorta und Arteria pulmonalis erst spät einstellen. Verstärkter P II.

4. Große Blutdruckamplitude, Pulsus alter et celer.

Das *EKG* ist unauffällig oder zeigt die Symptome eines Linksüberwiegens.

11% der von diesem Vitium befallenen Säuglinge sterben bereits im 1. Lebensjahr [*2196*]. Wegen der einfachen Operationstechnik ist dies der einzige kongenitale Herzfehler, bei dem bei der Gefahr eines Herzversagens bereits im Säuglingsalter die Operationsindikation gestellt werden kann, um die durch Herzinsuffizienz und Endokarditis getrübte Prognose zu bessern.

δ) Mißbildungen an der Aorta

Leitsymptome:

1. Keine Cyanose (bei geschlossenem Ductus Botalli).
2. Herzfigur: Allseitige Vergrößerung, vor allem des linken Herzens.
3. Geräusche: Systolisches Geräusch über der Aorta rechts vom Sternum, fortgeleitet bis in den Rücken und in die Carotiden. Die *Aortenklappenstenose*, valvulär oder im Aortenconus sitzend, und die *Aortenisthmusstenose* (Coarctatio aortae) machen in der Erwachsenenform (mit geschlossenem Ductus Botalli) keine Cyanose.

Auch sonst können die klinischen Symptome im Säuglingsalter noch latent bleiben. Manchmal gedeihen aber die Säuglinge bereits schlecht, werden dystroph, im *EKG* zeigen sich die Anzeichen einer Linkshypertrophie, der 2. Aortenton ist leiser oder aufgehoben und im Phonokardiogramm gegen QRS verspätet. Typisch für die *Klappenstenose* sind die *kleine Blutdruckamplitude* und der niedrige *systolische* Blutdruck sowie das Fehlen der Blutdruckdifferenz zwischen den oberen und unteren Extremitäten. Bei der *Aortenisthmusstenose* dagegen fehlt der Femoralispuls oder ist kaum nachweisbar, während der Radialispuls kräftig schlägt und oscillographisch auch beim Säugling die Puls- und *Blutdruckdifferenz* meßbar ist. In seltenen Fällen kann auch ein Säugling mit Isthmusstenose schon dyspnoische Symptome zeigen, während in der Regel die ersten klinischen Symptome erst im 2. Lebensjahrzehnt zu erwarten sind. Wegen der ernsten Prognose ist im Hinblick auf die plötzlich auftretende Linksinsuffizienz die chirurgische Entfernung des verengten Gefäßabschnittes bzw. eine Valvulotomie bei Klappenstenose möglichst frühzeitig ins Auge zu fassen.

Die seltene *isolierte Pulmonalstenose* macht im Säuglingsalter klinisch noch keine Symptome außer einer leichten Dyspnoe in einzelnen Fällen. Trotzdem müssen bei der Röntgenuntersuchung auffällig helle und *strahlendurchlässige Lungenfelder* und eine *Rechtshypertrophie* den Verdacht auf eine derartige Mißbildung wecken.

b) Vitien mit möglicher Cyanose

Beim Auftreten einer Cyanose spielen zwei pathogenetische Faktoren eine entscheidende Rolle:

1. Der Übertritt venösen Blutes in die arterielle Strombahn (Mischungscyanose).

2. Mangelhafte Arterialisierung (z.B. bei Pulmonalstenose). In jedem Fall ist die durchschnittliche Sauerstoffsättigung des arteriellen Blutes erniedrigt und der Körper bemüht sich durch Kompensationsmaßnahmen damit fertig zu werden. Dazu gehören die *Vermehrung der Erythrocytenzahlen* bis zu 9 Millionen/mm^3 und entsprechend *gesteigerte Hämoglobinwerte, Zunahme des Blutvolumens* und *Anstieg der Hämatokritwerte* bis über das Doppelte der Norm. Die vermehrt gebildeten *Erythrocyten* bei cyanotischen Herzfehlern haben eine *kürzere Lebensdauer* als normal [*2246*], so daß *Serumeisen* und *Serumbilirubin* regelmäßig *erhöht* sind. Das Hämoglobin F verschwindet aber nicht später als bei Gesunden [*2044*]. Trotzdem gelingt eine völlige Kompensation nur sehr selten. Das kann sich

schon in den ersten Lebensmonaten *am Knochensystem* bemerkbar machen, wo es zu *pseudoluischen Veränderungen* in Form von Doppelkonturierungen der Fußwurzelkerne und von Zonen und Linien vermehrter Dichte im Bereich der enchondralen Ossifikation der langen Röhrenknochen kommt, die sich röntgenologisch schon nach dem 1. Lebensmonat, zumeist zwischen dem 3. und 4. Lebensmonat nachweisen lassen, da die hypoxämische Schädigung intrauterin wohl durch den placentaren Kreislauf kompensiert wird [*2174*]. Im Laufe der Zeit entwickeln sich dann deutliche *Trommelschlegelfinger* und *-zehen,* da es durch die reaktiv verstärkte Capillarisierung der Endphalangen und dort stattfindende Stromverlangsamung des Blutes auch zu einer vermehrten Ausnützung der mit dem Blut herangebrachten Nährstoffe kommt. Die *Dyspnoe* muß beim Säugling mit cyanotischem Herzfehler noch nicht sehr auffällig sein, beginnt aber dann immer deutlicher bei der Entwicklung der *statischen Funktionen*, die bei schwerer Mischungscyanose *verzögert* eintritt, wie sich später überhaupt ein echter *kardialer Infantilismus* entwickeln kann.

Differentialdiagnostisch muß *bei anhaltenden Cyanosen* im Säuglingsalter außer an Herzmißbildungen auch an *Lungenveränderungen* gedacht werden, die den Sauerstoffaustausch erschweren, wie Atelektasen, Cysten, chronische Pneumonien, Mukoviscidosis, Tumoren des Mediastinums und schließlich die essentielle *pulmonale Hypertonie.* Auch *Hämangiome* mit arteriovenösen Kurzschlußverbindungen, besonders die cerebralen *arteriovenösen Aneurysmen,* können durch Steigerung der Durchflußgeschwindigkeit zu einem vermehrten Herzausstoß und reaktiv zu einer Herzdilatation mit Absinken des diastolischen Drucks und häufig im EKG nachweisbaren Myokardschäden führen. Dasselbe gilt von den *multiplen Teleangiektasien* cerebraler Gefäße, die auf hämodynamischem Weg das Bild eines kongestiven Herzfehlers erzeugen können [*2442*] und kreislaufmechanisch das Herz genauso belasten, wie ein offener Ductus arteriosus. Schließlich müssen noch periphere Cyanosen durch *Methämoglobin-* oder *Sulfhämoglobinbildung* ausgeschlossen werden.

α) Aortenstenosen mit offenem Ductus Botalli (sog. infantiler Typ)

Leitsymptome:

1. Cyanose möglich (bei Shuntumkehr oder bei proximal des Ductus arteriosus gelegener Stenose).
2. Herzfigur: Allseitige Vergrößerung vor allem des rechten Ventrikels.
3. Geräusche: Uncharakteristisches Systolicum.

Liegt die Stenose distal des Ductus Botalli, dann besteht wieder eine typische Druckdifferenz zwischen Armen und Beinen mit schlecht tastbarem Femoralispuls. Da der Widerstand des durch den Ductus Botalli in die Lungenarterie einströmenden Aortenblutes überwunden werden muß, kommt es zur Rechtshypertrophie. Eine Mischungscyanose tritt erst später ein, wenn es dem zunehmend gestärkten rechten Ventrikel gelingt, eine Shunt-Umkehr zu erzwingen. Liegt die Einengung proximal des Ductus arteriosus, dann besteht von Anfang an eine ausgeprägte Mischungscyanose, gegebenenfalls nur der unteren Extremitäten, und eine starke Hypertrophie des rechten Ventrikels, auf dem durch den offenen Ductus Botalli nicht nur der kleine, sondern auch der große Kreislauf lastet. Ein *Herzgeräusch* läßt keine sichere Diagnose zu, im *EKG* besteht ein Rechtstyp, und die Blutdruckdifferenzen zwischen oberer und unterer Extremität sind gering.

Therapeutisch muß angestrebt werden, so früh wie möglich die stenotische Stelle zu entfernen und den Ductus Botalli zu unterbinden, da auf der einen Seite der Lungenhochdruck droht, auf der anderen Seite bei starker Stenosierung schon nach kurzer Zeit der Tod eintreten kann, wenn es zu einem zunehmenden Spontanverschluß des Ductus Botalli kommt. Die Erwachsenenform (geschlossener

Ductus Botalli) hat deshalb eine bessere Prognose, weil es im Laufe der Zeit durch Kollateralbildung zu einer ausreichenden Versorgung der unteren Körperhälfte kommen kann. Die Prognose einer erfolgreichen chirurgischen Intervention wird aber mit zunehmendem Lebensalter immer schlechter.

β) Die Hypoplasie der Aorta

Diese Mißbildung kann in Verbindung mit einem offenen Ductus Botalli eine ganz ähnliche Symptomatik erzeugen. In der Regel ist die Pulmonalis dilatiert, es besteht eine allgemeine Herzvergrößerung, vor allem des rechten Ventrikels und Vorhofs, bei normalen Blutdruckverhältnissen und je nach Shuntrichtung mit wechselnder Cyanose. Ein systolisches Geräusch kann vorhanden sein, aber auch fehlen. Die Prognose dieser Mißbildung ist schlecht, vor allem wenn noch andere kardiale Mißbildungen bestehen.

c) Herzmißbildungen mit deutlicher Cyanose

α) Die Aortenklappenatresie

Leitsymptome:

1. Schon von der Geburt an Cyanose mit Dyspnoe.
2. Herzfigur: Allseitige Vergrößerung, insbesondere des rechten Ventrikels und rechten Vorhofs. Weit vorspringende Arteria pulmonalis.
3. Geräusche: Fehlen häufig, betonter zweiter Pulmonalton ohne Verdoppelung [*2489*].

Die Mißbildung ist nur durch ein persistierendes offenes Foramen ovale lebensfähig. Auch der Ductus Botalli kann offen bleiben und eine Kombination mit Mitralstenose ist nicht selten. Dann ist der linke Ventrikel hypoplastisch. Ein zunehmender Schluß des Foramen ovale oder des Ductus Botalli nach der Geburt erschwert die Herzarbeit immer mehr, so daß die Prognose quoad vitam äußerst schlecht ist, wenn nicht durch chirurgische Anlage eines Vorhofseptumdefektes eine gewisse Kompensation erreicht wird. Im EKG besteht ein Rechtstyp mit den Zeichen einer Überbelastung.

β) Isthmusstenose oder Atresie der Aorta mit Transposition der großen Gefäße und offenem Ductus Botalli

Leitsymptome:

1. Von Geburt an Cyanose.
2. Herzfigur: Starke allseitige Herzvergrößerung, besonders des linken Vorhofs und des linken Ventrikels.
3. Geräusche: Uncharakteristisches Systolicum.

Die Hypertrophie betrifft vor allem den linken Ventrikel, weil von ihm das Blut durch die transponierte Arteria pulmonalis sowohl in den kleinen Kreislauf als auch, durch den offenstehenden Ductus Botalli, in den großen Kreislauf gepumpt werden muß. Das aus den Körpervenen zurückfließende Blut wird vom rechten Ventrikel durch die Aorta in die Arterien der oberen Körperhälfte getrieben und erhält den notwendigen Sauerstoff durch Zufluß durch ein offenes Foramen ovale oder einen Ventrikelseptumdefekt. Nur durch diese zusätzliche Anomalie ist die Mißbildung lebensfähig. Eine operative Korrektur ist zur Zeit nicht möglich.

γ) Die Transposition der großen Gefäße

Die hierher gehörigen Mißbildungen sind nur durch das gleichzeitige Bestehen eines hohen Ventrikelseptumdefektes existenzfähig. Der Einteilung nach Rossi [*2489*] folgend unterscheidet man entsprechend dem Grad der erfolgten Drehung der großen Gefäße:

1. Eisenmenger-Komplex (einfache Dextroposition der Aorta, reitende Aorta)

Leitsymptome:

1. Leichte bis mittelschwere Cyanose nach Shunt-Umkehr.
2. Herzfigur: Mäßige Herzvergrößerung, vor allem des rechten Herzens, vermehrter Lungendurchfluß.
3. Geräusche: Systolisches Geräusch an der Herzspitze.

Die *Cyanose* ist bei hochgradiger Dextroposition als Folge eines Rechts-Links-Shunt schon frühzeitig vorhanden. Meist gelingt es aber dem dilatierten rechten Ventrikel erst mit zunehmender Erstarkung venöses Blut in die Aorta zu pumpen, so daß der Rechts-Links-Shunt und damit die Cyanose erst später, oft erst vom 4. Lebensjahr an, deutlich bemerkbar wird. Auch der typisch vorspringende, pulsierende Pulmonalbogen mit vermehrtem Lungendurchfluß kann im Säuglingsalter noch fehlen, so daß die röntgenologische Differentialdiagnose vor allem gegenüber der Tetralogie von FALLOT auf große Schwierigkeiten stößt. Auch die primäre pulmonale Hypertonie ist abzugrenzen, was ebenfalls meist nur durch die Angiokardiographie gelingt. Eine operative Behandlung ist heute noch nicht möglich. Die Prognose ist, für das 1. Lebensjahrzehnt wenigstens, gut.

2. *Die Tetralogie von* FALLOT

Leitsymptome:

1. Cyanose, meist mit dem 3. Lebensmonat beginnend (durch Ductus Botalli-Verschluß).
2. Herzfigur: Rechtsvergrößerung, betonte Herztaille, Coeur en Sabot, leere Lungenfelder.
3. Geräusche: Systolicum an der Herzbasis, P 2 abgeschwächt oder fehlend.

In 60—70% aller cyanotischen Herzfehler liegt diese Mißbildung vor. Sie besteht aus:

1. Dextroposition der Aorta, die über einem Septumdefekt reitet.
2. Pulmonalstenose.
3. Reaktive Hypertrophie des rechten Ventrikels mit entsprechend rechtstypischem EKG-Befund mit P pulmonale.

Röntgenologisch trägt das rechtsdilatierte Herz eine abgerundete Spitze, da der rechte Ventrikel links randbildend wird und den linken Ventrikel nach dorsal verdrängt. Anstelle des mangelhaft ausgebildeten Pulmonalbogens besteht eine Einbuchtung (Herztaille). In $^1/_4$ der Fälle besteht ein nach rechts verlaufender Aortenbogen (Arcus aortae dexter), der dann stark rechts prominierend auffällt. Tritt zur Tetralogie noch ein Vorhofseptumdefekt, spricht man von der Pentalogie, deren klinisches Bild mit der Tetralogie übereinstimmt.

Therapeutisch bestehen heute 2 Möglichkeiten: 1. die Operation nach BLALOCK-TAUSSIG, eine Anastomosenbildung zwischen der stenosierten Arteria pulmonalis und der Arteria subclavia oder Arteria anonyma bzw. eine Seit-zu-Seit-Anastomose in Form eines aortopulmonalen Shunts nach POTT zur Verbesserung der Lungendurchblutung.

2. Echte Korrektur durch Verschluß des Septumdefektes und Beseitigung der Pulmonalstenose mit Hilfe der Herz-Lungenmaschine, wobei die Erfolgsaussichten mit zunehmender Dextroposition der Aorta wegen der ungenügenden Ausbildung des linken Ventrikels schlechter werden.

Die *Trilogie von* FALLOT ist im Säuglingsalter von der Tetralogie nicht zu unterscheiden. Sie besteht aus einem Vorhofseptumdefekt, einer Pulmonalstenose und reaktiver Hypertrophie des rechten Ventrikels. Es fehlt also die Transposition der großen Gefäße, so daß röntgenologisch der Pulmonalbogen deutlich zu erkennen ist, während die übrige Herzfigur und die leeren Lungenfelder der Tetralogie gleichen. Je nach Stärkegrad der Pulmonalstenose besteht entweder nur eine leichte Belastungscyanose oder eine Mischungscyanose. Mit zunehmendem Wachstum verstärkt sich die Dyspnoe wegen der Schwierigkeit der Blutarterialisierung.

3. *Die Dextroposition der Aorta mit Pulmonalatresie* (Pseudotruncus arteriosus communis)

Hier besteht nicht nur eine Pulmonalstenose wie bei der Fallotschen Anomalie, sondern eine Pulmonalatresie, während die Aorta wieder mehr oder weniger über dem Septumdefekt reitet. Klinisch fallen die Patienten durch eine Dauercyanose mit systolischem Geräusch über dem III. oder IV. Intercostalraum, bei Kombination mit einem offenen Ductus Botalli auch mit kombiniertem systolisch-diastolischem Geräusch mit Fortleitung auf den Rücken auf, während röntgenologisch die leeren Lungenfelder mit fehlendem Pulmonalbogen und typischem Coeur en Sabot zu erkennen sind. Eine operative Korrektur, wie bei der Tetralogie, ist unmöglich.

4. Truncus arteriosus communis

Bei dieser mit einer Dauercyanose einhergehenden Mißbildung bestehen außer einem großen Herzen und den deutlichen Zeichen der Lungenstauung ein uncharakteristisches Geräusch über dem III. und IV. Intercostalraum und im EKG ein Rechtstyp. Die Diagnose kann nur angiokardiographisch gestellt werden. Dabei findet man ein über dem Septumdefekt reitendes gemeinsames Ausflußrohr für Aorta und Lungenarterie, aus dem Kranzarterien, Lungenarterien und der Aortenbogen entspringen. Deshalb steht auch die Lunge unter einem erhöhten Druck, so daß immer eine Lungenstauung sowie eine deutliche Dyspnoe vorhanden sind. Eine operative Korrektur ist noch nicht möglich.

5. Taussig-Bing-Komplex

Bei dieser Anomalie ist schon bei der Geburt eine besonders starke Cyanose, ein deutliches systolisches Geräusch und röntgenologisch ein großes, allseitig, vor allem wieder rechts erweitertes Herz mit Lungenstauung zu beobachten, während im EKG die Zeichen der Rechtsüberlastung bestehen. Die zugrunde liegende Anomalie läßt sich nur angiokardiographisch erkennen. Diese besteht aus einer völligen Rechtsverlagerung der Aorta, die aus dem rechten Ventrikel nach vorn entspringt, während die Pulmonalarterie über dem Septumdefekt reitend nach rückwärts verlagert ist, so daß das venöse Blut vom rechten Vorhof durch die Aorta in den großen Kreislauf fließt, während das arterielle Blut großenteils in die Arteria pulmonalis und zum Teil durch den Septumdefekt zur Aorta strömt. Eine chirurgische Korrektur ist bis jetzt unmöglich.

6. Die vollständige Transposition der großen Gefäße

Hier ist die Cyanose selten schon bei der Geburt vorhanden, tritt aber in den ersten Wochen und Monaten immer stärker auf, verbunden mit Dyspnoe und Hustenattacken. Ein systolisches Geräusch findet man häufig, kann aber, vor allem bei gleichzeitig bestehendem großen Septumdefekt, fehlen. Das Herz ist allseitig vergrößert, manchmal bei Ventrikelseptumdefekt auch eiförmig und besitzt ein typisch schmales Gefäßband im Röntgenbild, während das EKG häufig uncharakteristisch ist. Erst nach der Säuglingszeit ergibt die Angiokardiographie, daß das venöse Blut durch die Aorta in den großen Kreislauf und das arterielle aus dem linken Ventrikel in die Arteria pulmonalis fließt, wobei nur der Ventrikelseptumdefekt das Leben ermöglicht, weil durch diese Shuntbildung eine gewisse Menge Mischblut entsteht, das in die Aorta gelangen kann. Die Prognose hängt von der Stärke der Blutmischung, also von der Ausdehnung des Shunts ab. Eine operative Hilfe, allerdings mit hoher Mortalität belastet, ist heute möglich.

δ) Die Tricuspidalatresie

Leitsymptome:

1. Cyanose.
2. Herzfigur: Linkshypertrophie, geringe oder fehlende Rechtsdilatation. Leere Lungenfelder (Typ 1) oder vermehrter Lungendurchfluß (Typ 2).
3. Geräusche: Systolicum über der Herzspitze, kann bei großem Septumdefekt fehlen.

Die Cyanose kann im Säuglingsalter bis zur hypoxischen Bewußtseinsstörung zunehmen. Bei einer Tricuspidalatresie ohne Transposition der großen Gefäße gelangt das venöse Blut durch den Vorhofdefekt in den linken Vorhof, von dort in die linke Kammer und zum Teil durch die Aorta in den Körperkreislauf, zum Teil durch den Ventrikelseptumdefekt in den rechten Ventrikel und in die Lungenarterien. Der Widerstand durch die atretische oder stenosierte Tricuspidalis führt zu einer deutlichen Einflußstauung mit pulsierenden Halsvenen und Leberschwellung. Mit einer Blalockschen Anastomose kann später wie bei einer Fallotschen Tetralogie eine Besserung erwartet werden. Besteht allerdings gleichzeitig eine Transposition der großen Gefäße (Typ 2), dann kommt es zu einem vermehrten Lungendurchfluß und eine Blalocksche Anastomose ist kontraindiziert. Bei Typ 1 tritt der Tod ohne operativen Eingriff meist im 1. oder 2. Lebensjahr ein, während Typ 2 eine bessere Prognose hat.

ε) Die Ebsteinsche Tricuspidalklappenanomalie

Leitsymptome:

1. Im Säuglingsalter meist noch keine Cyanose.
2. Herzfigur: Allseitige Herzvergrößerung mit hellen Lungenfeldern.
3. Herzgeräusche: Systolicum.

Bei dieser Anomalie handelt es sich um einen fehlerhaften Ansatz der Tricuspidalklappe, die so tief im rechten Ventrikel entspringt, daß ein Teil des Ventrikels funktionell dem Vorhof zugeordnet ist, der dann eine deutliche Hyperplasie der Muskulatur zeigt, während der infravalvulär gelegene Abschnitt klein und funktionsuntüchtig bleibt, so daß eine mangelhafte Lungendurchblutung resultiert. Die Dilatation des rechten Vorhofs entwickelt sich immer deutlicher und im EKG können verlängerte Überleitungszeiten, ein P pulmonale und auch ein rechtsseitiger Schenkelblock auftreten. Die Diagnose kann nur angiokardiographisch und durch Herzkatheter gestellt werden. Die Prognose quoad vitam ist nicht ungünstig, wenn die Anomalie nicht zu ausgeprägt ist. Eine operative Korrekturmöglichkeit existiert heute noch nicht.

d) Komplikationen und Prognose kongenitaler Vitien

Bei allen cyanotischen Herzfehlern drohen als Komplikation hypoxämische *Schädigungen des Gehirns*, die sich in Anfällen von Bewußtseinsverlust oder Krämpfen manifestieren können. Prognostisch ungünstiger sind *Hirnabscesse* und nicht entzündliche *Thrombosierungen der Hirnsinus* und *Piavenen* mit hämorrhagischer Infarzierung des Gehirns, die sich als Folge der pathologischen Strömungsverhältnisse [*2163*, *2628*] durch blutigen Liquor schon intravital bemerkbar machen können.

Prognostisch ist bei Säuglingen mit einer Cyanose vor dem 6. Lebensmonat mit einer Letalität von 19,2% zu rechnen, wenn im EKG eine Rechtsüberlastung besteht. Bei Linkshypertrophie ist die Letalität sogar 58,3% [*2410*]. Etwa 60% der Kinder mit frühzeitiger Cyanose sterben vor dem Ablauf des 4. Lebensjahres. Kommt es erst nach dem vollendeten 2. Lebensjahr zur Blausucht, ist im Durchschnitt bis zum 4. Lebensjahr kein Todesfall zu befürchten. Bei allen cyanotischen Vitien ist also eine möglichst frühzeitige Operation anzustreben [*2410*].

4. Herzvergrößerung durch Gefäßanomalien

a) Bland-White-Garland-Syndrom

Das Krankheitsbild beginnt in den ersten Lebenswochen mit *dyspnoischen Erscheinungen* beim Trinken, beim Schreien oder in Form einer Dauerdyspnoe mit 80—100 Atemzügen je Minute und *Husten* sowie *Anfällen* von Blässe, Schweißausbruch, *Dyspnoe und Bewußtlosigkeit.* Meist besteht dabei eine *beschleunigte Herzaktion* mit einer Frequenz zwischen 160 und 180/min, eine allseitige starke *Herzvergrößerung,* vor allem des linken Ventrikels, und im *EKG* eine Niedervoltage mit negativen T-Zacken in 2 oder 3 Standardableitungen oder Zeichen wie beim Vorderwandinfarkt (tiefes Q I, S III tief, ST I und ST II bogenförmig gesenkt, erhöhter und muldenförmiger Abgang von ST III, T I und II negativ, T III positiv [nach *2513*]). Die *Herztöne* sind sehr leise, ein Geräusch läßt sich meistens nicht konstatieren.

Pathologisch-anatomisch handelt es sich um einen *pathologischen Abgang der Coronararterien* aus dem Truncus pulmonalis statt aus der Aorta, so daß infolge der ungenügenden Sauerstoffversorgung des Herzmuskels eine degenerative Herzinsuffizienz eintritt. Die meisten Kinder mit dieser Anomalie sterben als Säuglinge.

b) Anomalien der großen Venen

Bei einem nicht unerheblichen Anteil der angeborenen Vitien (bei 9,4% [nach *1907*]) bestehen kombinierte oder isolierte Anomalien der großen Venen. Sie werden fast immer erst mit Hilfe der Angiokardiographie diagnostiziert, weil ihr klinisches Bild entweder völlig symptomlos ist oder nur eine Herzvergrößerung und bei Kombination mit anderen Herzvitien auch krankhafte Herzgeräusche aufweist. Eine Cyanose besteht in der Regel nicht, während Reizleitungsstörungen oder EKG-Veränderungen, allerdings auch infolge bestehender Herzvitien, vorkommen können.

Pathologisch-anatomisch handelt es sich um persistierende Embryonalgefäße, falsch einmündende Venen und Entwicklungsstörungen der Pulmonalvenen mit atopischen Einmündungen.

5. Herzvergrößerungen bei extrakardialen Erkrankungen

a) Cor pulmonale

Die hier zu besprechende Änderung der Herzfigur ist im Säuglingsalter *bei Lungenerkrankungen* infolge erhöhten Gefäßwiderstandes im Lungenkreislauf (ausgedehnte Pneumonie, Pneumothorax, Atelektasen) ein relativ *häufiges Ereignis.* Im *klinischen Bild* steht meist die pulmonale Erkrankung im Vordergrund, *röntgenologisch* zeigt das Herz neben einer deutlichen Ausbuchtung des Pulmonalbogens eine starke Erweiterung und Drehung mit Hebung und Abrundung der Spitze infolge der Rechtsbelastung mit einer konsekutiven *Erweiterung des rechten Vorhofs.* Im *EKG* treten ein P pulmonale und eine Verbreiterung des QRS-Komplexes bis zum rechtsseitigen Schenkelblock auf. Die allgemeinen *Insuffizienzerscheinungen*, wie Cyanose, Tachykardie, Hepatomegalie und Extremitätenödeme, können sich bis zum Herzversagen verstärken. Nach Überwindung der Lungenerkrankung pflegt sich die Herzfigur zumeist erst langsam wieder zu normalisieren.

b) Das chronische Cor pulmonale

Ein bleibendes Cor pulmonale ist im Säuglingsalter praktisch noch nicht zu beobachten, in Ausnahmefällen, vielleicht bei der Pankreasfibrose und bei der asthmatischen Bronchitis, schon gegen Ende des 1. Lebensjahres.

Ein besonderes Krankheitsbild stellt der *primäre Lungenhochdruck* (primäre pulmonale Hypertension) dar, bei dem bereits in den ersten Lebensmonaten eine zunehmende *Dyspnoe*, *Hustenreiz* und eine deutliche *Lippencyanose*, besonders beim Trinken und Schreien auftreten können. *Röntgenologisch* ist der rechte Vorhof, ebenso wie der rechte Ventrikel, vergrößert bei gleichzeitig verstärkter Hiluszeichnung aber aufgehellter Lungenperipherie und dort verminderter Zeichnung der Lungengefäße. Der Druck im rechten Vorhof und rechten Ventrikel ist erhöht (Messung mit Herzkatheter) und beträgt in der Arteria pulmonalis bis zu 85 mm Hg [*2484*], während er normalerweise im Säuglingsalter zwischen 11 und 42 mm Hg liegt [*2494*].

Klinisch wird das Krankheitsbild äußerst selten diagnostiziert, und bei der Obduktion findet man regelmäßig als einzigen kranhaften Befund neben einer stark erweiterten Pulmonalarterie eine *muskuläre Mediahypertrophie der peripheren Lungenarterienwände*, so daß die Dicke der Media bis 23% des Gefäßdurchmessers beträgt wie in der Fetalzeit oder beim Neugeborenen. Die normale Wandstärke der Media liegt vom 4. Lebensmonat an zwischen 8 und 10% des Gefäßdurchmessers. Man nimmt an, daß der Krankheit ein Persistieren pränataler Arterienwandverhältnisse zugrunde liegt [*2484*]. Außerdem finden sich histologisch auch Intimaveränderungen, arteriosklerotische Herde in den Lungengefäßen und intravasculäre Thromben, die vielleicht auch eine pathogenetische Bedeutung besitzen [*1961, 2411*].

6. Kardiomegalie aus nicht herz- und kreislaufbedingten Gründen

Bei jeder Herzvergrößerung unbekannter Genese im Säuglingsalter ist an das *Myxödem*, eine *Struma*, eine *Thymushyperplasie* oder an eine chronische *Anämie* mit reaktiver Vermehrung des Minutenvolumens zu denken. Auch bei einer *Überdosierung von Desoxycorticosteron* kann es zu einer Vergrößerung des Herzens kommen [*2489*].

Schließlich ist auch beim chronischen *Vitamin* B_1*-Mangel* im Säuglingsalter eine akute Herzvergrößerung mit allgemeiner Unruhe, Dyspnoe, Meningismus und schließlich Herz- und Kreislaufversagen beschrieben worden, Symptome, die sich durch Zufütterung von Vitamin B_1 schnell beseitigen lassen, wenn eine vitaminfreie Fehlernährung vorausgegangen ist [*2166*]. Über die Differentialdiagnose der Kardiomegalie und *akuten Herzinsuffizienz* im Säuglingsalter s. Tabelle 41, S. 357.

7. Lageanomalien des Herzens

Eine *Dextrokardie* ist klinisch meist leicht zu erkennen. *Differentialdiagnostisch* muß bei der Verlagerung des Herzens in den rechten Thoraxraum der echte *Situs inversus totalis*, die Verlagerung aller Körperorgane oder isoliert des Herzens, von der Dextroposition und Dextroversio cordis unterschieden werden. Bei der *Dextroposition* ist das Herz nur nach rechts im Sinne einer Parallelverschiebung oder Drehung um seine Sagittalachse verdrängt, meist durch krankhafte Vorgänge in der Umgebung. Bei der *Dextroversio* hat eine Drehung um eine vertikale Achse nach rechts und gleichzeitig eine Drehung um die Längsachse des Herzens von der Herzspitze aus gesehen im Uhrzeigersinn stattgefunden. Der Situs inversus und die Dextroversio sind in der Regel angeboren, die Dextroposition erworben [*2203*].

Am häufigsten ist die *Spiegelbilddextrokardie* beim Situs inversus totalis. Die Kinder sind fast immer völlig gesund, wenn auch Kombinationen mit anderen Mißbildungen oder Anomalien überzufällig häufig vorkommen, wie z. B. die von Kartagener erstmalig beobachtete *Trias* [*2258*]: Situs inversus totalis, chronische Sinusitis, Bronchiektasen. Kommt die Spiegelbilddextrokardie ohne Situs inversus vor, was sehr selten ist, bestehen meist auch andere Herzfehler oder Venenanomalien, die angiographisch oder mit dem Herzkatheter zu erkennen sind. Im *EKG* findet man eine Inversion der ersten Ableitung mit negativem P und negativer Haupt- und Nachschwankung sowie eine Vertauschung der Ableitung II und III. Durch Umwechseln der Armkabel bei der Abnahme des EKG kann dieser pathologische Befund wieder „normalisiert" werden, ein Beweis für die Diagnose [*2203*]. Die *Dextroversio* läßt sich meist nur angiokardiographisch sicher erkennen. Im EKG allerdings ist P in der ersten Ableitung immer positiv. Auch findet sich eine deutliche Q I- und Q II-Zacke, während T I negativ sein kann, zumindest niedriger als T II und T III ist. Die *Dextropositio* zeigt meist ein normales EKG und ist häufig röntgenologisch an den Nachbarschaftsprozessen sofort zu erkennen. Bei cyanotischen Vitien mit Situs inversus der Abdominalorgane kann die *Milz fehlen*, was aus hämatologischen Befunden (Jolly Körperchen, erhöhte osmotische Resistenz, Leukocytose und Siderocytose, vorübergehend Normoblastose) schon intra vita vermutet werden kann [*2015*].

8. Die Therapie der Herzinsuffizienz

Die *Glykosidverträglichkeit* des kindlichen Herzens ist im Vergleich zum Erwachsenenherz *relativ hoch*. Auch der Glykosidbedarf ist beim Säugling größer als bei den üblichen Umrechnungsverfahren aus der Erwachsenennorm zu berechnen ist. Eine erfolgreiche Herztherapie kann nur getrieben werden, wenn man schnell die Sättigungsdosis erreicht und schließlich, solange wie nötig, eine Erhaltungsdosis verabreicht. Bei der großen Variabilität der individuellen Ansprechbarkeit ist es notwendig, auch bei der unten empfohlenen Dosierung jedes mit Herzglykosiden behandelte Kind aufmerksam auf *Überdosierungserscheinungen* im Sinne einer beginnenden Intoxikation zu beobachten, die in zunehmender Bradykardie, Erbrechen und Extrasystolen bestehen. Entsprechende Zeichen *im EKG* sind Senkung oder bogenförmige Abweichung der ST-Strecke, gegensinnig zur Initialschwankung, Verlängerung der PQ- und Verkürzung der QT-Zeit, Negativwerden der T-Welle.

Für den Notfall und für die Dauerbehandlung hat sich uns im Säuglingsalter das *Cedilanid* (Sandoz) besonders gut bewährt. Seine Wirkung tritt rasch ein, es läßt sich intramuskulär, oral und intravenös anwenden und wird rasch ausgeschieden, so daß beim Erreichen der Toleranzgrenze ein schnelles Wiederabklingen der Intoxikationssymptome zu erwarten ist. Außerdem neigt es kaum zur Kumulation, besitzt eine geringe Toxicität und nur eine mäßige bradykarde Wirkung. Bei einer Dauerbehandlung ist seine tägliche Abklingquote etwa 20%. Der Wirkungseintritt erfolgt nach 10—15 min.

Schnellsättigungsdosis: Oral 0,06—0,08 mg/kg/Tag auf 3 Dosen verteilt (3 Tropfen = 0,1 mg).

Intramuskulär und intravenös 0,04 mg/kg/Tag in 3 Dosen (1 ml = 0,2 mg). Als *Durchschnittsdosis* ergibt sich damit im Säuglingsalter für den 1. Behandlungstag:

Tabelle 42. *Schnellsättigung mit Cedilanid. Dosis des 1. Tages*

Körpergewicht	Tagesdosis	
	intramuskulär/intravenös	oral
3 kg	0,12 mg = 3×0,2 ml	0,18—0,24 mg = 3×2—3
6 kg	0,24 mg = 3×0,4 ml	0,36—0,48 mg = 3×4—5
9 kg	0,36 mg = 3×0,6 ml	0,54—0,72 mg = 3×6—8

Eine langsame Sättigung in 3—7 Tagen wird oral mit 0,04—0,06 mg/kg/Tag oder 0,01 bis 0,016 mg/kg/Tag intramuskulär erreicht.

Die *Erhaltungsdosis* beträgt oral 0,025 mg/kg/Tag, also je nach Gewicht des Säuglings 3×1—3×3 Tropfen und intramuskulär 0,01 mg/kg, also 0,2—0,5 ml intramuskulär. Bei der Schnellsättigung muß man bis zum 3. Tag, bei der langsamen Sättigung bis zum 7. Tag auf diese Dosis reduziert haben.

Das *Strophantin K* zeichnet sich ebenfalls durch eine rasche Wirksamkeit, durch sehr geringe Kumulation, geringen bradykarden Effekt und sehr schnelle Ausscheidung mit einer Abklingquote von 50% aus. Nachteilig ist die notwendige intravenöse Anwendung.

Sättigungsdosis 0,012 mg/kg/Tag intravenös, so daß eine durchschnittliche Säuglingsbehandlung etwa wie folgt aussieht:

1. Tag 0,075 mg (= 0,6 ml aus einer Ampulle von 0,125 mg = 1 ml).
2. Tag dieselbe Dosis,
3. Tag 0,06 mg (= 0,5 ml aus der 0,125 mg enthaltenden Ampulle).

Die Erhaltungsdosis entspricht etwa 0,01 mg/kg/Tag.

Als drittes Mittel kommt das besonders leicht enteral resorbierbare *Digitoxin* in Frage, das aber eine ausgesprochen bradykarde Wirkung besitzt und nur langsam mit einer täglichen Abklingquote von 7% ausgeschieden wird, so daß eine lange Wirkungsdauer besteht. Es neigt zur Kumulation und besitzt eine gewisse Toxicität.

Sättigungsdosis 0,02—0,04 mg/kg/Tag oral, intravenös oder intramuskulär (Ampullen zu 0,25 mg, Tropfen z. B. Digimerck 1 Tropfen = 0,003 mg). Die Erhaltungsdosis entspricht etwa $^1/_4$ der Sättigungsdosis.

Eine durchschnittliche Behandlung des Neugeborenen mit Digitoxin:

1. Tag 0,125 mg,
2. Tag 0,07 mg,
3. Tag 0,03 mg [*2111*].

Eine durchschnittliche Säuglingsbehandlung mit Digitoxin:

1. Tag 0,25 mg,
2. Tag 0,125 mg,
3.—5. Tag 0,07 mg/Tag.

Die Tagesdosis wird am besten auf 3 Dosen verteilt.

Die *Allgemeinbehandlung* des herzkranken Säuglings besteht in Beruhigung mit Luminal oder Phenothiazinderivaten, Freiluft, gegebenenfalls Anwendung von Sauerstoff bis 40% der Atemluft, besonders bei pulmonal bedingter Herzinsuffizienz. Bei angeborenen Vitien mit Cyanose muß man bei einem Hämoglobinbestand von 16 g-% oder weniger an eine *verkappte Anämie* denken. Insuffizienzzeichen können in solchen Fällen verschwinden, wenn man durch Transfusionen das Hb auf eine höhere Stufe als 16 g-% eingestellt hat [*2490*].

Diuretika, wie Salyrgan, sollten auch beim Auftreten von Ödemen im Säuglingsalter nicht verwendet werden. Eine Kombination der Herzglykoside mit Purinpräparaten (Theophyllin,

Euphyllin, Aminophyllin) hat sich vor allem wegen der zentralanregenden und atemverbessernden Wirkung bewährt. Die Dosierung beträgt: 5 mg/kg Körpergewicht intravenös sehr langsam injiziert (z.B. Euphyllin, Byk Gulden, 1 ml = 0,12 g) oder rectal 0,125 g (= $^1/_3$ Suppositorium je 0,36 g), 3—4mal täglich oder Tropfen 30 mg/kg Körpergewicht (Euphyllintropfen, 1 Tropfen = 10 mg).

Die *Diät* muß bei Ödemneigung salzarm, vor allem natriumarm sein, so daß beim Säugling Frauenmilch oder adaptierte entsalzte Milchpräparate vorzuziehen sind. *Bei starker Ödematose* kann auch der Versuch mit natriumausschwemmenden *heterocyclischen Sulfonamiden*, wie Chlotride, gemacht werden oder mit Hydrochlorothiazid (Esidrix), das dem ersten Präparat durch den geringeren Kaliumausscheidungseffekt überlegen ist. Die Dosierung beträgt 12,5—25 mg (höchstens 50 mg) pro Tag. Nach Einsetzen der Diurese kann die Dosis schnell reduziert werden [*2468*]. Da unter diesen Präparaten die Kaliumausscheidung immer erhöht ist, muß der Kaliumhaushalt sehr genau überwacht und gegebenenfalls substituiert werden, weil bei Kaliummangel infolge der intracellulär angestiegenen Natrium- und Calciumkonzentration eine erhöhte Empfindlichkeit des Herzmuskels für Glykoside besteht [*2643*]. Das gleiche gilt bei energischer Calciumtherapie (z.B. bei der Tetaniebekämpfung), so daß unter diesen Umständen die Schnellsättigungsbehandlung gefährlich werden kann.

II. Erkrankungen der Gefäße

1. Die Periarteriitis

Diese seltene und pathogenetisch noch weitgehend ungeklärte sowie klinisch wegen ihrer polymorphen Symptomatologie schwer zu erkennende Erkrankung kommt im Vergleich mit dem späteren Kindesalter sogar mit einem Häufigkeitsmaximum im Säuglingsalter vor [*2516*]. *Fieberattacken* mit einem Gewichtsstillstand können schon in den ersten Lebenswochen auftreten, eine *Cyanose* und ein *Lebertumor* entwickeln sich, so daß die klinische Diagnose meist auf ein angeborenes Vitium lautet [*2026, 2326*], oder bereits nach der Geburt treten schweres Erbrechen, Tachypnoe, zunehmende Cyanose und *blutiger Urin* auf, so daß an einen Niereninfarkt gedacht wird [*2245*]. Auch kann eine schwere hypochrome *Anämie* mit *Leukocytose* über 43000 Zellen, Albuminurie, Zylindrurie und Mikrohämaturie sowie subfebrilen Temperaturen im 2. Lebenshalbjahr den *Verdacht auf eine Leukämie* erwecken [*2281*]. Ein anderes Mal kommt es unter hohen intermittierenden Temperaturen und *flüchtigen Exanthemen* bei allgemeinen Kreislaufstörungen und Albuminurie zu einem *Blutdruckanstieg*, dem das Kind dann erliegt [*2261*]. Schließlich kann sich im Anschluß an eine Pertussisvaccination [*1985*] oder nach einer fieberhaften Erkrankung mit Durchfällen und den Zeichen eines Infektes in den ersten Lebensmonaten eine langfristige Fieberperiode ohne besondere Symptome entwickeln, während der das Kind ganz unerwartet stirbt [*2600*]. Wenn die Coronararterien betroffen sind, kommt es zu vielfältigen anämischen Infarkten im Myokard und in den Papillarmuskeln, die zu einer *allgemeinen Herzvergrößerung* Anlaß sein können [*2600*].

Eine spezifische *Therapie* existiert noch nicht. Versuche mit intensiver antibiotischer Therapie, kombiniert mit Cortison und ACTH-Stößen, führen nicht immer zum Erfolg.

2. Die nekrotisierende Arteriitis und arterielle Verkalkungen im Säuglingsalter

Auch diese Rarität wird beim jungen Säugling intra vitam nicht diagnostiziert, obwohl der klinische Verlauf bei den bisher beobachteten Fällen eine große Übereinstimmung zeigt. Immer handelt es sich um gesunde Kinder gesunder Eltern, die nach normaler Schwangerschaft, normaler Geburt und ohne Vorkrankheiten aus voller Gesundheit heraus plötzlich mit schweren Krankheitssymptomen wie *Dyspnoe*, Appetitlosigkeit, Auftreibung des Abdomens und *Leberschwellung*, also mit den Zeichen einer *akuten Herzinsuffizienz*, erkranken [*2232, 2336, 2383*]. Manchmal stellen sich die Symptome auch im Verlauf einer harmlosen Infektion oder ganz unerwartet in der Rekonvaleszenz einer fieberhaften Erkrankung ein [*2388*]. Das Herz kann sehr stark dilatiert sein und im EKG können sich die Symptome eines *akuten Herzinfarktes* nachweisen lassen.

Bei der *Sektion* ergibt sich eine starke Erweiterung der Herzkammern mit meist ausgedehnten *Herzmuskelverschwielungen* als Zeichen der langen Verlaufsdauer des Prozesses. Histologisch finden sich in allen großen arteriellen Gefäßbezirken, vor allem in den Coronarien, dann auch in den Nebennieren, im Pankreas, Milz, Lungen, Mesenterium und Schilddrüse [*2383*] schwere Veränderungen der Arterien und Arteriolen, *Mediaverkalkungen*, Intimaproliferationen bis zum Lichtungsverschluß und Auflösung der Membrana elastica interna, die für die Veränderungen eine besondere Prädilektionsstelle zu sein scheint. Auch in den kleinen Pulmonalarterien kann es zum Ödem und zu Intimanekrosen kommen [*2336*].

Das akute klinische Bild entspricht also weitgehend einer Coronarinsuffizienz, gegebenenfalls mit Infarktbildung. Die *Ätiologie* der Erkrankung ist zum Teil noch völlig unbekannt. Diskutiert wird eine angeborene Anomalität der Arterienwände, da Vitamin D-Überdosierung oder Erkrankungen der Nebenschilddrüse sowohl histologisch als auch an Hand des normalen Calciumspiegels ausgeschlossen werden konnten [*2232*]. Auch eine primäre Nierenerkrankung kommt nicht in Frage [*2383*]. Eine hyperergische Reaktion, etwa auf α-hämolysierende Streptokokken oder eine Viruserkrankung scheinen dann schon eher möglich, vor allem da häufig im Verlauf der Erkrankung flüchtige, *maculöse Exantheme*, eine Conjunctivitis, Pharyngitis, Lymphadenitis und Husten sowie eine Leukocytose zu beobachten waren [*2388*]. Eine spezifische Therapie ist bis heute noch unbekannt.

3. Venöse und arterielle Thrombosen

Im Verlauf von schweren Erkrankungen, zumal bei starker Exsiccose, kann es bei Säuglingen zum Auftreten akuter Thrombosen, insbesondere in den *Nierenvenen* kommen. 60% der bisher publizierten Fälle waren jünger als 3 Monate. Nach dem Säuglingsalter werden diese Zwischenfälle kaum noch beobachtet. Im *klinischen Bild* stellt sich zusätzlich zum vorhandenen Grundleiden ein schwerer Verfall mit *Albuminurie*, *Glykosurie*, *Hämaturie*, ansteigendem Reststickstoff und häufig *palpabler Resistenz* auf der befallenen Seite ein. Gelingt es, den Allgemeinzustand zu bessern und fehlt bei der dann durchzuführenden *Pyelographie* einseitig die Ausscheidung, dann findet man bei der nun indizierten *Operation* eine Infarzierung der ganzen oder von Teilen der Niere und Nebenniere zusammen mit perirenalen Hämorrhagien. Fälle von Genesung nach Entfernung der erkrankten Niere sind beschrieben worden. *Doppelseitige Thrombosen* sind mit dem Leben nicht vereinbar [*1925*]. Zumeist aber wird die Nierenvenenthrombose erst bei der Obduktion erkannt.

Die *arterielle Thrombose* ist ebenfalls ein sehr seltenes Ereignis, das bei schwersten Erkrankungen im Säuglingsalter, wie Sepsis, toxische Ernährungsstörung mit starker Dehydration oder nach Geburtstrauma zu befürchten ist und zu einem *Spontangangrän*, bevorzugt in einer Extremität, führt. Die *Therapie* besteht in einer Bekämpfung der Grundkrankheit, der Beseitigung der Exsikkose und massiven Antibioticagaben. Die gangränösen Teile sollen konservativ behandelt werden. Die Prognose der Erkrankung ist aber meistens zweifelhaft [*2391, 2611*].

III. Regulationsstörungen des Kreislaufs

Die Kreislaufbeeinträchtigung bei akuten Durchfallserkrankungen und chronischen Ernährungsstörungen wurde schon eingehend besprochen (s. S. 303). Es bleibt zu erwähnen, daß auch *bei Fieber* der Säuglingskreislauf durch die Tachykardie erheblich belastet wird, weil eine Temperaturerhöhung um 1^0 bereits die Pulsfrequenz um durchschnittlich 15 Schläge ansteigen läßt, die bei größeren

Kindern unter den gleichen Umständen nur um 6—8 Schläge zunimmt [*2265*]. Bei der ohnehin hohen Ruhefrequenz ist aber die *Tachykardiereserve beim Säugling* mit etwa 50% des Ausgangswertes *gering*, die Schlagzahl kann also nur etwa um die Hälfte der Ruhefrequenz gesteigert werden. Bei stärkeren Temperatursteigerungen mit einer entsprechenden Stoffwechselsteigerung und erhöhtem Sauerstoffbedarf im Gewebe ist der Kreislauf des Säuglings deshalb nur begrenzt imstande, den Ansprüchen der Peripherie zu genügen, weil es bei einer Schlagfrequenz über *170—190/min* zu einer unzureichenden diastolischen Füllung des Säuglingsherzens kommt *(kritische Frequenz)*. Sie zeichnet sich im *EKG* durch eine T-P-Pfropfung aus, weil sich die QT-Zeit nicht der Frequenzbeschleunigung entsprechend verkürzt. Bei zusätzlicher Belastung infolge Exsiccose oder durch Widerstandserhöhung im kleinen Kreislauf kann sich so leicht eine Herz- und Kreislaufinsuffizienz entwickeln, die schließlich zum Herzversagen führt.

Die *Therapie* der Kreislaufbelastung fieberhaft erkrankter Säuglinge besteht deshalb nicht nur in einer medikamentösen Beeinflussung der Gefäßwandmuskulatur durch Kreislaufmittel, sondern muß auch auf eine *Fiebersenkung* ausgerichtet sein, um die Pulsfrequenz nicht zu hoch ansteigen zu lassen. Auch Freilufttherapie und gegebenenfalls eine Sedierung des Kindes erweisen sich dann als wirksames Kreislaufmittel. Beim Bestehen einer Exsiccose ist natürlich zuerst der Volumenmangel zu beseitigen.

Formen des Kreislaufversagens im Säuglingsalter sind folgende:

1. Der *Volumenmangelkollaps*, z.B. beim Neugeborenen nach akutem Blutverlust (Placenta praevia, Sectio) oder im Säuglingsalter im Rahmen akuter Durchfallserkrankungen infolge Exsikkose (s. S. 303).

2. Der *infektiös-toxische Kollaps* spielt bei allen Infektionskrankheiten entweder durch zentrale oder/und periphere Vasomotorenlähmung, wie etwa bei Viruserkrankungen oder bei bakteriellen Erkrankungen durch Toxinwirkung, die gleichzeitig permeabilitätssteigernd auf die Capillarwand ist, eine große Rolle. Der toxische Kollaps stellt also eine Kombination aus paralytischem und Volumenmangelkollaps dar, weil eine erhöhte Capillarpermeabilität im Sinne einer allgemeinen oder örtlich entzündlichen serösen Exsudation auch zu einer Verminderung der kreisenden Blutmenge führt. Deshalb ist bei heftigen Infektionen *therapeutisch* neben der Bekämpfung des Grundleidens die Anwendung peripher und zentral wirksamer Kreislaufmittel sowie die Gabe von gefäßwandabdichtenden Medikamenten (Calcium, Rutin) indiziert. Auch die bei der Behandlung der Herzinsuffizienz schon genannte Sauerstoffzufuhr ist sinnvoll, weil eine Hypoxämie die Capillarpermeabilität noch steigert und die Vasomotorentätigkeit beeinträchtigt.

3. Der primäre Entspannungskollaps auf Schmerz oder psychischen Schock mit erhaltenem Blutvolumen und Erschlaffung der peripheren Gefäßabschnitte kommt im Säuglingsalter praktisch nicht vor.

Die zu verwendenden Kreislaufmittel und ihre Dosierung s. S. 533.

J. Erkrankungen des Blutes

1. Erythrocyten

Anämische Zustände haben auch im Säuglingsalter ihre Ursache
1. in einem gesteigerten Erythrocytenabbau durch Verkürzung der Erythrocytenlebensdauer, 2. in Blutverlusten (Blutungsanämie), 3. in einer mangelhaften Produktion infolge Differenzierungs- und Reifungsstörungen der Erythropoese.

a) Hämolytische Anämieformen

α) Typ Lederer-Brill

Über die hämolytischen Anämien auf Grund von Immunoreaktionen bei Neugeborenen s. S. 178.

Erworbene hämolytische Anämien sind im Säuglingsalter zwar selten, aber zumal im Anschluß an akute Infekte als Folge der Entstehung atypischer *Kälteagglutinine* oder inkompletter bzw. kompletter *Autoantikörper* in Form der akuten hämolytischen Anämie Typ Lederer-Brill durchaus möglich [*2000*, *2139*]. Auch nach der Erstinjektion einer kombinierten Tetanus-Diphtherie-Pertussis-Schutzimpfung ist im Säuglingsalter schon einmal das Auftreten einer akuten hämolytischen Anämie beschrieben worden [*2432*].

Der plötzliche Krankheitsbeginn liegt meist 10—14 Tage nach einer fieberhaften infektiösen Erkrankung der oberen Luftwege, der Tonsillen oder der Ohren mit hohem *Fieber* und allgemeinen Krankheitssymptomen. Manchmal kommt es aber auch ohne jegliche Prodromalzeichen akut zu den Symptomen einer *schweren Anämie* mit Absturz der Erythrocytenzahlen auf oft sehr tiefe Werte (800000 nach [*2139*]) bis zu einem lebensbedrohlichen Zustand, hinter dem sich als einzige Ursache eine *akute Hämolyse* verbirgt, die sich an der auftretenden *Splenomegalie*, an der Zunahme der *Reticulocytenzahlen* bis zur Erythroblastose, einer pseudoleukämischen Zellreaktion im peripheren Blut mit *Hyperleukocytose* sowie einem *Anstieg der Serumbilirubinwerte*, besonders des indirekt nachweisbaren Bilirubins und sehr *hohen Bluteisenspiegelwerten* erkennen läßt. Außerdem besteht eine Mikrosphärocytose, die Price-Jones-Kurve ist nach links verschoben, die Blutsenkung ist durch Antikörper beschleunigt. Selten lassen sich auch *Thrombocyten-* und *Leukocytenantikörper* bei bestehender Thrombo- und Leukopenie nachweisen. Serologisch fällt der direkte Antiglobulintest *(Coombs-Test) positiv* aus und im Sternalmark oder auch in Milz und peripherem Blut besteht eine allgemeine *Erythrocytenphagocytose* durch Monocyten der durch Antikörper besetzten Erythrocyten. Bei sehr stürmischem Blutzerfall kommt es zur *Crushniere*, als Folge der Nierenbelastung durch Anschoppung mit Hämoglobin, und konsekutivem Reststickstoff- und Blutkaliumanstieg sowie Clearanceeinschränkung. Ist auch die Thrombocytopenie sehr ausgeprägt, dann treten zu dem bedrohlichen Krankheitsbild noch die Symptome einer allgemeinen *hämorrhagischen Diathese*, an der das Kind zugrunde gehen kann [*2139*].

Die *Diagnose* der akuten Form ist bei foudroyantem Verlauf sehr schwierig, so daß grundsätzlich bei jeder akut eintretenden Anämie nach Symptomen des Blutzerfalls (Milztumor, dunkelrote Urinfarbe, positive Benzidinprobe als Zeichen einer Hämoglobinurie, vermehrtes Urobilinogen im Urin) gefahndet werden sollte, auch wenn noch keine ikterische Verfärbung an den hämolytischen Ikterus erinnert. *Positive serologische Luesreaktionen* können diagnostisch nicht verwertet werden, weil sie bei diesem Krankheitsbild unspezifisch entstanden sein können.

Die *Therapie* besteht in allen Fällen in der Gabe von Cortisonabkömmlingen, Bluttransfusionen und reichlicher Flüssigkeitszufuhr, um das Auftreten einer

Crushniere zu verhindern. Die notwendigen *Bluttransfusionen* begegnen oft großen Schwierigkeiten, weil eine Polyagglutinabilität der Erythrocyten mit den verschiedensten Seren bestehen kann, so daß Blutgruppenfehlbestimmungen möglich sind oder bei einer Blutgruppenübereinstimmung die Kreuzprobe eine Unverträglichkeit erweist. Es fällt dann schwer, den richtigen Spender zu finden.

Die *chronisch verlaufende, erworbene hämolytische Anämie* kommt im Säuglingsalter praktisch noch nicht vor, es sei denn, daß sich nach dem ersten Schub einer Lederer-Brill-Erkrankung weitere hämolytische Krisen oder auch langsamer verlaufende Hämolysen anschließen, wie man sie, zumal bei dem Vorhandensein atypischer Kälteagglutinine, findet. Die *Therapie* besteht dann in einer langdauernden Cortisonbehandlung. Die notwendigen Bluttransfusionen stoßen auf die eben geschilderten Schwierigkeiten.

β) Die familiäre Sphärocytose

(konstitutionelle Kugelzellenanämie, familiärer hämolytischer Ikterus, Morbus Minkowski-Chauffard)

Der familiäre hämolytische Ikterus kann sich *bereits beim Neugeborenen* vom 2. Lebenstag an in Form einer zunehmenden hämolytischen Gelbsucht mit Milz- und Leberschwellung manifestieren, die in diesem Lebensalter besondere diagnostische Schwierigkeiten macht. Nach Ausschluß einer Inkompatibilität wird die Diagnose durch den Nachweis einer erniedrigten Erythrocytenresistenz, womöglich auch einer erblichen Belastung objektiviert [*2014, 2655*]. *Die Erstmanifestation* kann aber *im ganzen Säuglingsalter*, dann oft versteckt ohne Ikterus, in Form einer unklaren Anämie auftreten, während sich die Hämolyse an einer Bilirubinerhöhung im Blut nachweisen läßt oder die Resistenzerniedrigung der Erythrocyten auf die richtige Fährte führt. Wenn das Knochenmark voll funktionstüchtig geworden ist, *kann* bei bestehender leichter Gelbsucht in der zweiten Hälfte des 1. Lebensjahres die *Anämie* infolge hyperregeneratorischer kompensierender Überproduktion *ausbleiben*. Dann muß die *Milzvergrößerung* den Verdacht erwecken, die als einziges Symptom bei fehlender Anämie und ausreichender Leberfunktion *auch ohne Gelbsucht* als Ergebnis der gesteigerten Hämolyse nachweisbar werden kann [*2140*]. In schweren Fällen im Neugeborenen-Alter kann sich eine so intensive Gelbsucht entwickeln, daß es zu bedrohlichen cerebralen Symptomen im Sinnes eines beginnenden *Kernikterus* mit Bilirubinwerten über 25 mg-% kommt, so daß eine Austauschtransfusion indiziert ist [*1965*]. Mit der bis heute einzigen therapeutischen Möglichkeit, der *Splenektomie*, wartet man besser bis zum 2. Lebensjahr ab [*2655*]. Die im späteren Leben beobachteten *aplastischen Krisen* im Rahmen einer Kugelzellenanämie, bei der trotz zunehmender Blutarmut im Blut keine Reticulocyten und im Knochenmark keine Erythroblasten mehr auftreten, sind bis jetzt im Säuglingsalter noch nicht beobachtet worden.

γ) Die Ovalocytose

Die hochgradige Elliptocytose, eine einfach dominant vererbliche Erythrocytenanomalie, die bei Vollträgern 70—90%, bei Teilträgern 25—70% aller Erythrocyten betrifft, kann ebenfalls Anlaß zu hämolytischen Erscheinungen sein. Überproduktion des Knochenmarks können sie trotz *leichtem Subikterus* und geringer *Milzvergrößerung* im Sinne eines normalen Hämoglobinbestandes kompensiert werden. Die sehr seltene Krankheit ist am peripheren Blutausstrich auch im Säuglingsalter sofort zu erkennen und bedarf keiner besonderen Behandlung, wenn nicht stärkere Hämolysen dazu zwingen [*2518*]. Kombiniert mit allgemeinen *Mißbildungen* des Skeletsystems, der Nieren und des Herzens und einer hypoplastischen Thrombocytopenie kann diese kongenitale Anomalie offenbar auch sporadisch vorkommen [*2671*].

Eine hämolytische Erkrankung unbekannter Genese bei jungen Säuglingen ist die *Pyknocytose,* die sich durch eine Häufung mißgestalteter Erythrocyten mit unregelmäßigen, spitzen Fortsätzen und besonders farbstoffdichtem Zelleib bei einem erheblichen Prozentsatz der Zellen (bis zu 50%) auszeichnet. Solche mißbildeten Erythrocyten findet man in einer Häufigkeit von 0,3—1,9% auch bei gesunden Neugeborenen, bei Frühgeborenen etwas häufiger, beim Erwachsenen bis höchstens 0,3%. Eine Zunahme dieses Prozentsatzes geht mit einer Anämie und mehr oder weniger schweren hämolytischen Erscheinungen einher, die beim Neugeborenen schon Austauschtransfusionen nötig gemacht haben [*2601*]. Ursächliche Faktoren, wie toxische Substanzen, Nieren- oder Lebererkrankungen oder ein gestörter Glutathionstoffwechsel der Erythrocyten konnten sich bisher nicht nachweisen lassen.

δ) Symptomatische hämolytische Anämien

Abgesehen von Kindern mit Hämoglobinanomalien (s. unten) findet man eine *verstärkte Hämolyse* bei Säuglingen mit *meningealen Blutungen* (etwa Pachymeningosis haemorrhagica), bei *Eisenmangel* oder anderen Mangelanämieformen sowie bei Krankheiten mit *Splenomegalie* (Milzvenenstenose, Pfortaderthrombose). Sie sind bei Hämoglobinbilanzuntersuchungen zu erkennen [*2096*], aber im klinischen Bild werden ihre Symptome meistens durch das Grundleiden verdeckt, mit dessen Beseitigung sie ebenfalls verschwinden.

Auch Fälle einer *konstitutionellen, atypischen, nicht sphärocytären hämolytischen Anämie* ohne Anomalien des Hämoglobins und normaler Erythrocytenresistenz sind im Säuglingsalter schon beobachtet worden. Sie bessern sich auf Prednisontherapie, müssen aber schließlich doch einer Splenektomie unterzogen werden [*2142*]. Bei bakteriellen infektiös-toxischen Prozessen, bei der akuten Sepsis, insbesondere durch hämolysierende Streptokokken, aber auch bei Coliinfektionen, kann sich infolge der Exo- oder Endotoxinwirkung der Bakterien eine schwere hämolytische Anämie entwickeln. Die obligate Anämie bei der *Lues connata* ist schließlich nicht nur eine Produktionsmangelanämie durch Schädigung des Knochenmarks und der Leber, sondern zeigt auch hämolytische Komponenten [*2140*].

ε) Hämolysen durch Hämoglobinanomalien

Normalerweise findet man nach dem 6. Lebensmonat nur noch Spuren von Hämoglobin F im Blut. Ist sein Anteil am Gesamthämoglobinbestand dann noch erheblich, liegt ein krankhafter Zustand vor, der im 1. Lebenshalbjahr begonnen haben muß, solange die Fähigkeit zur Hämoglobin F-Bildung noch bestand. So lassen sich bei vielen schwer anämischen Kindern *noch jenseits des 1. Lebensjahres* neben dem normalen Hämoglobin A wechselnde und in ihrem Umfang von der Schwere der Anämie abhängige Mengen an *Hämoglobin F* nachweisen, die nach Ausheilung der Anämie wieder verschwinden [*2297*]. Das Hämoglobin F selbst kann nicht als Ursache für eine Anämie angesehen werden. Dagegen ist sein Nachweis von großer diagnostischer Bedeutung bei gewissen erblichen Störungen der Hämoglobin A-Bildung oder beim erblichen Vorliegen von Hämoglobinvarianten.

Bei der *Thalassaemia major* handelt es sich um das *homozygote* Vorkommen eines Gens, das die Hämoglobin A-*Bildung* so beeinträchtigt, daß eine schwere Anämie eintritt, die im allgemeinen zum Tode noch im Verlauf der Kindheit führt. Klinisch bestehen schwere hämolytische, *hypochrome Anämieformen (Cooley-Anämie)* mit extremer Anisocytose, Poikilocytose, Schizocytose, oft mit basophiler Punktierung, einer starken *Erythroblastämie* mit zahlreichen *Target-Zellen* (Schießscheibenform, Kokardenform der Erythrocyten). Außerdem findet sich ein leichter progredienter *Ikterus*, eine enorme *Spleno- und Hepatomegalie* und typische zunehmende Knochenveränderungen als Folge der Markraumwucherung mit *Osteoporose* der Röhrenknochen, Auftreibung der Schädelkalotte *(Bürstenschädel)* und Caput natiforme mit vorspringenden Jochbeinen, so daß die Kinder ein *mongoloides Aussehen* bekommen. Die Erythrocyten besitzen eine gesteigerte osmotische und verringerte mechanische Resistenz. *40—90% des Hämoglobins* bestehen als Ersatzleistung *aus Hämoglobin F*, dessen Abbauprodukte den *Urin braun* färben. Der Serumeiweißspiegel ist normal oder erhöht und im Knochenmark entstehen reichliche Eisendepots. Die Krankheit ist über die ganze Welt verbreitet, sie wird besonders häufig aber in den Mittelmeerländern (Thalassaemie) gefunden.

Die *Thalassaemia minor* (Rietti-Greppi-Mitchelische Erkrankung) ist der klinische Ausdruck eines *heterozygot* vorhandenen Thalassaemie-Gens und macht im Säuglingsalter außerordentlich selten Symptome. Schießscheibenzellen sind zwar schon zu finden, es besteht auch meist eine gewisse Hypochromie, Poikilocytose und Leptocytose des roten Blutbildes sowie ein erhöhter Widerstand gegen hypotone Lösungen und eine gewisse Vermehrung des Hämoglobin F. Nur wenn das Thalassaemie-Gen eine besondere Penetranz besitzt, kann sich phänotypisch auch bei Heterozygotie ein klinisches Bild entwickeln, das der Thalassaemia major weitgehend gleicht, so daß nur Familienuntersuchungen differentialdiagnostisch zwischen dem Minor- und Majortyp unterscheiden lassen [*2320*]. Schließlich gibt es noch *Minimaformen*, die, ebenfalls heterozygot veranlagt, ein nur wenig penetrantes Gen besitzen. Die Beeinträchtigung der Hämoglobinsynthese kann dann so weitgehend kompensiert sein, daß manchmal auch von gesunden Trägern der Anomalie gesprochen wird.

Therapeutisch helfen nur massive Bluttransfusionen, um die Anämie zu bekämpfen. Eine Splenektomie hat beim Major- und Minortyp auf die Dauer keinen Erfolg, genau so wenig wie eine Eisen- oder Kobalttherapie.

Die *Sichelzellanämie*, die nur in eng umschriebenen Bevölkerungsgruppen — hauptsächlich bei Negern — aber auch in den Ländern um das Mittelmeer herum vorkommt, beruht auf einer dominant vererbbaren Hämoglobinanomalie, die bei Homozygotie schon im Säuglingsalter, im 2. Lebenshalbjahr, wenn kein Hämoglobin F mehr zur Verfügung steht, spätestens in den ersten 10 Lebensjahren, eine schwere hämolytische Anämie mit Splenomegalie, meist auch Hepatomegalie hervorruft. Die Hämoglobinanomalie erzeugt beim Stehenlassen eines umränderten Objektträgerpräparates unter Luftabschluß oder unter Zusatz von Natriummetabisulfit ($Na_2S_2O_5$) durch Gelbildung eine sichelförmige Verformung *(Sicheltest)* der Erythrocyten.

Die *Prognose* der homocygoten Veranlagung ist infolge der schweren hämolytischen Krisen schlecht. Bei Heterocygotie besteht meist nur eine leichte Sichelzellanämie, die allerdings von hämolytischen Krisen unterbrochen werden kann, im Säuglingsalter aber zumeist noch nicht diagnostiziert wird. Die *Therapie* ist bei der Sichelzellkrankheit die gleiche wie bei der Cooley-Anämie. Kombinationen zwischen Thalassaemie und Sichelzellkrankheit sind beschrieben worden (Mikrodrepanocytenkrankheit). Andere Hämoglobinanomalien, die mit Hilfe der Hämoglobin-Elektrophorese diagnostiziert werden können, spielen im Säuglingsalter noch keine Rolle.

b) Blutungsanämie

Eine Blutungsanämie ist beim Neugeborenen in erster Linie durch Blutungen *in den mütterlichen Kreislauf* antepartal oder, bei Zwillingen mit placentaren Anastomosen, durch *Blutungen in den anderen Zwilling* hinein zu befürchten [*1958, 2177, 2454, 2491, 2549*]. Insbesondere bei Placenta praevia, Abruptio placentae, Verletzung aberrierender Gefäße und einer Insertio velamentosa kann es zur Vermischung zwischen kindlichem und mütterlichem Blut kommen, wobei der Mechanismus des Übertritts im Einzelfall nicht völlig geklärt ist, während der Übergang selbst mit markierten Erythrocyten (mit ^{32}P oder ^{59}Fe), mit Hilfe der Differentialagglutination oder durch Injektion von Sichelzellen oder Elliptocyten bewiesen werden konnte. In extremen Fällen besteht gleich bei der Geburt ein schwerer *Schockzustand*, der differentialdiagnostisch mit der *blassen Asphyxie* verwechselt werden kann (s. S. 210), während in weniger schweren Fällen die Kinder bei der Geburt oder einige Zeit danach nur auffällig *blaß* und *bewegungsarm* erscheinen, sich von der Geburt schwer erholen können und infolge des Erythrocytenmangels eine oberflächliche, *beschleunigte Atmung* besitzen. Milz und Leber sind typischerweise nicht vergrößert. Das Blutbild zeigt *abgesunkene Hämoglobin- und Erythrocytenzahlen*, die bei exsikkierten, übertragenen Kindern oft nicht erkannt werden, eine *Reticulocytose* und häufig auch eine *Erythroblastose*. Die *Anaemia neonatorum* durch Blutgruppenunverträglichkeit muß mit Hilfe des Coombs-Test und durch negativen Antikörpernachweis ausgeschlossen werden. Zu beweisen ist die Blutung in den mütterlichen Kreislauf, wenn mehr als 2% alkaliresistenten Hämoglobins im mütterlichen Kreislauf gefunden wird. Zur *Therapie* muß gruppengleiches Blut in die Nabelvene übertragen werden, wenn das Hämoglobin unter 10—12 g% absinkt. Bei solchen Fällen ist eine *Eisenmedikation* im 2. und 3. Lebensmonat besonders notwendig, um eine sekundäre hypochrome Anämie zu vermeiden [*2363*].

Blutungsanämien nach der Neugeborenen-Periode sind selten und leicht zu diagnostizieren, so daß sich eine besondere Besprechung erübrigt.

c) Eisenmangelanämie

Der *Eisenbedarf* des Säuglings ist grundsätzlich von seinem Eisenbestand bei der Geburt (etwa 230 mg) und von seiner Wachstumsgeschwindigkeit abhängig. Im Durchschnitt rechnet man beim Reifgeborenen bis zum 6. Lebensmonat einen Eisenbedarf von 70 mg, beim Frühgeborenen von 110 mg, den der Reifgeborene gerade eben aus der Nahrung decken kann, während das frühgeborene Kind eine medikamentöse Eisenzufuhr benötigt (s. S. 258).

Eine *angeborene Eisenmangelanämie* tritt bei Kindern von Müttern auf, die während der Schwangerschaft an Eisenmangel gelitten haben. Sie macht sich im 1. Trimenon durch Blässe, Appetitlosigkeit und eine *hypochrome Anämie* mit *Mikrocyten, erythroblastenreichem Knochenmark,* immer stärker bemerkbar [*2177, 2454*] und kann auf Eisengaben schnell beseitigt werden. Davon zu unterscheiden ist die *essentielle hypochrome Anämie,* die schon bei Säuglingen, vermutlich infolge eines angeborenen Defektes der Eisenresorption oder Eisenverwertung in einer erheblichen Ausprägung (bis zum Absinken auf 5—6 g % Hämoglobin) vorkommt [*2632*]. Sie läßt sich an der *histaminrefraktären Achylie,* an extrem *niederen Serumeisenwerten* und einer geringen Reaktion des Serumeisens auf orale Eisenbelastung erkennen. Erst nach hohen oralen Eisengaben ist auch hier eine Besserung zu verzeichnen, so daß bei der *Therapie,* außer dem gewöhnlichen Eisenbedarf durch Wachstum und Infekt, auch die vermutlich gestörte Resorption durch besonders hohe Eisendosierung berücksichtigt werden muß.

Eine andere Ursache ist *der alimentäre Eisenmangel* im Säuglingsalter *bei Ernährung mit unverdünnter Kuhmilch,* die durch ihren hohen Caseingehalt eine entsprechend hohe Pufferungskapazität besitzt, viel Magensalzsäure bindet, so daß die Ferrochloridsynthese als Voraussetzung zur Eisenresorption stark beeinträchtigt wird. Außerdem beträgt der Eisengehalt der Kuhmilch nur 0,75 bis 1 mg/l, der Frauenmilch aber 1,5—5 mg/l. Die eintretende Eisenmangelanämie erreicht besonders bei Kindern mit geringem Eisendepot bei der Geburt (Frühgeborene, Mehrlingskinder, Kinder anämischer Mütter) und bei Kindern mit einseitiger *gemüse- und obstfreier Milchernährung* zumal im 2. Lebenshalbjahr tiefe Werte.

Auch bei der *Infektanämie* handelt es sich letzten Endes um eine Eisenmangelanämie, auch wenn Eisengaben während oder unmittelbar nach dem Infekt hämopoetisch unwirksam sind, obwohl die Resorption aus dem Magen-Darmkanal während der Infektion erhöht ist [*2200*]. Gleichzeitig besteht aber auch ein gesteigerter Plasmaeisenumsatz und der *Serumeisenspiegel ist erniedrigt* und läßt sich auch durch Eisengaben nicht normalisieren, weil die Konzentration des eisenbindenden β-Globulins im Plasma erniedrigt ist und eine *schnelle Eisenabwanderung* aus der Blutbahn *ins Gewebe* erfolgt. Dort wird es vorzüglich in Form von *Hämosiderin im RES* gespeichert, während die erythropoetischen Zellen vermindert Eisen aufnehmen, ja durch den beschleunigten Erythrocytenabbau sogar vermehrt Eisen freigesetzt wird. Das Hämosidereneisen besitzt im RES eine ausgesprochene Entgiftungsfunktion, die sich tierexperimentell nachweisen ließ [*2200*], sowohl gegen Bakterientoxine als auch gegenüber körpereigenen Zerfallsprodukten, wie sie bei Entzündungen oder Nekrosen auftreten.

Therapeutisch sind *Eisengaben* erst *im Anschluß an eine Infektion* wirkungsvoll und werden dann auch wieder mit einem Anstieg des Serumeisenspiegels und einer Reticulocytose sowie einem langsamen Verschwinden der hypochromen Anämie beantwortet. Ob die im Erwachsenenalter zur Behandlung der Infektanämie empfohlene *Kobalttherapie,* durch die das im RES gelagerte Eisen offenbar mobilisiert wird [*2634*], sinnvoll und im Säuglingsalter notwendig ist, erscheint noch *fragwürdig.*

Bei der Behandlung der Eisenmangelanämie im Säuglingsalter ist man zur Zeit auf die *orale Zufuhr* von zweiwertigem Ferroeisen angewiesen, etwa in Form von Ferrum lacticum, 3mal täglich 50—100 mg, Ferrum reductum 3mal 100 mg als Pulver der Milch zugesetzt, Ceferro-Tropfen (durch Ascorbinsäure und Sulfhydrilverbindungen stabilisiertes Ferroeisen, Nordmark, 1 Tropfen = 2,5 mg Fe) 2mal täglich 5 Tropfen, Ferro 66 (Promonta, 1 Tropfen = 2,2 mg Eisen) täglich 2mal 5 Tropfen oder Cobalt-Ferrlezit (Nattermann, 1 Tropfen = 3 mg Fe, 0,3 mg Co) 2mal 5—10 Tropfen in die Nahrung.

Bei der Therapie der alimentär bedingten Eisenmangelanämien spielt als Untergruppe die *Anämie bei schwerer Dystrophie* eine besondere Rolle, weil bei ihr *Eisenmangel und Eiweißmangel* zusammen zu einer unzureichenden Hämoglobinbildung führen, wie z.B. bei Kwashiorkor oder beim Mehlnährschaden. Sicher spielen dabei auch noch avitaminotische Komponenten wie B_{12}- oder B_2-Mangel eine ätiologische Rolle, die bei der Therapie zu berücksichtigen ist. Eine *eiweißreiche Ernährung* neben der *Eisenmedikation* und anfängliche *Bluttransfusionen* sind bei der Komplexität der Pathogenese in solchen Fällen besonders wirkungsvoll.

d) Die hypoplastische Anämie

Die *kongenitale hypoplastische Anämie* (Erythroblastophthise Typ Diamond-Blackfan, Erythrogenesis imperfecta, essentielle Erythroblastopenie, Anaemia erythrodysgenetica) kommt als seltene angeborene, chronisch verlaufende Blutarmut bereits im Säuglingsalter diagnostizierbar vor [*2025, 2158, 2505*]. Dabei ist nur die Erythropoese hypo- oder aplastisch, erkennbar am *Fehlen der Erythroblasten in der Peripherie* und einer extremen *Herabsetzung* der Erythroblastenzahlen *im Knochenmark* bei gleichzeitiger, bereits Ende des 1. Trimenons *progredient* einsetzender *Anämie.* Die Erythrocyten verhalten sich normal, es besteht keine Hämolyse (normale Resistenz, normale Milzkonfiguration, normale Bilirubinwerte) und auch Leuko- und Thrombocytenzahlen sind normal. Selten besteht eine leichte Leukopenie. Infolge des Sauerstoffdefizits wird der Kreislauf immer stärker belastet, eine *Herzdilatation* stellt sich mit anämischen Herzgeräuschen ein, und wenn keine Therapie getrieben wird, kommt es zu einer immer deutlicher erkennbaren körperlichen *Entwicklungsstörung. Therapeutisch* sind wiederholte *Transfusionen* alle 4—6 Wochen die einzig wirkungsvolle Therapie, um den Erythrocytenmangel zu beseitigen. Man gibt entsprechend der Größe des Defizits bis zu einem Drittel der errechneten Blutmenge, bei Verwendung von *Erythrocytenkonzentrat* (durch Abheberung des Plasmas auf ein Drittel reduziert) sogar bis zur Hälfte der errechneten Blutmenge. Die Folgen dieser Behandlung sind eine zunehmende *Hämosiderinablagerung,* die zu einer *Hepatosplenomegalie* und einer Hautpigmentierung im Sinne der *Hämochromatose* führt. Mit anfänglich hohen *Prednisondosen* und einer niedrigeren Dauerbehandlung kann es gelingen, die Erythropoese zu aktivieren. Sie sollte intermittierend bis zum Eintritt einer Remission fortgesetzt werden. Allerdings gibt es auch spontan leicht Remissionen. Die *Ätiologie* ist bis heute noch nicht bekannt, eine kongenitale Stoffwechselstörung, vielleicht im Tryptophanstoffwechsel, wird vermutet, weil auf Tryptophanbelastung bei solchen Patienten Xanthurin und Chinurinsäure im Harn auftreten [*2359, 2413, 2573*]. In einem typischen Fall konnte immunelektrophoretisch ein Fehlen des Transferrins im Serum nachgewiesen werden [*2260*].

Bei der *familiären konstitutionellen infantilen Panmyelopathie* mit *multiplen angeborenen Mißbildungen (Fanconi-Anämie)* besteht außer der *hypoplastischen Anämie* auch eine *Leuko-* und *Thrombopenie,* weil die Schädigung auch auf die Granulopoese und Thrombopoese übergreift. Dementsprechend findet man ein zellarmes Mark mit reichlichen Reticulum- und Plasmazellen, aber wenigen Erythroblasten, Myelo- und Megakaryocyten. Die Kinder sind infolge vermehrter Bildung eines Melaninkörpers *frühzeitig* auffällig *pigmentiert* und weisen *Mißbildungen im Skelet* auf (gestörte Differenzierung des radialen Strahls, fehlender Radius, Synostose zwischen Radius und Ulna, fehlender Daumen). Auch Mißbildungen der Nieren und ableitenden Harnwege sowie Mikrocephalie, manchmal auch Herz- und Gefäßmißbildungen können auftreten. Die Knochenmarkinsuffizienz ist *therapeutisch nicht zu beeinflussen.* Versuche mit ACTH und Cortisonderivaten bleiben im Gegensatz zur genuinen Erythroblastopenie erfolglos. Auch eine Splenektomie kann keine Besserung bringen. Das Leiden verläuft progressiv und ist *prognostisch ungünstig* zu beurteilen. Da Geschwistererkrankungen beobachtet wurden, scheint eine *erbliche Komponente* eine Rolle zu spielen.

e) Die megaloblastische Anämie im Säuglingsalter

Das recht typische Krankheitsbild tritt zumeist zwischen dem 6. und 8. Lebensmonat, ausnahmsweise auch schon zwischen dem 2. und 4. Monat auf [*2343*]. Häufig bestehen Zusammenhänge mit rezidivierenden *Darmerkrankungen* oder einer langdauernden *Fehlernährung.* Auch Infektionen scheinen eine verschlimmernde Rolle zu spielen. Selbst Brustkinder erkranken, insbesondere von Müttern, die während der Schwangerschaft wenig tierisches Eiweiß erhielten. Im *klinischen Bild* stellt sich im Verlauf einiger Wochen eine zunehmende *Blässe,* manchmal mit leicht *ikterischem Unterton,* Appetitlosigkeit und eine zunehmende *Dystrophie* ein. Die *Leber ist vergrößert,* die Milz bleibt unverändert. Im peripheren Blutbild entwickelt sich eine oft extreme *Anämie hyperchromen Charakters* bei *verminderten Reticulocytenzahlen.* Im weißen Blutbild besteht eine relative Lymphocytose bei normalen Leukocytenzahlen. Die *Granulocyten* sind deutlich *vergrößert* und *hypersegmentiert.* Selten treten auch peripher *Megalocyten* auf. Die *Serumeisenwerte* sind erhöht, die *Price-Jones-Kurve nach rechts* verschoben. Im *Knochenmark* findet man eine Megaloblastose bei gleichzeitig allgemein vermehrter Erythropoese, die bis zu 50% der Knochenmarkzellen ausmachen kann. Die Normoblasten sind vorwiegend basophil und zeigen in der Weiterentwicklung deutliche Zeichen der Reifungshemmung, die sich auch in der weißen Reihe mit Riesenleukocyten und Kernhypersegmentation wie bei der perniziösen Anämie nachweisen lassen.

Neurologisch fallen die schweren Fälle durch hypertonisch-dyskinetische Symptome im Sinne einer starren Gesichtsmuskulatur und eines leichten peripheren Tremors auf, den der erste Beschreiber dieser Krankheit, GERBASI, „*akuten Säuglingsparkinsonismus*" (akuter *cerebraler Tremor*) mit Zeichen einer Pyramidenbahnreizung bezeichnen möchte [*2146*]. Auch ein *Salzsäuremangel* sowie die typische *Glossitis* mit Atrophie der Papillen und roter, leuchtender Oberfläche bestehen, so daß eine weitgehende Übereinstimmung mit der perniziösen Anämie BIERMERS besteht. Nur die *Prognose* ist sehr viel günstiger, da *nach Folsäure-* und *Vitamin* B_{12}*-Gaben* schon nach 48 Stunden eine Reticulocytenkrise erscheint [*2012*], die Markmegaloblastose verschwindet und das periphere Blutbild schnell wieder normal wird. Auch das Serumeisen sinkt wieder auf normale Werte ab. Die *Dosierung* beträgt: Folsäure täglich 1—2mal 5 mg als Tabletten (Folinor Nordmark, Cytofol Lappe, Folcidin Bayer, Folsan Kali-Chemie). In schweren Fällen 3 Tage lang täglich 10 mg Folsäure intramuskulär, anschließend orale Weiterbehandlung. Außerdem 3—4 Tage Vitamin B_{12}, täglich 10 γ intramuskulär, anschließend oral täglich 10—15 γ (Cytobion Merck, Rubivitan Bayer, Duodecyn Nordmark). Vitamin B_{12} hat einen besonders guten Einfluß auf die nervösen Symptome, während die makrocytäre Anämie schon auf Folsäure reagiert [*1972, 2012, 2343, 2471, 2612*].

Ätiologisch handelt es sich offenbar um eine Erkrankung exogenen Ursprungs, aber eine gewisse Veranlagung in Form ungenügender Ausnutzung, geringer konataler Reserven des Antiperniciosastoffes oder vermehrter Verbrauch durch begleitende Infektionskrankheiten, schließlich mangelhafte Resorption bei Durchfällen steht noch zur Diskussion. Eine völlige Ausheilung ist in jedem Falle zu erwarten.

In seltenen Fällen scheinen auch Säuglinge von Müttern, die selbst an einer perniziösen Anämie leiden, eine *megaloblastische Anämie* zu bekommen, die schnell auf Vitamin B_{12}-Therapie anspricht [*2670*]. Schließlich scheint, zumindest im Mittelmeerbereich, auch eine Sonderform der perniciosiformen Säuglingsanämie zu existieren, die eine deutliche, manchmal sogar enorme Splenomegalie aufweist [*2115*]. Diese Sonderform wird auch bei ausschließlich künstlich und Vitamin C-arm ernährten Säuglingen beobachtet [*2676*].

f) Das v. Jaksch-Hayem-Luzet-Syndrom

(Anaemia pseudoleucaemica infantum, Ziegenmilchanämie)

Diese fast ausschließlich Kinder unter 2 Jahren treffende Sonderform einer megaloblastischen Anämie zeigt ebenfalls als Ausdruck mangelnder Reifung der Blutzellen ein ausgesprochenes *Megaloblastenmark*, dessen Nachweis zur Diagnose zu fordern ist. Dazu genügt nicht eine vorausgegangene Fütterung mit Ziegenmilch, weil diese auch eine reine Eisenmangelanämie zu erzeugen vermag, während umgekehrt das v. Jaksch-Hayem-Luzet-Syndrom auch bei dystrophen, mangelernährten Kindern ohne Ziegenmilchfütterung auftreten kann [*2119*].

Die *klinischen Symptome* bestehen in einer progredienten *hypochromen Anämie* mit abgeflachter, rechts- und linksverbreiterter Price-Jones-Kurve der Erythrocyten bei durchschnittlich normalem oder leicht vergrößertem Erythrocytendurchmesser, aber Mikrocytose und Makrocytose, Polychromasie und mäßiger Erythroblastose. Die *Reticulocyten* sind geringgradig vermehrt, oft findet man auch *Megaloblasten* in der Peripherie, häufiger *basophil punktierte Erythrocyten*, manchmal mit Howell-Jollyschen Körperchen. Besonders auffällig ist eine, allerdings nicht immer bestehende *Leukocytose mit starker Linksverschiebung* bis zu Myeloblasten neben einer Thrombopenie.

Im *Knochenmark* läßt sich eine Megaloblastose bei oft gesteigerter Erythropoese nachweisen. Die Thrombopoese ist gehemmt und in der weißen Reihe besteht eine ausgesprochene Linksverschiebung mit Riesenmetamyelocyten und Riesenstabkernigen sowie übersegmentierten Granulocyten und Megakaryocyten.

Obligat ist eine *Hepatosplenomegalie*, oft starken Ausmaßes, durch Wiederaufnahme der hämatopoetischen Funktion dieser Organe. Sie führt zu einer Auftreibung des Abdomens bei diesen im übrigen dystrophen Säuglingen mit ihrer typischen blaß-grauen Hautfarbe.

Pathogenetisch spielt neben dem Folsäuremangel, gegebenenfalls kombiniert mit Eisenmangel, eine Häufung von Infekten, dann auch Mangelernährung und schließlich wohl eine konstitutionelle Bereitschaft eine wichtige Rolle [*1964*].

Die *Therapie* besteht in einer kombinierten Behandlung mit Vitamin B_{12} und Folsäure, wenn nötig unterstützt durch Bluttransfusionen. Außerdem ist für eine altersentsprechende eiweißreiche Kost Sorge zu tragen [*2252*].

g) Polycythämie

Abgesehen von scheinbaren Vermehrungen der Erythrocyten bei Exsiccose oder der absoluten Polyglobulie bei cyanotischen kongenitalen Vitien ist im Säuglingsalter bei einer starken Vermehrung der Erythrocyten und entsprechend maximal hohen Hämoglobinzahlen (bis 27 g-%) an die *kongenitale adrenale Hyperplasie* (Cushing-Syndrom) zu denken, die beim Neugeborenen mit einer Polycythämie einhergehen kann und durch Aderlässe nicht zu beseitigen ist. Erst durch eine Therapie mit Cortisonderivaten und Desoxycorticosteronacetat (DOCA) normalisiert sich dann das bereits beim Neugeborenen zu beobachtende Syndrom [*2161*].

h) Die erythrämische Myelose (Di Guglielmo)

Auch dieses sehr seltene erythrocytäre Gegenstück zur akuten Myeloblastenleukämie mit seiner infausten Prognose ist im Säuglingsalter bereits zu beobachten und bei differentialdiagnostischen Erwägungen einzubeziehen. Es handelt sich dabei um eine ganz *akut fieberhaft* verlaufende Erkrankung mit *starker Leber- und Milzvergrößerung*, erheblicher normo*chromer Anämie* mit *excessiver Vermehrung der Erythroblasten* im peripheren Blutbild, die oft noch polychromatisch oder gar noch basophil sind. Auch atypische Erythrocyten können auftreten. Die Erythrocyten selbst sind anisocytotisch, zeigen eine Poikilocytose und häufig Jolly-Körperchen und Carbotsche Ringbildungen. Das *Knochenmark* ist hyperplasiert, vor allem auf dem erythropoetischen Sektor, mit starker Linksverschiebung, gegebenenfalls sogar mit einem „Hiatus erythraemicus" (di Guglielmo), d.h. mit fehlendem Übergang zwischen den sehr unreifen und reifen Erythroblasten. Da gleichzeitig eine Thrombopenie bestehen kann, sind auch Symptome einer *haemorrhagischen Diathese* zu erwarten. Die *Prognose* ist trotz therapeutischer Versuche mit ACTH und Cortisonderivaten und schließlich Splenektomie *aussichtslos* [*2631*].

i) Erythrocytärer Enzymmangel

(toxische Innenkörperanämie, Methämoglobinämie, Hämiglobinämie)

Eine Reihe von chemischen Substanzen anorganischer und organischer Herkunft sind imstande, eine häufig mit Innenkörperbildung einhergehende hämolytische Anämie zu erzeugen. *Frühgeborene* und *neugeborene* Kinder sowie *junge Säuglinge* stehen dieser Schädigung besonders ungeschützt gegenüber. Neben *Anilin* und Anilinderivaten, Blei, Naphthalin, Phenol, Schwefelwasserstoff und Thyrosin sind in diesem Zusammenhang die verschiedenen *Sulfonamide*, sowohl der Pyrimidingruppe (Elkosin, Aristamid, Diazil) als auch andere Präparate wie Gantrisin oder *Phenacetin*, ein häufiger Bestandteil von Fiebermitteln, zu nennen, die bei Überdosierung, aber auch bei normalen Dosen ein charakteristisches und teilweise schweres *Krankheitsbild* erzeugen können. Schon wenige Stunden nach der Einnahme kommt es zu einer eigentümlichen bläulichgrauen *Cyanose* der Haut und sichtbaren Schleimhäute, oft in einem solchen Ausmaß, daß das Kind einen moribunden Eindruck macht. In anderen Fällen entwickelt sich nach einer vorübergehenden *subikterischen Verfärbung*, wobei häufig *rötlichbrauner Urin* (Hämi- und Hämoglobinurie) ausgeschieden wird, die Anämie erst langsam. Im Blut besteht eine *Serumbilirubinerhöhung*, besonders des indirekten Anteils. Das Blut selbst ist von schmutzig-braunroter Farbe und enthält *Methämoglobin (Hämiglobin)* und Methämalbumin. Im *Blutbild* besteht eine mehr oder weniger starke Anämie mit Anisocytose und einer starken Reticulocytose. Auch lassen sich Mikrocyten, Erythrocytenfragmente sowie bei vielen Erythrocyten Heinzkörperchen nachweisen, die sich in der Brillant-Kresyl-Färbung darstellen lassen. In manchen Fällen besteht eine starke Heinz-Körperbildung auch ohne Hämolyse, während umgekehrt schwere Anämien ohne Heinz-Körper vorkommen können. Weil die meisten hämolytischen Gifte auch Hämiglobin- bzw. Methämoglobinbildner sind, nimmt vielfach der Methämoglobinanteil in den Erythrocyten zu, wie sich an der Cyanose der Kinder schon vermuten läßt. Beide Prozesse gehen parallel, wobei die Methämoglobinbildung reversibel ist, während die für die Hämolyse verantwortliche Heinzkörperbildung einen irreversiblen Prozeß darstellt, der auf oxydativem Weg zu einem Hämoglobinzerfall führt.

Gegen solche Gifte sind die Erythrocyten der Erwachsenen durch ihre hohe *Katalaseaktivität* geschützt, die beim Neugeborenen und im 1. Trimenon *noch gering* ist und erst vom 5.—6. Lebensmonat das Erwachsenenniveau erreicht [*2299*]. Außerdem besteht in den ersten Lebensmonaten bei den Erythrocyten noch ein Phänomen, das im Erwachsenenalter nur bei der familiären Methämoglobinbildung und bei der Primaquin-Überempfindlichkeit (Malariamittel) eine Rolle spielt: Bei der Inkubation der Erythrocyten mit Heinzkörperbildenden Giften (Acetylphenylhydrazin u. a.) kommt es zu einem schnellen Abfall des normalerweise in den Erythrocyten vorhandenen reduzierten Glutathion. Diese Glutathioninstabilität ist bei den Erythrocyten normaler Erwachsener nicht nachweisbar, es sei denn, es handelt sich um jene erbliche Anomalie, bei der ein enzymatischer Defekt in Form eines Mangels an Glucose-6-phosphat-Dehydrogenase besteht. Allerdings ist dieses Ferment in den Erythrocyten von Neugeborenen und jungen Säuglingen normal oder sogar erhöht, so daß die Giftempfindlichkeit offenbar andere Ursachen haben muß [*1966, 2673*]. Vielleicht spielt die Hypoglykämie des Neugeborenen ätiologisch dabei eine Rolle [*2673*].

Die einmal an der Heinzkörperbildung erkennbar geschädigten Erythrocyten werden rasch aus dem Kreislauf eliminiert und fallen der Hämolyse anheim, wobei der freiwerdende Blutfarbstoff erst als Oxyhämoglobin, dann als Methämoglobin im Serum spektralphotometrisch nachzuweisen ist (Absorptionslinie bei 230 mμ). Bei der Innenkörperbildung durch *Vitamin K-Präparate* liegt ein ähnlicher Mechanismus vor. Auch das *Resorcin* in Salben oder das *Gujacol* (Anastil) kann derartige hämolytische Anämieformen in Gang setzen. Dasselbe gilt von Kleidungsstücken, die mit *Naphthalin* in Pulver- oder Kugelform zum Schutz gegen Motten aufbewahrt wurden [*2062*].

In seltenen Fällen kann es in der Neugeborenen-Periode auch *ohne äußeren Anlaß* zu einer vorübergehenden Hämoglobinämie mit *Hämoglobinurie* und Hämalbuminämiebildung mit ausgeprägten Hautpigmentationen und spektrophotometrisch nachweisbarem Pigment im Liquor kommen [*2090*].

Die *angeborene hereditäre Methämoglobinämie* kann schon beim Neugeborenen oder in den ersten Lebenstagen eine eigentümliche, schiefergraue Cyanose machen, die in schweren Fällen sogar Anlaß zu irrtümlicher Annahme eines angeborenen Herzfehlers, etwa einer Tricuspidalatresie [*2143, 2440*] gibt. Die Cyanose spricht nicht auf Sauerstoffzufuhr an. Mitunter besteht eine leichte Polycythämie. Gesichert wird die Diagnose wieder durch den spektrophotometrischen Nachweis von Methämoglobin und das sofortige *Verschwinden der Cyanose auf* die Injektion von 5 ml einer 1%igen *Methylenblaulösung*. Der Methämoglobingehalt in den bisher veröffentlichten Fällen variiert zwischen 0,7 und 7,4 g-%, so daß 5 bis über 50% des gesamten Blutfarbstoffes als Methämoglobin vorliegen können [*2143*]. Gleichzeitig ist der Erythrocytendurchmesser häufig vergrößert und die osmotische Resistenz kann vermindert sein [*1992*].

Die Existenz eines recessiven oder dominanten Erbgangs [*2042*] ist noch nicht gesichert. Wichtig ist, daß es nur in 15—20% der Fälle zu klinischen Symptomen kommt, die Blaufärbung auch erst im Laufe der Jahre auftreten kann und vor allem eine Cyanose der Akren besteht. *Therapeutisch* muß die Zufuhr katalytischer Substanzen, wie Methylenblau oder Ascorbinsäure gegebenenfalls lebenslang erfolgen, etwa in Form einer Dauerbehandlung mit täglich 12 mg Methylenblau [*2318*]. In solchen Fällen ist auch schon einmal die Kombination mit einem angeborenen Strangulationsileus beobachtet worden [*2457*].

Schwere Cyanosen können im Säuglingsalter auch Folge einer *alimentären Nitratvergiftung* sein, wenn das verwendete Wasser mehr als 35—70 mg-% Nitrationen enthält. Auch dann ist die zu befürchtende Vergiftung noch eine Funktion der täglich zugeführten Wassermenge, des Körpergewichtes und des Alters des Kindes [*2048, 2101, 2602*]. Gegenüber der Nitratvergiftung sind *junge Säuglinge* wegen des in den ersten 3 Lebensmonaten noch in fallender Konzentration vorhandenen und besonders leicht oxydierbaren Hämoglobin F und der noch verminderten Fähigkeit ihrer Erythrocyten, einmal gebildetes Hämiglobin wieder zu Hämoglobin zu reduzieren [*2298*] *besonders ungeschützt*. Etwa 10% der bisher veröffentlichten Fälle sind tödlich ausgegangen.

Therapie: Ascorbinsäure, Methylenblau intravenös.

2. Die Leukocyten

a) Die Leukopenie

Beim Säugling sind Leukocytenwerte *unter 8000 nicht normal*. Vorübergehendes Absinken wird meist durch Virusinfektionen hervorgerufen. Eine *chronische Granulocytopenie* kann beim Neugeborenen durch Übertragung mütterlicher Leukocytenagglutinine im Sinne einer *feto-maternalen Leukocyteninkompatibilität* verursacht sein [*2430, 2304*]. Im 2. Lebenshalbjahr kann es sich um die *essentielle* chronische, *gutartige Neutropenie* handeln, die nach Monaten oder Jahren ausheilt, obwohl interkurrent bedrohlich niedrige Werte von 1000 Granulocyten zu beobachten sind [*2312*]. Häufig ist die Gesamtzahl der Leukocyten durch eine überschießende *Lymphocytose* ausgeglichen [*2141*], es gibt aber auch Fälle, die gleichzeitig eine absolute Lymphopenie aufweisen. Im *Knochenmark* besteht eine myeloische Hyperplasie [*2609*] mit Linksverschiebung der weißen Reihe und Ausreifungs- sowie Ausschwemmungsstörungen ähnlich der splenogenen Markhemmung, obwohl die Milz nie vergrößert gefunden wird. Nur im Ausnahmefall kann es über eine eintretende Thrombocytopenie zur *hämorrhagischen Diathese* mit Hepatosplenomegalie, schließlich zur Panmyelophthise und einem unglücklichen Ende kommen [*2621*]. Auffällig ist bei allen derartigen Patienten eine Neigung zu rezidivierenden fieberhaften Infekten der oberen Luftwege und zu Entwicklungsstörungen z.B. im Sinne einer Ossifikationsverzögerung [*2141*]. Deshalb werden bei der *Ätiologie* zum Teil konstitutionelle Faktoren, zum Teil aber auch exogene Gründe, wie eine Überempfindlichkeit gegenüber Sulfonamiden angenommen [*2609, 2556*]. Eine *Therapie* existiert heute noch nicht, Antihistaminica, ACTH, Cortison, Folinsäure, Vitamin B-Komplex u. a. sind bisher erfolglos geblieben. *Differentialdiagnostisch* ist bei Leukocytenverminderung auch an eine symptomatische Leukopenie bei Knochenmarkschädigung (Arzneimittel, Strahlen) oder an eine beginnende Leukämie zu denken.

b) Die familiäre Lymphopenie (Lymphophthise) mit γ-Globulinschwund

Dieses seltene und zumeist tödlich ausgehende Krankheitsbild scheint ausschließlich im Säuglingsalter vorzukommen.

Leitsymptome:

1. Rezidivierende, therapieresistente und zur Kachexie führende schwere *Enteritiden* mit bakteriellen Komplikationen, wie Bronchopneumonie und Otitis media sowie Hauteiterungen und in einigen Fällen Soorsepsis [*2156, 2596*].

2. *Hochgradiger Lymphocytenschwund.*

Im peripheren Blutbild finden sich meist weniger als 1000 Lymphocyten je Kubikmillimeter als Ausdruck eines Produktionsmangels an Lymphocyten und Plasmazellen in allen lymphatischen Organen, in denen teilweise reticuläre Ersatzwucherungen stattfinden (Lymphophthise nach Glanzmann *2156*). Gleichzeitig sinkt bei vielen Fällen der γ-Globulinspiegel bis zum völligen Schwund ab einschließlich der Fraktionen β 2 A und β 2 M [*2216, 2596*]. Das rote Blutbild ist fast immer unauffällig, bis auf eine sekundäre Anämie infolge der chronischen Ernährungsstörung, während der sich auch vorübergehend ein agranulocytäres Syndrom ausbilden kann [*2283, 2526*].

3. Häufig ein *großfleckiges*, morbiliformes *Exanthem*, das den ganzen Körper überzieht und oft in den letzten 10 Tagen vor dem Tod besonders deutlich auftritt [*2283*].

Bei der familiären Lymphopenie mit Antikörpermangelsyndrom handelt es sich um einen primären Bildungs- und Leistungsdefekt des lymphatischen Apparates, der sowohl die Plasmazellen als auch die Lymphocyten betrifft und eine absolut *infauste Prognose* besitzt. Bereits in den ersten Lebenswochen können sich die oben geschilderten Symptome einer absoluten Resistenzlosigkeit unter unregelmäßigen Fieberschüben entwickeln, die sich unter antibiotischem Schutz durch Blut- und Plasmatranfusionen, γ-Globulingaben oder Nebennierenrindenhormone kaum beeinflussen lassen. In vielen Fällen treten die ersten Symptome etwa im 3. Lebensmonat auf, zu einem Zeitpunkt, an dem der mütterliche γ-Globulinvorrat abgebaut ist. *Impfungen* sind bei solchen Kindern gefährlich, weil im Anschluß daran hämolytisch-urämisch Syndrome im Sinne eines Sanarelli-Schwartzman-Phänomens auftreten können, eine Beobachtung, die sich experimentell unterbauen läßt, weil das Phänomen nach Blockade des RES oder Atrophie des lymphatischen Apparates leicht auszulösen ist [*2216*].

Die *kongenitale Form* des Antikörpermangelsyndroms ohne Lymphopenie wird heute zu den *angeborenen Stoffwechselanomalien* gezählt (s. S. 153).

c) Agranulocytose

Die schwere Granulocytopenie bis zur Agranulocytose, in der Kindheit ein sehr seltenes Ereignis, kann aber als *erbliche* Erkrankung offenbar durch ein einzelnes recessives, autosomales Gen verursacht, mit der Häufigkeit von 0,0015%, auf gesunde Säuglinge bezogen, bereits im Säuglingsalter in Erscheinung treten [*2284, 2197*]. Man findet dann eine starke Erniedrigung der absoluten Leukocytenwerte mit einer entsprechenden Verminderung der myeloischen Anteile des Knochenmarks und den deutlichen Zeichen eines Reifungsblocks, während die Erythro- und Thrombopoese meist weniger beeinträchtigt ist. *Klinisch* bestehen rezidivierende, hochfieberhafte Hautinfektionen und nekrotisierende Prozesse der Schleimhäute sowie Lymphknotenschwellungen in den dazugehörigen Abflußgebieten. Ohne Therapie ist die Prognose äußerst ungünstig, da sich foudroyant in Form einer Sepsis das Ende einstellen kann. Mit laufenden Antibioticagaben, unterstützt durch Bluttransfusionen und Cortison, besteht die Möglichkeit einer jahrelangen Überlebensdauer, wobei das Knochenmark aber unverändert hypoplastisch bleibt [*2284*].

d) Leukämie

Bisher sind etwa ein halbes Hundert Fälle von *angeborener*, meist sehr unreifzelliger myeloischer *Leukämie* beschrieben worden [*2439*]. Davon hatten 21 Fälle ihre Krankheitssymptome bereits bei der Geburt, der Rest in den ersten 6 Lebenswochen. Die Mütter der Kinder waren alle blutgesund, wie auch umgekehrt leukämiekranke Mütter gesunde Kinder zur Welt bringen können [*2013*]. *Teilweise* wurden *vor Beginn* oder *gegen Ende der Schwangerschaft* ausgedehnte *Röntgenuntersuchungen* durchgeführt [*2006, 2178*]. Charakteristisch für diese „kongenitale" Leukämie ist das *Überwiegen des männlichen Geschlechtes*, die *hochgradige Leukocytose* (300000—1,6 Mill. Leukocyten [nach *2013, 2254*]) und das häufige Auftreten von tumorartigen *Hautinfiltrationen*, die teilweise schon bei der Geburt bestehen. Auch eine *Hepatosplenomegalie* fehlt selten [*1942, 2227, 2023, 2317, 2369*]. Eine Kombination mit *Mongolismus* scheint relativ häufig zu sein [*2567*].

Differentialdiagnostisch muß beim Neugeborenen eine Blutgruppeninkompatibilität ausgeschlossen werden, die in seltenen Fällen auch Hyperleukocytosen über 60000 [nach *2259*] mit Monocytenwerten von 50% und Lymphocyten von 23% erzeugen kann. Auch das *eosinophile Leukämoid* [*2519*] kann im Säuglingsalter Hyperleukocytosen bis 75000 Zellen mit Leber- und Milzschwellungen machen [*1943*]. Dabei handelt es sich wohl um ein reaktives Geschehen (Sensibilisierung, Nematodeninfektion) bei einer konstitutionellen Bereitschaft. Die Prognose des eosinophilen Leukämoids ist gut.

Die *Therapie der Leukämie* im Säuglingsalter entspricht den üblichen Möglichkeiten. Meist wird wegen des schlechten Allgemeinzustandes auf die Anwendung von Purinethol (6-Mercaptopurin) oder ähnlichen Antimetaboliten verzichtet werden müssen, während man mit Corticoiden in hoher Dosierung zusammen mit Bluttransfusionen kurzfristige Besserungen erleben kann.

e) Die akute Reticuloendotheliose (Abt-Letterer-Siwe-Syndrom)

Meist ohne Vorkrankheit, manchmal nach akuten Infekten, kann sich im Säuglings- und Kleinkindesalter dieses akute Krankheitsbild in Form eines papulösen, manchmal ekzematösen, auch scapiesähnlichen *Hautausschlags* manifestieren. Er beginnt meist am behaarten Kopf, überzieht dann den Stamm und prägt sich besonders in den Leistenbeugen und an der unteren Bauchhaut, selten in den Achselhöhlen in intertriginöser Konfiguration aus. Mit zunehmender Ausdehnung werden auch Nacken und Teile des Halses ergriffen, während die *Extremitäten* und *das Gesicht immer frei* bleiben (s. Abb. 30). Das Allgemeinbefinden ist bis auf einen *starken Juckreiz* zuerst wenig, dann immer stärker beeinträchtigt, bis sich dann ein schweres Krankheitsbild entwickelt mit deutlich *tastbaren Lymphknoten* im Nacken, in den Leistenbeugen und unter den Armen, mit *Splenohepatomegalie* und unklaren *Temperaturen*. Im Bereich des geschilderten Exanthems treten *petechiale Blutungen* und *Ulcerationen* auf, und röntgenologisch lassen sich *im Skelet*, vor allem an den Schädelknochen *lacunäre Defekte* und eine allgemeine *Osteoporose* nachweisen. Das Blutbild ist sehr häufig bis auf eine zunehmende Anämie uncharakteristisch, selten treten monocytoide, vakuolenhaltige Zellen und kleine Reticulumzellen auf. Im fortgeschrittenen Stadium sind eine Leukopenie und Thrombopenie charakteristisch.

Die *Prognose* des Leidens ist *schlecht*. Der Tod tritt nach Wochen oder wenigen Monaten trotz Therapieversuchen mit Antibiotica, ACTH oder Cortison ein [*2367*].

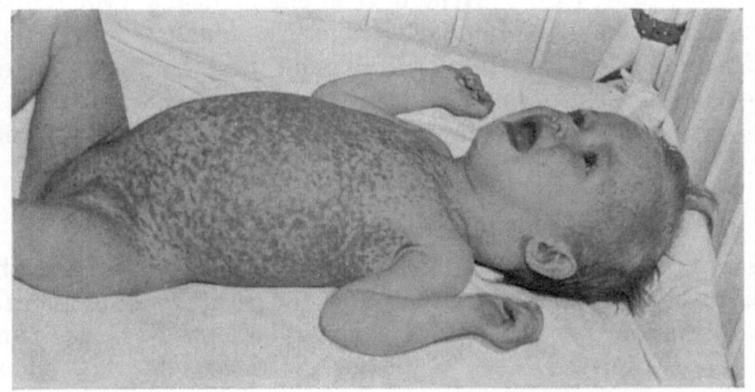

Abb. 30. Reticuloendotheliose (Univ.-Kinderklinik Köln)

Ätiologisch handelt es sich um eine, wahrscheinlich entzündlich bedingte, Proliferation von Reticulumzellen, die erst sekundär, und im Säuglingsalter überhaupt selten, Lipoidspeicherungen zeigen, wodurch sie sich von der Hand-Schüller-Christianschen Erkrankung, der primären idiopathischen Xanthomatose deutlich unterscheidet. Auch ein familiäres Vorkommen wurde schon beobachtet [*2099*, *2311*]. Übergänge von der Reticuloendotheliose zur Leukämie scheinen möglich zu sein [*2013*, *2524*, *2547*].

3. Thrombocyten

a) Thrombopenie

Petechiale Hautblutungen im Sinne einer thrombocytopenischen Purpura können bereits beim Neugeborenen als Folge einer Immunreaktion durch *mütterliche Antikörper* auftreten. Dann hat die Mutter entweder selbst unter Purpura zu leiden (idiopathisch oder durch Arzneisensibilisierung) oder sie hat Autoagglutinine und Isoagglutinine gegen die Plättchen des Kindes gebildet. Im Blutbild des Kindes besteht dann eine *starke Thrombopenie* mit Werten unter 50000, die im Laufe der ersten 3 Lebensmonate mit Verschwinden der mütterlichen Antikörper wieder nachläßt. Die beim Kind nachzuweisenden Antikörper richten sich gegen die väterlichen, nicht gegen die mütterlichen Plättchen [*2136*]. Cortison pflegt bei dieser Art der Thrombopenie des Neugeborenen und Säuglings unwirksam zu sein [*2136*, *2524*, *2547*]. Geht die *Thrombocytopenie* mit einer *Allergie gegen Muttermilch* einher, läßt sie sich erst durch Umsetzen auf künstliche Ernährung oder auf Ammenmilch beseitigen [*2444*].

Nach großen Transfusionen kann es beim Säugling zu einer akuten *Transfusions-Thrombocytopenie* kommen [*2257*]. Eine ebensolche *passagere Thrombopenie* ist auch nach Neugeborenen-*Infektionen* oder *Arzneimittelgaben* zu beobachten.

Zusammengefaßt kann es also auch schon im Säuglingsalter zu einer alimentär-postinfektiös oder medikamentös-allergisch bedingten Thrombopenie kommen, wobei die postinfektiöse Form nach Viruserkrankungen mit sehr diskreten petechialen Blutungen recht häufig vorkommt. Ein Übergang von diesen akuten Formen in die chronische Thrombopenie läßt sich durch ACTH- und Cortisonbehandlung nicht verhindern [*1915*].

Bei den *chronischen Modifikationen* ist die *hypoplastische Thrombocytopenie* vom Plättchenmangel durch erhöhte periphere Zerstörung zu differenzieren. Eine kongenitale hypoplastische Thrombopenie gehört z.B. zum *Fanconi-Syndrom* (hypoplastische Anämie s. S. 378). Man findet sie auch bei der *Leukämie* und bei der *Reticuloendotheliose.* Ihre Ursache liegt in einem Megakaryocytenschwund, der sich bei der Markpunktion offenbart. Eine *Kombination* von *thrombopenischer Purpura, Ekzem,* vermehrter Infektanfälligkeit und Megakaryocytenhypoplasie oder -mangel ist ein Krankheitssyndrom, das *nur Knaben* betrifft, das in der Literatur bekannt ist und schon bei Säuglingen mit *multiplen Mißbildungen* diagnostiziert werden kann [*2502*].

b) Das Kasabach-Meritt-Syndrom (s. Abb. 31).

Bei diesem, besonders im Säuglingsalter auftretenden Krankheitsbild entsteht die Thrombopenie in erster Linie durch periphere *Plättchenzerstörung* in einem für das Krankheitsbild typischen *Riesenhämangioendotheliom,* das zum Teil schon mit zur Welt gebracht wird, zum Teil in den bisher beschriebenen Fällen in den ersten Lebentagen auftritt und ständig an Größe zunimmt, bis schließlich der Großteil einer Extremität oder eines anderen Körperbezirkes davon ergriffen wird. Das kavernös-papillär aufgebaute Hämangiom liegt meist subcutan und zeigt ein stark infiltrierendes Wachstum. Die Thrombopenie nimmt mit der Größe des Hämangioms zu. Später kommt es zum Auftreten von *petechialen,* gelegentlich auch *großflächigen Blutungen* und einer mittelschweren normo- bis hypochromen *Anämie.* Auch ausgedehnte *Blutungen in Körperhöhlen* wurden beobachtet. Dabei pflegt die Blutungszeit verlängert, die Gerinnungszeit meist normal oder nur leicht verlängert zu sein, während die Retraktion des Blutkuchens ausbleibt. Die mittleren *Thrombocytenzahlen* lagen in den schweren Fällen *bei 15000.* Im Knochenmark wurden bis auf eine Vermehrung der Erythropoese teils unauffällige Megakaryocytenbefunde, teils Megakaryocytenvermehrung oder -verminderung gefunden [*2402*]. Neuerdings konnte festgestellt werden, daß sich diesem Syndrom auch eine *Afibrinogenämie* zugesellen kann. Sie erklärt die nachweisbaren Gerinnungsstörungen besser. Das Hämangiom fängt offenbar mit zunehmender Ausdehnung infolge seiner Capillaroberflächenvergrößerung nicht

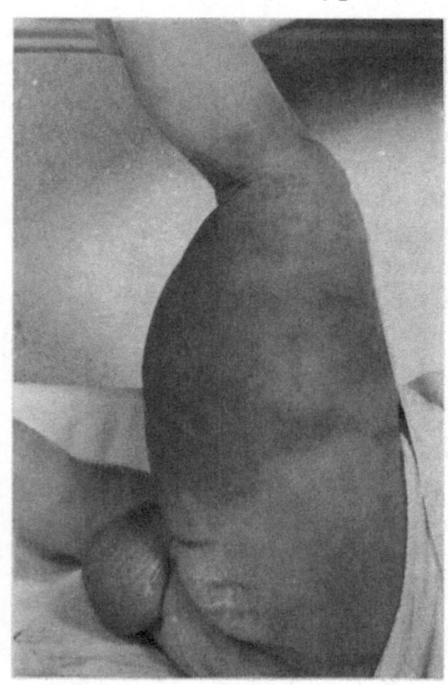

Abb. 31. Kasabach-Meritt-Syndrom (Univ.-Kinderklinik Köln)

nur Thrombocyten aus dem strömenden Blut, die sich histologisch dann als Plättchenthromben nachweisen lassen, sondern verbraucht auch Fibrin, das in den Randbezirken des Hämangioms als Fibrinthromben angelagert wird [*1952*]. In einigen Fällen treten *starke Corticalisverdickungen am Knochen der befallenen Extremität* auf, so daß differentialdiagnostisch eine *chronische Osteomyelitis* erwogen werden muß, was häufig zu Fehldiagnosen Anlaß gibt [*2636*, *2435*].

Die *Therapie* der Wahl ist die Röntgenbestrahlung des Hämangioms, unter der sich auch nicht bestrahlte Bezirke zurückbilden [*1952*]. Während der Bestrahlung kann es vorübergehend zu einem weiteren Plättchenabfall und zu einer Steigerung der Blutungsbereitschaft kommen, so daß hierbei Bluttransfusionen besonders indiziert sind. Auch symptomatisch kann zur Bekämpfung der Anämie und Blutungsbereitschaft Blut gegeben werden. Die bei der Immunothrombopenie bewährte Cortison- und ACTH-Behandlung ist erfolglos, auch eine Splenektomie kann das Krankheitsbild nicht beeinflussen. Eine chirurgische Entfernung des Hämangioms ist wegen der starken Blutungsbereitschaft selten erfolgreich und bei große Ausdehnung unmöglich.

c) Die Revolsche Krankheit (Diacyclothrombopathie)

Bei diesem eigentümlichen Krankheitszustand erscheinen die Thrombocyten im Blutausstrich alle gleichmäßig rund geformt und es fehlt ihnen die Neigung zur Agglomeration. Schon in den ersten Lebenswochen kann es zu einer schweren generalisierten *Purpura* mit *Magen- und Darmblutungen* bei normaler Gerinnungs- und verlängerter Blutungszeit sowie vermindertem Prothrombinverbrauch kommen. Auch die Retraktion des Blutkuchens kann ausbleiben. Therapeutisch ist eine Dauerbehandlung mit Prednison erfolgreich [*1960*].

d) Erbliche Thrombopathien

In diese Gruppe gehört die Thrombopathie Willebrand-Jürgens, eine nicht geschlechtsgebundene, dominante Erbkrankheit, bei der von früher Kindheit an *hämophilieartige Blutungen* aus Nase, Mund und Magen-Darmtrakt auftreten bei normalen Thrombocytenwerten, verlängerte Blutungs-, aber normaler Gerinnungszeit und normaler Retraktion des Gerinnsels. Das Rumpel-Leede-Phänomen fällt nur in schweren Fällen positiv aus, der Prothrombinverbrauch und der Thromboplastinbildungstest sind pathologisch, so daß ein Mangel des Plättchenfaktors III wahrscheinlich ist. Die *Therapie* besteht in der Zuführung lyophilisierter Thrombocyten oder in kleinen Bluttransfusionen.

Die *Thrombasthenie* Glanzmann-Nägeli, ebenfalls ein unregelmäßig dominant vererbbares Leiden, macht meist in der Säuglingszeit noch keine Symptome. Klinisch kann bei normalen Plättchenzahlen, verlängerter Blutungszeit und Ausbleiben der Retraktion des Gerinnsels ein dem *Morbus Werlhof ähnliches Bild* entstehen. Dementsprechend gestaltet sich auch das therapeutische Vorgehen.

4. Hämorrhagische Diathesen

a) Plasmatisch bedingte Koagulopathien

In diese Gruppe fallen alle Blutungsneigungen, die auf Grund von *Defekten im Gerinnungssystem* eintreten:

1. Faktor I-Mangel (Afibrinogenämie, Fibrinopenie).

Aus diesem recessiven Erbleiden entsteht bei Heterozygotie eine Fibrinopenie, die klinisch latent bleibt. Bei Homozygotie aber kommt es zu mehr oder weniger schwerer *hämorrhagischer Diathese*, die bereits beim Neugeborenen mit starken Blutungen (Cephalhämatom, intrakranielle Blutungen, retinale Blutungen, Ekchymosen der Haut, unstillbare Schleimhautblutungen aus dem Mund [*2290*], Lungenblutungen) manifest werden kann. In leichteren Fällen macht sich die Blutungsneigung erst auf mechanische Einwirkungen (Kontusionsflecke) oder bei kleinen Hautverletzungen bemerkbar. Die Gerinnungs- und die Prothrombinzeit sind verlängert. Eine Normalisierung kann nur mit Fibrinogen oder Frischbluttransfusionen, nicht aber mit Thrombin erreicht werden [*2116*, *2172*]. Ein erworbener Fibrinogenmangel kann beim Kasabach-Meritt-Syndrom bestehen (s. S. 386).

2. Faktor II-Mangel (Hypoprothrombinämie).

Die Blutungsneigung wegen Prothrombinmangel wurde bei der Melaena neonatorum besprochen. Die kongenitale recessiv vererbbare Hypoprothrombinämie macht im Säuglingsalter meistens noch keine Symptome.

3. Faktor V-Mangel (Morbus Owren).

Sie kann als dominante Erbkrankheit bei beiden Geschlechtern bereits im Säuglingsalter eine hämophilieähnliche hämorrhagische Diathese verursachen, bei der die Prothrombinzeit verlängert, der Prothrombinverbrauch selbst aber normal ist. Therapeutisch sind nur Frischbluttransfusionen oder ACC 76 wirksam, während eine Vitamin K-Behandlung erfolglos bleibt. Ein symptomatischer Faktor V-Mangel besteht bei der Purpura fulminans.

4. Faktor VII-Mangel.

Hinter Schleimhaut- und Subarachnoidalblutungen im Säuglingsalter kann sich als seltenes dominantes Erbleiden auch ein Prokonvertinmangel verbergen. Auch dabei ist die Prothrombinzeit verlängert, aber auch der Prothrombinverbrauchstest pathologisch. Therapeutisch sind Blut, Plasmakonserven, Vitamin K und ACC 76 wirksam.

5. Faktor VIII (antihämophiles Globulin).

Die echte Hämophilie A kann bereits beim Neugeborenen, dann auch in der ganzen Säuglingszeit als recessiv geschlechtsgebundenes Erbleiden bei mechanischen Insulten Anlaß zu schwersten Blutungen sein (meningeale und cerebrale Blutungen nach Geburtstrauma, Hämatome). Gelenkblutungen oder Parenchym- und innere Blutungen treten im Säuglingsalter zumeist noch nicht auf. Die Gerinnungszeit ist verlängert, Prothrombinzeit und Blutungszeit sind normal. Meist wird die Diagnose erst nach der Säuglingszeit gestellt.

6. Faktor IX-Mangel (Christmas-Faktor-Mangel, Hämophilie B).

Die Klinik entspricht dem Faktor VIII-Mangel.

7. Faktor X-Mangel (Hämophilie C).

Ein angeborenes Fehlen dieser für die Blutthromboplastinbildung notwendigen Komponente [*2279*] kann ebenfalls mittelschwere bis schwere Hämophiliesymptome erzeugen [*2409*]. Die dabei verlängerte Aktivierungszeit des Plasmathrombokinasebildungstestes läßt sich durch Vitamin K normalisieren [*2409*].

Abgesehen von der Hämophilie A und B sind alle anderen „Hämophilie"-Formen im Säuglingsalter sporadische Erkrankungen, die sich *im klinischen Bild praktisch nicht unterscheiden* und im Einzelfall eine genaue Analyse des Gerinnungsstatus zur Differentialdiagnose verlangen [*1928, 2054, 2056, 2104, 2215, 2456, 2498*] Dasselbe gilt von der hämorrhagischen Diathese durch kongenitalen Mangel des Prower-Stuart-Faktors (Faktor XI) [*2124*].

Die *Therapie* bei allen Hämophilieformen besteht entweder in der Zufuhr des fehlenden Faktors oder in Frischbluttransfusionen, wobei in beiden Fällen bei wiederholter Anwendung das Auftreten von Hemmkörpern gegen den fehlenden Faktor zu befürchten ist, so daß alle Maßnahmen nur *mit strengster Indikation im Notfall* anzuwenden sind.

b) Hämorrhagische Diathesen durch Gefäßfaktoren (Angiopathien)

Die anaphylaktoide Purpura (Schönlein-Henoch-Glanzmann) kommt erst jenseits des Säuglingsalters vor. Dagegen ist die *Seidlmayersche Kokardenpurpura* im Anschluß an eine akute Infektionskrankheit auch beim Säugling schon zu befürchten. Dabei treten besonders im Gesicht und an den Streckseiten der Extremitäten symmetrisch verteilt quaddelartige, meist abgerundete oder flächenförmig ausgebreitete Efflorescenzen auf, die einen hämorrhagischen Rand, manchmal auch ein hämorrhagisches Zentrum zeigen (Kokardenform). Die Thrombocytenzahlen und der Gerinnungsstatus bleiben normal. Die *Therapie* besteht in der Gabe von Prednisonpräparaten unter gleichzeitigem Antibioticaschutz.

Multiple kleine Purpuraflecke können im Säuglingsalter als Zeichen eines *Capillarschadens bei Viruserkrankungen* auftreten. Auch hierbei ist der Gerinnungsstatus normal. Eine besondere Therapie erübrigt sich. Schließlich muß differentialdiagnostisch bei allen Purpuraformen auch an *bakterielle Streuungen* gedacht werden, vor allem an die Meningokokkensepsis (Waterhouse-Friedrichsen-

Syndrom). Großflächige, meist tiefliegende Hämorrhagien findet man bei der *C-Avitaminose* (Morbus Möller-Barlow; s. S. 523). Selbstverständlich ist in vielen Fällen einer thrombocytär bedingten Blutungsbereitschaft oder einer Coagulopathie durch humorale Defekte auch ein Gefäßfaktor pathogenetisch beteiligt [*2334*].

K. Die Erkrankungen des Magen-Darmtraktes

1. Mundhöhle

a) Die Bednarschen Aphthen

Dabei handelt es sich um oberflächliche, kleine runde oder elliptische, meist symmetrisch an der Rhaphe angeordnete *Ulcerationen* im hinteren Abschnitt des harten Gaumens, die manchmal auch in der Mitte ineinander übergehen und schmetterlingsförmig aussehen können. Meist sind sie weißlich belegt und von einem roten, schmalen, entzündlichen Rand umgeben. Sie treten im frühen Säuglingsalter als Folge fehlerhafter Mundreinigung oder durch den Gebrauch eines zu harten Saugers als traumatische Veränderungen auf. Eine besondere Behandlung erübrigt sich, wenn die genannten Ursachen ausgeschaltet werden.

b) Kurzes Zungenbändchen

Nicht selten beunruhigen sich die Eltern über ein weit an der Zungenspitze inserierendes oder sehr kurzes Zungenbändchen. Allerdings macht es niemals Schwierigkeiten beim Trinken und hat auch später keinen Einfluß auf die Sprachentwicklung, so daß ein *Durchschneiden* des Phrenulums in der Säuglingszeit *abzulehnen* ist, da selbst bei extremen Fällen mit zunehmendem Wachstum eine Verlängerung eintritt. Außerdem kann nach dem Eingriff vorübergehend eine Zungenschwellung auftreten, die bei den engen Mundverhältnissen des Säuglings zu fürchten ist. Ob später in sehr seltenen Fällen noch eine chirurgische Intervention nötig ist, kann erst nach der Säuglingsperiode entschieden werden. Das *Zungenbändchengeschwür* im Verlauf des Keuchhustens ist erst nach dem Erscheinen der unteren Schneidezähne zu befürchten und bedarf praktisch nie einer besonderen Behandlung.

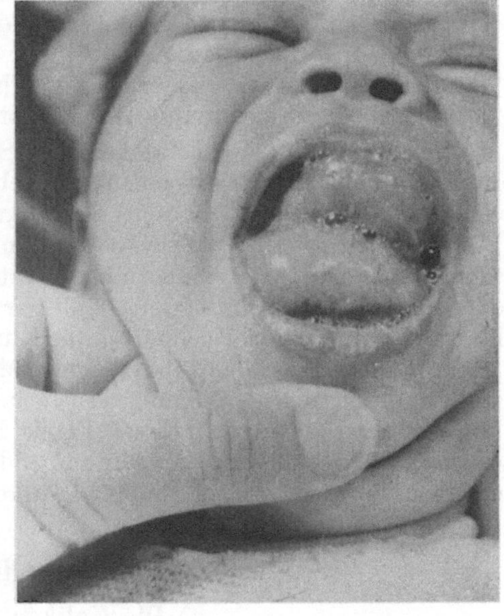

Abb. 32. Lymphangiom der Zunge (Univ.-Kinderklinik Köln)

c) Makroglossie

Unter *Ranula* (s. Abb. 32) versteht man eine cystische Anschwellung des Zungengrundes. Meist handelt es sich um eine *Retentionscyste der sublingualen Speicheldrüse.* Sie kann aber auch vom Lymphgewebe oder einem im embryonalen Leben nicht geschlossenen cervicalen Sinus ausgehen. Typisch ist ihr *langsames Wachstum*, ihre *bläuliche Verfärbung*, ihre weiche Konsistenz mit deutlicher *Fluktuation*. Bei der Punktion entleert sich ein schleimiger Inhalt. Eine endgültige *Therapie* besteht in der chirurgischen Ausräumung der Cystenwand. Die totale Exstirpation gelingt zumeist nicht. *Differentialdiagnostisch* muß auch die *cystische Erweiterung* des Whartonschen *Speichelganges* erwogen werden. Sie kann ein- oder doppelseitig an der Zungenunterfläche durch Stenosen oder Atresien der Ausführungsöffnung (Caruncula sublingualis) auftreten. Die chirurgische *Therapie* besteht in einer Öffnung des Ausführungsganges. Auch *Dermoidcysten* oder *Flimmerepithelcysten* können zu einer Makroglossie führen. Bedrohliche Formen aber findet man besonders bei mehrkammerigen *Lymphangiomen*, die in monströser Form mit infiltrierendem Wachstum den ganzen Zungenboden einschließlich der seitlichen Halsregion durchsetzen können, so daß eine zunehmende Beeinträchtigung der Atmung durch Kompression der Trachea und Fütterungsschwierigkeiten einen chirurgischen Eingriff unumgänglich machen. Er ist technisch schwierig und belastet den Säugling stark. Die Prognose dieser schnellwachsenden Lymphangiome der oberen Halspartien ist zweifelhaft.

2. Die Parotis

Eine Anschwellung der Parotis wird im Säuglingsalter selten durch ein Abflußhindernis hervorgerufen, obwohl *Steine* bereits bei der Geburt vorhanden sein können. Auch eine *kongenitale Sialodochektasie der Parotis* kann schon während der Säuglingszeit eine ohne Fieber über Wochen dauernde, wenig schmerzhafte derbe Schwellung der Parotis erzeugen [*2294*]. Die Steine sind dann zu palpieren, aber selten röntgenologisch nachweisbar. Durch Jodipinfüllung gelingt es, die Ektasie sialographisch nachzuweisen. Das Hindernis ist chirurgisch zu entfernen. Auch *angeborene Parotiscysten* sind selten, können einen großen Umfang erreichen und entstehen durch intrauterine Okklusion der abführenden Speichelgänge. Auch hier liegt die Behandlung in der Hand des Chirurgen.

Die *eitrige Parotitis* im Rahmen einer Sepsis oder lokalisiert durch aufsteigende Infektion bei resistenzschwachen Frühgeborenen oder dystrophen Säuglingen ist eine heute nicht mehr häufige Erkrankung, die sich durch Anschwellung der Parotis unter Fieber und Leukocytose mit Linksverschiebung manifestiert. Bei sehr abwehrschwachen Kindern kann trotz deutlich feststellbarer Einschmelzung oder nachweisbarer Entleerung des Eiters aus dem Parotisgang das Fieber ausbleiben. Wenn es nicht gelingt, unter Kurzwellenbehandlung durch antibiotische *Therapie* eine Einschmelzung zu verhindern, ist eine chirurgische Intervention angezeigt, um eine Beteiligung des Facialis zu verhüten. Allerdings ist oft eine *Fluktuation* durch die stramme Fascie hindurch, unter der die Parotis liegt, *schwer zu diagnostizieren*. Auch muß bei der Eröffnung das Anschneiden größerer Gänge vermieden werden, um eine spätere Speichelfistel zu vermeiden.

3. Funktionelle Störungen

a) Die Koliken des Säuglings

Fast jeder Säugling gerät *in den ersten 3 Lebensmonaten* zu bestimmten Tageszeiten in Perioden der Unruhe und des heftigen Schreiens, durch die viele Eltern, zumal bei ersten Kindern, beunruhigt werden. Das Schreien klingt oft sehr gequält, die Kinder ziehen wechselweise Arme und Beine an, so daß der Eindruck *anfallsartiger Bauchschmerzen* entsteht. Meist treten diese Perioden gegen Abend auf, so daß man im anglo-amerikanischen Schrifttum auch von den *Abendkoliken* oder den *Dreimonatskoliken* spricht [*2239*]. Bei der Untersuchung findet man häufig sehr *lebhafte Darmgeräusche,* manchmal auch einen etwas *gespannten, gasgefüllten Leib.* Hinter diesem an und für sich harmlosen Zustand verbergen sich eine Reihe von verschiedenen ätiologischen Möglichkeiten, die aber fast immer eine *abnorme Gasbildung* in den Därmen gemeinsam haben. Nur in den wenigsten Fällen handelt es sich um *Darmspasmen,* die als Folge einer noch bestehenden Unreife des autonomen Nervensystems diskutiert werden. Eine vermehrte Gasbildung durch bakteriellen Nahrungsabbau kann sowohl beim Brustkind bei sehr fett- und zuckerreicher Muttermilch als auch beim künstlich ernährten Kind bei entsprechender Nahrung leicht eintreten. Der Großteil der die Därme passierenden Luft wird aber sicher auch geschluckt, vor allem beim künstlich ernährten Kind und ganz besonders bei vorübergehender Behinderung der Nasenatmung.

In solchen Fällen kann es zu einer ganz *akuten Magenblähung* mit Zwerchfellhochstand, Lungenkompression und Herzverdrängung bis zum schwersten *Kreislaufkollaps* im Sinne eines *gastrokardialen Syndroms* (Roemheld-Komplex) kommen. Durch Einführen einer Gummisonde in den Magen, aus der die Luft dann mit hörbarem Geräusch entweichen kann, ist der lebensbedrohliche Zustand sofort zu beseitigen [*2237*].

Meistens handelt es sich aber bei dem abendlich schreienden Säugling nur um ein harmloses Leiden, das in leichten Fällen mit 2 Monaten, in schweren Fällen bis zum 3. oder 4. Lebensmonat von selbst verschwindet. Die Beunruhigung der Eltern läßt sich mit dem Hinweis auf die Schwierigkeit der Anpassung des Säuglingsdarmes an die ungewohnte Funktion des Nahrungsabbaues im allgemeinen beschwichtigen. Durch diese Aufklärung ist häufig schon eine gewisse Besserung zu erreichen, weil auch äußere Momente, wie starke Unruhe in der Umgebung oder Pflegerinnenwechsel, die Häufigkeit und Länge der Anfälle ungünstig beeinflussen. Am besten macht man die Eltern schon unmittelbar nach der Geburt des Kindes oder bei der Entlassung aus der geburtshilflichen Anstalt auf diese möglichen Schreiattacken aufmerksam.

Übrigens hat es nicht an Versuchen gefehlt, diese Schreiphasen auch psychologisch zu erklären: Der junge Säugling besäße ja damit die einzige Möglichkeit, auf sich aufmerksam zu machen und die Nähe der Mutter zu fordern. Die Tatsache, daß eine schnelle Beruhigung eintritt, wenn das Kind auf den Arm genommen und umhergetragen wird, beweise diese Hypothese. Da während der Schreiattacken häufig auch vegetative Symptome, wie kalte Extremitäten, Schwitzen und eine Hautmarmorierung zu beobachten sind, hat man die Koliken auch als Ausdruck einer vegetativen Dystonie aufgefaßt [*2431*].

Differentialdiagnostisch müssen selbstverständlich Hunger, Durst, nasse Windeln und Invaginationen (s. S. 398) ausgeschlossen werden. Auch können in sehr seltenen Fällen Koliken das erste Symptom einer Milchallergie sein, so daß in entsprechender Weise (s. S. 324) zumindest die Fütterung einer stark denaturierten (evaporierten) Milch vorzuziehen ist.

Prophylaktisch muß man bei der Fütterungstechnik nach Möglichkeit vermehrtes Luftschlucken verhindern. Unterernährte und hungrige Kinder schlucken auch beim gierigen Saugen am Finger Luft. Die Gärungsbereitschaft soll nach Möglichkeit gedämpft werden (Zusatz von Plasmon, Reduktion des Zuckers, bei Muttermilchkindern Zufütterung von Plasmonbrei). Beim Bestehen von Hernien ist das Auftreten derartiger Schreiattacken wegen der Einklemmungsgefahr besonders ungünstig, so daß man dann auch mit Änderung der Fütterungszeiten, Umhertragenlassen und Sedativa versuchen muß, Abhilfe zu schaffen. Lebhafte „neuropathische" Kinder können auch spontan eine Peristaltikbeschleunigung der oberen Darmabschnitte besitzen, so daß ungenügend verdaute Nahrung in größeren Mengen in das Colon gelangt und dort der Gärung anheimfällt. *In therapieresistenten und schweren Fällen* kann man mit warmen Leibwickeln und

Eupaco-Suppositorien versuchen, Erleichterung zu verschaffen. Im übrigen scheinen Kinder, die nach dem Self-demand-feeding-Schema gefüttert werden, relativ frei von Koliken zu sein [*1918*].

b) Das Erbrechen und Ruminieren

In diesem Abschnitt soll nicht vom Erbrechen des Neugeborenen (Differentialdiagnose s. S. 230) oder von den Brechattacken zum Beginn einer Ernährungsstörung (s. S. 300), sondern von harmloseren Formen die Rede sein.

Hierher gehört einmal das Erbrechen des künstlich ernährten Kindes bei *falscher Fütterungstechnik* (Luftschlucken, verstopfte Nase), bei zu großer Trinkmenge oder zu hastiger Fütterung, bei ungeeigneter, einschnürender Bekleidung oder bei unvorsichtiger Behandlung des Kindes nach dem Trinken, Fehler, die sich bei genauer Anamnese schnell erkennen und entsprechend beseitigen lassen.

Rezidivierende Brechattacken im Sinne des habituellen Erbrechens können auch durch die *intermittierende Magentorsion* bei Megadolichocolon, bei besonders kurzem Ligamentum gastro-colicum oder starker Luftansammlung im Colon hervorgerufen werden. Die Diagnose ist röntgenologisch zu klären [*2508*]. Differentialdiagnostisch müssen auch die beim Neugeborenen-Erbrechen angeführten funktionellen und anatomischen Gründe (s. S. 230) bedacht werden.

Das sog. *habituelle Ruminieren* mit Erbrechen des Säuglings findet man besonders bei lebhaften Kindern neuropathischer Konstitution. Charakteristisch ist dabei, daß die Nahrung einige Zeit nach der Fütterung wieder in den Mund gebracht wird, dort einige Zeit behalten, oft gekaut und wieder geschluckt, zum Teil auch erbrochen wird. Oft geht der eigentlichen Rumination ein Grimmassieren und eine starke Bewegungsunruhe voraus. Durch erregtes Fingerlutschen, wobei meist mehrere Finger tief in den Rachen gesteckt werden, wird der Akt eingeleitet, bis schließlich das Hochwürgen gelingt, das einen ausgesprochen *lustbetonten Eindruck* macht. Es handelt sich um einen *neurotisch gefärbten Tic*, der sich im allgemeinen erst gegen Ende der Säuglingszeit, *im „Breialter"*, einstellt.

Die *Behandlung* der Rumination besteht neben einer allgemeinen Sedierung in Ablenken, Hochlagern des Oberkörpers, auch Bauchlagerung, Bauchlagerung mit starker Reflexion des Kopfes durch eine Kinnrolle. Schließlich kann auch noch mit einer festen Kinnschleuder (Halfter-Verband) versucht werden, das Ruminieren unmöglich zu machen.

Das eigentliche *habituelle Erbrechen* (s. S. 237) ist differentialdiagnostisch davon zu trennen.

Auch die *angeborene Oesophagusstenose* macht zumeist erst nach dem Übergang von der flüssigen auf die breiige Kost in Form eines Hochwürgens unverdauter, nicht sauer riechender Nahrung Erscheinungen. Nur in sehr schweren Fällen können die Schluckstörungen auch schon bei nur flüssig ernährten Säuglingen auftreten. Bei der Bariummahlzeit ist vor dem Röntgenschirm die Diagnose meist einfach zu stellen. *Differentialdiagnostisch* müssen die gleitenden Hiatushernien ausgeschlossen werden. Die *Therapie* beginnt mit dem Versuch einer Bougierung, bei deren Erfolglosigkeit eine chirurgische Korrektur anzustreben ist.

Schlaffes Erbrechen nach der Nahrungsaufnahme mit zunehmender Trinkunlust und Gewichtsabnahme kann auch die Folge einer *Kaskadenbildung des Magens* sein, bei der sich röntgenologisch eine Zweiteilung des Magens (Sanduhrform) mit Doppelung der Magenblase, doppelter Spiegelbildung und normaler oder verzögerter Magenentleerung finden. Als *Ursache* werden Tonusverlust oder lokale Tonussteigerungen im Bereich des Magens, Verwachsungen und Strangbildungen oder Kompressionen durch das gasgefüllte Colon transversum sowie Störungen in der Darmsitusentwicklung diskutiert. Eine *Kombination mit*

Pylorospasmus [*2638*] und das *Auftreten nach* einer *erfolgreich behandelten Pylorusstenose* wurden beobachtet [*2511*]. Die *Therapie* besteht in einer Vorfütterung mit Brei zur Tonussteigerung des Magens, einer Verkleinerung der Einzelmahlzeiten und Lagerung des Säuglings auf der rechten Seite nach der Nahrungsaufnahme.

c) Die Obstipation

Verstopfung ist im Säuglingsalter ein seltenes Ereignis, das die Mutter meist mehr beeinträchtigt als das Kind. Über die Pseudoobstipation des Brustkindes s. S. 324. Sehr häufig ist aber beim Brustkind eine seltene Stuhlproduktion ein Zeichen der Unterernährung, die sich dann auch bald in mangelnder Gewichtszunahme manifestiert. Auch beim künstlich ernährten Kind kann die seltene Stuhlentleerung alimentär durch eine *zu geringe Nahrungsmenge* oder durch eine zu *caseinreiche* und *kohlenhydratarme Nahrung* bedingt sein. Dann versucht man durch Änderung der Nahrungszusammensetzung ($^2/_3$-Milch, Zuckersteigerung, Milchzucker statt Kochzucker, Malzzuckerzulage), die Bildung von Kalkseifenstühlen zu verhindern. *Differentialdiagnostisch* muß man in erster Linie an eine *Fissur* oder *Rhagadenbildung* der Analschleimhaut als Ursache einer schmerzhaften Defäkation denken, die bereits beim Säugling zu einer Obstipation Anlaß geben kann. In solchen Fällen muß vorübergehend durch Zuckerzusatz auf diätetischem Wege, beim älteren Säugling durch Gleitmittel (Paraffin, Agarol), eine breiige Stuhlkonsistenz erzwungen werden, bis die Rhagaden unter lokaler Behandlung (Zinksalbe, Pinselung mit Argentum nitricum-Lösung) ausgeheilt sind. Differentialdiagnostisch sind bei allen Obstipationen auch *Anomalien des Dickdarms* und *Enddarms* auszuschließen (Hirschsprungsche Krankheit, Rectumstenose, Schleimhautfalten im Rectum oder Sigma). Die spastische oder atonische Obstipation kommt im Säuglingsalter noch nicht vor.

Anfallsartige Schmerzzustände während oder *nach der Defäkation* können auch bei weicher Stuhlkonsistenz ohne Analfissur und ohne Sphincterkrampf bei älteren Säuglingen beobachtet werden. Sie lassen sich durch kleine Einläufe schnell beseitigen. Als Ursache dieses sehr seltenen Krankheitsbildes werden segmentale Darmspasmen oder kurzfristige Intussusceptionen diskutiert [*2446*].

4. Die kongenitale hypertrophische Pylorusstenose

Das klinische Bild der Pylorusstenose ist eindeutig. Das erste Symptom, Erbrechen in zeitlichem Abstand von der Nahrungsaufnahme im Strahl, beginnt bevorzugt in der *2. oder 3. Lebenswoche*, meist nach einem Prodromalstadium von wenigen Tagen mit uncharakteristischem Erbrechen. Nur in Einzelfällen zeigt es sich auch schon *wenige Tage nach der Geburt* oder erst nach der 8. Lebenswoche. Das *Durchschnittsalter* eines großen Krankengutes [*1954*] betrug *21,1 Tage,* nur in 3,8% der Fälle begann das zunehmende Erbrechen schon unmittelbar nach der Geburt. 2,11—2,4% aller Fälle waren *Frühgeborene*, die also *etwas seltener* befallen werden. Die Häufigkeit des Erbrechens ist unterschiedlich, im Anfang wird oft nur einmal täglich, später häufiger erbrochen, wobei die Menge noch durch weiter zurückliegende Nahrungsaufnahmen bestimmt wird, in der Schwesternsprache als „*Sammeln*" bekannt. *Das Erbrochene* ist sauer, enthält keine Galle, aber in schweren Fällen dunkle Hämatinfäden. Findet man viel Schleim und einen ranzigen Geruch nach Fettsäuren, dann besteht eine Atonie und Dilatation des Magens. In schweren Fällen kann es auch zu echten *Hämatemesen* kommen als Folge einer hämorrhagischen Gastritis, die zu einer sekundären, durch Bluttransfusion zu behandelnden Anämie führt [*2522*]. Immer ist der

Appetit der Kinder sehr *groß*, alles wird in den Mund gesteckt, und das Kind saugt zwischen den Fütterungen gierig an den Fingern und am Sauger. Typisch sind sichtbare, von links nach rechts im Epigastrium laufende *peristaltische Wellen* und ein palpabler *Pylorustumor*, der am besten von der linken Seite des Kindes aus in der Mitte zwischen Nabel und rechtem unterem Rippenrand als länglich-ovales Gebilde unmittelbar nach dem Erbrechen deutlich zu tasten ist. Charakteristisch ist auch die hochgezogene, *gerunzelte, sorgenvolle Stirn*, der in sich gekehrte Blick und der *schmerzliche Gesichtsausdruck* zwischen den Brechattacken. Mit zunehmender Entwicklung der Symptome kommt es zwangsläufig zu großen Gewichtsverlusten und der Produktion seltener, dunkler *Hungerstühle* oder einer *Obstipation*. In 10% der Fälle besteht eine Pseudoenteritis, ein Hungerdurchfall mit substanzarmen grünlichen Stühlen. Mit der immer stärker werdenen *Exsiccose*, erkennbar auch an der deutlichen Oligurie, kommt es zu Elektrolytstoffwechselstörungen, da im täglichen Erbrochenen bis zu 20 mÄq/l Chlor (bei kochsalzreicher Ernährung noch mehr) verlorengehen.

Auch bei der sekundär sich einstellenden Hypochlorämie können noch große Chlormengen erbrochen werden, weil die Cl-Produktion im Magensaft unabhängig vom Chlor-Blutspiegel ist und die verlängerte Magenphase zu einer vermehrten HCl-Absonderung führt [*2616*]. Dementsprechend findet sich eine verminderte tägliche Chlorausscheidung in den selten produzierten Hungenstühlen, vermutlich durch eine vermehrte Resorption von Chlor im Darm [*2616*]. Das Ergebnis ist eine *hypochlorämische metabolische Alkalose*, die sich bis zum Koma *(Coma pyloricum)* steigern kann. Auch große Kaliummengen gehen mit dem Erbrochenen zu Verlust, so daß sich in das klinische Bild die *Symptome der Hypokaliämie* mischen können. Unter zunehmender Apathie wird die *Atmung* oberflächlich, unregelmäßig und stark verlangsamt, so daß sie schließlich kaum noch wahrzunehmen ist. *Im Blut* besteht eine Hämokonzentration, eine stark erhöhte Alkalireserve bei gleichzeitiger Hypochlorämie und Vermehrung der organischen Säuren.

Die *Abdomenleeraufnahme* zeigt einen stark erweiterten, mit Luft gefüllten Magen, während die Därme verhältnismäßig wenig Gas enthalten. Bei der *Kontrastfüllung* bleibt die normale Magenentleerung nach 3—4 Std aus, und die Durchleuchtung ergibt eine stark gesteigerte Magenperistaltik, die das Kontrastmittel bis zum Pylorus vortreibt, wobei das präpylorische Antrum sich oft ballonförmig ausbeult. Eine gute Methode der Röntgendarstellung des Pylorus besteht in einer Kontrastmittelgabe nach 6stündigem Hungern und in einer Röntgenaufnahme nach 5 min und nach einer halben Stunde im zweiten schrägen Durchmesser. Dabei zeigt sich deutlich der verlängerte, manchmal geschlängelte, nach oben ziehende Pyloruskanal [*2198*]. Ins Duodenum gelangen nur Spuren des Kontrastmittels. Wenn nach 3 Std das Duodenum noch leer ist oder sich nach 24 Std noch Kontrastmittel im Magen befindet, ist die Operation indiziert.

Auch *Ikterus* kann in schweren Fällen einmal auftreten, der als Folge einer *aufsteigenden Duodenalinfektion* anzusehen ist [*1955*]. Schließlich ist in seltenen Fällen das Auftreten einer *Oesophagusruptur* beschrieben worden, die sich in dem akuten Auftreten eines Pneumothorax mit schwerem Schocksyndrom manifestiert [*2633*].

Pathologisch-anatomisch handelt es sich um eine starke Hypertrophie der Pylorusmuskulatur, vor allem der zirkulären Fasern, so daß sich ein längsovales, bis zu 3 cm langes, glattes, fast knorpeliges Gebilde ohne Erschlaffungsfähigkeit entwickelt, dessen inneres Lumen aufs stärkste eingeengt ist. Der Magen selbst ist ektatisch und zeigt, besonders in der Nähe des Pylors, eine deutliche Hypertrophie der Muskulatur. Bei länger bestehender Krankheit können sich an der Schleimhaut die Symptome einer chronischen Gastritis entwickeln.

Über die *Pathogenese* des Krankheitsbildes ist schon sehr viel diskutiert worden. Es ist immer aufgefallen, daß einmal die Hypertrophie bereits kongenital vorhanden sein kann, während das Erbrechen erst nach einigen Wochen einsetzt, ja daß es Fälle mit Hypertrophie gibt, die nie ein echtes Pylorusstenosesyndrom gezeigt haben, so daß zur Hypertrophie wohl noch ein Spasmus kommen muß. Dafür spricht auch, daß spasmolytische Medikamente, auch bei der Pylorushypertrophie, einen gewissen bessernden Einfluß haben können. Auf der anderen Seite gibt es auch klinische Fälle von Pylorospasmus, die pathologisch-anatomisch keine Hypertrophie aufweisen. Dabei handelt es sich allerdings wohl um ein Krankheitsbild, das besser von der eigentlichen Pylorushypertrophie abzugrenzen ist. 80% der Fälle sind Knaben. Deshalb wurde bei der Pathogenese auch die Existenz hormoneller Faktoren diskutiert oder eine familiäre Veranlagung in den Bereich der Möglichkeiten gezogen, da in derselben Familie mehrere Kinder oder auch Zwillinge befallen werden. Bei pathogenetischen Betrachtungen müssen auch Fälle beachtet werden, die bei einer erstmaligen Operation noch einen völlig unverdächtigen Pyloruskanal besaßen, während 7 Wochen später bei einer erneuten Operation eine stark verdickte Pylorusmuskulatur gespalten werden konnte [*2653*]. Es wäre danach möglich, daß die eigentliche Mißbildung beim Pylorussyndrom in einer Verlängerung und Verengung des Pyloruskanals liegt und erst sekundär durch Spasmus eine Hypertrophie der Muskulatur eintritt. FINKELSTEIN spricht von einer temporären vegetativen Neurose des gesamten Verdauungskanals, deren Ursache im Pylorus gelegen sein müsse, da nach dessen Durchschneidung alle Spasmen aufhörten. Wichtig ist aber vielleicht doch die Tatsache, daß histologisch bei Probeexcisionen neuropathologische Befunde in Form von degenerativen Veränderungen der Ganglienzellen im Auerbachschen Plexus mit Chromatolyse oder Atrophie der Zellen und Gliaproliferationen bestehen [*1913, 1914, 1946, 1950, 1951, 2330, 2405, 2458, 2560*], die 1943 erstmalig von C. H. HERBST [*2207*] beschriften wurden. Dadurch kommt es zu einer Zellverminderung des gesamten Auerbachschen Plexus, so daß sich naheliegende Analogievergleiche zur Hirschsprungschen Erkrankung ergeben. Schon HERBST hatte erkannt, daß ihre Befunde die Theorie v. PFAUNDLERs einer primären Innervationsstörung [*2436*] zu stützen vermögen. Es wäre also denkbar, daß der Pyloruskanal im Sinne eines aganglionären Segmentes als Hindernis wirksam wird. Außer der so bedingten Pylorushypertrophie muß es aber den Pylorusspasmus ohne Hypertrophie geben (s. S. 396), der auf konservative Behandlung reagiert, während Fälle mit Ganglienzelldegenerationen einer chirurgischen Behandlung bedürfen. Interessant ist vielleicht die Entdeckung, daß auch bei jungen Schweinen mit der „Schweinebabykrankheit" die gleichen irreversiblen Ganglienzelldegenerationen im Pylorus wie bei der kongenitalen Pylorusstenose des Menschen nachgewiesen wurden [*1954*]. ALAROTU [*1914*] hat beobachtet, daß die Zerstörung der Ganglienzellen etwa 10 Tage nach Beginn des Erbrechens ihr Maximum erreicht hat. Nach therapeutischer Intervention sei eine Regeneration möglich, so daß er einen neurotropen Entzündungsfaktor für die eigentliche Ursache hält. Wenn der Entzündungsreiz zurückgehe, beginne die Regeneration. Danach wären einmal eine primäre Unterentwicklung des Auerbachschen Plexus, zum zweiten eine akzidentelle Zerstörung eines Teils der Ganglienzellen im Pyloruskanal zu diskutieren. Beides führt zu einer Innervationsbeeinträchtigung, die bei einem Ringmuskel zu einer Verengung führen muß.

Differentialdiagnostisch sind alle Möglichkeiten, die beim Erbrechen des Neugeborenen genannt wurden, auszuschließen (s. S. 230). Außerdem kann auch einmal ein aberrierendes Gefäß über den Pylorus ziehen und zu einer Stenosierung mit entsprechender klinischer Symptomatik führen. Dabei ist die chirurgische Behandlung vor die Entscheidung gestellt, ob es sich nicht um ein Gefäß handelt, das zur Versorgung der Darmschlingen notwendig ist, so daß eine Resektion zur akuten Darmnekrose führen müßte. In solchen Fällen muß durch eine Gastroenterostomie oder Duodeno-Jejunostomie eine Umgehungsoperation durchgeführt werden, während bei unwichtigen Gefäßen durch eine Ligatur mit anschließender Resektion das Hindernis beseitigt werden kann.

Die *Therapie* der spastischen hypertrophischen Pylorusstenose ist unter den heutigen chirurgischen Bedingungen eine *operative.* Wesentlich ist dabei die *Vorbehandlung*, bei der, insbesondere bei verspätet aufgenommenen Fällen, für eine ausreichende *Rehydration* Sorge zu tragen ist. Das Ziel der präoperativen Behandlung besteht aber nicht nur in einem Ersatz des *Elektrolyt- und Flüssigkeitsverlustes*, wobei neben der Hypochlorämie auch die Hypokaliämie zu beachten und gegebenenfalls zu beseitigen ist, sondern auch in der Sorge für einen ausreichenden *Hämoglobin- und Proteingehalt des Blutes*, die beide bei dystrophen Säuglingen erniedrigt sind. Zur Substitution ist es günstig, 20 ml Plasma je Kilogramm Körpergewicht und bei Anämie 10—20 ml Blut je Kilogramm Körpergewicht zu infundieren. Auch das ionisierte *Serum-Calcium kann vermindert sein* (tetanische Krämpfe) und ist durch Calcium-Gluconatgaben zu kompensieren. Im übrigen erfolgt die Rehydration nach den auf S. 316 angegebenen Richtlinien. *Prophylaktisch* wird 24—48 Std vor der Operation mit *Antibioticagaben* angefangen. Unmittelbar vor der Operation muß der Magen mit einer Spülung und anschließenden Absaugung entleert werden, wobei zur *Aspirationsprophylaxe* während der Operation eine dünne Nasensonde im Magen liegenbleibt [*1954*]. Die *Operation* selbst besteht in einer chirurgischen Durchtrennung des Pyloruswulstes nach der *Methode von* Weber-Ramstedt. Nach erfolgreichem Eingriff sistiert das Erbrechen sofort. Hämorrhagisches Erbrechen verschwindet im allgemeinen nach der Operation nur langsam, da es die Folge einer peptischen Oesophagitis sein kann [*1955*].

Bei der *pädiatrischen Nachbehandlung* muß ebenfalls eine ausreichende Flüssigkeitszufuhr im Auge behalten werden, die gegebenenfalls durch Infusionen (Dauertropf) zu ergänzen ist, falls eine *orale Zufuhr* nicht ausreicht, mit der bereits 4 Std nach der Operation begonnen werden kann. Andere Autoren empfehlen wegen der Gefahr des postoperativen Erbrechens die orale Zufuhr erst nach 3 bis 4 Tagen. Eine Neigung dazu besteht besonders bei einer bereits vorhandenen Gastritis mit starker Schleimbildung, die aber durch Magenspülungen mit NaCl-Lösungen bekämpft werden kann. Außerdem ist die Brechneigung mit kleinen Luminal- oder Chlorpromazin-Dosen zu verringern. Die erste *orale Nahrungszufuhr* besteht in Ringerlösung und 5%iger Traubenzuckerlösung zu gleichen Teilen 10 g-weise alle 2 Std. Nach 4 Std können schon 4—10 g Frauenmilch zugesetzt werden. Dann steigert man die Einzelportion auf 15 g Ringer-Traubenzuckerlösung und 15 g Frauenmilch. Vom 2. postoperativen Tag an kann bereits die Hälfte der benötigten Flüssigkeit oral als Halbmilch (am besten halb Frauenmilch, halb Ringerlösung — Traubenzucker) in 8—12 Portionen gegeben werden und am 3. Tag die ganze Menge. Während der ersten beiden Tage ist der Rest des Flüssigkeitsbedarfes parenteral (intravenöser Dauertropf) zu verabfolgen. Am 3. Tag steigert man die Milchmenge weiter, so daß man am 4. und 5. Tag die gewichts- und altersentsprechende Dauernahrung geben kann. Auf diese Weise läßt sich der durchschnittliche Krankenhausaufenthalt bei chirurgischer Behandlung auf 2—3 Wochen abkürzen.

Nach den sehr großen Erfahrungen von Benson [*1954*] an 742 operierten Pyloren kann eine rationelle Vor- und Nachbehandlung den präoperativen Aufenthalt auf 1,8 und den postoperativen auf 5,4 Tage verkürzen, wobei trotzdem die Operationsmortalität, die früher etwa 3% betrug, nach seiner Technik auf 0,8% abgesunken ist.

Der einfache *Pylorospasmus ohne Hypertrophie* unterscheidet sich von der spastischen Pylorushypertrophie im klinischen Bild praktisch nicht, bis auf die Tatsache, daß bei Pylorospasmus eine *konservative, spasmolytische Behandlung* die Symptome beseitigt. Aus der geringeren Heftigkeit des Erbrechens und den kleineren Mengen des Erbrochenen kann kein differentialdiagnostischer Schluß gezogen werden, da auch bei der Pylorushypertrophie unterschiedliche Schweregrade vorkommen, genauso wenig wie etwa ein nicht tastbarer Pylorustumor, der ja auch bei der Pylorushypertrophie in vielen Fällen klinisch nicht nachweisbar ist, etwa für den Pylorospasmus spräche.

Über die *Ätiologie* bestehen bis heute nur Hypothesen, etwa wie die Annahme einer gestörten Synergie zwischen parasympathischen und sympathischen Impulsen oder einer vorübergehenden Unreifen der intramuralen Plexus Auerbachii.

Beweisend für die Differentialdiagnose ist also nur der *Erfolg einer konservativen Behandlung*, die deshalb grundsätzlich probatorisch vor jeder chirurgischen Intervention durchzuführen ist. Sie hat das Ziel, durch laufende Anwendung *spasmo-*

lytisch wirkender Medikamente den Pylorospasmus zu beseitigen. Geeignet sind Eupaco-Suppositorien pro infantibus 1—2mal täglich $^1/_3$ Suppositorium, gesteigert auf 2—4 Suppositorien/Tag, oder Eumydrin 0,1%ige Lösung 5—8 Tropfen oral vor jeder Mahlzeit gegeben, oder Buscopan-Suppositorien pro infantibus (0,0075 Hyoscin-N-Butyl-Bromid) 3mal täglich $^1/_2$, oder Pendiomid 3mal 10—24—25 mg subcutan oder intramuskulär [*2414*], oder Padisal 4—6 mg/kg/Tag, auf 4 Injektionen verteilt, langsam gesteigert auf 10—12mg/kg/Tag [*2501*]. Bei Vergleichsuntersuchungen hat sich der Phenothiazinabkömmling Padisal [*2501*] dem Eupaco und den Vasano-Suppositorien [*2563*] als etwas überlegen erwiesen.

Von großer Bedeutung ist außerdem die *Allgemeinbehandlung* in Form einer besonders *ruhigen Umgebung*. Deshalb und zur *Infektionsprophylaxe* findet die Pflege am besten im Einzelzimmer statt. Möglichst schnell ist für *Flüssigkeits- und Elektrolytersatz* zu sorgen, besonders wenn im Urin kein Chlor mehr nachweisbar ist, etwa durch zusätzliche intravenöse Gaben von höherprozentiger Kochsalzlösung zur Bekämpfung der Hypochlorämie, die noch zusätzlich einen hypochlorämischen Brechreiz verursacht. Auch das Legen einer *Dauersonde* in den Magen zum Absaugen und zur Durchführung von Magenspülungen zur Beseitigung stagnierender Nahrungsreste hat sich als günstig erwiesen. Auch die Ernährung durch die Dauersonde kann bei der konservativen Behandlung besonders vorteilhaft sein [*2109*]. Die *Nahrung* soll möglichst auf Frauenmilchbasis beruhen, etwa Frauenmilch mit 5%igem Eledonzusatz und $2^1/_2$% Zucker, wie FANCONI vorschlägt, oder *angedickt* durch höherprozentigen Zusatz eines zweiten Kohlenhydrates oder Larosan oder Plasmon. Auch die *Breivorfütterung* zur Erzeugung einer kräftigen Peristole des Magens hat sich zur Bekämpfung der Brechneigung bewährt. Die Tagesmenge wird in *kleinen Einzelportionen* mit *größerer Fütterungsfrequenz* (etwa 8—12mal je Tag) gegeben. Im übrigen aber wird calorisch eine altersentsprechende Ernährung angestrebt. Sistiert dabei das Erbrechen nicht, soll mit der Operation nicht bis zur Dystrophierung des Säuglings gewartet werden.

5. Das akute Abdomen

Die Symptome des akuten Abdomens unterscheiden sich im 1. Lebensjahr in vieler Hinsicht von den typischen Erscheinungen im späteren Alter. Die *Vorgeschichte* ist häufig uncharakteristisch und für die Diagnose wenig ergiebig, die *abdominelle Untersuchung* bei dem meist unruhigen und schreienden Säugling nicht befriedigend, da eine allgemeine Bauchdeckenspannung oder lokale Abwehrspannungen schlecht zu erkennen und intraabdominelle Befunde, wie Tumoren, schlecht zu differenzieren sind. Das fast regelmäßig vorhandene *Erbrechen* kann Begleitsymptom einer harmlosen allgemeinen Erkrankung sein und ist differentialdiagnostisch, jedenfalls anfänglich, nicht zu verwerten. Starke *Bauchschmerzen*, erkennbar an langdauernden Schreiattacken, können auch im Säuglingsalter das erste Symptom bei intraabdominellen Komplikationen sein. Häufig weist erst eine allgemeine *Auftreibung des Leibes*, die allerdings bei den dünnen Bauchdecken des Säuglings besonders schnell zu erkennen ist, auf das akute Ereignis hin, dessen Schweregrad man allerdings meist nur beim *älteren Säugling* an dem schnell sich entwickelnden *Schockzustand* erkennt, während bei jüngeren Kindern in den ersten 12 Std häufig noch ein leidliches, manchmal ein sehr gutes Allgemeinbefinden besteht.

Allgemeine diagnostische Hinweise sind:

Unruhe, Schreiattacken,

vermehrte Bauchdeckenspannung, Auftreibung des Leibes, allgemein oder im epigastrischen Bereich, von links nach rechts laufende Darmstreifungen im Epigastrium (vor allem bei Duodenalstenosen), zunehmender Meteorismus, hochgestellt klingende Darmgeräusche über circumscripten Stellen, im übrigen Abdomen seltene oder fehlende Peristaltik,

hartnäckiges Erbrechen, unabhängig von der Nahrungsaufnahme, galliges Erbrechen, fäkulentes Erbrechen,

bei der rectalen Untersuchung ungewöhnliche Resistenzen, Tumoren, Blut am Fingerling,

bei der Röntgenleeraufnahme im Hängen starke Blähung umschriebener Darmabschnitte mit mehrfachen Spiegelbildungen.

Die häufigste *Ursache* für ein akutes Abdomen im Säuglingsalter liefern die verschiedenen *inkarzerierten Hernien* (s. S. 431). Dann muß man an die verschiedenen Möglichkeiten einer Invagination denken:

a) Die Invagination

Dieses lebensbedrohliche Ereignis tritt fast ausschließlich im 1. Lebensjahr, zwischen dem 3. und 9. Lebensmonat, meist bei gut entwickelten und gut ernährten Säuglingen, überwiegend bei Knaben auf.

Formen der Invagination:

1. Die Dünndarmform.
2. Die *Dickdarmform.*
3. Die *ileocöcale Invagination* mit 2 Möglichkeiten:

a) die coecocolische Invagination (Kopf des Invaginats ist das Coecum, typisch dafür die Leere des rechten Unterbauchs und der Nachweis des Invaginats unterhalb der Leber);

b) die ileo-colische Invagination (Invaginatkopf ist das Ileum, das durch die Bauhinsche Klappe invaginiert).

Vorwiegend handelt es sich um eine ileo-colische Invagination [*1911*], seltener ist die Invaginatio ilio-ilialis (mit 9,5% nach [*2251*]). In 3,5% der Fälle liegt eine Dickdarminvagination (Invaginatio colo-colica) vor.

Die *Pathogenese* ist beim Vorliegen von anatomischen Anomalien, wie Meckelsches Divertikel, Coecum mobile, vergrößerte Mesenterialdrüsen, Adhäsionen, Tumoren, Polypen, als auslösende Ursache für die Intussusception verständlich. *In über 90% der Fälle* findet man beim Säugling allerdings *keine derartige Ursache* im Sinne eines anatomischen Substrats, das die Darmwand so behindert, daß die Peristaltik den oberen Darmabschnitt in den unteren einstülpt und vorwärts treibt. Zumeist führt deshalb eine *funktionelle Ursache* zur Invagination, etwa so, daß eine kleine Einstülpung, wie sie als „physiologische Invagination" auch während Operationen zu beobachten ist, bei besonders lebhafter Peristaltik zu einem Weiterwandern des Intussusceptums führt, wobei der eingestülpte Darmteil als Fremdkörper die aboralen Darmabschnitte noch zu besonders starker Peristaltik anreizt, so daß dann ein Circulus vitiosus entsteht, zu dem beschleunigte Darmperistaltik und völlig entleerter Darm Voraussetzung sind, wie sich in Tierversuchen nachweisen ließ [*2202*]. Auch das Auftreten einer Invagination bei plötzlicher Koständerung oder im Abklingen nach einer akuten Enteritis [*2202*] spricht für diese Theorie.

Die *Symptomatik* beginnt aus völliger Gesundheit mit akut auftretenden anfallsartigen *Schmerzattacken* kolikartigen Charakters von 10—15 min Dauer, bei denen die Säuglinge oft gellend aufschreien, Beine und Arme krampfhaft anziehen und vor allem im 2. Halbjahr frühzeitig schockartig verändert (blasses Gesicht, Schweißausbruch) aussehen, so daß die Eltern schnell auf den Zustand aufmerksam werden, den sie meist selbst auf Leibschmerzen beziehen. Oft *hyperventiliert* der Säugling auch während des Anfalls, so daß der Eindruck einer pulmonalen Affektion entsteht. Die Anfälle können sich häufig wiederholen und schließlich das Allgemeinbefinden des Kindes stark beeinträchtigen, zumal, wenn noch als 2. Frühsymptom *Erbrechen* von Mageninhalt, oft mit Galle vermischt, dazukommt. Allerdings tritt dieses 2. Symptom in manchen Fällen erst nach Stunden oder am 2. Krankheitstag auf, insbesondere bei tiefsitzenden Invaginaten. Bei sehr jungen Säuglingen pflegt auch der Schockzustand gering zu sein, so daß die Eltern, beruhigt durch die zwischen den Attacken immer wieder eintretende Erholung, den Patienten erst am 2. Krankheitstag einem Arzt vorstellen. Außerdem sind die Kinder ja *fieberfrei* und produzieren nicht selten trotz bestehender Invagination noch ein- oder zweimal normale *Stühle*. Das Auftreten von *Schleim- und Blutbeimengungen* gehört gerade bei den ileo-cöcalen Invaginationen zu den Frühsymptomen, kann aber auch dabei erst am 2. Krankheitstag bemerkt werden, so daß man das Symptom genauso wenig wie die zu erwartende *Obstipation* zur Sicherung der Diagnose verwenden darf. In manchen Fällen bestehen vorübergehend sogar durchfällige Stühle.

Wie bei jedem akuten Abdomen, so ist auch bei einem Verdacht auf Invagination unbedingt *rectal zu untersuchen*. In 87% der Fälle findet man *Blut am touchierenden Finger*, während Blut im Stuhl nur in 78% der Fälle zu beobachten ist [*2201*]. Auch bei sorgfältiger Untersuchung ist das Invaginat abdominell nur etwa bei der Hälfte der Fälle und rectal nur bei einem Drittel der Fälle zu palpieren. Ganz selten ist es bei schlaffen Bauchdecken und seitlicher Beleuchtung sogar zu sehen. In extremen Fällen (2% nach [*2201*]) kann das Invaginat auch anal sichtbar werden.

Die *Röntgenleeraufnahme* im Hängen ergibt stark geblähte Darmschlingen mit Spiegelbildung, aber geklärt wird die Diagnose erst durch die *Irrigoskopie* (Bariumeinlauf). Typisch ist dabei der plötzliche Stop der Kontrastfüllung, sehr häufig im Quercolon, mit einem charakteristischen Endbild, je nach der Art, wie das Kontrastmittel in die Scheide des Invaginats eindringt (Scheren- oder Becherform, Kokardenform, Zapfenform). *Bei einer Dünndarminvagination* ist selbstverständlich von der Irrigoskopie *keine Aussage* zu erwarten. Hier muß eine Probelaparotomie die Diagnose klären. Eine *Therapie* kann in Frühfällen bereits *durch den hohen Bariumeinlauf* erfolgen. Allerdings soll dieser Weg nur dann versucht werden, *wenn kein Fieber*, *keine Leukocytose* und *kein Schockzustand* vorliegen, die für eine peritoneale Reizung sprechen. Bestehen die Symptome nicht länger als 12 Std, kann man mit $^1/_2$—$^3/_4$ Liter dünnen Bariumbreies bei Beckenhochlagerung aus 80—90 cm Höhe, unter Schirmkontrolle verabfolgt, einen Erfolg erwarten. Die Einlaufgeschwindigkeit soll langsam sein. Durch zarte Bauchmassage ohne Gewaltanwendung kann man versuchen, die Lösung des Invaginats zu fördern. Das Invaginat muß wieder durch die Ileocöcalklappe zurücktreten, und das Ileum soll sich mit Bariumbrei wieder darstellen lassen, damit nicht eine noch bestehende ileo-ileale Invagination übersehen wird. Das Abgehen von Stuhl und Winden beweist die erfolgreiche Lösung.

Die *Gefahr der Einlaufdesinvagination* besteht bei verschleppten Fällen und bei den seltenen Fällen mit anatomischem Substrat (Meckelsches Divertikel usw.) in einer *Perforation*. Tritt keine Desinvagination ein, muß die operative Behandlung möglichst ohne Verzug eingeleitet werden. Über die pädiatrische Vor- und Nachbehandlung s. S. 396 (Pylor).

Dem Chirurgen gelingt die *manuelle Desinvagination* nur in etwa 10% der Fälle nicht, aber auch bei einer erfolgreichen Desinvagination ist häufig wegen der bereits vorhandenen schweren Schädigung der Darmwand eine Resektion nicht zu umgehen, so schwer sie den jungen Säugling auch belastet, da immer eine spontane Perforation mit der Folge einer Kotfistel droht. Reseziert sollte nur nekrotisches Darmgewebe unter strenger Indikation werden, während tumoröse Ödeme am Grund des Coecums oder des Invaginatkopfes keine Resektionsindikation darstellten.

Die *Prognose der operativen Therapie* hängt von der Krankheitsdauer ab. Bei frischen Fällen besteht im allgemeinen keine Lebensgefahr, während nach der 36.—48. Std die Mortalität schnell anzusteigen pflegt [*2598*]. Postoperativ kann durch die übliche parenterale Flüssigkeitstherapie der *sekundäre Schock* heute weitgehend beherrscht werden. *Temperaturen* gehören nicht zum normalen postoperativen Verlauf und müssen den Verdacht auf eine beginnende Komplikation (Kotfistel) wecken. Prophylaktische operative Maßnahmen zur Rezidivverhinderung, wie Coecumfixation oder Fixation der letzten Ileumschlinge an das Coecum, sind bei der *geringen Rezidivhäufigkeit* nicht indiziert. Sie beträgt etwa bei der ileo-cöcalen Invagination 14,8% [*2540*].

Die *chronische Invagination*, ein sehr seltenes Ereignis (3% der akuten Invaginationen nach [*2167*]), manifestiert sich klinisch ebenfalls durch Attacken von kolikartigen Leibschmerzen mit Erbrechen und blutig-schleimigen Durchfällen, die, von beschwerdefreien Intervallen unterbrochen, eine zunehmende Dystrophie erzeugen. Voraussetzung für den protrahierten Verlauf ist das Ausbleiben des Passagestops an der Stelle des Invaginats und eine ausreichende Gefäßversorgung des eingestülpten Darmteils. Bei der *Röntgenuntersuchung* bleibt der typische Stop des Bariumeinlaufs am Invaginat aus. Es wird ohne weiteres passiert, fällt aber durch seine Bewegungsstarre und fehlende Peristaltik auf. Außerdem können sich dort eigentümliche, unregelmäßige Ellipsen- und Spiralformen durch Niederschlag des Kontrastmittels in den Kerckringschen Falten darstellen, da der Bariumbrei die Lichtung des Darms wegen des Invaginats nicht auszufüllen vermag. Die *Therapie* der chronischen Invagination ist ebenfalls chirurgisch.

b) Akutes Abdomen durch Mißbildungen

α) Fehlrotationssyndrom

Störungen der Darmrotation können nicht nur beim Neugeborenen, sondern auch im späteren Säuglingsalter Anlaß zu mannigfaltigen Erkrankungen sein. Besonders gefährlich ist der *Volvulus des Mitteldarms* als Folge des Ausbleibens einer breitbasigen Fixation des Mesenteriums an der hinteren Bauchwand, so daß der ganze Mitteldarm schließlich nur noch an einer schmalen Stelle am Abgang der Arteria mesenterica cranialis aufgehängt ist. Auch die fehlende Descension des Coecums und seine Fixation an der hinteren Bauchwand erleichtert dabei das Auftreten eines akuten Volvulus. Schon in der Neugeborenenperiode, manchmal später, entwickelt sich dann ganz plötzlich das Bild eines *Duodenalverschlusses* (s. S. 232) mit galligem Erbrechen, Obstipation und Bauchschmerzen sowie schneller Dehydration. Der Bauch ist besonders *epigastrisch aufgetrieben*, zeigt eine glänzende, gespannte Haut mit verstärkter Venenzeichnung, bei seitlicher Beleuchtung deutliche *peristaltische Wellen* des Magens. *Röntgenologisch* sind Magen und Duodenum stark gebläht, später findet man durch Gasbildung im Volvulus auch eine enorme Blähung der Dünndarmschlingen. Die *Therapie* besteht in einer sofortigen chirurgischen Intervention.

β) Arterio-mesenteriale Duodenalstenosen

Ebenfalls als Folge einer embryonalen pathologischen Darmrotation kann klinisch ein ähnliches Bild nach *äußerer Abklemmung des Duodenums* im aboralen Drittel durch den Gefäßstil der Radix mesenterii entstehen, ein Krankheitsbild, das unter dem Namen arterio-mesenteriale Duodenalstenose bekannt ist [*2463*]. *Bei Neugeborenen* kann diese Mißbildung einen sofort behandlungsbedürftigen *Ileus mit Volvulus* des gesamten Dünndarms einschließlich des Colon ascendens hervorrufen. In den *späteren Lebensmonaten* sind *rezidivierende Stenosierungen* an intermittierenden Brechattacken mit plötzlicher Magendilatation und Symptomen eines Duodenalileus erkennbar, während *ältere Kinder* protrahierte *Entleerungsstörungen des Magens mit Gastrektasie* und Dystrophie aufweisen können

[*2280*]. Bei externer Duodenalkompression kann durch Bauchlagerung nach dem Essen und Prostigmingaben eine Beseitigung des akuten Anfalls versucht werden [*2452*].

Eine Kombination aus *äußerer Duodenalstenose* durch die das Coecum bei *fehlendem Descensus* fixierende Peritonealfalte mit komplettem Dünndarmvolvulus ist als *Ladd-Syndrom* bekannt [*2303*]. Es führt ebenfalls zum akuten Bild der Duodenalstenose. Auch hier ist eine sofortige chirurgische Intervention notwendig.

Schließlich sind noch *innere Hernien*, bei denen Bruchpforte und Bruchsack innerhalb der Bauchhöhle liegen, als Ursache eines akuten Abdomens zu nennen, deren Diagnose dem behandelnden Chirurgen überlassen bleiben muß.

γ) Das Meckelsche Divertikel

Als *Rest des Ductus omphaloentericus* findet man es beim Neugeborenen etwa 20 cm vor der Ileocoecalklappe, bei älteren Säuglingen in einem größeren Abstand. Meist stellt es nur einen losen Appendix im freien Bauchraum dar, manchmal aber ist es auch durch einen Bindegewebsstrang mit dem Nabel oder einer Darmschlinge verbunden. Es bildet eine der häufigsten Ursachen massiver *Blutungen* aus dem gastrointestinalen Trakt im 1. Lebensjahr infolge einer peptischen Ulceration dystoper Magenschleimhaut, meist an der Basis des Divertikels gelegen. Auch *Perforationen* mit konsekutiver Peritonitis sind möglich. Dabei produziert der Säugling bei der ersten Entleerung nach der Blutung meist typisch *schwarzen Stuhl*, während *anschließend* fast *hellrotes Blut* abgehen kann. Schnell stellen sich dann die Zeichen einer inneren Blutung mit Kollaps, Blässe und Tachykardie ein. *Differentialdiagnostisch* müssen andere Ulcera im Magen-Darmtrakt, die im Säuglingsalter eine Rarität bilden, eine Invagination (dafür fehlen die Attacken kolikartiger Schmerzen) und tiefgelegene Blutungen aus Polypen oder einer Analfissur erwogen werden. Dabei ist allerdings der Blutverlust meist geringfügig.

Entzündungen des Meckelschen Divertikels sind im 1. Lebensjahr selten. Ihre Symptome gleichen der einer akuten Appendicitis. Die Diagnose ist fast immer erst während der Operation zu stellen.

Eine häufige Komplikation des Meckelschen Divertikels ist der *Darmverschluß* als Ursache eines akuten Abdomens. Dabei kann es außer der *Invagination*, die bei einem breit aufsitzenden Divertikel relativ leicht eintritt, auch zu *Strangulationen* durch den vom Divertikel ausgehenden Bindegewebsstrang mit äußeren Darmstenosen, Darmabknickungen und Torsionen von Darmschleifen im Sinne eines Volvulus kommen. Für den Kliniker bleibt in solchen Fällen nur die Diagnose eines akuten Abdomens. Die Therapie besteht in einem unmittelbar notwendigen chirurgischen Eingriff [*2268*, *2364a*].

c) Die Appendicitis

Aus bisher nicht erklärlichen Gründen tritt beim Säugling praktisch nie eine akute Appendicitis auf. Die bisher publizierten seltenen Fälle manifestieren sich meist bereits als akute Peritonitis, sei es infolge schlechter Diagnostizierbarkeit oder besonders großer Perforationsneigung [*2371*]. Über die akute Entzündung eines dystopen in einer gleitenden Hernie liegenden Appendix bei einem 3 Wochen alten Frühgeborenen wurde neuerdings berichtet [*2654*].

d) Magen- und Darmulcera

Ulcera im Magen-Darmbereich sind im Säuglingsalter weniger selten als allgemein vermutet wird. In der Regel werden sie nicht diagnostiziert, sondern als Zufallsbefund bei der Sektion nachgewiesen, was für die *Schwierigkeit der klini-*

schen Diagnose in diesem Lebensabschnitt spricht. Nur seltene Fälle, die Anlaß zu schweren Komplikationen geben, lassen sich auch vom Kliniker erkennen, d.h. also die Fälle, die sowohl in der Neugeborenen-Periode als auch im Säuglingsalter akut, manchmal aus scheinbar völliger Gesundheit heraus mit *Blutungen* oder einer *Peritonitis* infolge einer Perforation erkranken. Bei älteren Säuglingen weisen manchmal *unspezifische Symptome*, wie Gewichtssturz, Appetitlosigkeit, Erbrechen, blutige Stühle auf ein solches Ereignis hin. Selten kann der Tod durch eine akute Ulcusbildung eintreten [*2349*]. Bei *länger bestehender Ulceration*, an die bei jeder akuten Ernährungsstörung mit wiederholtem Auftreten von Blut in den Entleerungen oder bei kaffeesatzartigem Erbrechen gedacht werden muß, kann es bei einer oralen Bariumfüllung auch gelingen, das Geschwür bereits intra vitam nachzuweisen [*2406*]. Da immer die Gefahr einer Peritonitis als Folge einer Perforation droht, ist es allerdings fraglich, ob ein derartiger diagnostischer Eingriff indiziert ist. Meist kommt es bei konservativem Verhalten zur Ausheilung der Ulceration. Steht die Blutung dagegen nicht, muß in seltenen Fällen auch im Säuglingsalter eine Operation ins Auge gefaßt werden, solange es der Allgemeinzustand des Patienten noch erlaubt.

e) Akute hämorrhagische Pankreasnekrose

Auch diese Rarität wird zumeist nicht klinisch, sondern bei der Obduktion erkannt. Aus voller Gesundheit tritt dabei auch bereits beim Säugling plötzlich ein *schwerster Schockzustand* mit Erbrechen, zunehmender Apathie, extremer Blässe mit kalten Extremitäten und Albuminurie auf. Dieser Schockzustand läßt sich therapeutisch kaum beeinflussen. Symptome, die auf das Abdomen hinweisen, bestehen nicht und nach einiger Zeit pflegt der Tod im Schock einzutreten. Histologisch finden sich dann die typischen Zeichen einer hämorrhagischen Pankreasnekrose [*2416*].

f) Die Allgemeinbehandlung des akuten Abdomen

Vor der Operation empfiehlt es sich, mit Bluttransfusionen und Flüssigkeitsersatz sowie intensiver Anwendung von ganglioplegischen Medikamenten und Cortisonderivaten den *Schock zu bekämpfen*. Die *postoperative parenterale Ernährung* erfolgt ebenfalls durch *Dauertropf*, entsprechend den Richtlinien bei Toxikosebehandlung, wobei der besonders *große Kaliumbedarf* bei allen abdominellen Erkrankungen durch zusätzliche Kaliumzufuhr vom 2. postoperativen Tag an berücksichtigt werden muß.

Postoperative *Bekämpfung der Darmlähmung:*

Laufendes *Absaugen des Speichels und Mageninhaltes*, um Erbrechen und Aspiration zu vermeiden, warme *Leibwickel* (Alkoholwickel), *Darmrohr, peristaltikanregende Mittel* (Cholinesteraseinhibitoren) wie Prostigmin (0,036—0,045 mg/kg intramuskulär), Neostigmin, Mestinon u. a. in entsprechender Dosierung, wobei deren starke vagotonische Wirkung durch gleichzeitige Coffeingaben zu bekämpfen ist, um eine akute Kreislaufverschlechterung mit allgemeiner Blässe, Bradykardie und Schweißbildung zu vermeiden. Auch Pantothensäure (500 mg Panthenol = 2 ml Bepanthen „Roche") als einmalige oder nach 4—6 Std zu wiederholende intramuskuläre oder intravenöse Gabe bzw. als Zusatz zum Dauertropf (2 ml Bepanthen auf 500 ml Infusionsflüssigkeit) werden als erfolgreich empfohlen [*2582*].

6. Das Megacolon congenitum

a) Die Hirschsprungsche Krankheit

(Megacolon mit aganglionärem Segment)

Nach Swensons Beobachtungen [*2574*] und den histologischen Befunden von Bodian [*1979*] liegt die Ursache dieser bereits im Säuglingsalter einsetzenden schweren *Dickdarmdilatation* in einer Behinderung der Darmpassage durch ein

„enges Segment“, das durch Fehlen der intramuralen Ganglienzellplexus zu keiner Peristaltik imstande ist. Zur Diagnose der echten Hirschsprungschen Krankheit gehört der Nachweis dieses Segments im Sigma oder Enddarm mit Hilfe eines Bariumkontrasteinlaufes, wobei sich das „enge Segment“ häufig besonders deutlich am Tage nach dem Einlauf bei der Entleerungskontrolle nachweisen läßt. Allerdings macht die Diagnostik im Säuglingsalter oft große Schwierigkeiten, obwohl sich die Symptome *bereits beim Neugeborenen* in Form von verzögerter Meconiumentleerung bis zum Meconiumileus oder in den ersten Lebenswochen in schweren *Ileuszuständen* manifestieren können [*2222*]. Das aganglionäre Segment kann nämlich sehr kurz sein, ja sich auf das Rectum selbst beschränken, so daß röntgenologisch eine segmental verengte Stelle zu fehlen scheint und die Dilatation des Colons sich auch auf Sigma und Rectum bis zum Anus ausdehnt. Fälschlicherweise lautet die Diagnose dann „idiopathisches Megacolon“, eine Bezeichnung, die dem Dolichosigma und Dolichocolon, also der abnormen Verlängerung und Schlingenbildung von Sigma und Colon als Ursache einer chronischen Obstipation vorbehalten bleiben sollte [*2464*].

Das *klinische Bild* des Megacolon congenitum zeichnet sich sehr häufig schon kurz nach der Geburt in Form einer *chronischen Obstipation* ab, die nicht durch die üblichen diätetischen Maßnahmen, sondern nur durch Einläufe und Suppositorien zu bessern ist. In kurzen Abständen, durch Gasbildung infolge bakterieller Zersetzung des aufgestauten Kotes, kann es zu starken *Bauchauftreibungen* bis zum *Ileus mit Stenoseperistaltik* im Sinne einer tiefen Okklusion kommen, die oft schon daran leicht zu erkennen ist, daß nach Einführen eines Darmrohres Winde abgehen, der Meteorismus verschwindet und das Erbrechen aufhört. In ausgeprägten Fällen findet man *röntgenologisch* auch erweiterte Dünndarmschlingen mit Flüssigkeitsspiegeln, so daß beim Neugeborenen die Differentialdiagnose gegenüber dem Meconiumileus und bei älteren Kindern gegenüber einem akuten Verschlußsyndrom (Invagination, Volvulus) oft schwierig sein kann, wenn man die Vorgeschichte mit der chronischen Obstipation nicht genügend berücksichtigt. Bei der *rectalen Untersuchung* ist der *Enddarm leer*, während in den höheren Darmabschnitten, besonders bei der bimanuellen Palpation, deutliche Skybala zu tasten sind. Mit der Zeit entwickeln sich deutliche *Allgemeinerscheinungen*, wie Stimmungslabilität, Übellaunigkeit, Appetitlosigkeit, Brechneigung, Bauchschmerzen als Zeichen der zunehmenden *Darmvergiftung*, die sich im Urin zumeist durch angestiegene Indikationsausscheidung nachweisen läßt. Schließlich werden die Säuglinge apathisch, zeigen Fieberattacken und können wegen der Zwerchfellhochdrängung dyspnoisch werden.

Vor der Röntgendarstellung muß der Darm durch *Einläufe* möglichst gereinigt werden, um die Objektivierung zu erleichtern, wobei, genauso wie bei den therapeutischen Einläufen, bei Verdacht auf Megacolon zum Einlauf physiologische Kochsalzlösung [*2325*] oder 1—2%iger Malzsuppenextrakt zu verwenden sind, um eine *Wasserintoxikation* zu vermeiden, die bei Einläufen mit Leitungs- oder gar Seifenwasser wegen der vergrößerten Resorptionsfläche des Dickdarms droht. Sie kann unter Symptomen wie Schweißausbruch, Erbrechen, Blässe, Muskelzittern, tonisch-klonische Krämpfe, zum Koma, gelegentlich sogar zum Tode führen. Sofortige Infusionen hypertonischer (2%iger) Kochsalzlösung in Traubenzucker vermögen bei der richtigen Diagnose solche Symptome schnell wieder zu beseitigen.

Bei der Röntgenuntersuchung ist die Ampulla recti völlig normal und erweitert sich erst in kranialer Richtung mächtig. Insbesondere bei der seitlichen Aufnahme ist das enge Segment deutlich zu erkennen.

b) Idiopathisches Megacolon

Differentialdiagnostisch ist das *idiopathische Megacolon* abzutrennen, das im allgemeinen erst *gegen Ende der Säuglingszeit* mit zunehmender Obstipation manifest wird. Bei der *rectalen Untersuchung* ist die *Ampulle dabei nicht leer*, wie bei der echten Hirschsprungschen Krankheit, sondern stark erweitert und mit Stuhl gefüllt. Im Gegensatz zum echten Hirschsprung kann es auch mit zunehmender Obstipation als Folge der dicht oberhalb des Anus eintretenden Kotstauung zu *paradoxem Durchfall* (Überlaufinkontinenz) und *schmerzhafter Defäkation* kommen. *Röntgenologisch* erweist sich die Ampulle direkt über dem Rectum als birnenförmig erweitert, ein enges Segment ist nicht nachzuweisen. *Histologisch* läßt sich auch kein Defekt an den intramuralen Gangliengeflechten des Dickdarms erkennen. Allerdings sind inzwischen Fälle beobachtet worden, bei denen sich die aganglionäre Zone nur auf das Rectum beschränkt, das aber bei der Röntgendarstellung nicht als enges Segment erscheint, so daß ohne histologische Untersuchung zwangsläufig die Diagnose eines idiopathischen Megacolons gestellt wird. Die Therapieresistenz auf konservative Maßnahmen sollte in solchen Fällen ebenfalls eine Operationsindikation darstellen, deren Notwendigkeit durch eine vorherige Probeexcision noch bestätigt werden kann. Womöglich handelt es sich bei solchen Patienten um Übergangsfälle zwischen der echten Hirschsprungschen Erkrankung und dem idiopathischen Megacolon [*2464*]. Eine *Probeexcision aus der Rectumwand* wird in solchen Fällen vor allem deshalb empfohlen, weil die Röntgenuntersuchung in etwa 16% der Fälle im Stich läßt [*2577*].

Schließlich sind *differentialdiagnostisch* noch *anatomische Hindernisse* auszuschließen, wie Stenosen oder Strikturen im unteren Darmabschnitt, Schleimhautfalten als Klappen, oder funktionelle Klappenbildung durch Abknickung des Sigmoids am Ende des fixierten Colon descendens. Auch nach einer operierten Analatresie kann es einmal zu einer Pseudo-Hirschsprungschen Erkrankung infolge mangelhafter Innervation des entsprechenden Enddarmabschnittes kommen. Schließlich gibt es noch beim athyreotischen Kretinismus schwere Verstopfungen mit Intestinalerweiterung [*2461*].

Die *Therapie des* Megacolon congenitum ist eine chirurgische. Damit sollte auch im Säuglingsalter nicht allzu lange gezögert werden, weil als *Komplikation* die akute ulcerative Colitis mit Perforation und nachfolgender Peritonitis durch Stuhlstauung droht [*2162*]. Nur bei Neugeborenen und bei sehr jungen Säuglingen ist zunächst eine konservative Therapie mit Einläufen und Laxantien zu empfehlen, unter der vorübergehend ein gutes Gedeihen zu erreichen ist, so daß ein günstigerer Operationstermin mit größerer kindlicher Toleranz abgewartet werden kann. Beim Auftreten von Ileussymptomen wird man allerdings auch beim Neugeborenen oder beim stark dystrophen älteren Säugling mit einer vorläufigen Colostomie nicht warten können. An sie muß später die Rectosigmoidektomie oder, bei ganzem Befall des Colons (Mikrocolon), die Colektomie mit Ileoproktostomie im Durchzugsverfahren angeschlossen werden. Bei älteren Säuglingen kann die Rectosigmoidektomie zur Resektion des engen Segmentes und des darüberliegenden dilatierten und hypertrophierten Anteils sofort durchgeführt werden [*2072, 2081, 2214, 2576, 2577*].

Für die *Prognose* ergeben sich nach den ausgezeichneten Ergebnissen von Swenson [*2577*] folgende Letalitätszahlen als Anhalt: 70% Letalität bei konservativer Behandlung, 15% Letalität bei Resektion im frühen Säuglingsalter, 4% bei Colostomie während einer Enteritis, keine Letalität bei Resektion des aganglionären Segmentes jenseits eines Körpergewichts von 11 kg.

Beim *idiopathischen Megacolon* beginnt man therapeutisch mit *schlackenreicher Kost* (Gemüse, Obst, Fleisch, wenig Milch), unterstützt durch *Laxantien* und gegebenenfalls *Einläufen* sowie *Hydergintropfen* (3mal täglich 2—5 Tropfen). Als nächster therapeutischer Schritt wird die *Sphincterdehnung* in Narkose empfohlen, während als letztes eine Operation wie bei der Hirschsprungschen Erkrankung mit Dickdarmresektion, soweit dilatiert und wandverdickt, unter Belassung des Rectums, in Frage kommt [*2464*]. Das *Dolichocolon* als angeborene Anomalie ist ohne Obstipation nicht behandlungsbedürftig.

7. Die Cöliakie

(Herter-Heubnerscher Infantilismus, intestinaler Infantilismus, Gee-Herter-Heubnersche Krankheit, idiopathische Steatorrhoe)

Unter Cöliakie versteht man heute eine spezifische Form chronischer Ernährungsstörung auf Grund einer *intestinalen Überempfindlichkeit* gegen Eiweißanteile verschiedener Getreidearten (Weizen, Roggen, Gerste, Hafer), die in ausgeprägter Form folgende Symptomentrias zeigt:

1. Produktion massiger, übelriechender Gärungsstühle von hohem Fettgehalt,
2. aufgetriebenes meteoristisches Abdomen mit plätscherndem, schwappendem Inhalt, röntgenologisch beschleunigter Dünndarm- und verlangsamter Dickdarmpassage mit Spiegelbildung in den Dünndarmschlingen,
3. fehlende Gewichtszunahme, zunehmende Dystrophie bis zur schwersten Atrophie.

Die Überempfindlichkeit richtet sich gegen den etwa die Hälfte des Klebereiweißes ausmachenden Eiweißkörper *Gliadin* [*2289*] von hohem Glutamin- und Prolingehalt, der auch zu einem Antikörperanstieg im Blut der Patienten führt [*1956*]. Da eine gliadin- bzw. glutenfreie Diät die schwere Symptomatik erst gar nicht erscheinen läßt, ist es notwendig, die *Diagnose* der Erkrankung *möglichst frühzeitig* zu stellen, die in ihrer Eindeutigkeit meist erst am Ende des 1. oder im Laufe des 2. Lebensjahres erkannt wird, während *hinweisende Symptome*, in schweren Fällen auch das ganze Syndrom, bereits *in den ersten 6 Lebensmonaten* auftreten können. So sollen hier vor allem die Störungen genannt werden, die der eigentlichen Erkrankung im Säuglingsalter vorauseilen.

Die Kinder stammen meist aus Familien mit einer höheren intestinalen Anfälligkeit, die sich deutlich bei den Eltern oder Geschwistern manifestiert. Auch sind in der Familie bereits Fälle mit Unverträglichkeitserscheinungen beim Genuß bestimmter Nahrungsmittel bekannt. Nach Umsetzen auf künstliche Ernährung fällt der Säugling schon im 1. Lebenshalbjahr durch häufiges *Erbrechen* und *Neigung zu Durchfällen* auf, die wegen ihrer Rezidivfreudigkeit zu wiederholtem Wechsel der Nahrungsform führen. Bei lange gestillten Kindern pflegen die Symptome entsprechend später aufzutreten. Wenige Wochen danach erkennt man schon eine gewisse *Auftreibung des Leibes*, bis dann schließlich auch die *weißlich glänzende Stuhlbeschaffenheit* infolge des hohen Fettgehaltes und der durch Fettsäuren *stechende Stuhlgeruch* auffällt. Das Stuhlvolumen wird immer größer. Manchmal wird zwischen diarrhoischen Attacken nur alle paar Tage ein sehr voluminöser Stuhl entleert. Das Körpergewicht bleibt erst stehen und geht schließlich zurück. Wird nun immer noch nicht die Diagnose gestellt, dann entwickelt sich eine *Mangeldystrophie*, wie sie jedem Pädiater von größeren Cöliakiekindern vertraut ist. Bereits beim Säugling und im Frühstadium fällt aber die *Hydrolabilität* mit Ödembereitschaft wegen der zunehmenden Eiweißverarmung, die *Osteoporose* infolge beeinträchtigter Calcium- und Phosphorresorption und die zunehmende *Anämie* auf. Dann sollte man sich auch im Säuglingsalter schon dazu entschließen, *auf Verdacht* hin die *Therapie zu beginnen*, deren Erfolg in Form der Normalisierung der Stuhlbeschaffenheit die Diagnose bestätigt, so daß man meistens auf einen Provokationsversuch mit hochgereinigtem Gliadin [*2287*] verzichten kann. Allerdings stellt sich der diätetisch-therapeutische Effekt frühestens nach 14 Tagen ein, und über 6 Wochen kann der Säugling ernährungsmäßig noch weiterhin schwierig bleiben [*2316*].

Die *Therapie im Säuglingsalter* kann sich auf eine einfache, *glutenfreie Kost* beschränken, bei der alle unverträglichen Mehlarten (Roggen-, Weizen-, Gries- und Hafermehl, Haferflocken, Gerstenflocken) und daraus hergestellte Lebensmittel nicht verabfolgt werden dürfen. An ihrer Stelle wird Maismehl (Mondamin, Maizena) zur Herstellung der Flaschennahrung und für die Breinahrung verwendet. Erst gegen Ende des 1. Lebensjahres muß auch kleberfreies Stärkebrot beschafft werden. Erlaubt sind alle Obstarten, Gemüse, Salate, Milchderivate, Fleisch, Kartoffeln und Reis. Mit dieser Kost ist es möglich, in den ersten Lebensjahren eine endgültige Heilung zu erreichen.

8. Die Pankreasfibrose

Dieses sichere Erbleiden von vermutlich autosomal-dominantem Erbgang [*1986*] kommt im Säuglingsalter in 3 Manifsetationsformen vor:

1. beim Neugeborenen als *Meconiumileus* (s. S. 233),
2. bei größeren Säuglingen als *chronische Ernährungsstörung* manchmal von Cöliakiecharakter, die zumeist nach dem Abstillen auftritt, wenn die in der Muttermilch vorhandenen Lipasen nicht mehr eine gewisse Fettverdauung ermöglichen,
3. als *erhöhte Infektanfälligkeit* mit dauernd rezidivierenden, *pertussoiden Pneumonien*, die in etwa 15% der Fälle das erste Symptom darstellen. Alle drei Manifestationsformen können kombiniert auftreten.

Bei allen Formen besteht eine Störung der schleimproduzierenden Drüsen, die nur imstande sind, ein zähflüssiges Sekret erhöhter Viscosität zu produzieren, ein Defekt, der *im Pankreas* zur Cystenbildung durch Verstopfung der Ausführungsgänge mit eingedicktem Sekret (cystische Pankreasfibrose), *in der Leber* zur biliären Cirrhose mit Konkrementbildung, *im Duodenalsaft* zu starker Viscositätssteigerung (Meconiumileus), *in der Lunge* zu zähflüssigem Bronchialsekret (pertussoide Bronchitis mit konsekutiver Bronchopneumonie oder Abscedierung) führt. Gleichzeitig besteht eine zunehmende Verminderung bis zum völligen Fehlen *der Pankreasfermente*, wobei es häufig zu einer vorübergehenden Dissoziation der drei Fermentgruppen kommen kann. 10—15% aller Patienten zeigen bis zu ihrem Tode eine nur wenig verminderte Fermentproduktion [*2531*]. Schließlich besteht, nicht selten bereits vor dem Auftreten der anderen Symptome, auch ein genetisch bedingter *Defekt der Schweißdrüsen*, die nur einen Schweiß von pathologisch hohem Elektrolytgehalt von 70—150 mÄq/l Natrium (normal 4—52 mÄq/l) und 68—148 mÄq/l Chlor (normal 9—40 mÄq/l) produzieren können [*2503, 2627*]. Interessant ist, daß man bei Verwandten von Kindern mit cystischer Pankreasfibrose häufig Natrium- und Chlorwerte im Schweiß zwischen 60 und 100 mÄq/l findet [*2206*]. Es ist anzunehmen, daß die Vollformen der Ausdruck einer homozygoten Belastung sind, während man beim Nachweis von Mikrosymptomen, etwa einem erhöhten Elektrolytverlust im Schweiß, eine heterozygote Belastung vermutet. In allen unklaren Fällen läßt sich mit der *Speichelanalyse* bei Kindern über 6 Wochen ein sehr sicheres Symptom erkennen. Die *Schweißgewinnung* selbst ist mit großen Schwierigkeiten beim Säugling verknüpft, weil die Fähigkeit zur Schweißbildung inkonstant ist und Säuglinge mit Pankreasfibrose häufig sehr wenig schwitzen [*2206*]. Ungeeignete Versuche haben bei der Hitzeanfälligkeit dieser Kinder schon zu Todesfällen geführt [*2373*]. Eine moderne Schweißgewinnungsmethode mit geringer Belastung stellt die Pilokarpiniontophorese dar [*2152*]. Die Beobachtung, daß manche Säuglinge an den Palmarflächen der *Hände und Füße besonders schwitzen*, hat zur Entwicklung des *Handklatschtestes* [*2565*] geführt, der darin besteht, daß auf einer mit Silbernitrat getränkten Agarplatte ein weißer Fingerabdruck entsteht, wenn ein erhöhter Chlorgehalt im Schweiß besteht (s. Abb. 33).

*Koch*vorschrift des Agars: 20 g Agar in 500 ml kochendem Wasser auflösen, mit 4,3 g Argentum nitricum und 2,5 g Kaliumchromat versetzen, mischen, in Platten gießen. Die erkalteten und verschlossenen Platten können im Eisschrank einige Zeit aufbewahrt werden. Vor dem Test muß die Hand mit Wasser und Seife kräftig gereinigt und getrocknet werden und nach 20 min kann der Abdruck von 10—15 sec Dauer erfolgen. In der Zwischenzeit sind Verschmutzungen der Hand, Abwischen oder Fingerlutschen zu verhindern.

Ein vereinfachter Test besteht darin, daß man Filterpapier mit Silberchromat imprägniert, das seine rote Farbe bei Kontakt mit NaCl-reichem Schweiß verliert [*2270*].

Vorschrift: Rundfilter Whatman Nr. 1 mit 11 cm Durchmesser werden mit 0,2 n Silbernitratlösung und nach dem Trocknen mit 0,2 n Kaliumchromatlösung getränkt. Nach der Trocknung werden die Papiere in Petrischalen im Dunkeln aufbewahrt, vor dem Versuch mit destilliertem Wasser angefeuchtet und dann der Finger-oder Handklatschtest durchgeführt.

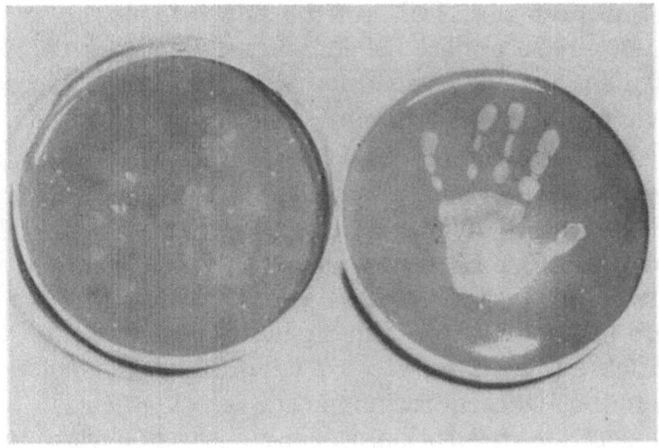

Abb. 33. Handklatschtest (Univ.-Kinderklinik Köln)

Auch im Speichel und in der Tränenflüssigkeit findet man eine gewisse Steigerung der Elektrolytkonzentration. Nach ausgedehnten Untersuchungen vermutet man, daß etwa bei 5—15% der Bevölkerung eine Belastung mit dieser Erbanlage besteht.

Analysen des Duodenalsaftes stoßen beim Säugling auf große technische Schwierigkeiten und sind von zweifelhaftem Wert, weil die Pankreasinsuffizienz nicht obligat in jedem Krankheitsfall zuerst manifestiert wird. Die *orientierende Stuhluntersuchung*, vor allem in Form des Trypsinnachweises mit dem Filmtest nach SHWACHMAN [*2541*], kann durch das Vorhandensein von gelatineverflüssigenden Darmbakterien oder körpereigenen Proteasen außer Trypsin fälschlicherweise zu einem positiven Ergebnis führen [*2615*]. Sicherer ist der *Jodnachweis im Urin nach oraler Belastung durch Jodöl* (z.B. 0,5 ml Jodipin Merck je Kilogramm Körpergewicht, im Säuglingsalter nicht weniger als 6 ml).

Beim Vorhandensein von Pankreaslipase wird Jod im Darm abgespalten, resorbiert und durch die Nieren ausgeschieden. Nach 6, 12 und 18 Std kann es im Urin mit der Stärkeprobe nachgewiesen werden.

Fettbelastungsbilanzen zeigen, daß von Patienten mit cystischer Pankreasfibrose nur ein Teil der zugeführten Fettsäuren resorbiert wird [*1997*, *2488*] und der Triglyceridanstieg im Blut bei Belastung ausbleibt [*2271*]. Für die Diagnostik haben diese Befunde keine Bedeutung.

Im *klinischen Bild* sind nach der Neugeborenen-Periode, in der sich nur etwa 10% der belasteten Fälle durch das Meconiumpfropfsyndrom bzw. durch den Meconiumileus (s. S. 233) verraten, die ersten Symptome zwischen der 3. und 6. Lebenswoche in Form von rezidivierenden Infekten mit auffällig chronischem Husten oft spastischen Charakters zu befürchten. Durch die Schwierigkeit, mit bis zum Erbrechen führenden Hustenattacken den zähen Schleim zu expektorieren, wird man an Pertussis erinnert. Über der *Lunge* findet man auskultatorisch und röntgenologisch neben wechselnden bronchopneumonischen Herden nicht selten flüchtige oder längerdauernde Atelektasen durch Bronchialverschluß oder später Bronchiektasen. Die Zeichen zunehmender *Ateminsuffizienz* sind erst in späteren Lebensabschnitten zu erwarten. Eine unangenehme Komplikation der chronischen Verdauungsstörung ist der *Rectalprolaps*, der aber selten operiert werden muß, sondern meist durch konservative Maßnahmen (Malzsuppenextrakt, Paraffinöl, Defäkation in liegender Stellung oder auf Topf mit daraufgelegtem Brett mit kleiner Öffnung) erfolgreich behandelt werden kann [*2532*]. Klinische Zeichen von seiten der *Leber* fehlen während der Säuglingsperiode zumeist, kommen aber in Form von *Leberverfettungen* und *Lebercirrhose* auch schon von der 6. Lebenswoche an vor [*2407*]. In einigen Fällen findet sich auch schon sehr frühzeitig eine cholestatische Gelbsucht, bei der sich dann autoptisch Gallenthromben nachweisen lassen [*2144*]. Die portale Hypertension als Folge der Cirrhose wird erst später beobachtet. *Gerinnungsstörungen* mit Senkung von Faktor II, VII, IX, X, Antithrombinaktivität und angestiegenem Thrombininhibitorpotential lassen sich, zumindest zum Teil, auf die Leberstörungen zurückführen [*2270*]. Die Salzverluste, insbesondere bei Fieberperioden oder bei heißem Wetter, können zu einem *akuten Salzverlustsyndrom* mit schneller Exsiccose, Apathie und hypochlorämischem Erbrechen führen.

Die *Behandlung* der cystischen Pankreasfibrose im Säuglingsalter besteht einmal in der *Bekämpfung der Pankreasinsuffizienz* durch Substitutionstherapie in Form einer laufenden Pankreasfermentgabe zu jeder Mahlzeit. Dadurch kommt es bald zu einer Besserung der Stuhlbeschaffenheit, vor allem wenn gleichzeitig eine eiweißreiche und *fettarme Kost* (Buttermilch, Eledon, Eiweißmilch, Eiweißmilchbrei) gegeben wird. Die Mehrzahl der Patienten toleriert Fett in homogenisierter Milch. Der *Vitaminbedarf* ist größer als normal, besonders Vitamin E scheint, wie am niederen Serumspiegel zu erkennen ist, zu fehlen. Auch Vitamin A muß wegen der Resorptionsstörung zusätzlich verabfolgt werden und Vitamin K, um den Prothrombinmangel zu beseitigen, der in seltenen Fällen eines der ersten Symptome der beginnenden Krankheit sein kann. Wichtig ist, zumal während der warmen Jahreszeit, eine *Kochsalzzulage* von täglich 0,5—1 g.

Ein besonderes Problem stellt auch die *Prophylaxe und Behandlung der Lungensymptome* dar, wozu am besten eine langfristige, ununterbrochene Medikation von *Breitspektrumantibiotica*, wie Aureomycin, Terramycin, Erythromycin oder Chloromycetin 30—40 mg je Kilogramm Körpergewicht (im späteren Lebensalter geringere Dosen) geeignet ist. Auch eine *Aerosolapplikation* von Antibiotica ist bei ausgeprägten Lungensymptomen nützlich. Wenn die Aerosoltherapie auch über Nacht mit reinem Kochsalz-Aerosol (3%ige Kochsalzlösung) fortgesetzt wird, ist eine Verflüssigung des Bronchialsekrets zu erhoffen. Eine entsprechend geringe Aerosolteilchengröße durch ein geeignetes Gerät muß allerdings gewährleistet sein, um die tiefen Luftwege zu erreichen. Husten unterdrückende Medikamente, wie *Codein*, sind *kontraindiziert*. Sie sollten höchstens vorübergehend bei Nacht gegeben werden, um die Schlafruhe zu gewährleisten. Gaben von Jod-Kalium und anderen Expectorantien sind dagegen sinnvoll.

Die *Prognose* des Patienten hängt im Einzelfall neben der Schwere der individuellen Belastung besonders vom Verlauf seiner Lungenerkrankung ab, deren intensive Behandlung schon im Säuglingsalter von entscheidender Bedeutung ist. Im übrigen aber zeigt das Krankheitsbild gerade in prognostischer Hinsicht eine starke individuelle Streuung. Es gibt Säuglinge, bei denen man schon kurz nach der Geburt einen rasch progredienten und schließlich deletären Verlauf erlebt, während andere lange Zeit nur die chronische Verdauungsinsuffizienz oder über Monate und Jahre nur die pulmonalen Symptome zeigen.

9. Die Pneumatosis cystoides intestinalis

Dies seltene Krankheitsbild muß schon beim Neugeborenen und in der Säuglingszeit bei der Differentialdiagnose *blutiger* oder *rezidivierender Enteritiden* in Betracht gezogen werden, insbesondere wenn sich die Symptome über längere Zeit hinziehen und zu einer zunehmenden *Dystrophie* führen [*2033, 2425*]. Auch konkomitierende katarrhalische Erkrankungen der oberen Luftwege [*2381*], ein Megacolon congenitum [*2423*], eine hypochrome makrocytäre Anämie, ein Obstruktionsikterus [*2610*] und ein Pneumoperitoneum [*1970*] wurden als Komplikationen bei Säuglingen schon beschrieben. Fast immer aber wird die Diagnose erst bei der Obduktion gestellt, da die rundlichen, lufthaltigen Gebilde, die man bei der Obduktion findet, röntgenologisch meist schwer zu erkennen sind. Diese *Cysten*, die sich schon *im Magen*, aber auch in umschriebenen *Darmabschnitten des Dünn- und Dickdarms* nachweisen lassen, sind mit einem Gas gefüllt, das zu 70—90% aus Stickstoff, zu 5—20% aus Sauerstoff und zu 0—15% aus CO_2 besteht [*2135*].

Die *Pathogenese* der Erkrankung ist noch unklar. Infektiöse Schädigung des Verdauungstrakts mit Eintritt von Luft in die Lymphbahnen durch Ulcerationen der Darmschleimhaut werden diskutiert, da in einigen Fällen auch Gascysten in den regionären Lymphknoten und im Leberparenchym gefunden wurden [*2425*]. Auch eine Invasion gasbildender Bakterien über die ulcerierenden Schleimhautläsionen wurden schon vermutet. Bakteriologisch fand man Dyspepsiecoli verschiedener Typen, aber auch hämolytische und nichthämolytische unspezifische Colistämme oder Paratyphus B [*2011*].

Die *Therapie* scheint ohne wesentlichen Einfluß auf die Entwicklung des Krankheitsbildes zu sein. Resektionen der befallenen Darmabschnitte wurden schon versucht, um das Auftreten eines Spontanpneumoperitoneums zu verhindern. Im allgemeinen wird eine antiinfektiöse Therapie getrieben.

10. Intraabdominelle Tumoren

Intraabdominelle Tumoren sind beim Neugeborenen oder im Verlauf der Säuglingszeit mit Ausnahme des Wilms-Tumors und der Ovarialtumoren zumeist gutartig. Trotzdem kann ihre große Ausdehnung oder ungünstige Lage eine akute Lebensbedrohung des Kindes bedeuten oder die chirurgische Beseitigung Schwierigkeiten machen. Meist werden die Tumoren von der Mutter bei der Pflege und beim Baden des Kindes entdeckt, wenn sie nicht bereits der Arzt in der Neugeborenen-Periode erkennt. Dann ist eine unmittelbare klinische Untersuchung zur Differentialdiagnose unerläßlich, da aus der Lage und dem Palpationsbefund allein z.B. die bösartigen Embryome der Niere nicht differenziert werden können. Die seltenen Teratome und Dermoidcysten sind schon bei der Röntgenleeraufnahme an Kalkschatten aus Knochengewebe oder Zähnen zu erkennen. Manchmal kann es sich geradezu um Zwillingsfetalinklusionen handeln [*2310*]. Bei negativem Röntgenergebnis muß anschließend mit einer intravenösen Nierenbeckenfüllung versucht werden, einen möglichen Zusammenhang mit dem Urogenitalapparat festzustellen. Die Magen-Darmpassage soll die Beziehung zum Dünndarm und Colon klären. *Differentialdiagnostisch* ist bei die Niere einbeziehenden Tumoren auch außer der *kongenitalen Hydronephrose* die *multicystische Nierenfehlbildung* in Erwägung zu ziehen, die bereits beim jungen Säugling einseitige große multicystische Tumoren erzeugen kann. Diese traubenähnlichen Gebilde durchsetzen dann einseitig das ganze Nierengewebe und mikroskopisch lassen sich nur noch Reste von Glomeruli und Tubuli nachweisen. Meist bestehen auch einseitige Fehlbildungen des Ureters.

Pathogenetisch handelt es sich wohl um abgesprengte Teile der Ureterknospe, die keinen Anschluß an den harnbereitenden Teil der Niere gewonnen haben [*2230*].

Davon zu unterscheiden ist die angeborene *beiderseitige Cystenniere*, ein familiär gehäuft auftretendes Krankheitsbild, bei dem nicht nur die Nieren von zahllosen kleinen Cysten durchsetzt sind, sondern auch Gehirn, Milz und Leber. Die Prognose ist schlecht, da die Kinder fast immer spätestens im 4. Lebensjahr an einer progredienten Niereninsuffizienz zugrunde gehen, während bei der einseitigen Nierenfehlbildung nach einer chirurgischen Entfernung eine gute Prognose besteht. Auch *Solitärcysten*, die oft einen enormen Umfang annehmen können und zu tumorartigen Auftreibungen der Nierengegend führen, besitzen im Gegensatz zur polycystischen Degeneration eine gute Prognose, wenn auch hämorrhagische Harnwegsinfektionen als Begleiterkrankung auftreten können. Schließlich kommt noch das bösartige, von der Nebenniere ausgehende *Neuroblastom* (Sympathoblastom, Sympathogoniom) auch beim Säugling in Frage [*2037*].

Das nach caudal verlagerte Pyelogramm bei normalem Nierenbeckenbefund kann dann auf den Ausgangstumor hinweisen, während die *große Metastasenneigung* zu multiplen Tochtergeschwülsten insbesondere im Schädel (Protrusio bulbi, Brillenhämatom), in den Knochen und in der Leber (Hepatomegalie, Pepper-Tumor) oder schließlich zu multiplen, deutlich sichtbaren, knotenförmigen Hautmetastasen führt. Gelegentlich läßt sich die Art des Tumors durch Tumorzellansammlungen im Markpunktat nachweisen. Die Prognose ist bei der schnellen Wachstumstendenz dieser unreifen Zellen dubiös, allerdings besteht eine starke Strahlenempfindlichkeit, so daß Röntgenbestrahlung die Therapie der Wahl ist. Auch Cytostatica können versucht werden.

Bei Verdacht auf das *maligne Embryom der Niere*, den *Wilms-Tumor*, der *auch doppelseitig* [*2659*] und familiär gehäuft vorkommen kann [*2570*] und *selten* eine *Hämaturie* erzeugt, besteht einmal die Möglichkeit, sofort, möglichst ohne wiederholte und ausgedehnte palpatorische Untersuchung (cave Metastasenprovokation!) die Operation einzuleiten, da die Exstirpation mit gleich anschließender postoperativer Bestrahlung, noch am Operationstag, einen gewissen Heilerfolg verspricht. Dadurch und infolge der günstigeren prä- und postoperativen Behandlung hat sich die *Prognose* und die Anzahl der Dauerheilungen ohne Metastasen entschieden gebessert [*2064, 2278*].

Andere Autoren [*1999, 2145*] empfehlen, vor der Operation 1000—1500 r auf 4 Felder von vorne, hinten und beiderseits zu geben, was zu einer beträchtlichen Volumenverminderung führe. Die chirurgische Exstirpation sei dann technisch einfacher, der Tumor zeige bei der Operation geringere Tendenz zum Einreißen und die Gefahr einer Aussaat von Tumorzellen in die Blutbahn bei ungeschickter Manipulation sei geringer. 2—4 Wochen nach Beendigung der strahlentherapeutischen Vorbehandlung wird die Nephrektomie durchgeführt, nach weiteren 2—4 Wochen beginnt man mit der röntgentherapeutischen Nachbehandlung [*2145*].

Alle *Rezidive* und *Metastasen* treten im Laufe eines Jahres oder doch wenigstens *innerhalb von 18 Monaten* auf. Die Metastasierung erfolgt lymphogen in die örtlichen Lymphknoten an den Nierenhilus und an der Wirbelsäule, später hämatogen in die Lungen, in die Leber und in das Skeletsystem. Die *Prognose* hat sich in den letzten Jahren sehr gebessert. So ist die Letalität von 91,5% im Jahre 1935 auf 77,8% im Jahre 1945 gesunken [*2535a*], im Childrens-Hospital in Boston bei Säuglingen von 53% nach GROSS [*2170*] sogar auf 20%.

Bei von der *Leber ausgehenden Tumoren* kann es sich um Hämangiome, Hämangioendotheliome [*2057*], Hamartome [*2153*] und Adenome handeln. Das *Hamartom* ist ein dysembryoplastischer Tumor, also mehr eine örtliche Mißbildung im Sinne eines gutartigen Gewächses. Trotz dieser gutartigen Eigenschaften der Zellformation bedingen Sitz und Größe oft klinisch eine Malignität. Eine Heilung durch Radikaloperation ist möglich [*2545*].

In diese Gruppe gehören übrigens auch das Lymphangiom der Lippe und Zunge und das konatale Hygrom des Halses, die ebenfalls trotz histologischer Gutartigkeit zu einer akuten Lebensbedrohung des Kindes heranwachsen können.

Weitere Abdominaltumoren können in Form von Lipomen, Angiomen, Cysten, selten auch Fibrosarkomen vom Mesenterium ausgehen. *Im Darm* selbst handelt es sich um Fibroadenome oder Fibrosarkome. Die Differentialdiagnose wird im einzelnen erst nach der chirurgischen Beseitigung durch die histologische Untersuchung gestellt. Beim Neugeborenen und jungen Säugling können aber auch *Mißbildungen*, wie Verdoppelung des Ileums, ein Ovarialtumor, ein Hydrometrokolpos oder ein Meconiumileus zu so tumorigen Auftreibungen führen, daß fehlerhafte Verdachtsdiagnosen gestellt werden, die erst der Chirurg klärt [*2338*]. Aus diesem Grunde sollte bei der internistischen Diagnose eines Tumors in abdomine bei Säuglingen so schnell wie möglich die Laparotomie durchgeführt werden.

L. Erkrankungen der Leber und Milz

1. Die Hepatitis epidemica

a) Das klinische Bild

Die Diagnose einer Hepatitis im Säuglingsalter ist mit großen Schwierigkeiten verknüpft. Wie an Hausepidemien mit Virusnachweis festgestellt wurde, verläuft *ein großer Teil* der Fälle *anikterisch*, wobei das Virus noch bis zu 15 Monaten nach dem Ausbruch der Erkrankung im Stuhl nachzuweisen ist [*2020*]. Dabei ist die *Kontagiosität* mit 95% Befallenen, etwa bei Waisenhausepidemien, *sehr groß* [*2019*]. Die Übertragung erfolgt bei manchen Säuglingen durch ein Thermometer, das durch den Stuhl eines Hepatitiskranken infiziert war [*2305*]. Die *Inkubationszeit* beträgt 20—30 Tage. Das *Prodromalstadium* dauert 1—7 Tage und ist um so kürzer, je heftiger die Erkrankung ist. In der *präikterischen Phase* kommt es häufig unter dem Bild einer Rhinopharyngitis, bei älteren Säuglingen unter den Symptomen einer fieberhaften Gastroenteritis mit Erbrechen, Appetitlosigkeit und Durchfällen mit acholischem Stuhl und hyperpigmentiertem Urin zu einer zunehmenden *Lebervergrößerung* mit oder ohne Gelbsucht. Auch eine deutliche Verhärtung und *Vergrößerung der Milz* sowie eine Polymikroadenie können bereits im präikterischen Stadium auftreten. Bei größeren Säuglingen ist das klinische Bild ähnlich der Gelbsucht Erwachsener oder größerer Kinder, nur besteht häufiger eine Milzschwellung und eine leichte sekundäre Anämie. Je brüsker die ikterische Phase beginnt, um so schlechter ist die Prognose [*2362*]. In einigen Fällen entwickelt sich auch ein *akutes hämolytisches Syndrom* durch plötzlich entstandene Autohämagglutinine, bei dem das Fehlen einer erhöhten Regeneration auffällt. Überhaupt ist bei der Säuglingshepatitis oft die Reticulocytenzahl vermindert, was als Zeichen einer splenopathischen oder durch Virusinfektion bedingten *Markhemmung* anzusehen ist [*2635*]. In einigen Fällen mit schlechter Prognose entwickelt sich auch ein *hämorrhagisches Syndrom* mit petechialen Blutungen und größeren Hämorrhagien an Rumpf und Extremitäten oder nur an den Extremitäten. Auch *Thrombocytopenien* und eine *Lymphopenie* können beobachtet werden [*2291*]. Als Ausdruck des gestörten Wasserhaushaltes findet man häufig ein *Lidödem*, während Temperatursteigerungen auch in der präikterischen Phase meist vermißt werden [*2593*]. Erst bei akuter Verschlechterung kann es zu einer Hyperthermie mit neurologischen *encephalitischen Symptomen*, wie Tremor der Gesichtsmuskulatur und Krämpfen kommen. Der *Ikterus* selbst dauert meist länger als beim Erwachsenen, bei 16% der Fälle 10—30 Tage, bei 18% länger als 20 Tage [*2379*].

Der *Bilirubinspiegel im Blut,* zumal in Form des direkt nachweisbaren Bilirubins, kann zu sehr hohen Werten ansteigen. Die *Harnfarbe* mag manchmal durch Bilirubin den Eindruck einer Hämaturie erwecken. Eiweiß und Erythrocyten können auftreten. Etwas häufiger kommt es zu einer Leukocyturie und einer Vermehrung des Urineiweißes als Folge der allgemeinen Virusinfektion. Die *Entfärbung der* fett- und fettsäurehaltigen *Faeces* kann so hochgradig sein, daß vorübergehend auch bei leichten Fällen kein Gallenfarbstoff mehr im Stuhl nachweisbar ist.

Im *weißen Blutbild* bestehen häufig normale Zahlen mit Linksverschiebung, manchmal eine Leukocytose, die später in eine Leukopenie mit relativer Lymphocytose übergeht.

Diagnostisch läßt bei anikterischen Fällen die Bestimmung des Gallenfarbstoffs im Blut und Urin nicht selten im Stich. Eine vermehrte *Urobilinogenausscheidung* im Urin besteht in etwa 70% der Fälle. Die *Elektrophorese* der Serumproteine ergibt bei 90% eine Verschiebung im Sinne einer Albuminabnahme und β- und α-Globulinzunahme und bei inveterierten Fällen eine Zunahme der γ-Globuline [*2097*]. Bei papierelektrophoretischer Trennung findet sich ein normaler β-Globulinspiegel, weil die Lipoproteinvermehrung, die sich in den β-Globulinwerten bei der Elektrophorese im flüssigen Milieu abzeichnet, eine Papierelektrophorese nicht ohne weiteres erfaßt. Die *Labilitätsproben* sollten nur in Kombination verwendet werden, also etwa Weltmannsches Koagulationsband, Thymoltrübungstest, Cephalin-Cholesterin-Flokkungstest. Trotzdem wird etwa bei 15% aller Fälle der Leberschaden klinisch nicht erfaßt. Die *Enzymbestimmungen,* wie Glutamat-Oxalacetat-Transaminase, Glutamat-Pyruvat-Transaminase oder Lactat-Dehydrogenase im Serum, die auch als Mikromethoden anzuwenden sind, scheinen hier eine Lücke auszufüllen. Auch der Anstieg der *Serumphosphatasewerte* spricht für eine gestörte Leberfunktion [*2362*]. Als *Belastungsprobe* hat sich im Säuglingsalter die *Bromsulfaleinbelastung* (10 mg je Kilogramm Körpergewicht) bewährt, die allerdings auch beim gesunden Säugling erst jenseits des 5. Monats normale Ausscheidungswerte ergibt. Auch die *orale Galactosebelastung* (1,75 g/kg) ist im Säuglingsalter schon durchzuführen.

Die *bioptische Leberpunktion* bei laparoskopischer Kontrolle unter Leitung des Auges ist beim Säugling wegen der Gefährdung des Kindes selten indiziert. Die blinde Punktion kann bei sorgfältiger Technik ohne Komplikationen verlaufen, wie STOWENS [*2566a*] an 851 Fällen demonstriert hat. Voraussetzung dazu ist ein palpabler Leberrand, eine normale Blutungs-, Gerinnungs- und Prothrombinzeit, Lokalanaesthesie und Beruhigung des Kindes, wozu nach der Erfahrung des Autors im Säuglingsalter das Anbieten der Flasche genügt. Wird diese Technik nicht beherrscht, muß bei differentialdiagnostischen Schwierigkeiten eine *Probelaparotomie* durchgeführt werden, um einen Verschlußikterus auszuschließen, insbesondere, wenn eine Gelbsucht nach 2 Monaten noch nicht abgeklungen ist.

Histologisch findet man im Verlauf der Säuglingshepatitis eine intracelluläre Gallenstase und bei schwerer Hepatitis umschriebene Cirrhoseherde, die aber nach Ausheilung im Verlauf einiger Monate ad integrum restituiert werden können [*2362, 2535*]. In anderen Fällen bleibt eine diffuse posthepatitische Fibrose zurück oder es kommt zu postnekrotischen narbigen Sklerosierungen [*2362a*]. Bei einer Reihe von Hepatitisfällen, besonders bei jungen Säuglingen, bestehen histologisch neben den allgemeinen Symptomen der Leberzellschädigungen *Riesenzellen* mit aufgelockertem, von Vacuolen durchsetzem Cytoplasma (Ballonzellen) und 10—40 zentral oder randständig angeordneten Kernen. Diese Zellen sind auch beim Neugeborenen-Ikterus oder bei Fehlbildungen des Gallensystems (Gallengangsatresie nach [*2548*]) und Blutkrankheiten, wie Sphärocytose [*1930*] oder Anämie [*2067*] beschrieben worden. Am häufigsten allerdings findet man sie bei der Hepatitis in den ersten Lebensmonaten [*2051a, 2548a*], so daß vielleicht eine besondere Reaktionsform des frühkindlichen Lebergewebes angenommen werden kann. Auch eine anaphylactoide Genese dieser Riesenzellen wurde schon diskutiert [*2389*], die allerdings bei der geringen Sensibilisierbarkeit des Neugeborenen und sehr jungen Säuglings unwahrscheinlich ist.

b) Differentialdiagnose

Besondere Schwierigkeiten erwachsen bei den kurz nach der Geburt auftretenden Gelbsuchtsfällen gegenüber der *Gallengangsatresie* und dem *Icterus prolongatus.* Auch der *septische Ikterus* bei einer Nabelinfektion, bei Lues, die *toxische Gelbsucht* bei Pneumonie, Pyelonephritis, Tuberkulose und ähnlichen Infektionen sind auszuschließen [*2097*]. Beim Syndrom eines Verschlußikterus nach der Neugeborenen-Periode handelt es sich in 60% der Fälle um eine Atresie der Gallenwege, in 24% um Neugeborenen-Hepatitis und in 15% um einen Zustand nach Erythroblastose [*1923*]. Auch die *infektiöse Mononucleose* ist auszuschließen, die bereits in den ersten Lebenswochen unter den Erscheinungen einer Gelbsucht verlaufen kann [*2046*].

Die *Gilbertsche Krankheit* kann schon im Neugeborenen-Alter eine schwere Gelbsucht mit 13—45 mg-% direkt reagierenden Bilirubins erzeugen, die in wenigen Monaten zum Tod unter den Symptomen eines Kernikterus führt. In leichten Fällen besteht nur eine *konstitutionelle Leberdysfunktion*, die erst am Ende der Säuglingszeit oder in der frühen Jugend entdeckt wird. Die Ursache dieser Krankheit liegt vermutlich darin, daß die *Glucuronidbildungsfähigkeit* und damit die Produktion von direkt reagierendem Bilirubin in der Leber der Patienten sehr viel *niedriger* ist als beim gesunden Menschen. Die Leber dieser familiär belasteten Patienten verhält sich also auch im späteren Leben noch so wie beim Gesunden nur in der Fetal- oder Neugeborenen-Periode [*1924*]. Schließlich ist auch noch der *familiäre hämolytische Ikterus* auszuschließen.

c) Die Therapie

Auch beim Säugling hat sich die intraduodenale oder wenigstens im Magen liegende *Dauersonde* bewährt, durch die in den ersten 4—5 Tagen 50 bis 100 ml je Kilogramm Körpergewicht einer 5—8%igen Dextroselösung oder einer 10%igen Lösung eines natürlichen Invertzuckers (Honigpräparat M 2 Wölm) mit Zusatz eines Vitamin B-Komplexpräparates verabfolgt werden. Mehrmals täglich ist das *Duodenalsekret* durch die Sonde *abzusaugen*, um den enterohepatischen Kreislauf von toxischen Produkten zu entlasten. *Bei starker Brechneigung*, die bei der Hepatitis wegen der Gefahr einer zusätzlichen Leberschädigung medikamentös nicht zu beeinflussen ist, wird die *Infusion besser* als Nadeltropf *intravenös* gegeben. In solchen Fällen und auch bei Bestehen von Durchfällen muß der eingetretene Salzverlust wie bei Ernährungsstörungen durch entsprechende Variationen der Infusionslösungen kompensiert werden. Alle schweren Fälle erhalten in den ersten Tagen unter *Antibioticaschutz* 25—50 mg wasserlösliches *Prednisolon* oder ein entsprechendes Cortisonderivat in 24 Std. Das am besten oral verabfolgte Antibioticum (Aureomycin, Terramycin) wirkt über den Weg der Darmsterilisierung auch als Leberentlastung.

Die Wirksamkeit *lipotroper Substanzen* wird bei der Hepatitis des Säuglings noch diskutiert. Es wurde vorgeschlagen, bei schweren Fällen der Infusionslösung 2 g Cholin, auf 500 ml verdünnt, zuzusetzen oder intramuskulär 4mal täglich 25 mg Cholin, in physiologischer Kochsalzlösung verdünnt, zu applizieren [*2179*]. Eine intravenöse Gabe von Cholin kann infolge der stark vagotonen Wirkung einen lebensbedrohlichen Kreislaufkollaps verursachen.

Die *Diät* des hepatitiskranken Säuglings ist einfach: er bekommt seine normale Kost, der man anfänglich durch die Verwendung von Buttermilchkonserven (Eledon) einen Teil ihres Fettgehaltes entzieht. Später sorgt man durch reichliche Gemüsezufuhr für einen Ersatz des während der Hepatitis eingetretenen intracellulären Kaliummangels.

Die *Prognose* der Säuglingshepatitis ist in jedem Fall dubiös. So selten die Erkrankung in diesem Lebensabschnitt ist, 0,4—19% der im Kindesalter auftretenden Erkrankungen fallen ins Säuglingsalter [*2292*, *2443*], so hoch ist doch ihre Letalität mit 17,5 [*2292*] bis 50% [*2593*]. Dabei kann es nicht selten auch zu einem perakuten Verlauf in Form einer *gelben Leberatrophie* kommen. Über die Spätprognose sind keine sicheren statistischen Angaben vorhanden. Zumindest muß in jedem Fall die Möglichkeit erwogen werden, daß sich aus der akuten Hepatitis des Säuglings eine *Lebercirrhose* entwickelt.

2. Die toxische Hepatopathie im Säuglingsalter

Histologisch gleicht die toxische Hepatophatie weitgehend dem Bild der hypoxämischen Leberschädigung mit *Zellnekrosen* im Läppchenzentrum und einer sekundären Kollagenisierung der Reticulumfasern *des Läppchenzentrums* im Sinne einer Sklerosierung, im Gegensatz zu den Einzelzellnekrosen, die bei der Virushepatitis irregulär im Leberparenchym auftreten. Während die ausgeprägte Form der toxischen Leberschädigung im Säuglingsalter selten ist, findet man eine *Leberverfettung* häufig. Sie kann von einem staubartigen bis feintropfigen Sichtbarwerden des Fetts in den Parenchymzellen bis zur großtropfigen Verfettung mit beginnender Bindegewebsvermehrung als degeneratives Zeichen einer Leberschädigung auftreten. Solche Veränderungen bestehen *bei Ernährungsstörungen und Gastroenteritiden* des Säuglings relativ häufig, wie sich an Hand von Leberpunktionen [*2029*] nachweisen läßt.

Klinisch ist der Befund schlecht zu objektivieren, da die Leber meistens nicht vergrößert oder verhärtet gefunden wird und eine Gelbsucht nur selten auftritt [*2515*]. Dann aber muß wieder an eine echte Virushepatitis mit gastroenteritischen Begleitsymptomen gedacht werden. Auch die *Leberfunktionsproben* fallen meist negativ aus bis auf die Möglichkeit einer verzögerten Bromsulfaleinausscheidung [*2256*] und verlängerten Prothrombinzeit, aus der man auf eine funktionelle Leberstörung schließen kann [*1957*, *2302*].

Ausgeprägter und *klinisch bedeutungsvoller* ist die toxische Hepatopathie *bei der Säuglingsintoxikation.* Fast regelmäßig läßt sich hier eine hochgradige, meist diffuse *Leberverfettung* mit reichlich doppelbrechenden Substanzen und gleichzeitiger Kernschädigung der Parenchymzellen, oft auch isoliert und inselförmig, nachweisen [*2351*]. Der *funktionelle Nachweis* einer Leberschädigung ist zwar auch bei der Intoxikation schwierig, aber klinisch ist daran zu denken, *wenn die Rehydration* trotz intravenöser Behandlung *nicht gelingt*, wenn *hämorrhagische Symptome*, wie Purpura, Ekchymosen, Melaena oder Hämatinerbrechen auftreten, wenn sich eine zunehmende *Hepatomegalie* einstellt oder es sich *in der Rekonvaleszenz* als *schwierig* erweist, wieder eine *normale Nahrungstoleranz zu erreichen.* Auch bei Brustkindern kann eine toxische Hepatopathie mit deutlicher Verfettung im Rahmen einer akuten Ernährungsstörung auftreten, obwohl man bei diesen Kindern eine besonders geschützte Leber vermutet. Allerdings enthält die Brustmilch ja weniger Methionin als die Kuhmilch.

Therapeutisch empfiehlt sich bei Verdacht auf toxische Hepatopathie, abgesehen von einer schnellen Rehydration, eine ausreichende *Eiweißzufuhr* als Leberschutz anzustreben, gegebenenfalls anfänglich intravenös in Form von Humanserum und später oral durch Aminosäurenzulagen.

3. Die Lebercirrhose

Die Lebercirrhose führt in 10% der bei Kindern überhaupt vorkommenden Fälle bereits im Säuglingsalter zum Tode [*2097*]. Im *klinischen Bild* fällt beim Säugling in erster Linie die zunehmende *Auftreibung des Bauches* mit Ascites und Gefäßerweiterungen in der Bauchhaut infolge Kollateralenbildung auf. Sehr häufig besteht ein deutlicher *Milztumor* als Zeichen einer Pfortaderstauung durch den *hepatischen Block.* Gelbsucht ist nur bei der biliären Cirrhose und bei hämolytischen Krisen zu erwarten. Sie fehlt meist bei der posthepatitischen Form. Fast immer entwickelt sich eine hypochrome oder normochrome *Anämie.* Besonders bei biliär bedingten Cirrhosen, aber auch nach chronischer Hepatitis, tritt häufig eine *Osteomalacie* im Sinne einer „*Rachitis hepatica*" (GERSTENBERGER [*2150*]) auf, die allerdings besser als „*hepatogene Osteoporose*" bezeichnet wird [*2132*].

Sie resultiert aus einer verminderten Calciumresorption infolge Acholie des Darminhaltes bei unbehinderter Phosphatresorption. Infolgedessen kommt es reaktiv zu einer Hyperparathyreoidie [*2225*] mit erhöhter Calciummobilisation aus den Knochen, vermehrter Calciumausscheidung im Urin, Senkung der Phosphatnierenschwelle und Absinken des Phosphatspiegels infolge vermehrter Posphaturie. Auch Nebennieren, Keimdrüsen und Hypophyse können in diese ursprünglich hepatogene Störung des Hormonhaushalts mit einbezogen sein [*2041*].

Während das „hepatogene, hypophosphatämische, normocalcämische, osteoporotische Syndrom" von Vitamin D-Gaben unbeeinflußt bleibt, kann eine zufällig aufgepfropfte avitaminotische Rachitis durch parenterale Vitamin D-Gaben geheilt werden, weil oral gegebenes Vitamin D wegen der Acholie nicht ausreichend resorbiert wird.

Außer an eine Hepatitis kann sich ätiologisch an eine schwere *toxische Leberschädigung* auch eine Lebercirrhose anschließen, die sich vor allem beim Bestehen eines Eiweißmangels aus der Fettleber über die Fibrose entwickelt hat, wie das bei Kwashiorkor mehrfach beschrieben wurde [*2374*]. Bei der heute noch bestehenden Schwierigkeit des Nachweises einer Infektion mit Hepatitisvirus muß bei ätiologischen Überlegungen allerdings in allen unklaren Fällen in erster Linie an eine vorausgegangene oder begleitende *Hepatitis* gedacht werden, wie das bei der sog. *angeborenen Lebercirrhose* zumindest in den Fällen zu diskutieren ist, bei denen die Mutter vor oder während der Schwangerschaft eine Hepatitis durchgemacht hat [*1953*, *2597*]. Auch eine *Toxoplasmose* kann Anlaß für eine angeborene Lebercirrhose sein [*2321*]. Schließlich muß an einen Kausalzusammenhang mit einer *Rh-Inkompatibilität* gedacht werden, bei der neben der Leberzellschädigung durch überstürzten Blutabbau auch eine direkte Schädigung der Leber durch mütterliche Antikörper bereits intrauterin eintreten kann [*2205*]. Während beim Erwachsenen eine hämolytische Anämie zumeist nur eine Hepatopathie erzeugt, beobachtet man *nach* ungenügend oder nichtbehandeltem *Icterus gravis neonatorum* im Anschluß an die Gelbsucht oder noch während ihres Bestehens eine *zunehmende Leberverhärtung* mit *Milztumor*. Auch zum Ascites kann es kommen und schon nach 7—10 Wochen, aber auch erst nach Jahren kann der Tod unter den Zeichen des Leberversagens eintreten [*2001*, *2051*, *2674*]. Ja sogar ohne ausgeprägte Gelbsucht kann eine Rh-Inkompatibilität beim Säugling zur Cirrhose führen [*2038*], was mit der Hypothese erklärt wird, daß ein Großteil des mit Antikörpern reich beladenen Nabelschnurblutes unverdünnt direkt in die Leber gelangt und dort Capillarschädigungen setzt, die später als Ausgangspunkt der Parenchymläsionen und reaktiven Kollagenisierung des Bindegewebes dienen [*2051*, *2674*], während es zu einer gesteigerten Hämolyse in diesen Fällen gar nicht kommt. Schließlich ist beim Auftreten einer Lebercirrhose im Säuglingsalter auch an die *Galactosämie* (s. S. 160), an die *cystische Pankreasfibrose*, bei der ein Ikterus das einzige Symptom darstellen kann und in der Leber intrahepatische Schleim- und Gallenpfröpfe zu einem Stauungsikterus und einer konsekutiven fibrösen Entartung der Leber führen [*2144*], und an die *biliäre Cirrhose* zu denken (s. S. 417).

Die *familiäre idiopathische Lebercirrhose*, von der mehrere Geschwister befallen sein können, tritt im Säuglingsalter in der Regel noch nicht auf. Es ist anzunehmen, daß heute eine Reihe dieser Kinder doch als symptomatische Cirrhosen einer Grundkrankheit gedeutet werden müssen (Morbus hämolyticus neonatorum, Galactosämie, Speicherkrankheit, Pankreasfibrose, Toxoplasmose, Lues, Morbus Wilson [*2208*]). Daß unter dem Krankheitsbild der frühkindlichen Lebercirrhose noch immer ungeklärte Krankheitsbilder existieren, beweisen Publikationen über Einzelfälle von *Pigmentcirrhose* der Leber mit Ablagerungen von eisenhaltigen und eisenfreien Pigmenten bei einem Säugling einer leberleidenden

Mutter [*2058*] oder die Kombination von sich schnell ausbreitenden benignen *Angiomen der Haut und entzündlichen Sklerosen in Leber*, Lunge, Milz, die als kongenitale familiäre Cirrhose aufgefaßt wurden [*2063*].

Der *Verlauf und die Prognose der Lebercirrhose* des Säuglings unterscheidet sich nicht von den Erfahrungen bei älteren Kindern. Die meisten Patienten gehen eines Tages unter den Zeichen einer zunehmenden Leberinsuffizienz und Ascites zugrunde. Ein nicht sicher abzuschätzender Teil (in der Regel werden beim Säugling ja keine bioptischen Kontrollen durchgeführt) mag sich allerdings erholen und im späteren Leben wieder eine funktionstüchtige Leber besitzen.

Die *Therapie der* Lebercirrhose ist, wie beim Erwachsenen, im Säuglingsalter nicht sehr erfolgreich. Man verabfolgt eine eiweißreiche und fettarme Diät, bekämpft enterale Infektionen, um die drohende und stets therapieresistente ascendierende Infektion der Gallenwege, häufig durch Colistämme, zu verhüten und versucht wenigstens bei den auf dem Boden einer Verfettung posthepatotisch entstandenen Cirrhoseformen mit *lipotropen Substanzen* einen Effekt zu erreichen, der bei entzündlichen Lebererkrankungen und ihren Folgeerscheinungen erfahrungsgemäß ausbleibt [*2095*].

4. Erkrankungen der Gallenwege

a) Gallengangsverschluß

Ein Verschluß des *Ductus cysticus* wird im Säuglingsalter selten diagnostiziert. Es kommt zu einem *Gallenblasenhydrops*, der als prall elastischer Tumor die rechte Bauchhälfte ausfüllen und zu einer Zunahme des Bauchumfangs führen kann. Auch eine *cystische Dilatation des Choledochus*, die ebenfalls riesige Dimensionen annehmen kann, ist präoperativ zumeist nicht zu erkennen, insbesondere, wenn als Komplikation infolge der Stauung noch ein Ikterus mit der Gefahr einer biliären Stauungscirrhose eintritt.

Als Ursache kommt entweder eine tiefsitzende Choledochusatresie in Frage, die zur Bildung einer retropankreatischen Choledochuscyste führt, oder die Striktur liegt oberhalb des oberen Pankreasrandes und läßt eine *gestielte Choledochuscyste* mit den gleichen Konsequenzen für die abführenden Gallenwege entstehen [*2022*]. Die *Therapie* besteht in der Entfernung der Cyste und der Anlegung einer Anastomose zwischen Gallengang und Dünndarm.

Die *Gallengangsatresie* ist in der Häufigkeit von etwa 1:20000—30000 Geburten zu erwarten. Etwa $^1/_4$ der Fälle ist chirurgisch zu korrigieren, aber die diagnostische Klärung muß bald abgeschlossen sein, da die *durchschnittliche Lebensdauer* bei Gallengangsatresie ohne chirurgische Beseitigung des Hindernisses nur *7 Monate* beträgt und *nach der 12. Lebenswoche* die *biliäre Cirrhose* meist irreparable Formen erreicht hat [*2229, 2382*].

Die *klassischen Fälle* mit zunehmender Gelbsucht, Leberschwellung, acholischen Stühlen, dunkelbraunem Urin und positivem Gallennachweis im Urin sind nicht schwer zu erkennen, wenn auch die Differentialdiagnose gegenüber einer prolongierten Hepatitis schwierig und oft erst während der Operation zu stellen ist. Aber das Auftreten der *Gelbsucht* ist ein unzuverlässiges Symptom, da es in manchen Fällen erst *bis zur 4. Lebenswoche erkennbar* werden kann [*2390*]. Sehr häufig wird deshalb an diese Mißbildung erst dann gedacht, wenn bereits ein Milztumor, Meteorismus und Ascites als deutliche Zeichen der biliären Cirrhose nachweisbar sind.

Auch das Auftreten von Galle im Stuhl und Urobilinogen im Urin spricht nicht gegen einen Occlusionsicterus, da ein *inkompletter Verschluß* als chirurgisch behandlungsbedürftig vorliegen kann. Zur *Frühdiagnose* des Gallengangsverschlusses kann man versuchen, nach intravenös gegebenem Bromphthalein (5 mg je Kilogramm Körpergewicht) im Duodenalsaft nach 5, 10, 15 min und dann alle 15 min bis zur zweiten Stunde den Farbstoff nachzuweisen. Gelingt dies nicht, ist ein chirurgischer Eingriff angezeigt [*2520*]. Ohne dies aber muß *bis zur 12. Lebenswoche der Entschluß zur Operation* gefaßt werden. Dabei zeigt sich, daß nur bei einem Teil der Fälle (etwa bei 60% nach [*2229*]) wirklich eine Gallengangsatresie vorliegt. In 15% muß man mit den Folgen einer fetalen Erythroblastose in Form eines verschließenden Pigmentsteines oder durch eingedickte Galle rechnen und in etwa $^1/_5$ der Fälle läßt sich auch bei der Operation kein Grund für den Verschluß finden [*1923*]. Da auch eine *Kombination einer Rh-Inkompatibilität* mit einer *Gallengangsatresie* vorliegen kann, muß bei einem langdauernden Verschlußsyndrom nach Icterus gravis mit einer Probelaparotomie nach einer korrekturfähigen Mißbildung gesucht werden. Auch eine starke, nicht rh-bedingte *Anämie* kann neben einer Atresie bestehen. Die Laparotomie sollte auf jeden Fall durchgeführt werden, da über Heilungen berichtet wird, obwohl während der Operation keine Korrekturmöglichkeit bestand [*2229*]. Auch hat es sich schon gelohnt, nach einer ersten Laparotomie mit dem Befund einer irreparablen Atresie bei weiterer Fortdauer noch ein zweites Mal zu laparotomieren, weil nun plötzlich die Gallenblase gefüllt war und eine Verbindung zum Duodenum hergestellt werden konnte. Man nimmt an, daß sich in diesem Fall Gallengänge und Gallenblase unter dem Druck der laufend gebildeten Galle nachträglich geöffnet und gefüllt haben, wie das in ähnlicher Weise schon 14mal in der Literatur beschrieben wurde [*2255*]. *Gelingt die Korrektur* bei rechtzeitiger Diagnose, dann ist die *Prognose* der Gallengangsatresie *günstig*.

b) Die Perforation der Gallenwege im Säuglingsalter

Diese Rarität ist sehr schwer zu diagnostizieren. Sie beginnt allmählich in der Neugeborenen-Zeit oder in den ersten Lebenswochen mit zunehmender Apathie, Erbrechen, Meteorismus, immer stärkerer *Bauchauftreibung* mit oder ohne dyspeptischen Erscheinungen, manchmal mit leichter Druckschmerzhaftigkeit oder einer Resistenz im rechten Oberbauch. Dann zeigt sich häufig eine leichtere *intermittierende Gelbsucht* und auffällig eine zunehmende *Entfärbung der Stühle*. Die *Differentialdiagnose* schwankt in den Einzelfällen zwischen Peritonitis, Appendicitis, Hepatitis oder, wegen der entfärbten Stühle, Gallenwegserkrankung. Versucht man eine Biligraphie, dann gelingt die Gallenblasendarstellung nicht, oder das Kontrastmittel fließt in sehr seltenen Fällen sogar in die freie Bauchhöhle. Die *Perforationsstelle* liegt meistens im Ductus choledochus oder zwischen dem Ductus choledochus und cysticus, wie sich bei der Laparotomie darstellt. Zumeist aber wird die Diagnose erst gestellt, wenn bei der Eröffnung der Bauchhöhle galliges flockenhaltiges Exsudat abfließt, das entweder steril ist oder, meist mit Coli *infiziert*, Anlaß zu einer eitrigen Peritonitis ist. Dabei wird die sterile, gallige Peritonitis vom Säugling häufig erstaunlich gut vertragen [*2580*].

Die *Ätiologie der spontanen* Perforation der Gallenwege ist noch unbekannt. Es ist nicht ausgeschlossen, daß es sich um eine Perforation durch einen *Gallenstein* handelt, da Steine auch im Säuglingsalter schon gefunden wurden, wenn sie auch zumeist symptomlos bleiben [*2637*]. *Ätiologisch* kommen bei Cholelithiasis im Säuglingsalter eine durchgemachte Erythroblastose, eine acholische Hepatitis, eine neonatale Sepsis und segmentale Stenosen des Ductus cysticus in Frage [*2622*].

Die *Therapie* beschränkt sich entweder auf eine einfache Drainage der Perforationsgegend, die auf dem Wege der Verklebung der Umgebung zu einer Heilung führen kann. Sicherer ist der Versuch einer Übernähung der Perforationsstelle oder eine Anastomosenbildung zu einer Darmschlinge, während bei Sitz der Perforation im Gallenblasenhals eine Cholecystektomie den aussichtsreichsten Eingriff darstellt [*2061, 2134, 2584*].

c) Die Cholangitis

Mit einer Cholangitis muß man beim Säugling schon im 1. Trimenon rechnen. Das *klinische Bild* besteht in einer länger dauernden *Durchfallserkrankung* (bis zu 28 Tagen nach [*2424*]), an die sich, oft mit einem Intervall, eine kurzfristige oder länger dauernde *Gelbsucht* anschließt. Die *Leber verhärtet* und kann an *Umfang* soweit *zunehmen*, daß sie weit über den Nabel reicht. Auch eine mäßige *Splenomegalie* kann nachweisbar sein. *Bilirubin im Serum* ist fast ausschließlich in der direkten Form vermehrt, während gleichzeitig stark entzündliche Veränderungen im *Blutbild* mit beschleunigter Blutsenkung bestehen. Vorübergehend können sogar entfärbte Stühle auftreten. Die *Temperaturen* sind subfebril bis septisch. In der Elektrophorese ist das Albumin vermindert, die α-Globuline und die γ-Globuline sind stark vermehrt. Histologisch ist die ursächliche aufsteigende Gallengangsinfektion mit den konsekutiven cellulären Infiltrationen im periportalen Gewebe leicht zu erkennen.

Die *Therapie* kann sich als sehr schwierig erweisen, wenn es sich um antibioticaresistente Erreger aus der Darmflora (Dyspepsicoli!) oder Staphylokokken handelt. Bei längerer Therapieresistenz und Fortdauer der Gelbsucht wird man sich, zumal beim jungen Säugling, zur *Probelaparotomie* entschließen müssen, um ein etwaiges Hindernis auszuschließen, und die dabei mögliche Probeexcision klärt dann die Diagnose und ermöglicht die Identifizierung des vorliegenden Keimes, wie bei 2 Fällen des eigenen Beobachtungsgutes. Erst eine langdauernde *antibiotische Behandlung mit sehr hohen Dosen* eines gegen die gefundenen Keime wirkungsvollen Medikamentes läßt dann den cholangitischen Prozeß zum Abklingen bringen, wobei immer wieder die *Gefahr eines Rezidivs* nach einem erscheinungsfreien Intervall droht. Ein eigener Fall kam erst nach einer langdauernden Penicillinbehandlung mit 500000 E Penicillin/kg/Tag zur Ausheilung.

5. Die Splenomegalie im Säuglingsalter

Meist wird eine Milzvergrößerung beim Säugling durch *Infektionskrankheiten* erzeugt (Lues connata, Toxoplasmose, Sepsis). Schnell vergrößert sich die Milz auch bei allen *Einflußstauungszuständen der Pfortader* (Icterus gravis, Hepatitis epidemica, Lebercirrhose, Gallengangsatresie, angeborene Vitien mit Stauungsleber), wobei sich in einigen Fällen zur hämodynamischen Vergrößerung auch noch eine Aktivitätshypertrophie wie bei der Hepatitis oder bei hämolytischen Vorgängen gesellt. Angeborene Anomalien oder entzündliche *Stenosen der Pfortader*, von einer aufsteigenden Nabelgefäßinfektion ausgehend, führen meistens erst in der späteren Kindheit zu einer Pfortaderhypertonie und einer konsekutiven Milzdekompensation mit Splenomegalie.

Der *angeborene Milzmangel* wird klinisch selten diagnostiziert, obwohl er am Auftreten von Jollykörperchen in den Erythrocyten leicht zu erkennen ist und meistens eine Kombination mit anderen Mißbildungen, wie Herzfehler, Situs inversus und Spina bilifida vorliegt [*1910*]

M. Erkrankungen der Nieren

1. Die Cysto-Pyelonephritis

Die früher übliche Unterscheidung zwischen akuten septischen Pyurien und harmlosen Begleitpyurien ist heute nicht mehr angängig. Der normale Urin ist bakterienfrei und enthält unzentrifugiert auch beim Säugling höchstens 4 Leukocyten im Gesichtsfeld. Bei akuten fieberhaften Erkrankungen kann diese Anzahl vorübergehend ansteigen, aber der Urin selbst bleibt steril. Der Bakteriengehalt des nicht entzündlich veränderten Urins stammt bei Mädchen meist aus der Vagina und bei Knaben aus den vorderen Harnröhrenabschnitten. Eine *abakterielle Pyurie* tritt im Kindesalter *nicht* auf [*1919*].

Auch eine Unterscheidung zwischen Cystitis und Pyelitis ist im Säuglingsalter nicht mehr gerechtfertigt, seitdem man weiß, daß *schon wenige Stunden nach dem Beginn* aller Harnwegsinfektionen auch das *Nierenparenchym an der Entzündung beteiligt* ist. Die isolierte Blasenentzündung ist erst eine Erkrankung des späteren Kindesalters. Beim Säugling handelt es sich *immer um eine direkte bakterielle Infektion der Harnwege und Nieren*, die Mädchen im Säuglingsalter etwa 6mal so häufig befällt wie Knaben, abgesehen von den ersten Lebenswochen, in denen beide Geschlechter gleich häufig erkranken. Nach Einführung der Antibiotica hat sich dies Geschlechtsverhältnis zwischen Mädchen und Knaben auf 25:1 verändert, weil die sekundären hämatogenen Erkrankungen heute kaum noch vorkommen und nur *noch mit den ascendierenden Infektionen* gerechnet werden muß, die im Säuglingsalter bei Mädchen nur einen 1,5 cm langen Weg und bei Knaben 6 cm zu überbrücken haben [*1919*]. Für die aufsteigende Infektion spricht auch die Tatsache, daß bei Säuglingen bevorzugt *Colibacillen* als Erreger in Frage kommen, wenn auch vorangehende Allgemeininfektionen durch Virusarten oder bakterielle Erkrankungen der oberen Luftwege als Wegbahner durch Widerstandssenkung dienen können. Die Existenz eines besonderen „Pyurie-Coli" wird nicht mehr anerkannt [*2004*]. Nach diagnostischen Katheterisierungen, spontan auch beim Vorliegen von Abflußstörungen durch Mißbildungen, können *auch andere bakterielle Erreger*, wie Staphylokokken (bei Staphylodermien nach [*2496*]), Streptokokken, Proteus, Pyoceaneus oder eine Mischflora ursächlich vorliegen. Nur ein kleiner, bisher nicht genau erfaßbarer Prozentsatz der Harnwegsinfektionen entsteht, insbesondere durch grampositive Erreger, auch auf hämatogenem Wege.

Das *klinische Bild* der Pyelonephritis im Säuglingsalter ist häufig uncharakteristisch. Eine einmalige *Fieberzacke* oder auch ungeklärte Temperaturen über einige Tage mit Erbrechen, Nahrungsverweigerung, Unruhe und schlechtem Aussehen bis zu bedrohlichen Zustandsbildern mit Schüttelfrost, steilem Fieberanstieg, Fieberkrämpfen, können sich in ihrer Ätiologie durch eine einfache Urinuntersuchung klären lassen. Auffällig ist beim Säugling häufig eine *starke Blässe* mit *subikterischem Einschlag* und eigentümlich *geröteten Lippen* bei gleichzeitigen kranken und müden Gesichtszügen. Durch dieses *„Pyurie -Gesicht"* des Säuglings kann der Erfahrene schon auf die richtige Diagnose gebracht werden. Schwieriger ist die Erkennung einer Harnwegsinfektion, wenn sie als Sekundärerkrankung einer bereits bestehenden Infektion der oberen Luftwege oder einer Gastroenteritis auftritt. Sie wird nicht selten übersehen, so daß obligat bei jeder fieberhaften Erkrankung im Säuglingsalter der Urin kontrolliert werden sollte. Nicht einfach ist auch die Diagnose bei *subfebrilem oder afebrilem Verlauf* der Krankheit, wie er bei dystrophen Kindern zu beobachten ist. Auch bei unerklärlichen Rückfällen von Ernährungsstörungen muß an eine Harnwegsinfektion gedacht werden. Im *Blutbild* findet man nur bei einem Teil der Fälle eine Leukocytose, sonst aber normale Leukocytenzahlen. Die *Senkung* ist fast immer beschleunigt.

Der *Urin* kann, insbesondere anfänglich, noch klar sein, später ist er getrübt und besitzt nicht selten einen deutlich ammoniakalischen Geruch. Die Eiweißproben können negativ oder schwach positiv ausfallen, und im Sediment findet man im akuten Stadium neben Bakterien zahlreiche Leukocyten und eine geringe Anzahl an Erythrocyten und Cylindern.

Der *mikroskopisch* und *bakteriologisch* zu untersuchende Urin wird am besten durch Katheter gewonnen, eine Maßnahme, die bei Mädchen sehr einfach mit einem Kunststoff- oder Nelaton-Katheter, bei männlichen Säuglingen mit einem Tiemann-Katheter unter sterilen Kautelen durchgeführt werden kann. Die sicherste cytologische Untersuchung besteht in einer Leukocytenzählung des frisch gewonnenen, nicht sedimentierten und nicht zentrifugierten Urins in der Neubauer-Zählkammer [*2333*]. Der Grenzwert für Normalbefunde liegt bei 10—25 Leukocyten/mm^3 bei männlichen Säuglingen und bis zu 50 Leukocyten bei Mädchen [*2239a*]. Auch die *bakteriologische Urinuntersuchung* kann mit Hilfe eines Plattenausgußverfahrens, wie es bei der Trinkwasseruntersuchung verwendet wird [*2333*], systematisiert werden, wobei der kritische Grenzwert bei 1000—10000 Keimen/ml liegt, während bei Harnwegsentzündungen Werte über 100000 gefunden werden.

Die *histologisch* fast bei jeder Harnwegsinfektion nachweisbare *Nierenbeteiligung* läßt sich mit subtilen Untersuchungsmethoden schon frühzeitig in Form einer Beeinträchtigung der Nierenfunktion, besonders in den Tubulusabschnitten nachweisen. Leider sind im Säuglingsalter bis auf die Bestimmung des Reststickstoffs fast alle Nierenfunktionsproben technisch schlecht durchzuführen. Insbesondere der Konzentrationsversuch als Tubulusfunktionsprobe kommt nicht in Frage. Einfach dagegen ist die Prüfung der *Phenolsulfonphthaleinausscheidung*, die fast quantitativ dem Tubulusapparat obliegt und in etwa $^2/_3$ aller Fälle von Harnwegsinfektionen erheblich *eingeschränkt* ist [*2331*, *2666*].

Technik der Phenolrot-Methode: Nach der Flaschenfütterung wird gewartet, bis der Säugling die Windel eingenäßt hat. Dann gibt man bei Säuglingen unter 5 kg Körpergewicht 3 ml, bei Säuglingen über 5 kg 5 ml Phenolrot aus der 10 ml-Ampulle Phenolsulfonphthalein (Merck) mit 6 mg Inhalt intravenös. Untersucht wird dann der mit Katheter gewonnene 15 min-Urin elektrocolorimetrisch nach Zusatz von Natronlauge. Eine Untersuchung nach 30, 60 und 120 min kann beim Säugling unterbleiben [*2356*]. Die untere Grenze der Phenolrotausscheidung in den ersten 3—6 Lebensmonaten nach 15 min beträgt 25%, später 30% der gegebenen Menge [*2557*].

Schließlich ist auch mit Hilfe des *Blutionogramms* und des *Urinionogramms* im Säuglingsalter eine Nierenschädigung zu objektivieren. Als Folge verminderter Bicarbonatrückresorption oder gestörter Ammoniakbildung lassen sich dann gelegentlich eine Acidose, Hyper- oder Hypoelektrolytämien oder Elektrolytverschiebungen (Hyperchlorämie, Hypokaliämie, Hyponatriämie) nachweisen.

Behandlung der akuten Cysto-Pyelo-Nephritis

Eine *gezielte* und erfolgreiche *Behandlung* der akuten Erkrankung ist heute *möglich*. Isolierung und Testung des Erregers auf Ansprechbarkeit gegenüber verschiedenen Sulfonamiden und Antibiotica gelingt leicht, und nur im Ausnahmefall sollte eine Therapie ins Blinde mit Hilfe eines Breitspektrumantibioticums oder eines harnaffinen Sulfonamids getrieben werden.

Bei *unkomplizierten Fällen* kann man die Behandlung mit einem *Sulfonamid* beginnen. Geeignet sind Präparate, die in hoher Konzentration durch die Niere ausgeschieden werden, wie Sulfothiocarbamid (Badional, Bayer), Sulfacarbamid (Euvernil, Heyden) oder Sulfacetamid (Albucid, Schering). Wird gleichzeitig ein hoher Blutspiegel gewünscht, weil eine starke Beteiligung des Nierenparenchyms zu befürchten ist, empfiehlt sich ein Sulfonamidkombinationspräparat, wie

Supronal (Bayer), Protocid (Schering), Pluriseptal (Bayer), Dosulfin (Geigy), Andal (Schering) oder Sulfisoxazol (Gantrisin, Roche) oder Sulfonamide der Pyrimidingruppe (Aristamid, Nordmark; Elkosil, Ciba u. a.). Unter den *Antibiotica* kommt besonders Terramycin in Frage, das im Urin in einer etwas höheren Konzentration als Aureomycin oder Chloramphenicol auftritt. Aber auch diese Präparate haben sich beim Vorliegen dafür empfänglicher Erreger als sehr geeignet erwiesen.

Die Dosierung muß dem Körpergewicht entsprechend genügend hoch sein, die *Behandlung* soll bei frühzeitigem Beginn und erstmaliger Erkrankung mindestens *über 1—2 Wochen*, bei spätem Behandlungsanfang, resistenten Erregern oder rezidivierender Erkrankung mindestens *3—4*, besser *6 Wochen* [*2648a*] dauern. Der Behandlungserfolg ist durch laufende Urinkontrollen zu überprüfen. Dabei sind auch bakteriologische Untersuchungen durchzuführen, weil ein therapeutisch bedingter *Erregerwechsel* eintreten kann.

Beim Vorliegen von *Proteusinfektionen* und nach erfolgloser Anwendung der genannten Medikamente kann ein Versuch mit Nitrofurantoin (Furadantin, Boehringer) 5—8 mg je Kilogramm Körpergewicht in 24 Std gemacht werden. Bei *Pyoceaneus-* und *Proteusinfektionen* kommt auch Polymyxin, 2—3 mg/kg für 5 Tage gegeben, in Frage. Furadantin, Sulfonamide, Chloramphenicol können über längere Zeit gegeben werden. Allerdings ist dann eine Reduktion um 30—50% der Dosis angezeigt.

Die *Allgemeinbehandlung* besteht in einer ausreichenden Flüssigkeitszufuhr zur Verstärkung der Diurese und zur Deckung des etwa bei Fieber oder bei Vorliegen einer pyelonephritischen Funktionsstörung erhöhten Flüssigkeitsbedarfs. *Diätetische Maßnahmen* sind im Säuglingsalter noch nicht notwendig, insbesondere ist von der Verfütterung beliebter „Nierentees" oder von Trinkkuren aus speziellen Nierenheilbädern bei Säuglingen nichts zu erwarten.

Je nach Behandlungserfolg gibt es *verschiedene Verlaufsformen*. Entweder tritt eine völlige Ausheilung ein, oder die Erkrankung geht in ein latentes Stadium über, das jederzeit wieder aufflackern kann. Auch diese chronische Pyelonephritis oder rekurrierende Pyelonephritis mit schubweisen Exacerbationen kann schließlich nach mehreren Schüben beseitigt werden oder führt zu einer chronischen Nierenschädigung.

Die chronisch rezidivierenden Pyelo-Nephritiden

Diese Form der Harnwegserkrankungen bietet im Säuglingsalter die größten diagnostischen und therapeutischen Schwierigkeiten. Im Gegensatz zum Erwachsenen fehlen die subjektiven Symptome völlig, und der akut hochfieberhafte Beginn wurde von den Eltern oder dem zuerst behandelnden Arzt mißdeutet. In vielen Fällen mögen auch die Anfangssymptome geringfügig und uncharakteristisch gewesen sein, so daß es nicht erstaunlich ist, wenn aus Kinderkliniken berichtet wird, daß nur 10—30% der an Harnwegsinfektionen erkrankten Säuglinge mit der richtigen Diagnose eingeliefert werden [*2666*]. Der *Sedimentbefund* ist in solchen Fällen *minimal* und zeigt nur vorübergehende, oft durch Virusinfektionen provozierte Exacerbationen. Die *klinische Symptomatik* besteht bei Säuglingen manchmal ausschließlich in Appetitlosigkeit, Nahrungsverweigerung, Gewichtsabnahme, subfebrilen Temperaturen. Nur durch *wiederholte Urinuntersuchungen* wird man auf die richtige Diagnose aufmerksam, wobei auch geringfügige Sedimentbefunde Anlaß zu bakteriologischen Urinkontrollen und Nierenfunktionsproben sein müssen. Auch ein gelungener Bakteriennachweis muß wiederholt kontrolliert werden, da einmalig sterile Kulturen oder ein Wechsel der Keimflora nicht gegen das Vorliegen einer bakteriellen Harnwegsinfektion sprechen. In schwierigen

Fällen empfiehlt ZAPP [*2666*] zur Identifizierung des vorliegenden Keims und zur antibiotischen Resistenzprüfung das Anlegen einer „*Dreierkultur*".

Dabei werden am gleichen Tag 3 Urinkulturen angelegt und jeweils ein Präparat davon bakterioskopisch untersucht. Sehr häufig läßt sich dann der in allen 3 Kulturen gleichzeitig auftretende Keim als verantwortlicher Entzündungserreger objektivieren und antibiotisch testen.

Ein *chronischer Urinbefund*, auch geringen Ausmaßes, *darf* im Säuglingsalter *nicht bagatellisiert* werden, weil beim Fortschreiten eine pyelonephritische *Schrumpfniere* droht, besonders wenn man bei der *röntgenologischen Darstellung* bereits eine gewisse Pelviektasie und ein Erschlaffen der Nierenbecken und Ureteren erkennt. Es muß deshalb das Ziel der verantwortungsvollen Behandlung bleiben, den Urin steril zu bekommen und den Sedimentbefund zu beseitigen. Oft wird nichts anderes übrig bleiben, als nach kurzfristigen Behandlungspausen von 1—2 Wochen erneute Behandlungskuren anzuschließen. Stellt sich nach 3 Wochen kein therapeutischer Erfolg ein, ist unbedingt eine *urologische Untersuchung der ableitenden Harnwege* indiziert, um Mißbildungen und Harnabflußstörungen zu erkennen.

Bei besonders *starker Hämaturie* besteht der Verdacht auf eine hämorrhagische Pyelonephritis im Sinne einer *Kalikopapillitis*, d.h. einer herdförmigen Schleimhauterkrankung des Nierenbeckens, besonders an den Papillenspitzen des Kelchsystems, die allerdings im Säuglingsalter sehr selten, im späteren Kindesalter etwas häufiger beobachtet wird. *Röntgenologisch* läßt sich diese zu einem schleichenden rezidivierenden Verlauf neigende und wohl immer hämatogen entstandene Krankheit an der entzündlichen Atonie der Nierenbecken, der unscharfen Begrenzung der Kelchzeichnung, der kugeligen Dilatation der Kelchenden und der vermehrten Kontrastdichte in den Papillenspitzen als Ausdruck kavernisierender Nekroseherde erkennen [*2666a*]. Die *Behandlung* entspricht derjenigen der chronischen Pyelonephritis.

2. Harnabflußstörungen

a) Mißbildungen

Die *Hufeisenniere* oder die *dystope Niere* macht im Säuglingsalter meistens noch keine Symptome, es sei denn, es kommt bereits in den ersten Lebensmonaten zu einer Infektion der durch die Verlagerung gestauten Harnwege. Die Diagnose ist durch eine intravenöse Urografie leicht zu stellen. Die Therapie besteht in einem unermüdlichen chemotherapeutischen Kampf gegen die Infektion. Nur in den seltensten Fällen wird eine chirurgische Lagekorrektur möglich sein.

Die *kongenitale Hydronephrose* kann sich schon unmittelbar nach der Geburt in Form eines Abdominaltumors bemerkbar machen, was für eine ausgiebige Harnproduktion bereits im Fetalleben spricht. In anderen Fällen schwillt der Leib erst im Lauf der ersten Lebensmonate oder auch erst im 2. Lebenshalbjahr an und gelangt dann womöglich erst als akutes Abdomen infolge einer sekundär eingetretenen Infektion in die ärztliche Beurteilung [*2327*, *2429*].

Pathogenetisch handelt es sich sehr häufig um hochsitzende, *subpelvine Ureterstenosen*, über deren Ursache im Einzelfall (entzündliche Prozesse, Bindegewebsstränge) nur Vermutungen angestellt werden können. Wenn noch genügend Nierenparenchym erhalten ist, muß versucht werden, das Hindernis chirurgisch zu beseitigen. Fast immer ist aber eine Exstirpation des ganzen Nierensackes nötig.

Funktionelle Hydronephrosen als Folge mäßiger äußerer Kompressionen, z.B. durch aberrierende Gefäße oder hohen Ureterenabgang, verlaufen im Säuglingsalter meist noch symptomlos. Dagegen können durch Klappenbildungen im ganzen Verlauf des Ureters intermittierende Harnstauungen auftreten und klinisch rezidivierende Harnwegsinfektionen, röntgenologisch den Befund eines *einseitigen Hydroureters* mit entsprechender Pelviektasie hervorrufen. Auch ein *enges Segment im Verlauf des Ureter* oder aberrierende Gefäße können Anlaß zu einseitigen Harnabflußstörungen sein.

Eine seltene Anomalie stellt die *Ureterostiumphimose* (prävesicale Harnleiterstenose) dar, deren Ätiologie noch unbekannt ist und die immer zu hochgradigen Megalureteren und Hydronephrosen Anlaß gibt. Die *chirurgische Korrektur* dieser Mißbildung muß möglichst frühzeitig, und zwar *schon im Säuglingsalter*, in Form einer Resektion des stenotischen Harnleitersegmentes, kombiniert mit einer Verkürzung und Einengung des dilatierten und verlängerten Ureters, durchgeführt werden. Nur dann gelingt es, die betroffene Niere noch funktionstüchtig zu erhalten, während bei späterem Eingriff nur noch eine Nephrektomie einschließlich des erweiterten Harnleiters möglich ist.

Differentialdiagnostisch ist der *primäre Megalureter congenitum* auszuschließen, bei dem ein mechanisches Hindernis im Ureter distal der Erweiterung fehlt. Das Ureterenostium ist cystoskopisch dann frei durchgängig, der Ureter selbst bleibt trotz der Erweiterung fast gestreckt, und das Nierenbecken ist oft von normaler Konfiguration.

Vermutlich beruht diese isoliert oder zusammen mit einer Agenesie des Sacrums oder Steißbeins auftretende Mißbildung auf einer Verminderung der Ganglienzellen in der Adventitia der Blase und des Ureters, bevorzugt in dessen intramuralen oder juxtavesiculären Abschnitt, der deshalb — entsprechend dem engen Segment bei Megacolon congenitum — spastisch verengt ist [*2575, 1980*]. Andere lehnen allerdings eine aganglionäre Genese ab. Die Therapie besteht auf jeden Fall in einer Entfernung der spastischen Strecke und Reimplantation des Ureters in die Blase.

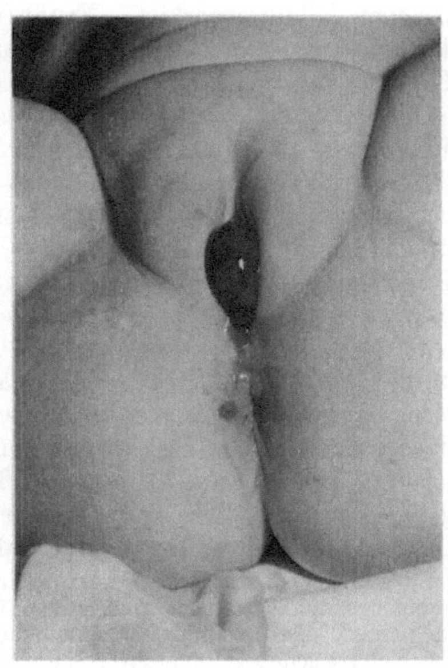

Abb. 34. Ureterocele (Univ.-Kinderklinik Köln)

Die *Ureterocele* [*2648*] entsteht durch eine cystische Dilatation des intramuralen Ureterabschnittes, der als kugelförmiger oder birnenförmiger Körper *in die Blase prolabiert*, so daß auch der Abfluß aus dem gesunden Ostium gestört sein und bei Mädchen bei ektopischer Urterocele ein *Prolaps aus der äußeren Urethraöffnung* eintreten kann, die als kleine rötliche Geschwulst plötzlich aus der Vulva tritt [*2192, 2218, 2267*] (s. Abb. 34). Das Gebilde ist an der Außenseite mit Blasenschleimhaut, an der Innenseite mit Ureterenmucosa bekleidet und läßt deutlich das Ureterenostium erkennen, das nicht immer stenosiert sein muß. Die Ureterocele tritt besonders gern bei ektopischer Einmündung des Ureters am Blasenhals oder der Urethrarückwand auf, wobei die Gefahr einer aufsteigenden Infektion besonders groß ist. Häufig liegt eine Kombination mit Doppelureter vor. Im klinischen Bild steht, wie bei allen Harnwegsmißbildungen, die *hartnäckige Pyurie* im Vordergrund, die zur röntgenologischen Untersuchung zwingt.

Differentialdiagnostisch ist der *Prolaps der invertierten Harnblase* durch die Urethra und der *Prolaps der Harnröhrenwand* auszuschließen. Der Blasenvorfall trägt als Totalprolaps an seiner Oberfläche deutlich zwei Ureterenmündungen, läßt sich leicht reponieren und bleibt bei Beckenendhochlagerung auch reponiert. Der Harnröhrenprolaps kommt im Säuglingsalter praktisch nicht vor.

Die *Therapie der Ureterocele* ist chirurgisch in Form einer Incision der Cyste. Bei ektopischen Formen muß eine Excision der Cyste durch den Urologen durchgeführt werden. Der Harnblasenprolaps widersteht oft den konservativen Maßnahmen wie Beckenhochlagerung, Dauerkatheter, Vorlagerung von Weichteilen vor die Vulva, so daß auch hier schließlich, nicht zu spät, eine chirurgische Intervention zur Fixierung der Blase durchzuführen ist, ehe chronische Harnwegsinfektionen die Prognose trüben.

Die *Blasenhalsstenose* (Marionsche Krankheit) betrifft besonders das männliche Geschlecht und kann bereits in den ersten Lebensmonaten infolge Erschwerung der Blasenentleerung zu Restharn mit Blasendilatation und einer Hypertrophie der Blasenmuskulatur in Form einer *Balkenblase* mit zunehmender Harnstauung auch in den oberen ableitenden Wegen mit *Hydroureter* und *Hydronephrose* führen. Die *klinische Symptomatik* ist oft verwirrend. Es können Durchfälle, Erbrechen, Turgorverlust, Ernährungsschwierigkeiten und eine zunehmende Dystrophie ohne eigentliche Magen-Darmerkrankungen auftreten, die sich nach Klärung des Krankheitsbildes als Folge einer sich *langsam entwickelnden Urämie* erkennen lassen. Die *Harnuntersuchung* fällt mikroskopisch häufig negativ aus. Es können aber auch Spuren von Eiweiß und pathogenen Krankheitserregern in der Kultur vorhanden sein. Auch ist den Müttern häufig *bei der Harnentleerung* der Kinder eine *motorische Unruhe* mit Gesichtsrötung sowie ein besonders häufiges und heftiges Einnässen *(Polyurie)* aufgefallen. Ist einmal der Verdacht auf die Harnwege gefallen, dann findet man eine überfüllte Blase, die allerdings nicht immer über der Symphyse palpabel zu sein braucht, und der *Blasenkatheterismus macht technische Schwierigkeiten.* Am Verhalten des Reststickstoffs, des Blutharnstoffs und der Alkalireserve läßt sich klinisch die beginnende *Niereninsuffizienz* nachweisen. Kommt es bei der Anlage eines Dauerkatheters zu einem Abfall der harnpflichtigen Substanzen im Blut und zu einem Wiederanstieg nach Entfernung des Katheters, dann muß an eine tiefsitzende Harnabflußbehinderung gedacht werden [*2367a*], die sich bei der intravenösen Pyelographie in Form einer Hydronephrose und Hydroureter als Zeichen der Harnstauung objektivieren läßt.

Die *Therapie* liegt auch hier wieder in der Hand des Urologen, der auf chirurgischem Wege versuchen muß, das Hindernis zu beseitigen, um wieder eine normale Nierenfunktion zu ermöglichen. Da die Fälle fast immer zu spät erkannt werden oder bereits unmittelbar nach der Geburt schon zu weit fortgeschritten sind [*2666*], ist die *Prognose* im allgemeinen nicht günstig.

Differentialdiagnostisch sind die angeborenen Klappenbildungen in den hinteren Harnröhrenabschnitten zu erwägen, die man auch fast ausschließlich nur bei Knaben beobachtet. Die klinischen Symptome sind dieselben wie bei der Blasenhalsstenose, die Differentialdiagnose kann nur durch subtile urologische Untersuchungen geklärt werden.

b) Die Urolithiasis

Nierensteine gehören im Kindesalter zu den seltenen Erkrankungen und werden beim Säugling, bei dem sie nach dem 3. Lebensmonat schon beobachtet werden können, zumeist nicht diagnostiziert. *Prädisponiert* sind Säuglinge nach Harnwegsentzündungen, mit *Stauungen der Harnabflußwege* und einer bisher noch nicht klar definierten Abweichung der Harnkolloide, die normalerweise einer Kristallisationsbildung entgegenwirken. Einmal entstandene Konkremente können ihrerseits wieder Ursache zur Harnstauung mit fieberhafter Pyurie und mangelndem Gedeihen sein. Bei den *Kalkphosphatsteinen* spielt eine konstante Hypercalcurie eine entscheidende Rolle, wobei Kombinationen mit Hyperphosphaturie, Hyperaminoacidurie und einer organischen Acidose als Folge einer tubulären Niereninsuffizienz vorkommen können [*2485*]. In seltenen Fällen werden auch nicht kalkhaltige Nierensteine, wie *Cystinkonkremente* oder *Xanthinsteine* im Säuglingsalter beobachtet [*1987*], bei deren Genese außer einer tubulären

Insuffizienz auch angeborene Stoffwechselstörungen eine Rolle spielen. Die *Oxalosis* erzeugt zumeist in den ersten 12 Monaten noch keine Nierensteine. Höchstens kommt es zur Ablagerung von Oxalkristallen im Tubulusapparat, wie bei einem mit $4^1/_2$ Monaten gestorbenen Kind [*2387*].

Die *Therapie* der Nierensteine ist auch im Säuglingsalter bereits eine chirurgische, da eine Niereninsuffizienz infolge der Abflußstauung und der chronisch rezidivierenden Infektionen zu befürchten ist.

3. Die Nephritis

Die akute hämorrhagische Glomerulonephritis ist beim Säugling eine äußerst seltene Erkrankung. Bei ihrer *Symptomatik*, Albuminurie, Hämaturie, geringfügige Ödeme, hohe Blutharnstoff- und Reststickstoffwerte, ist es nicht verwunderlich, daß ein Teil der Fälle fälschlich als Pyelonephritis diagnostiziert wird. Allerdings muß man auch beim Säugling neben den Zeichen der Niereninsuffizienz eine vorübergehende *Blutdruckerhöhung* fordern. Fast immer aber wird erst bei einem tödlichen Ausgang der histologische Befund an den Glomeruli und afferenten Arteriolen die Erkrankung sicher beweisen [*2120, 2476*].

Bei einer excessiven Röntgenbestrahlung (mehr als 2000 r auf die Nieren) muß mit einer *Bestrahlungsnephritis* mit der Gefahr eines tödlichen Ausgangs auch beim Säugling gerechnet werden [*2171*].

Therapeutisch empfiehlt es sich, Penicillin anzuwenden, um einen nicht erkannten Streptokokkeninfekt der Gruppe A Typ M 12, M 4 oder M 14 zu bekämpfen, Streptokokkenstämme, die auch im Tierversuch eine hämorrhagische Glomerulonephritis erzeugen können [*2370, 2462*]. Sonst bestehen im Säuglingsalter keine therapeutischen Möglichkeiten, insbesondere ist außer einer salzarmen Milch keine besondere Diät nötig.

4. Die Nephrose

Auch das Nephrosesyndrom ist im 1. Lebensjahr sehr selten, kommt aber bereits beim Neugeborenen als *kongenitale Nephrose* vor [*2176, 2182*]. Warum diese primär die Glomeruli befallende Affektion im Säuglingsalter so selten ist, steht noch zur Diskussion, die bisher bekannte Kasuistik aber erweist, daß sich die Nephrose des jungen Säuglings durch einen besonders *bösartigen*, progredienten und *therapieresistenten Verlauf* auszeichnet [*2080, 2113, 2183, 2212*]. Die meisten der publizierten Fälle sind im Verlauf des 1. Lebensjahres zugrunde gegangen [*2662*]. Auch *familiäres Auftreten* des angeborenen nephrotischen Syndroms ist beschrieben worden [*2662*], so daß die Existenz einer kongenitalen Mißbildung diskutiert wird [*2113, 2182, 2183*]. Sicherlich sind, wie im späteren Lebensalter, auch beim Säugling verschiedene pathogenetische Mechanismen im Spiel. Ein Teil der Patienten zeigt schon wenige Tage nach der Geburt zunehmende *Ödeme* mit Ascites und eine *starke Albuminurie* mit Leukocyten und Erythrocyten sowie Zylindern im Sediment. Manchmal beginnt das Krankheitsbild mit dyspeptischen Erscheinungen, unter denen sich Ödeme im Gesicht und an den unteren Extremitäten bei zunehmender Verschlechterung des Allgemeinbefindens einstellen. Auch die starke Blässe bei ausgedehnter Ödematose entspricht dem Bild des älteren nephrotischen Kindes. Die im Anfang mitunter bestehende starke *Erythrocyturie* mit *Reststickstoffanstieg* spricht für eine nephritische Komponente [*2100*]. Im übrigen bilden sich im Serum eine Hypoproteinämie, Hypalbuminämie und eine starke Zunahme von α_2-Globulin und β-Globulin aus. Auch sonst entspricht der Blutchemismus einer gewöhnlichen Nephrose. Im Gegensatz zu den Erfahrungen bei älteren Kindern kann aber durch ACTH und Cortison nur eine zeitweilige Besserung erreicht werden [*2183, 2662*]. Bei einem entsprechenden

Fall eines 3 Monate alten Säuglings hat deshalb FALK nach ergebnisloser Prednisolontherapie einen Versuch mit Conteben [*2340*] in steigenden Dosen bis zu 25 mg/Tag gemacht. Am 12. Tag der Behandlung kam es zur Ödemausschwemmung, am 14. Tag konnte die Thiosemicarbazontherapie beendet werden. Nach 8 Monaten war das Kind noch immer gesund und im Urin kein Eiweiß mehr nachweisbar [*2100*]. Die *Unwirksamkeit der ACTH- und Steroidtherapie* mag darauf hinweisen, daß im Säuglingsalter das allergische Geschehen in der Pathogenese offenbar eine geringere Rolle spielt als bei dem später auftretenden nephrotischen Syndrom.

5. Durchblutungsstörungen

Durchblutungsstörungen des Nierengewebes können beim schwerkranken Säugling 2 Formen einer Nierenschädigung hervorrufen:

a) Der hämorrhagische Niereninfarkt (Nierenvenenthrombose)

Diese schwere Komplikation, meist im Verlauf einer Säuglingsintoxikation mit schwerer Exsiccose, tritt in ihrer Symptomatik so weit hinter die Grundkrankheit zurück, daß sie nur selten an dem immer vorhandenen und an Größe zunehmenden ein- oder beidseitigen *Nierentumor* in abdomine, an der *Albuminurie* und massiven *Erythrocyturie* oder gar an der *Anurie* diagnostiziert wird. In anderen Fällen entwickelt sich auch eine *bedrohliche Symptomatik* mit plötzlichem Erbrechen, schockartigem schwerem Krankheitszustand mit Kreislaufkollaps und Fieber. Auch röntgenologisch läßt sich die Vergrößerung der einen Niere oder gegebenenfalls bei der *Pyelographie* die ausbleibende einseitige Nierenfüllung nachweisen. Wird die richtige Diagnose intra vitam gestellt, ist der Patient durch sofortige *Nephrektomie* zu heilen [*2389, 2603*]. Eine Therapie mit Antikoagulantien ist bei der schon bestehenden physiologischen Blutungsbereitschaft des jungen Säuglings nicht indiziert [*2389*]. Sehr häufig aber wird die Nierenvenenthrombose und die nachfolgende Infarcierung erst in tabula diagnostiziert, und nur selten wird der erste akute Zustand bei einseitigem Befall spontan überwunden. Dann kann sich schon im Kleinstkindesalter eine *maligne Hypertonie* mit Arteriosklerose infolge der Blutdruckerhöhung, auf Grund eines Goldblattmechanismus, einstellen. Der Versuch einer chirurgischen Behandlung durch Exstirpation der atrophierten Niere muß dann gemacht werden. Die Prognose ist sonst infaust [*2525*].

Über die *Pathogenese* der Nierenvenenthrombose ist noch nichts Sicheres bekannt, insbesondere, da in einigen Fällen venöse Dilatationen und frische Hämorrhagien in dem regelmäßig bevorzugten Nierenmark gefunden wurden, ohne daß Thrombosierungen der ableitenden Nierenwege nachzuweisen waren. Es kann daraus nur der Schluß gezogen werden, daß außer den hämodynamisch bedingten Gründen, wie Exsiccose, Verminderung des Minutenvolumens und Hypoxie, auch eine direkte elektive Schädigung des renalen Gefäßapparates im Rahmen der Grundkrankheit eine gewisse pathogenetische Rolle spielt [*2133*], so daß nach dieser Auffassung die eintretende Thrombose ein sekundäres Ereignis wäre. Für die Unklarheit der Pathogenese spricht auch die Tatsache, daß offenbar Kinder diabetischer Mütter etwas häufiger von diesem Leiden befallen werden [*1925, 2603*].

b) Doppelseitige Rindennekrose

Die *doppelseitige Rindennekrose der Nieren* ist im Säuglingsalter noch seltener und erzeugt uncharakteristische, auf die eintretende Urämie zu beziehende Symptome, wie Erbrechen und Durchfälle. Auch hier handelt es sich immer um Sekundärerkrankungen, z.B. nach hochfieberhaften Enteritiden oder Operationen, nach denen sich eine vorübergehende *Anurie* oder mehr oder weniger starke *Oligurie* einstellten. Wenn es nicht im akuten Stadium schon zum Tode kommt, entwickelt sich ein über Wochen hinziehendes *Nierensiechtum*, an dem der Säugling schließlich zugrunde geht. Die Diagnose wird zumeist erst autoptisch gestellt und könnte intra vitam nur durch eine Nierenbiopsie geklärt werden.

Bei keiner der beiden kreislaufbedingten Nierenerkrankungen gibt es eine spezielle erfolgreiche *prophylaktische Maßnahme* außer der Fürsorge für möglichst normale Kreislaufverhältnisse. Eine *Therapie* ist höchstens bei einseitiger Infarktniere in Form eines chirurgischen Eingriffs zu diskutieren.

6. Nephrocalcinose

Über die bei der idiopathischen *renalen hyperchlorämischen Acidose* und der *idiopathischen Hypercalcämie* auftretende Nephrocalcinose s. S. 165.

Nierenverkalkungen werden auch bei der *Vitamin D-Vergiftung* und schließlich beim frühgeborenen und jungen Säugling bei excessiver, chronischer *respiratorischer Insuffizienz*, wie z.B. bei der plasmacellulären Frühgeborenen-Pneumonie, beobachtet [*2159*]. Die dabei auftretende Hypercalcämie und konsekutive Überlaufhypercalcurie mögen neben einer hypoxidotischen Nierenschädigung pathogenetisch eine entscheidende Rolle spielen. Dementsprechend muß sich die Prophylaxe auf eine Normalisierung der Ventilationsgröße richten.

7. Der Diabetes insipidus

Ungeklärte *Fieberschübe, Erbrechen, Obstipation, mangelnde Gewichtszunahme* und zunehmende Dystrophie sind die unspezifischen Symptome des Diabetes insipidus im frühen Säuglingsalter, der bei klinischer Untersuchung noch eine *Hyperelektrolytämie* mit Anstieg der Natriumkonzentration im Serum bis auf 194 mÄq/l, der Chlorkonzentration bis auf 170 mÄq/l und eine mangelnde Fähigkeit, den Urin zu konzentrieren, aufweist. Wegen der beim Säugling bereits bemerkbaren *Polyurie* spricht man auch vom *Water-Baby.* Das *spezifische Gewicht des Urins* steigt *selten über 1006—1007 an,* und alle Symptome lassen sich durch reichliche Flüssigkeitszufuhr, über den sonst täglichen Grundflüssigkeitsbedarf hinaus, beseitigen.

Differentialdiagnostisch ist bereits beim Säugling zu unterscheiden zwischen dem pitressinempfindlichen, durch verminderte Adiuretinproduktion bedingten [*2322*] *Diabetes insipidus neurohormonalis*, einer wohl dominant autosomal übertragbaren Erkrankung, bei der sich die Symptomatologie durch die Zufuhr von 3—4 Einheiten Hypophysenhinterlappenhormon 3mal täglich (nasal durch Nebulisator) bessern läßt, und dem *Diabetes insipidus renalis,* bei dem die Urinkonzentration auf Pitressingaben nicht ansteigt. Bei ihm handelt es sich um eine rezessiv geschlechtsgebundene Erbkrankheit, die, von der Mutter übertragen, manifest nur bei männlichen Säuglingen vorkommt. Allerdings zeigen auch die Mütter als heterozygote Erbträger ein stark vermindertes Ansprechen auf Pitressin [*2395*] und können unter Polydipsie und Polyurie leiden. *Antidiuretische Substanzen* werden beim nephrogenen Diabetes insipidus sowohl vom Säugling als auch von der Mutter vermehrt ausgeschieden, so daß die *Unempfindlichkeit des Tubulusapparates* gegenüber diesem Hormon gesichert ist [*2395, 2625*].

Adiuretintest. Beim gesunden Säugling nimmt die Diurese auf Applikation von 0,5 Einheiten je Quadratmeter Körperoberfläche Adiuretin ab, während beim kranken Säugling die Reaktion auch auf die 10fache Dosis ausbleibt [*2332*].

Wenig ausgeprägte Fälle zeigen im Säuglingsalter nur eine Neigung zur *Hypersaliämie,* die sich klinisch in *Durstfieber* bei hoher Umgebungstemperatur oder ungenügender Flüssigkeitszufuhr bei salzreicher Kost manifestieren kann (formes frustes).

Die *Behandlung* besteht bei beiden Formen primär in der Zuführung *großer Flüssigkeitsmengen* (1—2 Liter außer der normalen Flaschennahrung) in Gestalt von salzfreiem Tee und gleichzeitiger Reduktion des Elektrolytgehaltes der täglichen

Nahrung (Frauenmilch oder entsalzte Kuhmilchpräparate). Die notwendigen Mengen sind besonders in den ersten Lebensmonaten häufig so groß, daß sie vom Kind nicht spontan getrunken werden und mit Hilfe einer *Magendauertropfsonde* zwangsläufig zugeführt werden müssen, wie entsprechende eigene Beobachtungen ergaben. Jede Reduktion der zusätzlich gegebenen Flüssigkeitsmenge führt in wenigen Stunden zu einer starken Abnahme des Plasma- und Blutwassergehaltes und zunehmender Unruhe des Kindes, noch ehe es zu Exsiccosesymptomen kommt. Schließlich stellt sich der Dehydrationskollaps ein (s. Abb. 35). Beim jungen Säugling kann es wegen des fehlenden Durstgefühls und der Unreife der Osmoreceptoren auch leicht zu einem hyperchlorämischen Zustand kommen (*Diabetes insipidus hyperchloraemicus occultus* nach FANCONI), der sich mit zunehmendem Wachstum nach einigen Monaten in den echten Diabetes insipidus umwandelt. Im übrigen beeinträchtigt die Hyperosmolarität die Hirnentwicklung, so daß es bei ungenügender Behandlung unter zunehmender körperlicher und geistiger *Retardierung* schließlich zum letalen Ausgang kommen kann.

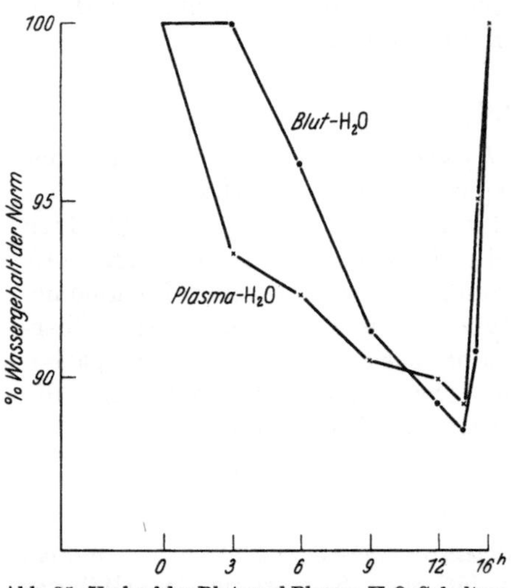

Abb. 35. Verlauf des Blut- und Plasma-H_2O-Gehaltes nach Absetzen der zusätzlichen Trinkmenge von 1500 ml zur Nahrung (1000 ml bei Diabetes) insipidus

N. Erkrankungen des Genitale

1. Männliches Genitale

a) Anomalien

α) Harnröhre

Fehlen oder *Atresie* der Harnröhre ist mit dem Leben nicht vereinbar. Bestehen weitere Mißbildungen, wie eine *Rectourethralfistel*, dann kann bei angelegter Blase der Urin in den Darm entleert werden. Allerdings ist eine baldige chirurgische Korrektur notwendig, weil durch den Bicarbonatverlust ins Colon eine schwere hyperchlorämische Acidose eintreten kann (s. S. 430). Dabei ist die Niere imstande, normal sauren Urin zu bilden, wie durch Ammoniumchloridbelastung festzustellen ist. Es handelt sich also um eine *extrarenale Acidose*, die nach der Operation beseitigt ist [*2651*].

Eine harmlose Mißbildung ist der *Diphallus*, wenn sonst keine Mißbildung vorhanden ist [*2433*]. Angeborene *Stenosen* (Klappenbildungen) und *Urethralcysten* müssen erst dann schon im Säuglingsalter beseitigt werden, wenn es zur Harnstauung kommt. Auch die *Hypospadie* und *Epispadie* sowie *hochansetzende Skrotalhaut* (Palmenrute, Palmure des Penis) sollen im Säuglingsalter noch nicht behandelt werden (s. Abb. 36).

Bei der schweren Hypospadie, insbesondere bei gleichzeitigem *Kryptorchismus*, ist *Vorsicht bei der Geschlechtsbestimmung* geboten, und eine rectale Untersuchung auf das Vorhandensein des Uterus, eine Untersuchung des Kerngeschlechtes in Schleimhaut- oder Blutzellen und eine quantitative Bestimmung der 17-Ketosteroide im Urin (bei Pseudohermaphroditismus femininus erhöht) sind notwendig.

Präputiale Adhäsionen sind beim Neugeborenen und Säugling physiologisch. Sie lösen sich im Laufe des 1. Lebensjahres spontan. Das artefizielle Lösen und Zurückschieben des Präputiums ist beim Säugling unnötig und wegen der Gefahr der Infektion oder eines Einreißens des Präputialringes mit konsekutiver narbiger Stenose und Phimosenbildung gefährlich. Auch ein *verlängertes Präputium* ist beim Neugeborenen und Säugling keine Indikation zum Eingriff, solange keine Harnentleerungsstörung auftritt. Mit zunehmendem Wachstum der Harnröhre verschwindet diese Anomalie.

Eine *Phimose* muß im Säuglingsalter nur dann chirurgisch behandelt werden, wenn der Präputialkanal so stark verengt ist, daß die Urinentleerung nur in dünnem Strahl unter Auftreibung des Präputialsacks und Richtungsänderung des Urins möglich ist. Dann kann, besonders wenn noch zusätzlich eine Stenosierung der Urethralmündung besteht, eine Rückstauung des Urins auch in die oberen Harnwege mit der Gefahr einer ascendierenden Infektion eintreten.

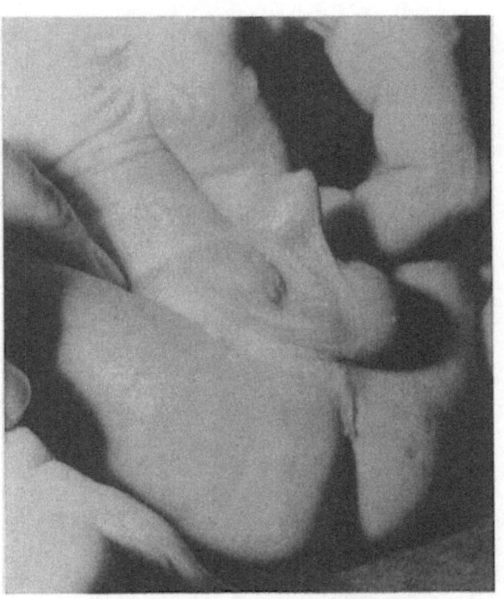
Abb. 36. Palmure penis (Univ.-Kinderklinik Köln)

β) Die Blasenektopie

Die mit einer Häufigkeit von 1:40000 zu beobachtende Ektrophie (Ektopie) der Harnblase stellt den schwersten Grad der Hemmung des ventralen Urogenitalsinus-Verschlusses dar. Die Mißbildung ist bei Knaben etwa 4mal häufiger als bei Mädchen und zumeist mit einer Retentio testis und Unterentwicklung des Scrotums verbunden. Die Nabelschnur inseriert dann am oberen Rande der Blasenschleimhautinsel, die Symphyse ist nur selten intakt, sondern meist breit gespalten, wodurch später vorübergehend Gehstörungen auftreten. Aus den offenliegenden Ureterenostien wird in kurzen Abständen Urin entleert, so daß es ungemein schwierig ist, bei den sich dauernd einnässenden Kindern eine *Maceration der umliegenden* gesunden *Haut* des Bauches, des Scrotums und der Oberschenkel zu verhindern. Auch die Blasenschleimhaut selbst ist immer entzündlich gereizt und schmerzhaft. Die Kinder sind deshalb bei schwierigster Pflege bis zum Erreichen des Operationstermines psychisch stark belastet und stets durch aufsteigende Harnwegsinfektionen bedroht. Solche Urininfektionen waren früher sehr häufig der Ausgangspunkt einer Urosepsis, der die Kinder erlagen. *Kombinationen mit anderen Mißbildungen* sind nicht selten. Ihr Vorhandensein entscheidet die Möglichkeit des Versuchs einer operativen Korrektur. Auch das Vorliegen von *Mißbildungen der oberen Harnwege* muß diagnostisch mit einem retrograden Pyelogramm, das bei den freiliegenden Ostien leicht durchzuführen ist, vorher geklärt werden.

Das *Ziel der Korrektur* besteht in einer Beseitigung der ektopierten Blasenschleimhaut, in einer Beendigung der Urininkontinenz, in einer Korrektur der Epispadie. Wenn ein genügend großer Blasenanteil angelegt ist, also bei kleinen Spaltbildungen der vorderen Bauchwand, kann ein direkter Verschluß versucht werden, der den Vorteil hat, daß der Verschlußmechanismus am Ureterenostium und Harnblasenausgang erhalten bleibt. *In schweren Fällen* existiert heute aber keine andere Möglichkeit, als die *Ureterenimplantation* in das Colon mit nachträglicher Entfernung der überflüssig gewordenen Blasenschleimhaut und Verschluß der Epispadie. Die *Gefahren* der Ureterosigmoidostomie liegen einmal in der praktisch unvermeidbaren *aufsteigenden Pyelonephritis*, zum zweiten in schweren *Stoffwechselstörungen*, die sich klinisch in zunehmendem Durst, Wachstumsrückstand, Appetitlosigkeit, Müdigkeit und allgemeiner Schwäche manifestieren. Außerdem stellen sich die Symptome einer schwer beeinflußbaren *Rachitis* ein [*2594*].

Im Serum läßt sich dann eine *hyperchlorämische Acidose* nachweisen. Natrium und Kalium sind meistens normal, die Alkalireserve vermindert und der Reststickstoff mit zunehmender Dauer der Erkrankung erhöht. Man erklärt sich die Acidose durch die dauernde Rückresorption von Chlor aus dem im Dickdarm stagnierenden Urin. Die Rückresorption harnpflichtiger, N-haltiger Substanzen, wie Harnstoff, Ammoniak und organische Säuren, führen zu einer steigenden osmotischen Diurese mit konsekutiver Exsiccose, Durst und schließlicher *Reststickstofferhöhung*. Die *Pathogenese der rachitischen Wachstumsstörung* wird durch den hohen renalen *Calciumverlust* bei Acidose und sekundärer tubulärer Insuffizienz mit gestörter Acido- und Ammoniogenese bei der durch ascendierende Infektion entstandenen chronischen Pyelonephritis erklärt. Bei anfänglich noch normaler Nierenfunktion wirken auch die renalen *Phosphorverluste* als Folge der Chloracidose ähnlich wie beim Phosphatdiabetes schließlich rachitogen.

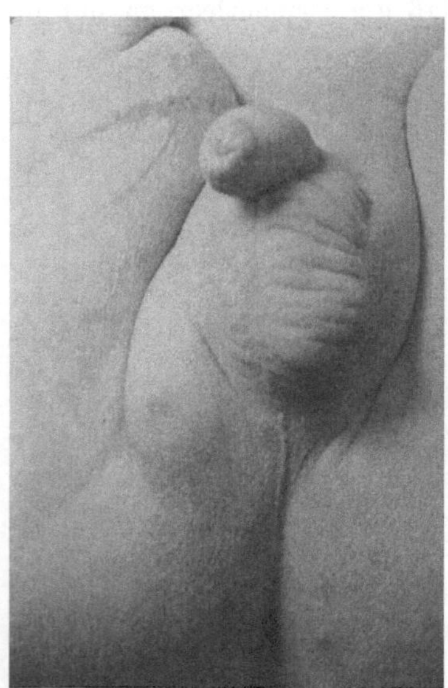
Abb. 37. Ektopia testis (Univ.-Kinderklinik Köln)

Da der Eingriff erst nach der Säuglingszeit stattfindet, sind Prophylaxe und Therapie dieser Komplikationen hier nicht erwähnenswert.

γ) Anomalien der Hoden

Die *Ektopie des Hodens* als seltene Lageanomalie ist auch im Säuglingsalter schon von Bedeutung, weil sie bei ihrer Erkennung *sofort chirurgisch zu beseitigen* ist, um eine Druckschädigung des Testis zu vermeiden. Der ektopische Hoden hat immer den Inguinalkanal durchschritten und läßt sich als entsprechende Anschwellung *im Perinealgewebe, an der Basis des Penis, suprapubisch* oder *an der Innenseite des Oberschenkels* tasten, während im Scrotum nur ein Hoden nachweisbar ist (s. Abb. 37). Die *Retention des Testis* ist häufiger rechts als links zu beobachten. Sie ist im Säuglingsalter *nur ein diagnostisches Problem*, da *80—90*% der bei Neugeborenen nicht descendierten Testes bis *zur Pubertät spontan ihre normale Lage* einnehmen.

δ) Die Hydrocele

Bei der angeborenen *Hydrocele testis* handelt es sich um die Ansammlung seröser Flüssigkeit in der Tunica vaginalis propria des Hodens, sei es infolge unvollständiger Obliteration des Processus vaginalis peritonei oder infolge spontaner Exsudation, die zu einem *prall-elastischen Tumor* von wechselnder Größe *im Scrotum* Anlaß gibt. Das Kind hat in der Regel keine Beschwerden. Die Hydrocele läßt sich *differentialdiagnostisch gegenüber Leistenhernien* durch Transparenz bei der Durchleuchtung mit einer Lichtquelle erkennen, wobei bei richtiger Lagerung der Schatten des Hodens an der Wand der transparenten Cyste auszumachen ist, während palpatorisch der Hoden meist nicht gefunden wird. Besteht noch eine Verbindung zur Peritonealhöhle, kann die Flüssigkeit intermittierend wieder in die Bauchhöhle verschwinden. Eine cystische Erweiterung des Processus vaginalis oberhalb des Hodens *(Hydrocele funiculi spermatici)* ist meist weniger umfangreich und läßt sich vom Leistenbruch auf die gleiche Weise wie die Hodenhydrocele abgrenzen. Bei nicht allzu großer Ausdehnung ist beim Säugling meist keine aktive Therapie nötig, weil keine Beschwerden bestehen und innerhalb der ersten 6—9 Lebensmonate eine *spontane Resorption* eintreten kann. Bleibt die Selbstheilung aus oder besteht bei großer Ausdehnung die *Gefahr einer ischämischen Druckatrophie des Hodens*, muß aktiv vorgegangen werden. Dabei kann man entweder versuchen, durch Punktion des Exsudates und anschließender Injektion von 0,3 ml einer 5%igen Jodlösung oder 0,5 ml 96%igem Alkohol eine Verklebung der Serosablätter zu erreichen [*2167*]. Sicherer ist die *operative Exstirpation* des Hydrocelensackes (vor allem bei der Hydrocele funiculi) oder einer Eröffnung und Resektion des Hydrocelensacks nach der Methode von WINCKELMANN [*2540*].

ε) Inguinalhernien

Der Leistenkanal ist im Säuglingsalter eine besonders häufige Bruchpforte, wobei der Bruchsack längs des Samenstrangs oder bei Mädchen entlang dem Ligamentum rotundum gelegen, aus dem Processus vaginalis peritonei (immer indirekter Bruch) besteht. Bei nur streckenweisem Offenbleiben der Tunica vaginalis propria wird der Hoden selbst nicht erreicht, andernfalls entsteht die Hernia vaginalis testicularis, die den Hoden mit einschließt. Die rechte Seite ist entsprechend des späteren Descensus häufiger befallen. Besonders Frühgeborene neigen zu offenen Bruchpforten. Das Geschlechtsverhältnis [*1982*] beträgt 6 (Knaben):1 (Mädchen).

Die *klinischen Symptome* treten, obwohl der Bruchsack schon bei der Geburt vorhanden ist, erst nach Wochen oder Monaten, meistens im Rahmen von Allgemeinerkrankungen auf, die mit starken Schreiattacken (Bauchkrämpfen) oder Husten einhergehen. Dystrophe Kinder sind dann besonders prädisponiert. Die *nicht inkarzerierte Hernie*, die meist Dünndarmschlingen oder auch das Coecum enthalten kann, macht bei vielen Säuglingen keine Allgemeinsymptome, während andere Unruhe, Erbrechen und schmerzliches Schreien zeigen. Der Umfang der Hernie kann von kirschgroßen, leicht reponierbaren Vorwölbungen bis zu kinderfaustgroßen Anschwellungen, zumal bei längerem Bestehen, reichen. Bei der Auskultation oder Reposition, die gerade bei großen Leistenhernien bei Beckenhochlagerung oder im Bad fast von selbst erfolgt, sind die typischen plätschernden und gurrenden Geräusche des Darminhaltes zu hören und zu fühlen.

Differentialdiagnostisch ist die *Hydrocele* an ihrer prallen Konsistenz, an ihrer Durchleuchtbarkeit und an der Unmöglichkeit einer Reponierung leicht zu erkennen. Der *Leistenhoden* ist im Vergleich zur eingeklemmten Hernie beweglich und palpatorisch in Form und Größe von typischer Beschaffenheit. Abgegrenzt werden muß bei Mädchen die in den Bruchsack möglicherweise *vorgelagerte Tube* und *das Ovar*, bei dem sich eine leichte Verwechslungsmöglichkeit mit nicht entzündeten Inguinaldrüsen ergibt. *Repositionsversuche haben* bei einem Verdacht auf *Ovarialhernie* auf jeden Fall *zu unterbleiben*, da nur bei operativer Behandlung eine Druckschädigung vermeidbar ist. Siehe auch Hodentorsion (S. 433).

Die *konservative Therapie der Leistenhernie* ist, besonders bei frühgeborenen und dystrophen Kindern, solange indiziert, wie der Bruchsack sich leicht reponieren läßt und das Wiederaustreten durch ein *Bruchband* zu verhindern ist. Dazu verwendet man Garnstränge oder schmale Mullbinden, die über der Bruchpforte geknotet werden, wobei man auf die Bruchpforte selbst noch einen fest gedrehten Tupfer legt. Nur *in den ersten Lebensmonaten* neigt der Processus vaginalis noch zur Obliteration. In dieser Zeit *kann man* zusammen mit aufmerksamen Eltern eine *Bandagenbehandlung versuchen.* Ihr *Nachteil* besteht darin, daß häufig die Hernie beim Schreien neben dem Bruchband austritt und durch den Verband erst recht inkarzeriert oder daß durch die feuchte Bandage die Haut maceriert und damit das spätere Operationsfeld infiziert wird. Eine *Heilung* großer Bruchpforten ist bei konservativer Behandlung nicht zu erwarten. *Nach dem 2. Vierteljahr* sollte deshalb jede noch bestehende Hernie einer *Operation zugeführt werden.*

Die *Inkarzeration* ist die lebensbedrohliche Komplikation der Leistenhernie im Säuglingsalter. Heftige Schmerzattacken mit Schreien, vegetative Symptome, wie Blässe, Schweißausbruch und Erbrechen, sind als *peritoneale Reizfolgen* zu deuten. Gelegentlich treten auch *Ileussymptome* auf (s. S. 397).

Die *Reposition des eingeklemmten Bruches* muß mit beiden Händen durchgeführt werden, wobei eine Hand die Einführung des Bruchinhaltes in den äußeren Leistenring durch allseitige Kompression erleichtert, während die andere den Bruchinhalt nach kranial zu schieben versucht. Eine Hilfsperson kann dabei durch Hochziehen des Säuglings an den Füßen die Reposition erleichtern. Auch das Hochhalten des Säuglings an den Beinen mit herunterhängendem Kopf und vorsichtiges Schütteln kann eine Reposition in Gang bringen. Schließlich gelingt die Taxis nicht selten in einem heißen Bad, durch das der Säugling beruhigt und die Abwehrspannung vermindert wird. *Gelingt die Reposition nicht*, dann besteht wegen der lebensbedrohlichen Situation die *sofortige Indikation zum operativen Eingriff*. Nach zwar gelungener, aber schwieriger Reposition soll ebenfalls 1 bis 2 Tage später die Herniotomie durchgeführt werden. Die *Gefahr einer verschleppten Inkarzeration* besteht in den zunehmend verschlechterten Zirkulationsverhältnissen des Darmes, die in seltenen Fällen den Chirurgen sogar zur Darmresektion nötigt.

Als *Indikation zur Herniotomie* gilt im Säuglingsalter:

1. Die Inkarzeration.
2. Die schwierige Reposition, vor allem bei Wiederholung.
3. Die Größenzunahme der Hernie, mit der die Gefahr einer Inkarzeration wächst.

Besteht auf der Seite der Leistenhernie auch eine *Retentio testis*, soll gleichzeitig die Orchidopexie durchgeführt werden. Überhaupt ist die Kombination einer Leistenhernie mit einer Retentio testis eine Operationsindikation, weil ein Bruchband in diesen Fällen nicht angelegt werden kann, um den im Leistenkanal oder äußeren Leistenring liegenden Hoden nicht durch Druck zu schädigen. Das Operationsrisiko ist im Säuglingsalter heute nicht mehr groß.

b) Erkrankungen des männlichen Genitale

α) Die Balanitis

Meist als Folge von Repositionsversuchen oder überflüssigen Reinigungsmaßnahmen kann es zu einer Schwellung und Rötung des Präputiums und einer eitrigen Entzündung des Vorhautsackes kommen. Schnell fortschreitende oder ulcerierende Prozesse sind nur noch bei schwerer Dystrophie oder Vernachlässigung des Kindes zu befürchten, während zumeist schon die ersten leicht entzündlichen Erscheinungen die Mutter bewegen, das Kind zum Arzt zu bringen. Die *Behandlung* besteht in Spülungen des Vorhautsackes nach Einführen eines dünnen Gummikatheters mit 2%igem Borwasser oder einer ähnlichen, leicht desinfizierenden Flüssigkeit bei gleichzeitiger Allgemeinbehandlung des Patienten mit einem Sulfonamid oder Antibioticum nach den Therapieregeln der Bekämpfung bakterieller Erkrankungen. Fast immer handelt es sich um ein einmaliges Ereignis. Nur bei häufigen *Rezidiven* ist die Frage einer Circumcision zu erwägen.

In Ausnahmefällen kann die Entzündung auch durch *Diphtheriebacillen* erzeugt und unterhalten werden. Dabei pflegt das Vorhautödem besonders heftig zu sein, bei der Inspektion zeigen sich weißliche Beläge, und im Abstrich lassen sich Diphtheriebacillen nachweisen. Eine allgemeine Behandlung mit Diphtherieheilserum ist dann neben der Lokalbehandlung notwendig.

β) Die Hodentorsion

Als zweite Erkrankung des männlichen Genitales im Säuglingsalter ist die Hodentorsion zu erwähnen. Dieses an und für sich seltene Ereignis tritt bevorzugt in den ersten 2 Lebensjahren auf und kann schon beim Neugeborenen beobachtet werden. Ganz plötzlich kommt es zu einer *schmerzhaften Schwellung und Rötung* der einen *Scrotalhälfte*. Der Hoden erscheint vergrößert, von derber Konsistenz, ist druckschmerzhaft, und die Anschwellung reicht über den Samenstrang bis zum äußeren Leistenbett. Dieser Befund, der *differentialdiagnostisch* nur noch an die *Orchitis* denken lassen muß, ist für die Hodentorsion äußerst typisch. Die akute Orchitis kommt beim Säugling praktisch nicht vor, es sei denn als metastatische Erkrankung im Rahmen einer allgemeinen Sepsis. Die parotitische Orchitis ist ebenfalls eine Erkrankung späterer Lebensabschnitte. Auch das Bild eines *eingeklemmten Leistenbruches* bei homolateral fehlendem Testis ist hochverdächtig auf Hoden- oder Samenstrangtorsion. Wegen der Gefahr einer Infarcierung des torsierten Hodens ist eine *sofortige Operation* notwendig. Schon nach 24 Std kann eine derartige Schädigung eingetreten sein, daß nur noch eine Hemikastration durchzuführen ist.

γ) Tumoren

Tumoren des Testis können bereits beim Neugeborenen auftreten. Dabei kann es sich einmal um *Teratome* aus Abkömmlingen der 3 Keimblätter handeln, für die bei der Röntgenaufnahme auffallende Kalkschatten oder Schattendifferenzen verdächtig sind. Aber auch *Tumoren des Hodengewebes* selbst, unter denen die *Seminome* besonders maligne sind, und das *embryonale Testiscarcinom* können vorliegen und frühzeitig zu Lungenmetastasen führen [*1930*]. Deshalb verlangt *jeder Hodentumor* im Säuglingsalter eine möglichst schnelle aufklärende *Probeexcision*, um beim Vorliegen eines Malignoms durch Exstirpation des erkrankten Hodens das Leben des Kindes zu retten.

2. Weibliches Genitale

a) Anomalien

Verklebungen der Labia minora durch Membranbildungen werden im Säuglingsalter sehr häufig nicht diagnostiziert. Die Behandlung ist chirurgisch in Form einer stumpfen Lösung. Bei angeborenem *Verschluß der Vagina* oder des Hymens kann sich schon beim Neugeborenen eine *Hydrometrocolpos* infolge Ansammlung großer seröser Flüssigkeitsmengen in Uterus und Vagina ausbilden, die als Abdominaltumor auffällt und leicht mit der gefüllten Blase zu verwechseln ist. *Differentialdiagnostisch* entscheidend ist ein Blasenkatheterismus. In ausgeprägten Fällen kann sich das verschlossene Hymen durch das weit klaffende Genitale als Geschwulst vorwölben. Differentialdiagnose: Ureterocele. Die *Therapie* liegt wieder in der Hand des Chirurgen in Form einer Incision der Verklebungen.

Die Ovarialhernie und ihre Differentialdiagnose wurde bereits erwähnt (s. S. 431).

b) Erkrankungen des Genitale

Erkrankungen des weiblichen Genitales sind im Säuglingsalter extrem selten. Die *gonorrhoische Vulvovaginitis*, übertragen durch infizierte Waschlappen, Handtücher oder Bettwäsche, wird im Säuglingsalter kaum noch beobachtet. Trotzdem muß man mit ihr rechnen und bei jeder eitrigen Vulvovaginitis nach Gonokokken suchen. Dasselbe gilt von der *unspezifischen Vulvovaginitis*, deren Behandlung heute mit Antibiotica ebenso einfach geworden ist wie die Therapie der spezifischen Vaginitis.

Tumoren des äußeren Genitale in Form von Sarkomen der Vulva und Vagina kommen bereits im Säuglingsalter vor [*2585*]. Dasselbe gilt von den *Ovarialtumoren*, bei denen es sich meistens um Cysten oder Dermoide, seltener um Teratome oder Malignome handelt. Diese werden beim Säugling erst erkannt, wenn sie als Tumor in abdomine auffallen (s. S. 409) oder durch eine akute *Stieldrehung* [*2167*] plötzliche Schocksymptome wie bei einem akuten Abdomen auslösen. Dann können auch Temperaturen und Hyperleukocytosen auftreten, so daß differentialdiagnostische Schwierigkeiten bei der Abgrenzung einer Peritonitis bestehen. Hormonproduzierende maligne Neubildungen des Ovars, wie die *Granulosazelltumoren* [*2378*], die *Thekazelltumoren* und das *Chorionendotheliom*, fallen im Säuglingsalter als außergewöhnlich seltene Erkrankung zumeist nur durch allgemeine Tumorsymptome (aufgetriebener Bauch, Ascites, Anämie, Fieber) und nicht durch ihre feminisierende Wirkung (Pubertas praecox mit verhornten Vaginalepithelien und vermehrter 17-Ketosteroidausscheidung im Urin) auf. *Differentialdiagnostisch* sind alle intraabdominellen Tumoren (s. S. 410) auszuschließen. Die *Therapie* besteht in einem raschen chirurgischen Eingriff zur radikalen Entfernung. Anschließend kann man auch beim Säugling das Auftreten eines blutigen Fluors für wenige Tage als Abbruchblutung infolge des plötzlichen Sistierens der hormonalen Aktivität des entfernten Tumors beobachten.

O. Erkrankungen der endrokrinen Organe

1. Hypophyse

Das angeborene Fehlen der Hypophyse ist bisher 3mal beobachtet worden. Die Kinder kommen cyanotisch und apnoisch auf die Welt und sterben innerhalb der ersten 20 Std. Autoptisch finden sich Entwicklungsstörungen auch der Schilddrüse, Nebennieren und Testes, so daß eine normale postpartale Entwicklung offenbar von einer funktionstüchtigen Hypophyse abhängt [*2466*].

Hypophysentumoren gehören im Säuglingsalter zu den Raritäten. Ein von der Ratkeschen Tasche ausgehender dysontogenetischer Tumor mit invasiv-destruierendem Wachstum ins Zwischenhirn mit Tochtergeschwülsten in der Leptomeninx erzeugte eine seit der Geburt bestehende Dystrophie mit Inappetenz, Schlafsucht und häufigen, langdauernden Attacken von Wimmern. Der Tod trat nach einer kurzdauernden Phase mit encephalitischen Symptomen und hohen Temperaturen im Alter von 17 Monaten ein [*2112*].

2. Die Schilddrüse

a) Die Hypothyreose

α) Klinisches Bild

Beim jungen Säugling macht sich ein Mangel an funktionstüchtigem Schilddrüsenhormon mit folgenden *Frühsymptomen* bemerkbar: Sulzig verdickte (myxödematöse) *schlaffe Haut* (Cutis laxa), die sich trocken und rauh anfühlt und infolge erhöhten Serumkarotingehaltes einen *gelblichen Farbton* besitzt [*2342*], struppiges, spärliches *Haar*, wulstige, faltenreiche Stirnhaut, dünne haararme Augenbrauen und Wimpern, breiter Nasenansatz, große, offenstehende Nasenlöcher, dicke, wulstige Lippen, große Zunge *(Makroglossie)*, schwere Augenlider, unfreundlicher Gesichtsausdruck. Der Hals ist kurz und dick, eine Schilddrüse meist nicht zu tasten (s. Abb. 38). Die *Muskulatur* ist hypoton, häufig besteht eine Nabelhernie. Im Allgemeinverhalten fällt der Säugling durch *Apathie*, Schläfrigkeit, *Trinkschwierigkeiten* (langsames Trinken), fehlende Gewichtszunahme, *Reaktionsträgheit*, mangelhafte Vigilität und eine rauhe und *heisere Stimme* auf. Beim Vorliegen solcher Symptome kann an einer *angeborenen Athyreose* im Sinne eines Myxödems kaum gezweifelt werden. Schon in der Neugeborenen-Zeit kann dann ein *Icterus prolongatus* bis über 2 Monate lang bestehen [*1912*] und auf die mangelnde Schilddrüsenfunktion aufmerksam machen [*2203a*] (s. auch S. 228). Das *Herz* ist meist röntgenologisch vergrößert, im EKG besteht eine Niedervoltage. Charakteristisch ist auch der *Myxödem-Reflex*, der nach erfolgreicher Therapie verschwindet [*1995*]: Nach Auslösung eines Eigenreflexes kontrahiert sich der Muskel normal, erschlafft aber anomal langsam. Die obligate *Obstipation* kann einen pseudohirschsprungartigen Charakter annehmen. Auch sie verschwindet nach erfolgreicher Therapie [*2499*]. Mit zunehmender Körperentwicklung zeigen sich dann charakteristische *Wachstumshemmungen* mit verzögerter Knochenkernentwicklung und *Epiphysendysgenesie* in Form von inhomogenen Knochenkernverkalkungen [*2589*]. Die *statischen Funktionen* entwickeln sich verspätet, das *Sprechvermögen* stellt sich meist in der Säuglingszeit nicht mehr ein, und die *Intelligenzverminderung* bis zum *athyreotischen Kretinismus* wird immer deutlicher am psychischen Verhalten und im Gesichtsausdruck des Kindes erkennbar. Auch eine normo- oder hypochrome *Anämie* bei zellarmem hypoplastischem Knochenmark, periphere *Kreislaufstörungen* mit kühler grauer Haut, besonders an den Extremitäten, *verlangsamter Pulsschlag* und *niederer Blutdruck* sind leicht diagnostizierbare Symptome.

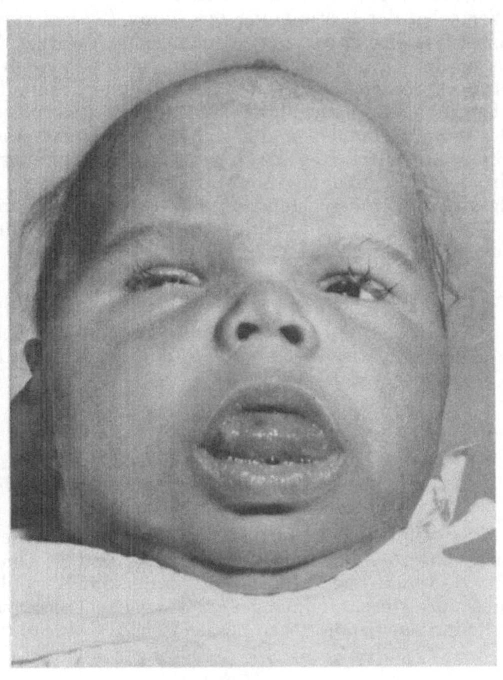

Abb. 38. Myxödem (Univ.-Kinderklinik Köln)

In der kleinen Gruppe der nicht athyreotischen *Hypothyreosen* mit *angeborenen Anomalien der Hormonsynthese* kann sich in den ersten Lebensjahren ein *Kropf* ausbilden, weil die Störung vom Hypophysenvorderlappen mit einer vermehrten Abgabe thyreotropen Hormons beantwortet wird, so daß die eintretende Schilddrüsenhypertrophie als Kompensationsmaßnahme zu verstehen ist. Dann verkleinert eine Substitutionsbehandlung mit Schilddrüsenhormon den Kropf und läßt die hypothyreotischen Symptome verschwinden [*2168*, *2396*].

Schwierig ist die *Laboratoriumsdiagnostik* im Säuglingsalter, da der verminderte *Grundumsatz* technisch noch schlecht zu objektivieren ist, die *Hypercholesterinämie* erst vom 3. Lebensjahr an sicher besteht, während die *Erniedrigung der alkalischen Serumphosphatase* und der *niedrige anorganische Phosphorspiegel* bereits im 1. Trimenon vorhanden ist [*2309*]. Serumcalcium und Serumeisen zeigen meist erhöhte Werte.

Ein sehr sicherer Hinweis ergibt sich aus der *Bestimmung des proteingebundenen Jods*, das normalerweise von einer Konzentration von 6—10,8 γ-% bei der Geburt in der ersten Woche auf 9—14 γ-% ansteigt, dann wieder bis zum 3. Lebensmonat auf 5,6—9,6 γ-% abfällt, um im Rest des ersten Lebensjahres zwischen 5,3 und 7,3 γ-% zu liegen [*2060*]. Bei der Athyreose bewegt sich seine Konzentration zwischen 0,5—2,0 γ-%, während Hypothyreosen Konzentrationen von 2,0—3,5 γ-% zeigen [*2646*]. Allerdings wird dieses eiweißgebundene Jod durch die exogene Jodgabe in seiner Konzentration beeinflußt, so daß *diagnostisch besser* zu beurteilende Werte bei der Bestimmung des durch *Butanol extrahierbaren Jods* zu erhalten sind. Leider handelt es sich dabei um eine technisch schwierige Methode. Die Werte des butanol-extrahierbaren Jods liegen im Durchschnitt 0,5 γ unter den Werten des proteingebundenen Jods, bei Hypothyreosen zeigen sich entsprechende Verminderungen. Solche Bestimmungen erlauben aber auch eine Beurteilung des Behandlungserfolges, wobei nach Wilkins [*2646*] ein Anstieg des proteingebundenen Jods auf 4,5—8 γ-% mit einer schnellen Normalisierung des klinischen Bildes korreliert. Der *Radiojodtest* zur Bestimmung der Fixationsrate des J 131 in der Schilddrüse ist im Säuglingsalter nicht indiziert und zumeist auch nicht notwendig, weil die damit zu diagnostizierenden Schwachformen erst nach der Säuglingszeit Symptome machen.

Nicht selten wird man deshalb die Diagnose einer Hypothyreose durch den Behandlungserfolg sichern müssen [*2589*].

β) Pathogenese

Ätiologisch unterscheidet man heute vom angeborenen Schilddrüsenmangel, der in etwa 75 % der Hypothyreosen besteht, die *Störungen der Hormonsynthese*, von denen im Augenblick 5 Formen bekannt sind:

1. Die Unfähigkeit, anorganisches Jod in Thyroxin umzuwandeln.
2. Die Unfähigkeit, Jodide zu konzentrieren.
3. Die Unfähigkeit, Mono- und Dijodthyrosin zu dejodieren.
4. Die Unfähigkeit, Jodthyrosine zu Trijodthyronin und Thyroxin zu koppeln.
5. Die Bildung eines atypischen, unwirksamen Jodproteids.

Schließlich kann auch beim Neugeborenen der echte Jodmangelkropf auftreten, der an mangelhafte Jodzufuhr gebunden ist und zu einer Hypertrophie des Schilddrüsengewebes unter thyreotroper Stimulation durch die Hypophyse führt, wodurch der Organismus versucht, den durch Jodmangel entstandenen Defekt zu kompensieren. Der *Jodmangelkropf* tritt in jodarmen Landstrichen epidemisch gehäuft auf und reagiert sofort auf Jodbehandlung.

γ) Die Therapie

Um eine normale somatische und intellektuelle Entwicklung zu erreichen, muß die *Behandlung möglichst früh einsetzen* und die Diagnose deshalb nach Möglichkeit schon im ersten Lebenshalbjahr gestellt werden. Die Behandlung darf, das muß den Eltern eindringlich gesagt werden, *niemals unterbrochen* werden, die Dosierung muß *immer an der Toleranzgrenze* bleiben, da sich die klinischen Symptome häufig schon bei niedriger Dosierung bessern, während Wachstum und Intelligenzentwicklung dabei nicht normal verlaufen, was oft erst zu spät erkannt wird. Am häufigsten werden getrocknete tierische Schilddrüsenpräparate (Glandulae thyreoideae siccatae, z.B. Thyreoidin Merck, Tabletten zu 0,1 g) verwendet, wobei man in leichten Fällen mit täglich 25 mg, in schweren mit 50 mg beginnt und in 2—3wöchentlichen Abständen um 25 mg steigert, bis die ersten *Intoxikationszeichen* in Form von Durchfällen, Tachykardie, Unruhe, Erregungszuständen, Schlaflosigkeit und Hyperthermie auftreten. Dann wird für 1—2 Tage die Behandlung unterbrochen und mit einer um etwa 20—25 mg niedereren Dosis als Dauertherapie fortgefahren. *In halbjährlichen Abständen* muß durch *erneute Dosissteigerung* versucht werden, ob sich die Toleranzschwelle inzwischen gesteigert hat. Im allgemeinen wird man im Säuglingsalter mit 100 mg/Tag auskommen. Unter dieser Behandlung sollte das proteingebundene Jod auf 4,5 bis

8 γ-% im Blut ansteigen. Neuerdings wurde in die Behandlung das *Na-L-Tetrajodthyronin (Thyroxin)* eingeführt. Die Dosierung beträgt beim Neugeborenen 0,1—0,15 mg mit einer Steigerung bis auf 0,2 mg im ersten Lebensjahr. Ein ausreichender therapeutischer Erfolg ist dann zu erwarten, wenn der Spiegel des proteingebundenen Jods dabei auf 10—14 γ-% ansteigt. Bei der Behandlung mit dem seit 1952 bekannten *Na-L-Trijodthyronin* (Thybon, Hoechst), dem sog. zweiten Schilddrüsenhormon [*2169*, *2477*] mit einer etwa 5fachen Wirksamkeit des Thyroxin, wird eine Säuglingsdosis von 12,5—37,5 γ empfohlen [*2272*, *2438*]. Bei diesem Präparat ist der Patient schon euthyreod eingestellt, wenn das proteingebundene Jod auf 2—3 γ-% oder weniger ansteigt [*2646*]. Die beiden letztgenannten Präparate müssen im Hinblick auf Überdosierung besonders vorsichtig gehandhabt werden. Es ist bis heute aber noch fraglich, ob sie gegenüber dem getrockneten Schilddrüsenpräparat bei der Athyreose wesentliche therapeutische Vorteile besitzen. Die Behandlung damit ist etwa doppelt so teuer. 0,2 g Thyreoidea siccata entspricht 100 γ Trijodthyronin und 1 mg Thyroxin [*2467*]. Das L-Trijodthyronin scheint besonders bei therapieresistenten Fällen des sporadischen Kretinismus wirksam zu sein, bei denen man deshalb annimmt, daß kausal ein Fermentmangel besteht, der die Dejodierung des Thyroxins zum aktiven Trijodthyronin unmöglich macht [*2235*]. Diese Fälle werden aber in der Regel während der Säuglingszeit kaum zu diagnostizieren sein.

δ) Prognose

Die Prognose in bezug auf Wachstum und körperliche Entwicklung ist zumeist bei frühem Behandlungsbeginn und ausreichend hoher Dosierung als recht günstig anzusehen. Nur bei unzureichender Substitution bleiben die hypothyreotischen Patienten im Wachstum zurück. Anders ist es mit der Intelligenzentwicklung, insbesondere bei athyreotischen Patienten. In solchen schweren Fällen liegt der Intelligenzquotient nach Jahren selten über 50, so daß diskutiert wird, ob nicht durch Schilddrüsenmangel bereits in den ersten Wochen und Monaten, ja vielleicht bereits intrauterin, ein Schaden im Zentralnervensystem entstanden ist. Besser ist die Prognose, auch im Hinblick auf die Intelligenzentwicklung, bei hypothyreotischen Patienten. Sie sind am Radiojodtest zu erkennen und erleben bei konsequenter Behandlung eine praktisch normale cerebrale Entwicklung. Vielleicht wird es in Zukunft möglich sein, durch genauere Kenntnisse der Schilddrüsenphysiologie auch den athyreotischen Patienten entscheidend zu helfen.

b) Der Kropf

Der Kropf des Neugeborenen gehört im allgemeinen in die Gruppe der *Jodmangelhypothyreose* (s. oben). Meist hat auch die Mutter eine Struma. In seltenen Fällen kann die Schilddrüsenvergrößerung ein Geburtshindernis bilden und beim Neugeborenen Anlaß zu Dyspnoe und stridoröser Atmung sein. Wenn die Atmung in den ersten Tagen nach der Geburt bis zur Abnahme der Geburtskongestion trotz Retroflexion des Kopfes nicht besser wird, kann aus Gründen der Lebensbedrohung eine chirurgische Isthmusdurchtrennung der Drüse notwendig werden. Eine Tracheotomie ist besser zu vermeiden. Die *Therapie* des angeborenen endemischen Jodmangelkropfs besteht in der percutanen Anwendung einer *5%igen Jodkalisalbe*, die als erbsengroßes Stück in die Brusthaut eingerieben wird. Meist genügen wenige Anstriche, um die Vergrößerung zum Verschwinden zu bringen. Wilkins [*2646*] empfiehlt bei besonders großen Strumen des Neugeborenen oder *bei hypothyreotischen Symptomen* auch *Thyreoidin* 40—60—120 mg täglich. Dies ist nach seiner Meinung zumal beim nicht endemischen kongenitalen Kropf indiziert, insbesondere *wenn die Mutter* während der Schwangerschaft

Thiouracil oder andere *antithyreotische Präparate*, die durch die Placenta auf den Fetus übergehen, eingenommen hat. Dann ist die Geburt von Kindern mit angeborenen Kröpfen wiederholt beobachtet worden [*1988*, *2085*]. Nach großen Dosen kann es sogar zum Auftreten von typischen hypothyreotischen Zeichen im Sinne des Kretinismus kommen. Da nach der Geburt der hemmende Einfluß auf die kindliche Schilddrüse wegfällt, erholt sie sich meistens ohne Behandlung. In seltenen Fällen kann es vorübergehend aber zu thyreotoxischen Symptomen infolge der nun einsetzenden Stimulation des eigenen thyreotropen Hormons des Kindes kommen. Deshalb ist in diesen Fällen vor einer *Jodbehandlung* dringend *zu warnen*.

c) Die Thyreotoxikose

Sehr selten kann beim Neugeborenen auch ohne die Vorbehandlung der Mutter mit antithyreotischen Substanzen eine echte Thyreotoxikose beobachtet werden. Immer handelt es sich aber um Kinder von Müttern, die selbst eine Hyperthyreose oder eine Basedowsche Erkrankung hatten. Einmal wurde bereits in utero eine hochgradige Tachykardie [*2451*, *2242*] nachgewiesen. In solchen Fällen ist eine Behandlung mit niederen Dosen (12,5—25 mg/Tag) Propylthiouracil vorübergehend notwendig.

3. Die Epithelkörper

a) Hypoparathyreose

Wenn sich im Anschluß an die Neugeborenenzeit noch weiter tetanische Symptome nachweisen lassen oder rezidivierende tetanische Krämpfe auftreten, handelt es sich nicht mehr um die harmlose Neugeborenen-Tetanie (s. S. 227), sondern vermutlich um eine *Insuffizienz der Parathyreoidea*, hinter der sich anatomisch eine verminderte Zahl oder eine Agenesie der Nebenschilddrüsen, vielleicht aber auch eine mangelhafte Ausreifung normal angelegter Nebenschilddrüsen verbergen kann [*2544*]. In solchen Fällen besteht nach intravenöser Calciumgabe eine starke Erhöhung der Phosphorausscheidung im Urin [*2544*]. Auch ein *mütterlicher Hyperparathyreoidismus* kann Anlaß zu einem schweren Hypoparathyreoidismus des Kindes sein. Diese reaktive Nebenschilddrüsenschwäche hat eine bessere Prognose als die auf Mißbildungen beruhende oder durch cerebrale Erkrankungen hervorgerufene zentrale Regulationsstörung. Die *Symptome* sind im Säuglingsalter häufig noch dieselben wie bei der Neugeborenen-Tetanie und vorzüglich neurologischer Art (Krämpfe, Tetanie, Laryngospasmus, eigentümlich meckerndes Schreien, Stridor congenitus), während Augenstörungen (Photophobie), Durchfälle, Störungen der Zahnverkalkung und Nagelbildung frühestens Endes des ersten Lebensjahres zu erkennen sind. Im Knochensystem finden sich nur äußerst selten Veränderungen. Bemerkenswert ist das häufige Vorkommen von *Soorinfektionen* beim sog. idiopathischen Hypoparathyreoidismus.

In allen Fällen sind die *Serum-Calciumwerte stark erniedrigt* (3—5 mg-%), die Phosphorwerte stark erhöht (8—11 mg-%).

Differentialdiagnostisch ist der persistierende *Pseudohypoparathyreoidismus* auszuschließen, der sich ebenfalls aus einem neonatalen Pseudohypoparathyreoidismus *infolge Insuffizienz der Nierentubuli* mit verminderter Phosphatausscheidung bzw. Phosphatstauung im Blut entwickeln kann [*2009*]. Der Phosphaturietest von Ellsworth-Howard (Zunahme der Phosphatausscheidung im Urin nach intramuskulärer Parathormongabe) führt dann, im Gegensatz zum echten Hypoparathyreoidismus, zu keiner überschießenden Phosphaturie. Gegen die Verläßlichkeit des Testes sind Bedenken geäußert worden [*2578*]. Zuverlässiger ist die Feststellung des Phosphorabfalls im Serum nach 6stündlichen Parathormongaben über 4—5 Tage, der beim Pseudohypoparathyreoidismus ausbleibt [*2646*]. *Differentialdiagnostisch* kann auch eine Parathormonbehandlung eingeleitet werden. Der echte Hypoparathyreoidismus spricht darauf an, der Pseudohypoparathyreoidismus nicht. Schließlich muß im Säuglingsalter mit tetanischen Symptomen außerdem noch bei *Rachitis*, nach schwerer *Intoxikation* (acidotische Hypocalcämie bei gleichzeitig niederem Serumphosphor), bei der schweren *Alkalose* infolge Erbrechen mit Hyperventilation und Absinken der CO_2-Konzentration im Blut gerechnet werden. In allen Fällen läßt eine Calciumgabe die tetanischen Symptome verschwinden.

Die *Behandlung des chronischen Hypoparathyreoidismus* besteht in hohen Vitamin D-Gaben, wie bei der Vitamin D-resistenten Rachitis, und in Kontrolle des Phosphor- und Calciumspiegels im Serum und der Kalkausscheidung im Urin. Eine Überdosierung ist wegen der Gefahr der Hypercalcämie (Nierenschädigung) zu vermeiden. Das Serum-Calcium sollte nicht über 12 mg-% ansteigen und die Sulkowitschsche Probe im Urin nicht verstärkt ausfallen.

Technik der Sulkowitschschen Probe. Zwei Teile Urin und ein Teil Sulkowitschsches Reagens ergeben sofort eine kräftige Trübung bei Hypercalcurie (positiver Sulkowitsch). Eine milchige Trübung ist normal; bleibt der Urin klar, besteht eine Hypocalcurie (negativer Sulkowitsch).

Auch mit einer oralen *AT 10-Behandlung*, kombiniert mit Vitamin D, kann eine Ausheilung erreicht werden [*2544*, *2646*]. Die Dosierung beträgt 3—5 Tropfen, höchstens 15 Tropfen (0,5 mg) der öligen Lösung des Dihydrotachysterin (AT 10, Bayer). Nach einer anfänglichen höheren Dosierung muß unter Kontrolle des Serum-Calciumspiegels die Dosis zur Dauerbehandlung reduziert werden.

b) Hyperparathyreose

Eine primäre Überfunktion der Nebenschilddrüsen (Adenom, hyperplastisches Drüsengewebe) mit hohen Calcium- und niederen Phosphorwerten, angestiegener alkalischer Phosphatase und allgemeiner Osteoporose ist im Säuglingsalter noch nicht beobachtet worden. Eine sekundäre Überfunktion im Sinne einer Hypertrophie ist bei allen Calcium-Phosphor-Stoffwechselstörungen zu erwarten, bei denen eine erhöhte Phosphatretention und ein Absinken des Blutcalciums auftreten (Rachitis, tubuläre Niereninsuffizienz). Sie verschwindet mit der Beseitigung des Grundleidens.

4. Thymus

Über die Größenverhältnisse des Thymus in der Neugeborenenperiode s. S. 45. Nach der Säuglingszeit wächst er noch etwa bis zur Pubertät, um dann an Umfang und Gewicht immer mehr abzunehmen. Das relative Gewicht, bezogen auf Körpergewicht, geht im Grunde schon nach den ersten Lebenswochen zurück. Über die Funktionen ist noch nichts Sicheres bekannt. Wegen der zunehmenden Atrophie nach Abschluß des Wachstums hat man ihm eine hormonelle Bedeutung im Skeletwachstum und bei der Epiphysenverknöcherung zugesprochen. Bewiesen aber ist diese Funktion bis heute noch nicht. Offenbar besteht ein gewisser Einfluß auf den Calcium- und Phosphorstoffwechsel, da Thymektomie zu Hyper-, und Thymusimplantation oder Verabfolgung von wasserlöslichem Thymusextrakt zu Hypocalcämie führt [*2400*]. Im Säuglingsalter besitzt er vor allem aus mechanischen Gründen eine Bedeutung, da eine Vergrößerung Stridor, Cyanose und mehr oder weniger schwere Atembehinderungen, in seltenen Fällen auch eine Einengung des Oesophagus hervorrufen kann [*2401*].

Wichtig zur funktionellen Thymusbeurteilung ist die Tatsache, daß er strukturell den lymphoepithelialen Organen zuzurechnen ist. Seit der Publikation von Paltauf vor 70 Jahren [*2421*] hat man den hyperplastischen Thymus (*Status thymicus*) immer wieder zum plötzlichen, ungeklärten Tod im Kindesalter in Verbindung gesetzt. Inzwischen hat sich aber gezeigt, daß der normale Thymus des gesunden Säuglings und Kleinkindes größer ist, als er beim durchschnittlichen Obduktionsgut beobachtet wird. Außerdem konnten neuerdings enge funktionelle *Verbindungen zum Nebennierenrindensystem* gefunden werden, insofern als ACTH oder Steroide der Nebennierenrinde nach 8—10tägiger Anwendung eine vergrößerte Thymusdrüse rasch schrumpfen lassen [*2018*]. Nach Absetzen setzt allerdings wieder eine Vergrößerung, oft über das vorher angefundene Maß hinaus, ein. So wurde die Vermutung geäußert, daß eine Thymushyperplasie gleichzeitig der Ausdruck einer verminderten Leistungsfähigkeit der Nebennieren sei. Dieser Dyscorticismus im Sinne einer latenten Nebenniereninsuffizienz liege dann dem

Status thymicus und, bei gleichzeitiger vermehrter lymphatischer Reaktion (pastöser Habitus, Lymphocytose, Eosinophilie), dem *Status thymo-lympathicus* (v. PFAUNDLER [*2437*]) als dauernde Bedrohung zugrunde. Jede Belastung im Sinne eines Stress kann dann zu einer Erschöpfung des Rindenorgans führen, und der „*Thymustod*" wäre nach dieser Auffassung ein *Nebenniereninsuffizienztod* [*2672*].

Eine besondere *Therapie der Thymushyperplasie* ist äußerst selten notwendig. Nur wenn wirklich mechanische Verdrängungserscheinungen bestehen, kann eine Röntgenbestrahlung durchgeführt werden, wobei meistens bereits kleinste Dosen den Schatten erheblich verkleinern. Eine Behandlung mit Nebennierenrindenhormonen ist nicht von dauerhaftem Erfolg.

5. Inselzellsystem des Pankreas

a) Spontane, idiopathische Hypoglykämie

Eine nach der Neugeborenenperiode mit ihren physiologisch niederen Blutzuckerwerten zurückbleibende Neigung zur spontanen Hypoglykämie wird vermutlich durch einen *von der Hypophyse* ausgehenden insulinmobilisierenden Faktor ausgelöst [*2365*] oder auch, in seltenen Fällen, durch einen mütterlichen Diabetes beim Neugeborenen hervorgerufen. *Histologisch* findet man eine Inselzellhyperplasie bei makroskopisch unauffälligem Pankreas [*1948, 2070, 2117*]. Bei der Differenzierung der Zelltypen besteht eine *B-Zellenhyperplasie,* während die Menge der A-Zellen stark vermindert ist [*2117*]. Manchmal fehlen die A-Zellen im Inselgewebe völlig [*2366*]. Das ist um so auffälliger, als im Säuglingsalter normalerweise das Verhältnis von A- zu B-Zellen wie 1:1 ist, im Gegensatz zum Erwachsenen, bei dem die A:B-Relation 1:4 beträgt.

Im *klinischen Bild* fallen bei solchen Kindern schon in den ersten Lebenswochen unerklärte, täglich oft mehrfache Krampfanfälle mit Bewußtseinsverlust auf, deren Ätiologie bei gleichzeitigen Blutzuckerbestimmungen mit Werten von 35—45 mg-% verständlicher wird [*2056a, 2264a, 2641a*]. *Differentialdiagnostisch* müssen hypoglykämische Zustände bei Lebercirrhose, Myxödem, Nebenniereninsuffizienz, bei renaler Glykosurie und Galactosämie ausgeschlossen werden. Die Spontanhypoglykämie läßt sich auch durch Blutzuckerkurven unter normaler Nahrungsbelastung diagnostizieren, wobei es nach 2—4 Std zu einer starken hypoglykämischen Nachschwankung kommt. Bei der isolierten *Staub-Traugott-Traubenzuckerbelastung* (0,5 g Glucose je Kilogramm Körpergewicht) kann diese Nachschwankung so heftig sein, daß ein hypoglykämischer Schock eintritt. Der Insulinbelastungstest ist bei der hohen Insulinempfindlichkeit dieser Patienten sehr gefährlich. Dagegen gelingt es bei der idiopathischen Spontanhypoglykämie, die hypoglykämische Nachschwankung bei Traubenzuckerbelastung und die hypoglykämischen Krisen mit ACTH oder Cortison zu verhindern, was beim organisch bedingten Hyperinsulinismus (Inselzelladenom) nicht möglich ist.

Die *Behandlung des spontanen Hyperinsulinismus* muß besonders den akuten hypoglykämischen Anfall unterbrechen, was durch intravenöse Zufuhr von 10%-iger Glucoselösung oder der oralen Applikation einer 5%igen Zuckerlösung leicht gelingt. Dann aber wird unter laufender Blutzuckerkontrolle eine ACTH-Behandlung eingeleitet mit etwa 2,5 mg je Kilogramm Körpergewicht alle 6 Std über 5 Tage, dann 0,8 mg ACTH/kg 2mal täglich über 1—2 Wochen, dann mit fallenden Dosen bis 0,4—0,8 mg ACTH/kg alle 2—3 Tage, wobei das Einpendeln des Blutzuckers auf ein normales Niveau anzustreben ist. Die durchschnittliche Säuglingsdosis beträgt etwa 5—10 E ACTH 3mal täglich. Auch Cortison oder Hydrocortison kann gegeben werden in einer Dosierung von täglich 6 mg je

Kilogramm Körpergewicht über eine Woche, dann 1 mg je Kilogramm Körpergewicht bis zur Normalisierung des Blutzuckers. Sprechen die Kinder auf diese Behandlung nicht an, muß an einen *Inselzelltumor* gedacht werden, der operativ anzugehen ist.

b) Diabetes mellitus

Eine diabetische Erkrankung ist im Säuglingsalter eine *Rarität*. Trotzdem sind schon Fälle in den ersten Lebenswochen, der erste mit 17 Tagen, entdeckt worden [*2664*]. Bei der *Diagnose* ist zu beachten, daß die doppelte Traubenzuckerbelastung nach STAUB-TRAUGOTT bei 68% aller gesunden Säuglinge pathologisch ausfallen kann [*2509*]. Manchmal treten die *ersten diabetischen Symptome* in charakteristischer Weise mit Erbrechen, Gewichtsverlust, Polyurie, Polydipsie, Glykosurie und Hyperglykämie auf, ausgelöst durch ein äußeres Ereignis, wie etwa eine Diphtherisechutzimpfung [*2007*]. Andere Fälle kommen bereits komatös zur Beobachtung und geben mit starker Exsiccose, vertiefter, angestrengter Atmung, Leukocytose und Meningismus leicht Anlaß zu Fehldiagnosen, wie Pneumonie oder Meningitis [*1947*]. Im Katheterurin findet man dann Ketonkörper, und der Blutzucker ist auch auf extreme Werte, wie 1106 mg-%, erhöht [*2007*].

Die *Behandlung* des Diabetes mellitus im Säuglingsalter und des diabetischen Komas entsprechen den bei größeren Kindern üblichen Methoden. Der *Insulinbedarf* beträgt etwa 3—5 E Insulin/kg/Tag. Wichtig ist, daß sich auch beim Säugling nach einer ersten Behandlungsphase mit Insulin die Zuckerregulation wieder so normalisieren kann, daß *vorübergehend* keine Insulinbehandlung mehr erforderlich ist. Dann könnte man an einen flüchtigen, nicht durch Insulinmangel bedingten Diabetes denken, bis die weitere Beobachtung des Kindes nach einiger Zeit eine bleibende Behandlungsbedürftigkeit erkennen läßt. In 10% der Fälle besteht eine familiäre Belastung. Die Letalität des so früh auftretenden Diabetes mellitus scheint mit 25% besonders groß zu sein [*1947*].

6. Nebennieren

a) Die Nebenniereninsuffizienz

Auch die Nebenniereninsuffizienz ist im Säuglingsalter ein extrem seltenes Ereignis, wenn man von den passageren und reaktiven Insuffizienzerscheinungen während akuter oder chronischer Erkrankungen absieht. Eine einseitige Nebennierenzerstörung durch geburtstraumatische Blutung mit nachfolgender Verkalkung muß zu keinen klinisch faßbaren Ausfallserscheinungen führen [*2559*].

Eine *bleibende Insuffizienz* wurde bei einem Säugling nach chemotherapeutisch behandelter tuberkulöser Primärinfektion beobachtet. Die *klinischen Symptome* bestanden in Schwächezuständen, Anorexie, *Erbrechen*, dunkler *Pigmentation* der Haut und Photophobie. Unter laufender Cortisonbehandlung und Kochsalzzulagen trat eine allgemeine Besserung und Abblassung der Pigmentation ein. Dabei hat sich das Kind bis zum 4. Lebensjahr gut entwickelt. Bei Infekten wurde die Cortisongabe jedesmal erhöht [*2534*]. Ein ähnlicher Fall wurde von PRADER [*2448*] beobachtet, der vom 5. Lebensmonat an addisonartige Pigmentierungen der Haut, Hyperkaliämie und *Hyponatriämie* aufwies und bei dem die Nebennieren auf ACTH nicht mehr ansprachen. Eine Cortisonbehandlung unter Kochsalzzulagen führte nur zu einer vorübergehenden klinischen Besserung, und nach dem Tode im 8. Lebensmonat wurde eine Lipoidhyperplasie der Nebennieren gefunden.

Diese *Lipoidhyperplasie der Nebennieren* kommt bei beiden Geschlechtern vor. Mädchen besitzen dabei ein unauffälliges äußeres Genitale und auch ein weibliches Kern- und Gonadengeschlecht. Knaben weisen ein männliches Kerngeschlecht, abdominale oder inguinale Testes, aber eine blind endigende Vagina ohne Uterus auf. Die erniedrigte Steroidausscheidung läßt sich durch ACTH nicht beeinflussen. Im Blut findet man neben erhöhten Kalium- und erniedrigten Natriumwerten eine Eosinophilie. Ohne Behandlung tritt der Tod in den ersten Lebensmonaten ein. Offenbar liegt eine *enzymatische Störung der Steroidsynthese* vor. Bei *äußerlich weiblichen Säuglingen mit Nebenniereninsuffizienzerscheinungen* muß immer an die kongenitale Lipoidhyperplasie der Nebennieren gedacht und eine Kerngeschlechtsbestimmung durchgeführt werden, die dann plötzlich ein männliches Kerngeschlecht ergeben kann.

Dieselben klinischen Symptome, allerdings ohne Genitalmißbildungen, können auch durch eine *kongenitale Nebennierenhypoplasie* eintreten, ein ebenfalls seltenes Ereignis. Ein Teil der Fälle hat auch gastrointestinale Symptome, wie etwa heftiges periodisches Erbrechen, so daß differentialdiagnostische Schwierigkeiten gegenüber dem Pylorospasmus bestehen, ja in einigen Fällen von konservativ ausheilbarem Pylorospasmus auch an eine passagere Nebenniereninsuffizienz gedacht werden muß.

Diese *passagere Nebenniereninsuffizienz* kann *zwischen der 6. Lebenswoche und dem 4. Lebensmonat* auftreten [*2240*]. Auch dabei gehört das hypochlorämische *Erbrechen* und die *Dehydration* zu den vordergründigen Symptomen. Man hat versucht, diese Neigung zum Natriumverlust und Exsiccose mit der Involution der frühkindlichen Nebenniere in Verbindung zu bringen, aber es darf nicht übersehen werden, daß dieselben Symptome auch durch enterale und parenterale Infektionen ausgelöst werden können, insbesondere da in diesem Lebensabschnitt die Nieren noch zu keiner großen Salzretention befähigt sind. Eine *akute schwere Nebenniereninsuffizienz (Nebennierenkrise)* kann im Säuglingsalter im Rahmen bakterieller Infektionen, vor allem bei Meningokokkeninfekten im Rahmen des *Waterhouse-Friderichsen-Syndroms,* eintreten. Kreislaufkollaps, Erbrechen, Durchfall, schwere Exsiccose und große Kochsalzverluste durch die Nieren sind dann auf die destruktiven Veränderungen im Nebennierengewebe zurückzuführen. Im übrigen können sich die Nebennieren des Säuglings aber auch sehr schweren Belastungen nahezu vollständig anpassen [*2606*], auch wenn man an Hand der 17-Ketosteroidausscheidung nach Ernährungsstörungen oder postinfektiös eine Hypadrenie (ROMINGER) nachweisen kann [*2528*].

Die *Behandlung der akuten Nebenniereninsuffizienz* läßt sich am besten auf dem Wege eines intravenösen Dauertropfs durchführen. Dabei muß in erster Linie der Wasser- und Elektrolytverlust (besonders an Kochsalz) ersetzt werden und für die Glucosezufuhr nach den Regeln der intravenösen Behandlung gesorgt werden. Noradrenalin (Arterenol 0,1 γ/kg/min) ist dem Tropf entweder zuzusetzen oder Novadral in der üblichen Dosierung zu verabfolgen. Nebennierenrindenhormone (Prednison, Prednisolon) werden in wasserlöslicher Form ebenfalls dem Dauertropf in einer Dosierungshöhe von durchschnittlich 3 mg je Kilogramm Körpergewicht pro Tag zugesetzt. In schweren Fällen kann die Dosis etwa verdoppelt werden. *Im akuten Stress* ist die sofortige intravenöse Injektion von 20 mg indiziert. Zusätzlich gibt man 25 mg intramuskulär. Zur *Behandlung der chronischen Nebenniereninsuffizienz* genügt eine orale Applikation, bei der Überdosierungserscheinungen, wie das Auftreten von Oedemen infolge Natriumretention, Hypokaliämie und starke Gewichtszunahme in Form von Stammfettsucht, Mondgesicht und Hirsutismus (Cushing-Syndrom), zu beachten sind. Auch muß daran gedacht werden, daß langdauernde Nebennierenhormonbehandlung zu einer *Nebennierenatrophie* führen kann, so daß immer so niedrig wie möglich zu dosieren ist und die Behandlung nur langsam ausschleichend abgesetzt werden darf. Bei allen zusätzlichen Stress-Situationen (Infektionen, Narkose) ist, auch *noch lange nach der Behandlung*, wegen der Möglichkeit einer latenten, noch bestehenden Nebenniereninsuffizienz eine *vorübergehende Cortisonbehandlung dringend anzuraten*.

b) Überfunktion der Nebennierenrinden

α) Adrenogenitales Syndrom (AGS)

Ätiologisch handelt es sich bei dieser Mißbildung entweder um eine Nebennierenhyperplasie oder einen Tumor der Nebennierenrinde. Bei den angeborenen und im Säuglingsalter zu diagnostizierenden Formen ist es zumeist eine durch gesteigerte ACTH-Produktion bedingte Hyperplasie infolge einer rezessiv vererbbaren, enzymatischen Störung der Hormonsynthese [*2031*], an häufigsten infolge Mangel an 21-Hydroxylase. Sie kommt klinisch mit einer *Häufigkeit* von 1:5000 [*2449*] in verschiedener Weise zum Ausdruck [*1944, 1968, 2069, 2076, 2092, 2234, 2447, 2478, 2510, 2590, 2620*].

1. *Das adrenogenitale Syndrom mit Salzverlust* (Pseudopylorospasmus, Pirie-Syndrom, interrenale Intoxikation, paradoxe Nebenniereninsuffizienz). Bei diesem etwa *bei einem Viertel der Fälle* mit adrenogenitalem Syndrom auftretenden Komplex [*2276, 2569*] setzt schon bald nach der Geburt, spätestens in den ersten 2 Lebenswochen ein schwallartiges, *spastisches Erbrechen* ein. Im Gegensatz zum erst später beginnenden echten Pylorospasmus bestehen gleichzeitig auch schwere *Durchfälle* und *im Urin eine unverminderte Kochsalzausscheidung*. Gleichzeitig ist die tägliche Ausscheidung an *17-Ketosteroiden* aber in typischer Weise *vermehrt*. Der Blut-Kaliumspiegel ist, im Gegensatz zum Pylorospasmus, erhöht, der Natriumspiegel erniedrigt, und zwar stärker als der Chlorspiegel (beim Pylorospasmus umgekehrt!), die *Alkalireserve* ist stets *vermindert*, beim Pylorospasmus erhöht [*2447*]. Eine Verzögerung der Magenentleerung und sichtbare peristaltische Wellen kommen bei beiden Krankheitsbildern vor und können deshalb nicht als differentialdiagnostisches Symptom verwertet werden. Häufig gehen die Kinder unerkannt unter dem Bild einer Toxikose an einer Elektrolytkrise in Form einer Hyperkaliämie und Hyponatriämie mit schweren Gewichtsstürzen, Exsiccose, Kollaps, Bradykardie und Arrhythmie zugrunde.

Pathologisch-anatomisch vermißt man die Veränderungen am Pyloruskanal, während in auffälliger Weise die Nebennieren eine hirnförmig gewundene Oberfläche zeigen und stark vergrößert sind. Insbesondere ist die Innenzone verstärkt ausgebildet, und in der äußeren Rindenschicht liegen zahlreiche fuchsinophile Zellen [*2122*].

Gleichzeitig bestehen *Fehlbildungen des Genitales*, bei Mädchen in Form einer bereits intrauterin oder nach der Geburt einsetzenden *Masculinisierung* mit Clitorishypertrophie und mehr oder weniger starker Verwachsung der Labioskrotalnaht, bei Jungen eine Makrogenitosomia praecox, in einigen Fällen schon bei der Geburt, meist erst nach einigen Wochen oder Monaten erkennbar. *Kerngeschlecht* und inneres Genitale bleiben bei Mädchen weiblich, bei Jungen männlich. Häufig findet man bei Mädchen einen persistierenden Sinus urogenitalis [*2646*]. Infolge der Unfähigkeit wegen des Enzymdefektes unter ACTH-Einwirkung normale Mengen Glucocorticosteroide und Mineralocorticosteroide zu produzieren, kommt es nicht selten auch zu einer *Nebennierenunterfunktion*, die sich in Stress-Situationen in Form einer Dekompensation bemerkbar machen kann (Kollaps bei fieberhaften Infektionen, bei Narkose oder postoperativ). Als Reaktion darauf kommt es zu einer *vermehrten ACTH-Produktion*. Sie stimuliert die Androsteroide der Nebenniere, deren erhöhte Aktivität sich in einer *verstärkten Oestrogenproduktion, 17-Ketosteroid- und Pregnandiolbildung* manifestiert und die fetale Virilisierung des äußeren Genitales ausreichend erklärt. Die

17-OH-Corticoide werden vermindert ausgeschieden. Therapeutische Dosen von Cortison und Prednison erzeugen bei diesem Krankheitsbild keine Cushing-Symptome, bremsen aber die vermehrte Produktion androgener Steroide, so daß die masculinisierenden Symptome zurücktreten. Diese Masculinisierung kann in seltenen Fällen bei Mädchen mit einem geschlossenen Scrotum so vollkommen sein, daß eine Diagnose ohne Kerngeschlechtsbestimmung nicht gelingt. Allerdings ist dann das Scrotum leer.

Entscheidend aber für den Salzverlust ist ein *Natriumdiuresefaktor*, dessen Isolierung in Form eines Steroids in kristalliner Form neuerdings gelungen ist [*2640*] und der *gegenüber* dem Natrium retinierenden *Aldosteron antagonistisch* wirkt. Dieser Natriumdiuresefaktor wird beim adrenogenitalen Syndrom *vermehrt sezerniert*. Seine Wirkung bleibt aber bei der zweiten klinischen Form, dem adrenogenitalen Syndrom ohne Salzverlustsyndrom, durch Kompensation infolge Mehrsekretion des Aldosterons latent.

Jedes Salzverlustsyndrom beim adrenogenitalen Syndrom aber führt stets bis zum Tod, wenn es nicht spezifisch behandelt wird.

2. Sehr selten (erst 4mal in der Literatur beschrieben) kann auch ein *Salzverlustsyndrom* zusammen *mit einer normalen Ausscheidung von 17-Ketosteroiden* und einer *normalen Hydroxycorticoidausscheidung* (bei allen anderen Fällen immer vermehrt), die sich durch ACTH nicht erhöhen läßt, auftreten. Auch dabei liegt eine, allerdings andersartige und noch unbekannte Störung der Hormonsynthese vor [*2495*].

3. Das *unkomplizierte kongenitale adrenogenitale Syndrom* ohne Salzverlust führt nur zur fetalen Virilisierung, die aber auch postpartal erst einsetzen kann und deshalb bei Knaben auch häufig erst im 2. Lebensjahr deutlich zu erkennen ist.

4. Selten besteht beim adrenogenitalen Syndrom ein Mangel an 11-Hydroxylase, wobei niemals ein Salzverlustsyndrom eintritt, aber ein *Hochdruck* besteht und *im Harn kein Pregnandiol* ausgeschieden wird, das bei den ersten Formen vermehrt zur Ausscheidung gelangt.

Diagnostisch wichtig ist die Tatsache, daß nicht selten *Geschwistererkrankungen* vorkommen. Bei der schwierigen Diagnose muß bei therapieresistenten schweren Ernährungsstörungen männlicher Säuglinge immer an das adrenogenitale Syndrom gedacht werden. *Differentialdiagnostisch* ist noch die *Pseudonebenniereninsuffizienz* im Säuglingsalter mit renalem Natriumverlust, Hyponatriämie, Hyperkaliämie und vermehrter Aldosteronausscheidung abzugrenzen [*2068*]. Klinisch kann sich schlechtes Gedeihen und mangelhafte Gewichtszunahme bis zur Dystrophie und Neigung zur Exsiccose einstellen. Die Ausscheidung der 17-Ketosteroide im Urin ist normal, und auf ACTH sinkt die leicht erhöhte 17-OH-Corticoidausscheidung ab, aber die Natriumausscheidung nimmt noch weiter zu. Auch Desoxycorticosteronacetat (DOCA) hat keine Natrium retinierende Wirkung. Auf Kochsalzentzug steigt die Aldosteronausscheidung auf über 800 γ an (normal 2—3 γ), ohne daß die Natriumkonzentration im Urin unter 50 mÄq/l abfällt (normal bis 1 mÄq/l). Auf Grund dieser Beobachtung wird ein *ungenügendes Ansprechen des Tubulusapparates auf Aldosteron* angenommen, vielleicht auch die Überproduktion eines natriumdiuretischen Steroids, gewissermaßen ein isoliertes Symptom aus dem adrenogenitalen Syndrom mit Salzverlust.

Ein *Pseudohermaphroditismus femininus* kann auch durch Testosteronbehandlung der Mutter während der Schwangerschaft, z.B. von der 7.—14. Schwangerschaftswoche je 30 mg Methyltestosteron, beobachtet werden. Diese Virilisierung erstreckt sich nur auf die äußeren Genitalien, während Ovarien, Tuben und Uterus unbeeinflußt bleiben [*1975, 2160, 2194, 2647*]. Paradoxerweise kann es offenbar auch bei der Anwendung von Oestrogenen während der Gravidität infolge Hyperplasie der stimulierten Nebennierenrinde zu einer mehr oder weniger hochgradigen Masculinisierung des äußeren Genitales des Neugeborenen kommen [*1989*].

Therapeutisch kann man *beim adrenogenitalen Syndrom mit Salzverlustsyndrom* zuerst versuchen, ohne Cortison nur mit Salzzulagen und 5 (—20) mg/Tag *DOCA* auszukommen [*2510*]. 1—3 g, selten bis 7 g *Kochsalz*/Tag können als ausreichend für eine Normalisierung der Natrium- und Chlorwerte gelten. Bei großen Mengen gibt man besser die nötige Zufuhr an Natriumionen in Form von Natriumlactat und Citrat, um eine Hyperchlorämie zu vermeiden. Von DOCA werden in öliger Lösung große Dosen toleriert (täglicher Bedarf zwischen 2 und 5 mg). Überdosierungen führen zu Einlagerungen von Oedemen. Steht der tägliche Bedarf an DOCA fest, kann eine Dauersubstitution durch Tablettenimplantation subcutan oder subfascial eingeleitet werden. 125 mg DOCA (nach [*1968*] sogar $^2/_3$ dieser Menge) als Implantat entsprechen dabei einer täglichen Substitution von etwa 0,5 mg. Das Implantat reicht zumeist über ein Jahr. Während dieser Zeit nimmt die eigene Aldosteronproduktion so zu, daß eine eigene Kompensation möglich ist. Läßt sich mit Kochsalz und DOCA allein keine Stabilisierung des Elektrolytstoffwechsels erreichen, muß mit einer *zusätzlichen Cortison-Behandlung* begonnen werden, durch die die ACTH-Sekretion und damit die Natriumdiurese gebremst wird. Therapeutisch besitzt dabei das Dexamethason in bezug auf die Hemmung der ACTH-Produktion eine 7—10fache Wirkung des Prednisons [*2088a*]. Diese Behandlung ist *vor allem bei Virilisierungserscheinungen* notwendig, da ein Abklingen auch der masculinisierenden Hormoneinflüsse zu erwarten ist, wenn es gelingt, die 17-Ketosteroidausscheidung zu normalisieren, was laufend zu kontrollieren ist. Eine *Überdosierung von Cortison* führt zur *Wachstumshemmung*. Unter einer solchen kombinierten Therapie kommt es nun zu einer starken Retention von Kochsalz mit Normalisierung der Natrium- und Chlorkonzentration in der extracellulären Flüssigkeit und einer trockenen Elektrolytretention im Gewebe. Die Kaliumbilanz ist bei normaler Zufuhr infolge vermehrter Ausscheidung im Urin immer negativ, solange eine Hyperkaliämie besteht. Sinkt auch diese unter der Hormontherapie ab, so geht auch die erhöhte Kaliumausscheidung zurück [*2181*]. Deshalb ist während der Behandlung auch eine laufende *Überwachung* des *Natrium-* und *Kaliumhaushaltes*, am besten in Form von Ionogrammen, notwendig. Der gefährliche *Schockzustand des adrenogenitalen Syndroms* bei Beginn der Behandlung oder bei zusätzlichen Belastungen infolge Infektion oder Durchfallserkrankungen muß sofort mit einer intravenösen Infusion von 10—20 ml einer 5—10%igen Kochsalzlösung und einem anschließenden Dauertropf mit physiologischer NaCl- und 5%iger Traubenzuckerlösung 1:1 bekämpft werden [*2510*].

Auf diese Weise bleibt ein Teil der Kinder am Leben und heilt innerhalb der Säuglingsperiode aus, während bei anderen im 2. Lebensjahr immer deutlicher die Virilisierungserscheinungen des adrenogenitalen Syndroms in Form der adrenalen Pubertas praecox auftreten können.

β) Cushing-Syndrom

Auch dieses Syndrom ist im Säuglingsalter extrem selten. Als Folge von Nebennierentumoren (Adenom oder Carcinom) kann es zu einer rasch zunehmenden *Stammfettsucht* mit rotem kongestioniertem *Mondgesicht*, mangelhaft ausgebildeter Muskulatur, starker Ermüdbarkeit, *Pletora* mit Polycytämie, Hypertension über 200:100 mm Hg (mit der Gefahr eines plötzlichen Todes infolge Herzinsuffizienz [*2355*]), und gegebenenfalls zu *Hirsutismus* kommen. Auch eine Glykosurie und insulinresistente Hyperglykämie kann bereits im Säuglingsalter auftreten. Zugrunde liegt eine vermehrte Gluconeogenese bei gleichzeitig vermindertem Eiweißaufbau. Eine Kombination mit einem adrenogenitalen Syndrom ist möglich. Auch *masculinisierende Symptome* mit tiefer Stimme, Haarwuchs an Backen und Oberlippe und am Mons pubis können bereits im Säuglingsalter beobachtet werden [*2646*]. Die 17-Ketosteroidausscheidung ist extrem hoch, die Glucosetoleranz pathologisch. Die nachgewiesenen Tumoren in der Nebenniere sind im Säuglingsalter meist bösartig und können bereits Metastasen erzeugen [*2646*].

Die *Behandlung* besteht in einer möglichst schnellen Entfernung des Nebennierentumors, wobei unter ACTH-Stimulisierung der nicht befallenen Seite durch intensive Therapie mit hohen Cortison- oder Hydrocortisongaben vor, während und nach der Operation sowie durch laufende Dauertropfinfusionen der gefürchtete Kreislaufkollaps bekämpft werden muß. *Differentialdiagnostisch* ist auch ein *hypophysärer Cushing* auszuschließen, der im Säuglingsalter offenbar bis jetzt noch nicht beobachtet wurde und beim Fehlen von Nebennierentumoren durch Röntgenbestrahlung der Hypophyse zu behandeln wäre. Die Prognose ist allerdings dann weniger gut, wenn auch in einigen Fällen ein spontaner Stillstand des Prozesses beobachtet wurde [*2646*].

7. Gonadendysgenesie

Ein Turner-Syndrom wird nur in Ausnahmefällen bereits im Neugeborenenalter bzw. der Säuglingszeit erkannt [*2470*]. Da sich daraus keine therapeutischen Konsequenzen ergeben und die Objektivierung des genetisch meist männlichen Kerngeschlechtes nur von akademischem Interesse ist, wird darauf in diesem Zusammenhang nicht eingegangen.

P. Erkrankungen des Nervensystems

1. Frühkindliche Hirnschäden

So zahlreich die Schädigungsmöglichkeiten des Gehirns intrauterin, bei der Geburt und in den ersten Lebensmonaten durch Infektionen, Sauerstoffmangel und geburtstraumatische Blutungen sind, so einförmig verlaufen die *klinischen Ausfallserscheinungen*, soweit sie im Säuglingsalter schon festzustellen sind, in Form von spastischen Lähmungen, unwillkürlichen Bewegungen wie Chorea-Athetosen und Ballismen, psychischen und intellektuellen Defekten, deren Diagnose meist erst im 2. Lebenshalbjahr gelingt. Auch *morphologisch* findet sich immer das gleiche einförmige Bild mit Narbenbildungen im Hirn und seinen Häuten, cystischen Erweichungen im Bereich bestimmter Gefäßabschnitte unter Bevorzugung der Endverzweigungen mittelgroßer und großer Hirngefäße, Cystenbildungen nach Blutungen, atrophischen, sklerotischen Veränderungen, umschriebenen Nekrosen, Mikrocephalie und partiellem oder generalisiertem Hydrocephalus [*2591*, *2675*].

Ein *frühkindlicher Hirnschaden ist beim jungen Säugling* in den ersten Lebenswochen häufig *schwer zu erkennen.* Da sich die von der Hirnrinde ausgehenden Funktionen erst im Laufe des ersten Lebensjahres entwickeln, kann es sein, daß auch ein schwerer Schaden zuerst unauffällig bleibt. Insbesondere Schädigungen der *Stammganglien* machen sich oft erst bei der Entwicklung der statischen Funktionen *im 2. Lebensjahr* bemerkbar. Selbst spastische Halbseitenlähmungen als Folge einer bis dahin nicht erkannten geburtstraumatischen Blutung können oft erst nach 2 Monaten die ersten Symptome machen [*2209*]. Bei 108 Fällen war 27mal das erscheinungsfreie Intervall länger als ein Jahr, bei 74 Fällen traten die Lähmungen im 3.—6. Lebensmonat auf. Bei Rechtshändern können linksseitige Hirnläsionen später zu Sprachstörungen führen [*2591*]. *Chronische* antibiotica- und antipyreticaresistente *Temperaturen* im Verein mit einer athetoiden Bewegungsunruhe müssen an solche Hirnschädigungen denken lassen, die Anlaß zu einem cerebralen Fieber [*2665*] sein können. Bei einem Teil der schwergeschädigten Kinder ist außer der typischen Vorgeschichte (s. S. 198) das *Ausbleiben der physiologischen Reflexentwicklung* ein erstes Hinweiszeichen. Aber auch beim Vorliegen einer typischen Anamnese über ein Geburtstrauma und bei den ersten neurologischen Ausfallserscheinungen ist es noch nicht angebracht, bereits im ersten Lebensjahr weitgehende Prognosen zu äußern, da man *erstaunliche*

Besserungen bis zur praktischen Normalisierung erleben kann. Das gilt natürlich nicht von extrem schweren Schädigungen, die bereits, zumal in Form spastischer Lähmungen, schon in den ersten Lebensmonaten zu erkennen sind.

Erstreckt sich der Spasmus mit starkem Hypertonus der durchgestreckten Beine und Equinovarus-Stellung der Füße sowie starker Adduktion der Oberschenkel, meist mit Überkreuzung der Beine, nur auf die unteren Extremitäten, dann spricht man von der sog. *Littleschen Krankheit*, der spastischen Diplegie. Auch hier werden leichte Formen erst im 2. Lebenshalbjahr oder später manifest. Die Reflexe sind meistens lebhaft, das Babinskische Zeichen bleibt positiv, Rossolimo, Oppenheim und Mendel-Bechterew können positiv sein. Die Sensibilität ist nicht beeinträchtigt. In schweren Fällen erstreckt sich der spastische Hypotonus auf alle 4 Extremitäten, wobei die Arme meist gebeugt oder leicht innenrotiert gehalten und der Kopf in einer extremen Lordose nach rückwärts gebeugt wird.

Die *spastische Hemiplegie* wird zumeist erst im Laufe des ersten Lebensjahres diagnostiziert, kann dieselbe Ursache wie die spastische Diplegie besitzen, zeigt aber Ausfallserscheinungen *häufiger am Arm* in Form einer spastischen Beugehaltung mit Flexion und Pronation von Hand und Fingern. Nach der Säuglingszeit erweist sich dann immer deutlicher, daß auch das Bein der gleichen Seite mitbefallen ist, wobei oft *Wachstumsstörungen* des Knochens und Atrophie der Muskulatur eintreten.

Ein Teil der frühkindlichen Hirnschäden zeigt im Laufe des 2. Trimenons einen zunehmenden *Tremor* der Extremitäten und, nach dem meist verspäteten Eintreten der statischen Entwicklung, eine deutliche *Ataxie*. Bei dieser kongenitalen *cerebellaren Ataxie*, häufig mit *Nystagmus* verbunden als Untergruppe der cerebralen Kinderlähmung, finden sich die Defekte nicht nur an der Großhirnrinde und im Striatum in Form von umfangreichen Erweichungsherden [*2417*], sondern auch im Kleinhirn, den unteren Oliven und an der Basis der Brücke. Bei der *kongenitalen Rigidität des gesamten Körpers* sind die Läsionen im Kleinhirn und im Großhirn nachweisbar.

Die angeborene *atonische Diplegie* (atonisch-astatischer Symptomenkomplex nach FOERSTER) mit pathologisch-anatomisch verschieden lokalisierten Defekten im Gehirn, besonders im Striatum, ist ebenfalls bereits in den ersten Lebensmonaten an der hochgradigen Hypotonie bis Atonie der gesamten Körpermuskulatur zu erkennen. Sie erlaubt nur in Ausnahmefällen und sehr verspätet eine partielle statische Entwicklung. Meist kann nicht einmal der Kopf selbständig gehalten werden. Die Gelenke sind überstreckbar, die Sehnenreflexe normal oder lebhaft gesteigert.

Veränderungen in den Stammganglien, besonders im Striatum und Thalamus, können schließlich noch zu unaufhörlichen *Hyperkinesen* und *athetotischen Bewegungsautomatismen* der Extremitäten und der Gesichtsmuskulatur führen. Diese *Athetose double* ist bereits im ersten Lebensjahr erkennbar.

Zu all den geschilderten motorischen Ausfallserscheinungen und Bewegungsanomalien im Rahmen der cerebralen Kinderlähmung treten noch mehr oder weniger starke *Intelligenzdefekte* bis zur völligen Idiotie. Dabei braucht die motorische Beeinträchtigung und die intellektuelle Entwicklungsstörung in ihrem Schweregrad nicht übereinzustimmen. Auf der einen Seite gibt es schwerste psychische und intellektuelle Störungen ohne körperliche Ausfallserscheinungen, auf der anderen Seite können mehr oder weniger stark an Littlescher Krankheit leidende Kinder eine normale geistige und seelische Entwicklung zeigen, vom Patienten her gesehen ein besonders tragisches Schicksal.

Eine Sonderform des frühkindlichen Hirnschadens in Form einer endogenen Hemmungsmißbildung oder als Folge entzündlicher Prozesse (Virusinfektionen) stellt das *konnatale Kleinhirnsyndrom* der Säuglinge dar. Es wird häufig trotz seiner typischen Symptomatik aus dem großen Überbegriff cerebrale Kinderlähmung nicht differenziert. Zu den typischen Zeichen gehört die im 2. und 3. Lebensmonat auftretende hochgradige *Hypotonie*, vor allem der *Kopfhaltemuskulatur*, die sich bis ins späte Kleinkindesalter erhalten kann. Daneben besteht eine Hypotonie der Rumpf- und Extremitätenmuskulatur mit Adduktorenspasmus, Überkreuzung der Beine und gesteigerten Reflexen wie bei der Littleschen Erkrankung. Am auffallendsten ist aber die *Dysphagie*, die selten schon bei der Geburt besteht, meist aber erst im 2. und 3. Lebensmonat mit großen Trinkschwierigkeiten und schlechter Nahrungsaufnahme manifest wird. Die Schluckstörung kann so hochgradig sein, daß es zu Aspirationen kommt. Konstant ist auch das Auftreten von *Hyperkinesen der Extremitäten* und ein Entwicklungsrückstand der geistigen Funktionen. Bei der *Encephalographie* findet man eine auffällige Luftansammlung im Bereich der hinteren Schädelgrube in Form von rucksack- oder blasenförmigen Aufhellungen der Cysterna magna, die sich oft sichelförmig oder wurstförmig darstellt. Die Prognose ist dann gut, wenn das Großhirn völlig intakt ist und die Funktionen des Kleinhirns mit übernehmen kann. Sonst aber richtet sie sich nach dem Ausmaß der Großhirnschädigung [*2005*].

Die *Therapie eines frühkindlichen Hirnschadens* kann sich in der Säuglingszeit auf *krankengymnastische Behandlung* beschränken, mit der, insbesondere beim spastischen Typ, Kontrakturen vermieden werden müssen. Diese Komplikation ist bei vorwiegend extrapyramidal bedingten Schädigungen (Foersterscher Symptomenkomplex, Athetose double, cerebellare Ataxie) nicht zu befürchten. Hier kann die Behandlung deshalb später einsetzen, vielleicht abgesehen von Fällen mit starker athetotischer Bewegungsunruhe, die mit Parpanid (Thomae) oder ähnlichen Präparaten gedämpft werden können. Auch die physikalische Behandlung hat so früh wie möglich einzusetzen, um etwaige Ersatzleistungen durch nicht geschädigte Gehirngebiete zu erreichen, wie auch die Spätprognose, von den ganz schweren Fällen abgesehen, in bezug auf körperliche Leistungsfähigkeit und soziale Einpassung ganz erheblich von der aktiven Mitarbeit der Umgebung des geschädigten Kindes abhängt.

2. Die Pachymeningosis haemorrhagica interna

Der *subdurale Erguß* ist im Säuglingsalter als Folge einer geburtstraumatischen Blutung nach Zerreißung einer Vene kein allzu seltenes Ereignis. Die aus den Brückenvenen stammende Blutung ergießt sich meist in die Fronto-Temporo-Parietalregion, manchmal in Form von bilateralen Hämatomen über beiden Hemisphären. Auch bei ursprünglich kleinen und klinisch nicht erkennbaren Blutungen kann es auf dem Wege geringfügiger Nachblutungen zu einem *organisierten Hämatom* kommen, das sich, von einer oft mehrere Millimeter dicken Kapsel umgeben und angefüllt von Hämoglobin, den Salzen und Stromaeiweiß der darin untergegangenen Erythrocyten, gegenüber der Umgebung hyperosmotisch verhält und ihr Wasser entzieht. Dadurch nimmt das cystische Gebilde im Laufe der ersten Lebenswochen und -monate rasch an Umfang zu, verdrängt die umliegenden Gehirnteile und veranlaßt auch den *Schädel* zu einem raschen, manchmal einseitig betonten *Wachstum* mit den deutlichen Zeichen des *erhöhten Schädelinnendrucks*, wie gespannte Fontanelle, gestaute Schädelvenen und Brechneigung. Auch eine auf der befallenen Seite erweiterte Pupille und

Blutungen im Augenhintergrund können auftreten. Der *Liquor* ist bei lumbaler Entnahme häufig klar, bei erhöhtem Druck, manchmal aber auch dort schon blutig, erklärbar durch eintretende Einrisse zwischen Subarachnoidal- und Subduralraum. Je nach den Resorptions- und Diffusionsverhältnissen, ist der *Kapselinhalt* frisch blutig, grün-gelblich, hellgelb oder wasserklar. Auch *nach* klinisch ausgeheilten *bakteriellen Meningitiden* sind neuerdings derartige subdurale Hämatome beschrieben worden [*2273*], zumal nach Pneumokokkenmeningitis im subakuten und chronischen Stadium.

Im *klinischen Bild* lassen sich Allgemeinsymptome in Form von Gedeihstörungen, Unruhe, Erbrechen, Appetitlosigkeit, häufig schon vor den ersten neurologischen Zeichen nachweisen. *Krampfanfälle* oder plötzlich auftretende *Lähmungen* sind allerdings erst nach der Zunahme des Schädelumfanges zu bemerken, der bevorzugt im biparietalen Durchmesser wächst. *Röntgenologisch* findet man schon frühzeitig eine Dehiszenz der Nähte. Im *EEG* besteht über dem Erguß entweder eine Spannungsreduktion oder es kommt zu langsamen Wellen von hoher Amplitude. Auch ein normales EEG kann trotz nachgewiesenen Hämatoms vorliegen [*2558*]. In $^3/_4$ der Fälle läßt sich mit Hilfe des EEGs die richtige Seitendiagnose an Hand der Frequenzabnahme der Grundaktivität stellen [*2173*].

Gesichert wird die Diagnose durch die *Fontanellenpunktion*, bei der die Haut und Subcutis parallel zur Oberfläche für eine Strecke von etwa 0,5 cm zu durchstechen ist, um durch Ventilbildung das spätere Auftreten einer Liquorfistel möglichst zu vermeiden. Erst dann geht man in die Tiefe und gewinnt bereits nach wenigen Millimetern eine entsprechende verfärbte Flüssigkeit von hohem Eiweißgehalt. Wird scheinbar frisches Blut punktiert, kann beim Stehenlassen des Punktates Klarheit gewonnen werden: Das Blut einer frischen artefiziellen Blutung gerinnt, während der Inhalt eines Hämatomsacks flüssig bleibt. Durch *Lufteinblasung* (Technik wie bei der Encephalographie) hat man die Möglichkeit, anschließend die Ausdehnung des Sacks röntgenologisch festzustellen. Die Einstichstelle selbst wird dabei möglichst weit von der Mittellinie entfernt gesucht. Bei der ersten Punktion entfernt man etwa 10—20 ml Inhalt, bei Verdacht auf eine beidseitige Lokalisation muß auch auf der anderen Seite punktiert werden.

Therapeutisch war man bislang zu konservativen Maßnahmen verurteilt. Sie bestehen in laufenden Entlastungspunktionen, täglich oder jeden zweiten Tag, wobei bei energischer Aspiration des Hämatominhaltes mit der Spritze die Gefahr der Nachblutung und außerdem die Gefahr einer Sekundärinfektion besteht. Bei frischblutigem Hämatominhalt punktiert man besser nicht durch die Fontanelle, sondern lumbal, bis der Liquor kein frisches Blut mehr enthält. Wegen der Infektionsgefährdung sollte diese konservative Behandlung nicht länger als 14 Tage durchgeführt werden, wobei die Einstichstelle immer zu wechseln ist. Heute ist die Methode der Wahl die *neurochirurgische Ausräumung* der ganzen Kapsel unter vollständiger Entfernung der dicken äußeren Kapselmembran und möglichst weitgehender Excision der dünnen, der Arachnoidea aufliegenden inneren Membran. Die Erfolge sind um so besser, je frühzeitiger der chirurgische Eingriff erfolgt, ehe es zu einer Druckatrophie und einer bleibenden Gehirnschädigung kommt [*2016*]. Die konservative Behandlung mit mehrfachen Punktionen ist statt dessen auch unter gleichzeitiger Installation von Kinetin nicht zu empfehlen, wenn man an das anatomische Substrat denkt, obwohl Erfolge beschrieben wurden, die eine Operation unnötig machen sollen [*2127*]. Immerhin besteht bei der konservativen Behandlung eine Letalität zwischen 23 und 54%, während die Letalität des operativen Vorgehens zwischen 9,1 und 20% schwankt. 70—80% der Fälle zeigen nach der Operation eine Besserung bzw. Heilung, bei

20—30% lassen sich später schwere Defekte feststellen, die teilweise auf Hirnmißbildungen, zum Teil auf zu spätem therapeutischem Eingriff beruhen [*2275*].

Differentialdiagnostisch sind Hydrocephalus, Gehirntumor, Absceß und schließlich das subdurale *Hygrom* (Pachymeningosis serosa) auszuschließen. Beim Hygrom ergibt die Fontanellenpunktion eine große Menge völlig klarer Flüssigkeit (Liquor), die vermutlich durch eine Ruptur der Arachnoidea aus dem Subarachnoidalraum in den Subduralraum gelangt ist. Auch hier kann sich eine Kapsel bilden, die eine neurochirurgische Behandlung verlangt.

3. Mißbildungen

a) Die Craniostenose (prämature Synostose)

Bei den prämaturen Synostosen des Schädels handelt es sich um ein angeborenes, nicht familiäres Leiden, bei dem es durch vorzeitigen Verschluß der Schädelnähte zu mehr oder weniger ausgeprägten *Verformungen* des Kopfes, bei Synostosen aller Schädelnähte zu einer gleichmäßigen *Mikrocephalie* kommt. Das männliche Geschlecht wird häufiger befallen. Über die *Ätiologie* bestehen bisher nur hypothetische Vermutungen über intrauterine Entzündungen, mesenchymale Defekte oder atypische Ossifikationszentren.

Die Synostose der Coronarnaht erzeugt einen Brachy- oder Pyrgocephalus (Turmschädel), die Verknöcherung der Sagittalnaht führt zu einem Scapho- oder Dolichocephalus, der allerdings meist in seiner langgestreckten, schmalen Form im Säuglingsalter kaum erkannt wird, da er dem Gehirn, das im ersten Lebensjahr noch um 135% an Volumen zunimmt, noch längere Zeit Platz läßt als der Brachycephalus, bei dem der intrakranielle Druck schnell auf extreme Werte ansteigt und der mit Exophthalmus und verstärkten Impressiones digitatae leicht zu diagnostizieren ist. Die vorzeitig verknöcherte Naht ist häufig von außen an einer leichten *Wallbildung* zu tasten, und *röntgenologisch* erkennt man sofort das Fehlen der Nahtlinie. Oft tritt frühzeitig eine *Stauungspapille* oder gar eine *Opticusatrophie* auf, die im fortgeschrittenen Stadium obligat wird, so daß nach Stellung der Diagnose ein schneller *chirurgischer Eingriff* indiziert ist. In Zweifelsfällen kann man zur Differentialdiagnose gegenüber der primären Mikrocephalie eine *Pneumencephalographie* durchführen, bei der man bei der prämaturen Synostose ein normales oder kleines Ventrikelsystem vorfindet, während die cerebral bedingte Mikrocephalie einen Hydrocephalus internus aufweist. Nicht selten ist die Kraniosynostose mit anderen konstitutionellen *Abwegigkeiten des Skelets*, wie Syndaktylie, Hexadaktylie u. ä. vergesellschaftet.

Die *Behandlung* liegt in der Hand des Neurochirurgen, der versuchen muß, durch Kraniotomie eine Entlastung zu schaffen, wobei durch Einlegen von Kunststoff-Folien in die neugeschaffenen Knochennähte eine neuerliche Synostose verhütet werden kann. Wegen des schnellen Gehirnwachstums im ersten Lebensjahr ist diese Operation *möglichst schon im Säuglingsalter* durchzuführen.

b) Mikrocephalie

Die schwere Mikrocephalie als Folge einer intrauterinen Schädigung während der organogenetischen Phase des Gehirns ist bereits bei der Geburt zu erkennen. Dabei ist häufig der Kopfumfang diagnostisch weniger bedeutungsvoll als die schmale, nach hinten *fliehende Stirn* und das kurz *abgeschnittene Hinterhaupt*, wodurch der *Kopf* einen *konusförmigen Aspekt* bietet. Das Zurückbleiben des Kopfumfanges hinter der Norm macht sich in den ersten Lebensmonaten immer deutlicher bemerkbar, die gesamte körperliche Entwicklung stagniert, die Intelligenz übersteigt selten das Niveau eines Debilen. Häufig wird nicht einmal das Sprechen erlernt. Ein großer Teil der Patienten leidet mit zunehmendem Alter an Krampfanfällen und bleibt immer pflegebedürftig.

c) Makrocephalie

Auch diese seltene Mißbildung ist zum Teil schon bei der Geburt, teilweise später am großen Kopfumfang, den weiten Fontanellen und dem verspäteten Fontanellenschluß zu erkennen. Der *Verdacht* richtet sich dabei immer auf einen *Hydrocephalus*, besonders weil die statische und geistige Entwicklung hinter der Altersnorm zurückbleibt und ein Teil der Fälle auch zu generalisierten Krampfleiden neigt. *Röntgenologisch* findet man aber keine verstärkten Impressiones digitatae, und bei der Luftfüllung stellt sich ein *normales Ventrikelsystem* dar. Trotzdem ist die Prognose für die Patienten sehr schlecht. Meistens entwickelt sich später eine Debilität.

4. Hydrocephalus

Normalerweise wird der Liquor von den Plexus chorioidei in einer solchen Menge produziert, daß in 24 Std eine 5—6malige Erneuerung stattfindet. Der Liquor strömt dabei sehr langsam von den Seitenventrikeln durch die Foramina Monroi in den III. Ventrikel, durch den Aquädukt in den IV. Ventrikel, durch die Foramina Luschkae und Magendii in die Cisterna magna cerebello-medullaris und von dort in die Subarachnoidalräume des Gehirns, ein Teil in den Subarachnoidalraum des Rückenmarks. Dort wird etwa nur ein Fünftel des Gesamtliquors resorbiert, die größte Menge aber wird in den Subarachnoidalräumen durch die Pacchionischen Granulationen in die Venensinus der Dura mater ausgeschieden.

Auf Grund der Physiologie der Liquorproduktion und -resorption unterscheidet man heute 3 Arten eines Hydrocephalus:

1. den Hydrocephalus e vacuo,
2. den Hydrocephalus aresorptivus (kommunizierender Hydrocephalus),
3. den Obstruktionshydrocephalus (nicht kommunizierender Hydrocephalus).

Die *erste Form* gehört als Begleiterscheinung zu den intrauterinen oder geburtstraumatischen Hirnschädigungen, bei denen es zu einer Agenesie oder Atrophie von Gehirngewebe gekommen ist, die durch Volumenzunahme der Liquorräume im Ventrikelsystem oder an der Gehirnoberfläche (etwa bei Porencephalie) zu erkennen sind.

Ein *Hypersekretionshydrocephalus* ist in seiner Existenz noch nicht sicher bewiesen, auch wenn histologisch an den Plexus choreoidei bei progredienten Hydrocephali mit sicher offenen abführenden Liquorwegen angiomatöse Mißbildungen im Sinne einer vermehrten Vascularisierung des Plexusstroma gefunden wurden, bei denen die einzelnen Zellen Zeichen einer verstärkten Sekretion aufwiesen [*2344*]. Experimentell konnte allerdings nachgewiesen werden, daß mit Zunahme des intraventrikulären Drucks die Produktionsgeschwindigkeit der Cerebrospinalflüssigkeit abnimmt [*2122*]. *Richtiger* bezeichnet man deshalb vielleicht einen kommunizierenden Hydrocephalus mit hohem Druck doch als *Hydrocephalus aresoprtivus*. Dabei ist dann die Verbindung zum Ventrikelsystem und den Liquorräumen des Rückenmarks frei, wie sich bei der lumbalen Ventrikulographie erweist, aber *in den Subarachnoidalräumen* können *Verklebungen*, entweder kongenital als Folge intrauteriner Entzündung, als Entwicklungsfehler, nach geburtstraumatischen Blutungen, oder erworben nach Meningitiden den Abfluß und die Resorption behindern. Sehr häufig besteht auch ein kommunizierender Hydrocephalus *bei Meningocelen*, wobei gleichzeitig noch andere Fehlbildungen des Gehirnes, wie Fehlen des Septum pellucidum oder Balkens, vorhanden sein können, so daß sich praktisch fast obligat auch bei korrigierter Meningocele ein Hydrocephalus entwickelt [*2276*]. Deshalb wird auch dabei eine anlagebedingte Fehlbildung im Sinne einer Resorptionsstörung angenommen.

Beim *Hydrocephalus occlusivus* liegt das Hindernis meist im *Aquädukt*, entweder infolge einer angeborenen Mißbildung, als Folge einer durchgemachten Entzündung oder durch Abklemmung infolge eines Stammhirn- oder Kleinhirntumors. Auch die *Foramina Magendii* und *Luschkae* können anlagemäßig oder nach einer Entzündung obliterieren und zu einem Verschlußhydrocephalus führen, bei dem auch der IV. Ventrikel mit einbezogen ist. Eine Sonderform des Verschlußhydrocephalus stellt schließlich die *Arnold-Chiari-Mißbildung* dar, bei der sich die Kleinhirntonsillen und medialen Anteile der Lobi inferiores des Kleinhirns, die Medulla oblongata und ein Teil des IV. Ventrikels in den Spinalakanal einklemmen, so daß eine Passagestop zu den intrakranialen subarachnoidalen Räumen entsteht. Häufig besteht eine Kombination mit Spaltbildungen des Rückenmarks (spinale Myelocelen). Ein echter *Hypersekretionshydrocephalus* liegt vielleicht *bei der A-Hyper- und A-Avitaminose vor* (s. S. 522).

Die *Symptome des Hydrocephalus* lassen sich in allen Fällen, außer beim Hydrocephalus e vacuo, durch eine zunehmende intrakranielle Drucksteigerung erklären. Die Vergrößerung des Kopfumfanges, die weit offenen Fontanellen, die zunehmende Vergrößerung des Gehirnschädels gegenüber dem zurückbleibenden Gesichtsschädel mit den auffallenden Stirnhöckern, den gestauten Schädelvenen, den nach oben gezogenen Augenbrauen, den hochstehenden Oberlidern, durch die Conjunctiva und Skleren oberhalb der Cornea bloßgelegt werden, der scheinbare Exophthalmus mit der Unfähigkeit, in schweren Fällen im Schlaf die Augen ganz zu schließen (Gefahr einer Xerophthalmie durch Austrocknung), geben ein so typisches Bild, daß die Diagnose nicht verfehlt werden kann. Die Fontanellen und auch die Nähte klaffen weit, und bei der Perkussion zeigt sich ein deutliches Schädelscheppern. Eine besonders exzessive Ausdehnung des Hydrocephalus bereits in den ersten Lebenswochen bezeichnet man als *Hydranencephalie*. Das praktisch völlige Fehlen des Hirnmantels läßt sich bei dem in den ersten Lebenswochen bis auf die zunehmende Kopfgröße neurologisch unauffälligen Kind schon bei der Schädeldurchleuchtung mit einer starken Lichtquelle erhärten [*2412*].

Differentialdiagnostisch muß vor einem chirurgischen Eingriff geklärt werden, ob ein Hydrocephalus communicans aresorptivus oder ein Verschlußhydrocephalus besteht. Auch sind das *subdurale Hämatom* und *intrakranielle Tumoren* diagnostisch auszuschließen. Der *Pseudohydrocephalus bei Rachitis* wird nur vom Ungeübten mißdeutet. Ein Hydrocephalus communicans wird durch eine erfolgreiche lumbale Ventrikelfüllung bewiesen. Zusätzlich kann man noch durch intraventrikuläre Farbinjektion (Methylenblau oder Indigokarmin 0,4%ig, 1 ml) eine freie Liquorpassage objektivieren, wenn es gelingt, den Farbstoff nach 20 min im Lumbalkanal nachzuweisen. Beim Hydrocephalus occlusivus bleibt der *Lumballiquor* nicht nur farblos, sondern er zeigt in der Regel einen *höheren Eiweißgehalt* als der Ventrikelliquor.

Eine interne *Therapie* des Hydrocephalus existiert nicht. Der Neurochirurg muß einen Eingriff möglichst frühzeitig durchführen, ehe der Gehirnmantel dünner als etwa 2 cm ist. Bei späteren Eingriffen verschlechtert sich die Prognose. Beim Occlusionshydrocephalus wird versucht, eine Verbindung zwischen dem III. Ventrikel und den Subarachnoidalräumen oder zwischen den Seitenventrikeln und der Cysterna magna herzustellen, wenn es nicht gelingt, das Hindernis selbst zu beseitigen. Beim Hydrocephalus communicans aresorptivus ist die Elektrokoagulation der Plexus chorioidei zur Drosselung der Liquorproduktion die Methode der Wahl. Nur in Ausnahmefällen kommt es von selbst zum Stillstand. Dann aber finden sich meistens motorische und psychische Ausfallserscheinungen entsprechend der zugrunde liegenden cerebralen Schädigung [*2569*]. Schließlich versucht man zusätzlich mit Hilfe von Kunststoffkathetern den gebildeten Liquor in den Körper abzuleiten (durch die Jugularis in das rechte Herz [*2361*], ins Peritoneum, in den Ureter). Ein Teil dieser Fälle entwickelt sich später als Erfolg neurochirurgischer Technik normal. Die *Prognose* des nicht behandelten Hydrocephalus im Säuglingsalter ist infaust.

5. Meningitis

a) Bakteriell-eitrige Formen

Die Meningitis zeigt im ersten Lebensjahr so *atypische Symptome*, daß die Diagnose meist spät oder zu spät gestellt wird. Besonders *bei Neugeborenen* fällt die Differentialdiagnose gegenüber *intrakraniellen Blutungen* und *geburtstraumatischen Schädigungen* schwer. Später entsteht bei einem sich entwickelnden *Kernikterus*, bei einer *Otitis media*, bei schweren *Ernährungsstörungen* oder bei akuten Allgemeininfektionen nicht selten der Verdacht auf eine Meningitis, auch wenn die Hirnhäute frei sind. *Ätiologisch* tritt beim Säugling der Meningococcus als Erreger gegenüber Pneumokokken, Influenzabacillen und Streptokokken zurück. Beim Neugeborenen, Frühgeborenen und sehr jungen Säugling findet man häufig *Escherichia coli* als Erreger, ja in manchen Fällen wird sogar eine intrauterine Infektion mit diesen Keimen angenommen [*2199, 2313*]. Selten liegen Keime aus der Salmonellagruppe, wie Paratyphus A und B, Salmonella enteritidis, Salmonella typhi murium, Panama oder Havanna, vor. Dann ist die Prognose besonders schlecht [*2626*]. Dasselbe gilt auch von der Pyoceaneusmeningitis.

Die *Infektion* erfolgt meistens *hämatogen*, wobei eine besondere Permeabilität der Meningen in diesem Lebensabschnitt vermutet wird. Durch *direkte Ausbreitung* kann eine Infektion beim Bestehen offener Verbindungen zwischen Hautoberfläche und Liquorraum eintreten, wie etwa bei der Spina bifida oder beim *kongenitalen Hautsinus*, nach dem man bei jeder eitrigen, insbesondere rezidivierenden Meningitis fahnden muß. Dabei kann schon bei der Geburt eine kleine, meist kaum sichtbare Geschwulst am Hinterkopf in der dorsalen Medianlinie, oft nur als kleiner Pigmentfleck mit zentralem Hautporus, bestehen, hinter dem sich ein Knochendefekt in der Occipitalschuppe verbirgt. Auch im Lumbosacralbereich treten solche münzengroßen rötlichen Pigmentflecke über einem defekten Wirbelbogen auf und bilden den Eingang einer Fistel. Solche Sinus können aber auch an anderen Stellen in der Medianlinie von der Nasenwurzel bis zum Steißbein bestehen und müssen chirurgisch verschlossen werden, um rezidivierende Meningitiden zu vermeiden [*2419, 2475*].

Die *Symptome der Meningitis* können im Säuglingsalter sehr schleichend mit subfebrilen Temperaturen und allgemeinen Krankheitserscheinungen, aber auch plötzlich mit hohem Fieber, Ruhelosigkeit und *Krämpfen* beginnen. *Erbrechen* wird fast regelmäßig beobachtet, dagegen findet man den stark reflektierten Kopf als typisches Meningitissymptom nur in etwa 12% der Fälle, weil die offene Fontanelle, die in 84% der Meningitispatienten vorgewölbt ist, beim Säugling noch einen Druckausgleich erlaubt. Das *Brudzinskische Phänomen* des Anziehens beider Beine beim Vorwärtsbeugen des Kopfes ist bei rund 60% der meningitiskranken Säuglinge nachzuweisen. Nur die Hälfte der Patienten zeigt eine *Nackensteifigkeit*. Das *Kernigsche Phänomen* des schmerzhaften Kniebeugens beim Versuch, die gestreckten Beine in der Hüfte zu flektieren, ist nur bei einem Viertel der Patienten vorhanden. Krampfanfälle und Benommenheit findet man etwa bei einem Drittel der Säuglinge [*2324*]. Schließlich besteht in schweren und fortgeschrittenen Fällen auch beim Säugling ein *Opisthotonus*. Die *Reflexe* sind meistens sehr lebhaft als Zeichen der Krampfbereitschaft, frühzeitig können auch *spastische Paresen* auftreten. Ein Teil dieser Symptome weist auf die Miterkrankung des Cerebrums hin, die besonders beim sehr jungen Säugling im Sinne einer *Meningoencephalitis* fast obligat ist und bei verzögerter Heilung Anlaß zu bleibenden Schäden im Sinne der cerebralen Kinderlähmung sein kann. Von großer diagnostischer Bedeutung ist auch das *schrille meningitische Aufschreien* des Säuglings. *Bei Neugeborenen und Frühgeborenen* fehlt nicht selten die vorgewölbte Fontanelle, während Atemstörungen, Cyanose und Erbrechen als unspezifische Symptome bestehen. *Grundsätzlich* sollte deshalb *im Säuglingsalter bei jeder schweren, unklaren fieberhaften Erkrankung* und beim Auftreten von *Krämpfen an eine Meningitis* gedacht werden, die durch eine *sofortige Lumbalpunktion* auszuschließen oder zu beweisen ist. Das *Blutbild* zeigt zumeist eine Leukocytose mit beschleunigter Blutsenkung, aber auch normale Werte werden beobachtet.

Bei der *Lumbalpunktion* findet man einen erhöhten Liquordruck, eine Vermehrung der Zellen bis zum eitrigen Liquor, hohe Eiweiß-, verminderte Zucker- und Chloridwerte. Meist gelingt es, den Erreger im Direktpräparat oder wenigstens in der Liquorkultur nachzuweisen. In vielen Fällen ist im akuten unbehandelten Stadium auch die Blutkultur positiv. Bei negativer Liquorkultur, im übrigen aber typischen Befunden einer eitrigen Meningitis, kommen als Erreger am ehesten Meningokokken in Frage, die bei der Kultur außerordentlich empfindlich sind, zumal wenn bereits eine antibiotische oder chemotherapeutische Behandlung eingeleitet wurde.

Differentialdiagnostisch sind auch im Säuglingsalter die sog. aseptischen Meningitiden, die Encephalitis, die Lues, das subdurale Hämatom, geburtstraumatische Blutungen und ihre Konsequenzen sowie die bei Krampfleiden in Frage kommenden Krankheiten auszuschließen.

Die *Prognose* der Säuglingsmeningitis ist heute bei ausreichender Dosierung und Verwendung des richtigen Medikamentes nicht ungünstig. Bei Unterdosierung, zu spätem Behandlungsbeginn oder zu frühem Behandlungsende können als seltene *Komplikationen* cerebrale motorische und intellektuelle Ausfallserscheinungen oder ein progredienter Hydrocephalus eintreten.

Bei der *Behandlung* der eitrigen Meningitis sollte man bei penicillinsensiblen Keimen einer hochdosierten Penicillinbehandlung, kombiniert mit Sulfonamiden, den Vorzug geben, weil damit eine baktericide Wirkung zu erreichen ist. Bei der *Meningokokken-Meningitis* geben wir [*2397*] in den ersten 2—3 Tagen in 3stündlichen Einzelgaben 500000 E wasserlösliches Penicillin pro Kilogramm Körpergewicht pro Tag + 0,5 g/kg/Tag Sulfonamide. Als Anfangsdosis wird die doppelte Menge der sonst 3stündlich gegebenen Dosis verabfolgt. Vom 3.—10. Tag wird die Dosis langsam auf 200000 E/kg/Tag in Form von Depotpenicillin gesenkt. Die Sulfonamidgabe wird bis zum 12. Tag in gleichbleibender Höhe fortgesetzt.

Bei *Pneumokokken-Meningitis* wird Penicillin noch höher dosiert und 700000 bis 750000 E/kg/Tag in 2—3stündlichen Fraktionen gegeben. Sulfonamide wieder 0,5 g je Kilogramm Körpergewicht. Vom 5. Tag an kann bei guter Besserung des Allgemeinbefindens auf ein Depot-Penicillin in langsam abfallender Menge übergegangen werden. Die Behandlungsdauer richtet sich nach dem therapeutischen Erfolg. Da gerade bei Pneumokokken und Influenzabacillen eine starke Rezidivneigung besteht, ist eine langdauernde Behandlung auch bei Normalisierung des Liquors indiziert, damit nicht eine chronische Form mit Restempyem an der Hirnkonvexität entsteht. Bei solchen Komplikationen ist eine chirurgische Intervention mit Drainage des Eiterherdes notwendig.

Die *Influenza-Meningitis* spricht auf Penicillin nicht an. Bei ihr, und beim Ausbleiben des therapeutischen Effektes auch bei anderen eitrigen Meningitiden, gibt man *Chloramphenicol* 125 mg/kg/Tag, kombiniert mit Sulfonamiden 0,5 g/kg/Tag.

Das Medikament kann gegebenenfalls auch einer Dauertropfinfusion zugesetzt werden, um schnell einen hohen Blutspiegel zu erreichen. Diese sehr hoch dosierte Behandlung bei Influenza-Meningitis ist in der Regel nicht länger als 10 Tage lang notwendig [*2397*]. Bei einer länger dauernden Dosierung muß auf 50 mg/kg/Tag reduziert werden.

Die allgemein schlechte Prognose der *Coli-Meningitis* liegt zum Teil an der meist zu späten Entdeckung der Infektion, zum Teil am Alter des Kindes (Neugeborene, Frühgeborene). Auch hier empfiehlt sich *Chloramphenicol*, bei sehr jungen Säuglingen allerdings nicht mehr als 75 mg/kg/Tag, zusammen mit Sulfonamiden. In schweren Fällen kann man mit kurzfristigen intramuskulären Streptomycingaben (30—40 mg/kg) die therapeutische Wirkung intensivieren. In verzweifeltenLagen ist auch eine intrathekale Applikation von Streptomycinsulfat (kein Dihydrostreptomycin) in einer Dosierungshöhe von 1—2 mg/kg/Tag in 5%iger Verdünnung in physiologischer Kochsalzlösung erlaubt.

Bei *Salmonellen-Meningitiden* empfiehlt sich eine Kombination *Chloramphenicol-Streptomycin-Sulfonamide.* Bei *Pyoceaneus-Meningitis* ist das Mittel der Wahl *Polymyxin B* 2,5 mg/kg/Tag, gegebenenfalls kombiniert mit intrathekaler Applikation von 0,25—0,5 mg über 2 Tage. Die intramuskuläre Behandlung soll nicht länger als 3—5 Tage dauern, da starke neurotoxische und nephrotoxische Nebenerscheinungen zu befürchten sind. Vor allem beim Vorliegen von Nierenfunktionsstörungen besteht eine Kontraindikation, so daß Polymyxin B nur beim Versagen aller anderen therapeutischen Möglichkeiten anzuwenden ist.

b) Die nichteitrigen Meningitiden

α) Die tuberkulöse Meningitis

Die Meningitis tuberculosa stellt auch heute noch im Säuglingsalter einen beträchtlichen Anteil der nichteitrigen Meningitiden. Fast 12% der Neuerkrankungen an spezifischer Meningitis im Kindesalter fielen im Jahre 1956 in der Bundesrepublik auf die ersten 12 Lebensmonate [*2629*]. Sie tritt im ganzen Jahr mit einem *Häufigkeitsmaximum im Frühjahr* auf. Vorangehende Erkrankungen, zumal Keuchhusten, prädisponieren infizierte Kinder, so daß etwa 4 Monate nach der Infektion die ersten Symptome auftreten können. Die bei der eitrigen Meningitis im Säuglingsalter bestehenden diagnostischen Schwierigkeiten sind bei der tuberkulösen Meningitis noch größer.

Nicht selten *beginnt beim Säugling* die Erkrankung ganz plötzlich mit hohen Temperaturen, Krämpfen, Erbrechen wie bei einer gewöhnlichen schweren bakteriellen Infektion. Dabei können die meningitischen Symptome wieder sehr unauffällig sein bis auf das schrille, encephalitische Schreien und die vorgewölbte Fontanelle. Der ganze weitere Verlauf ist beim Säugling häufig viel *foudroyanter* als in späteren Lebensabschnitten, wenn nicht sofort mit einer spezifischen Behandlung begonnen wird. Bald lassen sich die typischen vegetativen Symptome, wie Dermographismus, Berührungsempfindlichkeit, Reflexsteigerung, Obstipation oder Durchfall, motorische Unruhe, Bewußtseinstrübungen, nachweisen. Die *Atmung* ist schnell und oberflächlich, mit *zunehmender Benommenheit* auch unregelmäßig. Die Somnolenz und immer stärker ausgeprägte meningitische Zeichen neben einer starken Unruhe als Zeichen motorischer Reizung der Gehirnrinde stellen bereits das 2. Stadium dar, während das 3. Stadium der unbehandelten Meningitis tuberculosa mit *tiefem Koma*, Hirnnervenlähmungen und spastischen Hemiplegien das End- und Lähmungsstadium bildet. Die Diagnose wird durch die Anamnese erleichtert, wo sich häufig eine tuberkulöse Belastung oder eine Tuberkuloseexposition findet. Beim Verdacht muß auch hier die *Lumbalpunktion* möglichst schnell Klarheit schaffen, wobei man bei erhöhtem Druck einen klaren Liquor mit positiver Pandyreaktion, vermehrtem Eiweiß, erniedrigtem Zucker und einer meist mononucleären Pleocytose findet. Bei frischer Erkrankung können auch die segmentkernigen Zellen vermehrt sein, genau so wie ein normaler Zuckerspiegel nicht gegen eine Tuberkulose-Meningitis spricht. Das Auftreten eines Spinnwebgerinnsels ist zwar bei der tuberkulösen Meningitis besonders häufig, läßt sich aber auch bei anderen serösen Meningitiden finden. Im Spinnwebgerinnsel selbst lassen sich Tuberkulose-Bacillen besonders leicht nachweisen, im Liquorzentrifugat genauso gut, aber schneller. In einem Viertel der Fälle gelingt der Tuberkelnachweis nicht, so daß die Diagnose klinisch gestellt werden muß. Auch die Tuberkulinreaktion kann bei einer Ersterkrankung etwa in 10% der Fälle negativ ausfallen [*2629*], wenn auch in 14,5% dieser negativen Fälle durch eine anschließende Intracutanreaktion 1:100 noch eine Tuberkelinfektion nachzuweisen ist. Die Blutbildveränderungen sind oft uncharakteristisch, die Blutsenkung ist fast immer beschleunigt.

Die Therapie. Im Säuglingsalter ist eine tuberkulöse Meningitis immer kombiniert mit *Isonicotinsäurehydracidpräparaten oral* und *Streptomycin intramuskulär* zu behandeln. Die INH-Dosis beträgt 10 mg/kg täglich auf 4 Dosen verteilt über die Dauer von 12 Monaten. Eine intrathekale INH-Behandlung erübrigt sich, weil das Medikament die Liquorschranke sehr leicht passiert. Streptomycin oder Gemische aus Streptomycin und Dihydrostreptomycin (Stellamycin Hoechst, Miscomycin Bayer, Protomycin Grünenthal) oder Didrothenat (Grünenthal) oder Protothenat (Grünenthal) in einer Dosis von 20—30 mg/kg/Tag auf 2 Injektionen verteilt, werden bis zur weitgehenden Normalisierung des Liquors verabfolgt. Eine Gesamtmenge von 8—10 g Streptomycinsulfat sollte wegen der drohenden Vestibularis- und Cochlearisschädigung nicht überschritten werden. Panthotensäurezusatz (Didrothenat oder Protothenat) und laufende Vitamin A-Gaben sollen die Toxicität vermindern. Nur im Spätstadium einer Meningitis kann die Therapie kurzfristig, bei freier Liquorpassage, mit einer intrathekalen Applikation von Streptomycinsulfat in einer Höhe von 1—2 mg/kg/Tag in 5%iger Verdünnung mit physiologischer Kochsalzlösung ergänzt werden.

Zusätzlich haben sich in den ersten Tagen 15—30 mg *Prednison* oder Prednisolon, dann für 2—3 Wochen 10—20 mg Prednisolon (durchschnittlich 3 mg/kg) bewährt. Vor allem schwer meningoencephalitische und toxische Zustandsbilder klingen unter dieser Therapie schnell ab, und auch ein progredienter Hydrocephalus oder ein Liquorstopsyndrom scheint sich dadurch beeinflussen zu lassen. Ein nicht unwesentlicher Teil der Behandlung im Säuglingsalter besteht in der Aufrechterhaltung des normalen *Elektrolyt- und Wasserhaushaltes* sowie in einer ausreichenden *Calorienzufuhr*, bei den schwerstkranken und in der Rekonvaleszenz häufig appetitlosen Kindern eine nicht einfache pflegerische Aufgabe.

Über die *Prognose* der tuberkulösen Meningitis bei Säuglingen ist im Einzelfall nur eine sehr vage Auskunft möglich. Im Durchschnitt hängt sie vom Allgemeinzustand des Kindes und vom Behandlungsbeginn ab. Das statistische Endresultat liegt aber unter der Heilungsquote der tuberkulösen Meningitis bei älteren Kindern.

β) Virusmeningitiden (aseptische Meningitis, seröse Meningitis)

Eine isolierte Virusmeningitis existiert im ganzen Säuglingsalter praktisch nicht. Immer handelt es sich um eine Allgemeininfektion des Organismus mit Viren, die bevorzugt zu meningoencephalitischen Symptomen und entsprechend stark entzündlichen Liquorveränderungen führt. Sie wird deshalb auch besser im nächsten Abschnitt besprochen.

6. Encephalitis und Meningoencephalitis

a) Klinisches Bild

Die Encephalitis im Verlauf einer Virusinfektion erzeugt beim Säugling ein *bedrohliches Krankheitsbild*, das meistens sehr plötzlich mit hohem Fieber und generalisierten oder lokalisierten Krämpfen tonisch oder klonischen Charakters beginnt. Dazwischen besteht eine starke motorische Unruhe, eine zunehmende Benommenheit bis zur Somnolenz oder Koma, unterbrochen von schrillem encephalitischem Aufschreien, starken Kreislauferscheinungen wie Tachy- oder Bradykardie und Blutdrucklabilität sowie Veränderungen des Atemtyps, entweder in Form tiefer, acidoseähnlicher Atmung oder einer oberflächlichen, hechelnden, oft unregelmäßigen Atmung. Außerdem findet man einen auffälligen Dermographismus, feuchte, kalte Extremitäten und eine glänzende Haut, zumal im Gesicht, das nicht selten dabei einen etwas ödematösen Eindruck macht (Encephalitisgesicht).

Herdsymptome bestehen im Säuglingsalter selten, während der allgemeine *Schock* und die schwersten *Kreislauferscheinungen* im Vordergrund stehen. Auch zentrale Störungen des Wasser- und Mineralhaushaltes bestehen [*2231*]. Im *Liquor* findet man regelmäßig eine lymphocytäre Pleocytose, nur in Ausnahmefällen liegt die Liquorzellzahl unter 10/mm³. Die Pandyreaktion fällt jedesmal positiv aus. Der Eiweißgehalt ist meist vermehrt, aber selten über 100 mg-%, der Liquordruck in der Regel normal. Der *Liquorzuckergehalt* ist in vielen Fällen hoch, manchmal über 100 mg-%. Aber auch ein normaler Zuckergehalt spricht nicht gegen eine Meningoencephalitis.

b) Ätiologie

Die Diagnose des encephalitischen Zustandsbildes ist nicht schwer, die *Erkennung der Ursache* bei der heute noch bestehenden Schwierigkeit der Virusidentifizierung bei sporadischen Fällen *praktisch unmöglich*, während die postinfektiösen Encephalitiden nach Masern, Mumps, Röteln, Pockenschutzimpfung im Säuglingsalter praktisch nicht vorkommen. Bei entsprechenden epidemischen Verhältnissen in der Umgebung zur Zeit der Erkrankung des Säuglings kann das Vorliegen einer *Cocksackie-Virusinfektion*, einer *Poliomyelitis-* oder *Parapoliomyelitis-*, einer *Grippevirusencephalitis* vermutet und nachträglich durch Antikörperbestimmungen wahrscheinlich gemacht werden. Das *Herpes-Virus* kann im Säuglingsalter ebenfalls eine akute Encephalitis mit uncharakteristischen Allgemeinsymptomen, auffälligen Hyperkinesen und halbseitenbetonten Herdzeichen erzeugen, wobei gelegentlich der Virusnachweis im Cerebrum (im Gyrus cinguli) gelingt [*2209*]. Auch die *Viren von Mumps*, vielleicht auch von *Hepatitis epidemica*, kommen in Frage, während die durch Arthropoden auf Menschen übertragenen Virusencephalitiden im Säuglingsalter keine Rolle spielen. Allerdings sind im ersten Lebenshalbjahr Virusencephalitiden durch Erreger, die in der Umgebung des Kindes häufig vorkommen (Coxsackie, Mumps, Polio u. a.) kaum zu erwarten, da die Säuglinge noch unter dem Schutz der von der Mutter übertragenen Antikörper stehen. Unter diesen Umständen verläuft die erste Auseinandersetzung mit diesen Erregern meist in der Form einer stillen Feiung und führt zu einem schnellen Antikörperanstieg im Verlauf der zweiten Hälfte des ersten und des zweiten Lebensjahres.

Differentialdiagnostisch sind die akute Hirndrucksteigerung im Rahmen der schweren Ernährungsstörung (*hydrocephaloide Toxikose*, s. S. 307) und die *akute cerebellare Ataxie* (Encephalitis tremens nach [*2663*]) auszuschließen, bei der es im Anschluß an unspezifische Krankheitssymptome, manchmal nach grippalen

Infekten oder nach Virusinfektionen zu Nystagmus, Tremor, Hypotonie der Muskulatur, auffälliger Greifataxie und bei Säuglingen, die schon sitzen oder gehen können, zu Gleichgewichtsstörungen kommt. Auch Erbrechen und Durchfälle wurden dabei beschrieben. Der Zustand selbst verläuft meist fieberfrei oder unter geringer Temperatursteigerung. Im Liquor wird sehr häufig kein krankhafter Befund erhoben. Manchmal findet sich eine leichte Pleocytose und vermehrtes Liquoreiweiß. Die Symptome verschwinden ohne Therapie nach einigen Tagen. Selten verläuft die Krankheit über Monate [*1976*]. Eine echte Virusinfektion als ursächliches Agens ist nicht ausgeschlossen. Ob es dem Kliniker bei der Differentialdiagnose eines Tages möglich sein wird, echte Encephalitiden (Virusinfektionen) vom „Encephalismus“ (Encephalopathie) zu unterscheiden, wird sich in Zukunft erweisen müssen.

c) Die Therapie

Die therapeutischen Bemühungen bei Meningoencephalitiden sind bis heute noch wenig erfolgreich. Mit *Sedativa* (Luminal, Phenothiazinpräparate) sind die Unruhezustände und Krämpfe zu unterdrücken, mit *hohen Cortisondosen* (5 bis 10 mg/kg/Tag Prednison oder Prednisolon intravenös) glaubt man Besserungen erreicht zu haben. Bei einer postvaccinalen Encephalitis eines 8 Monate alten Kindes hat bei einer Allgemeinbehandlung mit Prednison, Luminal und Chlorpromazin eine *intralumbale Gabe* von 25 mg Hydrocortison nach wenigen Stunden eine dramatische Besserung gebracht [*2079*]. Mit *γ-Globulinen* in hohen Dosen versucht man schließlich, den Antikörperspiegel des Kindes zu heben.

Die *Prognose* der akuten Encephalitis ist im Säuglingsalter nicht gut. Ein Teil der Fälle geht im akuten Zustand zugrunde, bei einem anderen Teil entwickeln sich Krampfleiden, spastische Paresen, Wesensänderungen und Intelligenzdefekte. Über die Anzahl der Patienten, die sich nach einer Encephalitis im Säuglingsalter später störungsfrei entwickeln, sind keine statistischen Angaben bekannt.

7. Degenerative Erkrankungen

a) Die infantile diffuse Sklerose Typ Krabbe

Nach einer ursprünglich normalen Entwicklung fallen die Patienten *zwischen dem 4. und 6. Lebensmonat* durch Entwicklungsrückstand, Unruhe, Apathie, Schreckhaftigkeit, Schreiattacken und zunehmende *Schwäche bestimmter Muskelpartien*, besonders der Kopfhaltemuskulatur, auf. Gleichzeitig erhöht sich der Tonus der peripheren Muskulatur mit zunehmender Reflexsteigerung, bis schließlich eine allgemeine *Muskelstarre* eintritt. Inzwischen sind schon epileptiforme tonisch-klonische Paroxysmen aufgetreten, manchmal gepaart mit Laryngospasmus. Auch pseudobulbäre Symptome (Schluckstörungen) und Sehstörungen (Opticusatrophie) mit Nystagmus können sich einstellen. Der *Liquor* weist in der Regel eine leichte, selten eine starke Eiweißvermehrung [*2180*] bei normalen Zellzahlen auf.

Über die *Pathogenese* dieses häufig familiär auftretenden Leidens, wobei an einen rezessiv geschlechtsgebundenen Erbgang gedacht wird, bei dem nur männliche Familienmitglieder erkranken, wird heute noch diskutiert.

Histologisch findet man eine diffuse Demyelinisierung und Sklerosierung des Marklagers, verbunden mit einer starken Hirnatrophie. Charakteristisch ist auch der Nachweis eigentümlicher Riesenzellen im Zentralnervensystem, die auch in anderen Organen des Körpers auftreten [*2180*], so daß außer an einen degenerativen Prozeß auch an eine entzündliche Allgemeinerkrankung als Ursache gedacht wird.

Die *Diagnose* kann nur pathologisch-anatomisch gestellt werden. Die *Prognose* des Leidens ist schlecht, da sich immer deutlicher bulbäre Symptome mit Lähmungen der Zungen- und Schlundmuskulatur und Beeinträchtigung der Atmung einstellen. Der Tod tritt zumeist noch im ersten Lebensjahr an Lähmungen von Atmung und Kreislauf oder an Pneumonie ein.

Differentialdiagnostisch ist von der infantilen Form der progressiven Leukodystrophie die *Pelizaeus-Merzbachersche Krankheit* abzutrennen, die ebenfalls im Säuglingsalter beginnt. Auch hier herrscht ein rezessiv geschlechtsgebundener Erbgang, der sich ausnahmsweise auch einmal heterozygot im weiblichen Geschlecht manifestieren kann. Es sind bisher nur wenige Familien mit dieser Krankheit beschrieben worden, die bereits in den ersten Lebensmonaten mit Tremor des Kopfes beginnt. Ein Frühzeichen kann ein Rotationsnystagmus, ticartige Zuckungen des Gesichtes, temporale Abblassung der Papille oder Opticusatrophie sein. Dann stellen sich Koordinationsstörungen wie Ataxie und Intensionstremor ein. Das Kind kann den Kopf nicht mehr halten, dann wird die Muskulatur der Beine und Arme und schließlich auch des Rumpfes paretisch. Der Verlauf der Krankheit ist langsam progredient, endet aber unter Remissionen schließlich im völligen geistigen Verfall. Pathologisch-anatomisch handelt es sich auch hier um Entmarkungen im Groß- und Kleinhirn mit starken Gliawucherungen in den Entmarkungsbezirken.

Auch die wahrscheinlich entzündlich bedingte *Encephalitis periaxialis diffusa* Schilder kommt differentialdiagnostisch in Frage, die ebenfalls zu einer diffusen Sklerose führt und bei der pathologisch-anatomisch der Abbau der Markscheiden mit dichten Zellansammlungen in den Gefäßscheiden im Vordergrund steht. Allerdings ist auch histologisch die Trennung der entzündlichen und degenerativen Formen der diffusen Sklerose schwierig. Klinisch ist eine Unterscheidung zwischen der Schilderschen Erkrankung und der infantilen Sklerose Krabbe unmöglich.

Eine *Sonderform* mit Degenerationen der Nervenzellen des Vaguskerns, Nucleus gracilis und conneatus und Entmarkungen in den dazugehörigen Bahnen wurden bei einem 6 Monate alten Knaben gefunden, der unter allgemeiner Muskelschwäche, Dyspnoe und Cyanose litt und an einer Pneumonie starb. Die Schwester des Kindes ging im gleichen Alter unter ähnlichen Symptomen zugrunde. Die von den Autoren angenommene Friedreichsche Erkrankung, die erst in späteren Jahren beginnt, dürfte wohl nicht vorgelegen haben [*2032*].

b) Myatonia congenita Oppenheim und progressive spinale Muskelatrophie Werdnig-Hoffmann

Bei beiden Krankheitsbildern handelt es sich um ein vermutlich rezessiv erbliches Leiden, das entweder schon bei der Geburt oder unmittelbar nachher (sog. Myatonia congenita Oppenheim) oder im Verlauf des ersten Lebensjahres, meistens nach dem 6. Lebensmonat (frühinfantile, progressive spinale Muskelatrophie Werdnig-Hoffmann) deutliche Symptome erzeugt. *Pathologisch-anatomisch* bestehen bei beiden Syndromen degenerative Prozesse der Vorderhornzellen unklarer Genese mit Zell- und Markscheidenuntergang und reaktiver Gliawucherung. Je nach dem Zeitpunkt der Manifestation und der Geschwindigkeit der Ausbreitung des degenerativen Prozesses können verschiedenartige Manifestationsformen auftreten. Vom klinischen und vom pathologisch-anatomischen Standpunkt aus aber ist es nicht möglich, eine Grenze zwischen der kongenitalen Form Oppenheim und der frühinfantilen Form Werdnig-Hoffmann zu ziehen. Je früher sich das Leiden manifestiert, um so fulminanter pflegt es zu verlaufen. In schweren Fällen werden schon die intrauterinen Bewegungen des Feten vermißt oder nur sehr schwach wahrgenommen.

Bei der *am Neugeborenen erkennbaren Form* besteht eine allgemeine, starke *Hypotonie der Muskulatur*. Bewegungslos liegen die Kinder auf dem Kissen mit hochgeschlagenen Armen, außenrotierten, abduzierten unteren Gliedmaßen und kraftlos zur Seite gedrehtem Kopf. Beim Hochheben hängen alle Gliedmaßen lose nach unten, der Kopf fällt haltlos zurück. Der *Brustkorb* zeigt bei betonter Zwerchfellatmung nur minimale Atemexkursionen. Die Atmung wird immer stärker abdominell und zeigt schließlich einen inversen Typ (Schaukelatmung,

Pendelatmung), wobei sich inspiratorisch der Leib vorwölbt, während er exspiratorisch an Umfang zu verlieren scheint. Dystelektatische Pneumonien als Folge der versiegenden Funktion der Intercostalmuskulatur sind deshalb die Haupttodesursache im ersten Lebensjahr. In typischer Weise erlöschen sämtliche *Eigenreflexe*, und die elektrische Erregbarkeit geht quantitativ zurück mit Erhöhung der Reizschwelle für beide Stromarten oder auch unter Auftreten von Entartungsreaktionen. Bei langsamer Progression oder *spätem Beginn* sind noch längere Zeit Bewegungsreste erhalten, so daß sich die Kinder mit fremder Hilfe aufrichten und einen mühsamen, schwerfälligen Gang erlernen können. Konkommitierend zu den Paralysen treten *Muskelatrophien* auf, die unter dem auffällig schwammigen Fettgewebe oft nur schlecht erkennbar sind. Schließlich können sich Kontrakturen der großen Gelenke, Skeletdeformierungen und eine zunehmende Kachektisierung einstellen *(Arthrogrypotische Phase)*.

Die *Prognose* des Leidens ist schlecht. Der Tod kann jederzeit, in erster Linie durch sekundäre Pneumonien bedingt, eintreten. Allerdings kann die Progression der degenerativen Vorgänge in den Vorderhörnern periodenweise sistieren, so daß der Eindruck einer scheinbaren Besserung entsteht [*2228, 2517, 2668*]. Aber an eine fehlende Progredienz bei der Myatonia congenita Oppenheim kann heute nicht mehr geglaubt werden.

Differentialdiagnostisch ist die *Dystrophia musculorum progressiva* Erb auszuschließen, die allerdings meistens erst im 3. Lebensjahr beginnt und nur in extremen Ausnahmefällen auch schon im Säuglingsalter Erscheinungen machen kann. Sie ist am Erhaltenbleiben der Eigenreflexe, durch das Myogramm und durch Muskelbiopsie zu erkennen. Die *atonisch-astatische Kinderlähmung Typ Foerster* zeigt gleichzeitig geistige und statische Rückständigkeit und erhaltene Eigenreflexe, die *neuromuskuläre Glykogenose* tritt familiär auf, macht frühzeitig bulbäre Symptome, kann aber in der Symptomatik mit der spinalen Muskelatrophie so übereinstimmen, daß die Diagnose nur myographisch oder muskelbioptisch zu klären ist. Die Elektromyographie erspart heute bei der Differenzierung zwischen neurogener und myogener Atrophie weitgehend die Muskelbiopsie. Sie ist, besonders im Frühstadium, auch der elektrischen Erregbarkeitsprüfung weit überlegen [*2571*]. Schließlich muß bei verzögerter Entwicklung der motorischen und statischen Fähigkeit differentialdiagnostisch außer kongenitalen Muskelaplasien auch die *essentielle Hypotonie* ausgeschlossen werden. Hier findet man ein völlig normales Nervensystem, aber eine hochgradige Muskelschlaffheit, häufig kombiniert mit degenerativen Stigmata und psychosomatischen Symptomen. Auffällig wird das Syndrom allerdings meist erst im 2. und 3. Lebensjahr.

Als *Therapie* der Myatomie kommt nur eine symptomatische krankengymnastische Behandlung in Frage.

8. Krampfleiden

Das Krankengut an Krampfpatienten setzt sich im Säuglingsalter anders als in späteren Lebensabschnitten zusammen. Ein sehr großer Anteil wird von den Gelegenheitskrämpfen (Fieberkrämpfe, Infektkrämpfe, postrachitische Tetanie) geliefert. Bei einem andern Teil handelt es sich um symptomatische Krämpfe geburttrsaumatischer Genese, während die genuinen Anfälle, zumal in Form der Nick-, Blick- und Salaamkrämpfe (BNS-Krämpfe, Propulsiv-Petit mal) nur einen kleinen Anteil ausmachen (50% symptomatische Epilepsie, 20% Fieberkrämpfe, 14% tetanische Krämpfe, 6% genuine Epilepsie, 8% unklare Ursache nach [*2354*]).

Grundsätzlich gilt aber auch für den Säugling, daß *der generalisierte Krampfanfall* sowohl in bezug auf die akute Lebensbedrohung infolge der Verschlechterung der Gehirndurchblutung während des Krampfes als auch in bezug auf nachfolgende Krampfschäden *ernst zu beurteilen* ist. Infolge des eingetretenen Sauerstoffmangels kann es zu bleibenden Gewebeschäden in Form von nekrobiotischen Zelluntergängen kommen, die später gliös vernarben. Solche *Krampfschäden* sind im Ammonshorn, in der Kleinhirnrinde, im Thalamus und schließlich in der Großhirnrinde zu beobachten, so daß auch nach harmlosen Fieberkrämpfen in den nachfolgenden Tagen ausgedehnte *motorische Ausfälle* und *Hemiplegien* auftreten können [*2420*].

Der *akute Krampfanfall muß* deshalb auch beim Säugling möglichst schnell mit Luminal (bis 0,15 g), Chloralhydrat als Klysma (beim Säugling 3—10 ml einer 10%igen Lösung) *unterbrochen werden.* Kontraindiziert sind selbstverständlich auch bei schlechten Kreislaufverhältnissen zentralanregende Kreislaufmittel wie Cardiazol. Bei einem Status epilepticus hilft oft eine Lumbalpunktion oder eine therapeutische Luftencephalographie zur Unterbrechung.

a) Fieberkrämpfe

Für die Diagnose Fieberkrampf ist *zu fordern,* daß in der Vorgeschichte kein Anhalt für eine organische Schädigung des Zentralnervensystems besteht, daß die Krämpfe symmetrisch auftreten und daß beim Krampfanfall oder kurz danach Fieber von mindestens 38° gemessen wird. Für einen Fieberkrampf spricht auch die Kürze des Anfalls und das Fehlen von Fokalsymptomen. Das Manifestwerden von Fieberkrämpfen hängt von der Krampfschwelle und damit vom Reifezustand des Gehirns, von der Art der Infektion (fast immer Virusinfektion) und schließlich wohl auch von genetischen Faktoren ab [*2450*]. Nur in weniger als 2% der im späteren Verlauf als einfache Fieberkrämpfe objektivierbaren Fälle kommt einmal ein afebriler Okkasionskrampf vor [*2450*]. *Prädisponiert* sind Knaben [*1934*], dyskrane Kinder und Säuglinge nach Geburtstrauma. Das *Häufigkeitsmaximum der Fieberkrämpfe* liegt im ersten Lebensjahr und dort wieder *im 6. Lebensmonat.* Eine *familiäre Belastung* scheint in der Form vorzuliegen, daß bei Krampfleiden in der Familie die Möglichkeit, an Infektkrämpfen zu erkranken, ungefähr 10mal so groß ist wie in nicht belasteten Familien.

Über den *pathogenetischen Mechanismus der Fieberkrämpfe* scheint noch keine Klarheit zu bestehen. Der *Anfall selbst* manifestiert sich am häufigsten in generalisierten tonisch-klonischen Zuckungen, zumeist ohne bemerkbare Prodromalerscheinungen. Fokale Anfälle sind seltener und müssen den Verdacht auf eine beginnende Anfallserkrankung oder auf einen cerebralen Prozeß wecken. Manchmal bestehen auch nur flüchtige, abortive Krampfsymptome einzelner Muskelgruppen, ohne daß es zu einer Generalisation kommt. Die *Dauer des Anfalls* überschreitet 15 min äußerst selten. Bei längerer Anfallsdauer muß an der Diagnose gezweifelt werden. Außerdem verschlechtert sich die Prognose. Ohne negativen Einfluß auf die weitere Prognose können innerhalb der ersten 6 Std Anfallsrezidive auftreten, bei einem Sechstel der Patienten mehr als drei [*1934*].

Die Zellzahl *im Liquor* liegt meistens unter sechs ganzen Zellen, der Eiweißgehalt ist leicht erhöht, der Zuckergehalt normal, der Liquordruck kann vermehrt sein.

Im EEG findet man während des Krampfanfalles die dafür typischen Veränderungen, die nach Abklingen des Infektes aber eine schnelle Tendenz zur Normalisierung aufweisen. Fokale Veränderungen zeigen diese Tendenz nicht in gleicher Weise. Die erste EEG-Kontrolle nach einem Infektkrampf hat deshalb etwa nach einer Woche stattzufinden. Ist das EEG nun wieder normal, dann kann eine *günstige Prognose* angenommen werden [*2323*]. Bei noch pathologischem EEG ist die nächste Kontrolle nach 3 Wochen indiziert. Findet sich noch immer kein normaler Befund, ist eine laufende Überwachung des Kindes und gegebenenfalls eine antikonvulsive Behandlung notwendig. Bei den ersten Kontrollen sind Allgemeinstörungen nicht bedeutungsvoll, während fokale Veränderungen prognostisch vorsichtig zu beurteilen sind. Wenn generalisierte Anfälle bestanden, das EEG sich wieder schnell normalisiert hat und nach dem Krampfanfall keine vorübergehenden motorischen Paresen zu beobachten waren, treten nur bei 5% dieser Patienten später Anfallserkrankungen auf [*2129, 2323*]. Besteht eine Epilepsiebelastung in der Familie, hat das Kind vorher schon einen cerebralen Schaden erlitten und besteht der Verdacht auf eine durchgemachte Encephalitis, dann verschlechtert sich die Prognose erheblich. Auch fokale oder langdauernde Anfälle mit anhaltenden EEG-Veränderungen sind prognostisch ungünstig zu beurteilen. Von diesen Kindern dürften etwa 15% später ein bleibendes Krampfleiden aufweisen [*2450*].

Differentialdiagnostisch sind im Säuglingsalter die *Spasmophilie*, die *Encephalitis* und die *Meningitis* auszuschließen. Bei fokalen Anfällen ist auch an angeborene *Gefäßmißbildungen* zu denken, die sich beim Fehlen von entsprechenden Veränderungen in der Haut (Naevus vasculosus) oder angiomatösen Veränderungen des Augenhintergrundes wie bei der Sturge-Weberschen Erkrankung an typischen intracerebralen Verkalkungsherden zu erkennen geben, die durch Kalkablagerungen in den durch die Durchblutungsstörungen bedingten nekrotischen und atrophischen Hirnbezirken auftreten können. Solche Gefäßmißbildungen können erfolgreich neurochirurgisch angegangen werden, wenn sie nicht zu ausgedehnt sind und zahlreiche rezidivierende und therapieresistente Anfälle bestehen. Damit ist auch die immer bestehende Gefahr einer Rupturblutung bei diesem Zustand beseitigt. Nicht immer allerdings verschwinden aber die Anfälle völlig, weil nach der Exstirpation oder Koagulation Narben zurückbleiben können. Auch ist der Eingriff selbst durch eine gewisse Letalität belastet [*2148*].

Auch *Mangel an Vitamin B_6* (Pyridoxin) kann bei Fütterung extrem Vitamin B_6-armer Milchprodukte zu Krämpfen im Säuglingsalter führen. Bei den hier in Europa üblichen Milchpräparaten und bei selbst hergestellter Milch besteht dafür keine Gefahr.

Zur *Therapie des Fieberkrampfes* genügt fast immer Luminal unter gleichzeitig fiebersenkenden Maßnahmen (Pyramidon, Phenothiazinpräparate, Wadenwickel). Nur in Ausnahmefällen muß mit Chloralhydrat oder einer Lumbalpunktion der Krampf unterbrochen werden. Dann ist an der Diagnose zu zweifeln. *Prophylaktisch* müssen die Eltern über die Rezidivmöglichkeit bei neuen Infekten aufgeklärt werden. Frühzeitige antipyretische Behandlung zusammen mit Luminal kann dann häufig einen neuen Infektkrampf verhüten.

b) Symptomatische Epilepsie (Residualepilepsie)

Unter den bereits im Säuglingsalter manifesten Krampfkrankheiten stehen die cerebralen Anfälle nach *Geburtstrauma* an erster Stelle. Bei einigen Kindern läßt sich auch eine *pränatale Schädigung* (Toxoplasmose, Lues, Schwangerschaftsblutungen) nachweisen. Selten kommen *postnatale Infektionen* (Encephalitis, Meningitis) oder intrakranielle Tumoren ätiologisch in Frage. Geburtstraumatisch bedingte Krämpfe beginnen bereits unmittelbar nach der Geburt oder nach einem erscheinungsfreien Intervall in den ersten 6 Lebensmonaten, seltener später. Der Anfallstyp ist generalisiert oder fokal. Die Prognose hängt von der Stärke der allgemeinen Hirnschädigung ab. Sehr häufig besteht eine allgemeine Entwicklungsbeeinträchtigung.

c) Die Blitz-, Nick- und Salaamkrämpfe (Propulsiv-Petit mal)

Die BNS-Krämpfe sind ebenfalls meist Folgen frühkindlicher Hirnschädigungen und machen sich bereits im Säuglingsalter in typischer Weise bemerkbar. *Blitzkrämpfe* werden von den Eltern *häufig nicht erkannt* oder als Schreckreaktionen mißdeutet. Sie bestehen in einem blitzartigen Zusammenzucken des gesamten Körpers unter gleichzeitigem Beugen und Anheben der Arme sowie Anziehen der Beine. Auch der Kopf kann plötzlich eine starke Nickbewegung machen. Eine isolierte propulsive Bewegung des Kopfes mit Oberkörper und Rumpf wird als *Nickkrampf* bezeichnet. Diese Krampfart fällt leichter auf, wenn die Kinder sitzen gelernt haben, weil sie oft viele Male hintereinander nach vorn in sich zusammensacken oder mit dem Gesicht auf die Tischplatte fallen, um sich anschließend sofort wieder aufzurichten. Beim *Salaamkrampf* erfolgt eine tonische Vorwärtsbewegung des Rumpfes und Oberkörpers, im Liegen wird der Kopf angehoben, wobei gleichzeitig die Arme in die Höhe geschlagen oder vor die Brust geführt werden. Auch diese Krampfart kann in Serien oft viele Male in wenigen Minuten wiederholt auftreten. Häufig werden die Augen verdreht, oder ein unkoordinierter Nystagmus tritt auf. Manchmal schreien die Kinder beim Anfall auf, was von FINKELSTEIN auch als Krampfäquivalent gedeutet wurde. Im Gegensatz zum großen Anfall, der sich auf Grund seiner Symptomatik klinisch leicht erkennen läßt, ist beim Propulsiv-Petit mal, insbesondere beim Säugling, die *EEG-Diagnostik* von großer Bedeutung. Die charakteristischen Befunde in Form von „diffusen, gemischten Krampfpotentialen“ [*2211*] oder einer Hypsarrhythmie [*2151*] bestehen in einem unregelmäßigen Wechsel von gemischten Krampfpotentialen und langsamen hohen Wellen. Diese kontinuierliche eigentümliche Krampfaktivität läßt sich meistens auch im Schlaf, also unabhängig von manifesten BNS-Krämpfen, nachweisen.

Die *Prognose* der Propulsiv-Epilepsie ist, wie bei der symptomatischen Epilepsie, zweifelhaft. Es hängt alles davon ab, ob es gelingt, die Anfälle durch therapeutische Maßnahmen zu unterdrücken und das EEG zu normalisieren. 23% der Kinder sterben innerhalb der ersten 3 Jahre, und 83% der Überlebenden zeigen später eine Oligophrenie [*2599*].

d) Die Therapie

Entscheidend für die therapeutischen Erfolge ist die Mitarbeit der Eltern. Mit großer Geduld muß abgewartet werden, bis das für ihr Kind wirkungsvollste Medikament oder die günstigste Kombination gefunden wurde. Sie müssen regelmäßig zur EEG-Kontrolle kommen und dürfen das Mittel nicht aus eigenen Stükken absetzen oder die Dosierung ändern.

Beim Bestehen von *großen Anfällen* beginnt man mit *Hydantoin* (Zentropil Nordmark 0,1 g) in einer Dosierungshöhe von $^1/_2$—1 Tablette/Tag auf 4 Einzelgaben verteilt. Bei Unverträglichkeitserscheinungen (Exantheme, Leukopenie, Fieber, Drüsenschwellungen, Stomatitis) muß ein anderes Präparat genommen werden. Als Zeichen einer Intoxikation kann es zum Nystagmus oder zur Ataxie kommen. Eine ähnliche Wirkung hat das dem Luminal nahestehende *Mylepsin* (0,25 g-Tabletten, Rhein-Chemie), das im Säuglingsalter in einer Dosishöhe von 1—2 Tabletten/Tag gegeben werden kann. Zeichen der Überdosierung sind sehr starke Schläfrigkeit und Lethargie.

Hydantoin-Kombinationspräparate sind Comital (Bayer, 1—3mal $^1/_2$ Tablette), Comital-L (Bayer, 1—3mal $^1/_2$ Tablette/Tag), Antisacer compositum pro infantibus (Dr. A. Wander, 1—2 Dragees/Tag), Glyboral mite und Glyboral forte (Pharmacochemie, 1—4mal $^1/_4$ Tablette/Tag) und Zentronal (Nordmark, 1—4mal $^1/_4$ Tablette/Tag), Apydan (Desitinwerke, 1—4mal $^1/_4$ Tablette/Tag).

Die *BNS-Krämpfe* sind gegen die übliche antiepileptische Behandlung sehr resistent. Indiziert sind wieder Luminal, Mylepsin und Hydantoin, während das bei größeren Patienten manchmal wirksame Diamox im Säuglingsalter wegen seiner acidotischen Wirkung nicht angewendet werden sollte. Auch das *Suxinutin*, das sich bei größeren Kindern bei den Petit mal-Epilepsieformen als äußerst wirkungsvoll erweist, kann beim Säugling wegen der Größe der Kapseln und des äußerst schlechten Geschmackes des Kapselinhaltes meistens bis jetzt nicht angewendet werden. Es ist jetzt als Saft erhältlich.

Neuerdings hat bei den BNS-Krämpfen die von SOREL empfohlene *ACTH-Behandlung* allgemeine Anerkennung gefunden. Dabei sistieren bei sehr frühzeitigem Behandlungsbeginn nicht nur die Krämpfe, sondern auch die EEG-Befunde normalisieren sich. Über den Wirkungsmechanismus besteht noch keine eindeutige Erklärung. Die Dosierung beträgt bei jungen Säuglingen 5—20 E ACTH täglich steigernd, bei älteren Säuglingen 20—40 E täglich über eine Dauer von 3 Wochen [*2035*, *2274*] oder Hydrocortison 50 mg/Tag oral bis zu 4 Wochen Dauer. Bei Verschwinden der Hypsarrhythmie und Anfallsverminderung beginnt man eine intermittierende Behandlung mit 3—4 Tagen 50 mg Hydrocortison oral, dann 3—4 Tage Pause über 6—8 Monate. Gleichzeitig ist eine Hydantoinbehandlung empfehlenswert [*2073*].

Bei allen Krampfpatienten besteht die Notwendigkeit einer langdauernden, regelmäßigen Therapie unter laufender Überwachung des Patienten mit EEG- und Blutbildkontrollen alle 1—3 Monate. Ein Absetzen der Therapie kann, abgesehen von den mit ACTH behandelten BNS-Krämpfen, frühestens $1^1/_2$—2 Jahre nach Sistieren der Krämpfe versucht werden [*1934*]. Eine Diätbehandlung ist im Säuglingsalter noch nicht durchführbar.

9. Spasmus nutans (Wackelkopf)

Bei dieser ätiologisch noch unklaren *Anomalie* treten zwischen dem 4. und 12. Lebensmonat, nachdem das Kind zu sitzen angefangen hat, im Sitzen (nie im Liegen!) grobschlägige, vertikale Nickbewegungen und horizontale Schüttelbewegungen oder eine kombinierte Schaukelbewegung des Kopfes in regellosem langsamem Rhythmus auf, die deutlich auch von fern auffallen. Wenn der Kopf eine Stütze findet oder das Kind abgelenkt wird, hören die Bewegungen auf.

Gleichzeitig können ein konvergierender vertikaler oder rotatorischer Nystagmus oder rhythmische Pupillenkontraktionen bestehen [*2592*]. Die Störung, die mit einer Reifungsstörung des Vestibularapparates in Zusammenhang gebracht wird und bevorzugt bei Lichtmangel im Winter auftreten soll, verschwindet ohne Therapie nach einigen Wochen von selbst. Eine cerebrale Ursache liegt nicht vor.

10. Tumoren

Hirntumoren sind bei Säuglingen außerordentlich selten. Meistens handelt es sich um bösartige *infratentorielle Medulloblastome* im 4. Ventrikel, Hirnstamm oder Kleinhirn, die sich durch einen schnell wachsenden Hydrocephalus, heftige Brechattacken (differentialdiagnostisch gegen Pylorospasmus abzugrenzen) und schließlich Hirnnervenausfälle immer deutlicher bemerkbar machen [*2165*, *2264*]. Schon im Neugeborenenalter können die ersten Zeichen auftreten. In diesem Lebensabschnitt handelt es sich in über der Hälfte der bisher publizierten Fälle um *Gliome*, die *auch häufig supratentoriell* sitzen [*2264*]. Bei einem bereits seit der Geburt an hartnäckigem Erbrechen und Anorexie leidenden Mädchen z.B., das nach 3 Monaten einen Nystagmus mit Sonnenuntergangsphänomen und zunehmendem Gehirnwachstum zeigte, fand sich bei der Autopsie ein vom Hypothalamus ausgehendes Astrocytom [*2253*].

Auch ein *intraspinales Neuroblastom* mit typischen Kompressionszeichen in Form von zunehmender Schlaffheit der cyanotisch-kühlen unteren Extremitäten, mit fehlenden Reflexen und gelähmter Anus- und Beckenbodenmuskulatur, wurde schon 3mal im Neugeborenenalter beobachtet. Bei richtiger Diagnose und operativer Therapie mit anschließender Röntgennachbestrahlung kann eine völlige Ausheilung mit einer nur noch geringen Hypotonie der Unterschenkelmuskulatur nach 3 Jahren erreicht werden [*2082*].

Differentialdiagnostisch muß bei Verdacht auf einen raumfordernden Prozeß beim Säugling in erster Linie an einen *Hirnabsceß* gedacht werden, dessen Lieblingssitz im Temporallappen oder Kleinhirn im Rahmen einer Sepsis oder fortgeleitet von einer eitrigen Antritis nicht einfach zu erkennen ist. Er muß sofort dem Neurochirurgen zugeführt werden. Auch *Cysten* nach antibiotisch ausgeheilten Meningitiden (s. S. 453) oder sub- oder *infradurale Hämatome* sind auszuschließen (s. S. 448). Schließlich ist wegen der alterstypischen verschwommenen Symptomatik auch an eine *Meningoencephalitis* oder *Meningitis* zu denken.

Die *Prognose* der Hirntumoren im Säuglingsalter ist auch bei neurochirurgischer Behandlung im allgemeinen ungünstig.

11. Lähmungen

Beim Auftreten von Lähmungen bei Säuglingen muß in erster Linie an die *Folgen geburtstraumatischer Verletzungen* gedacht werden (s. S. 198). Auch die *Poliomyelitis* oder die Folgen beobachteter oder nicht beobachteter *Krampfattacken* sind in Erwägung zu ziehen. Langsam progressive Lähmungen kommen bei *degenerativen Erkrankungen des Nervensystems* vor (s. S. 458). Schließlich können sich die Folgen von durchgemachten *Meningitiden* und *Encephalitiden* auf diese Weise manifestieren. Auszuschließen ist endlich die *Pseudoparalyse* bei Lues, Osteomyelitis, Skorbut und schwerer Rachitis.

Eine relativ häufige Lähmungsform ist die *Facialisparese* im Säuglingsalter, die entweder *angeboren hereditär* als Folge einer *Kernaplasie* (Möbius) sich in typischer Weise mit Ptose, ein- oder beiderseitig, und Lähmung der gleichseitigen unteren Gesichtshälfte manifestiert *(zentrale Facialisparese)*. Selten besteht eine Kombination mit Abducens- und Okkulomotoriusparese. In solchen Fällen kann bereits in den ersten Lebenswochen die Ernährung Schwierigkeiten machen, weil die Saug- und Schluckbewegungen infolge einer Schluckparese beeinträchtigt sein können, so daß schließlich eine Sondenfütterung über die ersten Monate hinweghelfen muß. Gleichzeitig ist durch laufendes Absaugen des produzierten Speichels das Auftreten einer Schluckpneumonie zu verhindern.

Eine *periphere Facialislähmung* beim Neugeborenen kann die Folge eines Geburtstraumas sein, zumal nach Zangengeburten. Später erworbene periphere Facialislähmungen sind die Folge eines vom Mittelohr fortgeleiteten Entzündungsprozesses oder einer Poliomyelitis. Eine besondere *Therapie* erübrigt sich im Säuglingsalter.

12. Die Selter-Swift-Feersche Krankheit (Akrodynie)

Die Akrodynie (= Schmerzen in den Extremitäten) ist eine neuro-allergische Reaktionsform des Säuglings und Kleinkindes mit einem Haupterkrankungsalter im 2. Lebenshalbjahr bis zum 5. Lebensjahr und einem Maximum zwischen dem 2. und 3. Lebensjahr. Ihr entspricht bei größeren Kindern die Polyradiculitis [*2105*].

Das *klinische Bild* kann schon im Säuglingsalter meist langsam und unauffällig mit Stimmungsänderung, Reizbarkeit, Weinerlichkeit, Appetitlosigkeit und nächtlicher Unruhe (Schlafumkehr), leichter Ermüdbarkeit und Apathie beginnen. Nach wenigen Wochen fällt eine zunehmende *Rosaverfärbung* der eigentümlich feuchtwarmen, etwas ödematösen Hände und Füße auf (pink disease). Auch die Nasenspitze und die Wangen können von der Verfärbung befallen sein. Bei kalten Extremitäten ist die Farbe mehr cyanotisch, dann können auch brennende und lanzierende *Schmerzen* als Folge von Sensibilitätsstörungen auftreten. Rashartige, flüchtige und polymorphe *Exantheme* mit Juckreiz treten manchmal schon vorher auf und werden mit zunehmender Schweißneigung oft als Schweißfriesel gedeutet. An den befallenen Stellen der Extremitäten beginnt sich bald die Haut in großen Fetzen zu lösen. So findet sich ein günstiges Gebiet für Bakterienwachstum, so daß Sekundärinfektionen mit phlegmonösen Entzündungen der Haut eine häufige Komplikation darstellen. Die Nägel und Haare sind brüchig, an der Mundschleimhaut kommt es zu rezidivierenden Gingivitiden, nicht selten mit Zahnverlust als Folge trophischer Störungen und der allgemeinen Resistenzlosigkeit. Die *Haare* scheinen auch zu schmerzen und werden von den Kindern oft büschelweise ausgerissen. Eine allgemeine *Muskelhypotonie* wird immer deutlicher sichtbar, so daß der Säugling durch Bewegungsarmut auffällt oder, wenn er bereits sitzen konnte, schlaff nach vorne zwischen seine Beine fällt und dort bewegungslos und unglücklich liegen bleibt. Die zunehmende *Apathie* findet auch in einer immer stärkeren Appetitlosigkeit ihren Ausdruck, die, begleitet von *Verstopfung*, zu einer Dystrophierung führt. Die schmerzhaften Sensibilitätsstörungen werden schließlich nicht nur in den Acren und Haaren, sondern auch auf dem Bauch lokalisiert. Außerdem besteht eine deutliche *Lichtscheu*. Die Reflexe sind anfänglich normal, später abgeschwächt oder erloschen.

Ganz typisch sind schließlich Herz- und Kreislauferscheinungen mit *Blutdruckanstieg* und *Tachykardie*, ohne daß eine Nierenbeteiligung, ein angeborenes Vitium (Aortenisthmusstenose) oder Fieber vorliegt, obwohl *subfebrile Phasen*, manchmal sogar Attacken hohen Fiebers, meist als Folge der Sekundärinfektionen, vorkommen können.

Bei den *Laboratoriumsuntersuchungen* findet man im Urin vorübergehend Zucker, sonst aber normale Werte, wenn nicht eine sekundäre Pyurie, die bei der Resistenzlosigkeit immer droht, besteht. Manchmal beobachtet man eine ausgesprochene Polakisurie. Im Blutbild treten die Zeichen einer Wasserstoffwechselstörung mit zunehmender Exsiccose, erhöhtem Serumeiweiß und einer Polyglobulie sowie erhöhten Hämoglobin-Werten auf. Die Leukocytenzahlen, das Differentialblutbild, die Thrombocyten sind normal, solange keine bakteriellen Komplikationen auftreten.

Differentialdiagnostisch bestehen anfänglich große Schwierigkeiten. Man denkt an Fehlernährung, Avitaminosen, Rachitis oder eine beginnende tuberkulöse Meningitis, besonders wenn es sich um Formes frustes handelt, bei denen die Hauterscheinungen zurücktreten können. Auch an eine Thalliumvergiftung muß gedacht werden.

Der *Verlauf* der Erkrankung ist ohne Behandlung sehr protrahiert und kann, von Remissionen unterbrochen, zu einem allmählichen Abklingen der Erscheinungen, aber auch, als Folge von Sekundärinfektionen, zu einem ungünstigen Ausgang in der Sepsis führen.

Ätiologisch konnte die Feersche Neurose 1947 auf Grund klinischer Beobachtungen [*2102*] als neuroallergische Spätmanifestation einer *Quecksilberüberempfindlichkeit* gedeutet werden, die ihre Bestätigung 1948 und 1951 durch den gelungenen Nachweis einer erheblichen Quecksilberausscheidung im Urin bei fast allen untersuchten Akrodyniekindern erhielt [*2624*], ein Befund, der inzwischen häufig bestätigt werden konnte [*2105*]. Fast regelmäßig konnte bei den Patienten die Anwendung von quecksilberhaltigem Puder, Abführmitteln oder weißer Präcipitatsalbe nachgewiesen werden, aber nur ein ganz kleiner Prozentsatz der so behandelten Kinder erkrankt später an einer Akrodynie, so daß eine spezifische, individuelle Allergiebereitschaft angenommen werden muß, unter deren Einfluß es dann bei Quecksilberkontakt und einer typischen Altersdisposition zu einer neuro-allergischen Reaktion der vegetativen Hirnstammzentren und der Haut kommen kann. Da auch einzelne Akrodyniefälle ohne Quecksilbernachweis gefunden wurden, muß auch an die Möglichkeit anderer Antigene gedacht werden, sei es in Form von Schwermetallen oder als Hapten wirkenden Substanzen anderer Genese.

Die *Therapie* hat durch diese neue Erkenntnis allerdings keine entscheidende Wandlung erfahren. Der naheliegende Versuch, mit BAL (British Anti-Lewisit, Dimercraprol, deutsches Präparat: Sulfaktin, Homburg) hat zwar in einigen Fällen eine schnelle Steigerung der Quecksilberausscheidung und eine Besserung der klinischen Befunde bringen können [*2084*, *2647a*], in vielen Fällen aber völlig versagt, so daß auch heute noch nur die symptomatische Therapie mit Bellergal (Sandoz) unter antibiotischem Schutz und lokaler Behandlung der Hautveränderungen die Therapie der Wahl ist. Die Dosierung von Sulfaktin beträgt täglich 1,5—3 mg/kg Körpergewicht, nicht mehr als 5 mg/kg in 4—6 Dosen. Bellergal gibt man 1—3mal $^1/_2$ Tabelette.

Besonders wichtig ist dabei eine sorgfältige Ernährung mit vitaminreicher Kost unter genauer Beachtung einer ausreichenden Calorienzufuhr zur Besserung des Allgemeinzustandes, die gegebenenfalls durch Blut- und Plasmatransfusionen unterstützt wird. Bei schweren Fällen ist es oftmals nicht möglich, eine genügend sichere Pflege zu Hause durchzuführen, die wegen der noch lange anhaltenden Mißstimmung, Appetitlosigkeit und Schlafumkehr für die Angehörigen sehr belastend sein kann. Wenn es gelingt, alle quecksilberhaltigen Medikamente und Gegenstände aus der Umgebung des Kindes fernzuhalten und die gefährliche Phase der Sekundärinfektion zu überwinden, ist die *Prognose* gut.

Q. Erkrankungen der Haut

1. Anomalien

a) Hautdefekte

Circumscripte Hautdefekte finden sich meist im Bereich der Kopfhaut als rundliche, scharf begrenzte, ausgestanzte Herde von unterschiedlicher Größe, die entweder von einer straffen, atrophischen dünnen Haut bzw. Bindegewebe bedeckt sind oder auch die darunterliegenden Weichteile oder gar Knochen mit einbeziehen, so daß tiefgehende Ulcerationen bestehen. Sie sind am Kopf wegen der Gefahr einer fortschreitenden Meningitis, aber auch, bei großer Ausdehnung, an anderen Körperstellen prognostisch nicht ohne weiteres günstig zu beurteilen. Bei kleinerem Umfang tritt unter aseptischer Therapie per granulationem eine Spontanheilung ein. Bei größeren Defekten muß eine chirurgische Plastik erwogen werden.

Die Entstehung dieser Defekte ist noch unklar, vor allem wird noch diskutiert, ob es sich um eine anlagemäßige Agenesie oder um sekundäre Veränderungen in Form von Drucknekrosen handelt.

Aplasien können sich auch auf die *Anhangsorgane der Haut*, also auf die Haare (Atrichia congenita), die Nägel (Anonychia congenita), die Blutgefäße (Naevus anaemicus), das Pigment (Naevus achromicus, Albinismus circumscriptus) oder die Schweißdrüsen (Anhydrosis hypotrichotica) mit besonderer Empfindlichkeit gegenüber Erwärmung erstrecken. Eine besondere Therapie entfällt.

b) Circumscripte Hyperplasie

Die *Naevi flammei* (Feuermale, Storchenbiß, Naevi teleangiectatici) sind von den tumorartigen Hämangiomen der Haut streng zu trennen. Man findet sie als blaßrote, manchmal auch kräftig gefärbte oder bläulich-rote Flecke *in der Medianlinie* über der Stirn, über der Nasenwurzel, über den Augenlidern, über der großen Fontanelle, im Nacken und über der Occipitalschuppe, gelegentlich auch über dem Os sacrum (s. Abb. 2, S. 2). Es handelt sich um eine *Hyperplasie* und stärkere *Dilatation der Gefäßcapillaren*, die meist mit Dickerwerden der Haut *spontan schwinden* und nur im Nacken häufig (Storchenbiß) noch länger erhalten bleiben. Bis zum Ende des 1. oder 2. Lebensjahres sind die Naevi flammei ohne Behandlung nicht mehr zu erkennen. In den wenigen Ausnahmefällen kann dann mit CO_2-Schnee durch den Dermatologen ein Versuch zur Beseitigung empfohlen werden. *Differentialdiagnostisch* sind die *kavernösen Hämangiome* auszuschließen.

Bei den *Naevi spili* handelt es sich um intradermal gelegene, stecknadelkopfgroße, selten größere epidermale Hyperpigmentierungen, die praktisch bei jedem Kind in einzelnen Exemplaren zu finden und differentialdiagnostisch von den Naevuszellnaevi (Naevi naevocellulares) kaum zu unterscheiden sind. Während es sich bei den Naevi spili um harmlose Veränderungen handelt, können die Naevuszellnaevi in Form eines malignen Melanoblastoms entarten. Therapeutische Eingriffe sind deshalb in beiden Fällen nicht indiziert.

Die in diese Gruppe gehörenden verschiedenen anderen Naevusarten gehören in die Hand des Dermatologen.

Nicht zu behandeln sind *circumscripte Dysplasien der Haut*, wie Auricularanhänge, einseitige oder symmetrische Wülste, Höcker oder Läppchen, die Bindegewebe, Fett oder Knorpel enthalten und meist in der Umgebung des Ohres, an den Fingern oder am Os sacrum zu finden sind. *Cysten* oder *Fisteln* bestehen als Residuen der Kiemengänge im seitlichen Halsbereich und können blind endigen oder bis zum Oesophagus, Pharynx oder, wenn sie in der rückwärtigen Medianlinie, in den sog. kongenitalen Hautsinus gelegen sind, bis zum Rückenmark reichen und Anlaß zu rezidivierenden Meningitiden sein (s. S. 453).

Das angeborene *Myoblastom des Kiefers* manifestiert sich schon beim Neugeborenen in Form eines von Ober- oder Unterkiefer ausgehenden, bläulich-roten, höckerigen, von Schleimhaut überzogenen Tumors von fester Konsistenz, der meist gut beweglich ist und keinerlei Zusammenhang mit den knöchernen Alveolarfortsätzen besitzt. Histologisch handelt es sich um eigentümlich große, polygonal geblähte Zellen epithelartigen Charakters, deren Ursprung noch unklar ist. Ein myogenes Gewächs wird heute bezweifelt, ein Speicherzelltumor diskutiert [*2190, 2533a*]. Die Prognose ist gut, die Entfernung erfolgt durch den Zahnarzt.

2. Angeborene und hereditäre Affektionen

a) Ichthyosis congenita

Bei der konnatalen Ichthyosis handelt es sich um eine rezessiv vererbbare maligne *Hyperkeratose*, mit der (häufig lebensunfähige) Frühgeborene oder Neugeborene wie von einem harten Hornpanzer eingehüllt zur Welt kommen. Über den Gelenken, die im Gegensatz zur Ichthyosis vulgaris ebenfalls befallen sind, so daß eine weitgehende Bewegungseinschränkung besteht, ist die Haut von tiefen Rissen durchsetzt. Meist besteht eine allgemeine *Erythrodermie*. Besonders abschreckend wirkt das Gesicht, über das sich die Haut wie ein zu enges Gewand zieht, so daß die Nase plattgedrückt und die Augenlider ektropioniert sind (s. Abb. 39). Durch den Ausfall der Hautfunktionen entwickelt sich schnell eine allgemeine schwere Stoffwechselstörung, an der die Kinder schon in den ersten Tagen zugrunde gehen können *(maligne Form)*.

Bei der *benignen Form* besteht zwar bei der Geburt bereits eine starke Hyperkeratose mit maskenhaftem Gesicht und spärlicher Behaarung, aber das eigentlich bedrohliche Krankheitsbild der Ichthyosis kann sich erst nach den ersten Lebenswochen ausbilden.

Die *Behandlung* der konnatalen Ichthyosis ist heute mit Cortison etwas erfolgreicher als früher geworden. Es sind inzwischen einige Fälle beschrieben worden, bei denen unter einer mittelhohen Cortisonbehandlung (25 mg/Tag) und antibiotischem Schutz sowie Vitamin A-Dosen eine weitgehende Besserung bis Heilung eingetreten ist [*1983*, *2091*, *2193*]. Allerdings sind auch Mißerfolge zu beobachten [*1983*]. Prednison hat in manchen Fällen einen besseren Erfolg gehabt [*2091*].

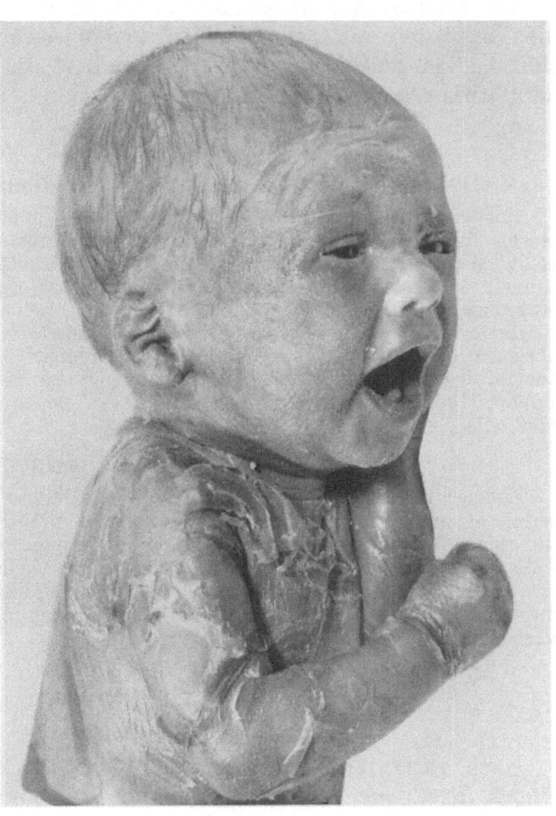

Abb. 39. Ichthyosis congenita (Univ.-Kinderklinik Köln)

Die *Ichthyosis vulgaris* stellt ein harmloseres Leiden dar, das noch nicht beim Neugeborenen, aber im Säuglingsalter in Form einer trockenen, rauhen und hyperkeratotischen Haut auftritt, wobei aber die Gelenkbeugen von den Veränderungen immer frei bleiben, während Hand- und Fußflächen besonders hyperkeratotisch sind. Die Schweißbildung ist herabgesetzt. Eine erfolgreiche *Therapie* existiert dabei noch nicht. Man versucht die Anwendung von Vitamin A über Monate, Einreibungen mit konzentrierten Kochsalzlösungen, Kochsalzbäder und Salbenapplikation.

In diese Gruppe gehören auch die *isolierten Keratome* der Handteller und Fußsohlen (Keratoma hereditarium palmare et plantare), ein Erbleiden, dessen lokalisierte Hyperkeratosen keine besondere Behandlung erfordern.

b) Epidermolysis bullosa hereditaria

Bei diesem Erbleiden besteht eine pathologische Neigung der Haut zur Blasenbildung. Die Blasen können wenige Stunden selbst nach geringfügigen Insulten, wie Druck oder Reibung, ubiquitär auftreten und sind mit klarer, selten hämorrhagischer Flüssigkeit gefüllt. Bei der *malignen Form*, die bereits beim Neugeborenen manifest wird, ist die Lädierbarkeit der Haut so groß, daß schon in den ersten Lebensmonaten der Tod an Sekundärinfektionen eintreten kann. Die einfache und *benigne Form* spielt sich nur in den obersten intraepithelialen Hautschichten ab, während bei der malignen Form auch zwischen Epidermis und Cutis Blasen auftreten, wobei sich dann an den befallenen Stellen atrophische Narben bilden, die zu Nagelmißbildungen, Verlust von Nägeln, ja im fortgeschrittenen Stadium zu Verstümmelungen der Hände führen können. Auch die Schleimhäute werden befallen. Bei dieser schweren Form scheint eine Verbindung zur Porphyrinurie zu bestehen. Die Epidermolysis simplex wird dominant vererbt, die dystrophierende Epidermolysis, die maligne Form, rezessiv.

Die *Behandlung* muß sich heute noch auf symptomatische Maßnahmen und auf die Verhütung von Sekundärinfektionen beschränken. Differentialdiagnostisch sind das Pemphigoid der Neugeborenen bzw. die Impetigo bullosa und die Akrodermatitis enteropathica auszuschließen.

c) Das Rothmund-Syndrom

(Dysplasia congenita Rothmund, Poikilodermia congenita Thomson)

Bei diesem seltenen, rezessiv erblichen Leiden kommt es bei vorher unauffälligen Säuglingen bis Ende des 2. Trimenons bei gutem Allgemeinzustand zu typischen Hautveränderungen an den Wangen, den Ohren, Knien, am Gesäß und an den Streckseiten der Extremitäten. Es handelt sich dabei ursprünglich um Durchblutungsstörungen im Sinne eines Status marmoratus bzw. eines Livedo racemosa infolge endangitischer Veränderungen der tiefer gelegenen Hautarterien, die später durch entsprechende netzförmige Atrophien und streifige Pigmentierungen der Haut ein poikilodermes Bild entstehen lassen. Mädchen werden von diesem Leiden, das häufig mit multiplen Mißbildungen des Knochensystems, Nagel- und Zahnanomalien, Hypogonadismus und Katarakt beider Augen gepaart ist, häufiger befallen [*1983, 2492, 2586, 2639*].

d) Xeroderma pigmentosum

Zumeist im Anschluß an Sonnen- oder UV-Bestrahlung entsteht an exponierten Stellen bereits beim Säugling (familiäre Belastung) eine intensive Rötung, die nur langsam abkingt und eine gelb-braune bis schwärzliche Pigmentierung, unterbrochen von narbigen weißlichen und roten teleangiektatischen Flecken, zurückläßt. Gleichzeitig treten warzenförmige Hyperkeratosen auf, die carcinomatös entarten können. Prophylaktisch sind Lichtschutzsalben anzuwenden und wegen der Gefahr der Carcinomentstehung die Hyperkeratosen genau zu überwachen. Über Inkontinentia pigmenti s. S. 147.

e) Tumoren

α) Naevi

Nach Lutz [*2345*] faßt man unter Naevi eine Gruppe von meistens *gutartigen Hauttumoren* zusammen, die als angeborene Anlageanomalien bereits bei der Geburt vorhanden sind, mit zunehmender Ausdehnung aber nicht selten erst später manifest werden. Hier seien nur die im Säuglingsalter differentialdiagnostisch zu erwägenden Veränderungen aufgeführt.

Pigmentnaevi (Naevi naevocellulares) als braun-schwarze, papel- oder knötchenförmige, im Niveau der Haut oder flach hervorragende Flecke sind außerordentlich häufig, über die ganze Körperoberfläche verstreut, auch schon beim Säugling zu beobachten. Selbst beim Neugeborenen können einzelne derartige Pigmentnaevi schon vorhanden sein. Ausgedehntere Veränderungen sind im Säuglingsalter selten, da ein gewisses Wachstum erst in der Pubertät oder später auftritt. Eine *maligne Entartung*, spontan oder auf Grund exogener, auch leichter Reize, ist außerordentlich selten, aber möglich. Meist deutet sich dies durch auffälliges Wachstum vorher an. In solchen Fällen ist eine dermatologische Therapie, am besten durch Excision, indiziert. Differentialdiagnostisch muß das maligne Melanoblastom (s. Abb. 40) erwogen werden, das aber praktisch nur beim Erwachsenen vorkommt.

Der *Mongolenfleck* gehört zu den sog. blauen Naevi und ist bald nach der Geburt als unscharf begrenzte, schwach bläuliche Verfärbung über dem Kreuzbein bei 1—2% aller Neugeborenen zu erkennen. Differentialdiagnostisch ist ein tiefsitzendes Hämangiom auszuschließen. Eine besondere Behandlung erübrigt sich, weil die Verfärbung in den ersten Lebensjahren immer mehr zurückgeht.

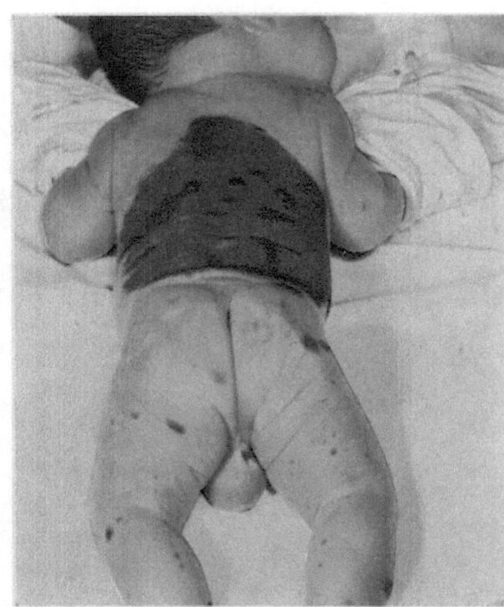

Abb. 40. Melanosarkom (Univ.-Kinderklinik Köln)

β) Kavernöse Hämangiome

Bei den kavernösen Hämangiomen handelt es sich um hellrot bis dunkelrot gefärbte *beetartige Tumorbildungen der Capillaren*, die, von dünner Haut bedeckt, schon bei der Geburt als kleine, stecknadelkopfgroße Angiome zu erkennen sind, oder mehr flächenhaft angelegt ein langsames Wachstum zeigen. Tiefergelegene Hämangiome wölben die Haut oft fluktuierend tumorartig und bläulich verfärbt vor. Die kavernösen Hämangiome sind differentialdiagnostisch von den Naevi flammei (Naevi teleangiectatici) zu unterscheiden, die, in der Medianlinie des Körpers gelegen, harmlose Gefäßektasien darstellen, die eine natürliche Rückbildungstendenz zeigen (s. S. 468). Während der Naevus flammeus in mehr oder weniger starker Ausprägung fast bei jedem 5. Kind zu beobachten ist [*2224*], treten die kavernösen Hämangiome nur bei 9—13% aller Neugeborenen auf [*1974*, *2224*], werden häufig auch erst in der 2.—4. Lebenswoche sichtbar und zeigen etwa bis zum 6. Lebensmonat eine schnelle Größenzunahme. Dann aber tritt eine deutlich *rückläufige Tendenz* ein, und im 3. Lebensjahr sind sie nur noch bei etwa 0,5% aller Kinder zu beobachten. Bis zum

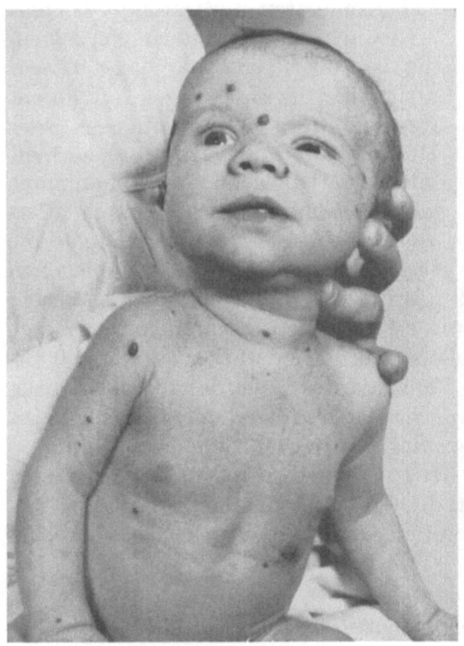

Abb. 41. Hämangiomatose (Univ.-Kinderklinik Köln)

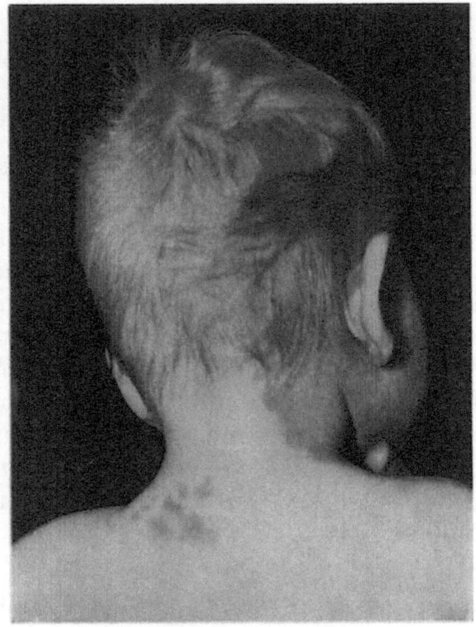

Abb. 42. Sturge-Webersche Erkrankung (Univ.-Kinderklinik Köln)

5. Lebensjahr besteht eine weitgehende Rückbildungstendenz. *Therapeutisch* kann deshalb mit gutem Gewissen während der Säuglingszeit abgewartet werden, es sei denn, es handelt sich um Hämangiome von großer Ausdehnung oder von besonders ungünstigem Sitz. Dann empfiehlt sich bei kleinen Veränderungen die totale Excision, während bei flächenhaften und tiefersitzenden Hämangiomen eine Strahlentherapie in Frage kommt, bei der allerdings leicht eine Ulceration mit Sekundärinfektionen droht. *Differentialdiagnostisch* sind auch multiple Hautmetastasen eines *Sympathicogonioms* auszuschließen, das sich schon wenige Tage nach der Geburt in multipel aufschießenden rötlichen Papeln, gegebenenfalls mit Hepatomegalie, manifestieren kann [*2034*]. Auch eine *multiple Hämangiomatose* (s. Abb. 41), kombiniert mit diversen Mißbildungen und kavernösen Hämangiomen in Leber, Milz, Lunge und Intestinum kann schon im Säuglingsalter im Sinne einer *mesenchymalen Hamartie* auftreten [*2551a*]. Schließlich ist an die Sturge-Webersche Erkrankung zu denken (s. Abb. 42).

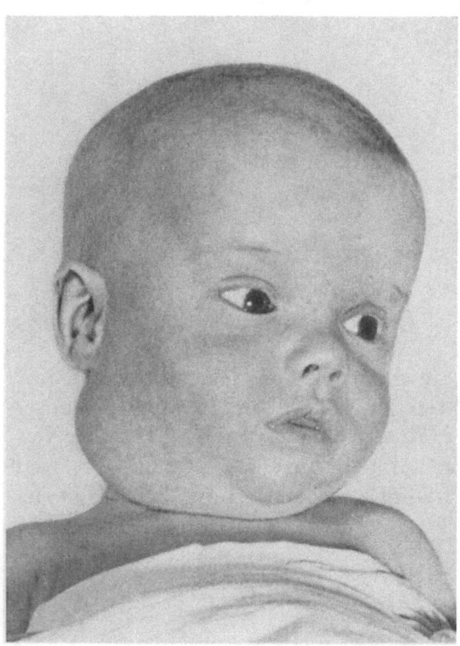

Abb. 43. Lymphoma colli (Univ.-Kinderklinik Köln)

γ) Lymphangiome

Ähnlich den Blutgefäßen können auch die Lymphgefäße bereits bei der Geburt erkennbar oder in den ersten Lebensmonaten auftretend wucherartig wachsende Erweiterungen zeigen, die bei oberflächlicher Lage blasenartig über die Haut ragen, oft linienförmig an den Seitenflächen des Rumpfes und am Hals angeordnet, oder als tiefliegende Lymphangiome weiche, tumoröse Anschwellungen erzeugen. *Lebensbedrohlich* können die in der *Zunge* und im *Hals* gelegenen Lymphangiome werden (s. Abb. 32, S. 389). Anfänglich sind sie bei kleincystischer und vielkammeriger Konfiguration schwer zu erkennen. Schon geringgradige Schwellungen im Bereich der Kieferwinkel aber vermögen starke dyspnoische Erscheinungen hervorzurufen, so daß durch Punktion des Cysteninhalts eine Entlastung zu versuchen ist (s. Abb. 43). *Therapeutisch* kann man auch versuchen, eine Verödung durch entsprechende Verödungsmittel zu erreichen. Auch eine Röntgenbestrahlung hat schon zur Verkleinerung der tumorösen Anschwellungen geführt [*1969*]. Die Methode der Wahl aber ist die saubere, möglichst radikale Ausräumung der cystisch erweiterten Lymphräume, die am besten in der Hand des Otologen liegt [*2241*].

δ) Naevus sebaceus Jadassohn

Bei diesem seltenen Krankheitsbild handelt es sich um flache, warzenähnliche, rosa gefärbte Tumoren, die bereits beim Neugeborenen sichtbar sind und ein Hamarton aus läppchenartig wuchernden Talgdrüsen und unreifen Haarfollikeln darstellen. Man findet sie meistens im Bereich des behaarten Kopfes. Ihre Prognose ist gut, sie können chirurgisch entfernt werden. Einmal wurde eine Kombination mit einem Speicheldrüsencarcinom beobachtet [*2243*].

ε) Neurofibrosarkom

Ein erbsengroßer, glänzender, indolenter hautfarbener Tumor, meist dorsal oder lateral an einer Endphalanx sitzend, kann beim Säugling schon bei der Geburt oder in den ersten Lebensmonaten singulär oder multipel beobachtet werden, der wegen seines langsamen Wachstums meist nicht gewertet oder als Warze oder gutartige Geschwulst gedeutet wird (s. Abb. 44). Allerdings besteht keine Metastasierungstendenz ins Skelet oder Lunge, aber nach Excision kann es zu gehäuften *lokalen Rezidiven* kommen, die schließlich zur Amputation des Fingers zwingen. Die Therapie der Wahl ist deshalb die frühe Radikaloperation im gesunden Gewebe [*1959*, *2243*].

Differentialdiagnostisch sind knötchenförmige Hautmetastasen eines *Lymphosarcoms* auszuschließen [*2375*] und an die *Neurofibromatose (Morbus Recklinghausen)* zu denken, die auch schon in den ersten 3 Lebensmonaten charakteristische runde, in der Haut sitzende oder aus ihr halbkugelig hervorragende Tumoren solitärer oder multipler Art erzeugen kann [*2147*]. Man findet sie häufiger über dem Rumpf als über dem Kopf, Gesicht oder Gliedmaßen, und es besteht eine deutliche Progressionstendenz. Kombinationen mit Vitiligo und Angiomen sind häufig. Fast alle Patienten zeigen schon im frühesten Anfangsstadium Neigung zu Krämpfen und eine verlangsamte psychische Entwicklung, was den diagnostischen Verdacht stützt, auch wenn die Hautveränderungen noch nicht typisch sind. Bei differentialdiagnostischen Schwierigkeiten kann eine Probeexcision durchgeführt werden, wobei aber der ganze Tumor zu entfernen ist, weil zurückgebliebene Reste bösartig entarten können. Die *Prognose* ist beim Auftreten der ersten Symptome bereits beim Säugling sehr vorsichtig zu stellen. Es gibt Fälle, die stationär bleiben können oder langsame Fortschritte machen, während sich andere in der späteren Kindheit oder während der Pubertät schnell ausbreiten. Die *Therapie* kann während der Säuglingszeit konservativ bleiben. Einzelne lokalisierte Tumoren sollten nicht entfernt werden, wenn keine Beeinträchtigung der Funktion besteht. Eine Bestrahlungstherapie ist erfolglos [*2028*].

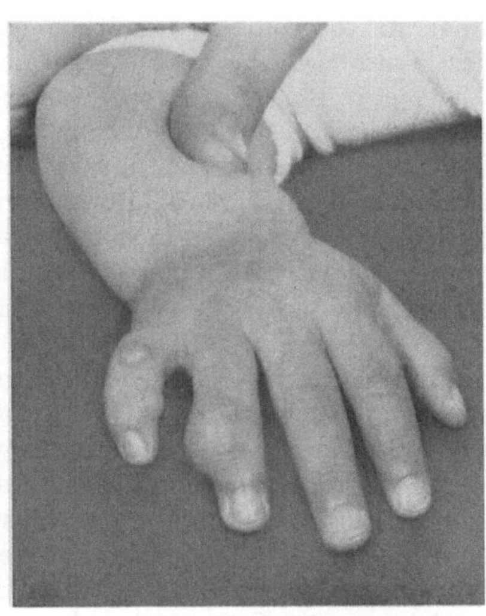

Abb. 44. Neurofibrosarkom (Univ.-Kinderklinik Köln)

Differentialdiagnostisch ist schließlich die wahrscheinlich dominant vererbliche *tuberöse Sklerose* (Morbus Bourneville-Pringle) auszuschließen, die ebenfalls tumoröse Veränderungen in der Haut und am Zentralnervensystem sowie an den inneren Organen erzeugen kann. Bei den Hauttumoren handelt es sich um einen Naevus sebaceus angiofibromatosus, kleine, halbkugelige Knötchen, vor allem im Gesicht, die aber im allgemeinen erst jenseits der Säuglingszeit in der frühen Kindheit erkennbar werden.

ζ) Urticaria pigmentosa

Bei dieser bereits beim jungen Säugling, ja schon beim Neugeborenen manifest werdenden Hautveränderung handelt es sich um eine *Systemerkrankung* im Sinne einer gutartigen *Retikulose*. In typischer Weise findet man dabei unscharf begrenzte, rötliche, wenig erhabene, oft auch im Hautniveau liegende bis zu *linsengroße Effloreszenzen*, die später eine gelblich-bräunliche, manchmal dunkelbraune Pigmentation aufweisen. Die Flecke sind meist exanthematisch über den ganzen

Körper einschließlich der Extremitäten verstreut. Auffällig ist ihre große Empfindlichkeit gegenüber mechanischen Reizen. Dadurch wird sofort ein urticarielles, schwammartiges Anschwellen der Effloreszenzen hervorgerufen. Die leichte Form der Erkrankung kann spontan nach kurzer Zeit ausheilen. Bei einem Befall älterer Säuglinge aber können die Veränderungen bestehen bleiben oder ihre Konfiguration ändern.

Histologisch handelt es sich um diffuse, herdförmige Infiltrationen von Mastzellen und Fibroblasten, die fast immer auch in den *Lymphknoten*, in der *Leber*, in der *Milz*, im *Knochenmark* nachweisbar sind. Im *Skeletsystem* können dadurch Herde im Schädel, in der Wirbelsäule und in den Extremitäten, ähnlich der Scheuermannschen Krankheit, mit Verdickungen der Corticalis und Einengungen des Markraums sowie einer allgemeinen Osteoporose entstehen. In der *Haut* können umfangreichere *Infiltrate nodulär* oder *papullös* anwachsen und in Form eines Mastocytoms einen rötlich-gelben Tumor mit Apfelsinenschalenphänomen der Hautoberfläche bilden, nach dessen Entfernung die noch zu besprechenden Allgemeinsymptome prompt verschwinden können [*1998*]. In seltenen Fällen, nach besonders starker Hautreizung, kann es zu einer *Urticaria pigmentosa bullosa* kommen, zumal wenn ein gewisser Juckreiz besteht, dessen Befriedigung die blasenförmigen Veränderungen immer wieder provoziert [*2650*]. Übergangsformen zwischen der einfachen Urticaria pigmentosa und den tumorösen Bildungen im Sinne der Urticaria xanthelasmoidea kommen vor. Auch Hepato- und Splenomegalie können als Begleitsymptome auftreten.

Mit *allgemeinen Symptomen* ist zu rechnen, weil diese Mastzellen Histamin produzieren, wobei besonders bei größeren Herden Histamin nicht nur laufend vermehrt im Urin ausgeschieden [*2008*], sondern auch stoßweise ausgeschwemmt werden kann, so daß sich unter plötzlichem Aufschießen von Histaminquaddeln ein mit Unruhe, Blässe und Benommenheit verbundener Schockzustand ausbilden kann [*1998*]. Bei tumorartigen Mastocytomen gelingt es durch chirurgische Entfernung Wiederholungen zu vermeiden. *Konservativ* kann man durch *Lokalbehandlung* mit Hydrocortison eine deutliche Regression der Hautveränderungen erreichen. Die Systemerkrankung wird dadurch nicht geheilt. Versuche mit Antihistaminica, Vitamin C und Vitamin K sind bisher erfolglos geblieben. Immer kann man aber auf eine spontane Remission hoffen [*2453*]. Darüber hinaus wurden schon mit einer allgemeinen *ACTH-Behandlung* über 2 Monate Ausheilungen selbst der bullösen Formen bis zur völligen Erscheinungsfreiheit beschrieben [*2473*].

Differentialdiagnostisch sind außer der *Neurofibrosarkomatose* und *akuten Reticuloendotheliose* (Abt-Letterer-Siwe) auch die *Inkontinentia pigmenti* (Bloch-Sulzberger, Melanosis corii degenerativa Siemens) auszuschließen.

Auch dabei können schon im frühen Säuglingsalter am behaarten Kopf und Körper und an den Extremitäten rötlich erhabene Flecke auftreten, die sich linienförmig anordnen und nach Abklingen der entzündlichen Erscheinungen eine zunehmende Pigmentierung aufweisen Typisch ist die fast *gesetzmäßige Anordnung in Linien*, Streifen oder Wirbeln und das Vorausgehen entzündlicher, manchmal auch blasenförmiger Efflorescenzen. *Prädilektionsstellen* sind symmetrisch die seitlichen Partien des Rumpfes, die Oberarme und Oberschenkel bis zur Leistenbeuge. Gesicht und Schleimhäute bleiben dabei frei [*1977, 2296, 2543, 2572*]. Das Allgemeinbefinden der Kinder ist dabei ungestört, Kombinationen mit allgemeinen Mißbildungen wie Zahnanomalien, angeborene Blindheit, Krampfleiden oder Formen der Littleschen Erkrankung sind möglich. Das weibliche Geschlecht wird fast ausschließlich betroffen [*2605*]. Eine besondere Therapie existiert nicht.

Histologisch findet man bei der Inkontinentia pigmenti in der Cutis eine Melaninansammlung, besonders in Bindegewebszellen. SULZBERGER hat die Ansicht vertreten, daß sie dadurch eintreten, daß die pigmentbildenden Zellen der Basalschicht der Haut den Farbstoff nicht genügend fixieren können (Inkontinentia pigmenti), so daß er cutan wandert und von den Bindegewebszellen gespeichert wird [*2572*].

3. Vorwiegend exogen hervorgerufene Affektionen

a) Durch physikalisch-chemische Agentien

α) Adiponecrosis subcutanea (s. S. 200)

β) Miliaria rubra (Hitze-Rash, Hitzepickel)

Bei ungünstiger Bekleidung oder feucht-warmem Klima findet man nicht selten beim Säugling bei erythemartig geröteter Haut eine Eruption von *Papeln* oder stecknadelkopfgroßen *Bläschen,* die bei der Berührung schmerzen. Ätiologisch handelt es sich um eine Reaktion der Haut auf Feuchtigkeit, Hitze und eigene Schweißbildung, die unter Puderbehandlung und Rückgang der Schweißbildung schnell abklingt. Kurzfristige Rückfälle sind möglich.

γ) Dermatitis glutealis

Diese fälschlich auch als Windelekzem bezeichnete flächenhafte Hautrötung, perianal, um die Genitalien und an der Innenseite der Oberschenkel gelegen, ist eine Folge der Stuhl- und Urineinwirkung bei ungenügendem Windelwechsel oder mangelhafter Hautpflege mit Salben und Puder, die auch ohne Durchfallserkrankung auftreten kann. Provozierend wirken schlecht gespülte, noch seifenhaltige Windeln, hartes Windelgewebe und die Verwendung von wasserdichten Überhöschen, besonders bei hautempfindlichen Säuglingen. Reagiert man in der Pflege auf das *primäre entzündliche Erythem (Intertrigo)* nicht sofort mit intensiveren Pflegemaßnahmen, dann kommt es über ein *papulöses Stadium (Dermatitis glutealis)* zu Hautmacerationen, durch die das Corium freigelegt wird und sekundäre Infektionen ermöglicht werden. Diese *letzte Stufe* stellt das *Erythema posterosivum pseudosyphiliticum* dar (s. Abb. 45). Eine solche Entwicklung droht besonders bei Durchfallskrankheiten oder bei stark ammoniakalischem Urin wie beim Rachitiker. Die Behandlung besteht in häufigem Windelwechsel, Abdecken der geschädigten Haut mit Zinkpaste, Zinköl oder Zinktrockenpinselungen und der reichlichen Verwendung von Puder und Kindersalben.

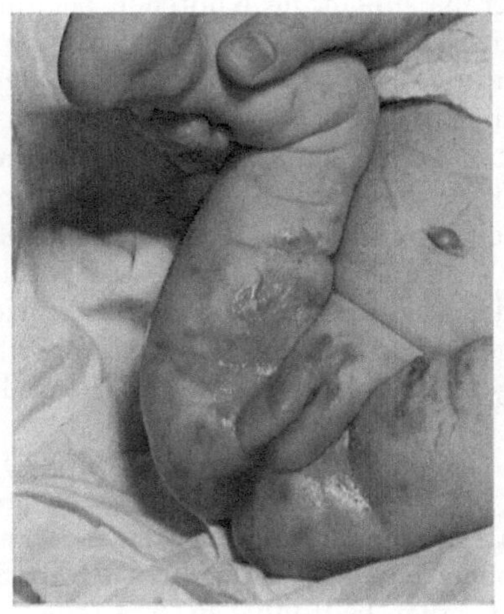

Abb. 45. Erythema gluteale posterosivum (Univ.-Kinderklinik Köln)

δ) Arzneimittelexanthem

Arzneimittel können eine Vielzahl von Hautveränderungen als Nebenwirkung hervorrufen. Besonders häufig findet man beim Säugling *kleinfleckige, disseminierte Erytheme* exanthematischen Charakters, die differentialdiagnostisch Schwierigkeiten gegenüber Scharlach, Röteln, Masern und Exanthema subitum sowie Varicellen-Rash machen können. Aber auch *maculöse, urticarielle* und erythema-exsudativum-artige *Efflorescenzen* können auftreten. Als auslösende Ursache kommen in diesem Lebensabschnitt besonders Hypnotica z. B. Chloralhydrat, Adalin (Bayer), Luminal (Bayer), Rectidon (Riedel), Noctal (Riedel), Noludar (Hoffmann-La Roche) u. a., und pyrazolon-, phenacetin- und salicylsäurehaltige Analgetica sowie Kombinationspräparate aus diesen Medikamenten,

Phenothiacinpräparate, Antibiotica und Sulfonamide in Frage. Schwerere Formen im Sinne einer Arzneimittelkrankheit mit allergischen Reaktionen am Zentralnervensystem, im blutbildenden Knochenmark, Leber und Nieren kommen im Säuglingsalter praktisch nicht vor. Grundsätzlich muß bei jeder erythematösen und urticariellen Hautveränderung auch beim Säugling an die Folgen einer Arzneimittelgabe gedacht werden. *Therapeutisch* ist nur die Eliminierung des auslösenden Medikamentes erfolgreich.

4. Bakteriell ausgelöste Hauterkrankungen

Über *Pemphigus neonatorum* (Impetigo bullosa) und die *Dermatitis exfoliativa Ritter* s. S. 242.

a) Disseminierte Schweißdrüsenabscesse

Bei in der Resistenz geschädigten Säuglingen kann es zu einem schubweisen Auftreten von Schweißdrüsenabscessen *(Pseudofurunkulose)*, hervorgerufen durch Staphylokokken oder Streptokokken, kommen, die als kleine, hellrote, erbsengroße subcutane Knötchen beginnen, an Härte und Umfang zunehmen, schließlich konfluieren und nach Incision oder spontan Eiter entleeren. Ihr *Lieblingssitz* ist der Rücken, das Gesäß und der Hinterkopf. Ätiologisch handelt es sich wohl nicht um eine hämatogene Aussaat, sondern um eine *exogene Infektion* der Schweißausführungsgänge. Dafür spricht auch ihre Lokalisation an mechanisch besonders irritierten Stellen. Infektionen der Haarfollikel und Haarbalgdrüsen (Furunkulose) kommen im Säuglingsalter praktisch nicht vor.

Therapeutisch wird eine antibiotische Allgemeinbehandlung getrieben, neben der Lokalbehandlung mit desinfizierenden Allgemeinbädern, Abdeckung der Umgebung der Abscesse, Incisionen, während man gleichzeitig versucht, den Allgemeinzustand des Kindes durch Bluttransfusionen und Frauenmilch zu heben.

b) Das Erysipel

Abgesehen von der Neugeborenen-Periode (s. S. 243), kommt das Erysipel als Hautinfektion mit Streptokokken der Gruppe A, ausgehend von Rhagaden oder oberflächlichen Wunden, auch im Säuglingsalter vor und kann bei Fehldiagnosen zu einer bedrohlichen Krankheit führen, wenn die ursprünglich oberflächliche, hochrote, fortschreitende Entzündung der Haut zur Sepsis oder Streptokokkenperitonitis führt. Die Erkrankung ist im Zeitalter der Antibiotica, vielleicht aber auch durch eine Virulenzminderung der A-Streptokokken, heute sehr selten geworden. Tritt ein Erysipel bei hospitalisierten Säuglingen auf, muß der Patient *sofort isoliert* werden und die Umgebung einschließlich des Pflegepersonals auf Streptokokkenträger untersucht werden. Die *Behandlung* ist mit Penicillin in hoher Dosierung einfach und erfolgreich.

c) Impetigo contagiosa

Diese Schmutzinfektion mit Staphylokokken oder Streptokokken kann auch bei Säuglingen, zumal dystrophen Kindern, beobachtet werden. In typischer Weise handelt es sich um bläschenförmige, manchmal von einem entzündlichen Hof eingerahmte, in der obersten Epidermisschicht liegende Efflorescenzen, die bei einer *Staphylokokkengenese* wenig seröse Flüssigkeit enthalten und von einer festen Hornschicht bedeckt sind, so daß es zu einem Weiterwandern unter der Hautoberfläche kommt, während das Zentrum eintrocknet. Bei der *Streptokokkeninfektion* werden die Bläschen größer und dünnwandiger, so daß sie früher platzen und eine starke Sekretion einer hochinfektiösen wasserklaren Flüssigkeit einsetzt. Sie infiziert andere Hautstellen leicht und hat die Tendenz, in gelben Krusten auszutrocknen. Mischformen beider Typen kommen vor.

Therapeutisch wird man sich bei Säuglingen nicht auf die Lokalbehandlung in Form der Blaseneröffnung und Aufweichen der Krusten mit Salicylvaseline und Anwendung von desinfizierenden und antibioticahaltigen Salben beschränken, sondern eine Allgemeintherapie mit Antibiotica durchführen. Als *Komplikation* nach Staphylokokkenpyodermien drohen *Pyelonephritiden* [*2496*].

d) Ecthyma

Als Komplikation nach juckenden oder allgemeinen primären Hauterkrankungen (Varicellen, Impfpusteln, Verletzungen) können bei resistenzschwachen Säuglingen plötzlich *ausgestanzte, umschriebene* ovaläre oder rundliche *Geschwüre* mit hartem, derb infiltriertem Rand aufbrechen. Diese als Ecthyma bekannten Veränderungen sind immer ein Zeichen großer Gefährdung des Patienten. Sie können bei Fortschreiten das Bild des *Hospitalbrandes* ergeben. *Therapeutisch* muß möglichst nach Testung der Erreger eine intensive antibiotische Therapie unter gleichzeitiger Hebung des Allgemeinbefindens durchgeführt werden.

Die *dermatoxigene Staphylokokkenecthymatose* [*2536*] stellt eine besonders bösartige Form der Staphylokokkeninfektion dar, die wohl auf dem Blutweg zu multiplen Hautmetastasen führt und in der antibiotischen Ära nicht mehr beobachtet wird.

Über *Tuberkulose* der Haut s. S. 510.

5. Pilzerkrankungen

Die einzige im Säuglingsalter bedeutungsvolle Pilzerkrankung ist die *Soormykose. Monilia albicans* (Candida albicans) kann bei gesunden Säuglingen und Erwachsenen keine Krankheitssymptome erzeugen. Der weit verbreitete Erreger läßt sich nur bei 3—4% aller hautgesunden Säuglinge kulturell nachweisen [*2441*]. Fast immer ist zur Entstehung eines Hautsoors eine Vorschädigung im Sinne einer verminderten Resistenz bei Dystrophie, einer Dermatitis seborrhoides, einer Hautmaceration durch Stuhl oder Speichel notwendig. Allerdings gibt es auch primäre Soormykosen der Haut und Schleimhäute, zumal bei antibioticavorbehandelten Patienten, deren Genese noch unklar ist. Änderungen des Haut-p_H-Wertes, Unterdrückung der normalen bakteriellen Hautflora und die direkte Förderung des Pilzwachstums durch die Antibiotica selbst werden diskutiert. Besonders bei Neugeborenen und Frühgeborenen findet man nicht allzu selten eine *Soormykose der Glutealregion*, die als harmloses Wundsein mißdeutet wird, während sich in 80—100% dieser Fälle Candida albicans im Darm nachweisen läßt [*2286*]. Diese Erytheme fallen durch ihre eigentümlich *weinrote Farbe* auf und durch die Tatsache, daß sie durch einen *schuppentragenden Rand* gegenüber der gesunden Haut begrenzt sind (s. Abb. 46 S. 478. Die harmlose *Primärefflorescenz* in Form von stecknadelkopfgroßen, roten infiltrativen Flecken, die dann einen vesiculös-pustulösen Zustand durchmachen und schließlich nach Einreißen der Decke eine hochrote, von Schuppen eingerahmte Erosion freilegen, wird oft verkannt. Die *intertriginöse Form* zeigt, wenn sie nicht diagnostiziert und spezifisch behandelt wird, ein schnelles Fortschreiten über die Glutealregion hinaus zum Nabel, über den Rücken, die Bauchhaut und an die Rückseite der Beine, so daß ein Bild entsteht, das erst der *Dermatitis seborrhoides* und schließlich im Stadium der Generalisation dem *Morbus Leiner* so *ähnlich* sieht, daß Verwechslungen möglich sind [*2372, 2618*]. Der Candida-Nachweis in Hautschuppen oder Kulturen verstärkt den Verdacht, und der nach wenigen Tagen eintretende therapeutische Erfolg auf eine spezifische Behandlung bestätigt die Diagnose [*2372*]. *Unbehandelt* heilen die oberflächlichen Soormykosen in Wochen, manchmal in Monaten auch spontan ab in Abhängigkeit vom Allgemeinzustand des Organismus und seiner Widerstandsfähigkeit. Allerdings gibt es Unterschiede in der Virulenz der Candidainfektionen, so daß auch dadurch ein monatelanger Verlauf provoziert werden kann. *Auf den Schleimhäuten* treten auf gerötetem Untergrund weißliche, runde stecknadelkopfgroße und konfluierende Beläge auf, die zu *fest haftenden Membranen* (Milchreste sind abwischbar!) zusammenfließen, besonders in der Mundhöhle, der Wangenschleimhaut, der Zunge, seltener im Rachen, den Tonsillen, der Nase, am Rectum und den äußeren Genitalien.

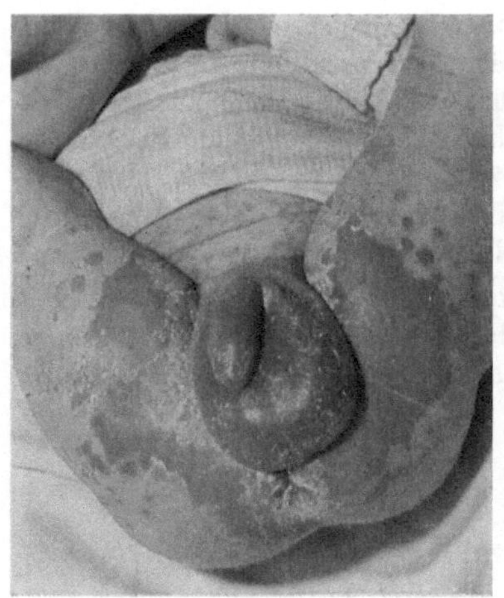

Abb. 46. Soormykose (Univ.-Kinderklinik Köln)

Selten findet man auch schon im Säuglingsalter, besonders nach antibiotischer Therapie, *viscerale Formen* der Soormykose (pulmonale Moniliasis, Soorsepsis, Soormeningitis), die sich durch die Untersuchung der Exkrete, des Sputums oder des Liquors objektivieren lassen und durch eine spezifische Therapie zu beseitigen sind. Insbesondere bei ausgeprägter *Lymphopenie* (essentielle Lymphophthise, s. S. 383) ist mit einer generalisierten Soorinfektion zu rechnen. Ob der dabei beobachtete Lymphocytenschwund primär oder sekundär durch die Pilzinfektion bedingt ist, steht noch zur Diskussion [*1916*]. *Subcutane Soormykosen* können nach intensiver antibiotischer Behandlung in Form von nicht druckschmerzhaften, gering fluktuierenden Tumoren mit derber, mit der Haut verbackener Oberfläche auftreten, bei deren Eröffnung sich ein grün-brauner Eiter zusammen mit nekrotischen Massen entfernen läßt. Er enthält massenhaft Candida albicans, die in Kultur und Tierversuch nachweisbar sind [*2307*].

Differentialdiagnostisch sind neben der *Leinerschen Erythrodermie* die gewöhnliche *Dermatitis seborrhoides*, der *Intertrigo* und die *Borsäurevergiftung* auszuschließen, die nach oraler Zufuhr von borhaltigen Präparaten und nach Behandlung mit borhaltigem Puder auftritt. Dabei kann es zu Erythemen an den vom Intertrigo befallenen Prädilektionsstellen mit anschließender Hautschuppung kommen [*2441*].

Die *Diagnose* ist mikroskopisch in Hautstückchen nach Zusatz von 10—40%iger Kalilauge leicht zu stellen. Bei Verdacht besteht auch die Möglichkeit einer Komplementbindungsreaktion von ziemlicher Spezifität.

Therapie. Bei Mundsoor Betupfen mit Borax-Glycerin 10%ig, Pinseln mit 0,5%iger Gentiana-Violettlösung, Saugen an mit 10%iger Boraxglycerinlösung oder mit Sirup getränktem Schnuller (Finkelstein), örtlich oder allgemein pilzwirksame Antibiotica wie Mykostatin, Nystatin, Moronal. Prophylaktisch wirksam sind die Beschränkung auf kurzfristige Antibioticagaben bei strenger Indikation, zumal bei schon bestehendem Soorbefall, und die strenge Isolierung gefährdeter und soorbefallener Kinder.

Die *Trichophytie des behaarten Kopfes* und der Haut kommt im Säuglingsalter praktisch noch nicht vor, entspricht aber dann im klinischen Bild und in der Behandlung den Verhältnissen bei größeren Kindern. Dasselbe gilt von der *Epidermophytie* der Hände und Füße und vom Favus des behaarten Kopfes.

6. Viruserkrankungen der Haut

a) Herpes simplex

Abgesehen von der Neugeborenen-Herpes-Infektion (s. S. 167), ist das erste Lebenshalbjahr des Säuglings zumeist frei von Herpes-Infektionen, weil die Kinder noch unter dem Schutz der mütterlichen Antikörper stehen. Nur in Ausnahmefällen kann es bei schwer dystrophen Säuglingen auch nach der Neugeborenen-Periode zu *generalisierten Herpes-Virusinfektionen* mit tödlichem Ausgang wie beim Neugeborenen kommen [*2065*, *2364*, *2656*]. Das klinische Bild entspricht daher dem auf S. 167 geschilderten. *Im 2. Lebenshalbjahr* können dann *die ersten Herpes-Efflorescenzen* beobachtet werden, allerdings in der Regel nicht wie beim Erwachsenen als mit seröser Flüssigkeit gefüllte Bläschen mit den Prädilektionsstellen um den Mund, auf den Lippen, am Genitale, sondern als meist *in der Mundschleimhaut* gelegene, stecknadelkopf- bis erbsengroße runde oder ovale Schleimhautdefekte *(Aphthe)*, die von einem weißlich-gelblichen festen Belag bedeckt und von einem rötlichen Saum umgeben sind. Diese Efflorescenzen treten oft zahlreich in Form einer *Stomatitis aphthosa* nach einer ungefähren Inkubationszeit von 2—7 Tagen unter allgemeiner Schwellung der Mundschleimhaut und des Zahnfleisches mit Blutungsneigung, starkem Speichelfluß und Foetor auf. Auch in der Umgebung des Mundes und an den Fingernägeln können solche Bläschen und schmierig-eitrige Geschwülste, vielleicht als Herpes-Bläschen, vielleicht als Sekundärinfektionen auftreten. Sie schmerzen beim Trinken, beeinträchtigen die Flüssigkeitszufuhr, so daß schnell ein allgemeiner Turgorverlust eintritt, der sich bis zur schweren Exsiccose steigern kann, wenn zusätzlich noch, als Folge der allgemeinen Virusinfektion, durchfällige Stühle auftreten. Oft bestehen für 2—7 Tage hohe Temperaturen und Schwellungen der regionären Lymphknoten. *Differentialdiagnostisch* ist man geneigt, an ein *Stevens-Johnson-Syndrom* und die *Stomatitis ulcerosa* zu denken, die aber beide im Säuglingsalter noch nicht vorkommen.

Eine spezifische *Behandlung* der zugrunde liegenden Infektion existiert noch nicht. Neben einer Bekämpfung von Sekundärinfektionen durch Bakterien mit Antibiotica muß man sich darauf beschränken, die Efflorescenzen in der Mundhöhle mit Tinctura myrrhae, Tinctura Ratanhiae āā zu bepinseln. Günstig ist auch das Saugenlassen an mit 10%igem Boraxglycerin oder Sirup getränkten Schnullern, wie beim Mundsoor (Finkelstein). Außerdem ist auf die Deckung des Flüssigkeitsbedarfs, gegebenenfalls durch intravenösen Dauertropf, zu achten.

Eine *Herpes-Virusinfektion bei resistenzlosen Säuglingen*, besonders nach Masern, Keuchhusten und bei Dystrophie kann zum *„vaganten“ Aphthoid* (Pospischill-Feyrter) führen. Dabei kommt es ganz plötzlich zu einer Eruption von multiplen, bläschenförmigen Efflorescenzen mit zentraler Eindellung in der Mundhöhle, in der Umgebung des Mundes und der Nase, auch an der Vulva und den Fingern, die vor allem an der oberflächlichen Haut Anlaß zu Ulcerationen sein können und eine schlechte Heilungstendenz besitzen. Auch im Kehlkopf wurden derartige Veränderungen schon beobachtet. Die *Prognose* hängt von der Resistenz und dem Allgemeinbefinden des Kindes ab [*2077*].

7. Das Säuglingsekzem

(atopic Dermatitis)

Das Eczema infantum stellt eine nur bei Säuglingen vorkommende Sonderform des akuten Ekzems dar (s. Abb. 47). Seine *Prädilektionsstellen* sind die Wangen, die Stirn, das ganze Gesicht mit Ausnahme des Nasolabialdreiecks, dann der behaarte Kopf *(Milchschorf)*, der Hals, die Brust, die Außenseiten der oberen Extremitäten, Handrücken, Hüfte und Oberschenkel. In schweren Fällen findet man eine Ausbreitung über den ganzen Körper *(Eczema generalisatum)*.

Wie beim akuten Ekzem des Erwachsenen beginnt die Veränderung mit Rötung und Ödem *(Stadium erythematosum)*, dann entwickeln sich kleine Papeln *(Stadium erythemato-papulosum)*, die sich unter Zunahme der Entzündungserscheinungen in Bläschen umwandeln *(Stadium vesiculosum)*. Nach Verlust der Bläschendecke tritt schließlich im *Stadium madidans* eine starke Exsudation mit Krustenbildung ein *(Stadium crustosum)*, bei der große Mengen Eiweiß verlorengehen, so daß man fast bei jedem Säugling mit länger dauerndem Ekzem mit einer Hypoproteinämie und deren Folgen für Infektionsresistenz und Ödemneigung rechnen muß. An das Stadium madidans schließt sich nach Abklingen der exsudativ entzündlichen Erscheinungen die Rückbildung an. Entzündung und geringes Ödem verschwinden und die anschließend noch längere Zeit erythematöse Haut zeigt eine leichte Schuppung *(Stadium squamosum)*. Das akute Säuglingsekzem ist praktisch *nicht im ersten Trimenon* zu beobachten. Es besteht eine ausgesprochene jahreszeitliche Abhängigkeit, bei einem *Häufigkeitsmaximum im Frühjahr*, mit zunehmender Sonnenbestrahlung, während im Sommer und Winter die Häufigkeit zurückgeht. Meist neigt die Familie der befallenen Säuglinge zu allergischen Krankheiten. *Bevorzugt* werden eutrophe oder besonders gut genährte, hellhäutige und blonde Kinder, zumal Knaben befallen.

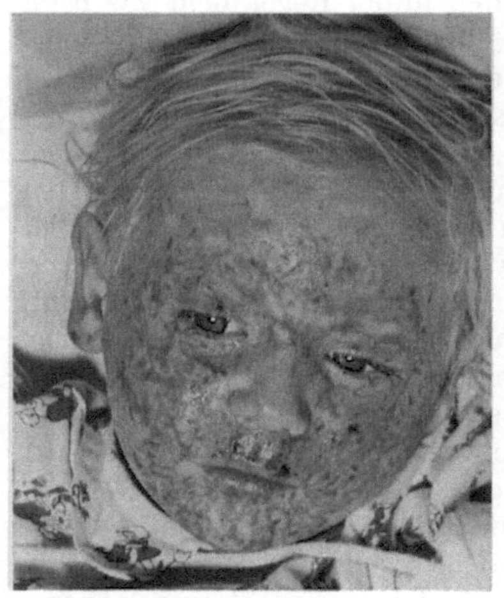

Abb. 47. Säuglingsekzem (Univ.-Kinderklinik Köln)

Klinisch sind die Säuglinge häufig durch einen ausgesprochenen *Juckreiz* sehr mitgenommen, der zu dauerndem Reiben und Kratzen bis zur blutigen Excoriation führt. Dementsprechend besteht *Schlafmangel*, der wieder Anlaß zu einer erhöhten Reizbarkeit, Weinerlichkeit und Ernährungsschwierigkeiten bietet.

Ätiologisch wird heute an einer ursächlichen Allergie kaum noch gezweifelt. Nur gelingt es in den seltensten Fällen, wie etwa beim Kontaktekzem des größeren Kindes oder Erwachsenen, das auslösende Allergen in der Umgebung des Kindes zu eruieren. Häufig wird es sich auch um *Nahrungsmittelallergene* handeln, die aber erfahrungsgemäß beim Säugling nicht objektiviert werden können, so daß man nur auf eine symptomatische Behandlung angewiesen ist. Nicht selten besteht eine ausgesprochene *Eosinophilie*.

Sehr viele Ekzemkinder haben eine *positive Hautreaktion auf Eiereiweiß*. Insgesamt findet man unter etwa 1000 Säuglingen 6 Eiklar-Allergiker, während unter den Ekzem-Säuglingen 50—75% der Kinder auf Hühnereiklar positiv reagieren [*2661*]. Diese Beobachtung wurde schon von Moro [*2384*] gemacht. Da das Eiereiweiß in zur Sensibilisierung nötigen Mengen die Darmschleimhaut und auch die Placenta unverändert passieren kann, ist die beim Säugling nachzuweisende Überempfindlichkeit auch mit einer intrauterinen Sensibilisierung zu erklären. Bei diesen Zusammenhängen ist es also durchaus zu diskutieren, ob Frauen aus Allergikerfamilien während der Gravidität der Genuß von Hühnereiweiß abzuraten ist.

So groß die theoretische Bedeutung dieses Befundes ist, praktisch spielt sie deshalb eine geringe Rolle, weil vielfach der erste akute Ekzemschub auftritt, bevor die Säuglinge mit Eiereiweiß in Kontakt gekommen sind und weil bei älteren Säuglingen die Elimination des Eiereiweißes aus der Nahrung keine wesentliche Besserung der Hauterscheinungen zur Folge hat. Auch reine Brustkinder können an Säuglingsekzem erkranken, allerdings besonders bei überreichlicher Nahrungszufuhr. Im übrigen wird bei diesen Fällen diskutiert, ob nicht die

Allergie durch von der Mutter aufgenommene Nahrungsmittel eintritt, die auf dem Blutweg in die Milch übergehen können, wie das z.B. für Eiklar nachgewiesen wurde.

Als *Komplikationen* drohen sekundäre Lokalinfektionen durch Streptokokken und Staphylokokken im Sinne der Impetiginisierung, die durch Einbruch in die Blutbahn zur allgemeinen Sepsis und zum dadurch bedingten plötzlichen Tod führen können. Im „*Ekzemtod*" liegt ein Konglomerat von verschiedenen ätiologischen Möglichkeiten vor, die bei ekzemkranken Säuglingen ein perakutes Ende hervorrufen können. Abgesehen von den *Folgen bakterieller Infektionen* (auch Diphtheriebacillen können sich in den ekzematösen Hautveränderungen ansiedeln), bedeutet schon der Ausfall von großen Hautflächen für die Wärmeregulation eine große Belastung, die bei ungeeigneter Behandlung mit abdeckenden Salbenverbänden und beim zufälligen Auftreten von infektionsbedingten Temperaturen zu einer akuten *Wärmestauung* bis zum Kreislaufkollaps führen können. Auch der dauernde *Plasmaeiweißverlust*, kompensiert durch erhöhte Natriumretention und Wassereinlagerung ins Gewebe, kann Ursache zu Kreislaufkollaps, Krämpfen und plötzlichen Todesfällen sein.

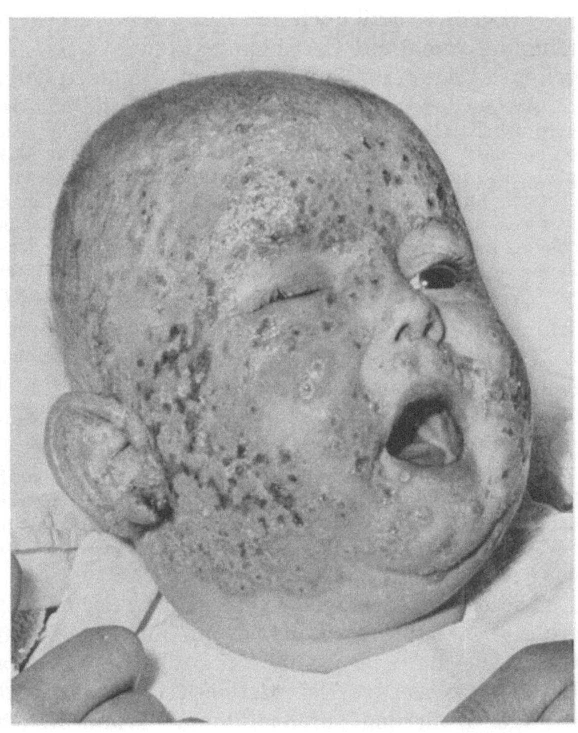

Abb. 48. Eczema herpeticum (Univ.-Kinderklinik Köln)

Ganz gefährlich sind auch *Allgemeininfektionen* des ekzematösen Kindes *mit Herpesvirus* im Sinne der *Pustulosis varicelliformis acuta (Eczema herpeticum seu varicelliforme Kaposi)*. Dabei schießen unter plötzlichem Fieberanstieg bis zu 40° zahlreiche, varicellenähnliche, linsengroße Bläschen auf hochrot entzündlichem Grund auf, die vor allem das Gesicht einschließlich der Augenlider und die Mundschleimhaut in Form einer generalisierten aphthösen Stomatitis überziehen (s. Abb. 48). Einige dieser Efflorescenzen zeigen eine nabelförmige Einziehung in der Mitte, so daß der Verdacht auf generalisierte Impfpocken entsteht. Besonders gefährlich sind die Veränderungen wegen der fast immer vorhandenen eitrigen Sekundärinfektionen, die energisch mit Antibiotica zu behandeln sind. Die eigentliche Ursache, das Herpesvirus, kann nicht angegriffen werden. Die *Prognose* des Eczema varicelliforme ist günstig, da nur sehr selten Narben zurückbleiben. In Einzelfällen kann eine akute Nebennierennekrose zum Tod führen [*2002*].

Differentialdiagnostisch ist die zweite und besser zu verhütende Virusinfektion eines Ekzemkindes auszuschließen, das *Eczema vaccinatum*. Dies ist aus dem klinischen Bild allein nicht möglich, da die Einzelefflorescenz und auch die

Lokalisation der Veränderungen im Gebiet der ekzematisierten Bezirke durchaus gleichförmig sein kann. Die sicherste Differenzierung ist bei bereits erfolgreich pockenschutzgeimpften Kindern möglich: sie können nur an Eczema herpeticum erkranken. Bei nicht schutzgeimpften Säuglingen muß der Kontakt mit einem frisch schutzgeimpften Kind als Infektionsquelle gefunden werden. Im *Zweifelsfall* ist zur Differenzierung die Übertragung des Virus auf die Kaninchencornea zu versuchen. Die *Prognose* des Eczema vaccinatum ist ungünstiger als beim Eczema herpeticum, die Behandlung ist dieselbe.

Schließlich muß noch mit *Pilzinfektionen* des Ekzems gerechnet werden, beim Säugling zumal mit Candidainfektionen (s. S. 477). Mit spezifischer Behandlung gelingt es dann, die Superinfektion schnell zu beseitigen.

Als *Sonderform* des Ekzems des Säuglingsalters ist das *Aldrich-Syndrom* zu nennen, eine vermutlich rezessiv geschlechtsgebunden vererbliche Anomalie, die bereits in der Neugeborenenzeit mit Melaena beginnen kann und dann das typische Syndrom Thrombocytopenie, Ekzem und Neigung zu Infektionskrankheiten, wie Otitis media, Pneumonie und Pyodermien aufweist. Im Blut und im Knochenmark besteht meist eine starke Eosinophilie. Der γ-Globulin- und Properdinspiegel ist normal, die Isoagglutinine fehlen regelmäßig. Plättchenagglutinine sind nicht vorhanden. Die *Prognose* des Syndroms ist auch unter Cortisonbehandlung schlecht, da frühzeitig der Tod an sekundären Infektionen eintritt [*2295*].

Differentialdiagnostisch ist schließlich die *Dermatitis seborrhoides* auszuschließen.

Die *Behandlung* des akuten Ekzems erfordert große Geduld. Die zugrunde liegende konstitutionelle Bereitschaft läßt sich nicht ändern und die Beseitigung etwa vorhandener auslösender Allergene ist bei den meisten Fällen nicht möglich, weil sie sich nicht eruieren lassen.

Entsprechende intracutane Testversuche nach den Regeln der Allergielehre sind schon häufig unternommen worden und haben bei Ekzemkindern auch fast immer positive Ergebnisse gebracht, besonders häufig mit Eiereiweiß (s. oben), weniger häufig mit Milch, bei der vor allem das Lactalbumin allergisierend wirken kann, dann auch mit vielen Einzelbestandteilen der Nahrung, wie Gemüse, Fleischarten, Obst.

Die entsprechenden Eliminierungsversuche waren aber meist nicht von dem erhofften Erfolg, so daß man auf eine *symptomatische Behandlung* angewiesen bleibt. Bei ihr muß primär auf strengste *Infektionsprophylaxe* geachtet werden. Bei hospitalisierten Ekzematikern ist nach Möglichkeit eine Einzelpflege mit strenger Isolierung durchzuführen. Grundsätzlich müssen im hochakuten Stadium immer Antibiotica zur Infektionsprophylaxe gegeben werden.

Eine Allgemeinbehandlung mit *Cortison*, die fast in jedem Fall ganz akut eine verblüffende Besserung erreicht, wird heute beim ekzematischen Säugling nicht mehr uneingeschränkt empfohlen. Sie ist zumal wegen der im Säuglingsalter vorhandenen Möglichkeit einer *Superinfektion mit Herpes- und Varicellenvirus* sehr problematisch, weil unter Cortison ganz schwere Verlaufsformen mit *gangränisierenden* und *ecthymaähnlichen Efflorescenzen* beobachtet wurden, die therapeutisch kaum zu beeinflussen waren und in einigen Fällen zum Tode geführt haben. Außerdem hat sich gezeigt, daß die durch Cortisonderivate erreichte Besserung nur sehr flüchtig ist und Rezidive nach Absetzen der Therapie immer wieder auftreten. Eine langdauernde Steroidtherapie ist bei Säuglingen in manchen Fällen auch von negativem Einfluß im Sinne einer Retardierung des Wachstums. Diese Gefahr besteht sicher nicht bei 2—3 Behandlungskuren von jeweils 4—5 Wochen. Auch über die Erfolge einer Behandlung mit *Hydrocortisonsalben*, vor allem in stärkerer Konzentrierung, herrscht nicht mehr der ungeteilte Optimismus. Sie sollte nur vorübergehend im Generalisationsstadium und bei therapieresistenten Fällen verwendet werden. Grundsätzlich müssen alle *exogenen Reize beseitigt* und verhindert werden. Die Kinder dürfen keinen scharfen klimatischen Aggressionen, wie *Sonnenstrahlen* und *Wind*, ausgesetzt werden, der *Juckreiz* ist durch Anwendung von Sedativa zu dämpfen, und mit Armmanschetten oder Festbinden ist zumindest in der ersten Zeit das Kratzen zu verhindern.

Die *Lokalbehandlung* richtet sich nach dem Zustand der Haut. Im erythematösen und papulösen Stadium genügt häufig noch Puder und ein strenges Verbot, das Kind zu baden oder mit Seife zu waschen. Die Haut darf nur mit Öl, Eucerin oder Paraffin gereinigt werden. Erst nach Abklingen der akuten Erscheinungen ist das Baden wieder erlaubt, wobei dem Badewasser Kleie, Kamille (Kamillosan), Satina (Mack), Dulgon N (Benckiser), Kinderbad „Töpfer" zuzusetzen ist. Lokal genügt eine einfache Salbenbehandlung mit Zinköl, Penatencreme, Unguentum leniens oder Zinkschüttelpinselung.

Im *Stadium madidans* sind nur feuchte Umschläge anzuwenden, die nicht eintrocknen dürfen, mit Kamillosan oder Kamillentee, physiologischer Kochsalzlösung, Borwasser (Acidum boricum solutum, Aqua borica 3%ig), essigsaurer Tonerde (Aluminii acetici liquor, 1 Eßlöffel auf $^1/_4$ l Wasser). Im *Stadium crustosum* werden die Krusten aufgeweicht, indem man sie über Nacht mit 0,5 bis 2%iger Salicylvaseline, messerrückendick aufgetragen, oder mit einem Ölumschlag mit Olivenöl oder mit Salicylöl (Rp. Acidi salicyl. 0,5—2,0, Ol. ricini, Ol. olivarum āā ad 100) zur Lösung bringt. Anschließend muß noch ein paar Tage das Stadium madidans mit feuchten Umschlägen bekämpft werden. Ist die Haut dann trocken geworden, geht man bis zum Abklingen der akut entzündlichen Vorgänge auf eine milde Zink-Trockenpinselung oder eine wasseraufsaugende Kühlsalbe über wie:

Rp. Acidi borici 5,0
Zinci oxydati 10,0
Adipis lanae anhydr.
Naphthalani āā 25,0

oder

Rp. Cerae flavae
Paraffini solidi (Schmelzpunkt 50°) āā 10,0
Ol. amygdalae 80,0
Acid. borici
Zinci oxydati āā 4,0
Hydrocortisoni 0,1
MDS Mandelölsalbe mit Hydrocortisonzusatz [*2110*].

Auch Fissan-Schüttelmixtur und Zinkpaste sowie 10%ige Naphthalanpaste haben sich bewährt. Ist das entzündliche Stadium besonders therapieresistent, kann man kurzfristig eine 1%ige Hydrocortisonsalbe verschreiben (Rp. Unguent. hydrophilic. 100,0; Hydrocortisoni 1,0).

Diese Hormonsalbe kann bis zu 5%ig sein. Die Hauptaufgabe des Hydrocortisonzusatzes ist die Unterdrückung der Entzündungserscheinungen. Fehlen diese, besteht keine Indikation. Auch beim Bestehen von sekundären Infektionen besteht eine Kontraindikation gegen die Anwendung hydrocortisonhaltiger Salben. Erst muß die Infektion überwunden sein. Beim *impetigenisierten Ekzem* muß außer der antibiotischen Allgemeinbehandlung auch bei den lokalen feuchten Umschlägen ein antiseptischer Zusatz in Form von Antibiotica (aber nicht Penicillin) und eine Bäderbehandlung mit Kalium permanganat. durchgeführt werden [*2053*].

Gelingt es auf diese Weise nach zunehmender Trocknung und Akblingen des akuten Stadiums in das *Stadium squamosum* zu kommen, dann ist die Therapie der Wahl die Anwendung von *Teerpräparaten* (Pix lithantracis, unverdünnt oder als Liquor carbonis detergens 1—50%ig in Öl verdünnt). Diese Teerpinselung wird nur an einer circumscripten Stelle des Ekzems, etwa in Fünfmarkstückgröße durchgeführt und mit einer dicken Puderschicht bedeckt 2—4 Tage liegengelassen. Auf diese Weise pflegen auch die nichtbehandelten Herde Regressionserscheinungen aufzuweisen. Ein entsprechendes Fertigpräparat ist das Fissan-Teeröl, die Fissan-Teersalbe, der Teerpuder, die Teerschüttelmixtur und die Teertrockenpaste der gleichen Firma (Deutsche Milchwerke Dr. A. Sauer). Anschließend ist nur noch dafür zu sorgen, daß die ursprünglich befallene Haut durch leichtes Einfetten weiterhin geschmeidig und durch Puder reizlos bleibt.

Bei der *Ernährung* des ekzemkranken Säuglings wurden die verschiedensten Diäten vorgeschlagen, mit unterschiedlichen und meist nicht entsprechend reproduzierbaren Erfolgen. Im allgemeinen hat es sich als günstig erwiesen, keine großen Experimente zu machen, sondern mit einer sehr ausgewogenen, vitaminreichen Kost unter strenger Vermeidung von Überfütterung die ersten 2 Jahre zu überwinden [*2415*]. Besonders ist darauf zu achten, daß bei dem großen Eiweißverlust eine entsprechende Kompensation stattfindet, was oft mit Milch allein nicht zu erreichen ist, zumal ein übermäßiger Milchgenuß einen sehr ungünstigen Einfluß auf das Ekzem hat. Wiederholt ist auch beobachtet worden, daß die Anwendung von stark denaturierten Milchpräparaten, wie kondensierte, evaporierte Milch, günstiger ist als die Verfütterung einer weniger denaturierten Pulvermilch. SCHIFF [*2514*] möchte nach seinen Erfahrungen überhaupt nicht mehr als 450—480 g Milch/Tag geben, verabfolgt aber zur Deckung des Proteinbedarfs schon vom 3. Lebensmonat an Fleisch und Gemüse und von $3^1/_2$—4 Monaten an ganze Eier. Bei nachgewiesener Milchüberempfindlichkeit kann eine milchfreie Säuglingsnahrung, wie Lactopriv Töpfer, eine Sojamilch, verabfolgt werden. Die Beobachtung, daß bei ekzematösen Säuglingen mit fettarmer Ernährung bei normalem Gesamtfettsäurengehalt die Jodzahl im Serum erniedrigt war, gab Veranlassung, der Nahrung der Ekzemkranken ungesättigte Fettsäuren in Form von frischem Speck und Maisöl zuzusetzen. Damit wurde eine Normalisierung der Jodzahl und häufig eine klinische Besserung des Ekzems erreicht [*2186*]. Im allgemeinen hat aber die von FOLBERTH empfohlene Specktherapie [*2125*] in Form von geschabtem Speckbrei, der in Dosen von 5 g täglich, gesteigert bis auf 30—50 g/Tag, der Flasche zuzusetzen ist, die in sie gesetzten Hoffnungen nicht erfüllt [*2393*].

Das *chronische Ekzem* ist selten schon beim Säugling in typischer Weise mit Lichenifikationen, starkem Juckreiz und neurodermatitisähnlichen Efflorescenzen zu erkennen. Solche Fälle werden mit besserem Erfolg dem Hautarzt zur Behandlung überwiesen.

Die *Prognose des frühkindlichen Ekzems* ist in bezug auf Auftreten anderer allergischer Manifestationsformen im späteren Leben bedenklich. Bei einem Viertel der Fälle kommt es zu einer asthmatischen Bronchitis, ein Sechstel der Ekzemkinder bekommt später Asthma bronchiale oder allergische Hautmanifestationen [*2393*].

8. Dermatitis seborrhoides

Bei der Säuglingsdermatitis handelt es sich um ein Krankheitsbild, das vom Ekzem streng zu trennen ist, obwohl im fortgeschrittenen Stadium, wenn der Verlauf nicht beobachtet werden konnte, eine rein morphologische Diagnose manchmal schwerfallen kann. Typisch ist bei der Dermatitis schon, im Gegensatz zum Ekzem, der frühe *Beginn in den ersten Lebensmonaten*, meist zwischen der 3. und 4. Lebenswoche. Die für das Ekzem charakteristischen Stadien lassen sich nicht nachweisen.

Die Hauptmerkmale sind *Rötung und Schuppung* infolge Loslösung der obersten Hornschicht über der stark hyperämischen Haut. Eine ödematöse Durchtränkung der Haut, wie beim Ekzem, besteht nicht. Die *Einzeleffloreszenz* besteht aus einer *krustösen, schuppenden Papel.* Diese Papeln stehen in Vielzahl in kleinen Herden zusammen, konfluieren schließlich zu größeren Hautbezirken, die eine scharfe Begrenzung in Form eines von weißlich-gelblichen Schüppchen bedeckten Randsaumes aufweisen, während die zentralen Partien hochrot bis blaurot verfärbt, trocken und glänzend oder auch mit Schuppen oder fettigen Borken bedeckt sein können (s. Abb. 49).

Die *Prädilektionsstellen* sind die *behaarten Hautpartien* und die *Hautfalten,* also die Perianal- und Glutealgegend, die Falten am Hals, die behaarte Kopfhaut, im Gesicht die Augenbrauengegend. Fast immer bleiben die Wangen, die Vorderarme und die Hand- und Fußflächen frei. Der behaarte *Kopf* kann von einer grauen Haube dicker, fest haftender Borken bedeckt sein *(Gneis),* so daß fälschlicherweise an Milchschorf gedacht wird. In extremen Fällen besteht eine gewisse Neigung zu nässender Exsudation, besonders hinter den Ohren, am Hals und in den Achselhöhlen und Leistenbeugen, bei mechanischer Reizung auch zu flächenhaften Blutungen. Ähnlich dem Intertrigo breiten sich die Veränderungen von der Glutealgegend über die Leistenbeuge aus und bleiben oft in Nabelhöhe in Form einer Badehose stehen, bis sie schließlich in inselförmigen Plaques weiter nach oben vordringen.

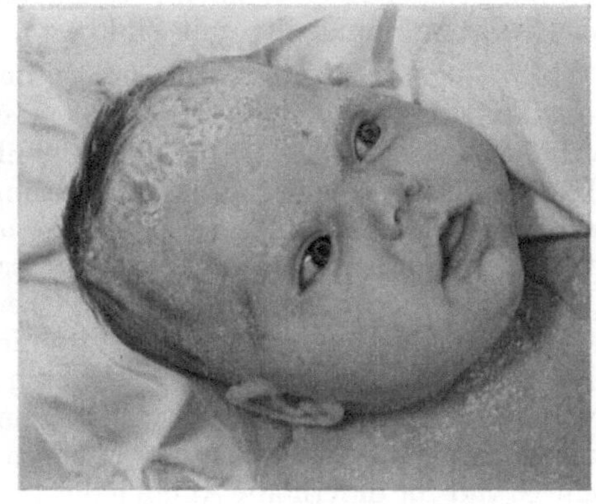

Abb. 49. Dermatitis seborrhoides (Univ.-Kinderklinik Köln)

Bedrohlich ist die *generalisierte Form* des erythrodermischen Typs *der Dermatitis seborrhoides, der Morbus Leiner,* bei der die Schuppenbildung nur noch an manchen Partien zu finden ist, im allgemeinen aber eine intensive, den Körper überziehende Rötung der Haut besteht, die diffus ödematös geschwollen ist, stark glänzt und manchmal eine leichte Exsudation zeigt. Patienten mit Leinerscher Erkrankung sind trotz des bedrohlichen Aussehens im akuten Stadium oft nicht stark beeinträchtigt, aber bedroht durch Dyspepsien und Sekundärinfektionen der Haut sowie Bronchopneumonien und Pyurien. In schweren Fällen kann sich eine Blutungsbereitschaft und eine Anämie einstellen.

Die *Pathogenese der Dermatitis seborrhoides* und der Leinerschen Erkrankung und ihre Ätiologie ist bis heute noch *ungeklärt* [*2350*]. Hormonale Störungen, Mangelschäden (Vitamin H-Mangel nach György) und chronische Ernährungsstörungen werden diskutiert. Auch ein Vitamin B_{12}-Mangel wurde schon vermutet und mit peroralen Gaben entsprechende Erfolge beobachtet [*2399*]. Schließlich hat man auch schon an die Wirkung toxischer Substanzen gedacht, die übrigens auch in der Muttermilch vorkommen müssen, da besonders Brustkinder die schwerste Form der Dermatitis seborrhoides aufweisen können. Allerdings enthält die Muttermilch auch vielleicht zu wenig Vitamin H (György). Auch wurde ein besonders niederer Vitamin A-Spiegel bei atrophischen Kindern mit Leinerscher Krankheit gefunden [*2149*].

Wichtig ist die Tatsache, daß beim *Morbus Leiner* in vielen Fällen (in 66%) eine *Candida-Mykose* festgestellt und die Krankheit durch spezifische Behandlung beseitigt werden konnte [*2328*]. Trotzdem darf an der Existenz der Dermatitis seborrhoides als *Kranhkeitsbild sui generis* nicht gezweifelt werden, inbesondere weil sie bei unspezifischer Behandlung ohne Rezidivneigung abheilen kann. Gelegentlich aber kommt es zu einer *Ekzematisation,* so daß Übergangsformen zwischen der Dermatitis seborrhoides und dem Säuglingsekzem möglich sind. Die

Differentialdiagnose muß gegenüber dem *Ekzem*, der *Lues*, und bei der Leinerschen Erkrankung gegenüber der *Dermatitis exfoliativa Ritter* gesichert werden.

Die *Therapie* besteht in Lokalbehandlung mit indifferenten Ölen, z.B. Paraffinum liquidum, 1—2%ige Borsalbe [*2328*], 5%ige Boraxzinkpaste [*2350*], Vaseline-Packungen, $^1/_2$—1%iges Salicylöl, Zinköl kombiniert mit Kleiebädern oder Bäder mit Zusätzen wie beim Ekzematiker. Bestehende Schuppen am behaarten Kopf werden wie beim Ekzemkind mit 1—2%iger Salicylvaseline gelöst. Anschließend wird die Haut mit Zinkpaste oder Zink-Schüttelmixtur behandelt. Bei stärker entzündlicher Reaktion im Sinne der Erythrodermie ist auch kurzfristig eine Hydrocortisonsalbe indiziert. Nach Abklingen der akuten Erscheinungen ist für lange Zeit eine sehr intensive Hautpflege notwendig mit energischer Puderbehandlung aller Hautfalten, häufigem Wäschewechsel, schneller Entfernung eingenäßter Windeln, regelmäßigen Kleiebädern und Abdecken der prädestinierten Hautstellen mit Zinkpaste.

Im Gegensatz zum Ekzem ist bei der Dermatitis seborrhoides ein deutlicher Einfluß durch *diätetische Maßnahmen* zu beobachten. Bei reinen *Brustkindern* empfiehlt sich ein Übergang auf Zwiemilchernährung, wobei die Muttermilch am besten mit einer halbentfetteten Nahrung (Eledon) zu ergänzen ist. Bei *künstlich ernährten Kindern* ist eine Luxuskonsumption, zumal auf dem Fettsektor zu vermeiden und eine ausgewogene, altersentsprechende, eiweißreiche und fettarme Diät empfehlenswert. Frühzeitiger Übergang auf Eiweißmilchbrei, Gemüse und Obst ist günstig. Zusätzliche Vitamingaben (Vitamin A, E, H, Vitamin B-Komplex) sind vorteilhaft. In schweren Fällen sind Bluttransfusionen wirkungsvoll. Da das p_H der Hautoberfläche von Kindern mit seborrhoischer Dermatitis alkalischer als bei gesunden ist (auch im Bereich der unveränderten Haut [*1945*] ein Grund für die erhöhte Anfälligkeit für Sekundärinfektionen), sind außer Kleiebädern auch Bäder mit Dulgon S (Benckiser), ein sauer reagierendes Bad, das auch besonders bei Mykosen indiziert ist, günstig. Auch Vitamin B_{12} wird empfohlen (wöchentlich 2mal 7,5—15 γ intramuskulär) und lokal Zinköl auf der Grundlage eines an ungesättigten Fettsäuren reichen Maiskeimöles [*2658*]. Die durchschnittliche *Behandlungsdauer* beträgt dann 18—21 Tage.

9. Ätiologisch unklare Erkrankungen

a) Acrodermatitis enteropathica

(Danbolt-Closs-Syndrom [*2059*])

Bei diesem ätiologisch noch völlig unklaren Krankheitsbild, das bisher nur im Säuglingsalter beobachtet wurde und meist nach dem Abstillen, frühestens in der 6. Lebenswoche [*1984*] die ersten Krankheitssymptome macht, treten neben Allgemeinerscheinungen wie *Durchfälle*, Gewichtsabnahme bis zur *schwersten Dystrophie* und zeitweilige Fieberattacken ganz typische, um die Körperöffnungen (Mund, Nase, Augen, Ohren, Anus, Vulva) *pluriorifizielle Efflorescenzen* auf. Sie beginnen häufig als harmlose Rhagaden an den Mundwinkeln, die sich in Form von entzündlich geröteten und nässenden, schuppenden Herden über Mund, Nase, Augen und Anus ausbreiten. Auch auf dem Kopf können derartige Herde auftreten und zum Haarverlust bzw. Verlust der Augenwimpern führen. Immer besteht eine auffällige *Photophobie* und *Blepharitis*. Auch *an den Acren* zeigen sich lokalisierte Hauterscheinungen, die als Paronychien beginnen und in Form von *roten, schuppenden Herden* (bei interdigitalem Sitz Verdacht auf Mykosen!) um sich greifen. Es können sich dort *Blasen* bilden, die Anlaß zu Superinfektionen mit der Folge schwerster Hautdystrophien bis zum Verlust von Nägeln geben.

Heilen diese Herde ab, bleibt zumeist eine gelbliche Pigmentierung zurück. Auch am Körper, besonders an den Oberschenkeln, an den Unterarmen und an den Händen, breiten sich derartige Herde landkartenförmig aus.

Obligat ist stets die *chronisch-rezidivierende Ernährungsstörung* mit Retardierung des Längenwachstums und starkem Untergewicht. Typisch sind auch *psychische Veränderungen* im Sinne von Negativismus, Schlafstörungen und Weinerlichkeit. In manchen Fällen treten *massige, schaumige und stinkende Stühle* bei mäßiger Auftreibung des Leibes ähnlich wie bei Cöliakie auf. Geschwistererkrankungen sind beobachtet worden [*2003*, *2408*]. *Differentialdiagnostisch* ist die *Epidermolysis bullosa*, die *Sprue* und eine *Moniliasis* auszuschließen.

Im *Verlauf* kann es zu spontanen Remissionen kommen, aber quoad vitam et sanationem ist die Prognose ungünstig, weil immer wieder Rezidive auftreten. *Therapeutisch* haben sich im einzelnen Schub Antibioticadosen, kombiniert mit Cortisonderivaten, bewährt, die zu einem Abheilen der Hauterscheinungen führen [*2604*]. Auch Frauenmilchgaben und eine Cöliakiediät sind von Vorteil. Langdauernde Erfolge werden neuerdings durch hochdosierte Verabreichung von Dijodohydroxychinolin beobachtet, was für die Beteiligung eines Mikroorganismus an der Pathogenese spricht [*2175*, *2613*].

b) Panniculitis

(Pfeifer-Weber-Christiansches Syndrom, Relapsing febrile nodular non suppurative panniculitis)

Diese sehr seltene, unter Fieberschüben verlaufende, knötchenförmige, nicht eitrige Entzündung der Haut kann ebenfalls bereits im Säuglingsalter beginnen. Es zeigen sich dann mehr oder weniger zahlreiche, über den ganzen Körper *disseminiert* auftretende, *dunkelrötliche, schmerzhafte Knoten*, ähnlich dem Erythema nodosum, die längere Zeit bestehen bleiben können. Bei der histologischen Untersuchung findet man entzündliche Zellinfiltrationen, vorwiegend aus polymorphkernigen Phagocyten und Lymphocyten, besonders in der Umgebung von Gefäßen. Eine hämatogene Streuung einer infektiösen Noxe als Ursache wird angenommen. Nur selten tritt eine Erweichung der Knoten mit Entleerung einer blutig-serösen Flüssigkeit auf. Tuberkulin- und Luesreaktionen sind negativ. *Differentialdiagnostisch* ist der *Rheumatismus nodosus* in Erwägung zu ziehen (s. S. 495). Therapeutisch werden Antibiotica und Sulfonamide empfohlen [*2398*].

c) Purpura necrotica

(Purpura fulminans Henoch)

Bei diesem Krankheitsbild kommt es plötzlich aus voller Gesundheit unter *Fieber*, Erbrechen, allgemeinen Krankheitssymptomen, oft mit Krämpfen verbunden, zum Auftreten von zahlreichen, *großflächigen, unsymmetrisch verteilten Blutflecken*, die zentral schwarz-blau werden und offenbar bis zur Muskelfascie reichen. Die Epidermis darüber kann blasig abgehoben sein, in der Umgebung findet man kleinere Herde bis zu petechialen Blutungen. Extremitäten und Gesicht sind in der Regel stärker befallen als der Stamm. Die Schleimhäute bleiben meist frei, auch an den inneren Organen oder im Magen-Darmtrakt treten keine Blutungen auf. Auch Ödeme sind zu beobachten. *In schweren Fällen* lassen sich deutliche *Veränderungen in den Gerinnungsfaktoren*, wie verlängerte Blutungs-, Gerinnungs- und Prothrombinzeit, Mangel an Faktor V, VII und VIII, verminderte Fibrinogenwerte und Thrombopenien nachweisen. In leichten Fällen können diese Veränderungen des Gerinnungsstatus fehlen, so daß schon ein besonderes Krankheitsbild abzutrennen vorgeschlagen wurde: die *Purpura necrotica* [*2300*, *2537*]. Häufig besteht ein enger Zusammenhang mit akuten Infektionen, manche Fälle treten in der Rekonvaleszenz von bakteriellen Erkrankungen auf. Praktisch das gleiche Bild kann auch durch eine *Meningokokkensepsis* hervorgerufen werden [*2074*]. Unter antibiotischer Behandlung, unterstützt durch Cortisonderivate, demarkieren sich die Nekrosen, trocknen im Zentrum aus, stoßen sich ab und werden in einem langwierigen Granulationsprozeß durch Narbengewebe wieder ersetzt. Bei moribunden Patienten kann ein Versuch mit Austauschtransfusion gemacht werden. Die *Pathogenese* ist noch ungeklärt, allergische Symptome im Sinne eines Shwartzman-Phänomens als Reaktion auf Bakterientoxine wurden diskutiert.

d) Das Erythema annulare centrifugum (Darier)

Bei diesem ebenfalls ätiologisch unklaren Krankheitsbild entstehen zarte, rosafarbene Ringe oder girlandenförmige Figuren, die sich unter Rückbildung der zentralen Veränderungen peripher vergrößern. Ein Zusammenhang mit bakteriellen Infektionen wird diskutiert. Bereits bei einem Neugeborenen ist dieses charakteristische Erythem beobachtet worden [*2128*]. Die Efflorescenzen können von selbst wieder verschwinden und neue dafür auftreten. Eine erfolgreiche Therapie dieser vermutlich allergischen Veränderungen existiert noch nicht.

R. Erkrankungen des Skeletsystems

1. Angeborene Anomalien

a) Lückenschädel

Den angeborenen *Lückenschädel* findet man in 0,04% aller Neugeborenen in Form von deutlich tastbaren, scharf begrenzten Knochendefekten, meist im Bereich der Parietalia, so daß die Dura mater mit dem äußeren Periost des Schädels in Verbindung steht. Den *Wabenschädel* erkennt man entweder nur röntgenologisch, weil die äußere Schädelkapsel glatt bleibt oder bei ausgeprägter Form *(Blasenschädel)* lassen sich zahlreiche Vorwölbungen der Schädelkalotte tasten, die infolge der dünnen Knochenstruktur selbst deutlich federnd nachgibt. Dabei fehlt die Tabula interna und die Diploe des Schädelknochens oder ist nur gering ausgebildet. Zwischen den verdünnten Bezirken bleiben starke Knochenleisten stehen, die dem Röntgenbild die wabenähnliche Zeichnung verleihen. Sowohl beim Lücken- als auch beim Wabenschädel besteht eine *Störung der Knochenentwicklung* der Schädelkalotte. Waben- und Lückenschädel können zusammen vorkommen. Außerdem sind *Kombinationen mit Fehlentwicklungen des Gehirns*, zumal des Kleinhirns, und *Mißbildungen des Rückenmarks* (Spina bifida, Meningocele) nicht selten.

Differentialdiagnostisch sind die symmetrischen, familiär vorkommenden Lückenbildungen der Parietalia, die *Foramina parietalia permagna* [*2341*] auszuschließen, eine Schädelmißbildung, die, isoliert oder kombiniert mit Degenerationszeichen, im allgemeinen eine harmlose Anomalie darstellen. Sie liegen an der Stelle der normalen Foramina parietalia im hinteren Teil der Scheitelbeine beiderseits neben der Pfeilnaht und können rund, oval oder eckig sein, wobei ihre Längsachse bei länglicher Ausdehnung immer senkrecht zur Pfeilnaht steht. Ihre *Pathogenese* steht noch in der Diskussion. Die *Prognose* ist bei isoliertem Auftreten höchstens in bezug auf die mechanische Gefährdung des Schädelinhalts zurückhaltend zu stellen.

Beim Wabenschädel sind *differentialdiagnostisch* außerdem die *Dysostosis cleidocranialis*, die *Lues connata*, das *Cranium bifidum* (dabei nur Spaltbildung der Sagittalnaht), *Reticuloendotheliosen* und das *eosinophile Granulom* sowie die *Osteogenesis imperfecta* auszuschließen.

b) Lokalisierter Riesenwuchs

Bereits im Säuglingsalter, ja schon beim Neugeborenen, kann es zu einer lokalisierten Hypertrophie von Extremitäten oder einer ganzen Körperhälfte kommen. Die *Ätiologie* dieser Mißbildungen ist noch völlig unbekannt, und *therapeutische Möglichkeiten* bestehen nicht. *Differentialdiagnostisch* sind in den Extremitäten *arteriovenöse Fisteln* und außerdem das *kongenitale Ödem* (Nonne-Milroy-Meige-Syndrom s. S. 152) auszuschließen.

c) Luxatio coxae

Diese 4—5mal häufiger Mädchen betreffende Mißbildung ist ätiologisch noch nicht geklärt. Man findet sie häufiger in der weißen Rasse als bei Farbigen und häufiger ein- (in 35% der Fälle) als doppelseitig. Auffällig ist eine gewisse *familiäre Belastung*. Bei etwa $^1/_5$ aller befallenen Kinder tritt die Erkrankung schon in der Ascendens der Familie auf.

Vererbt wird nur die *Dysplasie des Hüftgelenks*, erkennbar an der *Steilheit des Pfannendachs* und, ab 5.—6. Lebensmonat, an der *Hypoplasie des Femurkopfkernes*. Bei der Geburt ist das Hüftgelenk meist noch nicht luxiert. Mit zunehmendem Wachstum bekommt der Femur durch den Muskelzug eine nach kranial exzentrische Lage (Subluxation), und bei fehlender Behandlung tritt dann der Gelenkkopf schließlich aus dem Acetabulum heraus (Luxation). Diagnostisch ist die beste *Methode zur Früherkennung* beim Neugeborenen die Prüfung der Beweglichkeit, besonders der Oberschenkelabduktion, da die Röntgenuntersuchung erst im Laufe der ersten Lebensmonate verwertbare Befunde liefert.

In *schweren Fällen* ist die Diagnose bei bestehender Dislokation einfach. Das befallene Bein liegt nach außen rotiert und zeigt im allgemeinen eine größere Beweglichkeit im Hüftgelenk mit Ausnahme der Abduktion. Eine Verkürzung der Beinlänge ist im Säuglingsalter schlecht zu erkennen, und eine vermehrte Faltenbildung auf der befallenen Seite kommt nur in einem Teil der Fälle vor, während auch Kinder ohne Luxation unsymmetrische Falten an der Innenseite der Oberschenkel besitzen können. Die Einschränkung der Abduktion läßt sich auch schon vor Eintritt der Luxation, also noch bei einer Hüftgelenksdysplasie erkennen. Die beste Methode dazu ist das *Ortolanische Zeichen*.

Dabei wird das Kind in Rückenlage untersucht, wobei Knie- und Hüftgelenke rechtwinklig gebeugt werden. Die Hände des Untersuchers umfassen die Unterschenkel, der Daumen liegt auf der Kniescheibe. Beide Oberschenkel werden gering adduziert und um etwa 30°, durch Drehung der Unterschenkel nach außen, innenrotiert. Oft sinkt durch leichten Druck des Daumens auf das Knie der Oberschenkel etwas nach unten (Teleskopsymptom). Bei der anschließenden Abduktion der Oberschenkel liegen die Fingerspitzen von Zeige- und Mittelfinger auf dem Hüftgelenkkopf. Bei normalen Neugeborenen und jungen Säuglingen erreicht man ohne Schwierigkeit einen Abduktionswinkel von 80—90°, bei der Hüftgelenksdysplasie nur einen Winkel von 40—60°, wobei man gleichzeitig ein deutliches Einschnappen des Hüftkopfes in das Acetabulum fühlt, in manchen Fällen sogar hört und sieht. Danach läßt sich die Abduktion ohne Schwierigkeit bis zum normalen Winkel von 80—90° weiterführen.

Eine bestehende Dislokation ist auch daran zu erkennen, daß bei gebeugter Hüfte und gebeugtem Knie die Patella auf der befallenen Seite tiefer steht als auf der gesunden. Das Ortolanische Zeichen kann in seltenen Fällen trotz Bestehen einer Hüftdysplasie fehlen [*2623*].

Die *Röntgenuntersuchung* ist in den ersten Lebensmonaten wenig ergiebig, weil nur die knöchernen Verhältnisse zur Darstellung kommen. Die knorpeligen Anteile des Pfannendaches, und damit die Pfannendachform überhaupt, sind noch nicht zu beurteilen. Der Kopfkern erscheint erst bis zum 5.—7. Lebensmonat. Der Winkel, der zwischen einer durch die Acetabulargrenze gezogenen Geraden und der Horizontalen besteht *(Acetabularwinkel)*, beträgt normalerweise $23{,}5 \pm 3{,}9^0$. *Übersteigt er die 30⁰-Grenze*, muß der röntgenologische Verdacht auf eine Hüftgelenksdysplasie ausgesprochen werden, zumal wenn einseitig ein um mindestens 5^0 größerer Winkel besteht (größere Steilheit des Pfannendachs). Auch das *verspätete Auftreten* oder das Zurückbleiben im Größenwachstum *(Hypoplasie) des Epiphysenkerns* im Femurkopf spricht für eine kongenitale Dysplasie. Die eingetretene Luxation ist röntgenologisch an der *Dislokation der Schenkelhalsspitze* nach oben und außen zu erkennen, mit *Unterbrechung der Ménardschen Linie*, die normalerweise von der medialen Schenkelhalsgrenze in flachem Bogen die kraniale Umrandung des gleichseitigen Foramen obturatum bildet. Schließlich weist noch ein *verspäteter Fugenschluß zwischen Os ichii und Os pubis*, eine verbreiterte Synchondrosis ischiopubica, auf die Dysplasie hin. Der Hüftgelenkskopfkern ist bei 84,5% der Knaben und 97,5% aller Mädchen im Alter von 7 Monaten röntgenologisch sichtbar.

Auch die röntgenologischen Zeichen müssen, wenn sie einzeln auftreten, solange noch keine Luxation besteht, kritisch gewertet werden, da von 30 Kindern, die einen vergrößerten Acetabularwinkel oder verspätetes Epiphysenkernauftreten hatten, in keinem Fall nach 2—10 Jahren eine echte Hüftgelenksluxation aufgetreten ist [*2188*]. Ein einmaliger Befund genügt, abgesehen von schweren Fällen, im allgemeinen nicht zur Diagnose, sondern muß über 2—3 Monate wiederholt kontrolliert werden, ehe die Luxation diagnostiziert oder ausgeschlossen werden kann. Dabei sollte man sich besonders auf die physikalischen Untersuchungsmethoden stützen, im Hinblick auf die Tatsache, daß die später etwa notwendige orthopädische Behandlung eine wiederholte Röntgenkontrolle erfordert.

Da ein direkter Gonadenschutz dabei schwer möglich ist, wurde vorgeschlagen, durch stärkere Filterung (4 mm Al), Verzicht auf eine Streustrahlenblende und Erhöhung der Spannung auf 75 kV die Gonadenbelastung zu verringern. Man erhält dabei zwar weniger schöne, aber für die Diagnose ausreichende Bilder [*2529*].

Die *Behandlung der Hüftgelenksdysplasie und -luxation* hat *so früh wie möglich* zu beginnen, um so besser ist das Endresultat. In den ersten 12 Lebensmonaten ist niemals eine blutige Einrenkung nötig. Je jünger das Kind, um so empfindlicher ist der Epiphysenkopf gegen forcierte Einrenkungsversuche. Durch die erzwungene extreme Stellung im Gipsverband nach Einrenkung droht dem Kopf nach Einstellung in Lorenz-Stellung infolge des festen Drucks gegen das harte Acetabulum eine nekrobiotische Schädigung, ähnlich einem Decubitus. Aus diesem Grund muß *bei der Behandlung eine dauernde Bewegung des Gelenkes gewährleistet sein*, um einmal den *Bildungsreiz* der Funktion *auf das Gelenkdach* wirksam werden zu lassen und auf der anderen Seite die Durchblutung des Hüftgelenkkopfes optimal zu gestalten [*1949*]. Ein *Gipsverband* sollte deshalb *nicht vor dem 9. Lebensmonat* angelegt werden. Die *einfache Abduktionsschiene* im ersten Lebenshalbjahr in Form einer *Spreizwindel* oder eines Luxationshöschens, bei dem durch Einlagen aus Filz und Blanchett-Stahl erreicht wird, daß sich die Beinchen langsam ohne Gewaltanwendung in Abduktionsstellung bringen lassen, von den ersten Lebenswochen an über das ganze erste Jahr verabfolgt, ergibt oft erstaunliche Ergebnisse, weil es sich, von Ausnahmefällen abgesehen, im ersten Lebenshalbjahr zumeist nur um eine Dysplasie handelt, aus der sich ohne Behandlung im 2. Lebenshalbjahr über die Subluxation erst die völlige Luxation entwickelt. Es muß nur erreicht werden, daß die *Oberschenkel bei gleichzeitiger Beugung im Hüftgelenk maximal abduziert* werden. Auf diese Weise „leiert“ sich das Hüftgelenk spielerisch von selbst in die Pfanne ein [*1949*] und man erreicht durch diesen Reiz gleichzeitig, daß sich das Pfannendach normal konfiguriert, so daß später eine Luxation nicht mehr zu befürchten ist. Besteht eine sehr starke Dysplasie, oder wird die Diagnose erst gestellt, wenn die Reposition nicht mehr ohne weiteres gelingt, was vor allem für die angeborene Hüftgelenks*luxation* gilt, dann ist die Prognose zweifelhaft. Trotzdem soll diese konservative Therapie 5—7 Monate fortgesetzt werden [*2623*], bis sich röntgenologisch eine Normalisierung des Pfannendachs anzeigt, in extremen Fällen erst nach 9 Monaten.

Hat bereits eine *Subluxation* bestanden, ist es günstiger, das Kind in eine *Abduktionsliegeschale* zu legen, um einen einwandfreien Sitz des Hüftkopfes in der Pfanne zu garantieren, aber *auch bei schweren Fällen* haben sich *Spreizhöschen als Vorbehandlungsmaßnahmen* zur Adductorenlockerung sehr bewährt. 57% der Luxationen, 77% der Subluxationen und 98% der Hüftgelenksdysplasien konnten so anatomisch geheilt werden [*1949*]. Umbaustörungen des Hüftgelenkkopfes wurden nicht mehr beobachtet. Ähnliche Erfolge werden mit dem *Strampelzügel* nach PAVLIK beobachtet [*2047*, *2089*, *2428*]. Mit eingetretenem Gehvermögen kann bei der Pfannendachdysplasie und der Subluxation mit Hilfe einer *Abduktionsschiene nach* HILGENREINER die Behandlung bis zur Normalisierung des Hüftgelenkes fortgesetzt werden.

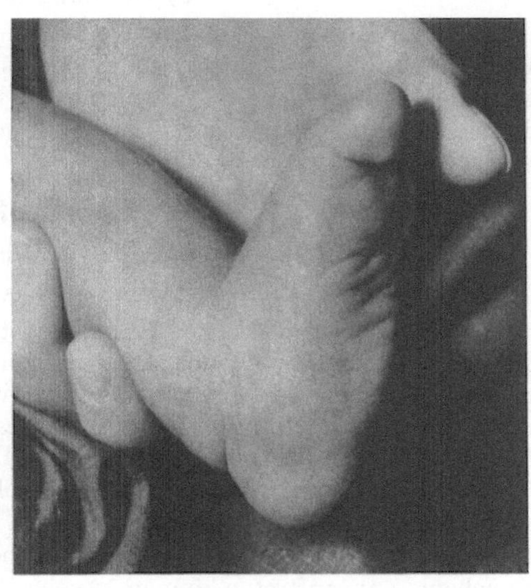

Abb. 50. Tintenlöscherwiegefuß (Univ.-Kinderklinik Köln)

Bei der *bereits bestehenden Luxation* kann die Reposition infolge anatomischer Hindernisse, wie in das Acetabulum verlagertes Fett und Narbengewebe oder Muskelzug, Schwierigkeiten bereiten. Diese Widerstände dürfen bei der leichten Lädierbarkeit des Hüftgelenkkopfes nicht mit Gewalt überwunden werden. Nicht selten gelingt es aber mit geschicktem spielerischem Mannöver doch eine Einrenkung zu erreichen. *Bei inveterierten Fällen*, zumal bei verspäteter Diagnose im 2. Lebenshalbjahr, muß der Orthopäde mit einer energischen vertikalen Extension über mehrere Wochen eine Reposition des Femurkopfes nach caudal zu erreichen versuchen. Dann erst kann man erneut eine unblutige Einrenkung versuchen.

d) Der Klumpfuß

Beim angeborenen Klumpfuß handelt es sich um eine Entwicklungsstörung, die ein- oder beiderseitig, bei Knaben doppelt so häufig wie bei Mädchen, isoliert oder in Kombination mit anderen Mißbildungen oder Degenerationszeichen auftritt. Isolierte Fälle sind prognostisch günstiger zu beurteilen. In leichter Ausprägung ist nur der *Fuß* selbst *adduziert und supiniert*, in schweren Fällen ist auch der Tibiaschaft in sich gedreht und nach innen flektiert. Die *Behandlung* besteht in einem möglichst radikalen Redressement in einer Gipsschiene, *frühzeitig nach der Geburt*, weil dann die Gewebe noch weich und nachgiebig sind. Gleichzeitig soll täglich *krankengymnastisch behandelt* werden, wobei der Fuß aus der Gipsschiene genommen wird. Je später man mit der Behandlung beginnt, um so ungünstiger sind die Resultate. Nach der 3. Lebenswoche werden die Schwierigkeiten einer Restitution immer größer. Weil die Mißbildung eine Tendenz zu

Rückfällen zeigt, muß das Kind auch nach der ersten Redressionsbehandlung *ambulant bis zum 4. Lebensjahr* [*2404*] *überwacht* werden, um durch Nachtschienen und Schieneneinlagen das Behandlungsergebnis zu erhalten und zu verbessern.

Unter *Hakenfuß* versteht man eine extreme Dorsalflektion eines oder beider Füße, die sich meistens innerhalb der ersten Lebensmonate spontan wieder ausgleicht. Nur in Ausnahmefällen sind nicht leicht manuell redressierbare Hakenfüße durch eine Gipsschiene in Spitz-Klumpfußstellung zu fixieren, bis eine normale Einstellung erreicht ist. Dasselbe gilt vom schweren *angeborenen Plattfuß* (Tintenlöscherwiegefuß), der ebenfalls einer frühzeitigen orthopädischen Behandlung bedarf (s. Abb. 50).

e) Die Säuglingskyphose

Eine Kyphose der Lendenwirbelsäule im Säuglingsalter ist fast immer die Folge einer Rachitis. Ihre *Behandlung* besteht, abgesehen von der Berücksichtigung des Grundleidens, in Krankengymnastik und in der Anwendung von redressierenden Liegeschalen, die nachts angelegt werden müssen.

2. Knochentumoren

a) Die polytope, polyostotische, fibröse Dysplasie

(Osteodystrophia fibrosa disseminata, Jaffé-Lichtenstein-Albright-Syndrom)

Die fibröse Dysplasie des Knochens stellt eine *gutartige* Tumorbildung dar, die zu *cystenähnlichen Gebilden* in einzelnen Knochen oder, fast systematisiert, im ganzen Knochensystem bereits im Säuglingsalter führen kann. *Prädilektionsstellen* sind die *proximalen Metaphysen des Femurs*, die *Schädelknochen* und die *Rippen* (Jaffé-Lichtenstein [*2288*]). Der Prozeß beginnt im Inneren des Knochens und greift blasenähnlich um sich, wobei die Umgebung des einzelnen cystischen Herdes röntgenologisch intakt bleibt, aber bei fortschreitender Erkrankung trotz fehlender Allgemeinosteoporose *Verbiegungen* und *Frakturen* im Knochensystem auftreten können. Auch *subcutan* sind in seltenen Fällen knötchenförmige *paraossale Herde* nachzuweisen [*2668*]. Ausnahmsweise werden auch die Epiphysen befallen. Abgesehen von den ganz schweren Fällen bestehen klinisch selten Symptome, so daß die Krankheit durch Zufall röntgenologisch entdeckt wird.

Histologisch wird das Knochenmark von faserreichem Bindegewebe ersetzt und auch die Compacta deutlich arrodiert. Das Periost wird nicht mitergriffen. Um die Cysten herum lagern sich oft osteosklerotische Bezirke.

Eine *Kombination mit Pigmentanomalien* durch Melaninablagerungen in der Haut, die in 10% der Fälle bereits bei der Geburt vorhanden sein können, in den meisten Fällen sich aber erst später entwickeln, und *vorzeitigem Einsetzen der Menstruation* wird als *Albright-Syndrom* bezeichnet. Ein entsprechender Fall mit vermehrtem blutigem und schleimigem Scheidenausfluß sowie Brustdrüsen- und Uterusvergrößerung wurde bereits bei einem 3 Monate alten Säugling beobachtet [*2422*].

Bei der fibrinösen Dysplasie besteht eine ausgesprochene *familiäre Belastung*, so daß eine konstitutionelle Krankheit im Sinne einer erhöhten Anfälligkeit und Schwäche des Knochensystems angenommen wird [*1981*]. *Im Serum* können Calcium und Phosphor normal, erniedrigt, aber auch erhöht sein. Bei Kindern ist der Phosphorspiegel meist erniedrigt. Die *Prognose* ist im Einzelfall undurchsichtig. Es kann zur völligen Rückbildung selbst ausgedehnter Knochenherde kommen [*2668*], während bei anderen Fällen in der späteren Zukunft sarkomatöse Entartungen zu befürchten sind [*1981*]. Eine Therapie existiert bis heute noch nicht.

Differentialdiagnostisch ist im Säuglingsalter schließlich die *Neurofibromatose*, das *eosinophile Granulom*, das *Boecksche Sarkoid* und die *Olliersche Krankheit* auszuschließen, die schon bei Geburt halbseitige multiple Aufhellungen und unscharf begrenzte cystenähnliche Ausstanzungen in den Knochen durch wuchernde Chondromherde im Bereich der Metaphysen und im distalen Teil der Diaphysen aufweist (Hemichondrodystrophie Typ Ollier, s. S. 148). In den befallenen Extremitäten kommt es zu einseitigen Verkürzungen.

b) Das eosinophile Granulom

Auch hier erscheinen einzeln oder in vielen Knochen *cystische Aufhellungen* infolge herdförmiger Granulationsprozesse (Granuloreticulom, Reticulogranulom) unter *Bevorzugung der bindegewebig angelegten Skeletteile.* Prädisponiert sind das *Becken*, die *Rippen*, die *Schädelknochen*, die *Scapula*, *Humerus* und *Femur*. Leicht bevorzugt ist das männliche Geschlecht. Monotope Herde sind doppelt so häufig zu beobachten wie polytope. Der *Einzelherd* ist meist cystenartig scharf begrenzt, von rundlicher Form und wird meistens nur zufällig entdeckt, weil die Krankheit im allgemeinen ohne Störung des Allgemeinbefindens beginnt. Nur ausnahmsweise findet man Leukocytose und Eosinophilie oder Granulomherde auch in Lymphknoten, Lunge und Haut. *Histologisch* ist die Diagnose an der Ansammlung eosinophiler Leukocyten sofort zu klären. Die *Ätiologie* ist noch unklar. Die *Prognose* ist günstig. Die einzelnen Herde können spontan ausheilen, *chirurgisch* mit dem scharfen Löffel entfernt, oder als Therapie der Wahl, *röntgenbestrahlt* werden [*2138, 2480*]. Dabei ist bei gelenknahen Herden Vorsicht geboten, weil Wachstumsstörungen durch Schädigungen der Epiphysen mit nachfolgenden starken Verkürzungen der Extremität eintreten können, wie das schon bei Hämangiombestrahlungen beobachtet wurde [*2108*]. Auch mit *Cortison* wurden schon Erfolge erreicht, wenn auch keine Rezidivfreiheit zu erwarten ist.

c) Besnier-Boeck-Schaumannsche Krankheit
(Granulomatosis benigna, Boecksches Sarkoid)

Auch diese bis heute noch ätiologisch unbekannte, gutartige Granulomatose kann bereits beim Säugling typische Knochenherde mit äußerlich tastbaren Auftreibungen und röntgenologisch nachweisbaren cystischen Aufhellungen in Schädeldach, Tibia und den Knochen der Hand machen. Auch Parotisschwellungen und Lymphknotenvergrößerungen wurden beobachtet [*2121, 2380*]. Unter Streptomycinbehandlung kann eine völlige Ausheilung eintreten. Die Tuberkulinprobe ist fast immer negativ.

d) Sarkome und Chondrosarkome

Vom Knochen ausgehende Sarkome und Chondrosarkome können schon in den ersten 12 Lebensmonaten mit der gleichen Symptomatik und den gleichen therapeutischen und prognostischen Konsequenzen wie bei größeren Kindern auftreten. Eine *sofortige Diagnostik* und anschließende Amputation der befallenen Gliedmaßen ist notwendig, aber auch dabei bleibt die Prognose wegen der im Säuglingsalter besonders *großen Metastasierungshäufigkeit* äußerst schlecht.

Isolierte Knochencysten, *Knochenhämangiome* und isolierte *Chondro-* und *Osteome* sind *bei der Differentialdiagnose* zu diskutieren und beim Säugling bisher offenbar noch nicht diagnostiziert worden. Metastatische Knochenveränderungen können beim *Sympathicogoniom* und im Anschluß an *ausgeheilte Osteomyelitiden* auftreten.

3. Entzündliche Knochenveränderungen

a) Osteomyelitis

Die *akute Osteomyelitis* im Säuglingsalter ist immer die Folge einer Sepsis oder Pyämie, wenn auch der Ausgangsherd beim Säugling häufig unerkannt bleibt und multiple Herde selten sind. *Bevorzugt* werden die unteren Extremitäten befallen, aber auch seltene Lokalisationen, wie Wirbelkörper mit Bandscheibenbeteiligung sind möglich [*2385*]. Während früher die staphylokokkenbedingte Osteomyelitis besonders dem älteren Kind vorbehalten blieb und beim Säugling und Kleinkind meist Streptokokken, Pneumokokken oder Coli als Erreger auftraten, hat die Häufigkeit der koagulasepositiven Staphylokokken, die teilweise auch in der Blutkultur nachgewiesen werden können [*2660*], wohl als Folge der antibiotischen Therapie, heute auch bei der Osteomyelitis des Säuglings zugenommen.

Die Vorliebe, sich *in den Metaphysen* zu etablieren, vermutlich bedingt durch ihre hohe Durchblutungsintensität, besteht auch beim Säugling, wobei besonders ein gelenknaher Sitz bevorzugt wird, so daß man bei der Diagnose an eine *Monarthritis* erinnert wird. Tatsächlich besteht auch die Gefahr eines *Eiterdurchbruches ins Gelenk*, wobei die metaphysäre Abschlußplatte fast immer dicht hält, aber an der Seite ein Durchbruch vom Periost in die Gelenkkapsel erfolgt.

Das *klinische Bild* im Säuglingsalter ist meist durch einen schweren Krankheitszustand mit *hohem Fieber* und schmerzhafter *Schonung eines Gliedes* charakterisiert, das selbst oder im Bereich des anschließenden Gelenkes akut entzündlich *geschwollen* und *gerötet* ist und eine erhöhte Hauttemperatur besitzt. Die *Leukocytose* und Linksverschiebung im Blutbild, die *beschleunigte Senkung* sprechen für einen akuten bakteriellen Infektionsprozeß, während röntgenologisch nur die Weichteilschwellung zu erkennen ist. Erfolgt keine wirksame antibiotische Behandlung in hohen Dosen, kommt es leicht zu einem *subperiostalen Absceß*, der bei bestehender Fluktuation chirurgisch eröffnet werden muß. Der Knochen selbst wird heute chirurgisch nicht mehr behandelt. Bei rechtzeitiger Diagnose und wirkungsvoller Therapie gelingt es, auch dieses akute Stadium ohne Absceßbildung oder mit nur *geringer Periostabhebung* zu überwinden. Sie ist dann später im Röntgenbild deutlich zu erkennen, kann verkalken und sich im späteren Verlauf in Form einer verstärkten Calcifikation wieder mit dem Knochenschaft vereinigen. *Abortive Fälle* können bei erfolgreicher Behandlung röntgenologisch sogar völlig unauffällig bleiben. Sonst bestehen *die typischen Röntgenveränderungen* zuerst im Verlust der Knochenstruktur, dann, übergehend über fleckförmige Aufhellungen unter deutlicher Periostreaktion, in Sequesterbildungen mit gleichzeitiger Knochenneubildung vom Periost her.

Die *Oberkieferosteomyelitis des Säuglings* nimmt ihren Ausgang meist von einer *Zahnkeimentzündung*, die zu einer *Sinusitis*, d.h. zu einer Entzündung der bereits schon vorhandenen Bulla maxillaris et ethmoidalis führt. Von dieser Sinusitis ausgehend kommt es dann zur *phlegmonösen Anschwellung* der weichen Teile *des Oberkiefers*, schließlich nur *Orbitalphlegmone*, wobei die Osteomyelitis des Oberkiefers mehr ein Begleitsymptom ist [*2583*].

Die *Therapie* besteht heute in hohen Dosen staphylokokkenwirksamer Antibiotica oder, bei Kenntnis des Erregers, nach Testung in einem spezifischen Antibioticum unter gleichzeitiger *Ruhigstellung* des befallenen Gliedes. Diese Behandlung muß bis zum Verschwinden sämtlicher Aktivitätszeichen und bis zur Normalisierung der Blutsenkung fortgesetzt werden, weil bei zu früher Unterbrechung Rezidive und neue septische Schübe zu befürchten sind.

Die *Prognose* der Osteomyelitis ist beim Säugling *sehr günstig, wenn es zu keinem Gelenkbefall kommt.* Auch enorme Knochenzerstörungen können wieder im Laufe der Jahre ad integrum restituieren. Schwieriger ist die Prognose bei gelenknahem Sitz und Beteiligung der Wachstumsfugen oder gar bei Pyarthros. In solchen Fällen drohen *Minderwuchs* der befallenen Extremität und bleibende *Zerstörungen des Gelenkapparates.*

b) Die infantilen corticalen Hyperostosen

(Caffey-Silvermansches Syndrom, de Toni-Caffey-Syndrom)

Bei diesem eigentümlichen, 1930 erstmalig von ROSKE [*2487*] beschriebenen, in Schüben verlaufenden Krankheitsbild kommt es *in den ersten 6 Lebensmonaten* aus voller Gesundheit heraus unter Appetitlosigkeit, Erbrechen, Unruhe, Reizbarkeit, Blässe, nicht selten Durchfallserscheinungen, zu typischen, nicht entzündlichen, *derben Anschwellungen der Weichteile* meistens *über den Extremitäten*, unter Bevorzugung der *langen Röhrenknochen*, der *Clavicula*, der *Scapula*, der *Rippen*, aber auch der *Mandibula*. *Röntgenologisch* erkennt man deutliche *Periostauflagerungen* (corticale Hyperostosen), immer *im Bereich der Diaphysen*, während die Epiphysen und Metaphysen frei bleiben. Sie können an einzelnen Knochen, aber auch in vielen Herden auftreten und zu mehr oder weniger starken Verkrümmungen und Verdickungen führen. Im *Blut* besteht eine deutlich *beschleunigte Senkung* und recht oft auch eine *Leukocytose* mit Linksverschiebung. Blutkulturen, Urin, Liquor und Probeexcisionen aus den befallenen Geweben sind immer steril. *Differentialdiagnostisch* muß die *Osteomyelitis* ausgeschlossen werden, deren zumeist gelenknaher Sitz und, abgesehen von den leichten Fällen, immer vorhandene Aufhellungsherde die Unterscheidung begünstigen. Die *Möller-Barlowsche Erkrankung*, die *Lues*, eine *A-Hypervitaminose* sind ebenfalls leicht auszuschließen.

Die *Prognose* des Leidens quoad vitam ist gut, und in leichten Fällen tritt bald wieder völlige Erholung ein, wobei sich die Röntgenveränderungen im Skelet wieder ganz zurückbilden können [*2386*]. In schweren Fällen, nach vielen Schüben, können aber *bleibende Deformierungen* zurückbleiben, die bei dem fast regelmäßigen Befall der Mandibula das Gesicht des Patienten stark verändern.

Eine erfolgreiche *Behandlung* existiert bis heute noch nicht. Während des akuten Stadiums wird man immer Antibiotica, wegen der Unruhe der Patienten Sedativa verabfolgen. Eine Cortison- und ACTH-Behandlung wurde schon empfohlen, war aber nicht in jedem Fall erfolgreich. Die *Ätiologie* des Leidens ist noch völlig unklar [*2017*, *2539*].

Differentialdiagnostisch ist schließlich noch die zu den konstitutionellen Dysostosen gehörige *Camurati-Engelmannsche Krankheit* auszuschließen, die allerdings nur in Ausnahmefällen bereits im Säuglingsalter mit *symmetrischen, spindelförmigen Verdickungen der Corticalis* der *mittleren Diaphysenabschnitte* der *langen Röhrenknochen* beginnt. Diese frühinfantile Form hat eine schlechte Prognose, weil die Sklerose eine zunehmende Progredienz zeigt. Auch an die angeborene generalisierte Hyperostose (Koszewski-Syndrom s. S. 150) ist zu denken.

c) Rheumatismus nodosus

Als kasuistische Mitteilung kann noch über einen Fall von Rheumatismus nodosus bei einem 7 Monate alten Kind berichtet werden, bei dem im Anschluß an eine fieberhafte Bronchitis an den Gelenken des kleinen und Zeigefingers beider Hände, dann auch am Rücken, derbe, indolente Knoten auftraten, die histologisch als typisch für Rheumatismus nodosus diagnostiziert wurden. Gleichzeitig zeigten die Finger Beugekontrakturen, die aktive Bewegung wurde schmerzhaft, die Handgelenke waren deutlich geschwollen und schließlich traten schmerzhafte Bewegungseinschränkungen in den Gelenken des Ellbogens, der Schulter, der Hüfte und des Knies ein. Außerdem bestand eine Polymikroadenie. Die Temperaturkurve war unruhig, aber, abgesehen von einigen subfebrilen Zacken, nie über 37°. Auch wenn in diesem beschriebenen Fall die Mutter des Kindes in der Vorgeschichte rheumatische Symptome hatte, so ist das Krankheitsbild in diesem Lebensalter so exorbitant selten, daß doch noch die Existenz eines spezifischen Erregers und damit eines Krankheitsbildes diskutiert werden muß, das nicht mit dem rheumatischen Fieber des größeren Kindes koinzidiert [*2587*].

4. Traumatische Periostblutungen

Als Folge des Geburtstraumas, besonders bei Steißgeburten, kann es an den Beinen, oder an anderen Röhrenknochen und, bei Pflegeschäden oder Mißhandlungen, auch am ganzen Körper zu subperiostalen Blutungen kommen, die im Säuglingsalter in starker *Schwellung* und *Empfindlichkeit* über dem befallenen Glied und röntgenologisch etwa 7—10 Tage nach der Geburt oder nach dem Trauma in Form einer *Periostabhebung* im Sinne einer „Periostitis" manifest werden. In den anschließenden Wochen zeigt sich eine *starke Verkalkungstendenz.* In einzelnen Fällen ist das auslösende Trauma nicht zu eruieren, so daß differentialdiagnostische Erwägungen gegenüber der infantilen corticalen Hyperostose und deren Differentialdiagnose notwendig sind. Auch Osteomyelitiden und Knochentumoren können fälschlicherweise angenommen werden. Eine besondere Behandlung ist nicht notwendig, da sich die Veränderungen im Verlauf von 2—4 Wochen von selbst wieder zurückbilden [*2131*, *2357*, *2376*].

5. Störungen der Ossifikation und des Calcium-Phosphor-Stoffwechsels

a) Vitamin D-Mangelrachitis

α) Ätiologie und Pathogenese

Unter Rachitis versteht man eine Calcium- und Phosphor-Stoffwechselstörung, die trotz gesteigerter Osteoblastentätigkeit die normale Calcifizierung des wachsenden Knochens so beeinträchtigt, daß er, insbesondere in den präparatorischen Verkalkungszonen der Metaphysen, weich wird und äußerer Belastung oder dem Muskelzug in Form von Deformationen nachgibt. Die Knochenveränderungen können bei *Mangel an Sonnenlicht* und *Vitamin D,* bei *angeborenen Stoffwechselstörungen,* wie *Hypophosphatasie* (s. S. 163), oder bei *Nierenstörungen* (renale Rachitis) auftreten.

Bei der *Vitamin D-Mangelrachitis* liegt die Hauptursache in einer ungenügenden Sonnenbestrahlung.

Die *ultravioletten Strahlen,* vor allem von der Wellenlänge zwischen 313 und 230 mμ, mit einem Maximum zwischen 302 und 280 mμ, besitzen die Eigenschaft, auf dem Weg der Photosynthese das in den tieferen Schichten der Epidermiszellen gelagerte 7-Dehydrocholesterin zu Vitamin D_3 umzuwandeln. Die Menge des dabei entstehenden Vitamins richtet sich nach der Strahlenintensität in ihrer Abhängigkeit von der Jahreszeit (hohe Sommerintensität, niedere Winterintensität). Sie richtet sich nach klimatischen Faktoren, wie Bewölkung, Ruß oder Dunst und hängt von der Größe des strahlenden Himmelsausschnittes [*2346*], aber auch von bisher noch unbekannten exogenen Faktoren ab [*2347*]. Selbst das Schattenlicht enthält noch wirksame Dornostrahlung [*2346*], wenn auch nur halb so stark wie direkter Sonnenschein. Fensterglas läßt UV-Licht nicht hindurch. Daraus erklärt sich die ausgesprochene geographische und Saisonabhängigkeit der rachitischen Erkrankung [*2347*].

Ein weiterer wichtiger Faktor ist die *konstitutionelle Veranlagung des Kindes.* Seine Wirkungsweise ist am schwersten zu beweisen, aber es gibt ohne Zweifel Familien, die bei gleicher Strahlen- und Vitamin D-Versorgung mehr zur Rachitis neigen als andere, ebenso wie das männliche Geschlecht häufiger befallen wird. Oft kann man auch bei Zwillingen beobachten, daß bei völlig gleicher Aufzucht der Junge eine Vitamin D-Mangelrachitis hat und das Mädchen gesund bleibt. Auch die Wachstumsgeschwindigkeit, zusätzliche Krankheiten und Ernährungsstörungen sind von Einfluß. Deshalb sind Frühgeborene besonders prädisponiert [*2579*].

Schließlich stellt die *Nahrung,* unabhängig vom Vitamin D-Gehalt, einen nicht unwesentlichen rachitogenen Faktor dar. So führt eine besonders eiweißarme Ernährung [*2360*] oder ein ungünstiges Phosphor-Calcium-Verhältnis wie es etwa in der Kuhmilch vorliegt, bei knapper Vitamin D-Versorgung besonders leicht zu rachitischen Veränderungen, während die Frauenmilch infolge ihrer in dieser Beziehung günstigeren Zusammensetzung weniger provoziert. Künstlich ernährte Säuglinge benötigen deshalb exogene Vitamin D-Zufuhr besonders. Bei zu lange andauernder Frauenmilchernährung kann sich dagegen aus Calciummangel eine schwere Rachitis einstellen, obwohl die meist saure Reaktion des Darminhaltes beim Brustkind die Calcium- und Phosphorresorption begünstigt. Über die Wirkung phytinhaltiger Cerealien s. S. 117. Citronensäure in der Nahrung kann außerdem die Resorption des Calciums so verbessern, daß eine Rachitis verhütet oder geheilt wird, wenn genügend Carbonat- und Phosphationen zur Verfügung stehen [*2481*, *2527*]. Die Resorption des komplex gebundenen Calciums vollzieht sich nämlich wie bei völliger Ionisierung des Calciumsalzes [*2269*], während sonst Calcium dazu neigt, schwer lösliche Salze zu bilden.

Der entscheidende Faktor in der Pathogenese der Rachitis stellt das *Vitamin D* dar. Der tägliche Vitamin D-Bedarf zwischen 400 und 1000 Einheiten (10—25 γ) (s. S. 114) wird im Säuglingsalter normalerweise durch die Nahrung nicht gedeckt, obwohl es immer wieder Kinder gibt, die auf Grund ihrer familiären günstigen Veranlagung trotz fehlender Vitamin D-Zufuhr keinerlei rachitische Symptome zeigen. Bei Frühgeborenen liegt die nötige Menge immer höher, zwischen 1000 und 1400 Einheiten. Auch gehäufte Infekte, schlechte Pflegebedingungen und besonders schnelles Wachstum erhöhen den Vitamin D-Bedarf.

Bei der Zufuhr des Vitamin D besteht kein entscheidender Unterschied zwischen dem natürlichen Vitamin D_3 (aktiviertes 7-Dehydrocholesterin) und dem künstlichen Vitamin D_2 (bestrahltes Ergosterin, Calciferol). Die Wirkung von Vitamin D_3 ist nur 1,5mal größer als von Vitamin D_2 [*2226*].

Nach *oraler Applikation* wird Vitamin D am schnellsten resorbiert, zumal wenn es sich in wasserlöslicher Form fein dispensiert befindet und in täglichen kleinen Mengen verabfolgt wird [*2231*]. Im Serum wandert es mit den α-Globulinen. Nur ein kleiner Teil gelangt dann wieder durch den Darm zur Ausscheidung, während große Dosen in beträchtlichem Umfang zerstört werden und nicht zur Wirkung gelangen. *Intramuskulär gegebenes Vitamin D* wird langsamer resorbiert, besonders in öliger Form. Das einmal resorbierte Vitamin D wird primär *in der Leber gespeichert*, aber auch dort nach kurzer Zeit (bereits nach 48 Std) abgebaut, vor allem nach der Gabe großer Dosen. Bevorzugt aber reichert sich Vitamin D auch in der Darmschleimhaut, in den Nieren und Knochen an, also an den Stätten der größten Wirksamkeit.

Im Darm begünstigt es bei rachitischen Kindern die *Calciumresorption* bis zu einer Dosishöhe von 340 Einheiten/Tag und vermag dabei auch die antirachitische Wirkung der Phytinsäure zu kompensieren. Auf die Phosphatresorption besteht dabei noch kein sicher nachgewiesener Einfluß (Literatur s. [*2231*]).

Der zweite Angriffsort ist die *Niere*, die sowohl beim rachitischen Säugling als auch beim gesunden auf Vitamin D-Gaben mit einem *Anstieg der Calciumausscheidung* durch Hemmung der tubulären Rückresorption antwortet und auf diese Weise zur Regulierung des Serum-Calciums beiträgt. Die beim rachitischen Säugling erhöhte *Phosphatausscheidung* im Urin wird durch Vitamin D *reduziert*, während bei Gesunden die Phosphatclearance unbeeinflußt bleibt. Dabei besteht eine erhebliche *Abhängigkeit* vom Funktionszustand *der Parathyreoidea*, bei deren Unterfunktion Vitamin D die vorher verminderte Phosphatausscheidung im Urin steigert, während die erhöhte Phosphatclearance bei Hyperparathyreoidismus durch Vitamin D vermindert wird. Deshalb könnte die Nierenreaktion in bezug auf die Phosphatclearance bei Vitamin D-Mangelrachitis auch durch eine Dämpfung der sekundär gesteigerten Aktivität der Nebenschilddrüsen durch Vitamin D erklärt werden. Der Zusammenhang zwischen Vitamin D und Parathormon besteht wohl in dem Sinne, daß Vitamin D das Ansprechen der Endorgane auf das Hormon verändert [*2189*].

Die bei vielen rachitischen Säuglingen bestehende *Aminoacidurie* von Serin, Threonin, Alanin, Lysin, Glycin, Glutaminsäure u. a. [*2247*, *2184*] bei gleichzeitig normalem Aminosäurenspiegel im Serum ist *renaler Genese* durch Beeinträchtigung der Rückresorption der Aminosäuren im Tubulusapparat. Die Häufigkeit der Aminoacidurie bei Rachitikern schwankt zwischen 50 und 90% und läßt sich in manchen Fällen auch bei Verwandten von rachitischen Kindern nachweisen [*2248*]. Sie kann verschwinden oder geht zumindest unter Vitamin D-Behandlung zurück. In seltenen Fällen kann neben der Aminoacidurie infolge einer zusätzlichen Tubulusschädigung, gepaart mit einer hyperchlorämischen Acidose und niederem Serum-Calcium-Spiegel, eine Hypercalciurie auftreten, die auf Vitamin D-Gaben wieder verschwindet [*2107*]. Auch *Citronensäure* wird vom rachitischen Kind unter Vitamin D *vermehrt im Urin* ausgeschieden, wohl infolge einer Steigerung des Citronensäurespiegels im Serum. Außerdem scheint dabei auch noch eine aktive Leistung der Niere unabhängig vom Citratspiegel im Serum zu bestehen [*2221*].

Der *Anstieg der Citronensäure im Serum* unter Vitamin D-Gaben, der gleichzeitig mit einer Zunahme der Citronensäurekonzentration in Knochen, Herzmuskel und Nieren einhergeht, ist nicht allein die Folge einer vermehrten Citronensäureresorption aus dem Darm, sondern auch einer *vermehrten Citronensäurebildung* im Gewebe.

Die Rolle der Citronensäure im Verkalkungsprozeß des Knochens ist noch unklar. Ihre Verminderung im rachitischen Knochen spricht für eine tiefgehende Zellstoffwechselstörung insbesondere der Knorpelzellen, die sich auch an ihrer Glykogenverarmung erweist, aber auch andere Organe betrifft. Jedenfalls ist die Knochenverkalkung an den ungestörten Citratstoffwechsel gebunden, der sich durch Vitamin D bei der Mangelrachitis wieder normalisieren läßt [*2106*].

Die Verkalkung des Knochens hat zwar eine normale intestinale Resorption von Calcium und Phosphor und ein normales Calcium-Phosphor-Verhältnis im Serum zur Voraussetzung, ist aber im eigentlichen vom Verhalten der Grundsubstanz der Knochenmatrix abhängig im Sinne einer spezifischen cellulären Leistung, die ihrerseits wieder der Stoffwechselregulation des Gesamtorganismus unterworfen ist. Dabei spielen das Bestehen einer *normalen Glykogenolyse* als Voraussetzung einer normalen Grundsubstanz, die *alkalische Phosphatase* bei der Bildung der kollagenen Fibrillen und eine *ungestörte Chondroitinschwefelsäuresynthese* in den Knorpelzellen als Prämisse der Calciumbindung eine entscheidende Rolle [*2645*]. Diese Leistungen der Knorpelzellen sind im rachitischen Knochen beeinträchtigt und lassen sich *durch Vitamin D* im Sinne einer besseren und schnelleren Mineralsalzablagerung normalisieren, so daß eine direkte *Beeinflussung der organischen Bestandteile des Knochens*, d.h. der Zellen und ihres Stoffwechsels durch Vitamin D nicht mehr zu bezweifeln ist. Die *Störungen der Mineralisation* sind also erst *sekundär*. Wie weit auch ein direkter Einfluß auf die Aktivität der *alkalischen Phosphatasen* besteht oder ihre bei der Rachitis immer vorliegende Aktivitätssteigerung nur als sekundäre Ersatzreaktion auf den gestörten Mineralisationsprozeß zu betrachten ist, scheint noch unklar zu sein. Immerhin wird von den Osteoblasten eine große Menge Phosphatase gebildet, so daß ihre *Aktivität im Serum* ein *Maßstab* für die das wuchernde osteoide Gewebe bildenden *Osteoblasten* ist. Vitamin D erhöhte den Calciumaustausch in Knochen und Zähnen; die bei Mangelrachitis verlangsamte Einbaugeschwindigkeit von Phosphor wird normalisiert [*1940*]. Auch der beim Rachitiker erhöhte *Glucosebedarf der Erythrocyten* sinkt wieder ab [*2497*], und der gesenkte *Adenosin-Triphosphorsäuregehalt der Muskulatur* und des Blutes steigt unter Vitamin D wieder an [*2644*].

Durch den Einfluß auf Darm, Nieren und osteoblastisches Gewebe hat Vitamin D außerdem auf die Konzentration des Serumphosphors und Serum-calciums einen regulierenden Einfluß, an dem auch das Parathormon durch Steuerung der Calciummobilisation aus dem Skelet beteiligt ist. So findet man vielfach bei Rachitis auch einen *sekundären Hyperparathyreoidismus*, durch den das Serumcalcium trotz verminderter Calciumaufnahme aus dem Darm durch *Kalkmobilisierung aus dem Skelet* im Normbereich gehalten wird [*2238*]. Auch *Cortison* ist am Calciumstoffwechsel in einer Vitamin D synergistischen Form beteiligt, kann aber bei der Vitamin D-Intoxikation durch Hemmung der Calciumresorption antagonistisch wirken.

Wichtig ist die Tatsache, daß individuelle Unterschiede in der *Vitamin D-Empfindlichkeit* bestehen, die vermutlich genetisch bedingt sind und in extrem gesteigerter Form als *idiopathische Hypercalcämie* mit Gedeihstörung [*2329*] 1952 erstmalig von LIGHTWOOD beschrieben wurde (s. S. 163). Sie ist aber auch bei Frühgeborenen, bei *Schilddrüsenunterfunktion*, bei *Nierenfunktionsstörungen*, verzögertem Längenwachstum und Ruhigstellung des Körpers erhöht. Auch mit einer *verminderten Empfindlichkeit* gegenüber Vitamin D muß gerechnet werden. Ihr Extrem ist die *D-resistente Rachitis* des größeren Kindes, die im Säuglingsalter meist noch nicht zu diagnostizieren ist. Sie stellt eine allgemeine Stoffwechselstörung des Organismus dar, die besonders die Tubulusfunktion beeinträchtigt, so daß es zu einer pathologisch hohen Phosphatclearance kommt (*Phosphatdiabetes* [*2103*]). Auch bei der *renalen Acidose* kann es zu einer sekundären Vitamin D-Resistenz kommen, die bei Besserung des Grundleidens auszugleichen ist. Bei der verminderten Empfindlichkeit gegenüber Vitamin D handelt es sich also um eine ganze Gruppe von Krankheitsbildern, deren exogene oder endogene Abhängigkeit im Einzelfall heute noch nicht immer zu diagnostizieren ist.

β) Das klinische Bild

Rachitis tritt in den ersten Lebenswochen klinisch selten sichtbar auf, weil die Symptome eine gewisse Zeit zur Entwicklung brauchen. Nur in Ausnahmefällen beobachtet man bereits Ende des ersten Lebensmonates rachitische Zeichen. *Bei Frühgeborenen* kommt es *früher* zur Rachitis, sie macht schnellere Fortschritte und erreicht schwerere Grade als bei Reifgeborenen.

Die *ersten Zeichen* sind *unspezifisch*. Die Kinder werden unruhig, reizbar, mißlaunig, zeigen Schlafstörungen und vegetative Symptome, wie starken Dermographismus und Kopfschweiß, der allerdings in manchen Fällen völlig fehlen kann, während auch nicht rachitische Kinder zu profusen Kopfschweißen neigen können. Auch kann ohne die genannten psychischen Auffälligkeiten eine schwere Rachitis vorliegen. Andere Allgemeinsymptome, wie Blässe, Magerkeit oder pastöser Habitus sind keine typischen Rachitiszeichen, sondern Folgen einer Fehlernährung, in deren Rahmen häufig eine Rachitis auftritt. Dasselbe gilt von der erhöhten Durchfallsbereitschaft, die keinen Kausalzusammenhang zu Vitamin D-Mangel zeigt, obwohl rachitische Kinder aus Gründen der Vernachlässigung häufiger zu Durchfallserkrankungen neigen. Die Fehlernährung ist auch die Ursache der bei rachitischen Kindern immer wieder zu beobachtenden Resistenzlosigkeit gegen Infektionen, die als Begleitsymptom ohne ursächlichen Zusammenhang zum Vitamin D-Mangel anzusehen ist.

Am Knochensystem ist die *Kraniotabes* vom 2. Lebensmonat an das erste und häufig das einzige Zeichen einer Rachitis. Sie ist oft nur an sehr circumscripten Stellen am oberen Teil des Occipitalbeines, entlang der Lambdanaht, und im hinteren Abschnitt der Parietalbeine, besonders auf der Seite, auf der das Kind bevorzugt liegt, nachzuweisen. Sie kann leicht übersehen werden. In schweren Fällen besitzen die Schädelknochen in diesem Bezirk fast nur noch pergamentartigen Charakter und geben leicht dem Fingerdruck nach. Gleichzeitig bleiben die *Schädelnähte* weit und elastisch, die *Fontanellen* sind übergroß, zeigen weiche, federnde Ränder und schließen sich verspätet, manchmal erst bis zum 4. Lebensjahr. *Differentialdiagnostisch* muß dann an *Hydrocephalus* und *Hypothyreose* gedacht werden, wobei die Fontanelle noch länger offenbleiben kann. In seltenen Fällen besteht eine *familiäre Anomalie*, bei der die große Fontanelle fast das ganze Leben über offenbleiben kann, wie bei der Dysostosis cleidocranialis.

Die rachitische Kraniotabes ist nur in dem ersten Lebenshalbjahr zu diagnostizieren, kann bei unbehandelter Rachitis im 2. Lebenshalbjahr zwar noch extreme Formen annehmen, ist aber meistens wegen der zunehmenden Dicke der Schädelknochen nach dem 8. Lebensmonat auch bei florider Rachitis nicht mehr zu erkennen. Sie entsteht durch den Abbau der inneren Knochenseite bei gleichzeitig ungenügendem Anbau normalen Knochens. Bereits bei der Geburt vorhandene Kraniotabes ist nicht rachitisbedingt (s. S. 60). Kraniotabes ist also *nur ein klinisches Symptom* und *nicht spezifisch für Rachitis.*

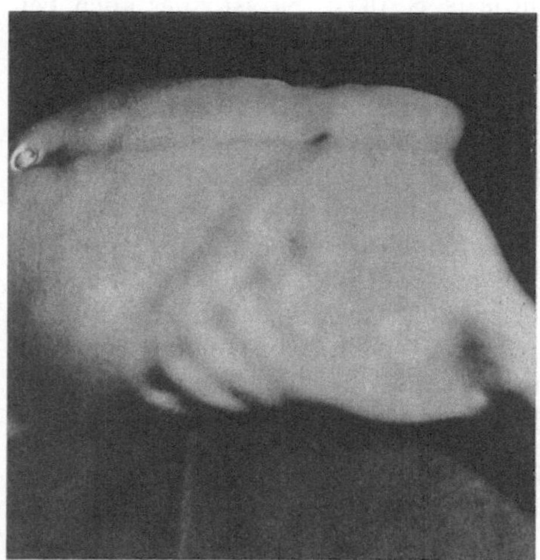

Abb. 51. Rachitischer Rosenkranz (Univ-Kinderklinik Köln)

Durch Osteophytenauflagerung werden die Protuberantien der frontalen und Parietalknochen in Art eines *Caput quadratum* oder *natiforme* buckelförmig aufgetrieben, so daß der Gehirnschädel des rachitischen Säuglings ein typisches Aussehen erhält. Besonders starke Auftreibungen treten bei Rachitiskindern mit Anämie auf, so daß pathogenetisch auch an die Folgen erhöhter Knochenmarkstätigkeit gedacht wurde. Wegen des so vermehrten Größendurchmessers entsteht beim rachitischen Kind häufig der Eindruck eines besonders *großen Kopfes*, während die Schädelhöhle selbst nicht vergrößert ist. Ein echter Hydrocephalus gehört nicht zur rachitischen Kraniotabes.

Am ganzen Skeletsystem, besonders häufig sichtbar am Thorax, und im 2. Halbjahr auch an den Extremitäten, kommt es infolge des gestörten Knorpelstoffwechsels zu einer *Anschwellung der Metaphysengegend* durch Ablagerung von nicht verkalkendem Osteoid. So entsteht der typische rachitische *Rosenkranz* (s. Abb. 51) oft mit einer entsprechenden *Weichheit des Brustgerüstes*, die bei unbehandelter Rachitis zu einem Einsinken der seitlichen Brustpartien und einem Vorspringen des Sternums und einem nach innen gebogenen Processus xyphoides führt *(rachitische Hühnerbrust)*. Beim Atmen sieht man deutlich den Ansatz des Zwerchfells als *Harrisonsche Furche*, während die *unteren Rippen* durch das typisch meteoristisch aufgetriebene Abdomen *glockenförmig* nach außen aufgebogen werden. Bei dem allgemein *schlaffen Muskeltonus* geben die Muskeln der Bauchwand dem Druck der Eingeweide leicht nach, so daß häufig ein *aufgetriebenes Abdomen*, seltener eine Rectusdastase oder Nabelhernie auftreten.

Die Auftreibung der distalen Enden von Radius und Ulna kann bei langsam wachsenden Kindern — und bei schwerer Rachitis ist das Längenwachstum retardiert — zumal auch beim Frühgeborenen, wenig sichtbar bleiben, so daß die Rachitis nur röntgenologisch objektivierbar ist *(rarifizierender Typ der Rachitis mit Osteoporose)*, während gut genährte Säuglinge als Folge besonders lebhafter Osteoidbildung das typische *rachitische Doppelgelenk* durch Auftreibung der distalen Metaphysen an Hand- und Fußgelenken besitzen. An den Knöcheln läßt sich auch vielfach der *Marfansche Doppelhöcker* in Form eines in der Mitte geteilten Wulstes nachweisen, der auch nach ausgeheilter Rachitis oft nicht verschwindet. *Auftreibungen der beiden proximalen Phalangen der Hände* mit deutlich eingezogenem Gelenkspalt (s. Abb. 52) sind klinisch nur bei sehr schwerer Rachitis zu finden, während röntgenologisch auch an den Handknochen die rachitischen Symptome immer zu erkennen sind.

Die *statischen Funktionen* werden verspätet entwickelt. Beginnt das Kind zu sitzen, zeigt sich auch bald die erste Belastungsdeformität in Form einer Kyphose der Lendenwirbelsäule (*Sitzbuckel*), weil sich der rachitische Säugling bei der Hypotonie der Rückenmuskulatur gern über sein aufgetriebenes Abdomen nach vorn beugt, wobei er nicht selten die Hände zum Abstützen benützen muß. Die rachitische Kyphose befindet sich etwas kranial des Steißbeins (*lumbale Kyphose*, s. Abb. 53) und kann durch leichte Lordose der kranialen Wirbelsäule wieder ausgeglichen werden (*rachitischer Katzenbuckel*). Außerdem wird durch die Belastung beim Sitzen das Promontorium nach vorne gedrückt, so daß sich der anterioposteriore Durchmesser des Beckens verkürzt (*rachitisches Kartenherzbecken*).

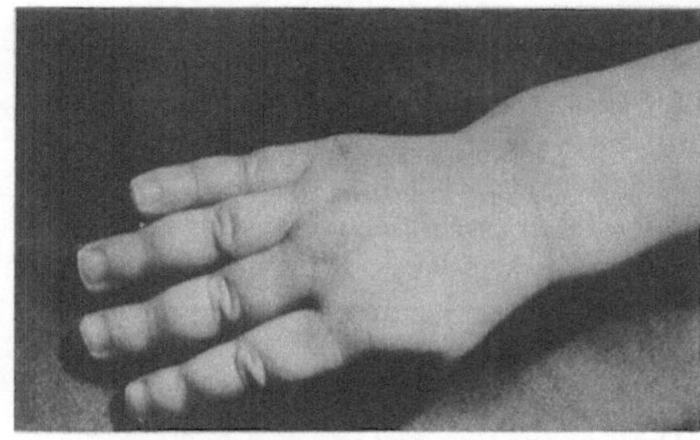

Abb. 52. Auftreibung der proximalen Phalangen der Hände durch Rachitis (Univ.-Kinderklinik Köln)

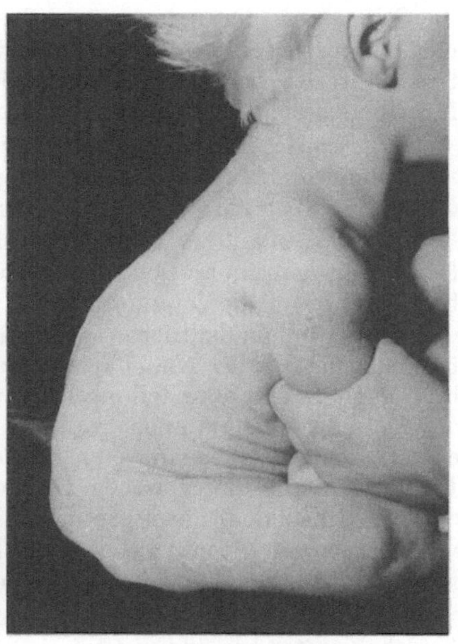

Abb. 53. Rachitischer Sitzbuckel (Univ.-Kinderklinik Köln)

An den *Extremitäten* bilden sich mit zunehmendem Alter immer deutlicher *Verbiegungen*, dem jeweiligen Muskelzug folgend, aus. Die rachitischen O-Beine entstehen einmal durch das Gewicht des stehenden Kindes, zum anderen durch seine Gewohnheit beim Sitzen im Schneidersitz die Beine übereinander zu schlagen. An den Stellen stärkerer mechanischer Belastung, besonders im Rippengebiet, aber auch in abfallender Häufigkeit an Fibula, Ulna, Radius, Tibia, Humerus, Femur und Clavicula können sich *Loosersche Umbauzonen* bilden, in denen das Knochengewebe durch osteoides Bindegewebe ersetzt wird. Sie treten immer an den physikalisch am stärksten beanspruchten Stellen des Skeletsystems, beim noch liegenden Säugling also an den Rippen, am Übergang in die Flankenkrümmung auf, wo es bei jedem Atemzug außer zu einer Biegungsspannung auch noch zu einer Torsionsspannung kommt. Hier können schließlich noch typische *symmetrische Frakturen* auftreten, die in Anlehnung an die erste Publikation von Milkman 1934 [*2368*] unter dem Begriff Milkman-Syndrom in die medizinische

Terminologie eingegangen sind, obwohl es sich um kein eigentliches Krankheitsbild handelt [*2094*, *2282*, *2641*].

Es steht noch zur Diskussion, ob das mechanische Moment in Form des chronischen Belastungsschadens allein für die Erklärung des Phänomens genügt, oder ob noch andere Faktoren eine Rolle spielen, wie etwa Arrosionen in der Oberfläche des Knochens durch die Pulsation der dort verlaufenden Arterien in dem ohnehin osteomalacischen Knochengewebe [*2339*].

Bei schwerer Rachitis ist auch die *Zahnung verspätet* und kann in atypischer Reihenfolge eintreten. Typische bandförmige *Schmelzdefekte* sind an den Milchzähnen in den erst nach der Geburt zu verkalkenden gingivanahen Partien, zumal der Schneidezähne zu beobachten, während die bleibenden Zähne später die Schmelzschäden in quer über die Zähne hinwegziehenden Bändern, entsprechend ihres jeweiligen Entwicklungszustandes während der Rachitis, erkennen lassen. In den lädierten Stellen ist der Zahnschmelz sehr dünn, weich und verfärbt und besonders anfällig für Caries.

Blutchemisch sind die *Calciumwerte* normal oder leicht erniedrigt, die *Phosphorwerte* abnorm bis zu 1—2 mg-% abgesunken, ebenso der *Citratblutspiegel*. Die *alkalische Phosphatase* dagegen ist immer stark erhöht [*1927*].

Die *Röntgenuntersuchung* stellt ein besonders sicheres diagnostisches Verfahren dar, wobei man sich im allgemeinen mit einer Darstellung der Handwurzel begnügt, obwohl die Veränderungen z. B. an der Knorpelknochengrenze der Rippen nicht selten schon deutlicher ausgeprägt sind, aber technisch schwieriger darstellbar bleiben. Bei *der Handaufnahme* muß darauf geachtet werden, daß der Arm in völliger Supinationsstellung liegt, und daß der Strahlengang senkrecht durch die Metaphysen hindurchgeht, weil schon eine leichte Pronationsstellung oder ein schräger Strahlengang eine Becherform der Metaphysen vortäuschen kann. Im übrigen sind die typischen Veränderungen am normalerweise sehr schlanken distalen Ulnaende frühzeitiger als am Radius zu erkennen. Trotzdem darf nicht vergessen werden, daß die röntgenologischen Veränderungen erst nach mehrwöchigem Bestehen der Rachitis bemerkbar sind.

Sie bestehen einmal in einer allgemeinen *Osteoporose*. In bereits verkalkten Knochen entsteht eine malacische Entkalkungsosteopathie durch verstärkte Osteoblastentätigkeit. Der Kalkgehalt der Spongiosa und Corticalis der *Diaphyse* ist herabgesetzt, die Spongiosaarchitektur vergröbert und unscharf. Der *Epiphysenkern* ist kalkarm, in der Größenentwicklung zurückgeblieben und erscheint verspätet. Dann sind die *Metaphysen* allseitig aufgetrieben durch ein vermehrtes Wachstum unverkalkten Osteoids, das Epiphyse und Diaphyse auseinanderdrängt. Dadurch erscheinen die *Diaphysenenden* stark verbreitert und in der Mitte eingesunken *(Becherform)*, weil die subepiphysär gelegene Spongiosa teils unter dem Druck des rachitischen Metaphysenknorpels sehr zu leiden hat, teils aber auch stärker entkalkt als das in den peripheren Randpartien des Knochens gelegene Spongiosagewebe. Je größer der Abstand zwischen der abortiven Verkalkungszone und dem Epiphysenkern, um so schwerer und längerdauernd ist die rachitische Störung. Die normalerweise glatte *Epiphysenlinie* (metaphysäre Endplatte) ist als Folge des unregelmäßigen Knorpelsäulenwachstums und der unzureichenden Verkalkung unscharf, verwischt und unregelmäßig. Schließlich sieht man in vielen Fällen längs des *Diaphysenschaftes* schmale *Begleitschatten* als Ausdruck des periostal gebildeten osteoiden Gewebes, das ebenfalls nicht verkalkt. Auch an den Rippen sind derartige Schatten zu erkennen. Die *rachitische Heilphase* beginnt mit einer allgemeinen Zunahme der Verkalkung, besonders im metaphysären Bereich, wo sich distal der ehemaligen metaphysären Endplatte eine *neue Epiphysenlinie* ausbildet. Auch das osteoide Gewebe um den Diaphysenschaft verkalkt, so daß der Eindruck einer *doppelten Konturierung*, ähnlich wie bei einer calcifizierenden Periostitis entsteht und der ehemals rachitische Knochen plumper und dicker erscheint. Die *Epiphysenkerne* zeigen kokardenförmige Verkalkungsringe. Mit zunehmender Heilung erscheinen plötzlich die schon als osteoides Gewebe vorgebildeten *Handwurzelknochen*, die während der floriden Rachitis nicht altersentsprechend sichtbar waren.

Die *Prognose* der unbehandelten Rachitis ist wegen der fast immer gleichzeitig bestehenden Syntropie mit Hydrolabilität und verminderter Resistenz gegen Infektionskrankheiten nicht ohne weiteres günstig zu stellen. Zumal Infektionen der oberen Luftwege führen wegen der durch die Thoraxweichheit mechanisch behinderten Atmung leicht zu komplizierenden Pneumonien. Insbesondere bei Pertussis ist die Prognose ernst. Schließlich sind in der Heilphase noch Komplikationen durch die rachitische Tetanie zu befürchten. Spätschäden, wie bleibende Deformierungen des Skelets, die eine starke Leistungsbeeinträchtigung und psychische Belastung des Patienten darstellen und bei Thoraxdeformitäten infolge der Kreislaufbelastung auch die Lebenserwartung reduzieren, sollten bei den heutigen therapeutischen und prophylaktischen Möglichkeiten nicht mehr eintreten. Die Prognose einer rechtzeitig behandelten Rachitis ist dagegen gut.

Differentialdiagnostisch sind als nicht rachitisch auszuschließen: Die *Kuppenweichheit der Parietalknochen* mit federnden Knochennähten, *Lückenschädel*, isoliert einwärts gerichtete *Verkrümmung des Unterschenkels* im ersten Trimenon, *Trichterbrust*, *Osteogenesis imperfecta*, *Osteopsathyrose*, Entwicklungsstörungen und Retardierung bei *Myxödem* mit ebenfalls verspätetem Auftreten der Ossifikationszentren. Weiter ist, aber erst zu Beginn des 2. Jahres, die *renale Rachitis* bei tubulären Nierenstörungen mit Hyperphosphaturie (Phosphatdiabetes) und *Hypercalcurie*, die bis zur Urolithiasis beim älteren Säugling führen kann [*2486*] auszuschließen. Auch die Rachitis als Folge der Ureterosigmoidostomie nach operierter Blasenektopie ist erst jenseits des Säuglingsalters zu erwarten [*2595*]. Über *Hypophosphatasie* (s. S. 163), *idiopathische Hypercalcämie* s. S. 163.

γ) Die Prophylaxe und Therapie

Sehr häufig kommt die Rachitisprophylaxe heute *zu spät* und senkt die Morbidität erst im 5. Lebensmonat [*2219*]. Richtiger ist es deshalb, besonders bei im Winter geborenen Säuglingen, mit der Prophylaxe bereits *in der 2. Lebenswoche* zu beginnen. Man bedient sich dabei am besten des Vitamin D_3, das als D_3-*Vigantolöl* (Bayer, Merck) im Kubikzentimeter 0,5 mg = 20000 IE Vitamin D enthält. *Frühgeborene* benötigen prophylaktisch täglich etwa 1500 E *(3 Tropfen)*, normale *Säuglinge* etwa 1000 E *(2 Tropfen)* Vigantolöl. Die Gesamtmenge der Prophylaxe beträgt 3mal 10 ml Vigantolöl im Abstand von je 1 Monat. Auch von Vigorsantabletten (Chemische Werke Albers) mit 0,025 mg = 1000 IE können prophylaktisch täglich 1—2 Tabletten gegeben werden. Lebertran ist im Säuglingsalter noch nicht indiziert. Zusätzlich reichlicher Aufenthalt *im Freien* und bei älteren Säuglingen Strahlenbehandlung mit *Quarzlampe* in 1 m Abstand, Beginn mit 2 min, davon die Hälfte auf die Vorderseite, die andere auf die Rückseite, jeden 2.—3. Tag. Die Bestrahlungsdauer wird jeweils um 2 min gesteigert bis 15—20 min. Eine Kur darf nicht mehr als 20 Bestrahlungen betragen, dann müssen 4 Wochen Pause gemacht werden.

Die *Stoßprophylaxe* wird mit einer Einzeldosis von 10 mg in Tabletten (oder als Öl) durchgeführt und es empfiehlt sich, wegen der leicht zu überwachenden Applikation, diese Form beim gesunden Säugling bereits in der 2. Lebenswoche zu verabfolgen. Dann sollte allerdings nur wasserlösliches Vitamin D gegeben werden. Auch genügen meist 5 mg.

In der Neugeborenen-Periode muß man sowieso mit besonderen Verhältnissen rechnen, weil gefunden wurde, daß kleine Vitamin D-Dosen (3000 IE) die Tendenz zu einer bestehenden Hypocalcämie verstärken, während mit 45000 IE diese Tendenz beseitigt wird und nach 200000 IE (5 mg) allgemein der Serum-Calcium-Spiegel ansteigt. Vielleicht kann diese paradoxe Reaktion auf kleine Vitamingaben in der Neugeborenen-Periode durch eine Hemmung der Nebenschilddrüse erklärt werden, die bei großen Vitamin D-Gaben durch eine erhebliche Steigerung der Calciumresorption im Darm kompensiert wird [*2189*].

Das *Maximum der Wirkung eines Vitaminstoßes* tritt zwischen dem *30. und 60. Tag* ein. Nach 120—130 Tagen ist der Ausgangswert wieder erreicht [*2187*].

Eine *Rachitisprophylaxe* sollte *individuell* durchgeführt werden, weil im Einzelfall nicht zu entscheiden ist, in welcher Weise der Patient familiär belastet, durch Vorkrankheiten besonders Vitamin D-bedürftig oder gar Vitamin D-überempfindlich ist. Über die Richtigkeit einer *Basisprophylaxe* in Form einer generellen *Milchvitaminierung* wird noch immer diskutiert. Die vitaminierte Milch schützt nur einen Teil der Säuglinge, während andere noch zusätzlich Vitamin D benötigen, was aber nur mit einer sorgfältigen Überwachung zu erreichen ist, da andererseits die Mütter sich häufig in der Sicherheit wiegen, ihr Kind sei durch die vitaminierte Milch ausreichend gegen die Rachitis geschützt. Auch sind alle Brustkinder von dieser Basisprophylaxe ausgeschlossen. Die Höhensonnenbestrahlung hat nur unter ärztlicher Beobachtung eine prophylaktische Bedeutung, da im Einzelfall ihre Wirksamkeit nachgeprüft werden muß. Von den auf den Säuglingsstationen verwendeten Sterisolbrennern (Hanau) geht ebenfalls eine geringe antirachitische Wirkung aus, die aber für eine Prophylaxe nicht ausreicht [*2348*].

Die Therapie der floriden Rachitis

Bei der schweren Rachitis ist fast immer eine *Stoßtherapie* indiziert, insbesondere wenn die Zuverlässigkeit der Eltern zu wünschen übrig läßt oder interkurrente Infekte bestehen. Sie wird mit *10—15 mg* D_3 in öliger Form auf einem Löffel zwischen einer Flaschenmahlzeit gegeben, bei sehr jungen Säuglingen oder Resorptionsstörungen die gleiche Menge auch intramuskulär. Günstiger sind wasserlösliche Tabletten zu 5 mg, die täglich je eine Tablette für 3 Tage oder jeden 2. Tag über 6 Tage verteilt auf einem Teelöffel mit etwas Wasser aufgelöst vor der Flasche gefüttert werden (Vigantol-Tabletten forte, Vigorsan forte). Ein solcher Stoß kann nach 5—10 Monaten wiederholt werden. Bei der *protrahierten Therapie* gibt man täglich 5—10 Tropfen Vigantolöl zwischen den Flaschenmahlzeiten über 6 Wochen bzw. bis zur Heilung.

Es gibt auch Rachitiker, die gut auf Dihydrotachysterin (AT 10 Bayer, Merck) in relativ niedriger Dosis von 2mal 15 mg in öliger Lösung, oral verabfolgt, ansprechen [*2244*], während bei anderen kein Erfolg eintritt [*2107*].

Bei allen therapeutischen und auch prophylaktischen Vorhaben empfiehlt es sich, die Vorgeschichte des Kindes in bezug auf antirachitische Maßnahmen zu überprüfen, um Summationseffekte mit der Folge von Organschädigungen im Sinne einer *Vitamin D-Intoxikation* zu vermeiden. Vereinzelt wurde sogar vorgeschlagen, deshalb Vitamin D rezeptpflichtig zu machen [*2512*]. Die typischen Symptome der Vitamin D-Überdosierung gleichen mit Anorexie, Obstipation, Erbrechen, Hypercalciämie, Osteosklerose, Nephropathie und Nephrocalcinose völlig der idiopathischen Hypercalciämie (Lightwood-Syndrom) und treten zumal in Ländern wie England [*2107*] auf, die eine hohe Basisvitaminierung durch vitaminierte Lebensmittel und hohen Vitamin D-Zusatz zur Milch besitzen. Die übrige Symptomatik und Therapie der Hypercalciämie s. S. 163.

Die Vitamin D-resistente Rachitis ist erst im 2. Lebensjahr zu erwarten. Sie wird deshalb hier nicht besprochen.

b) Die Tetanie

Die Tetanie als Form einer erhöhten Erregbarkeit des gesamten neuromuskulären Apparates infolge Absinken des Blutcalciums, besonders des ionisierten Anteils, hat während der Kindheit ihr *Prädilektionsalter* in der Säuglingszeit. In diesem Abschnitt wieder ist das *Häufigkeitsmaximum* zwischen dem *5. und 7. Lebensmonat* zu erwarten. Über die Tetanie des Neugeborenen s. S. 227.

In deutlicher *jahreszeitlicher Abhängigkeit* treten in über 70% der Fälle zwischen Januar und Mai, also im Anschluß an die an ultravioletten Strahlen arme Winterzeit die Symptome der Säuglingstetanie auf. Bevorzugt werden Frühgeborene und künstlich ernährte Säuglinge befallen. *Provozierend* wirken Hyperventilation bei Pneumonie und Fieber, heftiges Schreien, größere Zufuhr von Alkalimengen oder Kuhmilchüberfütterung, deren Phosphatüberschuß von den unreifen Nieren noch ungenügend verarbeitet wird (s. Neugeborenen-Tetanie), so daß als Folge einer Hyperphosphatämie eine Hypocalciämie eintritt.

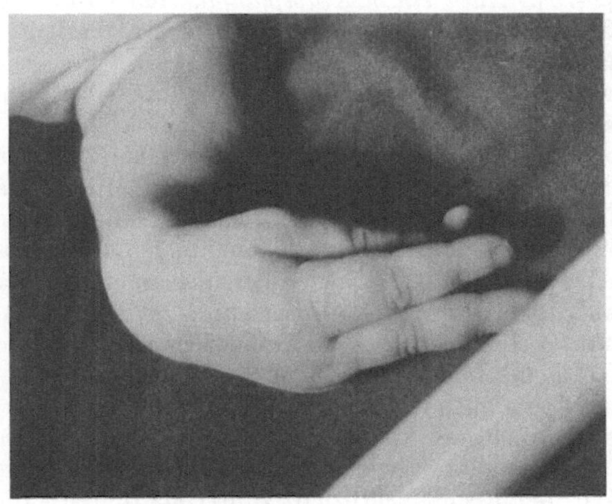

Abb. 54. Rachitische Tetanie, Geburtshelferhand (Univ.-Kinderklinik Köln)

In der *Klinik* der Tetanie ist der *drohende tetanische Anfall* am *Reflexverhalten* schon frühzeitig zu diagnostizieren. Das *Facialisphänomen* nach CHVOSTEK (nach Beklopfen der Präauriculargegend der Wangen Zuckungen im Bereich der Facialismuskulatur. Leicht am Mundwinkel, Nasenflügel und Lidwinkel bei nicht schreiendem Kind zu erkennen), wird positiv und spricht beim Säugling immer für eine drohende Spasmophilie. Eine mechanische Reizung des N. peronaeus durch Beklopfen des Fibularköpfchens bei entspanntem Fuß und leicht gebeugtem Knie einfach auslösbar, führt zu einer Hebung des äußeren Fußrandes mit Abduktion (positives *Peronaeusphänomen nach* LUST). Auch das *Trousseausche Zeichen*, Karpalspasmen (Geburtshelferhandstellung) bei leichter Stauung des Oberarms, und das *Erbsche Phänomen*, d.h. eine Kathodenöffnungszuckung im Bereich des Nervus peronaeus oder N. medianus bei einer Stromstärke von weniger als 5 mAmp., werden positiv. Beweisend ist schließlich das Ergebnis der *blutchemischen Untersuchung* mit *erniedrigten Calciumwerten* von 6—7 mg-% und selten sogar tiefer. Auch der *Magnesiumspiegel sinkt* während der tetanischen Phase ab und ist beim Auftreten von Krämpfen am tiefsten [*1926*]. Der Spiegel des *anorganischen Phosphors* ist wie bei der schweren Rachitis meist *tief herabgesetzt*.

Bei der *manifesten Tetanie (Spasmophilie)* treten *Anfälle von Carpopedalspasmen* mit supinierten, im Handgelenk stark flektierten Händen, adduzierten Daumen und extrem gestreckten und im Metacarpophalangealgelenk flektierten Fingern (Geburtshelferhand; s. Abb. 54) sowie maximal plantar in Equinovarusstellung gewendeten Füßen und kontrahierten Zehen auf. Diese Symptomatik beobachtet man häufiger *bei älteren Säuglingen*. Sie wird von den Eltern meist noch nicht richtig gewertet und erst *die tetanische Eklampsie* mit *tonisch-klonischen Krämpfen* führt zum Verständnis der bedrohlichen Lage des Säuglings. Konvulsionen sind bei seiner typischen Krampfbereitschaft *die Manifestationsform der Spasmophilie insbesondere des jungen Säuglings.* Sie können bei ihm auch ohne deutliche andere Zeichen der Tetanie auftreten und müssen grundsätzlich beim Fehlen von Symptomen cerebraler Erkrankungen den Verdacht auf eine Tetanie lenken, zumal im Säuglingsalter im Anfallstyp häufig kein Unterschied zwischen generalisierten cerebralen Krampfleiden und den eklamptischen Konvulsionen der Tetanie bestehen. Die sekunden- bis minutenlang dauernden tetanischen Ictus sind meist *generalisiert,* aber *auch fokal. Im EEG* kann man einen normalen Stromverlauf, aber auch Veränderungen beobachten, etwa in Form eines verlangsamten Kurvenablaufs oder aber eines typischen Krampf-EEG. Alle Veränderungen verschwinden nach antitetanischer Behandlung [*2479*]. *Nach einem Krampfanfall* sind vorübergehend, infolge postkonvulsivem Schwund der neuromuskulären Übererregbarkeit, auch die typischen *Zeichen der latenten Tetanie nicht mehr zu erkennen.* Bei gleichzeitigem fieberhaftem Infekt wird fälschlicherweise dann häufig auf Fieberkrämpfe geschlossen. Der *Laryngospasmus,* deutlich erkennbar an dem krähenden Inspirium durch Spasmen der adduzierenden Larynxmuskulatur, gehört zu den Symptomen der manifesten Tetanie und kann in schweren Fällen Anlaß zu akuten cyanotischen Zwischenfällen sein. Leichte Formen erkennt man nur beim schreienden Säugling. Plötzliche Todesfälle durch Ersticken infolge Laryngospasmus sind beschrieben worden. Allerdings ist in solchen Fällen auch an eine deletäre Wirkung der Hypocalciämie auf den Herzmuskel *(Herztetanie)* zu denken. Man nimmt an, daß dann eine akute Herzdilatation als Folge der Elektrolytstoffwechselstörung die Ursache des Todes bildet. Auch eine akute respiratorische Dyspnoe mit *Hyperventilation* und zunehmender *Lungenblähung,* kombiniert mit tetanischen Symptomen wurde schon mehrfach beobachtet und als „*Bronchotetanie*" infolge Spasmen der Bronchialmuskulatur gedeutet, die durch Erhöhung des Lungenwiderstandes über den Weg der Rechtsinsuffizienz zum Tode führen kann. Ob es sich in solchen Fällen wirklich ausschließlich um eine hypocalcämische Bronchotetanie und nicht um eine Virusinfektion der oberen Luftwege (Bronchiolitis), gepaart mit einer Tetanie handelt, steht allerdings noch zur Diskussion.

Pathogenetisch liegt dem ganzen Zustandsbild ein akutes oder chronisches Absinken des Blutcalciums zugrunde. Die häufige Kombination mit Rachitis und die Saisongebundenheit an Jahreszeiten mit zunehmender Sonnenstrahlung läßt im Säuglingsalter die meisten derartigen Fälle als rachitogene Tetanie im Rahmen der Heilphase einer Rachitis deuten. Wenn die ersten tetanischen Symptome wenige Tage nach therapeutischen Vitamin D-Gaben beobachtet werden, ist der pathogenetische Zusammenhang sehr deutlich. *Differentialdiagnostisch* muß daran gedacht werden, daß auch *akute Durchfallserkrankungen* mit starkem Erbrechen über den Salzsäureverlust zur Alkalose und damit zu einer verminderten Ionisation des Calciums führen, so daß tetanische Symptome auftreten können. Eine *normocalcämische Tetanie* kann bei *magnesiumarmer Kost* (Vollmilch) durch Magnesiummangel eintreten, wenn der Serum-Magnesium-Spiegel unter 1,0 mg-% absinkt (Norm 1,65—2,22 mg-%). Auch alle *cerebralen Erkrankungen,* der *kongenitale Stridor,* der *echte Hypoparathyreoidismus* (s. S. 438) und die *postacidotische Tetanie* nach einer Intoxikation, bei der zur Kompensation Calcium und Phosphor aus dem Knochengewebe mobilisiert wurden, die nun in der Rekonvalescenz wieder eingebaut werden sollen [*2460*], sind auszuschließen.

Die *Therapie* der Tetanie besteht in einer schnellen Beseitigung der neuromuskulären Übererregbarkeit durch Calciumgaben, bei der rachitogenen Tetanie kombiniert mit der sofortigen Verabfolgung eines *Vitamin D-Stoßes,* der seinerseits durch schnelle Verbesserung der Calciumresorption aus dem Darm und durch Mobilisierung von Calciumsalzen aus dem Knochensystem [*2220*] der Hypocalciämie entgegenwirkt. AT 10 ist in diesen Fällen unwirksam, eine protrahierte Behandlung mit Vitamin D und Höhensonnenbestrahlung normalisiert die Stoffwechsellage zu langsam. *Calcium* wird intravenös oder intramuskulär (Calciumgluconat 10%ig, 2—5 ml) mehrfach täglich in Abständen von 4 Std verabfolgt. Oral gibt man Calium citricum, Calcium lacticum 20,0/300,0 täglich mehrfach einen halben Teelöffel oder Liquor calcii chlorati 60/200 oder

Rp. Calcii chlorati kristallys. ($CaCl_2$) 30,0/250,0
Liquor Amon. Anis. 3,0
Gummi arabici 2,0
Sirup simpl. ad 300,0
M. D. S.: 4—6× 10 ml (= 1 g $CaCl_2$) bzw. 4—6× 2 Teelöffel.

Bei der Bedeutung des ionisierten Magnesiums für das Auftreten tetanischer Symptome [*1941*] kann auch *Magnesiumsulfat* in 10%iger Lösung, 1 ml/kg intramuskulär gegeben, kurzfristig die tetanische Symptomatik beseitigen. Auch mit Ammoniumchlorid in 10%iger Lösung, 0,6 g/kg/Tag kann auf dem Weg einer Acidoseerzeugung die Ionisierung des Calciums beschleunigt werden. *Diätetisch* gibt man während der Tetanie eine milchfreie Kost in Form von 10%igem Reisschleim über 3—4 Tage.

S. Infektionskrankheiten im Säuglingsalter

Entsprechend der Thematik dieses Buches werden hier nur die für diesen Lebensabschnitt spezifischen Besonderheiten der wenigen, auch schon beim Säugling auftretenden Infektionskrankheiten behandelt, so weit sie nicht in den einzelnen Organkapiteln oder bei den Erkrankungen des Neugeborenen bereits besprochen wurden.

1. Die Säuglingstuberkulose

[*2024, 2236, 2358, 2588*]

Der Säugling zeigt einmal eine bemerkenswert geringe Resistenz gegen tuberkulöse Infektionen und befindet sich zusätzlich noch in der ungünstigen Situation, daß er meist mit seiner Infektionsquelle in der nächsten Umgebung häufig in Kontakt kommt, da es sich fast immer um nahe Verwandte handelt, so daß die *schlechte Prognose* der Säuglingstuberkulose sowohl durch das Lebensalter als auch durch die relative Massivität und Wiederholung der Infektion bestimmt wird. Auch reduziert in diesem Lebensabschnitt die stärkere Belastung durch Anpassung an das extrauterine Leben und die Ernährungsformen größerer Kinder die natürliche und familiär bestimmte Resistenz gegen Tuberkulose vorübergehend, insbesondere wenn noch belastende Vorkrankheiten, Ernährungsstörungen oder Fehlernährung vorausgegangen sind. Die früher etwas häufigere Infektion über den Verdauungstrakt wird heute im Säuglingsalter durch die Fortschritte der Ernährungshygiene kaum noch beobachtet. Die *enterale Infektion* spielt erst *vom 2. Lebensjahr an* eine Rolle, wenn die Kinder auch mit nicht abgekochter Milch gefüttert werden, was im Säuglingsalter praktisch nicht vorkommt. *Beim Säugling* handelt es sich *fast stets um eine Inhalationsinfektion* (Tröpfcheninfektion), so daß die Säuglingstuberkulose primär fast ausschließlich in den oberen Luftwegen beginnt.

In bezug auf den Infektionsablauf besitzt die Säuglingstuberkulose eine starke *Neigung zur Lymphknotenreaktion* mit Verflüssigung und Verkäsung sowohl der

Hiluslymphknoten als auch der von ihnen ausgehenden perihilären Streuherdchen und der bronchopulmonalen Aussaat. Bei der geringen räumlichen Ausdehnung der einzelnen Lungensegmente können schnell ganze bronchopulmonale Segmente, ja ganze Lungenlappen schon im Rahmen der Primärtuberkulose durch direkten tuberkulösen Befall, durch Bronchusverschlüsse oder unspezifische Retentionspneumonien verschatten. *Verkäste Lymphknoten* können beim Säugling schon 4—6 Wochen nach der Tuberkuloseinfektion, also deutlich früher als im späteren Leben, ja sogar noch bei negativen Tuberkulinproben *in das Bronchialsystem einbrechen.* Die Neigung zu einem solchen Ereignis ist beim Säugling ebenfalls größer als später. Beim relativen Umfang des Aspirationsgutes sowie der Möglichkeit von Bronchialverschlüssen und Ventilstenosen stellt dies für die Lunge und durch zunehmende Rechtsbelastung auch für das Herz und den Allgemeinzustand eine ernste und manchmal bedrohliche Belastung dar. Auch *hämatogene Streuungen* mit einer Generalisierung der Infektion und miliarem Befall der Lungen, gegebenenfalls auch der Hirnhäute, sind im Säuglingsalter nicht allzu selten. Auf diesem Wege kann es dann auch zu einer im Säuglingsalter äußerst seltenen Skelettuberkulose, etwa mit destruierender Tuberkulose der Halswirbel [*2010*] kommen.

Zu den geschilderten Besonderheiten der Reaktion auf die Infektion im Säuglingsalter gehört schließlich noch *die starke Verkalkungstendenz* der käsigen Nekrosen. Die Calcifizierung kann bei Erkrankungen im 1. Trimenon schon sehr frühzeitig, nach eigenen Beobachtungen schon $3^1/_2$ Monate nach Beginn der Infektion [*2614*] einsetzen und je nach Ausdehnung des verkäsenden Herdes die vielfältigsten Konfigurationen einnehmen. Der verkalkte Herd kann natürlich, wie auch in späteren Lebensabschnitten, noch virulente Tuberkel-Bakterien enthalten, die bei interkurrenten Resistenzverminderungen frische Schübe auflösen können.

Zusammengefaßt ist also das Besondere der Säuglingstuberkulose die Neigung zu *makroglandulärer Reaktion* der vom Infektionsherd ableitenden Lymphbahnen, die Tendenz zur schnellen *Kolliquation* des nekrotischen Gewebes und die bald anschließende *Calcifizierung* der lymphonodulären oder pulmonalen Nekroseherde.

Unbehandelt hat die Säuglingstuberkulose eine ausgesprochen *schlechte Prognose.* Heute hängt das Lebensschicksal des befallenen Säuglings vom Augenblick der Diagnose und damit vom frühzeitigen Behandlungsbeginn ab. Aber auch bei intensiver antibiotischer und chemischer Therapie können noch schwere Verlaufsformen mit tödlichem Ausgang ganz besonders im Säuglingsalter vorkommen, so daß gerade im Hinblick auf die Säuglingstuberkulose die BCG-Impfung auf das Wärmste zu empfehlen ist.

Klinisch kann auch die Tuberkulose im Säuglingsalter infolge fehlender oder unspezifischer Symptomatik schwer zu erkennen sein. Häufig aber beginnt sie sehr akut mit hohem Fieber, Cyanose, Atemnot, Anorexie und Unruhe unter dem Bild einer konfluierenden Bronchopneumonie oder gar schweren Sepsis [*1967*]. Auch die konnatale Infektion verläuft nicht selten unter dem Bild einer Sepsis [*2581*] und wird dann nicht diagnostiziert, wenn die Tuberkuloseerkrankung der Mutter unbekannt war [*2581*]. Bei späterer Infektion fallen die Säuglinge meist durch allgemeine Krankheitssymptome, Appetitlosigkeit, mangelnde Gewichtszunahme, Blässe und wechselnde Fieberperioden auf. Bei ungenügender Beobachtung können sie so in eine allgemeine Dystrophie mit „rezidivierenden Infekten der oberen Luftwege“ hineingeraten. Es sollte deshalb Grundsatz *bei jeder Säuglingsüberwachung* sein, in regelmäßigen Abständen die *Tuberkulinhautreaktionen* zu prüfen und bei positivem Ausfall, oder bei Calmette-geimpften

Kindern unter derartigen unklaren Krankheitssymptomen auf jeden Fall, eine Lungenröntgenaufnahme zu machen.

Eine aktive, sich im *Bereich der Lunge* abspielende Tuberkulose manifestiert sich beim Säugling immer als *tumorige Bronchialdrüsenaffektion*, bei der, vielleicht mit einer geringen Bevorzugung der rechten Seite, ausgedehnte, mehr oder weniger scharf begrenzte Drüsenpakete paratracheal, tracheobronchial und, bei schräger Aufnahme, auch an der Bifurkation nachzuweisen sind. Im Vergleich mit dem kleinen Säuglingsbrustkorb kann der ganze Mittelschatten enorm tumorig vergrößert sein, so daß manchmal differentialdiagnostische Schwierigkeiten gegenüber einem Thymusschatten bestehen. Beim Druck der geschwollenen Lymphknoten auf die Bronchialverzweigung, zumal auf den Hauptbronchus, kann es zu einem *exspiratorischen Stridor*, in schweren Fällen sogar mit cyanotischen Attacken kommen. Fast immer besteht ein starker *Hustenreiz.* Der Husten klingt *bitonal* durch das Mitschwingen der stenosierten Bronchialstelle (klingender Husten mit hellen metallischen Obertönen). *Röntgenologisch* ist nicht zu klären, ob die Lymphknoten nur exsudativ entzündlich vergrößert oder bereits verkäst sind. Heftige Hustenanfälle und anfallsartig auftretende Atemnot beim Bestehen einer Hilustuberkulose müssen immer den Verdacht auf eine *Bronchusfistelbildung* vom Lymphknoten ausgehend erwecken, insbesondere wenn rezidivierend kleine Mengen weißlichen Sputums (Käse) expektoriert werden und sich röntgenologisch eine vorher vorhandene große Lymphknotenverschattung aufhellt. Die beweisende *Bronchoskopie* ist im Säuglingsalter technisch schwierig und sollte nur dann durchgeführt werden, wenn geübte Fachkräfte zur Verfügung stehen. Dann aber kann durch Absaugen unter Umständen eine tödliche Komplikation durch Asphyxie infolge massiven Abflusses von Käsemassen in die Lungen oder eine plötzliche Perforation in den Oesophagus vermieden werden [*2352*]. Fistelbildung in den Bronchus findet in mehr als der Hälfte der Fälle statt, durch die dann eine Aussaat in die Alveolen eintreten kann [*2285*].

Auf diese Weise kann es nach GÖRGENYI-GÖTTCHE sehr häufig (in 47,1% der Fälle) zu einer schnell progredienten dichten Verschattung von Lungensegmenten oder ganzen Lungenlappen kommen, in denen sich dann verkäsende Pneumonien und, bei der Möglichkeit eines Abflusses in das Bronchialsystem, Primärkavernen ausbilden können. Selbst solche Stadien der Säuglingstuberkulose kaschiert manchmal ein blühendes Aussehen der Patienten.

Bei erfolgreicher Therapie zeigen sich im Röntgenbild frühzeitig kalkdichte Schatten als Zeichen der beginnenden Calcifizierung, während gleichzeitig die tumorige Mediastinalvergrößerung zurückgeht.

Nach einer *hämatogenen Streuung* können auch die Lymphknoten des Retroperitonealraums und die mesenterialen Lymphknoten, ja selbst die supraclaviculär gelegenen Halslymphknoten befallen werden. Bei massivem Bacilleneinbruch in die Blutbahn droht beim Säugling besonders frühzeitig eine plötzliche Generalisation in Form der *Miliartuberkulose* mit oder ohne Beteiligung der Hirnhäute. Klinisch sind derartige Patienten sofort als schwerkrank, mit ausgeprägter Dyspnoe und Cyanose (bei starker Lungenbeteiligung), mit hohem Fieber, schlechten Kreislaufverhältnissen und Trübung des Sensoriums (typhoide Form) oder, bei Beteiligung der *Meningen*, mit Brechattacken, Bewußtlosigkeit, Krämpfen und gespannter Fontanelle zu erkennen, wenn nicht sogar schon beim Säugling meningitische Symptome, wie Opisthotonus, vorhanden sind. Beim geringsten Verdacht ist *sofort der Liquor zu untersuchen*, weil die tuberkulöse Meningitis im Säuglingsalter eine besonders intensive Therapie erfordert (s. S. 455).

Die sehr seltene *Skelettuberkulose* befällt beim Säugling auf hämatogenem Wege bevorzugt die gut durchbluteten Diaphysen der Metacarpalia, Metatarsalia und Phalangen an *Hand- und Fußskelet,* die *Wirbelkörper* sowie die Meta- und

Epiphysen der *Röhrenknochen.* Meistens handelt es sich um einen *isolierten Knochenherd,* während multiple Herde mit einem Maximum im 3. Lebensjahr erst später zu beobachten sind.

Das Krankheitsbild selbst ist nicht zu verkennen, weil es oft aus voller Gesundheit heraus zu einem schmerzhaften Anschwellen im Bereich der genannten Knochenabschnitte kommt, wobei die Fingerglieder meist spindel-, ampullen- oder birnenförmig aufgetrieben sind *(Spina ventosa). Röntgenologisch* ist in den ersten 2 Wochen noch keine Klärung zu erwarten, während die Tuberkulinreaktion bereits positiv ist. Später findet man dann in umschriebenen Bezirken eine Zerstörung der Bälkchenstruktur des Knochenmarks durch Granulationsgewebe in einem insgesamt osteoporotisch gewordenen Knochen. Mit zunehmender Krankheitsdauer stellen sich osteosklerotische Randzonen ein, die die Abgrenzung des cystischen Herdes immer deutlicher werden lassen, der ursprünglich oft nur verschwommen zu erkennen ist. Auf eine tomographische Untersuchung kann im Säuglingsalter selbst bei Verdacht auf eine Spondylitis tuberculosa meist verzichtet werden. Erkrankungen der *Gelenke* treten zumeist erst nach der Säuglingsperiode auf und unterscheiden sich nicht vom Krankheitsbild bei größeren Kindern. *Differentialdiagnostisch* sind bei der Knochentuberkulose die *Osteomyelitis,* die *Lues* und die bereits auf S. 492 genannten seltenen *tumorigen Erkrankungen des Skeletsystems* auszuschließen.

Extrem selten sind im Säuglingsalter auch tuberkulöse Erkrankungen der *Haut* und der *Schleimhäute.* Eine *tuberkulöse Primäraffektion* kann nach Invasion von Tuberkelbacillen in die verletzte Oberhaut in Form eines *Ulcus* mit starker Anschwellung der regionären Lymphknoten in Einzelfällen vorkommen. Dasselbe gilt von der primären *Conjunctivaltuberkulose* mit eitriger Conjunctivitis und Anschwellung der präauriculären und angulären Lymphknoten auf dem Musculus sternocleidomastoideus [*2358*]. *Tuberkulide der Haut* in Form von stecknadelkopf- bis erbsengroßen Papeln mit einer Tendenz der größeren Efflorescenzen zur zentralen Nekrotisierung *(papulonekrotisches Tuberkulid)* sind als Folge tuberkulöser Hautmetastasen durchaus möglich, aber ohne prognostische Bedeutung. Man findet sie bevorzugt am Rücken und Gesäß, auf Nase und Wangen und an den Streckseiten der Extremitäten. Dieselbe Ätiologie besitzt die im Säuglingsalter ebenfalls seltene *Tuberculosis colliquativa cutis* (Skrophuloderm), die in Form von cutanen oder subcutanen Knoten polytop auftretend, zur Fluktuation führt und schließlich einen dünnflüssigen, manchmal käsigen Inhalt entleert. Die Ausheilung erfolgt über eine Geschwürsbildung mit tiefer Narbe.

Das Auftreten gruppenförmiger kleiner, bräunlich-roter oder grau-gelber Papeln in ovalen oder rundlichen Herden, die an ihrer Spitze kleine Schüppchen tragen, der sog. *Lichen skrofulosorum* ist im Säuglingsalter ebenfalls nur von kasuistischem Interesse. Auch hier ist der Sitz vor allem am Rücken und in der Lendengegend.

Dasselbe gilt heute von der *Skrofulose* [*2358*], ein typisches Syndrom, bestehend aus entzündlichen Hautveränderungen um Augen, Mund und Nase mit chronischer Rhinitis und konsekutiv ekzematösen Veränderungen am Naseneingang mit rüsselförmiger Verdickung der Oberlippe sowie charakteristischen Anschwellungen der Lymphknoten an Hals und Nacken, die zum Teil unspezifischer Art sind, weil sich meist im Gesicht auf den entzündlich veränderten Hautabschnitten sekundäre Infektionen im Sinne einer Impetigo contagiosa abspielen. Hinter der Blepharitis und Keratoconjunctivitis scrofulosa, die zu einer ausgesprochenen Lichtscheu führen, verbirgt sich eine hämatogen bedingte, tuberkulotoxische Erkrankung der Conjunctiven in Form von knötchenförmigen, rötlichgrauen Infiltrationen am Limbus corneae, dann auch auf der Conjunctiva bulbi und schließlich am Limbus der Hornhaut. Diese „*Phlyktänen*" können beim Vorwachsen auf die Hornhaut zu bandförmigen Trübungen, aber auch zu Ulcerationen der Hornhaut führen. Solche Komplikationen treten aber meistens erst im 2. und 3. Lebensjahr auf. Die Skrofulose hat, abgesehen von der frühen tuberkulösen Infektion, schlechte häusliche und pflegerische Bedingungen und eine konstitutionelle Abwegigkeit des Patienten mit besonderer Neigung zu katarrhalischen Prozessen und Dermatosen im Sinne der exsudativen Diathese zur Voraussetzung. (s. Abb. 55).

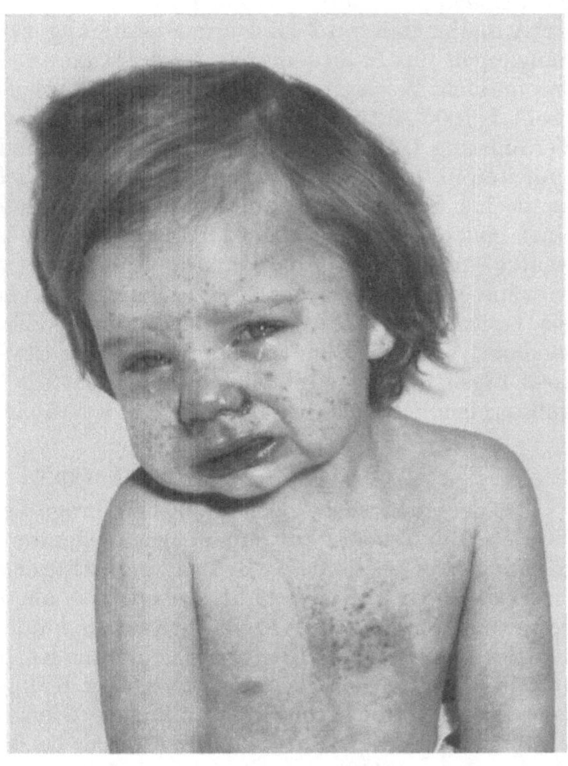

Abb. 55. Skrofulose (Univ.-Kinderklinik Köln)

Auch das Erythema nodosum kann ausnahmsweise bereits bei tuberkulösen Säuglingen beobachtet werden [*2358*].

Tuberkulöse Organerkrankungen (Tuberkulose-Peritonitis, Nierentuberkulose, Genitaltuberkulose) kommen bei Säuglingen praktisch nicht vor. Im Rahmen von hämatogenen Streuungen können Herde in *Milz* und *Leber* auftreten, die später röntgenologisch an eintretenden Verkalkungen zu erkennen sind. Per continuitatem kann es von der Bronchialtuberkulose aus zu einer *Pericarditis tuberculosa* mit konsekutiver Pseudolebercirrhose kommen [*2642*].

Die *Primärtuberkulose des Mittelohres* mit starker Lymphknotenschwellung vor und hinter dem Ohr kommt als Folge einer oralen Infektion mit Aufstieg durch die Eustachische Röhre praktisch nur beim Säugling vor [*2266*]. Sie kann differentialdiagnostisch anfänglich große Schwierigkeiten bereiten, weil sich bei gutem Gedeihen, aus voller Gesundheit, ohne Fieber zuerst einseitige Lymphknotenschwellungen der präauriculären oder Kieferwinkeldrüsen einstellen, die an Mumps denken lassen. Dann treten seröse oder eitrige Sekretionen aus dem Ohr auf und otoskopisch findet man Granulationsgewebe, während die Drüsenschwellungen weiter zunehmen. Auch Facialisparesen können sich im Verlauf der Erkrankung einstellen. Ist die Diagnose immer noch nicht gestellt, besteht die Gefahr einer Generalisation oder einer Meningitis tuberculosa [*2266*]. Die Lymphknoten können sehr schnell erweichen, so daß der Patient erst mit einer fluktuierenden Geschwulst zum Arzt kommt, wenn nicht bereits eine Fistelbildung besteht. Mit Hilfe der Tuberkulinreaktion und dem Erregernachweis im Ohreiter ist eine Diagnose immer möglich. Bei frühzeitigen Erkrankungen, in den ersten 6 Lebenswochen, oder gar bei doppelseitigem Befall muß man auch an eine intrauterine Infektion durch aspiriertes infiziertes Fruchtwasser denken [*2667*].

Differentialdiagnostisch muß bei der Säuglingstuberkulose noch die *Nocardia-Infektion* erwähnt werden, ein den Actinomyceten und den Tuberkelbacillen nah verwandter, ubiquitär vorhandener Saprophyt von geringer Pathogenität, der auf Pflanzen und im Erdreich vorkommt. Als kasuistische Beobachtung hatte er bei einem 9 Monate alten Säugling eine allgemeine Infektion mit Hepatosplenomegalie, generalisierter Lymphknotenschwellung und Infiltrationen in beiden Lungen erzeugt. Es kam zu einem protrahierten, von Exacerbationen unterbrochenen Verlauf mit septischen Temperaturen ohne Ansprechen auf Antibiotica und negativen Tuberkulinreaktionen sowie fehlendem Bacillennachweis. Therapeutisch ist das Mittel der Wahl Sulfadiazin oder auch andere Sulfonamide, die über lange Zeit gegeben werden müssen [*1933*].

Entscheidend für die Diagnose, zumal im Säuglingsalter, ist der Ausfall der *Hauttuberkulinproben.* Sie pflegen 3—8 Wochen nach der Infektion positiv zu werden und können nur bei schwersten Verlaufsformen im Stadium der Generalisation im Säuglingsalter negativ sein. Besonders geeignet ist bei Säuglingen die *Percutanprobe nach* MORO in Form der *Pflasterprobe* oder als *Einreibung.* Nur im Ausnahmefall wird man zur Bestätigung zweifelhafter Percutanproben bei Säuglingen die *Intracutanprobe nach* MANTOUX durchführen. Sie ist besonders empfindlich. Nach einer negativen Pflasterprobe, die man etwa einer Intracutanprobe 1:1000 Alttuberkulin gleichsetzen kann, ist beim Säugling sofort mit einer Verdünnung 1:100 bzw. mit gereinigtem Tuberkulin Stärke 100 (100 Tuberkulineinheiten in 0,1 ml) der Intracutantest anzuschließen. Fällt auch er negativ aus, kann eine Säuglingstuberkulose praktisch ausgeschlossen werden. Die Prüfung einer höheren Konzentration im Intracutantest ist im Säuglingsalter nicht notwendig. Als Ersatz für die Percutanprobe mit etwa der gleichen Empfindlichkeit wie eine Mantoux-Probe 1:1000 ist auch die *Cutanprobe nach* PIRQUET möglich. Sie besitzt gegenüber der Intracutanprobe oder der Percutanprobe keine besonderen Vorteile. Eine sichere Beurteilung des Ergebnisses ist auch erst nach 2—3 Tagen möglich. Im übrigen entspricht die Technik der genannten Tuberkulinproben den auch bei größeren Kindern üblichen Richtlinien.

Die Therapie

Bei der auch heute noch fraglichen Prognose der Säuglingstuberkulose mit ihrer starken Tendenz zur pulmonalen Ausbreitung und Generalisation gelten im Säuglingsalter besondere Behandlungsrichtlinien. Grundsätzlich muß *jedes tuberkulinpositive Kind* im 1. Lebensjahr als *aktiv an Tuberkulose erkrankt* betrachtet werden und ist chemotherapeutisch mit Isonicotinsäurehydrazid (INH) in einer Dosis von 6—10 mg je Kilogramm Körpergewicht, auf 4 Dosen täglich verteilt, über 12 Monate, mindestens über 6 Monate [*2554*] zu behandeln. Bei sehr ausgedehnten Lungenerkrankungen oder bei der Generalisation ist die kombinierte Therapie durchzuführen, wie sie bei der Behandlung der tuberkulösen Meningitis (s. S. 456) angegeben ist. Auf diese Weise hat sich die *Sterblichkeit der Säuglingstuberkulose* heute bis *auf 2% gesenkt* [*1963*]. Eine Heilstättenbehandlung ist im 1. Lebensjahr nicht notwendig, eine klimatisch günstige Lage der Wohnung oder des behandelnden Krankenhauses in rauch- und dunstfreier Gegend außerhalb von Großstädten wünschenswert.

Bei der *Prophylaxe* der Säuglingstuberkulose braucht man sich heute nicht nur auf eine strenge Expositionsprophylaxe, den besten Schutz zur Verhütung von Infektionen des Neugeborenen oder Säuglings, zu beschränken, weil die Möglichkeit besteht, mit Hilfe der *BCG-Impfung* die persönliche Disposition so zu bessern, daß ein ganz erheblicher Schutz gegen Primärerkrankungen und eine praktisch vollständige Feiung gegen Generalisationen und subprimäre Folgeerscheinungen eintritt. Aus diesem Grund ist es für den Säugling am günstigsten, schon *während der Neugeborenen-Periode* eine Calmette-Impfung anzustreben.

Bei der *Expositionsprophylaxe* ist, zumal im Säuglingsalter, eine besonders strenge Trennung von möglichen oder tatsächlichen Bacillenstreuern durchzuführen. Besteht bei der Mutter eine aktive Lungentuberkulose, dann ist die absolute Trennung sofort nach der Geburt bis zum Eintreten des Impfschutzes etwa 6 Wochen nach der Geburt, bis zum Positivwerden der Tuberkulinreaktion, durchzuführen. Dasselbe gilt für Säuglinge, die im Tuberkulosemilieu leben müssen. Bei diesen muß allerdings eine 6wöchige Isolierung von der Infektionsquelle und eine dann negativ ausfallende Intracutanprobe *vor der Impfung* sichern, daß noch keine Infektion stattgefunden hat, und auch nachher muß 6 Wochen post vaccinationem jede Tuberkuloseexposition vermieden werden. Besteht der Verdacht auf eine intrauterine oder postpartale Infektion, wird der Neugeborene 3 Monate lang prophylaktisch mit 5 mg/kg/Tag INH oral behandelt und nach anschließender negativer Tuberkulinreaktion geimpft [*2553*]. Auch bei temporär erhöhter Tuberkuloseexposition oder bei fraglicher Infektion im Säuglingsalter ist eine *Präventivbehandlung* mit 6—10 mg INH/kg/Tag über 6 Monate indiziert [*2554*].

Akute Vergiftungen durch einmalige große *INH-Gaben* (mehr als 30 mg INH je Kilogramm Körpergewicht) führen nach einigen Stunden zu Erbrechen, motorischer Unruhe, Bewußtseinsverlust, Cyanose mit Atemstörungen bis zum Atemstillstand. Dabei ist künstliche Beatmung und Austauschtransfusion die Therapie der Wahl. Nach *protrahierter hoher Dosierung* über 10 mg je Kilogramm Körpergewicht können *chronische Vergiftungen* in Form von Leberschädigungen (Fettleber) auftreten. Nach den Erfahrungen im Tierversuch muß auch mit Neuritiden gerechnet werden, die sich allerdings durch Vitamin B_6-Gabe verhindern lassen. Auch an den anderen Komponenten des *Vitamin B-Komplexes* und an *Vitamin A* besteht *während der INH-Behandlung ein erhöhter Bedarf.* Bei allen rezidivierenden Ernährungsstörungen INH-behandelter Säuglinge, besonders aber bei den ersten Symptomen einer hämorrhagischen Diathese muß an die Möglichkeit einer medikamentös bedingten Leberschädigung gedacht werden [*2482*].

2. Pertussis

Infolge der ungenügenden transplacentaren Immunisierung (s. S. 53) sind auch Neugeborene für die Infektion mit Hämophilus pertussis empfänglich, ja die Erkrankung nimmt im Säuglingsalter einen besonders bedrohlichen Verlauf. Bei dem *hohen Kontagiositätsindex* von etwa 80% (etwas geringer als bei Masern, aber höher als bei Scharlach) ist deshalb eine besonders sorgfältige Expositionsprophylaxe notwendig. Außerordentlich *gefährlich* sind für Säuglinge alte Menschen, die infolge der inzwischen abgesunkenen Immunität ein zweites Mal *Keuchhusten in abgeschwächter Form* als katarrhalische Erkrankung durchmachen, dabei aber als Tröpfcheninfektion zahlreiche Erreger verbreiten. Schon wegen der Gefährdung durch Keuchhusteninfektionen sollten deshalb Erwachsene mit katarrhalischen Infekten den Kontakt mit Säuglingen vermeiden.

Auch beim Säugling *beginnt der Keuchhusten* nach einer *Inkubationszeit* von 7—14 Tagen, manchmal auch erst nach 3—5 Wochen, mit einem meist 8—14-tägigen *Prodromalstadium* in Form von mehr oder weniger heftigen katarrhalischen Erscheinungen und Bronchitis, die beim Säugling von *spastischem Charakter* sein kann. Der weitere Verlauf kann sich gerade beim jungen Säugling völlig atypisch, etwa in Form von *rezidivierenden Niesanfällen* oder *rudimentären Hustenattacken* abspielen. Sie fallen durch ihre Therapieresistenz auf, erinnern aber nicht an Pertussis. Plötzlich auftretende *apnoische Anfälle*, schon wenige Tage nach der Inkubationszeit, treffen dann die Umgebung völlig unvorbereitet oder erwecken sogar fälschlicherweise den Verdacht auf Spätfolgen eines Geburtstraumas. Auch die oft frühzeitig komplizierende Keuchhustenpneumonie erschwert die Diagnose, weil sie die charakteristischen Hustenattacken kaschiert, die dann erst nach Abklingen der Bronchopneumonie auftreten und die Diagnose ermöglichen. Insbesondere beim jungen Säugling muß deshalb bei hartnäckigen Rhinopharyngitiden oder therapieresistenten spastischen Bronchitiden die

Umgebung auf mögliche Infektionsquellen untersucht werden, um diagnostisch weiter zu kommen. Aber auch der *typische Keuchhustenverlauf* mit Prodromal- und katarrhalischem Stadium, dem 3—6 Wochen lang dauernden Stadium convulsivum und der anschließenden Rekonvaleszenz im Stadium decrementi sind möglich. Dann kommt es auch zu den typischen Hustenparoxysmen, zumal nachts, und zur Produktion zähflüssigen Sputums. Bedrohlich ist immer der exspiratorische, *aspnoische Anfall* nach einer Pertussisattacke, wobei der Säugling in tiefer Cyanose „wegbleibt", d.h. die erlösende langgezogene, krähende Inspiration, wohl infolge Lähmung des Atemzentrums durch den schnell angestiegenen Kohlensäuregehalt des Blutes, ausbleibt. Die Größe der Gefahr derartiger apnoischer Ereignisse läßt sich im Einzelfall nicht abschätzen. Sie können schon im katarrhalischen Stadium oder erst während des eigentlichen Krampfstadiums mit wachsender Heftigkeit das Leben des Kindes bedrohen oder aber selbst beim schweren Säuglingskeuchhusten ganz ausbleiben. Infolge des zur Zeit weitgehenden Rückgangs der Bronchopneumoniehäufigkeit sind die apnoischen Anfälle *eine der wichtigsten Ursachen der hohen Letalität* des Keuchhustens im Säuglingsalter. Deshalb kann von einer Einweisung in klinische Behandlung nur dann abgesehen werden, wenn zu Hause auch nachts eine ständige Wache zur Verfügung steht.

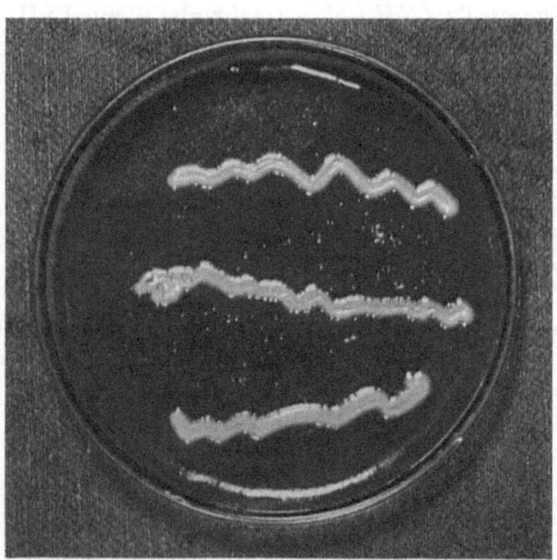

Abb. 56. Keuchhusten-Ausstrichplatte (Univ.-Kinderklinik Köln)

Im Hinblick auf die beim Säugling oft undurchsichtige Symptomatik bietet die *bakteriologische Untersuchung* eine wertvolle Stütze. Man läßt das Kind gegen eine Petrischale mit Bordet-Gengou-Nährboden husten (Kartoffelagar mit Blut versetzt) oder streicht Aspirationsgut aus Nase und Rachen auf derartigen Nährböden aus [*2210*] (s. Abb. 56). Das *Blutbild* läßt häufig im Stich [*2403*], da beim frischen Keuchhusten im Säuglingsalter nur etwa bei einem Drittel der Kinder mit der charakteristischen Lymphocytose zu rechnen ist, die zwischen der 3. und 5. Krankheitswoche am ausgeprägtesten auftritt und dann bei 62% der Kinder nachweisbar wird [*2130*]. Bei Säuglingen vom 6. Lebensmonat an kann es allerdings zu excessiven Leukocyten- und Lymphocytenwerten bis über 100000/mm^3 kommen [*2418*]. *Temperaturen* treten auch im Säuglingsalter bei unkompliziertem Keuchhusten nicht auf.

Über der Lunge findet man beim Säugling die Zeichen der Lungenblähung und recht frühzeitig mittel- bis großblasige, klingende und nichtklingende Rasselgeräusche, besonders auf dem Rücken paravertebral, als Ausdruck der Bronchitis und Peribronchitis, die röntgenologisch neben einer allgemeinen Hilusverbreiterung in einer vermehrten perihilären, parakardialen streifigen Zeichnung der Unterfelder bis hin zum dreieckförmigen Schatten im Herz-Zwerchfellwinkel und hinter dem Herzen *(typischer Dreieckschatten, basales Dreieck)* zu erkennen ist. Die Lunge kann röntgenologisch aber auch bis auf eine *Blähung* völlig unverdächtig sein, solange keine komplizierende Bronchopneumonie auftritt.

Als *Komplikation* droht in erster Linie die *Keuchhustenbronchopneumonie*, die regelmäßig am Fieberanstieg, am auskultatorischen Lungenbefund, am Zurücktreten der typischen Keuchhustenanfälle und an den üblichen, für Bronchopneumonie charakteristischen Symptomen zu erkennen ist und durch *Sekundärinfektionen* mit den üblichen Bronchopneumonieerregern hervorgerufen wird. Aber auch die *Aspirationspneumonie* nach Aspiration von erbrochener Nahrung während des Keuchhustenanfalls stellt besonders für junge Säuglinge eine Gefahr dar. Rachitische Säuglinge sind nicht nur durch Bronchopneumonien stark bedroht, sondern auch, im Rahmen der Spasmophilie, von Glottiskrämpfen im apnoischen Anfall, die zu akuten Todesfällen Anlaß geben können. Im übrigen pflegen sich *bei rachitischen Säuglingen* durch die starke Thoraxbelastung auch schwere *Verformungen des Brustkorbes* einzustellen mit der Möglichkeit von symmetrischen Spontanfrakturen nach dem Auftreten von Looserschen Umbauzonen (s. S. 501). Die schlechte Heilungstendenz der Rachitis während eines Keuchhustens wird durch die auffällige Aktivitätsabnahme der alkalischen Phosphatase bis zur 4. und 5. Krankheitswoche erklärt [*2185*].

Eine ernste Komplikation ist beim Pertussis-infizierten Säugling das Auftreten einer *akuten Bronchiolitis* (s. S. 342) mit schwerer Dyspnoe, Nasenflügelatmen, Cyanose und akuter Rechtsdilatation des Herzens, die auch bei ausgedehnten Bronchopneumonien und bei rezidivierenden schweren Hustenattacken droht. Auch rezidivierende Bronchopneumonien in verschiedenen Lungenabschnitten *(Wanderpneumonien)* sind als Pertussiskomplikation beim Säugling möglich. *Bronchiektasenbildungen* als Folge einer Pertussis wurden bisher beim Säugling offenbar noch nicht beobachtet, aber Patienten mit Lungenkomplikationen müssen noch ein Vierteljahr lang weiter beobachtet werden, bis wieder eine Normalisierung des Lungenbildes eingetreten ist. Konsekutive Komplikationen der Pneumonie, wie *Abscedierungen* und *Empyeme*, sind in der antibiotischen Ära kaum noch zu befürchten. Eine *Aktivierung einer* bereits vorhandenen *Tuberkulose* findet nur sehr selten statt, aber nach dem bei der Tuberkulose Gesagten ist ein tuberkulinpositiver Säugling sowieso als aktiv tuberkulös erkrankt zu betrachten, so daß während eines Keuchhustens eine prophylaktische Chemotherapie der Tuberkulose besonders indiziert ist.

Sehr zu fürchten sind die beim Säugling möglichen *nervösen Komplikationen* [*2669*]. Klinisch machen sie sich unübersehbar durch generalisierte oder auch fokale *Anfälle* von unterschiedlicher Dauer und Schwere bemerkbar, angefangen von kurzdauernden Zuckungen einzelner Muskelpartien, etwa im Gesicht oder an den Extremitäten, bis zu minutenlangen Konvulsionen oder gar einem Status epilepticus, der, von mehr oder weniger kurzfristigen Intervallen eines soporösen oder komatösen Zustandes unterbrochen, sich über Stunden hinzieht oder an mehreren Tagen hintereinander auch wiederholt auftritt. Die *Ursache* dieser Komplikationen kann einmal in einer *hypoxämischen Schädigung des Gehirns* liegen, die sich *morphologisch* in encephalitis-ähnlichen nekrobiotischen Veränderungen, den *Husler-Spatzschen Herden* [*2233*] in der Rinde des Stirnhirns, der Insel, des Ammonshorns, in den Stammganglien und schließlich im Kleinhirn manifestiert. Obwohl sie unspezifisch sind, hat man sie zum andern einer *Endotoxinwirkung* der Keuchhustenbacillen auf das Gehirn zugeschrieben, die man auch für die Hyperämie, die Ödematose und die lymphocytären Infiltrationen in den Meningen und die seltenen Meningealblutungen oder die Hirnpurpura bei manchen gestorbenen Keuchhustensäuglingen verantwortlich macht. Vermutlich aber handelt es sich um ein synergistisches Geschehen, in dem das während des Keuchhustenanfalls unter erhöhtem intrakraniellem Druck stehende und unter der Hypoxydose leidende Gehirn gegenüber der Endotoxinwirkung anfälliger wird, während andererseits das Endotoxin die Leistungsfähigkeit des cerebralen Gefäßsystems beeinträchtigt. Daß *Säuglinge* dafür *besonders anfällig* sind, ist am klinischen Bild zu erkennen, in dem neben den geschilderten Krämpfen passagere oder bleibende *spastische Paresen, Lähmungen, Hemiplegien, cerebellare Ataxie, Hirnnervenlähmungen, bulbäre Symptome, passagere Erblindungen*, vorübergehende Aphasie und bleibende cerebrale Entwicklungsstörungen und Krampfleiden im Sinne des frühkindlichen Hirnschadens auftreten können. Im ausgeprägten Stadium neurologischer Komplikationen findet man auch *pathologische Liquorverhältnisse* mit Eiweißvermehrung und leichter Pleocytose.

Die *neurologischen Spätfolgen* eines frühkindlichen Keuchhustens sind der Ausdruck einer cerebralen lokalisierten oder diffusen *Rindenatrophie* [*2157*]. Es ist nicht uninteressant, daß gleichzeitige Infektionen mit Pertussisbacillen und Adenovirus das Auftreten cerebraler Komplikationen offenbar begünstigen [*2250*]. Für die Bedeutung der Hypoxydose spricht, daß nervöse Symptome vor allem gleichzeitig mit pulmonalen Komplikationen auftreten. Man beobachtet sie auch meistens nicht auf dem Höhepunkt der Anfälle, sondern kurz danach mit einem Maximum zwischen der 3. und 6. Krankheitswoche.

Gastrointestinale Komplikationen sind besonders wegen der reduzierten Toleranz des Magen-Darmtraktes während der Erkrankung in Form von akuten Durchfallserkrankungen zu befürchten. Sie treten oft bei hospitalisierten Säuglingen auf, wobei sehr häufig eine bei der gesenkten Resistenz leicht akquirierte Dyspepsiecoli-Infektion die Ursache bildet. Besonders schnell kann sich ein toxischer Zustand einstellen, so daß jede akute Durchfallserkrankung eines Keuchhustensäuglings *ernst zu beurteilen* und nach den Regeln der Behandlung einer Ernährungsstörung anzugehen ist. Wegen der großen Brechneigung wird besonders häufig eine vorübergehende Dauertropftherapie notwendig sein.

Eine häufige Komplikation stellt schließlich beim Säugling das Manifestwerden von *Eingeweidebrüchen* und die *Otitis media* dar.

Differentialdiagnostisch ist, außer der *cystischen Pankreasfibrose,* die *spastische Bronchitis*, ein *protrahierter grippaler Infekt*, die *Hilustuberkulose* mit dem typischen bitonalen Husten, eine *Fremdkörperaspiration* und schließlich eine *Infektion mit Bacillus parapertussis* [*2210*] auszuschließen, die bei 5—10% aller auf Keuchhusten verdächtigen Fälle vorliegt und sich klinisch durch einen leichteren und kürzeren Verlauf, aber plötzlicheren Beginn vom echten Keuchhusten unterscheidet. Es besteht keine Kreuzimmunität, so daß zweimalige „Keuchhustenerkrankungen" möglich sind, während umgekehrt die Pertussisvaccination nicht gegen Parapertussisinfektionen schützt [*2083, 2093, 2123, 2459*].

Die Behandlung des Keuchhustens im Säuglingsalter verlangt eine besonders sachkundige und aufmerksame *Pflege*, deren wichtigster Bestandteil eine laufende *Überwachung* des Patienten ist, um apnoische Anfälle und Atembehinderungen durch den zähen Pertussisschleim rechtzeitig zu erkennen und notfalls durch *Absaugen* zu beseitigen. Besteht eine dauernde Luftnot, ist die Anwendung von *Sauerstoff* dringend notwendig, wobei die Zeltbeatmung nur bei genügend schnellem Luftwechsel indiziert ist, damit es nicht zu einer Feuchtigkeitsübersättigung und einer Kohlensäurestauung im Zelt kommt. Sicherer ist die Sauerstoffzufuhr mit Hilfe eines Trichters. Die Nasensonde ist bei der zähschleimigen Sekretion in diesem Gebiet nicht zu empfehlen. *Bei apnoischen Anfällen* müssen die Säuglinge sofort hochgenommen werden, die Luftwege sind mit einer Vakuumpumpe abzusaugen und künstliche Atmung (s. S. 213) ist durchzuführen. Bei Erfolglosigkeit muß eine Intubationsbeatmung versucht werden. Beim Auftreten *von Krämpfen* verordnet man Luminal und Sauerstoff, bei Therapieresistenz muß lumbalpunktiert werden, wobei sich häufig ein erhöhter Liquordruck findet. Nach Entfernung einer größeren Liquormenge pflegt die Krampfneigung zurückzugehen. Gegebenenfalls kann der Versuch einer therapeutischen Luftfüllung gemacht werden.

Bei der *Ernährung* muß zwar der Flüssigkeitsbedarf gedeckt werden, aber die Flüssigkeitszufuhr soll den Bedarf nicht übersteigen. Vor allem vermeide man große Trinkmengen und füttert besser in kleinen, häufigeren Mahlzeiten, die durch Zusatz von Dickungsmitteln (Schleim, Nestargel u. a.) einen höheren Viscositätsgrad zur Dämpfung der Brechneigung besitzen sollen. Außerdem verwendet man, so früh wie es die Altersstufe erlaubt, konzentrierte Nahrungsgemische oder Breikost, um bei der obligaten Appetitlosigkeit den Calorienbedarf zu decken. Grundsätzlich muß der Nahrungsverlust durch *Erbrechen* jedesmal durch entsprechendes *Nachfüttern* kompensiert werden.

Eine gute Besserung des Allgemeinzustandes ist auch beim Säugling durch *Freiluftbehandlung* und nächtlichen Aufenthalt im ungeheizten Zimmer zu beobachten. Eine *antibiotische Therapie* ist beim Säugling in jedem Fall durchzuführen, obwohl die anfänglichen Erfolge beim unkomplizierten Keuchhusten nicht mehr so überzeugend sind, wie zu Beginn der antibiotischen Ära.

Als Antibioticum werden empfohlen: Chloramphenicol, Erythromycin oder ein Tetracyclinpräparat (Terramycin, Achromycin, Tetracyn, Aureomycin) bei oraler, oder weniger sicher, bei rectaler Anwendung. Dieselben Medikamente sind bei der Keuchhustenpneumonie indiziert. Im allgemeinen spricht diese auch gut auf eine Kombination von Penicillin und Streptomycin an.

Keuchhustenhyperimmunserum, gewonnen von wiederholt vaccinierten menschlichen Spendern, wird in Kombination mit der Antibioticatherapie bei schweren Fällen in einer Dosis von 10,0 ml und einer Wiederholungsdosis nach 24 Std empfohlen. Von *Hyperimmun-γ-Globulin* gibt man 2,5 ml, entsprechend einer Dosis von 50 ml Blut. In Einzelfällen scheinen dabei überraschende Erfolge aufgetreten zu sein [*2157*], die sich aber an einem größeren Beobachtungsgut nicht bestätigen ließen [*2075*].

Eine medikamentöse *Beeinflussung des Hustens* ist im Säuglingsalter wenig erfolgreich und tagsüber auch nicht erwünscht, um das Abhusten des Sekretes nicht zu erschweren. Zur Besserung der Nachtruhe trägt *Cardiazol-Dicodid* (Knoll), 2—3mal 3 Tropfen vom späten Nachmittag an gegeben, oder etwas Luminal bei. Gute Erfahrungen wurden neuerdings auch mit *Megaphen-Atosil,* jeweils 2—3 mg je Kilogramm Körpergewicht in 24 Std gemacht. Schließlich muß der besonders große Bedarf an Vitamin C, A und D während der Infektionskrankheit beachtet werden.

Die einfachste und sicherste *Prophylaxe* des Keuchhustens im Säuglingsalter ist die Vermeidung einer Exposition. Kommt es trotzdem zu einer Infektion, dann kann mit Hyperimmunserum (10 ml) oder Hyperimmun-γ-Globulin (2,5 ml) im Inkubationsstadium ein sicherer Schutz, im katarrhalischen Stadium vielleicht ein milderer Verlauf erreicht werden. Außerdem ist prophylaktisch eine antibiotische Behandlung einzuleiten. Eine prophylaktische Vaccinierung im Inkubationsstadium mit wäßriger Keuchhustenvaccine relativ niedrigen Keimgehaltes (Phytossan, Behring-Werke; Petein, Schering) blieb im Säuglingsalter auch bei frühzeitiger Anwendung häufig wirkungslos. Besser ist deshalb eine *rechtzeitige aktive Immunisierung* vor der Infektion mit Pertussisimpfstoff von hohem Keimgehalt (30 Milliarden/ml), am besten kombiniert mit Diphtherie- und Tetanusvaccine (s. S. 530). Hier tritt der Impfschutz 2—4 Wochen nach der letzten Injektion ein.

3. Tetanus

Der Tetanus neonatorum ist zwar unter den heutigen Bedingungen der Nabelbehandlung eine Rarität, besitzt aber noch eine ungewöhnlich *hohe Letalität* bis zu 90%. Die Infektion erfolgt, zumal in ländlichen Gebieten, häufig durch die

Hebamme. Typisch ist beim Neugeborenen die relativ kurze *Inkubationszeit* von 6—8 Tagen [*2426*]. Die ersten *Symptome,* wie Unruhe, Somnolenz und Trinkschwierigkeiten sind unspezifisch. Nach wenigen Stunden schon stellt sich aber eine zunehmende Starre der Gesichtsmuskulatur ein mit der Unmöglichkeit, den Sauger in den Mund zu nehmen. Zusammen mit dem Trismus und dem krampfhaft breitgezogenen Mund (Risus sardonicus), einer allgemeinen Rigidität der Muskulatur mit gesteigerten Sehnenreflexen, tonischen Krampfanfällen und deutlichem Opisthotonus, ist die Diagnose dann nicht mehr schwer zu stellen. Ohne Behandlung erscheinen zunehmend häufig apnoische Anfälle und eine leichte bis mittelschwere Cyanose. Auch Zwerchfellspasmen können auftreten. Der Tod tritt dann als Folge zentraler, toxischer und Sauerstoffmangelschäden meist im apnoischen Anfall ein. *Differentialdiagnostisch* sind *geburtstraumatische Folgen, Hirnblutungen* und die *Meningitis* des Neugeborenen auszuschließen.

Bei der *Behandlung* hat sich neuerdings die symptomatische Therapie zur Dämpfung der neuromuskulären Übererregbarkeit und zur Verhütung des Kreislaufversagens mit konsekutiver Hypoxämie des Gehirns in bezug auf die Erhaltung des Lebens primär als wirkungsvoller erwiesen als die spezifischen Maßnahmen, ohne daß diese deshalb unnötig geworden wären. Dabei verwendet man *Phenothiazinderivate* in hoher Dosierung (Megaphen 3—5 mg/kg/Tag, Atosil 5—10 mg/kg/Tag, Padisal 5—10 mg/kg/Tag). Weitere Erfolge brachte die Anwendung von *Muskelrelaxantien* mit gleichzeitiger *künstlicher Beatmung* mit dem Pulmotor oder dem Engström-Apparat. Eine enge Zusammenarbeit mit dem Anaesthesisten ist Voraussetzung. Unter der Wirkung dieser sedativen und antikonvulsiven Behandlung können die spezifischen Maßnahmen, wie antitoxisches *Heilserum* (20000—30000 AE intramuskulär), eine hochdosierte *antibiotische Behandlung* (Penicillin, Streptomycin, Tetracyclinpräparate) und die lokale chemotherapeutische und chirurgische Behandlung des Nabels wohl zur Wirkung kommen.

Kann wegen Fehlens einer künstlichen Beatmungsmöglichkeit keine Curaretherapie getrieben werden, muß man versuchen, mit Luminal oder Chloralhydrat eine antikonvulsive Wirkung zu erreichen. Cedilanid und Kreislaufmittel sind auf jeden Fall laufend zu geben. Bei der *Ernährung* muß der tägliche Flüssigkeitsbedarf durch die Nasensonde und eine genügende Calorienzufuhr berücksichtigt werden. In den ersten Tagen ist eine intravenöse Dauertropfinfusion indiziert [*2315, 2474, 2483*].

4. Diphtherie

Abgesehen von den besonderen Verhältnissen in den ersten 4 Lebensmonaten (s. S. 51) ist die Diphtherie im ganzen ersten Lebensjahr ein Ereignis, mit dem differentialdiagnostisch zu rechnen ist. Etwa 5% der im Kindesalter überhaupt auftretenden Diphtheriefälle werden in Epidemiezeiten bei Säuglingen beobachtet. Dabei können *alle Formen* auftreten, die auch bei größeren Kindern vorkommen, am häufigsten die Rachendiphtherie mit pseudomembranösen Belägen, dann aber auch die Kehlkopf- und Nasendiphtherie mit typischem blutigem Schnupfen und schließlich die diphtherische Infektion des Nabels [*2507*]. Als besondere Form ist die *varicelliforme Hautdiphtherie* des Säuglings zu nennen, die bei Ekzemkindern ganz akut zu einem schweren Krankheitsbild mit plötzlichem Fieberanstieg und umschriebenen Ödemen der von Diphtheriebacillen infizierten nässenden Hautpartien besonders im Gesicht und am Hals führt. Dort entstehen zahlreiche varicelliforme Efflorescenzen, ähnlich Herpesbläschen, die nach Platzen blutigserös verkrusten. Darunter findet man die von Pseudomembranen bedeckten Ulcerationen [*2049*].

Verlauf, Komplikationen und Behandlung der Diphtherie unterscheiden sich beim Säugling nicht von den üblichen Fakten und Maßnahmen bei größeren Kindern. Eine besondere Besprechung erübrigt sich deshalb.

5. Die Meningokokkensepsis

Beim Säugling führen Meningokokkeninfektionen fast ausnahmslos zu einer Meningitis (s. S. 453) oder zu einer akuten Sepsis mit ausgedehnten embolischen *Hautmetastasen*, die von punktförmigen petechialen Blutungen über ausgedehnte Suggilationen mit oder ohne blasenförmige Abhebungen der Oberhaut bis zu papulo-nekrotischen Veränderungen führen können, die im Inneren zahlreiche Meningokokken enthalten. *Chronische Infektionen*, wie bei größeren Kindern (Lentaformen) sind im Säuglingsalter praktisch nicht zu beobachten. Auch die *protrahiert verlaufende Meningitis* ist bei Säuglingen selten, wird aber wegen der fehlenden Meningitis-Symptome häufig spät oder gar nicht diagnostiziert (s. S. 453).

Manchmal kommt es bei Säuglingen aus völliger Gesundheit zum *perakuten Verlauf* mit schwerstem Kreislaufschock, starker Blässe, zunehmender Bewußtseinstrübung, hohen Temperaturen bei eiskalter Haut, kleinem, kaum tastbarem Puls, leisen Herztönen, cyanotischen Extremitäten und bläulichen Flecken, sowie manchmal schon frühzeitig zu erkennenden petechialen Hautblutungen. Der *Liquor* kann in solchen Fällen völlig normal sein, aber auch bei noch fehlender cellulärer und humoraler Reaktion bereits zahlreiche Meningokokken enthalten, wie auch in der *Blutkultur*, ja beim *Blutausstrich* sogar in den Leukocyten bereits intracellulär Meningokokken zu erkennen sind. In wenigen Stunden tritt tiefe Bewußtlosigkeit und bei erfolgloser Therapie der Tod im Kreislaufversagen ein. Autoptisch findet man häufig einseitige oder beidseitige Nekrosen und Blutungen in den Nebennieren im Sinne der Nebennierenapoplexie (*Waterhouse-Friderichsen-Syndrom*). Die *Behandlung* der Meningokokkensepsis besteht in einer intensiven Medikation von Sulfonamiden und Antibiotica wie bei der Meningokokkenmeningitis unter gleichzeitiger reichlicher Flüssigkeitszufuhr, gegebenenfalls auf dem Weg des intravenösen Dauertropfs. Sie ist besonders beim Waterhouse-Friderichsen-Syndrom indiziert, bei dem zusätzlich noch eine Nebennierenrindenhormonbehandlung (s. S. 442) notwendig ist.

Die *Prognose* dieser meldepflichtigen Krankheit ist heute auch im Säuglingsalter gut, wenn es gelingt, den perakuten Prozeß zu unterbrechen [*2217*, *2306*].

6. Die erworbene Histoplasmose und Toxoplasmose

Generalisierte Pilzerkrankungen durch Histoplasma capsulatum sind außerhalb von endemischen Gebieten eine Rarität, können dann aber auch Säuglinge befallen. Vermutlich handelt es sich um Schmierinfektionen mit diesen bei Tieren fakultativen Parasiten. Das *Krankheitsbild* im 1. Lebensjahr ist eindrücklich, vieldeutig und schwer zu diagnostizieren. Fieber, Husten, Gewichtsverlust, Appetitlosigkeit, zunehmende Leber- und Milzvergrößerung über Wochen und Monate sind die Symptome, die sich mit keiner Organerkrankung in Verbindung bringen lassen. Der *Histoplasmose-Hauttest* kann im akuten Stadium mehrfach negativ sein und erst im Verlauf positiv werden. Die *KBR auf Histoplasmose* fällt positiv aus, und im Knochenmark, Milz- und Leberpunktat, manchmal auch im Magenspülwasser und Sputum lassen sich die *Erreger* nachweisen. Die später typischen Lungenveränderungen im Sinne von konfluierenden Bronchopneumonien sind bei der generalisierten Säuglingshistoplasmose anfänglich noch nicht nachweisbar. Die Behandlungsergebnisse waren bis jetzt immer erfolglos, die Prognose infaust. Neuerdings werden Erfolge mit Amphotericin B 0,5—1,0 mg je Kilogramm Körpergewicht, durch intravenöse Dauertropfinfusion verabfolgt, beschrieben [*2213*, *2337*].

Eine *postpartale Infektion mit Toxoplasma gondii* kann beim Säugling ein akut *septisches Krankheitsbild* mit einem Hautrash oder blaßrosa maculopapulösen Efflorescenzen an Stamm und Extremitäten, mit Ausnahme der Hand- und Fußflächen, sowie des behaarten Kopfes erzeugen. Dyspnoe mit Cyanose und Husten weisen auf eine pulmonale Erkrankung, die sich röntgenologisch als atypische Pneumonie manifestiert. Auch eine Beteiligung des Herzens (Myokarditis), der Leber (Hepatitis) und des Nervensystems (Encephalomyelitis) kann eintreten [*1932*]. Über die serologische Diagnostik und Behandlung s. S. 177.

T. Der plötzliche Tod im Säuglingsalter

Ein unerwarteter Todesfall aus scheinbar völliger Gesundheit oder mit minimalen prämonitorischen Krankheitszeichen ist auch heute noch ein ätiologisch für den behandelnden Arzt meist ungeklärtes Problem. Statistisch gesehen treten $^4/_5$ dieser unglücklichen Ereignisse in der Säuglingszeit mit einer *Bevorzugung des* 1. *Trimenon* auf. Nur 5% der Fälle wurden im 2. Lebensjahr und 4% später beobachtet [*2137*]. Knaben werden etwas häufiger betroffen. *Todesfälle aus objektiv völliger Gesundheit* heraus ohne krankhaften pathologisch-anatomischen Befund gehören zu den kasuistischen Raritäten (Racheninspektion, Eintauchen in das Badewasser). Sie wurden mit der Annahme einer Konstitutionsanomalie, wie Thymushyperplasie oder Vagusübererregbarkeit, zu erklären versucht. Beide Annahmen entbehren aber stichhaltiger Beweise. Über die Frage der Thymushyperplasie als sekundären Ausdruck einer Nebenniereninsuffizienz s. S. 439. Der plötzliche tödliche Herzstillstand hat wohl in der Regel ein pathologisch verändertes Herz (s. paroxysmale Tachykardie, Vorhofflimmern und -flattern S. 356) oder unerkannte Störungen des Elektrolytstoffwechsels, wie etwa Spasmophilie als Voraussetzung. Eine exakte pathologisch-anatomische Untersuchung fördert auch bei den unerwartet gestorbenen Säuglingen, sei dies Ereignis aus scheinbar völliger Gesundheit heraus oder nach kurzdauernder harmloser Vorkrankheit eingetreten, in vielen Fällen erklärliche Ursachen oder Kausalzusammenhänge zutage.

Auffällig ist schon die *jahreszeitliche Häufung* im Winter und den ersten beiden Monaten des Jahres [*2086*]. So finden sich dann auch pathologisch-anatomisch in den einzelnen Beobachtungsreihen bei fast allen Kindern mehr oder weniger starke Veränderungen im Sinne *akuter Infektionen der oberen Luftwege*, angefangen von nicht erkannten Pneumonien über die Bronchitis bis zur Bronchiolitis. Einzelne Fälle zeigen auch *im Herzen*, abgesehen von nicht erkannten Mißbildungen, Rundzelleninfiltrate und deutliche Symptome einer Myokarditis (s. S. 353). Für die in den letzten Tagen vor dem plötzlichen Ende manchmal vorhandenen *gastroenteritischen Symptome* lassen sich auch bei der Obduktion, zumindest histologisch, Veränderungen nachweisen. Schließlich wird immer wieder über Einzelfälle berichtet, bei denen eine nicht erkannte Meningitis, eine Sepsis mit Nebennierenapoplexie, eine Hepatitis, eine Encephalitis oder Allgemeinsymptome einer akuten Infektion mit unbekannten Erregern zu finden waren, wie lymphocytäre Infiltrationen in den Bronchien und in der Trachea, allgemeine Lymphdrüsenschwellungen, kleine entzündliche Herde im Larynx oder eine allgemeine Stauung in den Capillaren der Lungensepten mit Anschoppung von zahlreichen Neutrophilen, so daß angenommen werden kann, daß hier der Tod entweder durch eine *massive Invasion von Erregern* (Initialintoxikation nach Garsche [*2137*]) oder durch eine unangepaßte Abwehr mit schneller Erschöpfung der primär noch wenig leistungsfähigen Nebennieren (s. Thymustod) eingetreten ist. Der fast regelmäßige Befund eines pulmonalen Ödems wurde auch schon als Folge eines Vagusreflexes mit bronchiolärem Spasmus gedeutet, der nicht unbedingt virusbedingt sein müsse, weil die hämorrhagischen und entzündlichen Herde im Respirationstrakt zu gering für die Todesursache seien [*2030, 2566*]. Gegen diese Hypothese spricht aber der Nachweis eines Lungenödems auch bei Säuglingen, die plötzlich durch Unfälle zugrunde gegangen sind [*2043*]. Auch das Bestehen von *Grippeinfektionen in der Umgebung* der plötzlich gestorbenen Säuglinge, die histologisch die oben geschilderten Befunde aufwiesen, spricht neben der typischen Saisonbetonung für die überragende Bedeutung akuter Infektionen, zumal mit Virusarten, beim plötzlichen Tod im Säuglingsalter [*2087, 2552*]. Auch an die Folge einer nicht beobachteten oder nicht bemerkten *Aspiration* muß gedacht werden. Besonders tragisch sind Fälle, bei denen es sich nicht um erbrochene Nahrung, sondern um für die Pflege verwendeten Puder [*2040*] oder Zellstoff [*2617*] handelt.

Die Anzahl der tatsächlich subjektiv und objektiv ohne erklärbaren Grund plötzlich gestorbenen Säuglinge ist also extrem gering. Insbesondere spielt der *Erstickungstod durch Gesichtslage* oder durch das sich-über-das-Gesicht-Ziehen der Decke bei gesunden Kindern sicher keine Rolle, wie auch bei ihnen Aspirationen wegen des gut ausgebildeten Hustenreflexes praktisch nicht zu befürchten sind. Anders ist es bei primär vorgeschädigten, debilen oder schwer dystrophen Kindern und bei Säuglingen mit Pertussis, die aber nicht in die Gruppe plötzlichen und unerwarteten Todes hineingehören. Auch die Strangulation durch Anschnallriemen gehört nicht hierher.

Damit ergibt sich auch die wenig befriedigende Konsequenz, daß von ärztlicher Seite aus prophylaktisch praktisch nichts gegen dieses entsetzliche Ereignis unternommen werden kann.

U. Vitaminmangelkrankheiten

1. Vitamin A

Im Säuglingsalter sind bei fehlernährten Kindern, dann auch nach Sojamilch [*2364, 2656*] und im Verlauf einer Dystrophie Vitamin *A-Mangelsymptome* zu fürchten. Sie bestehen in Resistenzminderung gegen Infektionen besonders der oberen Luftwege, in hyperkeratotischen Erscheinungen an den Schleimhäuten und Xerophthalmie mit zunehmender Verhornung des conjunctivalen Epithels, mit Schwund der Schleimhautzellen bis zur Austrocknung der Conjunctiva und Cornea sowie Infiltrationen und schließlich Hornhauterweichungen. Die *ersten Symptome* können schon eine *rezidivierende, hartnäckige Conjunctivitis* und *Lidschwellung* sein. Auch an der Schleimhaut des Urogenitaltraktes macht sich die Infektanfälligkeit in Form einer therapieresistenten *Pyurie* und *Hämaturie* bemerkbar. Die *Hautoberfläche* erscheint trocken, hyperkeratotisch und rauh. Schließlich kann auch eine mangelnde Gewichtszunahme allein durch Vitamin A-Mangel bedingt sein. Konsekutiv stellt sich eine Anämie mit oder ohne Hepatosplenomegalie infolge der gesteigerten Infektanfälligkeit ein [*1937*]. Der Beweis eines Vitamin A-Mangels gelingt durch den Nachweis verhornter Zellen im Schleimhautabstrich oder durch Vitamin A-Bestimmungen im Blut [*954*]. Der unterste Vitamin A-Spiegel im Säuglingsalter liegt bei 45 Einheiten auf 100 ml Blut [*1937*].

Therapeutisch gibt man eine Woche lang täglich 5000 Einheiten Vitamin A oral zusätzlich zur Nahrung, bei Resorptionsstörungen auch intramuskulär 1mal 0,2—0,3 ml der öligen Lösung (60000—90000 IE), geht dann aber bald auf die

Bedarfsdosis von täglich 1000 Einheiten zurück. Vitamin A-Mangelerscheinungen sind weniger zu fürchten bei carotinreicher Kost (Karotten, Spinat, Eigelb, Leber), die auch in der Rekonvalescenz ausreichend zu verabfolgen ist.

Bei einer *Überdosierung von Vitamin A* kann es im Säuglingsalter leicht zum *Marie-See-Syndrom* [*1990, 2353*] kommen, bei dem je nach Höhe der Dosierung kurzfristig nach der Vitamin A-Gabe, beim Säugling bereits nach kaum mehr als 180000 Einheiten [*2078*], aus voller Gesundheit heraus ein bedrohliches Krankheitsbild mit Opisthotonus, Vorwölbung der Fontanelle, Erbrechen, Benommenheit und Kreislaufstörungen eintritt. Bei der Lumbalpunktion erweist sich der Liquordruck als stark erhöht, während sonst kein krankhafter Befund bis auf eine leichte Zuckerverminderung im Liquor zu erheben ist. Es handelt sich um einen *akuten Hydrocephalus*, der sich manchmal bereits röntgenologisch an klaffenden Schädelnähten manifestiert. Gleichzeitig besteht eine *Diureseeinschränkung* mit geringer Produktion eines eiweiß-, erythrocyten- und leukocytenhaltigen Urins mit Cylindern und zahlreichen Nierenepithelien. Über die *Pathogenese* des akuten Hydrocephalus bestehen noch keine sicheren Kenntnisse. Eine allgemeine Capillarschädigung mit gesteigerter Permeabilität, eine vermehrte Liquorsekretion oder ungenügende Rückresorption stehen zur Diskussion [*2353, 2677*]. Eine primäre Überempfindlichkeit gegen Vitamin A scheint nicht vorzuliegen [*2078*], da später kleine Dosen toleriert werden.

Davon zu trennen ist die *chronische A-Hypervitaminose*, die selten auch beim Säugling zu beobachten ist [*2071*], mit Hepatosplenomegalie, Schweißneigung, Hautjucken, Inappetenz, Ödemneigung, Haarausfall und *symmetrischen Anschwellungen der Extremitätenknochen* durch das Auftreten *corticaler Hyperostosen*. Im Blut findet man im Gegensatz zur akuten A-Hypervitaminose stets einen erhöhten Vitamin A-Spiegel.

Die *Therapie* besteht bei der akuten und chronischen Vitamin A-Überdosierung außer in einer entlastenden Lumbalpunktion im sofortigen Absetzen des Vitamins.

2. Vitamin B-Komplex

Vitamin B-Mangelsymptome sind im Säuglingsalter extrem selten. Eine kasuistische Mitteilung berichtet über einen Beri-Beri-kranken 4 Monate alten Säugling mit Cyanose, Herzvergrößerung und Galopprhythmus, Leberstauung, Nackensteifigkeit und Opisthotonus, Symptome, die man allgemein auf eine akute Myokarditis beziehen würde, die aber auf Vitamin B_1-Gaben verschwunden sind [*2155*]. Im Verlauf von Bronchopneumonien und Durchfallerkrankungen kann selten auch ein *Plummer-Vinson-Syndrom* im Säuglingsalter mit Fissuren und Ulcerationen der geschwollenen Lippen, Mundwinkelrhagaden (PERLÈCHE), geröteter und glatter Zunge *(Glossitis superficialis)*, Conjunctivitis, Ulcerationen am Lidrand und Geschwürsbildungen im Gesicht, in den Analfalten und am Scrotum als Folge infizierter seborrhoischer Dermatitiden auftreten. Es handelt sich dabei um eine *Avitaminose des Riboflavins* (B_2), wohl durch Resorptions- oder Verwertungsstörungen [*2445*], die sich durch Vitamin B_2-Gaben schnell beseitigen lassen.

Symptome des *Vitamin B_6-Mangels* (Pyridoxinmangel) in Form einer erhöhten Erregbarkeit des Zentralnervensystems mit gastrointestinalen Erscheinungen oder gar dem Auftreten epileptiformer Krämpfe sind wohl nur bei besonders dafür prädestinierten Säuglingen zu befürchten [*2050, 2551*]. Vermutlich handelt es sich um die Folgen gestörter Oxydationsvorgänge im Zellstoffwechsel des Zentralnervensystems, die nur offenkundig werden, wenn der Mindestbedarf von 100 γ Vitamin B_6 je Liter Nahrung nicht gedeckt wird, wie es bei hocherhitzten Milchpräparaten bei künstlich ernährten Säuglingen möglich sein kann. Ein Pyridoxinmangel führt zu einem deutlichen Absinken der cerebralen Krampfschwelle, gleichzeitig wird vermehrt Xanthurensäure im Urin ausgeschieden, ein Abbauprodukt des Tryptophan [*2050*].

Vitamin B_{12}-Mangel macht sich im Säuglingsalter vor allem in der Hämatopoese bemerkbar (s. S. 379).

3. Vitamin C

C-Hypovitaminosen finden sich bevorzugt bei dystrophen, ungenügend gefütterten oder chronisch kranken Kindern. Ihre unspezifischen Symptome bestehen in Appetitlosigkeit, Apathie, erhöhter Infektanfälligkeit. Die eigentliche *Möller-Barlowsche* Erkrankung ist heute nur noch selten zu beobachten. Im *Prodromalstadium* findet man eine unerklärliche Hämaturie, die schließlich makroskopisch sichtbar wird. Dann treten plötzlich symmetrische oder einseitige schmerzhafte *Anschwellungen der Extremitäten* auf, die den Eindruck einer Osteomyelitis erwecken. Auch Anschwellungen beider Gesäßhälften, ein nicht rachitischer Rosenkranz und Auftreibungen der Metaphysen an Hand- und Fußgelenk können sich plötzlich entwickeln. Gleichzeitig ist der Säugling appetitlos, nimmt nicht mehr an Gewicht zu, weint viel, liegt am liebsten schlaff und bewegungslos (Pseudoparesen!) auf dem Rücken und schreit schmerzhaft bei jeder Berührung und beim Fertigmachen. Bei genauer Untersuchung findet man an einigen Stellen der Körperoberfläche diskrete petechiale *Blutungen.* Typisch sind auch Ekchymosen auf den Augenlidern. In schweren Fällen kann es zu retrobulbären Hämatomen, massiven Hämaturien und ausgedehnten Hautblutungen kommen. Das *Rumpel-Leedesche* Phänomen ist immer positiv.

Sind bereits die ersten *Zähne* durchgebrochen, dann ist das Zahnfleisch gerötet, geschwollen und blutet auf Druck. Auch in der *Mundschleimhaut* können einzelne Petechien beobachtet werden. An den Extremitäten fällt der schlaffe Muskeltonus auf, die Gelenke sind frei beweglich, nur über den befallenen Partien der langen Röhrenknochen besteht eine erhöhte Spannung, scheinbar als Folge eines Ödems, und erlaubt nicht die Knochenkonturen in der Tiefe zu tasten. Im *Blut* besteht eine leichte Anämie, der *Urin* weist eine Opalescenz bei der Eiweißuntersuchung und zahlreiche rote und weiße Blutzellen, manchmal sogar Erythrocytencylinder auf. Auch subfebrile *Temperaturen* können ausschließlich als Folge des Vitaminmangels auftreten.

Röntgenologisch findet man anfänglich die Weichteilschwellung infolge Ödems und subperiostaler Blutungen, später oft schon deutlich calcifizierende *periostale Reaktionen.* Außerdem besteht eine allgemeine Osteoporose mit Atrophie der Corticalis, besonders im Bereich des Schaftes. In der verbreiterten Metaphyse zeigt die im Vergleich zum übrigen osteoporotischen Knochen scheinbar dichtere *Epiphysenlinie* eine große Unruhe, ja bei fortgeschrittenem Stadium subepiphyseale Infraktionen, da die präparatorische Verkalkungszone infolge Störung der Osteoblastentätigkeit und starker Wucherung eines fibrösen Ersatzgewebes der mechanischen Belastung selbst des Muskelzugs nicht mehr standhält, so daß es entweder zu einer axialen Kompression durch Einpressen der Epiphyse in den Diaphysenschaft oder in seltenen Fällen auch zu lateralen Verschiebungen im Sinne der Epiphysenlösung kommt. Dabei entsteht die typische *Trümmerfeldzone* FRENKELS mit Spornbildung in den weniger belasteten Randgebieten des Diaphysenendes. Im abgehobenen Periost tritt eine immer deutlichere Calcifizierung ein, während gleichzeitig die *Osteoporose* des gesamten Skelets zunimmt und Anlaß zu Spontanfrakturen sein kann. Unter Vitamin C-Wirkung verstärkt sich diese periostale Calcifizierung, während gleichzeitig die normale Verkalkung des Knochensystems wieder beginnt und die neugebildeten Knochenlamellen sich als ringförmige Doppelschatten um die Epiphysenkerne und die Hand- und Fußwurzelknochen lagern.

Aus den geschilderten Veränderungen geht hervor, daß Vitamin C für den Aufbau und die Funktion des Bindegewebes, der Capillaren und der spezialisierten Gewebe des Stützapparates unentbehrlich ist. Man kann auch annehmen, daß seine Wirkung primär in der Intercellularsubstanz einsetzt. Die Art des Prozesses ist aber noch unbekannt.

Die *Behandlung* des Vitamin C-Mangels ist heute mit Vitamin C-Stößen von 0,5—1 g/Tag über 3—4 Tage und anschließenden hohen Dosen Vitamin C von 100—300 mg auch bei fortgeschrittenem Skorbut einfach. *Prophylaktisch* muß nur dafür gesorgt werden, daß der Vitamin C-Bedarf des Säuglings (s. S. 114) frühzeitig und regelmäßig gedeckt wird.

Über Vitamin D s. S. 497, Vitamin K s. S. 222.

Therapie und Prophylaxe im Säuglingsalter

A. Allgemeine therapeutische Grundsätze

Der für die Therapie verantwortliche Kinderarzt befindet sich in der Klinik in einer einfachen Situation. Er hat es nicht nötig, seine Patienten von der Notwendigkeit therapeutischer Maßnahmen zu überzeugen, er braucht sich nicht mit ihren therapeutischen Vorstellungen auseinanderzusetzen und hat den Verzicht auf spezifische Maßnahmen nicht zu verteidigen. Es besteht bei keinem Patienten ein Medikamentenwunsch, ja bei Säuglingen erlaubt das Fehlen einer Suggestibilität sogar den Verzicht auf das in der späteren Kindheit wie auch beim Erwachsenen auf dem therapeutischen Sektor so wirkungsvolle und zum Wohle der Patienten auch notwendige psychologisch geschickte Vorgehen. Der im klinischen Betrieb relativ geringe Kontakt mit den Eltern erstreckt sich mehr in Richtung einer allgemeinen Orientierung, und nur bei schweren Erkrankungen muß auch der Kliniker versuchen, den Eltern eine Hilfestellung zu leisten, mehr ein menschliches Problem, das auf das therapeutische Handeln keinen Einfluß hat. Mit einer ganz anderen Lage sieht sich der Kinderarzt konfrontiert, wenn er, in dieser Hinsicht sehr verwöhnt, seine klinische Tätigkeit beendet und die praktisch therapeutische Kinderheilkunde bei einem ambulanten Klientel beginnt. Erfüllt von den letzten diagnostischen und therapeutischen Kenntnissen, mit dem festen Willen auch weiterhin eine wissenschaftlich unterbaute Medizin zu treiben, befällt ihn oft nach kurzer Zeit eine große Unsicherheit, die je nach Charakter und Veranlagung früher oder später durch Routine, gar Gleichgültigkeit oder sehr häufig zumindest mit Resignation überwunden wird. Er sieht sich nicht nur des ganzen diagnostischen Apparates einer Klinik entblößt, der seine Vermutungen bestätigt und sein therapeutisches Handeln rechtfertigt, nicht nur eine überwältigende Anzahl von harmlosen Leiden oder vermeintlichen und nur in den Augen der Eltern bestehenden Krankheiten, sondern auch eine völlig andere Situation für ihn selbst. Er hat nicht allein den Patienten zu versorgen, sondern seine schwerste Aufgabe besteht darin, sich unentwegt mit den Eltern auseinanderzusetzen, wozu, gerade beim Säugling, häufig ein Aufwand nötig ist, der die für eine exakte Untersuchung des Patienten nötige Zeit weit übertrifft. Je geringer das Leiden des Säuglings, um so mehr Energie ist im allgemeinen erforderlich, sich mit den sehr festgefahrenen Vorstellungen der Eltern über Art und Ursache der Krankheit, manchmal auch mit ihren bis in alle Einzelheiten bestimmten therapeutischen Ideen auseinanderzusetzen. Da aber gerade beim Säugling eine Diagnose ohne ausführliche und vollständige Anamnese nicht möglich ist, verlangt das Wohl des Kindes vom Arzt den unerschütterlichen Gleichmut, sich tausend unwichtige Einzelheiten und abwegige Gedankengänge anzuhören, in der Hoffnung, daß daraus immer noch einige für ihn wichtige Momente zum Vorschein kommen. Nur die wenigsten Eltern vertragen ein abkürzendes und aufs wesentliche gehendes Fragen oder gar ein achtloses Beiseiteschieben ihrer therapeutischen Vorschläge.

Trotzdem sollte man nie aus elternpsychologischen Gründen eine unnötige oder nur scheinbare Behandlung mit Vitaminpräparaten, Kreislaufmitteln, Sedativa u. a. beginnen, sondern besser die Gründe für das „Nichtstun" oder Abwarten verteidigen. Leider wird aber gerade diese so zeitraubende Seite der ambulanten Behandlung oder des Hausbesuchs in keiner Weise als ärztliche Tätigkeit anerkannt, so daß immer wieder von neuem der Gewissenskonflikt auftritt, den Wünschen und dem Fürchten der Eltern nachzugeben und sie bestätigend, eine ernstere Situation des Krankheitsbildes zu diagnostizieren, als es der objektive Befund rechtfertigt, und dementsprechend eine eingreifende medikamentöse Therapie zu beginnen, für die keine Indikation besteht, die die Eltern aber „beruhigt". Verständlicher- und entschuldbarerweise wird in dieser Lage die Entscheidung des Arztes auch dadurch beeinflußt, daß er oft nicht imstande ist, durch kurzfristige, regelmäßige Kontrollen oder gar wiederholte Hausbesuche nachzuprüfen, ob sich aus dem vorliegenden harmlosen Zustand ohne einschneidende Therapie nicht doch plötzlich das von den Eltern befürchtete komplizierende schwere Krankheitsbild entwickelt und die Eltern und er sich selbst dann Vorwürfe machen, er habe die Symptome nicht „rechtzeitig" erkannt.

Nun sind gerade im Säuglingsalter die Mehrzahl der auftretenden Krankheiten Virusinfektionen der oberen Luftwege, gegen die heute noch keine spezifischen Medikamente zur Verfügung stehen und bei denen erst bei bakteriellen Komplikationen eine kausale Therapie getrieben werden kann. Auch stellt Fieber allein oder der Wunsch der Eltern keine Indikation für eine Chemotherapie oder Anwendung von Antibiotica dar. Trotzdem muß beim Säugling immer daran gedacht werden, daß auch bakterielle Infektionen oft schwer zu diagnostizieren sind und junge Säuglinge oder vorgeschädigte Kinder nicht selten in Stunden von einer perakuten Keiminvasion überwältigt werden können. So zurückhaltend man als verantwortungsbewußter Arzt im Hinblick auf die ungünstigen Nebenwirkungen und die Behinderung der eigenen Immunisierung bei allen Kindern jenseits des Säuglingsalters mit einer spezifischen Therapie sein sollte, so ist doch im ersten Lebensjahr bei unklaren Krankheitsbildern eine energische spezifische Behandlung eher indiziert. Auch bei Säuglingen kann natürlich das Eintreten erkennbarer Krankheitssymptome und eines diagnostizierbaren Krankheitsbildes abgewartet werden. Dieses Warten aber belastet den behandelnden Arzt eines Säuglings mit einer schwer zu tragenden Verantwortung, die sich nur durch laufende Kontrollen des Krankheitszustandes und große persönliche Erfahrung tragen läßt. Für das Kind ist dies der bessere Weg, weil es sich nur mit der Krankheit und nicht auch noch mit wirkungslosen und unnötigen Medikamenten auseinanderzusetzen hat.

Die *Gefahren einer spezifischen Therapie* mit Sulfonamiden und Antibiotica bestehen in der Möglichkeit einer Rezidivhäufung, eines Infektionswechsels, in der Entwicklung einer resistenten Keimflora und in einem negativen Einfluß auf die Immunisierung des Kindes durch schnelle Antigeneliminierung (Keimbeseitigung, s. auch S. 315). Deshalb ist bei jedem einzelnen Fall auch im Säuglingsalter kritisch zu prüfen, ob eine chemotherapeutische oder antibiotische Behandlung überhaupt wirksam oder bei wahrscheinlicher Unwirksamkeit trotzdem zu verantworten oder gar notwendig ist. Wenn aber eine Indikation besteht, ist immer in der bezogen auf das Körpergewicht richtigen Dosierungshöhe und für mindestens 5 Tage zu behandeln. Eine kürzere Behandlungsdauer besitzt mehr eine beruhigende Wirkung auf die Eltern als einen therapeutischen Nutzeffekt. Auf der anderen Seite muß wegen der drohenden Allgemeinwirkung die spezifische Behandlung so früh wie möglich abgebrochen werden.

B. Allgemeine Indikationsrichtlinien einer antiinfektiösen Therapie

Bei allen infektiösen Erkrankungen ist nach Möglichkeit der Erreger festzustellen und seine Empfindlichkeit auf chemische oder antibiotische Medikamente zu objektivieren. Solche bakteriologischen Untersuchungen sind vor allem notwendig, wenn nach anfänglichen Erfolgen bei gleichbleibender Therapie wieder eine Verschlimmerung einsetzt. Dann läßt sich auf diese Weise oft ein Infektionswechsel auf resistente Erreger (Pyocyaneus, Proteus vulgaris, Staphylokokken) nachweisen, der ein Umsetzen auf ein anderes Medikament verlangt. Insbesondere bei Breitspektrumantibiotica sind derartige Komplikationen zu befürchten, ein Grund mehr, bereits vor dem Beginn der Therapie den Erreger zu objektivieren, um möglichst mit Sulfonamiden oder einem Antibioticum mit beschränktem Wirkungsbereich auszukommen. Besteht die Möglichkeit einer Keimbestimmung nicht, muß man sich nach der statistischen Wahrscheinlichkeit der in dem betreffenden Lebensabschnitt und im vorliegenden Krankheitsbild häufigsten Erreger richten und ein entsprechendes Medikament wählen. So wird man bei schweren *Neugeborenen-Infektionen* immer daran denken, daß sehr häufig *Coli* als Ursache von Meningitiden oder septischen Krankheitsbildern in Frage kommen und deswegen zu einem Tetracyclinpräparat oder einer Kombination von Penicillin und Streptomycin oder Chloromycetin greifen. Der gleiche Erreger liegt meistens auch bei *Harnwegsinfektionen* vor, die man allerdings zuerst (abgesehen von der Neugeborenen-Periode) immer mit einem Sulfonamidpräparat behandeln sollte. Vermutliche Streptokokken- und Staphylokokkeninfektionen, zumal der *Haut*, sprechen auf Sulfonamide und Penicillin gut an; auch Erkrankungen der *oberen Luftwege*, die sich an Virusinfektionen anschließen, können durchaus damit behandelt werden, solange kein schwereres Krankheitsbild vorliegt und nur mit Pneumokokken, Staphylokokken und Streptokokken als Sekundärerreger zu rechnen ist. Selbst Hämophilus influenzae spricht oft darauf an. Bei ernsten Erkrankungen der oberen Luftwege verordnet man besser ein Tetracyclinpräparat oder Chloromycetin.

Die orale Zufuhr in Form von Tropfen ist vorzuziehen. *Dragées und Kapseln dürfen bei Säuglingen* wegen der Aspirationsgefahr und Möglichkeit einer Erstickung *nicht verabfolgt werden.* Bei Brechneigung oder unzuverlässigen Eltern läßt sich die parenterale Applikation nicht vermeiden. Wegen der sehr unsicheren Resorptionsverhältnisse kann nur in leichteren Fällen statt dessen der rectale Weg in Form von Suppositorien oder Klysma gewählt werden.

C. Spezielle Indikation

1. Sulfonamide

Überhaupt nicht oder mit besonders niedriger Dosierung zu behandeln sind Säuglinge mit Leberparenchymschäden, Niereninsuffizienz und Ödemneigung. Sulfonamide sind deshalb bei Neugeborenen und Frühgeborenen ganz zu vermeiden, zumal Gantrisin, Madribon u. ä. Im 1. Trimenon ist die Dosierung nicht über 0,2 g/kg/Tag auf 4—6 Dosen verteilt zu steigern, besonders wenn eine Kombination mit Antibiotica vorgesehen ist. In den späteren Lebensmonaten kann, insbesondere bei alleiniger Sulfonamidtherapie, die Tagesdosis auf 0,3 bis 0,4 g/kg/Tag in 4—6 Portionen gesteigert werden (besondere Richtlinien bei Meningitis s. S. 454). Unbedingt ist jedesmal dafür zu sorgen, daß pro 0,5 g Sulfonamide 100 g Flüssigkeit je Tag zur Eliminierung verabfolgt werden.

Bei rectaler Applikation muß die Dosis um etwa 30% erhöht werden.

2. Antibiotica

Penicillin hat den großen Vorteil, daß es im Gegensatz zu sämtlichen anderen Antibiotica in hoher Konzentration nicht nur bakteriostatisch, sondern baktericid wirkt. Allerdings ist dazu notwendig, daß ein kontinuierlich hoher Penicillinblutspiegel erreicht wird durch dreistündliche Injektion wäßriger Präparate (Penicillin G) oder die Verwendung eines Depotpräparates, während diskontinuierliche Verabfolgungsweisen dem Erreger eine „Erholungszeit" gewähren. Infolge der sehr geringen Toxicität sind im Säuglingsalter sehr hohe Dosen möglich. Auch mit Überempfindlichkeitsreaktionen ist noch nicht zu rechnen. Neurotoxische Reaktionen sind nur bei lokaler Penicillinanwendung (intralumbal) zu befürchten und deshalb im Säuglingsalter vermeidbar.

Oral gegebenes Penicillin, mit Ausnahme der Penicillin-V-Säure (Oratren, Bayer), wird nur etwa zu 25% resorbiert und wirksam. Bei Säuglingen in den ersten 3 Lebensmonaten kann man mit günstigeren Resorptionsverhältnissen rechnen.

Orale Dosierung des wäßrigen Penicillin G: 20000—40000 E/kg/Tag, vom 4.—6. Lebensmonat an als Penicillin-V-Säure in dreistündlichem Intervall.

Oral wirksame Penicillinpräparate: Beromycin (Boehringer, Ingelheim) 3mal täglich 100000 E (= $^1/_2$ Teelöffel) oder 3mal täglich $^1/_2$ Dosierungslöffel (= 60000 E der Suspension).

Tardocillinsaft (Bayer): 60000 E Penicillin je Milliliter, 300000 E je Teelöffel.

Tagesdosis für Säuglinge 4mal $^1/_4$ Teelöffel.

Besser Tardocillintropflösung 1 ml = 150000 E.

Tagesdosis für Säuglinge: 5mal 5—10 Tropfen, Anfangsdosis doppelt so hoch.

Die Tagesdosis für die orale Penicillinbehandlung beträgt also im Säuglingsalter 100000—300000 E.

Streptomycin. Oral bei Dyspepsie 50 mg/kg/Tag. *Parenteral* 10 mg/kg/Tag in 4 Einzeldosen (Einzelheiten s. S. 456).

Chloramphenicol (Chloromycetin). 50 mg/kg/Tag, im 2. Lebenshalbjahr bis 100 mg/kg/Tag auf 4—6 Dosen verteilt. *Gesamtdosis* im 1. Lebenshalbjahr bis 5,0 g, im 1. Lebensjahr bis 7,0 g in einer Behandlung. *Parenterale Applikationen* bei Frühgeborenen 25 mg/kg/Tag, bei Neugeborenen nicht über 50 mg/kg/Tag. Nebenwirkungen s. S. 315.

Erythromycin. Indikation vor allem gegen resistente Staphylokokken und Enterokokken. Dosis 25—30—50 mg/kg/Tag auf 4 Dosen verteilt.

Kanamycin. Indiziert bei therapieresistenten Staphylokokken, Coli und Proteus. *Oral* bei enteralen Infektionen 50 mg/kg/Tag in 4—6 Dosen. Bei Allgemeininfektionen 10—15 mg/kg/Tag *intramuskulär* in 2—4 Dosen. Wegen der

Gefahr der Nebenwirkungen (Niere, Nervus stato-acusticus) Behandlung nicht länger als 7 Tage.

Colistin. Oral bei enteralen Infektionen, vor allem mit Colistämmen in den ersten 6 Lebensmonaten 3mal 1 Tablette zu 500000 E. Vom 6.—12. Lebensmonat 4mal 1 Tablette. *Parenteral* bei Allgemein- oder Harnwegsinfektionen mit Influenca-Bakterien, Coli, Pyocyaneus in den ersten 6 Lebensmonaten 250000 E, dann 500000 E intramuskulär in 2—4 Portionen.

Neomycin. Bei Coli, Pyocyaneus, Proteus, Salmonellen, Shigellen und Brucellosen. *Oral* bei enteralen Infektionen 50—100 mg/kg/Tag in 4—6 Dosen (Präparat Bykomycin, Byk Gulden). *Nebacetin* (Byk Gulden) Kombinationspräparat aus Neomycin und Bacitracin. Dosierung und Indikation s. S. 315.

Novobiocin (Inamycin, Hoechst). Bei Staphylokokken, Enterokokken, Proteus, Pneumokokken und Streptokokken. *Oral* 20—50 mg/kg/Tag in 4 bis 6 Dosen. *Intramuskulär und intravenös* 15—30 mg/kg/Tag in 4—6 Dosen.

Nystatin (Mycostatin, Moronal). Bei Candida albicans, Soor. *Oral* 400000 bis 800000 E in 24 Std in 3—4 Portionen.

Polymyxin B. Bei Pyocyaneus-Infektionen, wird oral kaum resorbiert. *Oral* 10—20 mg/kg/Tag in 4 Dosen. *Intramuskulär* 1,5—2,5 mg/kg/Tag in 4 Dosen, nicht länger als 3—5 Tage.

Tetracyclin-Präparate (Achromycin, Aureomycin, Terramycin). Breitspektrumantibiotica. *Oral und parenteral* 20—50 mg/kg in 4 Dosen in 24 Std.

Durch eine *kombinierte Therapie*, die sich besonders bei unbekannten Bakterien zur *Verbreiterung des Wirkungsspektrums* empfiehlt, wird auch eine *verzögerte Resistenzentwicklung* der Erreger, durch niedere Dosierung der Einzelfaktoren eine *Reduzierung der Toxicität* und, bei geeigneter Kombination, eine *Addition der Wirkung* erreicht. Geeignete Kombinationen sind Penicillin und Sulfonamide, Penicillin und Streptomycin, Sulfonamide und Chloromycetin oder Streptomycin und Terramycin oder ein anderes Tetracyclinpräparat.

Eine *prophylaktische Therapie* mit chemischen oder antibiotischen Medikamenten hat bis jetzt erst in der Rheumaprophylaxe ihre Wirksamkeit bewiesen.

Vergiftungen im Säuglingsalter

Im Hinblick auf die vorzüglichen Standardwerke von H. Brugsch: Vergiftungen im Kindesalter (Enke, Stuttgart 1956), H. Führer, W. Wirth und G. Hecht: Medizinische Toxikologie (Thieme, Stuttgart 1951) und S. Moeschlin: Klinik und Therapie der Vergiftungen (Thieme, Stuttgart 1959) sollen hier nur die wenigen für das Säuglingsalter wichtigen Vergiftungen besprochen werden.

Es handelt sich dabei einmal um die seltenen Vergiftungs- und Entziehungserscheinungen bei Säuglingen narkoticasüchtiger Mütter und schließlich in der Hauptsache um die Folgen von Arzneimittelüberdosierung, während Selbstvergiftungen durch die Neigung, alles in den Mund zu stecken, was erreichbar ist, erst im 2. Lebensjahr, in schnell zunehmender Häufung vorkommen. Nach dem klinischen Krankengut treffen knapp 10% der Vergiftungsfälle im Kindesalter Säuglinge [*2630*].

1. Die Symptome bei *Neugeborenen von morphium- oder heroinsüchtigen* Müttern bestehen in starker Unruhe, Tremor, Zuckungen oder Krämpfen, intermittierenden Anfällen mit Cyanose, manchmal Fieber und Erbrechen und einem erethischen Saugen an Händen und Fingern, während bei Nahrungsangebot Appetitlosigkeit besteht. Schrilles und übermäßig langes Schreien lenkt zusammen mit den anderen Symptomen den Verdacht auf eine geburtstraumatische Schädigung oder eine Meningitis. Die *Therapie* in diesen Fällen kann aktiver Maßnahmen im

Sinne eines Antidots in der Regel entbehren, da unter leichter Sedierung [*2301*] oder auch einer langsamen Entwöhnung mit kleinen fallenden Dosen [*2521*] des von der Mutter verwendeten Medikamentes schnell eine Normalisierung erreicht wird. Nur im Ausnahmefall wird man sich zu einem spezifischen *Antidot* wie Nalorphin (N-allyl-Morphinhydrochlorid) oder Lorphan (3-Hydroxy-N-Allylmorphinan) entscheiden müssen.

2. Häufig findet man Vergiftungserscheinungen beim Säugling nach einer Behandlung mit Analgetica und Antipyretica, zumal nach Anwendung *phenacetinhaltiger Medikamente.* Sie können im ersten Trimenon schwerste Vergiftungserscheinungen, auch schon bei niederer Dosierung erzeugen. Es kommt dabei zur Hämiglobinbildung und zum Auftreten von Innenkörpern in den Erythrocyten mit konsekutiv herabgesetzter Erythrocytenlebensdauer.

Klinisch fallen die Säuglinge sofort durch eine *aschgraue Cyanose* auf, an die sich bald eine starke *hämolytische Anämie* anschließt. In schweren Fällen kommt es zur Somnolenz bis zum *Koma* mit der Gefahr bleibender Hirnschädigungen in Form cerebraler Hypoxydose [*2530*]. Die charakteristische, schmutzig-graue Cyanose ist die Folge einer *Verdoglobin-S-Bildung*, einer irreversiblen Oxydation des Hämoglobins durch Phenacetin, gegenüber der die eigentliche Hämiglobinbildung zurücktritt. *Therapeutisch* sind neben der Anwendung von Sauerstoff und Ascorbinsäure, intravenös in hohen Dosen, bei schweren Erkrankungen rechtzeitige, oft wiederholte Bluttransfusionen notwendig, um die nur träge wieder schwindenden Intoxikationssymptome und die hämolytische Anämie zu überwinden.

Die akute *Pyramidonvergiftung* im Säuglingsalter führt zu Erbrechen, tonisch-klonischen Krämpfen, Cyanose, Atemstörungen, Pupillenerweiterungen [*2114*] und, bei Pyramidonmengen von 0,8 g und mehr, nach vorübergehender scheinbarer Besserung zum Tod infolge Kreislaufversagens und Atemlähmung. Die Vergiftung ist an der *Rotfärbung des Urins* (Rubazonsäure) leicht erkennbar. Vorübergehend kann es auch zu einer *Diuresehemmung* kommen. *Therapeutisch* muß versucht werden, durch Magenspülung mit tierkohlehaltigem Tee das Medikament möglichst noch zu entfernen. Dann ist durch eine schnell fließende Dauertropfinfusion (200—250 ml/kg) einer Mischung aus physiologischer Kochsalzlösung und 5%iger Glucose oder mit Infusionslösungen wie bei der akuten Intoxikationsbehandlung (s. S. 317) eine möglichst starke Diurese anzustreben. Die Krampfbereitschaft kann mit Luminal oder Megaphen-Atosil wie bei der Tetanusbehandlung (s. S. 518) bekämpft werden. Bei Atemlähmung Intubation und Wechseldruckbeatmung. Die *letale Dosis* beträgt *0,6—1,0 g/kg/Tag.*

Die *Salicylsäurevergiftung* (Acetyl-Salicyl, Aspirin) gehört zu den häufigsten akzidentellen Vergiftungen im Kindesalter. In den USA werden 20% aller derartigen Vergiftungen durch Aspirin und andere Salicylate verursacht [*2036*]. Die *toxische Dosis* von Natrium salicylicum liegt zwischen *100—250 mg/kg/Tag.* Sie kann besonders dann im häuslichen Betrieb leicht erreicht werden, wenn die Mutter ohne Wissen des Arztes häufiger dieses Mittel verabfolgt, weil die Ausscheidung der Einzeldosis je nach der zur Verfügung stehenden Flüssigkeitsmenge, der Nierenleistung und der Stoffwechselveränderungen bis zu 40 Std dauern kann.

Die *Symptome* im Säuglingsalter bestehen in *hochgradiger Hyperventilation*, Schweißausbruch, Erbrechen, Reizbarkeit, Unruhe und schließlich Somnolenz ohne erklärenden Organbefund. Das *Gesicht* ist auffällig *gerötet*, mit zunehmender Schwere des Krankheitsbildes kommt es zur Exsiccose, Hyperthermie und Volumenmangelkollaps. Prämortal treten Krämpfe und eine hämorrhagische Diathese durch Hypoprothrombinämie auf.

Ätiologisch handelt es sich primär um eine durch Reizung des Atemzentrums auf dem Wege der Hyperventilation hervorgerufene Alkalose, an die sich reaktiv durch vermehrte

Ausscheidung alkalischer Valenzen im Urin und auf metabolischem Weg eine Acidose mit deutlich verminderter Alkalireserve anschließt [*1936*].

Therapeutisch führt man nach einer Magenspülung unter Sauerstoffzufuhr eine intensive Infusionstherapie mit lactathaltigen Infusionsflüssigkeiten (z.B. Tutofusin K 10) oder 5,2%iger isotonischer Natriumbicarbonat-Lösung durch. Die intravenöse Therapie darf wegen der langsamen Salicylateliminierung nicht zu früh beendigt werden. Vitamin K zur Bekämpfung der Hypoprothrombinämie und Vitamin C in hohen Dosen sind nützlich [*2335*]. Bei Unruhe und Erregungszuständen Megaphen-Atosil.

Durch *Aminophyllin (Euphyllin)*, als Suppositorium verabfolgt, kann es zu akuten Vergiftungserscheinungen beim Säugling kommen, wenn mehr als *5—7 mg/kg alle 8 Std* verabfolgt werden. Die Symptome sind Unruhe, Tachykardie, Erbrechen, abwechselnd mit apathischen Zuständen, dann Krämpfe und Temperaturanstieg, in schweren Fällen auch Albuminurie, Hämatemesis, Bewußtlosigkeit und Tod im Atemstillstand oder Kreislaufkollaps [*2493, 2045*]. Die Giftigkeit des Aminophyllin und Theophyllin wird durch andere Purinkörper wie Ephedrin erheblich gesteigert. *Therapeutisch* kann man sedierende Medikamente aus der Barbituratreihe oder Megaphen-Atosil anwenden, um den Unruhezustand zu bekämpfen. Außerdem reichliche Flüssigkeitszufuhr, am besten im intravenösen Dauertropf 200—250 m/kg/Tag. Ein spezifisches Antidot existiert nicht.

Eine Überdosierung eines Kombinationspräparates von *spasmolytischen und analgetischen Medikamenten* (Ponopasinzäpfchen: Codeinum phosphoricum 0,02, Papaverin 0,015, Narcotin 0,03, Pyramidon 0,35, Atropin 0,0003, Theophyllin 0,04, Acid. phenyläthylbarbitur. 0,016) als Zäpfchen kann als Vergiftungsbild bei Säuglingen einen *akuten Ileus* mit Erbrechen, Stuhlverhalten, starkem Peritonismus mit Spiegelbildungen beim Röntgen und tonisch-klonischen Krämpfen erzeugen (eigene Beobachtung: Krankengeschichte Arch.-Nr. 2714/58/59). Auf symptomatische Behandlung, wie Darmspülungen und peristaltikanregende Medikamente Verschwinden aller Symptome.

Intoxikationen durch Nasentropfen sind bisher nach größeren Mengen von Tyzine (Boehringer, Ingelheim) und Privin (Naphocyllin) beschrieben worden. Nach Tyzine kommt es in leichten Fällen zu Benommenheit und Schläfrigkeit, bei stärkerer Intoxikation zu Bewußtlosigkeit bis zu Koma mit flacher Atmung oder Schnappatmung, Bradykardie, blasser und kühler Haut trotz Blutdrucksteigerung sowie anfangs engen, später weiten Pupillen [*2319*]. Nach Privin sind die gleichen Symptome, teilweise gepaart mit Cyanose, Tachykardie und späterer Bradykardie und Bradypnoe zu beobachten [*1990, 1991*]. *Therapeutisch* sind bei solchen Vergiftungen Abkömmlinge des Suprarenins und Ephedrins als Kreislaufmittel sowie Weckamine kontraindiziert. Empfohlen wird Sauerstoffzufuhr, Coffein, gegebenenfalls Intubation mit Wechseldruckbeatmung. Nach Möglichkeit ist im Säuglingsalter therapeutisch von der Verordnung derartiger Nasentropfen Abstand zu nehmen, oder man verwendet eine stärkere Verdünnung (1:2000 statt 1:1000) wobei nicht mehr als 1 Tropfen pro Nasenloch zu geben ist.

Impfungen im Säuglingsalter

Im Hinblick auf die im deutschen Schrifttum vorhandene ausführliche Publikation von H. Spiess: Schutzimpfungen (Thieme, Stuttgart 1958) erübrigt sich auch hier eine besondere Darstellung. Es besteht kein Zweifel, daß bereits in den ersten Lebensmonaten, ja sogar bei Frühgeborenen durch aktive Immunisierung eine Antikörperbildung zu erreichen ist, vorausgesetzt, daß genügend starke Antigene zur Verfügung stehen. Im 2. Trimenon ist praktisch bei allen Säuglingen mit den heute üblichen Impfstoffen eine Antikörperbildung wie bei älteren Kindern zu erreichen. Aus diesem Grund wird heute allgemein folgender Impfplan [*2553*] empfohlen:

Neugeborenes	BCG-Impfung
Im 3. Monat	1. Dosis Diphtherie-Tetanus-Pertussis Mehrfachimpfstoff
Im 4. Monat	2. Dosis Diphtherie-Tetanus-Pertussis Mehrfachimpfstoff
Im 5. Monat	3. Dosis Diphtherie-Tetanus-Pertussis Mehrfachimpfstoff
Im 7. Monat	1. Dosis Poliomyelitis-Schutzimpfung
Im 8. Monat	2. Dosis Poliomyelitis-Schutzimpfung
Im 9. Monat (im 2. oder 3. Lebenshalbjahr, nicht nach dem 3. Lebensjahr	Pockenschutzimpfung
Im 15. Monat	3. Dosis Poliomyelitis-Schutzimpfung
Im 18. Monat	Diphtherie-Tetanus-Pertussis-Auffrischungsdosis

Arzneimitteldosierung bei Säuglingen

Bei den angegebenen Mengen handelt es sich um Durchschnittsdosen im Sinne einer wirksamen Gebrauchsdosierung, deren Erfolg im Einzelfall immer zu beobachten ist. Gegebenenfalls sind dann Änderungen nötig. Dabei ist zu berücksichtigen, daß Säuglinge besonders empfindlich sind gegen: phenacetin-, acetylsalicyl- und pyramidonhaltige Fiebermittel, Coffein, Morphium und seine Derivate (außer Codein) und weniger empfindlich sind gegen: Adrenalin, Atropin, Chinin, Jod, Sulfonamide, Thyreoidea.

Als ungefähren Anhalt einer Durchschnittsdosierung kann man annehmen, daß der Säugling 20—24% der Erwachsenendosis verträgt. Grundsätzlich dürfen wegen der Aspirationsgefahr oral nur lösliche Medikamente oder suspensierte Arzneimittel, aber keine Dragées, keine Tabletten in Substanz und keine Pulver in Substanz verabfolgt werden.

Acid. acetyl salicyl.	0,05—0,1
Acid. hydrochl. dilut. (12,5% HCL)	8—12 gtt
ACTH	5—10 mg/Tag, i.m.
Adalin 0,5	$^1/_4$—$^1/_2$ Tabl.
Adrenalin 1:1000	0,2—0,3 ml mehrfach täglich
Allional 0,16	$^1/_4$—$^1/_2$ Tabl.
Supp. 0,16	$^1/_4$ Supp.
Aminophyllin, Supp. 0,36	$^1/_4$ Supp. 1mal täglich
Aminopyrin, Tabl. 0,1	0,02—0,05 ($^1/_4$—$^1/_2$ Tabl.)
Ammonium chlorat. 0,5%	0,125—0,25
Anastil	0,2—0,4 ml
Arbuz	$^1/_4$ Tabl./Mahlzeit
Asthmolysin	0,25—0,5 ml
Atropin 0,0005 Amp.	0,1—0,2 ml
gtt wäßrig	2—3 gtt
gtt alkoholisch	4—6 gtt
	bis 0,1 mg/kg
Belladenal-Tabletten, 0,00025 Bellafolin	$^1/_8$—$^1/_4$ Tabl.
Bellafolin	1—2 gtt
Bellergal	$^1/_4$—$^1/_2$ Dragée
Buscopan Amp. 0,02	0,1—0,3 ml 4mal täglich
Tabl. 0,01	2mal $^1/_4$—$^1/_2$
Supp. pro infant.	3mal $^1/_3$—$^1/_2$
Calcii chlorati liq. 10%	0,5—1 ml 3—4mal täglich oral verdünnt in Wasser oder Milch
Calc. glucon. 10%	3—5 ml i.m., langsam i.v.
Calc. Sandoz	3—5 ml
Cardiazol liq. 10%	5—10 gtt mehrfach täglich
Tabl. 0,1	$^1/_4$—$^1/_2$
Amp.	0,2—0,4 ml
Cardiazol-Dicodid	2—3 gtt 3mal täglich
Cedilanid	s. S. 369
Ceferro	5 gtt 2mal täglich
Chinidin 0,1 Tabl.	3mal $^1/_4$—$^1/_2$
Chinin. hydrochlor.	0,03—0,1 (0,01/Mon.)

Chloralhydrat	0,2—0,5 rectal (100 mg/kg)
Cibalgin	1—2 gtt
Tabl.	$^{1}/_{4}$
Codein. phosph.	0,001—0,003 2mal täglich (Cave!) (0,005!)
Conteben	0,5 mg/kg/Tag [steigern bis (!) 2 mg/kg/Tag]
Coramin 25%	2—10 gtt mehrfach täglich 0,1—0,2 ml s.c.
Cortison	1—3 mg/kg/Tag
Digitoxin	s. S. 369
Dolantin liq. (10 gtt = 25 mg)	3—4 gtt
Amp.	1 mg/kg im 1. Halbjahr 2—3 mg/kg im 2. Halbjahr
Eldoform-Tabletten	$^{1}/_{4}$ mehrfach täglich
Ephedrin. hydrochlor.	0,005—0,01 3—4mal täglich
Ephetonin-Tabl. 0,05	$^{1}/_{4}$ Tabl. 3mal täglich
Ephetonin liq.	3—5 gtt 3mal täglich
Ephetonin-Hustensaft	3mal $^{1}/_{2}$ Teelöffel
Ephetonin-Hustensaft mit Dionin	3mal $^{1}/_{2}$ Teelöffel
Eucodal Amp. 0,01	0,1 ml (Cave!)
Eumydrin 0,1%	5—8 gtt mehrfach täglich (0,0002—0,0004)
Ferro 66	2mal 5—10 gtt
Ferro-Redoxon Kleindrag. 10 mg	3—6/Tag
Ferrum reduct.	0,05—0,1
γ-Globuline	0,2 ml/kg
Guajacol	s. Anastil
Gynergen-Tabl. 1 mg	1 Tabl. täglich
Gynergen-Lösung 0,1%	3 mal 5 gtt
Hypophysin	1 Vögtlin E s.c.
Kreislaufmittel	s. S. 533
Kalium Jodatum Compr. 0,1	$^{1}/_{4}$—$^{1}/_{2}$, 3mal täglich
Kalzium	s. Calcium
Kobalt-Ferrlezit	3—5 gtt
Lobelin	0,003—0,005 i.m., s.c.
Luizym	$^{1}/_{2}$ Tabl./Mahlzeit
Luminal natr. 20%	0,2—0,4 ml s.c., i.m. (15 mg/kg)
Luminaletten 0,015	1—2
Megaphen	3 mg/kg/24 Std in 4—6 Dosen
Morphium hydrochlor.	ab 6. Monat 0,0005 (Cave!)
Natrium salicyl.	0,05—0,1, 2—3mal täglich
Neoteben (INH)	3—10 mg/kg/Tag
Noctal-Tabl. 0,2	$^{1}/_{4}$—$^{1}/_{2}$
Opii Tinctur. 0,05% Morphium	2—4 Tr.
Pankreonpulver	1 Messerspitze/Mahlzeit
Papaverin. hydrochlor.	0,01—0,02
Tabl. 0,04	$^{1}/_{4}$—$^{1}/_{2}$
Amp. 0,04	0,2—0,4
Papavydrin p. inf. 0,02	$^{1}/_{2}$ Tabl. 1—3mal täglich
Supp. p. inf.	$^{1}/_{2}$ Supp.
Pernocton 10%	0,2—0,3 i.m.
Persedon 0,2	$^{1}/_{4}$ Tabl.
Prominal-Tabletten 0,2	$^{1}/_{4}$ Tabl.
Prominaletten 0,03	1—2, 2mal täglich
Prospan	8—15 gtt 3—8mal
Prostigmin 0,05%	0,3 ml s.c. und i.m.
Pyramidon Tabl. 0,1	0,03—0,1, 2—3mal täglich
Sedormid 0,25	$^{1}/_{4}$ Tabl.
Somnifen	3—6 gtt 1—3mal täglich
Strophantin	s. S. 369
Suprarenin 1:1000	0,1—0,3 ml s.c.
Theophyllin	0,02, 2—3mal täglich
Theophyllin Tabl. 0,1	$^{1}/_{4}$ Tabl.
Thymipin	1—3 gtt 3—6mal täglich
Thyreoidin	30—50 mg
Thyroxin	0,1 mg

Thybon	12,5 γ
Ticarda	2—3 gtt
Tinct. valerianae	5 gtt
Tridione	15—25 mg/kg in 2 Dosen
Tussipect	2 gtt 2—3mal täglich
Uzara liq.	3—6 gtt
Vitamine:	
Vit. A	1500—2000 IE
Vit. B_1	0,4—0,6 mg
Vit. B_2	4—6 mg
Vit. B-Komplex (Polybion, BVK Roche)	3—5 gtt
Vit. C	30—50 mg
Vit. D_2 und D_3	400—1000 IE (Prophylaxe) 8000—20000 IE (Therapie)
Vit. E (Evion) 0,03 = 1 ml	0,5 ml
Vit. K_1	0,001

Kreislaufmittel

a) Tonisierend (Drosselung der Arteriolen und arteriovenösen Anastomosen)
Wirkung: Blutdruckanstieg, systolisch und diastolisch
Steigerung der Blutdruckamplitude
Bradykardie
Verminderung des Blutvolumens

1. Nor-Adrenalin (Arterenol)	
Wirkungsdauer (W.D.): 30 min	
Amp. 1 ml i.m., s.c.	0,1—0,2 ml
i.v. Infusion	0,1 γ/kg/min (Blutdruckkontrolle!)
2. Novadral	
W.D.: 1—2 Std	
1 ml = 10 mg s.c., i.m., i.v.	0,1—0,3 ml 0,25 mg/kg
liq.: 1 gtt = 0,3 mg	2—8 gtt
Depot-Novadral	
W.D.: 6—8 Std	
1 ml = 10 mg s.c., i.m.	0,1—0,4 ml 0,5 mg/kg

b) Mobilisierend (Hebung des Venolen-Tonus)
Wirkung: Steigerung des Schlag- und Minutenvolumens
Steigerung der Blutdruckamplitude
Steigerung der Pulsfrequenz

1. Effortil	
W.D.: 2—3 Std	
1 ml = 10 mg s.c., i.m., i.v. (langsam)	0,1—0,4 ml
Tabl. 5 mg	1/4—1/2
gtt 10 = 5 mg	2—6—10 gtt
2. Carnigen	
W.D.: 3—4 Std	Dosierung wie 1.
3. Vasculat	
W.D.: 2—3 Std	Dosierung wie 1.
4. Peripherin	
W.D.: 3—4 Std	Dosierung wie 1.
5. Coffein	
W.D.: 2—3 Std	Dosierung wie 1.

c) Ambivalente Kreislaufmittel [kleine Dosen wie b), große wie a)]

1. Adrenalin (Suprarenin)	
W.D.: 5—10 min	
Lösung 1:1000 s.c., i.m.	0,1—0,3 ml
nicht mit Calcium, Digitalis und Strophantin kombinieren!	
2. Sympathol	
W.D.: 1/2—2 Std	
Amp. 0,06 s.c., i.m.	0,1—0,3 ml
oral: kaum wirksam	

3. Veritol
   W.D.: 1/2—2 Std
   Amp. 0,02 i.m., s.c., i.v. — 0,1—0,3 ml
   Tropfen 1% — 3—4 gtt

d) Zentrale Analeptika
   1. Cardiazol — Dosierung wie b)/1. (Effortil)
   2. Coramin — Dosierung wie b)/1.
   3. Strychnin 0,1%
   W.D.: 2 Std — 0,1—0,2 ml

Normwerte

Tabelle 43. *Gewichts- und Größenwerte gesunder Säuglinge*
(nach H. C. Stuart u. St. S. Stevenson in Mitchel-Nelson, Textbook of pediatrics. V. Ed. Saunders 1951 und W. Lenz in: Brock, Biologische Daten für den Kinderarzt, Bd. I, Springer 1954).

		Geburt	3 Monate	6 Monate	9 Monate	12 Monate
Gewicht	♂	3,4 kg	5,72 kg	7,58 kg	9,07 kg	10,07 kg
	♀	3,36 kg	5,62 kg	7,26 kg	8,71 kg	9,75 kg
	♀, ♂	(2,6—4,5)*	(4,4—7,4)*	(5,7—9,4)*	(6,8—11,07)*	(7,6—12,38)*
Körperlänge	♂	50,6 cm	60,4 cm	66,4 cm	71,2 cm	75,2 cm
	♀	50,2 cm	59,5 cm	65,2 cm	70,1 cm	74,2 cm
	♀, ♂	(46,3—54,6)*	(55,8—63,7)*	(61,1—70,4)*	(65,4—75,9)*	(68,9—80,3)*
Kopfumfang	♂	35,3 cm	40,9 cm	43,9 cm	46,0 cm	47,3 cm
	♀	34,7 cm	40,0 cm	42,8 cm	44,6 cm	45,8 cm
	♀, ♂	(32,5—37,5)*	(37,9—43,2)*	(40,9—45,9)*	(42,6—47,8)*	(43,6—48,9)*
Brustumfang	♂	33,2 cm	40,6 cm	43,7 cm	46,0 cm	47,6 cm
	♀	32,9 cm	39,8 cm	43,0 cm	45,4 cm	47,0 cm
	♀, ♂	(29,8—36,8)*	(36,5—44,1)*	(39,4—47,2)*	(41,7—49,9)*	(43,1—51,9)*
Bauchumfang	♂		38,5 cm	41,4 cm	43,4 cm	44,6 cm
	♀		38,4 cm	41,4 cm	43,4 cm	44,5 cm
	♀, ♂		(32,3—43,5)*	(36,2—46,2)*	(38,0—49,2)*	(38,7—51,1)
Schulterbreite** (biakromial)	♂	11,0 cm	13,4 cm	15,0 cm	16,2 cm	16,8 cm *
	♀	11,1 cm	13,3 cm	14,6 cm	16,4 cm	16,8 cm
	♀, ♂	(10,2—11,8)	(12,5—14,4)	(13,5—16,0)	(15,2—17,6)	(15,7—17,9)
Hüftbreite (bicristal)	♂	8,1 cm	10,6 cm	11,6 cm	12,3 cm	12,8 cm
	♀	7,7 cm	10,4 cm	11,3 cm	12,0 cm	12,4 cm
	♀, ♂	(7,0—9,0)*	(9,4—12,2)*	(10,0—13,2)*	(11,0—13,8)*	(11,4—14,4)*
Scheitel-Rumpflänge (Sitzhöhe)	♂			44,8 cm	46,8 cm	48,7 cm
	♀			43,3 cm	46,2 cm	47,5 cm
	♀, ♂			(40,0—48,4)	(43,2—50,0)	(44,2—52,4)
in % der Körperlänge			68%	67%	66%	65%
Obere Extremität						
Armlänge (Oberarm, Unterarm, Hand) in % der Körperlänge		43%	42%	42%	42%	43%
Armabschnitte in % der Armlänge						
Oberarm		40%		40,5%		40,6%
Unterarm		32%		31,3%		31,6%
Hand		28%		28,2%		27,8%
Untere Extremität						
Symphysenhöhe in % der Körpergröße	♂	37,0%	37,4%	38,0%	38,7%	39,4%
	♀	37,1%	37,8%	38,5%	39,1%	39,7%

* Streubreite von 94% aller Normwerte; ** umgerechnet nach W. Lenz.

Tabelle 44. *Normalwerte, Atmung, Blutgase, Blutdruck, Blutbild* (zusammengestellt nach der im Text angegebenen Literatur)

	Neugeborenes	Säugling	Erwachsener
Atmung	48/min	35—23/min	15/min
Minutenvolumen	500 ml	170—220 ml/kg	6000 ml
Atemvolumen	15—21 ml	70—100 ml	400—500 ml
Aktuelles P_H	7,3—7,46	7,32—7,44	7,27—7,43
Standardbicarbonat (CO_2-Kapazität)	22 mäq/l	23—34 mäq/l	23—34 mäq/l
O_2-Sättigung	61%	94%	98%
Arterielle CO_2-Spannung	22—30 mm Hg	31,6 mm Hg	41 mm Hg (36—45 mm Hg)
RR	78—40 mm Hg	95/55 mm Hg	120/80 mm Hg
Puls/min	125—135	110—100	80
Blutvolumen % des Gewichts	9,8 ± 0,87%	8%	7,1 (5,5—8,7)%
Plasmavolumen	4,41%	4,8%	4,1%
Ery	5,6 Mill. (4,8—7,1)	4,5 Mill. (4,0—5,9)	5,10 Mill. (4,3—5,9)
Hb	19,8 (16,2—25,5 g-%)	10,0—15,0 g-%	14,35 (12—17 g-%)
Hb/Ery	$38 \cdot 10^{-12}$	$33—26 \cdot 10^{-12}$	$29 \cdot 10^{-12}$
Mittleres Ery-Volumen	106 mm^3	85—77 mm^3	80 mm^3
Mittlerer Ery-Durchmesser	8—9 μm	5—7 μm	7,2 μm (6,8—7,5)
Lebensdauer	80 Tage		115—120 Tage
Hämatokrit	56,6	35—38	43,3
Reticulocyten	43,5 (25—65)‰	5—19‰	7,5 (1,2—13,7)‰
Erythroblasten % der Leuko	1—7,3%	0%	0%
Leukocyten	15000—45000	7500—14000	7000 (5000—10000)
Lympho	5—56%	52—64%	20—30%
Segm.	50—80%	26—50%	60—70%
Mono	5—34%	1—6%	2—6%
Eo	0—6%	1—5%	1—4%
Thrombocyten	200000 (140000—290000)	200000—470000	270000—545000
Prothrombinzeit	21—29 sec (80—40% der Norm)	12—15 sec	12—15 sec (Quick)
Gerinnungszeit	6—60 min	3—9 min	2—4 min
Blutungszeit	3—4 min	1—3 min	2—4 min
Fibrinogen	100—200 mg-%		200—500 mg-%
BKS nach WESTERGREN			
1. Stunde	bis 2 mm		7—11 mm
2. Stunde	bis 4 mm		8—16 mm

Tabelle 45. *Blutchemische Normalwerte*

	Neugeborenes	Säugling	Erwachsener
Serum			
Eiweiß	4,36—6,68 g-%	6,1 ± 0,29 g-%	6,72 g-% (6,02—7,42)
Albumin	64,7 ± 2,8%		63,7 ± 2,5%
α-Globulin	8,05 ± 2,0%		9,0 ± 1,8%
β-Globulin	6,3 ± 2,0%		13,7 ± 0,3%
γ-Globulin	20,3 ± 3,5%		14,1 ± 2,0%
RN	28 mg-%	25—40 mg-%	28—39 mg-%
Harnstoff	8,8 mg-%	14—32 mg-%	24,4—52,8 mg-%
Harnsäure	3,1 mg-%		1,0—3,0 mg-%
Kreatin			2,9—4,9 mg-%
Kreatinin			0,7—1,5 mg-%

Tabelle 45 (Fortsetzung)

	Neugeborenes	Säugling	Erwachsener
Bilirubin gesamt (Serum)	s. S. 19	0,5 mg-%	0,5 (0—1,1) mg-%
Bilirubin direkt		bis 0,25 mg-%	bis 0,25 mg-%
BZ nüchtern	25—70 mg-%	70—100 mg-%	75—92 mg-%
Fette gesamt	347 mg-% (210—600)	530 mg-%	530 mg-% (500—700)
Fettsäuren	114 mg-% (73—174)		290—420 mg-%
Cholesterin	75 mg-% (50—110)	80—260 mg-%	237 mg-% (128—347)
Cholesterin-Ester	53 mg-% (28—81)	100—190 mg-%	70—150 mg-%
Lipoidphosphor	3,0 mg-% (1,9—5,3)	11,2 mg-%	11,2 mg-%
Phospholipoide	75 mg-% (48—133)	142 mg-%	142 mg-% (150—250)
Gallensäuren	Ø	bis 2,2 mg-%	0,2—3,0 mg-%
Ketonkörper (als Gesamt-Aceton)		2,04 mg-% (1,55—2,69)	2,04 mg-% (1,55—2,69)
Brenztraubensäure	2,0 mg-% (1,5—2,8)	0,5—1,2 mg-%	0,76 mg-% (0,4—1,1)
Milchsäure	bis 20 mg-%	12—15 mg-%	9,9 mg-%
Citronensäure	2,5 mg-% (0,5—5,5)	2,04 mg-% (1,3—3,8)	1,6—3,2 mg-%
Phosphatase alkal.	7,1—8,9 Bodansky-E.	5—10 Bodansky-E.	2,2—8,6 Bodansky-E.
Diastase	10—20% der Erw.-Werte	40—80% der Erw.-Werte	100% Normwerte
Elektrolyte	s. S. 91	s. S. 91	s. S. 91
anorg. Phosph.	3,5 mäq/l	2,6—3,3 mäq/l	1,5—2,1 mäq/l
Eisen	125—150 mg-%	100—160 mg-%	135 mg-% (40—210)
Kupfer	50 mg-%	100 mg-%	118 mg-% (116—121)

Tabelle 46. *Normalwerte Liquor*

	Neugeborenes	Säugling	Erwachsener
Liquormenge	5 ml	40—60 ml	120—180 ml
Druck	30—70 mm H_2O	70—200 mm H_2O	100—200 mm H_2O
Farbe			
Zellzahl	12/3 (—30/3)	4/3—10/3	0—10/3
Eiweiß	60 mg-% (40—80)	24 mg-% (16—36)	10—35 mg-%
Albumin	40 mg-% (26—56)	19 mg-% (12—30)	20 mg-%
Globulin	20 mg-% (10—30)	5 mg-% (2—10)	3 mg-%
Pandy-Reaktion	+ bis ++	Ø bis opal	Ø
Zucker	30—70 mg-%	55—70 mg-%	45—100 mg-%
NaCl		636—740 mg-%	700—760 mg-%
Kationen:			
Na		300—500 mg-%	300—340 mg-%
K		13 mg-%	11—16 mg-%
Mg		1,3 mg-%	1—3,5 mg-%
Ca		5 mg-% (4—6)	4—6 mg-%
Anionen			
Cl		440 mg-%	440—450 mg-%
anorg. Phosph.		1,5—3,5 mg-% (?)	1,0—1,6 mg-%
Milchsäure		17—27 mg-%	6—27 mg-%
Brenztraubensäure		0,5—1,0 mg-%	0,5—1,0 mg-%
RN		20 mg-%	20 mg-%

Tabelle 47. *Normalwerte Frauenmilch, Kuhmilch pro 100 ml*
[nach MACY, I. G.: Amer. J. Dis. Child. 78, 589 (1949) und HILL, L. F.: Artificial feeding of infants in: BRENNEMANN, Practice of pediatrics 1, 26 (1960) Prior Comp.]

pro 100 ml	Frauenmilch		Kuhmilch
	Colostrum	reife Milch	
Calorien (Vollmilch)	67,1	74,7 (44,6—119,2)	67
% von Eiweiß	24	7	20
% von Fett	43	51	50
% von KH	33	42	30
Eiweiß	2,29 g (1,4—9,0)	1,06 g (0,7—2,0)	3,3 g
Casein	1,0	0,37	2,8
Lactalbumin	0,8	0,36	0,4
Lactglobulin	0,5	0,7	0,2
Fett	2,9 g	4,5 g (1,3—8,2)	3,7 g
Unges. Fettsäuren . . . (in Gewichtsprozent des Gesamtfettes)	53%	51,8%	27%
KH	2,4—5,3 g	7,1 g (4,5—9,5)	4,8 g
Feste Stoffe	12,8 g	12,9 g	12,7 g
Asche	0,3 g	0,2 g	0,72 g
Na	50,1 mg	17,2 mg	58 mg
K	74,5 mg	51,2 mg	138 mg
Ca	48,1 mg	34,4 mg	125 mg
Mg	4,2 mg	3,5 mg	12 mg
Fe	0,09 mg	0,15 mg	0,1 mg
Cu	0,05 mg	0,04 mg	0,03 mg
S	23 mg	14 mg	30 mg
P	15,7 mg	14,1 mg	96 mg
J	0,012 mg	0,007 mg	0,021 mg
Cl	58,6 mg	37,5 mg	103 mg
Basenüberschuß	2,8 mval	1,3 mval	4—5 mval

Tabelle 48. *Vitamine in Frauenmilch und Kuhmilch*
[nach MACY, I. G.: Amer. J. Dis. Child. 78, 589 (1949) und HILL, L. F.: Artificial feeding of infants in: BRENNEMANN, Practice of pediatrics 1, 26 (1960) Prior Comp.]

	Normalwerte		
	Frauenmilch		Kuhmilch
	Colostrum	reife Milch	
a) Fettlösliche Vitamine			
Vitamin A	0,161 mg-%	0,053—0,15 mg-%	0,027 mg-%
Carotine	0,137 mg-%	0,025 mg-%	0,038 mg-%
Vitamin D		5,9—6,2 IE	2,0—2,3 IE
Vitamin E	1,48 mg-%	0,1—0,48 mg-%	0,02—0,1 mg-%
Vitamin K	1,28 mg-%	0,56 mg-%	0,06 mg-%
(Dam-Glavind-Einheiten) in 100 ml		26 E	100 E
b) Wasserlösliche Vitamine			
Vitamin B_1 (Thiamin) . .	0,0015 mg-%	0,0195 mg-%	0,042 mg-%
Vitamin B_2 (Riboflavin) .	0,0302 mg-%	0,0373 mg-%	0,157 mg-%
Nicotinsäure	0,075 mg-%	0,183 mg-%	0,085—0,3 mg-%
Pantothensäure	0,183 mg-%	0,246 mg-%	0,350 mg-%

Tabelle 48 (Fortsetzung)

	Normalwerte		
	Frauenmilch		Kuhmilch
	Colostrum	reife Milch	
Pyridoxin (B_6)		0,018 mg-%	0,048 mg-%
Biotin (Vitamin H)	0,00006 mg-%	0,00081 mg-%	0,0035 mg-%
Inosit gesamt		44,9 mg-%	13 mg-%
Inosit frei		44,5 mg-%	6 mg-%
Cholin gesamt	7—14 mg-%	8,9 mg-%	13 mg-%
Cholin frei		1,6 mg-%	0,4 mg-%
Vitamin B_{12}	0,000045 mg-%	0,0002 mg-%	0,00056 mg-%
Vitamin C	7,2 mg-%	5,2 mg-%	1,7 mg-%

Säuglingsnahrungen

A. Dauernahrungen

Flaschennahrung

(Mengenangaben immer auf 1000 g Fertignahrung)

a) 1/2-Milch

500 g 5—10% Reisschleim
(50—100 g Reiskörner oder
50—100 g Trockenreisschleimpulver
oder ähnliches auf 1 Liter Wasser)
in 500 g Milch auflösen
\+ 50 g Zucker kurz aufkochen

b) 2/3-Milch

330 g Schleim
in 670 g Milch auflösen
\+ 50 g Zucker, wie a)

Statt Schleim bei älteren Säuglingen auch Verdünnung mit 3—5% Mehlabkochung (15 bis 25 g Weizen-, Gersten- oder Maismehl auf 500 g Wasser).

c) Vollmilch

40—80 g Trockenreisschleimpulver oder
20—40 g Mondamin in
1000 g Vollmilch
\+ 50 g Zucker

unter Schlagen mit dem Schneebesen kurz aufkochen und mit Wasser auf 1000 auffüllen.

d) Fertigpräparate und Konserven

Zubereitung s. S. 125

α) Trockenmilch: Alpenbote (Alete-Werke)
Edelweißmilch (Milchwerke Kempten)
Klim (Borden Comp.)
Nest (Nestle)

β) Evaporierte Milch: (Kondensmilch). Zubereitung s. S. 127
Glückskleemilch (Glücksklee G.m.b.H)
Libby's evaporierte Milch 7,5% Fett (Libby)
Milchmädchen (Nestle, *gezuckerte* Kondensmilch)

γ) Schleime: Milupa (Pauly) Trockenhaferschleim
Semolin-Schleim (Hipp)
Trockenhaferschleim (Töpfer)
Trockenreisschleim (Töpfer)

δ) Kindermehle: Durch Hitzeeinwirkung aufgeschlossen, bei gesunden Säuglingen entbehrlich
Hipp's Kinderzwiebackmehl
Kufeke's Kindermehl
Pomps Kindermehl u. a.

ε) Nährzucker: Dexamyl (Töpfer)
Alete-Nährzucker (Alete)
Soxhlets-Nährzucker
Stoeltzners Kinderzucker (Töpfer)
Töpfers Nährzucker (Töpfer)

e) Gesäuerte Milch

Herstellung wie a) bis c). Nach Abkühlen der Nahrung unter ständigem Schlagen mit Schneebesen in etwas Wasser aufgelöste Citretten (Fa. Benckiser, auf 100 g Milch eine Citrette), 40—50 g Citronensaft oder 30—40 g 10% Milchsäurelösung/1000 g Nahrung zufügen, bis feine Gerinnung eintritt. Auch Citro-Semolin (Hipp).

Fertigpräparate

1. *Alete-Milch* (Alete-Werke), mit Citronensaft gesäuert, 0,35% Citronensäure

	Eiweiß %	Fett %	β-Lactose %	NZ* %	Milchzucker %	Höhere KH %	Citronensäure Milchsäure %	Saccharin %	Cal pro 100 g
Alete I '.	2,8	2,5	5,25	1,65	2,4	1,9	0,175	0,001	81
Alete II	2,9	3,3	—	4,9	3,9	1,0	0,35	0,005	84

* Nährzucker

2. *Lactana-Milchnahrung* (Töpfer), gesäuerte 2/3-Milch mit Dexamyl (Töpfer)

	Eiweiß %	Fett %	Höhere KH %	Milchzucker %	Cal pro 100 g
Lactana	2,85	2,5	10	1,1	80

3. *Nektar-Mil* (Milupa-Pauly GmbH) mit Citronensäure. Honig als 1. KH, Vollkornschleim als 2. KH 2/3-Milch

	Eiweiß %	Fett %	Invertzucker %	Höhere KH %	Milchzucker %	Citronensäure %	Cal pro 100 g
Nektar-Mil	2,5	2,3	4,8	1,9	3,0	0,1	72

4. *Pelargon* (Nestle-Werke), mit Milchsäure gesäuerte Fertigmilch

	Pulver pro 100 g	Eiweiß %	Fett %	NZ %	Saccharose %	Milchzucker %	Stärke %	Milchsäure %	Cal pro 100 g
1/2-Milch	10,5 g	1,7	1,8	1,3	1,3	2,5	0,9	0,2	48
2/3-Milch	14 g	2,3	2,4	1,7	1,7	3,5	1,2	0,3	64
1/1-Milch	21 g	3,5	3,6	2,6	2,6	4,9	1,8	0,5	97

5. *Kellersche Malzsuppe*

330 g Milch
670 g Wasser
50 g Weizenmehl
100 g Malzsuppenextrakt

Malzsuppenextrakt in gewärmtem Wasser gut lösen, Mehl in kalter Milch verrühren, beides zusammengießen und 4 min unter Rühren kochen, durch Sieb geben und mit abgekochtem Wasser auf 1000 g auffüllen.

6. Adaptierte Säuglingsmilch (Fertigmilch)

	Eiweiß %	Fett %	Milchzucker %	Höhere KH %	Cal pro 100 g	Zusätze
1. Corella (Omira-Milchwerke Ravensburg)	1,6	3,5	6,7	1,05	70	Vit. A, B_1, C, D_3, Ferro-Eisen, Salzgehalt 0,57%
2. Humana (Milchwerke Herford)	1,7	3,3	7,6		68	Vit. A, C, D_3, E, Ferro-Eisen, Salzgehalt 0,45%
3. WM-Milch (Fa. Asche, Hamburg, für Wyeth-Pharma)	1,5	3,5	7,0		68	Vit. A, B, C, D_3, Salzgehalt 0,38%

B. Heilnahrungen

a) Entfettete Milch

Buttermilch: Im Handel erhältliche Buttermilch aus der Molkerei ist wegen zu großem Bakteriengehalt und schwankenden Säuregraden für Säuglinge nicht geeignet.

Selbstherstellung: Pasteurisierte Vollmilch wird mit Milchsäurebakterien geimpft, nach 24 Std im Butterungsgefäß gebuttert und gesiebt. Frische Buttermilch soll nicht stärker gesäuert sein als 30—32 nach Soxhlet-Henkel. Fertigpräparate s. Tabelle.

	Eiweiß %	Fett %	KH %	Cal pro 100 g
Butamyl (Töpfer)	2,4	2,0	6,7	56
Holländische Anfangsnahrung (Töpfer)	3,0	0,35	2,5	26
Eledon (Nestle)	3,08	1,4	4,0	42
Edelweißmagermilch (Milchwerke Kempten)	3,0	0,1	5,0	30
Molico (Nestle)	3,6	0,1	5,2	37

b) Eiweißangereicherte Milch

Eiweißmilch nach Finkelstein:

Selbstherstellung: 1 l rohe Vollmilch wird gelabt, in Haarsieb oder Seihtuch gegeben, so daß die Molke abläuft. Der Quark wird geschlagen und durch Haarsieb in 1/2 Liter Wasser ohne Druckanwendung getrieben. Dazu 1/2 l Buttermilch und mit Nährzuckerzusatz unter Schlagen einmal kurz aufkochen.

	Eiweiß %	Fett %	KH %	Cal pro 100 g
Eiweißmilch (ohne KH-Zusatz)	2,7—3,0	2,2	1,4	35—40
Kaseinolact (Alete), (Pulver)	3,2	2,2	1,5	40
Eiweißmilch (Töpfer), (eingedickt auf 1/3)	3	2,5	1,0—1,5	45
Eiweißmilchpulver (Töpfer)	3	2,5	1,0—1,5	45

c) Fett- und kohlenhydratangereicherte Milch

Buttermehlnahrung nach Czerny-Kleinschmidt

1. 5% Butter + 5% Mehl + 5% Zucker
   Für 500 g Einbrenne 25 g Butter langsam erhitzen, bis Geruch nach niederen Fettsäuren nicht mehr wahrnehmbar und Schaum verschwindet. Nicht bräunen! 25 g Weizenmehl zufügen und auf Asbestplatte kochen bis Einbrenne flüssig und hellbraun. Dazu 500 g heißes Wasser, das 25 g Zucker gelöst enthält, Aufkochen, durch Haarsieb geben und mit gekochter Milch mischen. Mischungsverhältnis s. Tabelle.
2. 7% Butter + 7% Mehl + 5% Zucker. Herstellung s. oben.
3. Buttermilcheinbrenne nach Kleinschmidt:
   2—4% Butter + 3% Mehl + 4% Zucker. Die Einbrenne wird statt Wasser mit Buttermilch gelöscht und unter Schlagen einmal aufgekocht.

4. *Moro*-Milch (Buttermehlvollmilch):
Von 1 l Vollmilch wird ein kleiner Teil mit 30 g Weizenmehl gut verrührt, 50 g Butter und 70 g Zucker mit der restlichen Milch erhitzt, das angerührte Mehl dazu gegeben und die Mischung unter Rühren 3 min gekocht.

Buttermehlnahrung nach CZERNY-KLEINSCHMIDT	Eiweiß %	Fett %	KH %	Cal pro 100 g
5:5:5 *1/3-Milch:* 1 Teil Milch 2 Teile Einbrenne	1,5	3,7	7,3	71
7:7:5 *1/3-Milch:* 1 Teil Milch 2 Teile Einbrenne	1,7	4,7	8,3	85
7:7:5 *2/5-Milch:* 2 Teile Milch 3 Teile Einbrenne (für ältere Säuglinge)	1,8	4,6	8,0	83
Buttermilcheinbrenne nach KLEINSCHMIDT	3,3	3,8	11,4	95
Moro-Milch (Buttermehl-Vollmilch)	3,8	7,0	13,8	137

d) Milchfreie Säuglingsnahrung

Lactopriv (Töpfer), enthält Sojamehl, Olivenöl, Reismehl

Eiweiß %	Fett %	KH %	Cal pro 100 g
3,5	2,0	3,1	74

e) Pausennahrung

1. *Karottensuppe* (Moro):
500 g geschabte Karotten in 1 l Wasser 1—1½ Std kochen, durch Haarsieb treiben, 2 bis 4 g Kochsalz zufügen, auf 1 l mit abgekochtem Wasser auffüllen, 5% Glucose zusetzen.
Daucaron (Möhrenpulver, Kali-Chemie)
4% in Wasser mit 5% Glucose 10 min kochen.

2. *Apfelsuppe:*
200 g geschälte, geschabte rohe Äpfel in 600 g Tee oder 500 g Tee und 100 g Ringerlösung aufgeschwemmt.
Aplona (Apfelpulver, Kali-Chemie)
4—5% in Tee oder Schleim.

3. *Arobon* (Nestle):
Geröstetes Johannisbrotmehl (Ceratonia siliqua) 3—5—10% in Tee aufkochen.

C. Breikost

a) Milchfrei

Zwieback-Obstbrei:
3 Zwiebacke zerbrechen, mit etwas heißem Wasser übergießen, 50 g Obst (Banane, geriebener Apfel), 10 g Zucker zufügen. Statt Obst, oder zusätzlich, 50 g Quark.

b) Milchbreie

	Eiweiß %	Fett %	KH %	Cal pro 100 g
1. 1/2-Milchbrei: 100 g Wasser, 100 g Milch, 15—20 g Mondamin oder Gries, 10 g Zucker	2,3	2,0	15,0	90
2. Vollmilchbrei: dasselbe ohne Wasserzusatz	4,5	3,0	15,3	109
3. Moro-Brei: 100 g Vollmilch mit 14 g Mehl verrühren, 100 g Vollmilch mit 10 g Butter und 10 g Zucker aufkochen, beides mischen	4,2	7,0	14,8	143

c) Gemüsebrei

aus 200 g Karotten oder Spinat, Blumenkohl, Kohlrabi und Kartoffeln mit 5—10 g Butter

Eiweiß %	Fett %	KH %	Cal pro 100 g
1,2—1,6	4—8	12	50—110

Tabelle 49. *Calorientabelle der Nahrungsmittel für Säuglingsnahrungen*

	Eiweiß %	Fett %	KH %	Cal pro 100 g
FM	1,5	4,0	7,0	71
FM entrahmt (zentrifugiert)	1,5	0,3	7,0	37
Vollmilch (pasteurisierte Trinkmilch)	3,5	3,0	4,5	67
2/3-Milch + 3% Reisschleim + 5% Zucker	2,7	2,2	10,8	74
1/2-Milch + 3% Reisschleim + 5% Zucker	1,75	1,5	10,0	62
Vollmilch + 3% Reisschleim + 5% Zucker	3,5	3,0	12,2	92
Casein	100			410
Butter	0,6	81	0,4	758
Öl		100		930
Speck (fett)	3,0	89		840
Zucker (Koch-, Trauben-Nährzucker)			100	410
Mehl	11,0	1,0	75,5	370
Mondamin	0,3	0,5	87,0	363
Gries	12,0	2,3	72,0	365
Malzextrakt	4,0		70,0	303

Literaturverzeichnis

a) Sammelwerke

ADAM, A.: Säuglings-Enteritis. Stuttgart: Georg Thieme 1956.

BAMBERGER, P.: Lehrbuch der Kinderheilkunde. Stuttgart: S. Hirzel 1952.

—, u. A. MATTHES: Anfälle im Kindesalter. Basel: S. Karger 1959.

BERLIN-HEIMDAHL, S. v.: Die Krankheiten des Neugeborenen und Frühgeborenen. Stuttgart: Ferdinand Enke 1960.

BLAND, J. H., u. H. N. NEVINNY-STICKEL: Störungen des Wasser- und Elektrolythaushaltes. Diagnostik und Therapie. Stuttgart: Georg Thieme 1959.

BRENNEMANN, J., I. MCQUARRIE and V. C. KELLEY: Practice of pediatrics Hagerstown, Maryland: W. F. Prior Comp. 1960.

BROCK, H.: Biologische Daten für den Kinderarzt, 2. Aufl. Berlin-Göttingen-Heidelberg: Springer 1954.

CATEL, W.: Lehrbuch der Tuberkulose des Kindes und Jugendlichen. Stuttgart: Georg Thieme 1954.

CZERNY, A., u. A. KELLER: Des Kindes Ernährung, Ernährungsstörungen und Ernährungstherapie, 2. Aufl. Leipzig u. Wien: Deuticke 1925—1928.

DEBRE, R., et M. LELONG: Pédiatrie. Paris: Medicales Flammation 1952; Mise à jour 1955.

DUHAMEL, B.: Chirurgie du nouveau né et du nourrisson. Paris: Masson & Cie. 1950.

ENGEL, ST., u. L. SCHALL: Handbuch der Röntgendiagnostik und Therapie im Kindesalter. Leipzig: Georg Thieme 1933.

FANCONI, G., u. A. WALLGREN: Lehrbuch der Pädiatrie, 6. Aufl. Basel u. Stuttgart: Benno Schwabe & Co. 1961.

FEER, E.: Lehrbuch der Kinderheilkunde, 14. Aufl. Stuttgart: Gustav Fischer 1959.

FINKELSTEIN, H.: Säuglingskrankheiten, 4. Aufl. New York u. London: Elsevier Publ. Comp. 1938.

FREUDENBERG, E.: Physiologie und Pathologie der Verdauung im Säuglingsalter. Berlin: Springer 1929.

— Die Frauenmilch-Lipase. Basel u. New York: S. Karger 1953.

GASSER, A.: Die haemolytischen Syndrome im Kindesalter. Stuttgart: Georg Thieme 1951.

GEGESI-KISS, P., u. G. SZUTRELY: Herz- und Kreislaufstörungen im Säuglings- und Kindesalter. Budapest: Verlag ungar. Akademie 1960.

Geigy Documenta, Wissenschaftliche Tabellen. Basel 1955.

GESELL, A.: Infant development. New York: Harper & Brothers Publ. 1959.

—, and C. S. AMATRUDAK: Develop mental diagnosis. Normal and abnormal child development. New York and London: Harper & Brothers Publ. 1954.

GLANZMANN, E.: Einführung in die Kinderheilkunde, 4. Aufl. Wien: Springer 1958.

GREWE, H. E.: Dringliche Chirurgie beim Säugling und Kind. Stuttgart: Georg Thieme 1959.

GROB, M.: Über Lageanomalien des Magen-Darmtraktes infolge Störungen der fetalen Darmdrehung. Basel: Benno Schwabe & Co. 1953.

— Lehrbuch der Kinderchirurgie. Stuttgart: Georg Thieme 1957.

GROSS, R. E.: Surgery of infancy and childhood. Philadelphia: W. B. Saunders Company 1957.

HECK, W.: Die Klinik der congenitalen Angiocardiographien im Säuglings- und Kleinkindesalter. Stuttgart: Gustav Fischer 1955.

—, u. J. STOERMER: Pädiatrischer EKG-Atlas. Stuttgart: Georg Thieme 1959.

HÖSLI, P. O.: Anomalien der Harnwege im Kindesalter und ihre chirurgische Behandlung. Basel: S. Karger 1960.

HOTTINGER, E., u. F. HAUSER: Moderne Probleme der Pädiatrie, Bd. I—VI. Basel u. Stuttgart: Benno Schwabe & Co. 1954—1960.

HUTH, E.: Die Tuberkulose im Kindesalter. Berlin: W. de Gruyter & Co. 1956.

KEHRER, F. A.: Die konstitutionelle Vergrößerung umschriebener Körperabschnitte. Stuttgart: Georg Thieme 1948.

KELLER, W., u. A. WISKOTT: Lehrbuch der Kinderheilkunde. Stuttgart: Georg Thieme 1961.

KLINKE, K.: Diagnose und Klinik angeborener Herzfehler. Leipzig: Georg Thieme 1950.
KÜNZER, W.: Über den Blutfarbstoffwechsel gesunder Säuglinge und Kinder. Basel u. New York: S. Karger 1951.
LANGE-COSACK, H.: Spätschicksale atrophischer Säuglinge. Zur Frage der Entstehung exogener Schwachsinnzustände. Leipzig: Georg Thieme 1939.
LEIBER, B., u. G. OLBRICH: Wörterbuch der klinischen Syndrome. München-Berlin-Wien: Urban & Schwarzenberg 1957.
LINNEWEH, FR.: Die physiologische Entwicklung des Kindes. Vorlesungen über funktionelle Pädologie. Berlin-Göttingen-Heidelberg: Springer 1959.
LUST, F., M. v. PFAUNDLER u. J. HUSLER: Krankheiten des Kindesalters. Berlin u. München: Urban & Schwarzenberg 1959.
LUTZ, W.: Lehrbuch der Haut- und Geschlechtskrankheiten. Basel u. New York: S. Karger 1957.
MAI, H.: Kurzes Lehrbuch der Kinderheilkunde, Augen-, Hals-, Nasen-, Ohren- und Hautkrankheiten. München: J. F. Lehmann 1956.
MARTISCHNIG, E.: Tuberkulose im Säuglingsalter. Wien 1952.
MEYER, L. F., u. E. NASSAU: Physiologie und Pathologie der Säuglingsernährung. Basel u. New York: S. Karger 1953.
MITCHELL-NELSON, E.: Textbook of Pediatrics, VII Edition. Ed. by W. E. NELSON. Philadelphia and London: W. B. Saunders Comp. 1959.
MÜLLER, E.: Die Ernährung und Behandlung des Kindes. Stuttgart: Ferdinand Enke 1946.
NAUJOKS, H.: Die Geburtsverletzungen des Kindes. Stuttgart: Ferdinand Enke 1934.
OCKLITZ, H. W.: Die Bedeutung pathogener Colistämme (Dyspepsiecoli) für die akuten Durchfallserkrankungen des Säuglings. Stuttgart: Ferdinand Enke 1954.
OEHME, J.: Lues connata: Leipzig: Georg Thieme 1956.
— W. JANSSEN u. CH. HAGITTE: Leukämie im Kindesalter. Stuttgart: Georg Thieme 1958.
OPITZ, H., u. B. DE RUDDER: Pädiatrie. Ein Lehrbuch für Studierende und Ärzte. Heidelberg: Springer 1957.
PFAUNDLER, M. v., u. A. SCHLOSSMANN: Handbuch der Kinderheilkunde, 4. Aufl., Bd. I—IV. Berlin 1931. Ergänzungswerk: Springer 1942.
PEIPER, A.: Die Eigenart der kindlichen Hirntätigkeit. Leipzig: Georg Thieme 1949.
— Krankheiten des Neugeborenen. Leipzig: Georg Thieme 1958.
POLACEK, E.: Parenteralflüssigkeitstherapie im Kindesalter. Basel u. New York: S. Karger 1950.
REUSS, A.: Säuglingsernährung. Wien: Springer 1950.
— Physiologie und Pathologie des Neugeborenen. München u. Berlin: Urban & Schwarzenberg 1955.
ROSSI, E.: Herzkrankheiten im Säuglingsalter. Stuttgart: Georg Thieme 1954.
SEIFERT, G., u. J. OEHME: Pathologie und Klinik der Cytomegalie. Leipzig: Georg Thieme 1957.
SCHMID, FR., u. H. MOLL: Atlas der normalen und pathologischen Handskeletentwicklung. Berlin-Göttingen-Heidelberg: Springer 1960.
SMITH, CL. A.: The physiologie of the newborn infant, 3. Aufl. Springfield, Ill.: Ch. C. Thomas 1959.
SOEKEN, G.: Kernikterus und Morbus haemolyticus neonatorum. Stuttgart: Ferdinand Enke 1957.
SPIESS, H.: Hautschutzimpfungen. Stuttgart: Georg Thieme 1958.
SWOBODA, W.: Die genuine Vitamin-D-resistente Rachitis. Wien u. Bonn: Wilhelm Maudrich 1956.
THALHAMMER, O.: Toxoplasmose bei Mensch und Tier. Wien u. Bonn: Wilhelm Maudrich 1957.
TOSOVSKY, V., u. O. VYCHTYTIL: Das akute Abdomen im Kindesalter auf Grund angeborener Anomalien. Berlin: Verlag Volk und Gesundheit 1958.
VERBOOM, C.: Kranke Säuglinge. Stuttgart: Georg Thieme 1960.
VEST, M.: Physiologie und Pathologie des Neugeborenen-Ikterus. Basel: S. Karger 1959.
WILKENS, L.: The Diagnosis and treatment of endocrine disorders in childhood and adolescence. Springfield, Ill.: Ch. C. Thomas 1950.
WOLF, H.: Röntgendiagnostik beim Neugeborenen und Säugling. Wien-Bonn-Bern: Wilhelm Maudrich 1959.
WORINGER, P.: Das Säuglingsekzem. Stuttgart: Wissenschaftliche Verlags-Gesellschaft 1945.
ZEISEL, H.: Untersuchungen der Nebennierenfunktion im Säuglingsalter. Basel: S. Karger 1956.
ZSEBÖK, Z.: Röntgenanatomie der Neugeborenen- und Säuglingslunge. Stuttgart: Georg Thieme 1958.

b) Einzelarbeiten

Physiologie

[*1*] Aballi, A. J., and V. L. Benns: Amer. J. Dis. Child. **94**, 589 (1957).
[*2*] Adam, A.: Ernährung. In J. Brock, Biologische Daten für den Kinderarzt, Bd. I, S. 435.
[*3*] — In J. Brock, Biologische Daten für den Kinderarzt, Bd. I, S. 553. 1954.
[*4*] — Verdauung und Darm-Bakterien. In J. Brock, Biologische Daten für den Kinderarzt, Bd. I, S. 553. 1954.
[*5*] —, u. E. Czech: Mschr. Kinderheilk. **103**, 361 (1955).
[*6*] —, u. H. Gutheil: Z. Kinderheilk. **76**, 462 (1955).
[*7*] —, and J. Lind: Pediatrics **19**, 431 (1957).
[*8*] — P. Karlberg and J. Lind: A.M.A. J. Dis. Child. **96**, 603 (1958).
[*9*] Ahvenainen, E. K.: Acta pediat. (Uppsala) **35**, Suppl. 3 (1948).
[*10*] Albers, H.: Eisen bei Mutter und Kind. Leipzig: Georg Thieme 1941.
[*11*] — Arch. Gynäk. **177**, 218 (1950).
[*12*] Alexander, C.: Die Ohrenkrankheiten. In v. Pfaundler-Schlossmanns Handbuch der Kinderheilkunde, 2. Aufl., Bd. 7. Leipzig 1927.
[*13*] Althoff, H.: Arch. Kinderheilk. **157**, 238 (1958).
[*14*] Amberg, S., and W. P. Morrill: J. biol. Chem. **3**, 311 (1907).
[*15*] Ames, R. G.: Pediatrics **12**, 272 (1953).
[*16*] Amoroso, E. L., G. S. Dawes and J. C. Mott: Brit. Heart J. **20**, 92 (1958).
[*17*] Andersen, D. H.: Amer. J. Dis. Child. **63**, 643 (1942).
[*18*] Anderson, E. B., and L. J. Meanwell: J. Dairy Res. **7**, 182 (1936).
[*19*] Anderson, G. W.: Amer. J. Obstet. **42**, 1 (1942).
[*20*] Anderson, N. A., E. W. Brown and R. A. Lyon: Amer. J. Dis. Child. **65**, 523 (1943).
[*21*] Anderson, P. H., and D. M. Stone: J. Hyg. (Lond.) **53**, 387 (1955).
[*22*] Andersch, M., and F. W. Oberst: J. clin. Invest. **15**, 131 (1936).
[*23*] André-Thomas, A.: Études neurologiques sur le nouveau-né. Paris 1952.
[*24*] —, et E. Antgaerden: Press méd. **61**, 582 (1933); **62**, 41 (1957).
[*25*] Angela, G. C., G. Guiliani, W. Grillone, A. Nebiolo: Minerva med. (Torino) **49**, 1585 (1958).
[*26*] Arneth, J.: Mschr. Kinderheilk. **73**, 115 (1938).
[*27*] Aron, A., u. K. Gralka: Handbuch der Biochemie, 2. Aufl., Erg.-Bd. 3, S. 75. 1936.
[*28*] Akp, L., u. Th. Brehme: Mschr. Kinderheilk. **106**, 56 (1958).
[*29*] Aycock, W. L.: New Engl. J. Med. **225**, 405 (1941).
[*30*] Babáh, E.: Pflügers Arch. ges. Physiol. **89**, 154 (1902).
[*31*] Bacchetta, V., e. U. M. Serafini: Haematologica **42**, 1583 (1957).
[*32*] Baggenstoss, A., M. Power and J. Grindlay: Pediatrics **2**, 435 (1948).
[*33*] Bakwin, H., and H. Rivikin: Amer. J. Obstet. Gynec. **13**, 68 (1927).
[*34*] — J. Pediat. **14**, 1 (1939).
[*35*] Bal, V. A.: Pediatrics **20**, 448 (1957).
[*36*] Bamberger, Ph.: Moderne Probleme der Pädiatrie, Bd. 2, S. 13. Basel u. New York: S. Karger 1957.
[*37*] Bárány, R.: Arch. Augenheilk. **88**, 139 (1921)
[*38*] Barclay, A. E., U. J. Franklin and M. M. L. Poichard: The foetal circulation. Springfield, Ill.: Ch. C. Thomas 1948.
[*39*] Barcroft, J.: J. roy. Inst. publ. Hlth **9**, 86 (1946).
[*40*] Barkwin, H. M., and R. M. Barkwin: Amer. J. Dis. Child. **49**, 860 (1935).
[*41*] Barlow, A., and R. A. McLance: Arch. Dis. Child. **23**, 225 (1948).
[*42*] Barnes, D. J., and B. Munks: Proc. Soc. exp. Biol. (N.Y.) **44**, 327 (1940).
[*43*] Barnes, G. R., A. N. Lethin, E. B. Jackson and N. Shea: J. Amer. med. Ass. **151**, 192 (1953).
[*44*] Barness, L.: Pediat. **51**, 29 (1957).
[*45*] Barnett, H. L., and J. Vesterdal: J. Pediat. **42**, 99 (1953).
[*46*] — A. M. Perley and H. G. McGinnis: Proc. Soc. exp. Biol. (N. Y.) **49**, 90 (1942).
[*47*] Barr, M., A. T. Glenny and K. J. Randall: Lancet **1949 II**, 324.
[*48*] Baumgartner, L.: Yale J. Biol. Med. **6**, 403 (1934).
[*49*] Beasley, W. L.: Psychol. Bull. **30**, 626 (1933).
[*50*] Becker, J.: Biologische Daten, Bd. II, S. 1042. 1954.
[*51*] Beckmann, R.: Das zweite Kohlenhydrat in der künstlichen Säuglingsernährung. Beih. Arch. Kinderheilk. Nr. 38. Stuttgart: Ferdinand Enke 1958.
[*52*] Benedict, F. G., and F. B. Talbot: Carnegie Inst. Wash. Publ. **1911**, 203; **1921**, 302.
[*53*] — — Carnegie Inst. Wash. Publ. **1914**, No 201.

[54] BENEDICT, F. G., and F. B. TALBOT: Carnegie Inst. Wash. Publ. **1915**, No 1233.
[55] BENDOROW, A. S.: Besonderheiten der Wärmeregulation im Säuglingsalter. Berlin: Verlag Volk und Gesundheit 1956.
[56] BENNER, M. C.: Amer. J. Path. **16**, 787 (1940).
[57] BENNHOLDT-THOMSEN, C.: Z. Kinderheilk. **57**, 532 (1936).
[58] —, u. W. DIENSE: Z. Kinderheilk. **60**, 445 (1939).
[59] BERARDI, G., e P. CAGINI: Aggiorn. pediat. **8**, 89 (1957).
[60] BERGER, H.: Moderne Probleme der Pädiatrie. Basel New-York: S. Karger 1957;— Bibl. paediat. Fasc. **64**, 70.
[61] BERGLUND, G., u. P. KARLBERG: Acta paediat. (Uppsala) **45**, 541 (1956).
[62] BERGMANN, M., and J. S. FRUTON: J. biol. Chem. **138**, 249 (1941); **141**, 736 (1941).
[63] BERGMANN, W.: Z. Zellforsch. **34**, 610 (1949); — Med. Wschr. **1951**, 7.
[64] BERNARD, E. D.: Brit. med. J. **1958**, No 5074, 806.
[65] BERNFELD, W.: Mschr. Kinderheilk. **51**, 1 (1931).
[66] BERRIDGE, N. J.: Zit. nach [*219*].
[67] BESSAU, G.: In W. STÖCKEL, Lehrbuch der Geburtsheilkunde, 3. Aufl., S. 287. Jena 1930.
[68] BETKE, K.: Klin. Wschr. **1953**, 557.
[69] — Z. Kinderheilk. **74**, 85 (1933).
[70] — Mschr. Kinderheilk. **102**, 102 (1954).
[71] — Der menschliche rote Blutfarbstoff bei Fetus und reifem Organismus. Berlin-Göttingen-Heidelberg: Springer 1954.
[72] — Ergebn. inn. Med. Kinderheilk., N. F. **9**, 437 (1958).
[73] BIANCO, S. L.: Lattante **24**, 781 (1953).
[74] BICKEL, H.: Aus Die physiologische Entwicklung des Kindes. Berlin-Göttingen-Heidelberg: Springer 1959.
[75] BIERICH, J. R.: Habilitationsschrift Hamburg 1956.
[76] —, u. R. GRÜTTNER: Mschr. Kinderheikl. **106**, 101 (1958).
[77] —, u. G. VOSS: 57. Tagg Dtsch. Ges. Kinderheilk., Graz 1958.
[78] — Die Nebennierenrinde. In F. LINNEWEH. Berlin-Göttingen-Heidelberg: Springer 1959.
[79] BILLE, B. S. V.: Acta paediat. (Uppsala) **44**, 185 (1955).
[80] BILLING, B.: Brit. med. J. **1959 II**, 1263.
[81] BIRK, W.: Mschr. Kinderheilk. **9**, 279 595 (1910).
[82] BISCHOFF, H.: Z. ges. exp. Med. **48**, 48 (1925).
[83] BISERTE, G., A. BRETON et G. FONTAINE: Arch. franç. Pédiat. **12**, 20 (1955).
[84] BLACKFAN, K. D., and L. DIAMOND: Atlas of the blood in children. New York: Commonwealth Fund 1944.
[85] BLACKMAN, S.: Bull. Johns Hopk. Hosp. **78**, 180 (1946).
[86] BLAUROCK, G.: Mschr. Kinderheilk. **68**, 304 (1937).
[87] BLOMSTRAND, R., u. B. LINDQUIST: Helv. paediat. Acta **10**, 627 (1955).
[88] BLOOM, B., J. L. CHAIKOFF, W. A. REINHARDT and W. G. DAUBEN: J. biol. Chem. **189**, 261 (1951).
[89] BLONTON, M. G.: Psychol. Rev. **24**, 456 (1917).
[90] BOGIN, M.: J. Pediat. **53**, 529 (1958).
[91] BOIJD, L., and L. NEUMANN: J. biol. Chem. **193**, 243 (1951).
[92] BOLLMANN, J. L., E. V. FLOCK, J. C. CAIN and H. J. GRINDLEY: Amer. J. Physiol. **163**, 41 (1950).
[93] BONGHAM, D. R., K. R. HOBBS and J. R. TERRY: Lancet **1958 II**, 351.
[94] BONIVER, G., e E. DRAGO: Acta paediat. lat. (Parma) **10**, 856 (1957).
[95] BONSLOG, J. S., and T. D. CUNNINGHAM: J. Pediat. **6**, 234 (1935).
[96] BOOMAN, B., G. DAHLBERG u. A. LICHTENSTEIN: Acta paediat. (Uppsala) **30**, 1 (1942).
[97] BOORMAN, U. E.: Arch. Dis. Child. **33**, 24 (1958).
[98] BORGARD, W., u. F. HOFFMANN: Arch. Gynäk. **168**, 873 (1939).
[99] BORGSTROM, B.: Acta chem. scand. **5**, 642 (1951); — Acta physiol. scand. **25**, 120, 140, 291, 315, 322, 328 (1952).
[100] BORNSTEIN, A., u. E. BERTRAM: Handbuch der normalen und pathologischen Physiologie 1928.
[101] BOSMA, J. F., and V. C. KELLEY: Body temp. regul. In: Health a disease. BRENNEMANN, J. I/5.
[102] BOVENTER, K.: Ergebn. Hyg. Bakt. **25**, 193 (1949).
[103] BOWDEN, D. H., and W. L. DONOHME: Amer. J. med. Sci. **230**, 305 (1955).
[104] BOWMAN, J. E.: Amer. J. Dis. Child. **46**, 949 (1933).
[105] BRAMBELL, F. W., RR. HALLIDAY, J. BRIERLEY and W. A. HEMMINGS: Lancet **1954 I**, 964.

[106] Branning, W. S.: J. clin. Invest. **21**, 101 (1942).
[107] Brehme, Th., u. A. Jaeger: Mschr. Kinderheilk. **105**, 6 (1957).
[108] Brenner, W.: Z. Kinderheilk. **65**, 727 (1948).
[109] — Z. Kinderheilk. **65**, 727 (1948).
[110] — Kupferstoffwechsel. In J. Brock, Biologische Daten für den Kinderarzt, Bd. I, S. 322. 1954.
[111] Brinkman, R., u. J. H. P. Jonxis: Acta med. scand. **94**, 453 (1938).
[112] Brock, J., u. E. Stemmler: Z. Kinderheilk. **51**, 322 (1931).
[113] — Biologische Daten für den Kinderarzt, Bd. I, S. 97. Berlin: Springer 1932.
[114] —, u. E. Püschel: Biologische Daten für den Kinderarzt, S. 409. Berlin-Göttingen-Heidelberg: Springer 1954.
[115] Broeck, C. ten, and J. H. Bauer: Proc. Soc. exp. Biol. (N.Y.) **20**, 399 (1923).
[116] Brody, H., and S. F. Goldman: Arch. Path. (Chicago) **29**, 494 (1940).
[117] Brown, A. K., and W. W. Zuelzer: J. clin. Invest. **37**, 323 ((1958).
[118] Bruch, H., and D. J. McCune: Amer. J. Dis. Child. **52**, 863 (1936).
[119] Brück, K., M. Brück u. H. Lemtis: Pflügers Arch. ges. Physiol. **265**, 55 (1957); **266**, 518 (1958); **267**, 382 (1958); — Arch. Gynäk. **190**, 512 (1958).
[120] — Die Temperaturregelung in den ersten Lebenstagen. Aus: Die physiologische Entwicklung des Kindes. Springer 1959.
[121] Brühl, R.: Klin. Wschr. **1929**, 1766.
[122] Brunner, J. R.: Food Res. 18, 454 (1953).
[123] Bryce, L. M., and F. M. Burnet: J. Path. Bact. **35**, 183 (1932).
[124] Buchanan, D. J., and S. Rapoport: J. biol. Chem. **192**, 251 (1951).
[125] Buchs, S.: Diss. Basel 1940.
[126] — Die Biologie des Magenkathepsins. Basel: S. Karger 1947.
[127] —, u. E. Freudenberg: Ergebn. inn. Med. Kinderheilk. N. F. **2**, 544 (1951).
[128] Budin, P.: Le nourrisson. Paris: Doin 1900.
[129] —, and P. Planchon: Rev. Hyg. med. inf. **3**, 32 (1904).
[130] — Manuel practique d'allaitement-hygiène du nourrisson. Paris: Doin 1905.
[131] Büngeler, W., u. Ph. Schwartz: Frankfurt. Z. Path. **35**, 165 (1927).
[132] Burrmeister, W.: Ann. paediat. (Basel) **191**, 236 (1958).
[133] Burrows, H., H. D. Macleod and F. L. Warren: Nature (Lond.) **149**, 300 (1942).
[134] Butler, A. M., and N. B. Talbot: New Engl. J. Med. **231**, 585 (1944).
[135] Camerer, J.: Dtsch. Z. gerichtl. Med. **29**, 333 (1938).
[136] Campbell, W., W. Wessley and F. Greenberg: Proc. nat. Acad. Sci. (Wash.) **26**, 170 (1940).
[137] Campbell, K.: Med. J. Aust. **1953 II**, 201.
[138] Campbell, J.: Lancet **274 I**, No 7026, 877.
[139] Cammarella, C.: Medicina (Parma) **3**, 179 (1953).
[140] Canestrini, V.: Monographien Neurol. H. 5 (1913).
[141] Carletti, B.: Minerva pediat. (Torino) **9**, 1320 (1957).
[142] Carnes, W. H.: Proc. exp. Biol. (N.Y.) **45**, 502 (1940).
[143] Carredu, S.: Riv. Clin. pediat. **28**, 553 (1930).
[144] McCarthy, E. F.: J. Physiol. (Lond.) **102**, 55 (1943).
[145] Cassels, D. E., and M. Morse: J. clin. Investig. **32**, 824 (1953).
[146] Catel, W.: Dtsch. Z. Verdau- u. Stoffwechselkr. **1**, 129 (1938/39).
[147] —, u. J. Zenker: Dtsch. med. Wschr. **1940**, 959.
[148] — J. Penell u. O. Schiff: Dtsch. med. Wschr. **1953**, 1137.
[149] Catherwood, R., and G. Stearns: J. biol. Chem. **119**, 201 (1937).
[150] Cathie, J.: Brit. med. J. **1947 II**, No 4529, 650.
[151] Chapman, E., G. Corner, D. Robinson and R. Evans: J. Endocr. **8**, 717 (1948).
[152] Chernoff, A., and K. Singer: Pediatrics **9**, 469 (1952).
[153] Christeller, H.: Virchows Arch. path. Anat. **218**, 185 (1914).
[154] Christie, A.: Amer. J. Dis. Child **40**, 323 (1930).
[155] Clara, M.: Anatomie und Biologie des Blutkreislaufs in den Nieren. Arch. Kreisl. Forsch. H. 3 (1938).
[156] Clark, L. L., and E. Becle: J. Pediat. **36**, 335 (1950).
[157] Clemens, L. R., S. B. Shear, and S. P. Bessman: Pediatrics **21**, 22 (1958).
[158] Clifford, S. H., and K. F. Weller: Pediatrics **1**, 505 (1948).
[159] Cohen, P., and S. J. Scadron: Amer. med. Ass. **121**, 656 (1943).
[160] Cohn, E. J.: J. Amer. chem. Soc. **72**, 465 (1950).
[161] Comroe, J. H.: Amer. J. Physiol. **127**, 176 (1939).
[162] Conishank, H., and R. Miller: Med. Res. Council. Spez. Rep. Ser. No 86, London 1924.
[163] Cook, Ch. D.: J. clin. Invest. **34**, 975 (1955); — New Engl. J. Med. **254**, 651 (1960).
[164] Corsa, A.: J. clin. Invest. **29**, 1280 (1950).

[165] CREMER, H. D.: Mschr. Kinderheilk. **106**, 123 (1958).
[166] CROSS, K. W., J. P. M. TIZARD u. D. A. H. THRYTHALL: Acta paediat. (Uppsala) **47**, 217 (1958).
[167] — In: Modern trends in pediatrics. London 1958.
[168] CSERNA, S., u. S. LIEBMANN: Klin. Wschr. **2**, 2122 (1923).
[169] CUTRONEO, A., e G. BELLOMO: Lattante **29**, 19 (1958).
[170] CUTTER, R. D.: J. Pediat. **12**, 1 (1938).
[171] CZERNY, A., u. A. KELLER: Des Kindes Ernährung. Leipzig u. Wien: Franz Deuticke 1928.
[172] DANISCH, F.: Frankfurt. Z. Path. **33**, 80 (1926).
[173] DANCIS, J.: J. clin. Investig. **36**, 389 (1957).
[174] DANNOWSKI, T. S., S. Y. JOHNSTON, M. S. PRICE, M. MCKELOY, S. S. STEVENSON and E. R. MCCLUSKEY: Pediatrics **7**, 240 (1951).
[175] DARROW, D. C., M. M. DA SILVA and S. S. STEVENSON: J. Pediat. **27**, 43 (1945).
[176] — R. E. COOKE and W. E. SEGAR: Pediatrics **14**, 602 (1954).
[177] DAVIDSOHN, H.: Z. Kinderheilk. **8**, 14 (1913).
[178] —, u. A. HYMANSON: Z. Kinderheilk. **35**, 10 (1923).
[179] DAVIDSON, L. T., K. K. MERRIT and A. A. WEECK: Amer. J. Dis. Child. **61**, 958 (1941).
[180] DAVIS, M. E., and E. POTTER: J. Amer. med. Ass. **131**, 1194 (1946).
[181] DAWES, G. S.: J. Physiol. (Lond.) **128**, **344**, 361, 384 (1955).
[182] DAY, E.: Med. J. Aust. **2**, 122 (1948).
[183] DAY, R., and R. M. DU PAN: Proc. Soc. Pediat. Res. 1947.
[184] DEAN, R. F. A., and R. A. MCCANCE: J. Physiol. (Lond.) **106**, 431 (1947).
[185] — — J. Physiol. (Lond.) **107**, 182 (1948).
[186] DEBRE, R., H. BONNET et R. BROCA: C. R. Soc. Biol. (Paris) **89**, 70 (1923).
[187] DEMING, J., and J. P. HAUSER: Amer. J. Dis. Child. **51**, 823 (1936).
[188] —, and A. H. WASHBURN: Amer. J. Dis. Child. **49**, 108 (1935).
[189] DEMUTH, FR.: Ergebn. inn. Med. Kinderheilk. **29**, 90 (1926).
[190] DESMELLE, P., and M. J. CONSTANTIN: Biochim. biophys. Acta **9**, 531 (1954).
[191] DESMOND, M. M., J. R. HILD and J. H. GAST: J. Pediat. **37**, 341 (1950).
[192] DIACA, C.: Virchows Arch. path. Anat. **307**, 200 (1941).
[193] DIETEL, V., u. R. SCHMÖGER: Arch. Kinderheilk. **184**, 235 (1954).
[194] DIETEL, K., u. V. DIETEL: Z. Kinderheilk. **79**, 302 (1957).
[195] — — Ärztl. Wschr. **12**, 735 (1957).
[196] DIETRICH, E.: Virchows Arch. path. Anat. **264**, 486 (1927).
[197] DIETZ, W.: Arch. Kinderheilk. **157**, 33 (1958).
[198] DISSE, P.: Zit. nach HUNGERLAND, [**442**].
[199] DÓBIÁS, G.: Z. Immun.-Forsch. **114**, 105 (1957).
[200] DOBSZAY, L.: Amer. J. Dis. Child. **56**, 1280 (1938).
[201] DOCHAIN, J.: Rev. méd. Liège **8**, 146 (1953).
[202] — Rev. méd. Liège **9**, 343 (1954).
[203] —, u. A. LAMBRECHTS: Rev. méd. Liège **10**, 55 (1955).
[204] *Documenta Geigy* 1955.
[205] DOLL, E.: Klin. Wschr. **1956**, 162.
[206] DONALD, R., and P. POLNEMUS: Pediatrics **11**, 588 (1953).
[207] DOUGLAS, A. S., and P. DAVIES: Arch. Dis. Child. **30**, 509 (1955).
[208] DOXIADIS, S. A., M. M. GOLDFISCH and N. COLE: Lancet **1952 II**, 1242.
[209] DREYFUS, J. R.: Praxis **1956**, 677.
[210] DROESE, W.: Mschr. Kinderheilk. **98**, 107 (1950).
[211] — Ann. paediat. (Basel) **178**, 121, 238 (1952).
[212] —, u. H. STOLLEY: Ann. paediat. (Basel) **178**, 121, 238 (1952).
[213] — Mschr. Kinderheilk. **100**, 232 (1953).
[214] —, u. H. STOLLEY: Mschr. Kinderheilk. **101**, 285 (1953).
[215] — Mschr. Kinderheilk. **98**, 107 (1950).
[216] —, u. H. STOLLEY: Z. Kinderheilk. **77**, 48 (1955).
[217] — Helv. paediat. Acta **10**, 97 (1955).
[218] —, u. H. STOLLEY: Dtsch. med. Wschr. **1961**, 855.
[219] — — In LINNEWEH, Die physiologische Entwicklung des Kindes. Berlin-Göttingen-Heidelberg: Springer 1959.
[220] DREYFUS, J. R.: Praxis **1956**, 677.
[221] DUPUIS, CL., and BR. DUPIUS: J. Pediat. **52**, 649 (1958).
[222] DUSTIN, J. P., S. MOORE and E. J. BIGWOOD: Metabolism **4**, 75 (1955).
[223] DYER, I.: Sth. med. J. (Bgham, Ala.) **33**, 601 (1940).
[224] EASTMAN, N. J.: Bull. Johns Hopk. Hosp. **50**, 39 (1932).

[225] Eastman, N. J., R. B. Dunn and J. Kreiselman: Amer. J. Obstet. Gynec. **36**, 571 (1938).
[226] Ebel, D.: Z. Kinderheilk. **79**, 8 (1957).
[227] Eberhardt, K.: Münch. med. Wschr. **1939 I**, 915.
[228] Eckstein, A., u. E. Rominger: Z. Kinderheilk. **28**, 1 (1921).
[229] Edelstein, E. F., u. L. Langstein: Z. Kinderheilk. **20**, 112 (1919).
[213] Edwards, M. S., L. L. Griffiths and P. N. Swift: Arch. Dis. Childh. **33**, 512 (1958).
[231] Ehrenberg, R.: Klin. Wschr. **1949**, 337.
[232] Ehrich, W. E.: Klin. Wschr. **1955**, 315.
[233] Eldridge, F. L.: J. clin. Invest. **34**, 987 (1955).
[234] Elgau, M.: Med. J. Aust. **42**, 175 (1955).
[235] Elliot, T. R.: J. Physiol. (Lond.) **46**, 15 (1913).
[236] Elmer, A. W., et M. Scheps: C. R. Soc. Biol. (Paris) **118**, 1370 (1935).
[237] Emery, J. L.: Arch. Dis. Childh. **28**, 463 (1953).
[238] Engel, St.: The child's lung. London: Arnold & Co. 1947.
[239] — Lancet **1955**, No 6884, 266.
[240] Engelhardt, G.: Dtsch. med. Wschr. **1958**, 686, 877.
[241] Erös, J.: Jb. Kinderheilk. **24**, 189 (1886).
[242] Escherich, Th.: Münch. med. Wschr. **1888**, 687.
[243] Euler, V. S. v.: Noradrenalin. Springfield u. Heidelberg 1956.
[244] Ewald, L.: Mschr. Geburtsh. Gynäk. **43**, 347 (1916).
[245] Ewerbeck, H., u. H. E. Levens: Mschr. Kinderheilk. **98**, 436 (1950).
[246] — — Mschr. Kinderheilk. **99**, 297 (1951).
[247] — Leberkrankheiten im Kindesalter. Ergebn. inn. Med. Kinderheilk., N.F. **6**, 465 (1955).
[248] — Physiologie des Eiweißes. In Antweiler, Quantitative Elektrophorese in der Medizin. Berlin-Göttingen-Heidelberg: Springer 1957.
[249] — Physiologie des Eiweißes. In Antweiler, Quantitative Elektrophorese in der Medizin. Berlin-Göttingen-Heidelberg: Springer 1957.
[250] — Die Elektrophorese in der Pädiatrie. In H. J. Antweiler, Die quantitative Elektrophorese, 2. Aufl. Berlin-Göttingen-Heidelberg: Springer 1957.
[251] — Krankheiten der Leber, Gallenwege und Milz. In: Paediatrie. Berlin-Göttingen-Heidelberg: Springer 1957.
[252] Faber, H. K.: Amer. J. Dis. Child. **24**, 56 (1922).
[253] Falk, W.: Zit. Köttgen, [927].
[254] Farber, S.: Zit. Smith [887], S. 194.
[255] —, and L. K. Sweet: Amer. J. Dis. Child. **42**, 1372 (1931).
[256] —, and J. Wilson: Amer. J. Dis. Child. **46**, 572 (1933).
[257] Farnos, V.: Jb. Kinderheilk. **112**, 47 (1926).
[258] Farquhar, J. W.: Arch. Dis. Childh. **30**, 133 (1955).
[259] Faskena, G. J.: J. clin. Invest. **17**, 179 (1938).
[260] Feinstein, M.: Zit. C. A. Smith, Amer. J. Dis. Childh. **82**, 171 (1951).
[261] Feldman, W. M.: Principles of antenatal and postantal child physiology. Pure and applied. London: Longmans, Green & Co. 1920.
[262] Fellerer, F. X., H. L. Hare and H. McNamara: Pediatrics **3**, 622 (1949).
[263] Fiedler, U.: Diss. Köln 1956.
[264] Findley, L.: Arch. Dis. Childh. **21**, 195 (1946).
[265] — Arch. Dis. Childh. **22**, 65 (1947).
[266] Fink, H., u. G. Brenner: Hoppe-Seylers Z. physiol. Chem. **309**, 226 (1957).
[267] Finkelstein, H., u. B. Jonas: Z. Kinderheilk. **49**, 55 (1930).
[268] Säuglingskrankheiten. New York-Amsterdam-London-Brüssel: Elsevier Publ. Comp. 1938.
[269] Fisher, A. M., and D. A. Scott: J. biol. Chem. **106**, 305 (1934).
[270] Flexner, L. B.: J. Pediat. **30**, 413 (1947).
[271] Florman, A. L., B. Schick and H. E. Scalettar: Proc. Soc. exp. Biol. (N.Y.) **78**, 126 (1951).
[272] Follis jr., R. H., u. M. Berthrong: Bull. Johns Hopk. Hosp. **85**, 281 (1949).
[273] — — Bull. Johns. Hopk. Hosp. **89**, 9 (1951).
[274] Forkner, C. E.: Bull. Johns Hopk. Hosp. **45**, 75 (1929).
[275] Forsell, P.: Acta Paediat. (Uppsala) **23**, Suppl. 1, 1 (1938).
[276] Fothergill, L. D., and J. Wright: J. Immunol. **24**, 273 (1933).
[277] Fox, J. P., H. M. Gelfand, D. R. le Blanc and D. P. Convell: Amer. J. publ. Hlth **46**, 283 (1956).
[278] Fraenkel, L., and G. N. Papanicoloou: Amer. J. Anat. **62**, 427 (1938).
[279] Frazer, A. C.: Physiol. Rev. **20**, 561 (1940).

[280] FRAZER, A. C.: J. Physiol. (Lond.) **103**, 306 (1944).
[281] FREDRICKSON, D. S.: Amer. med. Ass. **164**, 1895 (1957).
[282] FREERKSEN, E.: Klin. Wschr. **1947**, 1238.
[283] FREISLEDERER, W., u. K. KOPETZ: Klin. Wschr. **1956**, 1198.
[284] FRESH, J. W., H. J. FERGUSON and J. H. LEWIS: Obstet. and Gynec. **7**, 117 (1956).
[285] FREUDENBERG, E.: Münch. med. Wschr. **1921**, 1646.
[286] — Physiologie und Pathologie der Verdauung im Säuglingsalter. Berlin 1929.
[287] — Die Frauenmilchlipase. Basel u. New York: S. Karger 1953.
[288] — in: FANCONI, G., E. WALLGREN: Lehrbuch der Pädiatrie, S. 78. Basel: Benno Schwabe & Co. 1954.
[289] FRIEDBERG, V., u. R. JUNG: Ärztl. Forsch. **11**, 306 (1957).
[290] —, u. K. STEINHEUER: Klin. Wschr. **1958**, 333.
[291] FRIEDMAN, M. H. F.: Amer. J. dig. Dis. **9**, 275 (1942).
[292] —, and B. LAPAN: J. Lab. clin. Med. **51**, 745 (1958).
[293] FUHRMANN, W.: Z. Kinderheilk. **81**, 131 (1958).
[294] — Mschr. Kinderheilk. **104**, 295 (1956).
[295] GAEDE, K.: In J. BROCK, Biologische Daten des Kinderarztes, Bd. II, S. 71.
[296] GAIRDNER, D.: Arch. Dis. Childh. **27**, 128 (1952).
[297] — Arch. Dis. Childh. **33**, 489 (1958).
[298] GANGHOFNER, H., u. R. LANGER: Münch. med. Wschr. **1909**, 1497.
[299] GARDNER, L. J.: Pediatrics **5**, 228 (1950).
[300] —, and R. L. WALTON: Helv. paediat. Acta **9**, 311 (1954).
[301] — Pediatrics **17**, 414 (1956).
[302] — Pediatrics **17**, 897 (1956).
[303] GASSER, C., u. J. KARRAR: Schweiz. med. Wschr. **1948**, 974.
[304] GEIST, S. H., and F. SPIELMAN: Proc. Soc. exp. Biol. (N.Y.) **31**, 662 (1934).
[305] GENBELLE, F.: Acta paediat. (Uppsala) **47**, 6 (1958).
[306] GERSH, J., and A. GROLLMAN: Amer. J. Physiol. **126**, 368 (1939).
[307] GESELL, A.: The embryology of behavoir. New York and London 1945.
[308] — In BRENNEMANNS Practics of Pediatrics, vol. 1, chapt. 9.
[309] GIBS, G. E.: Pediatrics **5**, 941 (1950).
[310] GIBSON, J. R., and T. MCKEOWN: Brit. J. soc. Med. **4**, 221 (1950).
[311] GILARDI, A., u. P. MIESCHER: Schweiz. med. Wschr. **1957**, 1456.
[312] GILCHRIST, M.: Arch. Dis. Childh. **4**, 129 (1929).
[313] GILLENBURG, H., u. G. CARLBERG: Acta path. microbiol. scand. **42**, 380 (1958).
[314] GIVENS, M. H., and J. G. MACY: J. biol. Chem. **102**, 7 (1933).
[315] GLANZMANN, E.: Handbuch der inneren Medizin, 4. Aufl., Bd. I/1, S. 152: Diphtherie. Berlin-Göttingen-Heidelberg: Springer 1952.
[316] — Handbuch der inneren Medizin, 4. Aufl., Bd. I/2, S. 275: Keuchhusten. Berlin-Göttingen-Heidelberg: Springer 1952.
[317] — Handbuch der inneren Medizin, 4. Aufl., Bd. I/1, S. 100: Masern. Berlin-Göttingen-Heidelberg: Springer 1952.
[318] — Handbuch der inneren Medizin, 4. Aufl., Bd. I/1, S. 269. Berlin-Göttingen-Heidelberg: Springer 1952.
[319] — Lehrbuch der Pädiatrie von FANCONI-WALLGREN. Basel u. Stuttgart: Benno Schwabe & Co. 1956.
[320] GLASS, H. G., F. F. SNYDER and E. WELSTER: Amer. J. Physiol. **140**, 609 (1944).
[321] GOERTTLER, K.: Morph. Jb. **91**, 368 (1951).
[322] GOLDBLOOM, R. B., E. FISCHER, J. RHEINHOLD and D. Y. Y. HSIA: Blood **8**, 165 (1953).
[323] GÖLTNER, E. C.: Medizinische **1958**, 1950.
[324] GONZALES, R. F., and L. I. GARDNER: Pediatrics **19**, 844 (1957).
[325] GOOD, R. A., and S. J. ZAK: Pediatrics **18**, 109 (1956).
[326] GOOR, H. VAN: Diss. Groningen 1934.
[327] GORDON, H. H., and S. Z. LEVIN: Amer. J. Dis. Child. **52**, 810 (1936).
[328] —, and H. MCNAMARA: Amer. J. Dis. Child. **62**, 328 (1941).
[329] — H. E. HARRISON, H. MCNAMARA: J. clin. Invest. **21**, 499 (1942).
[330] — H. MCNAMARA and H. R. BENJAMIN: Pediatrics **2**, 290 (1948).
[331] GRÄVINGHOFF, W., u. H. VIETHEN: Mschr. Kinderheilk. **52**, 117 (1932).
[332] GRASER, F.: Klin. Wschr. **1953**, 135.
[333] — Klin. Wschr. **1953**, 816.
[334] — Ann. paediat. (Basel) **184**, 65 (1955).
[335] GREENBERG, D. U.: J. biol. Chem. **139** (1933).
[336] GREENBERG, M., A. JANKAUER jr., S. KRUGMAN, J. J. OSBORN, R. S. WARD and J. DANCIS: Pediatrics **3**, 456 (1949).
[337] GRISWOLD, C. A., and T. SHOHL: Amer. J. Dis. Child. **30**, 541 (1925).

[338] GRODSKY, G. M., and I. V. CARBONE: J. biol. Chem. **226**, 449 (1957).
[339] GROLLMAN, A.: The adrenals. Baltimore: Williams and Wilkins Company 1936.
[340] GRUBER, S.: J. Pediat. **35**, 70 (1949).
[341] GRUENWALD, P.: Amer. J. Obstet. Gynec. **53**, 996 (1947).
[342] GRULEE, CL. G., and B. E. BONAR: Amer. J. Dis. Child. **21**, 89 (1921).
[343] GRUMBACH, M. M., and S. C. WERNER: J. Endocr. **16**, 1392 (1956).
[344] GÜTZLAFF, W., u. J. JOCHIMS: Kinderheilk. **74**, 553 (1954).
[345] GUGLER, E.: Schweiz. med. Wschr. **1958**, 1264.
[346] GUNDOBIN, N.: Jb. Kinderheilk. **33**, 439 (1892).
[347] GUNTHER, M.: Lancet **272 I**, No 6982, 1277 (1957).
[348] GUTMAN, A. B.: Bull. Hosp. Jt Dis. (N.Y.) **12**, 74 (1951).
[349] GUYER, L., and C. A. SMITH: J. infect. Dis. **35** (1924).
[350] GWENDOLIN, W.: Besonderheiten im Kindesalter. Berlin 1912.
[351] GYLLENSWÄRD, C.: Acta paediat. (Uppsala) **29**, 107 (1942); — Nord. méd. **1942**, 2229.
[352] —, and B. JOSEPHSON: Scand. J. clin. Lab. Invest. **9**, 21 (1957).
[353] GYÖRGY, P.: Jb. Kinderheilk. **112**, 283 (1926).
[354] — TH. BREHME u. M. B. BRAKDY: Jb. Kinderheilk. **118**, 187 (1928).
[355] — Pediatrics **11**, 98 (1953); — Arch. Biochem. **48**, 193, 202, 209 (1954).
[356] — Moderne Probleme der Pädiatrie, Bd. **2**, S. 1. Basel u. New York: S. Karger 1957.
[357] HABILD, G.: Z. Kinderheilk. **67**, 206 (1949).
[358] HADDAD, H. M., D. Y. Y. HSIA and S. S. GELLIS: Pediatrics **17**, 204 (1956).
[359] HADNAGY, C. S.: Z. Immun.-Forsch. **116**, 203 (1958).
[360] HAENEL, H., u. J. FELDHEIM: Arch. Kinderheilk. **157**, 238 (1958).
[361] HALBAN, J.: Z. Geburtsh. **53**, 191 (1904).
[362] HALL, J. C., and E. O'TOOLE: Amer. J. Dis. Child. **47**, 1779 (1934).
[363] HAMILTON, W. F., R. A. WOODBURY and E. B. WOODBURY: Amer. J. Physiol. **119**, 206 (1937).
[364] HANKE, M. T., and K. K. KOESSLER: J. biol. Chem. **50**, 131 (1922); **59**, 835, 867 (1924).
[365] HANSEN, J. D. L., and L. A. SMITH: Amer. J. Dis. Child. **84**, 477 (1952).
[366] HANSEN, A. E., and H. F. WIESE: Fed. Proc. **16**, 387 (1957).
[367] — In MITCHELL-NELSON, p. 87. Philadelphia and London: W. B. Saunders Comp. 1951.
[368] — Pediatrics **21**, 494 (1958).
[369] HARMON, P. H., and A. HOYNE: J. Amer. med. Ass. **123**, 185 (1943).
[370] HARNAPP, S. O.: Mschr. Kinderheilk. **105**, 448 (1957).
[371] HARRISON, H., and B. MELAMBY: Biochem. J. **33**, 166 (1939).
[372] HARTMANN, A. F., and J. C. JANDON: J. Pediat. **11**, 1 (1937).
[373] HARTMANN, FR.: Dtsch. med. Wschr. **1958**, 923.
[374] HARTMANN, K.: Arch. Gynäk. **128**, 1 (1926).
[375] HARTMANN-KARPEUS, D.: Jb. Kinderheilk. **132**, 140 (1931).
[376] HASELHORST, G.: Z. Geburtsh. Gynäk. **95**, 400 (1929).
[377] —, u. A. ALMELING: Z. Geburtsh. Gynäk. **98**, 103 (1930).
[378] —, u. U. STROMBERGER: Z. Geburtsh. Gynäk. **102**, 16 (1932).
[379] HASSAN, F., and M. GUNTHER: Arch. Dis. Childh. **33**, 30 (1958).
[380] HAUPT, H.: Mschr. Kinderheilk. **104**, 1 (1956).
[381] HAYEK, H. v.: Ärztl. Wschr. **1**, 251 (1946).
[382] — Z. Anat. Entwickl.-Gesch. **105**, 15 (1935).
[383] — Z. Anat. Entwickl.-Gesch. **114**, 9 (1948).
[384] HECHT, A. F.: Ergebn. inn. Med. Kinderheilk. **11**, 324 (1913).
[385] HECK, W., u. H. PELIKAN: Z. Kinderheilk. **74**, 30 (1953).
[386] HEIMANN, W.: Mschr. Kinderheilk. **81**, 471 (1958).
[387] HEINÖ, P.: Acta paediat. (Uppsala) **14**, 453 (1933).
[388] HEINTZEN, P.: Z. Kinderheilk. **80**, 333 (1957).
[389] HELLER, H., and E. J. ZAIMUS: J. Physiol. (Lond.) **109**, 162 (1949).
[390] HELLER, F.: Z. Kinderheilk. **7**, 303 (1913).
[391] HELLER, H., u. H. NATANSON: Z. ges. exp. Med. **65**, 733 (1929).
[392] — Arch. Dis. Childh. **26**, 195 (1951).
[393] — Mschr. Kinderheilk. **106**, 81 (1958).
[394] HELMREICH, E.: Physiologie des Kindesalters. Berlin: Springer 1931 u. **1933**.
[395] HELWIG, E. B.: Arch. intern. Med. **65**, 221 (1940).
[396] HENDERSON, S. G., and W. W. BRIANT jr.: Radiology **39**, 261 (1942).
[397] — Amer. J. Roentgenol. **48**, 302 (1942).
[398] HENSEL, G.: Z. Kinderheilk. **57**, 367 (1933).
[399] HERLITZ, C. W.: Acta paediat. (Uppsala) **6**, 214 (1926).
[400] HERLITZ, G.: Acta paediat. (Uppsala) **30**, 153 (1942).
[401] HERNBERG, L. A.: Acta med. scand. **59**, 366 (1941).

[402] HERRMANN, C.: Arch. Pediat. **39**, 607 (1922); **40**, 678 (1923).
[403] HESS, A. F.: Amer. J. Dis. Child. **3**, 304 (1912).
[404] — Amer. J. Dis. Child. **6**, 264 (1913).
[405] HESSE, C.: Arch. f. Anat. **1905**, 321.
[406] HÉVESY, G., and E. HOFER: Nature (Lond.) **134**, 879 (1934).
[407] HEYMANN, W., u. J. HOWE: Z. Kinderheilk. **53**, 629 (1932).
[408] HILBER, H.: Klin. Wschr. **1947**, **244**; — Z. Anat. Entwickl.-Gesch. **112**, 488 (1943).
[409] HILL, L. F.: Pediatrics **21**, 685 (1958).
[410] — In BRENNEMANN Practice of pediatrics, chapt. 25.
[411] HIMWICH, H. E., A. BERNSTEIN, H. HERRLICH, A. CHESLER and J. FAZEKAS: Amer. J. Physiol. **135**, 387 (1942).
[412] — F. A. D. ALEXANDER and J. F. FAZEKAS: Proc. Soc. exp. Biol. (N.Y.) **46**, 553 (1941).
[413] — — — Amer. J. Physiol. **113**, 327 (1941).
[414] HIRSCH, H.: Z. Kinderheilk. **40**, 629 (1926).
[415] HITZIG, W. H.: Helv. paediat. Acta **6**, 596 (1957).
[416] HOCKERTS, TH.: Z. Kinderheilk. **71**, 216 (1952).
[417] HODSON, A. Z.: Food Res. **19**, 224 (1954).
[418] HÖLKEN, E.: Diss. Köln 1959.
[419] HÖRING, F. O.: Handbuch der inneren Medizin, 4. Aufl., Bd. I/1, S. 293: Pocken. 1952.
[420] HÖVELS, O.: Mschr. Kinderheilk. **104**, 154 (1956).
[421] HOFF-JÖRGENSEN, A.: Biochem. J. **40**, 453 (1946).
[422] HOFFMANN, F., u. K. J. ANSELMINO: Arch. Gynäk. **143**, 500 (1931).
[423] HOFFMANN, P., u. S. ROSENBAUM: Jb. Kinderheilk. **96**, 164 (1921).
[424] HOLLÄNDER, R.: Dtsch. med. Wschr. **1953**, 1770.
[425] HOLMES, A. D., and C. P. JONES: J. DAIRY Sci. **31**, 99 (1948).
[426] HOLT, L. E.: Amer. J. Dis. Child. **17**, 241 (1919).
[427] — J. Pediat. **6**, 427 (1935).
[428] HOLT jr., E.: Moderne Probleme der Pädiatrie, Bd. 2, S. 85. Basel: S. Karger 1947.
[429] HOLZMANN, M.: Klinische Elektrokardiographie. Stuttgart: Georg Thieme 1947.
[430] HOLTZ, P.: Dtsch. med. Wschr. **80**, 2 (1955).
[431] HORI, H., M. IMAI and M. SATO: Jap. J. Obstet. Gynec. 18, 325 (1935).
[432] HORST, W.: Virchows Arch. path. Anat. **326**, 458 (1955).
[433] HORVÁTH, Z., and C. HOLLÓSI: Amer. J. Dis. Child. **49**, 689 (1935).
[434] HOSEMANN, H.: Jb. Gynäk. **65**, 129 (1941).
[435] — Arch. Gynäk. **176**, 109, 124, 636 (1949).
[436] HOTTINGER, A.: Handbuch der inneren Medizin, 4. Aufl. Bd. I/1, S. 1243: Die Diphtherie. Berlin-Göttingen-Heidelberg: Springer 1952.
[437] — Ernährung des gesunden Kindes in FANCONI-WALLGREN, Lehrbuch der Pädiatrie. Basel u. Stuttgart: Benno Schwabe & Co. 1956.
[438] HOVEN VAN SENDEREN, J., VAN DER: Z. Immun.-Forsch. **83**, 42, 54 (1934).
[439] HSIA, DY, F. H. ALLEN, L. K. DIAMOND and S. S. GELLIS: J. Pediat. **42**, 277 (1953).
[440] HUHTIKANGAS, H.: Acta Soc. med. "Duodecim" **24**, 1 (1936).
[441] HUNGERLAND, H.: Biologische Daten für den Kinderarzt, Bd. II: Wasserhaushalt, S. 482. 1954.
[442] — Biologische Daten für den Kinderarzt, Bd. II, S. 335. 1954.
[443] — In J. BROCK, Biologische Daten für den Kinderarzt, S. 480. 1954.
[444] — Biologische Daten für den Kinderarzt, Bd. II, S. 509. 1954.
[445] — Wasserhaushalt. Biologische Daten für den Kinderarzt, Bd. II, S. 480 nach Med. Res. Council. Memorandum No 26, 1952.
[446] — u. R. SCHULZ: Arch. Kinderheilk. **153**, 91 (1956).
[447] — Die Änderung der Harnzusammensetzung. In F. LINNEWEH, Die physiologische Entwicklung des Kindes. Berlin-Göttingen-Heidelberg: Springer 1959.
[448] —, u. R. SCHULZ: Arch. Kinderheilk. **153**, 91 (1956).
[449] HUPKA, K., u. R. WENGER: Helv. paediat. Acta **12**, 524 (1957).
[450] HUSLER, J.: In LUST-PFAUNDLER, Krankheiten des Kindesalters. München u. Berlin: Urban & Schwarzenberg 1955.
[451] HUTH, E.: Z. Kinderheilk. **77**, 662 (1956).
[452] — Mschr. Kinderheilk. **105**, 247 (1957).
[453] HYTTEN, F.: Brit. med. J. **1954**, No 4892, 844.
[454] IBRAHIM, J., u. T. KOPEC: Z. Biol. **53**, 201 (1909).
[455] ILGNER, G., u. R. THURAU: Mschr. Kinderheilk. **99**, 218 (1951).
[456] ILLINGWORTH, R. J.: Lancet **262 I**, No 6710, 683 (1952).
[457] IMPERATO, C.: Lattante **22**, 449 (1951).
[458] ISEKE, U.: Diss. Köln. 1959.

[459] Ivy, A. C., and G. E. Gibbs: In Brennemann Practics of pediatric, vol. I, p. 20 (1957).
[460] Jacobs, H. M. and J. R. Christian: J. Lancet (Minneapolis) **77**, 157 (1957).
[461] Jailer, J. M. J.: J. Endocr. **11**, 186 (1951).
[462] Jakobi, W., u. F. Demuth: Z. Kinderheilk. **34**, 293 (1923).
[463] Janssen, G.: Arch. Kinderheilk. **157**, 42 (1958).
[464] Jäykkä, S.: Acta paediat. (Uppsala) **43**, 399 (1954); — **46**, Suppl. 112 (1957).
[465] — Acta paediat. (Uppsala) **47**, 484 (1958).
[466] Jeans, P. C., and G. Stearns: J. Pediat. **13**, 730 (1938).
[467] — J. Amer. med. Ass. **142**, 807 (1950).
[468] Jensen, K.: Genet. Psychol. Monogr. **12**, H. 5/6 (1932).
[469] Jenssen, O.: Zbl. Bakt., II. Abt. **104**, 202 (1939).
[470] Job, V., and W. W. Swanson: J. biol. Chem. **124**, 263 (1938).
[471] Jobs, V., u. V. W. Swanson: Amer. J. Dis. Child. **47**, 302 (1934).
[472] Jochims, J., u. I. Wilckhaus: Z. Kinderheilk. **74**, 530 (1954).
[473] —, u. G. Doerks: Z. Kinderheilk. **77**, 287 (1955).
[474] — Arch. Kinderheilk. **153**, 19 (1956).
[475] — Z. Kinderheilk. **80**, 1 (1957).
[476] — Z. Kinderheilk. **80**, 677 (1958).
[477] John, E. C., u. H. A. Schweigart: Vitalstoffe **3**, 33 (1958).
[478] Jones, P. E., and R. A. McCane: Biochem. J. **45**, 464 (1949).
[479] Jones, B.: J. biol. Chem. **142**, 566 (1942).
[480] — J. Pediat. **49**, 685 (1956).
[481] Joppich, G.: Mschr. Kinderheilk. **101**, 51 (1953).
[482] Joseph, J.: Mschr. Geburtsh. Gynäk. **83**, 219 (1929).
[483] Josten, E. A.: Arch. Kinderheilk. **149**, 27 (1954).
[484] Jundell, I.: Jb. Kinderheilk. **59**, 521 (1904).
[485] Kaplan, E.: Arch. Path. (Chicago) **34**, 1042 (1942).
[486] Karn, M. N.: Ann. Eugen. (Lond.) **14**, **44** (1947).
[487] Karte, H.: Z. Kinderheilk. **73**, 467 (1953).
[488] — Milchwiss. **11**, 420 (1956).
[489] — Mschr. Kinderheilk. **105**, 451 (1957).
[490] — 57. Tagg Dtsch. Ges. Kinderheilk., Graz, 1958.
[491] — Z. Kinderheilk. **80**, 530 (1958).
[492] Kästli, P.: Milchwiss. **12**, 202 (1957).
[493] Kato, K.: J. Pediat. **7**, 7 (1935).
[494] Kayser, K.: Zbl. Gynäk. **74**, 455 (1952).
[495] — Kinderärztl. Prax. **1958**, 388.
[496] Keiderling, W.: Schweiz. med. Wschr. **1958**, 965.
[497] Keller, W.: Mschr. Kinderheilk. **53**, 18 (1932).
[498] — Z. Kinderheilk. **64**, 339 (1945).
[499] — Arch. Kinderheilk. **141**, 163 (1951).
[500] Kendrick, P.: Amer. J. Dis. Child. **70**, 25 (1945).
[501] Kennedy, J. A., and S. L. Clark: Amer. J. Phys. **136**, 140 (1942).
[502] Kerpel-Fronius, E.: Ergebn. inn. Med. Kinderheilk. **62**, 919 (1942).
[503] —, u. K. Frank: Ann. paediat. (Basel) **173**, **323** (1949).
[504] — F. Varga, J. Vönöczky u. K. Kun: Acta paediat. (Uppsala) **40**, 10 (1951).
[505] Ketteringham, R. C., and B. R. Austin: Amer. J. med. Soc. **195**, 318 (1938).
[506] Keuth, U., u. M. Peusquens: Z. Kinderheilk. 78, 379 (1956).
[507] — Z. Kinderheilk. **80**, 295 (1957).
[508] Khall, M.: J. Pediat. **53**, 662 (1958).
[509] Khondouchina, T. A.: Probl. Tuberk. **35**, 82 (1957). [Russisch.]
[510] Klein, R., and J. Hanson: Pediatrics **6**, 192 (1950).
[511] — J. clin. Invest. **30**, 3 (1951).
[512] — J. clin. Invest. **30**, 318 (1951).
[513] — J. Fortunato and C. Papadatos: J. clin. Invest. **33**, 35 (1954).
[514] Kleinschmidt, H.: Berl. Med. 8, 171 (1957).
[515] Kleitman, N., S. Titelbaum and H. Hoffman: Amer. J. Physiol. **119**, 48 (1937).
[516] Klinke, K.: Biologische Daten für den Kinderarzt, Bd. II, S. 270 (1954). — Der Mineralstoffwechsel. Leipzig: Franz Deuticke 1931.
[517] Klumpp, T. G., and A. V. Neale: Amer. J. Dis. Child. **40**, 1215 (1930).
[518] King, N.: Milchwiss. **12**, 120 (1957).
[519] Kirschsieper, H. M.: Kinderärztl. Prax. **23**, 49 (1955).
[520] Koch, Fr., H. E. Schultze u. G. Schwick: Klin. Wschr. **1958**, 17.
[521] — — — Z. Kinderheilk. **82**, 44 (1959).
[522] Köhler, A.: Arch. Gynäk. **149**, 421 (1932).

[523] Köhler, W., u. W. Schmidt: Z. Immun.-Forsch. **114**, 253 (1957).
[524] Koeppe, H.: Jb. Kinderheilk. **63**, 397, 588, 700 (1906).
[525] Körber, E.: Über Differenzen im Blutfarbstoff. Diss. Dorpat 1866.
[526] Köttgen, U., E. Braun u. V. Friedberg: Dtsch. med. Wschr. **1955**, 923.
[527] —, u. W. Bolt: In J. Brock: Biologische Daten für den Kinderarzt, Bd. I, S. 352. 1954.
[528] Koprowski, H., T. H. Norton, G. A. Jervis, J. Stokes, E. L. McGree and D. J. Nelson: Amer. J. Med. Sci. **232**, 378 (1956).
[529] Koumbhaar, E. B., and H. H. Jenks: Heart **6**, 189 (1917).
[530] Krainick, O. G.: Z. Kinderheilk. **69**, 262 (1950/51).
[531] Kreft, H. J.: Diss. Münster 1953.
[532] Krüger, F. v.: J. biol. Chem. **24**, 318 (1887).
[533] Kübler, W.: Mschr. Kinderheilk. **106**, 281 (1958).
[534] Künzer, W., J. Zauner u. H. Zeisel: Z. Kinderheilk. **68**, 245 (1950).
[535] — Über den Blutfarbstoffwechsel gesunder Säuglinge und Kinder. Basel u. New York: S. Karger 1951.
[536] —, u. G. Breuninger: Z. Kinderheilk. **71**, 415 (1952).
[537] — Z. Kinderheilk. **73**, 265 (1953).
[538] —, u. D. Schneider: Acta haemat. (Basel) **9**, 346 (1953).
[539] — Mschr. Kinderheilk. **102**, 89 (1954).
[540] — Folia haemat. (Lpz.) **73**, 405 (1956).
[541] — Stoffwechsel. Biologische Daten für den Kinderarzt, Bd. II, S. 379. 1954.
[542] — Ann. paediat. (Basel) **189**, 193 (1957).
[543] — 57. Tagg Dtsch. Ges. Kinderheilk., Graz, 1958.
[544] Kulakowskaja, E.: Zbl. Kinderheilk. **23**, 434 (1930); — Orig.: Ž. Izuž. rann. det. Vozr. **9**, 15 (1929).
[545] Küster, Fr.: Z. Kinderheilk. **65**, 591 (1948).
[546] Kussmaul, A.: Über das Seelenleben des neugeborenen Menschen. Leipzig 1859.
[547] Lahey, E.: Amer. J. clin. Nutr. **5**, 516 (1957).
[548] Lange, R.: Diss. Köln 1959.
[549] Lange, W.: In P. Etzel-Heidrichs Handbuch der Anatomie des Kindes, Bd. 2. München 1929.
[550] Langstein, L., u. P. Niemand: Jb. Kinderheilk. **71**, 604 (1910).
[551] Lanzman, J. T.: Pediatrics **12**, 62 (1953).
[552] Larsen, E. H., u. T. Witt: Acta paediat. scand. **31**, 153 (1943).
[553] Lassrich, M. A.: In Linneweh, Die physiologische Entwicklung des Kindes. Berlin-Göttingen-Heidelberg: Springer 1959.
[554] Lathrop, B. D.: Arch. Pediat. **73**, 451 (1956).
[555] Laurell, C. B.: Acta physiol. scand. **14**, Suppl. 46, (1947).
[556] Lederer, P.: Zit. nach A. Reuss, Physiologie und Pathologie des Neugeborenen. Berlin: Urban & Schwarzenberg 1955.
[557] Leduc, H.: Acta paediat. belg. **3**, 161 (1949).
[558] Lehndorff, H.: Zit. Adam [4].
[559] Leiber, B.: 57. Tagg Dtsch. Ges. Kinderheilk., Graz, 1958.
[560] Leitsch, I.: Nutr. Obstet. Rev. **6**, 553 (1937).
[561] Lemke, H.: Medizinische **1955**, 1611.
[562] Lenz, W.: In J. Brock, Biologische Daten für den Kinderarzt, Bd. I, S. 1. 1954.
[563] — Biologische Daten für den Kinderarzt, Bd. I, S. 132. 1954.
[564] — In J. Brock, Biologische Daten für den Kinderarzt, Bd. I, S. 133. 1954.
[565] Lepehne, G.: Mschr. Geburtsh. **160**, 277 (1922).
[566] Leslie, E. J., and H. M. Sanford: Amer. J. Dis. Child. **51**, 590 (1936).
[567] Levine, S. Z., M. Kelly and J. R. Wilson: Amer. J. Dis. Child. **39**, 917 (1930).
[568] —, and H. H. Gordon: Amer. J. Dis. Child. **64**, 247 (1942).
[569] Lewis, R. C. A., G. M. Kinsman and A. Iliff: Amer. J. Dis. Child. **53**, 348 (1937).
[570] Lichty jr., J. A., and G. K. Anderson: Amer. J. Dis. Child. **65**, 60 (1943).
[571] Liebe, S.: Mschr. Kinderheilk. **83**, 1 (1940).
[572] Liebling, J., G. P. Youmans and H. E. Schmitz: Amer. J. Obstet. Gynec. **41**, 641 (1941).
[573] —, and H. Schmitz: J. Pediat. **22**, 189 (1943).
[574] Lindner, F.: Handbuch der inneren Medizin, 4. Aufl., Bd. I/2, S. 243. Berlin-Göttingen-Heidelberg: Springer 1952.
[575] Loeschke, A.: Jb. Kinderheilk. **146**, 133 (1936).
[576] Loewy, A., u. L. W. Freeman: Amer. J. Physiol. **152**, 205 (1948).
[577] Logan, W. P. D.: Obstet. Gynec. Surv. **7**, 524 (1952).
[578] Luca de, R., e P. Caruso: Lattante **28**, 657 (1957).
[579] — — Aggiorn. pediat. 8, 623 (1957).

[580] LUDWIG, L., u. J. BROCK: In J. BROCK, Biologische Daten für den Kinderarzt, Bd. II, S. 1. 1954.
[581] LYON, G. M.: Virginia med. J. **22**, 291 (1926).
[582] LYON, R. A., L. W. RANK and J. W. STIRLING: J. Pediat. **16**, 310 (1940).
[583] LYONS, W. R.: Proc. Soc. exp. Biol. (N.Y.) **37**, 207 (1937).
[584] MACCHIARULO, O.: Arch. Gynäk. **159**, 349 (1935).
[585] MACHETANZ, E., u. D. HABECK: Z. Kinderheilk. **81**, 454 (1958).
[586] MACY, I. G.: Med. Woman's J. **56**, 34 (1949).
[587] MAKEPEACE, A. W., F. TREMONT-SMITH, M. E. DAILEY et M. P. CARROLI: Gynéc. et Obstet. **53**, 635 (1931).
[588] MALI, A. M., u. C. E. RÄIKÄ, Acta paediat. (Uppsala) **18**, 118 (1935).
[589] MALYOTH, G.: Klin. Wschr. **1939**, 1240, 1270; — Ärztl. Wschr. **1950**, 201.
[590] — Schweiz. med. Wschr. **82**, 307 (1952).
[591] MARBET, R., u. A. WINTERSTEIN: Helv. physiol. Acta **10**, 528 (1952); — **11**, 81 (1953); — Experantia (Basel) **10**, 273 (1954); — Medizinische **25**, 877 (1954).
[592] MARGET, W., u. P. DEBATIN: 56. Tagg Dtsch. Ges. Kinderheilk., Düsseldorf, 1957.
[593] MARIS, E. P., J. F. ENDERS, J. STOCKES and L. W. KANE: J. exp. Med. **84**, 323 (1946).
[594] MARPLES, E.: Amer. J. Dis. Child. **64**, 996 (1942).
[595] —, and S. Z. LEVINE: Amer. J. Dis. Child. **51**, 30 (1936).
[596] —, and V. W. LIPPARD: Amer. J. Dis. Child. **44**, 31 (1932); **45**, 294 (1933).
[597] — — Amer. J. Dis. Child. **46**, 495 (1933).
[598] MARRIOTT, W. MCKIM: Infant nutrition. St. Louis: C. V. Mosby Comp. 1935.
[599] MARSH, Q. B. DE, H. L. ALT and W. F. WINDLE: J. Amer. med. Ass. **116**, 2568 (1941); — Amer. J. Dis. Child. **62**, 320 (1941).
[600] — W. F. WINELLE and H. L. ALB: Amer. J. Dis. Child. **63**, 1123 (1942).
[601] MARTIN, N. H.: Lectures on scientific basis of medicine, vol. V, ser. V. London 1955/56.
[602] MARTIUS, G.: Dtsch. med. Wschr. **1957**, 1424.
[603] — F. ZIMMER u. FR. FENKLER: Arch. Gynäk. **188**, 539 (1957).
[604] MARTIUS, H., u. W. BICKENBACH: Lehrbuch der Geburtshilfe. Stuttgart: Georg Thieme 1956.
[605] MASON, J. H., T. DALLING and W. S. GORDON: J. Path. Bact. **33**, 783 (1930).
[606] MATHESON, B.: J. Pediat. **51**, 502 (1957).
[607] MATTHES, M., F. KOTTMEIER: Z. Immun.-Forsch. **115**, 999 (1958).
[608] MATTOON, H. E.: Amer. J. Dis. Child. **44**, 16 (1932).
[609] MAURON, J., P. MOTTU, E. BUJARD and R. H. EGLI: Arch. Biochem. **59**, 433 (1955).
[610] MAY, R.: Diaplazentare Übertragung von Infektionskrankheiten. Diss. Tübingen 1950.
[611] MAYER, J.: Diss. Köln 1958.
[612] MAYER, J. B.: Ergebn. inn. Med. Kinderheilk., N. F. **7**, 429 (1956).
[613] MCCANCE, R. A.: Physiol. Rev. **28**, 331 (1948).
[614] —, and M. A. v. FINCKE: Arch. Dis. Childh. **22**, 200 (1947).
[615] —, and E. M. WIDDOWSON: Lancet **1952 I**, 860.
[616] — — J. Physiol. (Lond.) **118**, 4, 61 (1952).
[617] — — Arch. Dis. Child. **29**, 488, 495 (1955).
[618] —, and W. F. YOUNG: J. Physiol. (Lond.) **99**, 265 (1941).
[619] MCCLENDON, J. F., and C. E. WILLENNAN: Proc. Soc. exp. Biol. (N.Y.) **40**, 553 (1939).
[620] MCCORY, W., C. W. FORMAN, H. MCNAMARA and K. L. BARNETT: J. clin. Invest. **31**, 357 (1952).
[621] MCCULLOCH, K.: Amer. J. Dis. Child. **67**, 52 (1944).
[622] MCKANN, C. F., and I. KAPNICK: J. Pediat. **13**, 907 (1938).
[623] MCNICHOLL, BRIAN: Arch. Dis. Child. **32**, 438 (1957).
[624] MELANDER, O., and B. VAHLQUIST: Amer. J. clin. Nutr. **5**, 493 (1957).
[625] MELNICK, J. L., and N. LEDINKO: J. exp. Med. **92**, 463 (1950).
[626] MENDELSOHN, A.: J. Kinderheilk. **3**, 292; **5**, 296 (1912/13).
[627] — Z. Kinderheilk. **5**, 269 (1913).
[628] MERRITT, K. K., and L. T. DAVIDSON: Amer. J. Dis. Child. **46**, 990 (1933).
[629] MERTEN, R.: Ergebn. inn. Med. Kinderheilk., N. F. **2**, 49 (1951).
[630] MEYER, H. F.: Pediatrics **21**, 2288 (1957).
[631] — Pediatrics **22**, 116 (1958).
[632] MEYER, J.: Diss. Köln 1958.
[633] MEYER, L. F., u. E. NASSAU: Physiologie und Pathologie der Säuglingsnahrung. Basel: S. Karger 1953.
[634] MIGEON, C. I., and A. A. SANDBERG: Ciba Found. Coll. Endocr. **11**, 338 (1957).
[635] MIJLL DEKKER, L., and C. ENGEL: Neth. Milk Dairy J. **6**, 104 (1952).
[636] MILLER, H. C.: J. Pediat. **29**, 455 (1946).
[637] —, and F. C. BEHRLE: Pediatrics **14**, 93 (1954).

[638] Miller, H. C., and H. M. Wilson: J. Pediat. **23**, 251 (1943).
[639] Miller, R. A.: Arch. Dis. Childh. **16**, 22 (1941).
[640] Mitolo, G. R., e G. Grassi: Pathologica **48**, 289 (1956).
[641] Moeri, E.: Acta endocr. (Kbh.) **18**, 259 (1951).
[642] Mogensen, E. F.: Zit. [539].
[643] Mollison, P. L.: Lancet **254 I**, No. 6501, 513 (1948).
[644] — Blood transfusion in clinical medicine. Oxford 1951.
[645] —, and M. Cutbush: Arch. Dis. Childh. **24**, 7 (1949).
[646] — N. Veall and M. Cutbush: Arch. Dis. Childh. **25**, 242 (1950).
[647] Moloney, W. L.: Amer. J. med. Sci. **105**, 229 (1943).
[648] Moore, R. A.: Anat. Rec. **66**, 1 (1936).
[649] Moore, T., and L. E. Ucko: Arch. Dis. Childh. **32**, 333 (1957).
[650] Morales, S.: Pediatrics **6**, 86 (1950).
[651] —, and L. E. Holt jr.: Pediatrics **6**, 644 (1950).
[652] Morse, M., D. E. Cassels and F. W. Schultz: Amer. J. Physiol. **151**, 438 (1947).
[653] Moss, P. D.: Brit. med. J. **1957**, No 5033, 1453.
[654] Morato, M., J. A. Albrieuxy y M. L. Fraenkel: Rev. Obstet. Ginec. S. Paulo **3**, 269 (1939).
[655] Muller, A., u. A. Gautier: Helv. paediat. Acta **13**, 1 (1958).
[656] Müller, E.: Z. Kinderheilk. **65**, 169 (1948).
[657] — Mschr. Kinderheilk. **97**, 253 (1949); — Z. Kinderheilk. **71**, 120, 624 (1952).
[658] —, u. H. Lennartz: Dtsch. med. Wschr. **1958**, 83.
[659] —, u. E. Rominger: Kinderärztl. Prax. **16**, 236 (1948).
[660] Müller, H., u. G. Aldick: Medizinische **1955**, 916.
[661] Müller, R. A.: Arch. Dis. Childh. **16**, 230 (1941).
[662] Müller, R. W.: Mschr. Kinderheilk. **85**, 50 (1940).
[663] Müller, W.: Die Massenverhältnisse des menschlichen Herzens. Leipzig: L. Voss 1883.
[664] Murlin, J. R., R. E. Conklin and M. E. Marsh: Amer. Dis. Childh. **29**, 1 (1925).
[665] Murphy, D. P., and E. S. Torpe: J. clin. Investig. **10**, 545 (1931).
[666] Mustard, W.: Arch. Pediat. **64**, 431 (1947).
[667] Naeslund, J.: Acta obstet. gynec. scand. **11**, 293 (1931).
[668] Nadrai, A.: Z. Kinderheilk. **60**, 285 (1939); — Ergebn. inn. Med. Kinderheilk. **60**, 688 (1941).
[669] Nakamura, T.: Zit. [933].
[670] Nassan, E.: Mschr. Kinderheilk. **22**, 49 (1922).
[671] Nasset, E. S.: J. Amer. med. Ass. **164**, 172 (1957).
[672] Nattan-Larrier, M., J. Ramon et E. Grasset: C. R. Soc. Biol. (Paris) **96**, 241 (1927).
[673] Natzschka, J.: Berl. Med. 8, 472 (1957).
[674] Needham, J.: Chemical embryology, vol. 2. New York: Macmillan & Co. 1931.
[675] Neill, J. M., E. L. Gaspari, L. U. Richardson and J. Y. Sugg: J. Immunol. **22**, 117 (1932).
[676] Nettesheim, U.: Diss. Köln 1957.
[677] Nichols, J., O. L. Lescure and C. J. Migeon: J. clin. Endocr. **18**, 444 (1958).
[678] Nicolaysen, R.: Biochem. J. **31**, 107, 122 (1937).
[679] Niessert, H. W.: Klin. Wschr. **1954**, 1098.
[680] Nikkilä, E.: Scand. J. clin. Lab. Invest. **5**, Suppl., 8 (1953).
[681] Nissen, H.: Z. Kinderheilk. **57**, 289 (1935).
[682] Norton, R. C., and A. I. Shohl: Amer. J. Dis. Child. **32**, 183 (1926).
[683] Norval, M. A.: J. Pediat. **36**, 177 (1950).
[684] — R. L. J. Kennedy and J. Berkson: J. Pediat. **34**, 342 (1959).
[685] Nyberg, R., u. B. Westin: Acta paediat. (Uppsala) **47**, 350 (1958).
[686] Nyhan, W. L.: Pediatrics **10**, 414 (1952).
[687] Ober, W. B., and J. Bernstein: Pediatrics **16**, 445 (1955).
[688] Oberman, J. W.: New Engl. J. med. **255**, 743 (1956).
[689] Oberst, B. B., and F. la Roche: J. Pediat. **45**, 580 (1954).
[690] O'Brien, D., J. D. L. Hansen and C. A. Smith: Pediatrics **13**, 126 (1954).
[691] Obrinsky, W.: Amer. J. Dis. Childh. **87**, 305 (1954).
[692] Oeff, K., u. R. Dohrmann: Klin. Wschr. **1958**, 129.
[693] Oesterlund, K.: Ann. Paediat. Fenn. **1**, Suppl. 4, 1 (1945/55).
[694] Oettinger, L., and W. B. Mils: J. Pediat. **35**, 362 (1949).
[695] Opitz, E.: Zbl. Gynäk. **71**, 113 (1949).
[696] Opitz, H., u. H. Weicker: Biologische Daten für den Kinderarzt, Bd. I, S. 161. 1954.
[697] — In: Pädiatrie, S. 109.
[698] Orlandini, O., A. Sass-Kortsak and J. H. Ebbs: Pediatrics **16**, 575 (1955).
[699] Pachioli, R.: Arch. ital. Pediat. **6**, 271 (1938).

[700] PAINE, J. R., and C. B. NESSA: Surgery **11**, 281 (1942).
[701] PALMER, W. W., J. P. LELAND and B. B. GUTMAN: J. biol. Chem. **125**, 615 (1938).
[702] PAN, R. M. DU: Int. Z. Vitaminforsch. **28**, 88 (1957).
[703] — D. MOORE and C. L. BUXTON: Amer. J. Obstet. Gynec. **57**, 322 (1949).
[704] — J. J. SCHEIDEGGER, E. PONGRATZ et H. ROULET: Arch. franc. Pédiat. **12**, 233 (1955).
[705] PARKER jr., F., and B. TENNEY jr.: Endocrinology **23**, 492 (1938).
[706] PARKINSON, R. P.: J. Pediat. **50**, 174 (1957).
[707] PATTEN, B. M., and K. TOULMIN: Anat. Rec. **45**, 237 (1930).
[708] PEIPER, A., H. C. HEMPEL u. H. THOMAS: Kinderärztl. Prax. **19**, 272 (1951).
[709] — Die Eigenart der kindlichen Hirntätigkeit. Leipzig 1949; — Arch. Kinderheilk. **147**, 135 (1953).
[710] — In BROCK, Biologische Daten für den Kinderarzt, Bd. II, S. 759. 1954.
[711] — Biologische Daten für den Kinderarzt, Bd. II, S. 679. 1954; — Münch. med. Wschr. **1958**, 249; — Kinderärztl. Prax. **26**, 507 (1958).
[712] PEISER, J.: Jb. Kinderheilk. **67**, 589 (1908).
[713] PELLEGRINI, U., G. MAZZEO e L. CASOLI: Lattante **28**, 193 (1957).
[714] PETER, K.: Handbuch der Anatomie des Kindes, Bd. 2, S. 184. 1929.
[715] PETUELY, F., u. G. KIRSTEN: Z. Kinderheilk. **6**, 173 (1951).
[716] —, u. G. KRISTEN: Öst. Z. Kinderheilk. **4**, 9, 121 (1950); — Biochemische Untersuchungen zur Regulation der Dickdarmflora des Säuglings über den Bifidusfaktor. Wien: Notring der wissenschaftlichen Verbände Österreichs 1957.
[717] — Dtsch. med. Wschr. **1957**, 1957.
[718] PFAUNDLER, M. v.: Arch. Kinderheilk. **47**, 260 (1908).
[719] PFISTER, K.: In PFAUNDLER-SCHLOSSMANNS Handbuch, Bd. II/2, S. 606. Leipzig 1906.
[720] PFUHL, W.: Wachstum und Proportionen. In Handbuch der Anatomie des Kindes, Bd. 1, S. 191. 1938; — Biologische Daten für den Kinderarzt, Bd. I, S. 434. 1954.
[721] PHILIPP, E.: Klin. Wschr. **1938**, 797.
[722] PHILIPSON, L., u. E. TVETERAS: Acta paediat. (Uppsala) **46**, 1 (1957).
[723] PIACA, C.: Virchows Arch. path. Anat. **307**, 200 (1941).
[724] PICKERING, D. E., E. KONTAXIS, R. S. BENSON and R. J. MEECHAN: Amer. J. Dis. Child. **95**, 616 (1958).
[725] PILEGGI, V. J., H. F. DE LUCA and H. STEENBOCK: Arch. Biochem. **58**, 194 (1955).
[726] PILLEMER, L., L. BLUM, J. H. LEPOW, O. A. ROSS, E. W. TODD and A. C. WARDLAW: Science **120**, 279 (1954).
[727] PINSON, E. A.: Physiol. Rev. **32**, 123 (1952).
[728] PIRQUET, CL.: Dtsch. med. Wschr. **1908**, 1297.
[729] POHLMAN, A. G.: Anat. Rec. **3**, 75 (1909).
[730] POMMERENKE, W. T.: J. clin. Invest. **15**, 485 (1936).
[731] — P. F. HAHN, W. F. BALE and W. M. BALFOUR: Amer. J. Physiol. **137**, 164 (1942).
[732] POPPER, H., and F. SCHAFFNER: Liver, structure and function. New York, Toronto and London: McGraw-Hill, Blakiston 1957.
[733] POTTER, E. L., H. P. G. SECKEL and W. A. STRYKER: Arch. Path. (Chicago) **31**, 467 (1941).
[734] — Pathol. of the fetus and newborn. Chicago: Year book Publ. 1957.
[735] PRADER, A.: Die Adenohypophyse in F. LINNEWEH. Berlin-Göttingen-Heidelberg: Springer 1959.
[736] PRAGER, W.: Die Seele des Kindes, 5. Aufl. Leipzig 1900.
[737] PRATESI, R.: Boll. Soc. ital. Pediat. **2**, 76 (1933).
[738] PRATT, E. L.: Amer. J. clin. Nutr. **5**, 555 (1957).
[739] —, and S. E. SNYDERMAN: Pediatrics **11**, 65 (1953).
[740] PREC, J. K., and D. E. CASSELS: Circulation **11**, 789 (1955).
[741] PREISLER, O.: Medizinische **1958**, 1630.
[742] PÜTZ, TH., u. O. ULLRICH: Z. Kinderheilk. **63**, 136 (1943).
[743] PUSCH, J.: Milchwiss. **13**, 124 (1958).
[744] RAFSTEEL, ST., u. B. SWAHN: Acta paediat. (Uppsala) **43**, 221 (1954).
[745] RÄIKÄ, C. E.: Acta paediat. (Uppsala) **28**, 390 (1941).
[746] RANDALL, L. M., and E. H. RYNEARSON: J. Amer. med. Ass. **107**, 919 (1936).
[747] RAPOPORT, M., N. J. RUBIN and D. CHAFFEL: J. clin. Invest. **22**, 487 (1943).
[748] RAPOPORT, J., and D. BUCHANAU: Science **112**, 150 (1950).
[749] RAPP, H.: Zbl. Gynäk. **76**, 2067 (1954).
[750] RATNER, B., H. C. JACKSON and H. L. GRUEHL: J. Immunol. **14**, 249 (1927).
[751] — J. Pediat. **12**, 730 (1929).
[752] RAUDNITZ, R. W.: Z. Biol. **24**, 423 (1838).
[753] RAY, H. H., and N. M. PHATAK: Amer. J. Dis. Child. **40**, 549 (1930).
[754] REARDON, H., J. L. WILSON and B. GRAHAM: Amer. J. Dis. Child. **81**, 99 (1951).

[755] RECH, W.: Zbl. Biol. 82, 487 (1925).
[756] Recommandet Dietary Allowances Circular No 115, 1943, Nat. Res. Council, Wash, D.C.
[757] REEVE-RAMSEY, W.: Jb. Kinderheilk. 68, 191 (1908).
[758] REENKOLA, M.: Acta obstet. Gynec. scand. 20, 35 (1940).
[759] REICH, W.: Jb. Kinderheilk. 105, 290 (1929).
[760] REIFERSCHEID, W., u. R. SCHIEMANN: Zbl. Gynäk. 63, 146 (1939).
[761] REIN, CH. R., and G. H. KONSTANT: Arch. Derm. Syph. (Chicago) 60, 217 (1949); — Amer. J. Syphil. 36, 299 (1952).
[762] REIS, R. A., and A. J. CHALONPKA: Surg. Gynec. Obstet. 37, 306 (1923).
[763] REISER, R., and M. J. BRYSON: J. biol. Chem. 189, 87 (1951).
[764] REISS, M., u. F. HAUROWITZ: Klin. Wschr. 1929, 743.
[765] REISSNER, E.: Ergebn. Zahnheilk. 6, 297 (1922).
[766] REUSS, A.: Säuglingsernährung. Wien: Springer 1950.
[767] — Physiologie und Pathologie des Neugeborenen. München u. Berlin: Urban & Schwarzenberg 1955.
[768] RICH, C.: J. Lab. clin. Med. 50, 686 (1957).
[769] RICHMOND, J. B., H. KRAVITZ, W. SEGOR and H. A. WAISMAN: Proc. Soc. exp. Biol. (N. Y.) 77, 83 (1951).
[770] RICHTER, R.: Kinderärztl. Prax. 26, 150 (1958).
[771] RIND, H.: Mschr. Kinderheilk. 106, 185 (1958).
[772] RITTER, J. A.: Penn. med. J. 44, 1321 (1941).
[773] ROBERTS, M. H.: Sth. med. J. (Bgham, Ala.) 21, 460 (1928).
[774] ROBINOW, M., W. F. HAMILTON, R. A. WOODBURY, P. P. VOLPITO: Amer. J. Dis. Child. 58, 102 (1939).
[775] — — Amer. J. Dis. Child. 60, 827 (1940).
[776] ROBINSON, R.: The nineteenth century 30, 831 (1891).
[777] ROBY, CH. C., W. B. OBER and J. E. DRORBAUGH: Pediatrics 17, 877 (1956).
[778] RODECK, H.: Mschr. Kinderheilk. 106, 87 (1958).
[779] ROGOWSKY, E.: Diss. Köln 1959.
[780] ROHMER, P.: Zit. A. ADAM, Biologische Daten für den Kinderarzt, Bd. I, S. 435. 1954.
[781] ROLAND, D.: Arch. Kinderheilk. 140, 161 (1950).
[782] ROMINGER, E.: Jb. Kinderheilk. 103, 1 (1923).
[783] —, u. H. MEYER: Z. Kinderheilk. 50, 509 (1931).
[784] — Med. Klin. 1953, 261.
[785] — Mschr. Kinderheilk. 101, 138 (1953).
[786] — Arch. Kinderheilk. 151, 107 (1955).
[787] ROSENBAUM, S.: Mschr. Kinderheilk. 23, 600 (1922).
[788] — Acta med. orient. (Tel-Aviv) 13, 119 (1954).
[789] — Dtsch. med. Wschr. 1958, 1128.
[790] ROSS, S. G., T. R. WANGH and H. T. MALLOY: J. Pediat. 11, 397 (1937).
[791] ROSSIER, A., et L. POTIRON: Arch. franc. Pédiat. 9, 113 (1952).
[792] ROTTER, W.: Virchows Arch. path. Anat. 316, 590 (1949).
[793] ROUFOGALIS, K.: Zit. REUSS [767].
[794] RUBEN, B. L., P. L. CALCAGNO, M. J. RUBIN and D. H. WEINTRAUB: Amer. J. Dis. Child. 92, 513 (1956).
[795] RUBIN, M. J., E. BRUCK and M. RAPOPORT: J. clin. Invest. 28, 1144 (1949).
[796] RUBNER, M.: Z. Biol. 1, 536 (1893).
[797] RUCKER, M. P., and J. W. CONNEL: Amer. J. Dis. Child. 27, 6 (1924).
[798] RUDDER, B. DE: Z. Kinderheilk. 39, 197 (1925).
[799] — Z. Kinderheilk. 41, 555 (1926).
[800] — Z. Kinderheilk. 45, 404 (1927); — 46, 384 (1928).
[801] — Infektionsabwehr im Kindesalter. In J. BROCK, Biologische Daten für den Kinderarzt, Bd. II, S. 1082. 1954.
[802] RUDEL, P.: Anat. Hefte 55, 123 (1918).
[803] RUSCH, H.: Z. Geburtsh. 119, 1 (1939).
[804] RUSSEL, S. I. M.: Arch. Dis. Childh. 24, 88 (1949).
[805] RYHINER, N.: Zit. W. LENZ [563].
[806] SABIN, A. B., and H. A. FELDMAN: Pediatrics 4, 660 (1949).
[807] SACHAROFF, G. P.: Ergebn. allg. Path. path. Anat. 22, 201 (1928).
[808] SAGER, C. A.: Mschr. Kinderheilk. 103, 469 (1955).
[809] — Mschr. Kinderheilk. 104, 223 (1956).
[810] SAKO, W., W. TRUETING, D. B. WITT and S. J. NICHAMIN: J. Amer. med. Ass. 127, 379 (1945).
[811] SALMI, T.: Acta paediat. (Uppsala) 18, 92 (1935).

[812] SANFORD, H. N., and C. G. GRULEE: Practice of pediatrics. In BRENNEMANNS Practice of pédiatrics, Vol. I, p. 42. 1948.
[813] — The blood in the premature and newborn infant. In BRENNEMANNS Practice of pediatrics, Vol. III, p. 15. 1948.
[814] SAUER, L.: Der Liquor cerebrospinalis. Biologische Daten für den Kinderarzt, Bd. II, S. 834. 1954.
[815] SAUERBREI, H. U., u. K. B. STARKE: Mschr. Kinderheilk. **97**, 29 (1949).
[816] SCAMMON, R. E.: A summary of the anat. of the infant and child. In Abts Pediatrics, vol. 1. Philadelphia: W. B. Saunders Company 1925.
[817] SCAPATICCI, R., G. PASSARO e F. CARBONI: Pediat. int. (Roma) **3**, 15 (1952).
[818] SCHADOW, H.: Jb. Kinderheilk. **126**, 50 (1930).
[819] SCHÄFER, K. H.: Mschr. Kinderheilk. **97**, 142 (1949).
[820] — Mschr. Kinderheilk. **98**, 154 (1950).
[821] — Mschr. Kinderheilk. **98**, 156 (1950).
[822] — Mschr. Kinderheilk. **99**, 69 (1951).
[823] — Mschr. Kinderheilk. **101**, 158 (1953).
[824] — Ergebn. inn. Med. Kinderheilk., N. F. **4**, 706 (1953).
[825] — Der Eisenstoffwechsel. In J. BROCK, Biologische Daten für den Kinderarzt, Bd. I, S. 301. 1954.
[826] SCHAIBLE, G.: Münch. med. Wschr. **1953**, 116.
[827] SCHAIRER, E., u. J. RECHENBERGER: Z. Kinderheilk. **64**, 255 (1944).
[828] SCHEER, K.: Kinderheilk. **38**, 115 (1928).
[829] SCHIFF, E.: Jb. Kinderheilk. **54**, 172 (1901).
[830] SCHLOSS, O. M., and J. L. CRAWFORD: Amer. J. Dis. Child. **1**, 203 (1911).
[831] —, and T. W. WORTHEN: Amer. J. Dis. Child. **11**, 342 (1916).
[832] SCHLOSSMANN, A., u. H. MURSCHHAUSER: Z. Kinderheilk. **54**, 301 (1933).
[833] SCHMIDT, C. F.: In MACLEED, Physiology in modern medicine. St. Louis: C. V. Mosby Comp. 1941.
[834] SCHMID, F.: Zit. OPITZ-DE RUDDER, S. 781.
[835] SCHMIDT, G. W.: Z. Kinderheilk. **71**, 476 (1952).
[836] — Med. Klin. **1958**, 747.
[837] SCHMIDT, L.: Mschr. Kinderheilk. **98**, 213 (1950).
[838] SCHMID, R.: Schweiz. med. Wschr. **1956**, 775.
[839] SCHNEEGANS, E.: Zit. HUNGERLAND [*443*].
[840] SCHNEIDER, L., u. J. SZATHMÁRY: Z. Immun.-Forsch. **94**, 458 (1938).
[841] SCHNEIDER, O.: Z. Anat. **109**, 230 (1939).
[842] SCHREIER, K.: Mschr. Kinderheilk. **66**, 415 (1949).
[843] — Kinderärztl. Prax. **18**, 144 (1950).
[844] —, u. R. DANKWART: Klin. Wschr. **1951**, 263.
[845] — Ärztl. Wschr. **1953**, 40.
[846] — Z. Kinderheilk. **81**, 442 (1958).
[847] SCHRETTER, G., u. H. NEVINNY: Z. Geburtsh. Gynäk. **98**, 258 (1930).
[848] SCHROEDER, C., u. H. HECKEL: Geburtsh. u. Frauenheilk. **12**, 992 (1952).
[849] SCHROEDER, L. J., M. JACOBELLIS and A. H. SMITH: J. Nutr. **49**, 549 (1953).
[850] — — H. LEES and A. H. SMITH: J. Nutr. **50**, 351 (1953).
[851] SCHUBERT, J., u. A. GRÜNBERG: Schweiz. med. Wschr. **1949**, 1007.
[852] SCHULMAN, J., and G. S. STERN: Amer. J. Dis. Child. 88, 567 (1954).
[853] —, and C. H. SMITH: Amer. J. Dis. Child. **87**, 167 (1959).
[854] SCHULTE, E., u. F. MÜLLER: Milchwiss. **10**, 270 (1955).
[855] SCHULTZ, W. G.: Z. Geburtsh. Gynäk. **94**, 793 (1929).
[856] SCHURICHT, F.: Z. Kinderheilk. **56**, 272 (1934).
[857] SCHWENKENBECHER, A.: Klin. Wschr. **1925**, 202.
[858] SCHWIETZER, C. H.: Dtsch. med. Wschr. **1952**, 17.
[859] SCIPIADES, A.: Arch. Gynäk. **70**, 630 (1903).
[860] SEDGERICK, J.: Jb. Kinderheilk. **64**, 194 (1906).
[861] SEEFELDER, R.: In P. WETZEL-HEIDRICHS Handbuch der Anatomie des Kindes, Bd. 2. München 1927.
[862] SEELEMANN, KL.: Mschr. Kinderheilk. **102**, 280 (1954).
[863] SEHAM, M.: Amer. J. Dis. Child. **21**, 247 (1921).
[864] SEIFERT, G.: Die Pathologie des kindlichen Pankreas. Leipzig: VEB Georg Thieme 1956.
[865] SIEGERT, F., u. N. SCHMIDT-NEUMANN: Zbl. Gynäk. **54**, 1630 (1930).
[866] SEIP, M.: Acta paediat. (Uppsala) **44**, 355 (1955).
[867] SEIP, M., u. S. HALVORSEN: Acta paediat. (Uppsala) **45**, 600 (1956).
[868] SELANDER, P.: Acta paediat. (Uppsala) **32**, 38 (1954).

[869] SELLE, W. A., and T. S. WITTEN: Amer. J. Physiol. **133**, 441 (1941).
[870] SENN, M. J. E., and H. MCNAMARA: Amer. J. Dis. Child. **53**, 445 (1937).
[871] SHARPEY-SCHAFER, E. P., and S. ZUCKERMAN: J. Endocr. **2**, 431 (1941).
[872] SHELLEY, U.: Med. Press No 6197, 140 (1958).
[873] SHERMAN, D. H., G. W. PUCHER and H. R. LOHNES: Amer. J. Dis. Child. **30**, 496 (1925)
[874] SHERMAN, W. B., S. F. HAMPTON and R. A. COOKE: J. exp. Med. **72**, 611 (1940).
[875] SHERRY, S. N., and I. KRAMER: J. Pediat. **46**, 158 (1955).
[876] SHLOW, J.: Proc. Soc. exp. Biol. (N. Y.) **49**, 607 (1942).
[877] SIEMEN, W. J.: Illinois med. J. **73**, 157 (1938).
[878] SIMON, S.: Z. Kinderheilk. **2**, 1 (1911).
[879] SINCLAIR, J.: J. Nutr. **23**, 141 (1942).
[880] SINIOS, A.: Z. Kinderheilk. **75**, 634 (1955).
[881] SJÖSDTEDT, G., and S. FOOTH: Arch. Dis. Childh. **32**, 397 (1957).
[882] SKOJI, P.: J. med. Ass. Formosa **35**, 393 (1936).
[883] SLAWIK, E.: Z. Kinderheilk. **25**, 202 (1920).
[884] SLAVIK, F.: Beitr. path. Anat. **89**, 40 (1932).
[885] SMITH, C. A., and T. C. CHISHOLM: J. Pediat. **20**, 338 (1942).
[886] —, and E. KAPLAN: Amer. J. Dis. Child. **64**, 843 (1942).
[887] — The physiologie of the newborn infant blackwell scientig publications Oxford, 2. edit. 1959, p. 41. Springfield: Ch. C. Thomas 1953, 1959.
[888] — R. B. CHERRY, C. J. MALETKOS, J. G. GIBSON, C. C. ROBY, W. L. CATON and D. E. REID: J. clin. Invest. **34**, 1391 (1955).
[889] — The physiologie of the newborn infant blackwell scientig publications Oxford, 2. edit. 1959, p. 54.
[890] SMITH, G. V., and O. W. SMITH: Recent Progr. Hormone Res. **7**, 209 (1952).
[891] SNOO, K. DE: Mschr. Geburtsh. Gynäk. **105**, 88 (1937).
[892] SNYDER, F. F., and M. ROSENFELD: Canad. med. Ass. J. **38**, 338 (1936).
[893] —, and F. M. HOSKINS: Anat. Rec. **35**, 23 (1927).
[894] SOULE, S. D.: Amer. J. Obstet. Gynec. **35**, 309 (1938).
[895] SOUSA, S. C. DE: Pédiatrie **9**, 787 (1954).
[896] STALDER, G.: Ann. paediat. (Basel) **184**, 191 (1955).
[897] STAVE, U.: Z. Kinderheilk. **77**, 554 (1956).
[898] — Z. Kinderheilk. **81**, 472 (1958).
[899] STEARNS, G.: Physiol. Rev. **19**, 415 (1939).
[900] STERNBERG, J.: Canad. med. Ass. J. **74**, 49 (1956).
[901] — P. DAGENAIS-PETRUSS and M. DREYFUSS: Canad. med. Ass. J. **74**, 49 (1956).
[902] STETTNER, E.: Z. Kinderheilk. **51**, 435 (1931); — Arch. Kinderheilk. **68**, 342 (1921).
[903] STEVENSON, S. S.: J. clin. Invest. **22**, 403 (1943).
[904] STIRNIMANN, F.: Das Kind und seine früheste Umwelt. Basel 1947.
[905] STOLLEY, H., u. W. DROESE: 56. Tagg Ges. für Kinderheilk., Düsseldorf, 1957.
[906] STOLTE, K., u. A. OHR: Handbuch der Kinderheilkunde von PFAUNDLER, Ergebnisband. Berlin: Springer 1942.
[907] STREAN, G. J., M. M. GELFAND, V. PAVILANIS and J. STERNBERG: Canad. med. Ass. J. **77**, 315 (1957).
[908] STRÖDER, J., u. E. MÜLLER: Z. Kinderheilk. **69**, 491 (1951).
[909] — H. ZEISEL u. E. KÖLITZ: Klin. Wschr. **1952**, 980.
[910] —, u. E. MÜLLER: Med. Klin. **49**, 1354 (1954).
[911] —, u. O. KUBISE: Z. Kinderheilk. **75**, 80 (1954).
[912] — Münch. med. Wschr. **1955**, 221.
[913] — Wärmehaushalt. In J. BROCK, Biologische Daten für den Kinderarzt, Bd. II, S. 456. 1954.
[914] —, u. W. KÜNZER: Ann. paediat. (Basel) 188, 207 (1957).
[915] STÜCK, B., J. NATSCHKA u. H. WIESENER: Klin. Wschr. **1957**, 924.
[916] STUTLIFF, W. D., and M. FINLAND: J. exp. Med. **55**, 837 (1932).
[917] SULZBERGER, M. B., and R. L. BAEHR: Arch. Derm. Syph. **41**, 1029 (1940).
[918] SWANSON, W. W., and V. JOB: Amer. J. Obstet. Gynec. **38**, 382 (1939).
[919] SWENSON, W. W.: Amer. J. Dis. Child. **43**, 10 (1932).
[920] SYDOW, G. v.: Ann. Paediat. Fenn. **3**, 502 (1957).
[921] SZATHMARY, J., u. S. HOLIK: Z. Immun.-Forsch. **113**, 411 (1956).
[922] SZOTOWA, W., u. B. ZAWIOSKA-ROEFER: Pediat. pol. **32**, 915 (1957).
[923] SZYMANSKI, I. S.: Psychol. Forsch. **2**, 298 (1922).
[924] SZYDLOWSKI, Z.: Jb. Kinderheilk. **34**, 411 (1892).
[925] TADDEI, A.: Riv. ital. Ginec. **18**, 496 (1935).
[926] TALAFANT, E.: Nature (Lond.) **178**, 312 (1956).

[927] Talbot, F. B.: Mschr. Kinderheilk. **27**, 465 (1924).
[928] — Amer. J. Dis. Child. **65**, 364 (1943).
[929] Tangheroni, W., e L. Pardelli: Lattante **29**, 7 (1958).
[930] Taubert, M.: Ärztl. Wschr. **12**, 9 (1957).
[931] Tausch, M.: Arch. Gynäk. **162**, 217 (1936).
[932] Terbrüggen, A.: Virchows Arch. path. Anat. **315**, 407 (1948); — Klin. Wschr. **1947**, 434.
[933] Thomas, E.: Drüsen mit innerer Sekretion. In J. Brock, Biologische Daten für den Kinderarzt, Bd. II, S. 576. 1954.
[934] — Beitr. path. anat. **50**, 238 (1911).
[935] Theile, P.: Z. Kinderheilk. **15**, 152 (1917).
[936] Thomson, J.: Arch. Dis. Childh. **19**, 169 (1944).
[937] — Arch. Dis. Childh. **26**, 558 (1951).
[938] Thomas, S. B., L. F. L. Clegg, J. W. Egdell and D. A. McKenzie: J. Soc. Dairy Techn. **1**, 184 (1948).
[939] Thoenes, F.: Mschr. Kinderheilk. **96**, 97 (1948/49).
[940] Thunberg, T.: Bull. Soc. clin. biol. **21**, 887 (1939).
[941] Thurau, R.: Mschr. Kinderheilk. **99**, 241 (1951); — Klin. Wschr. **1952**, 978.
[942] — Über den AS-Haushalt bei Säuglingsdystrophie. (Beitr. Arch. Kinderheilk. H. 33. Stuttgart: Ferdinand Enke 1956.)
[943] — Verh. Ges. inn. Med. **63**, 134 (1957).
[944] Timmermann, W. A.: Immun.-Forsch. **70**, 388 (1931).
[945] Todd, E. W.: Brit. J. exp. Path. **13**, 248 (1932).
[946] Todd, W. R., E. G. Chuinard and M. T. Wood: Amer. J. Dis. Child. **57**, 1278 (1939).
[947] Török, G.: Mschr. Kinderheilk. **60**, 20 (1934); — Arch. Kinderheilk. **102**, 217 (1934).
[948] Tomarelli, R. M., and F. W. Bernhart: J. Nutr. **34**, 263 (1947).
[949] Toomay, J. A., and M. H. August: Amer. J. Dis. Child. **38**, 953 (1929).
[950] Tovernd, K. V.: Acta paediat. (Uppsala) **17**, 136 (1935).
[951] Trueta, J., A. E. Barclay, P. M. Daniel, K. J. Franklin and M. M. L. Prichard: Studies of the venal circulation. London: Blackwell Scientific Publ. 1947.
[952] Trout, G. M.: J. Dairy Sci. **31**, 627 (1948).
[953] Tudvad, F., H. McNamara and H. L. Barnett: Pediatrics **13**, 4 (1954).
[954] Tudbury, E., and A. J. Atkinson: J. Pediat. **36**, 466 (1950).
[955] Tyler, D. B., and A. van Harrefeld: Amer. J. Physiol. **136**, 600 (1942).
[956] Ucko, F.: Endocrine diagnosis. London: Staples Press 1951.
[957] Ullrich, O.: Münch. med. Wschr. **1929**, 487.
[958] Vahlquist, B. L.: Das Serumeisen. Acta paediat. (Uppsala) **28**, Suppl., 5 (1941).
[959] — V. Murray u. N. G. Persson: Acta paediat. (Uppsala) **35**, 130 (1948).
[960] —, and C. Högstedt: Pediatrics **4**, 401 (1949).
[961] — Acta paediat. (Uppsala) **77**, Suppl., 56 (1949).
[962] —, and R. Lagercrantz: Lancet **1950** 2, 851.
[963] — O. Mellander u. H. Wickland: Ann. Paediat. Fenn. **3**, 513 (1957).
[964] — Advanc. pediat. **10**, 305 (1958).
[965] Venning, E. H.: Zit. Thomas [933].
[966] Verrotti, M.: Clin. pediat. (Bologna) **35**, 16 (1953).
[967] Vest, M.: Ann. paediat. (Basel) **189**, 282 (1957).
[968] — Physiologie und Pathologie des Neugeborenen-Ikterus. Basel u. New York: S. Karger 1959.
[969] Vignes, K., R. Richou and P. Ramon: Rec. Immunol. **12**, 1 (1948).
[970] Vignetti, P., e G. Sebastiani: Pediat. int. (Roma) **4**, 29 (1954).
[971] Vilke, C. A.: J. appl. Physiol. **45**, 437 (1953).
[972] Visser, H. K. A.: Blood **12**, 1004 (1957).
[973] Vivell, O., u. R. Marquart: Dtsch. med. Wschr. **1954**, 574.
[974] Vogt, E.: Arch. Gynäk. **107**, 15 (1917).
[975] — Acta paediat. (Uppsala) **43**, 3, 257 (1954).
[976] Vollmer, E. S., H. B. Willmer and M. M. Miller: Int. Clin. **4**, 63 (1940).
[977] Vonamee, P., F. Cuajunco, H. T. Randall and K. E. Roberts: Fed. Proc. **15**, 190 (1956).
[978] Wagner, K. H.: Milchwiss. **8**, 364 (1953).
[979] Walch, E.: Geburtsh. u. Frauenheilk. **18**, 410 (1958).
[980] Walker, A. R. P., and F. W. Fox: Biochem. J. **42**, 452 (1948).
[981] Walker, H., u. J. Balf: J. Obstet. (Lond.) **61**, 1 (1954).
[982] Wallace, W. M.: Pediatrics **9**, 141 (1952).
[983] Waller, H.: Brit. med. Bull. **5**, 1110 (1947).
[984] Wasch, M., and A. Mark: J. Pediat. **32**, 479 (1948).

[985] Watzka, M.: Z. ärztl. Fortbild. **40**, 5 (1943).
[986] Wegelins, R.: Acta paediat. (Uppsala) **35**, 4 (1948).
[987] Wehefritz, Z.: Konstit.-Lehre **9**, 32 (1923).
[988] Weichsel, M., and H. S. Douglas: J. clin. Invest. **16**, 15 (1937).
[989] Weicker, H., J. Wagner, A. Guttmann, F. Krieger, H. Lorey u. H. v. Zimmermann: Acta paediat. (Uppsala) **10**, 50 (1953).
[990] Weicker, H.: Schweiz. med. Wschr. **1957**, 1210.
[991] Weisbrot, J. M.: J. Pediat. **52**, 395 (1958).
[992] Weissenbruch, A.: Diss. Köln 1958.
[993] Wenner, J., R. Beer u. E. Doll: Klin. Wschr. **1957**, 593.
[994] Werner, E.: Mschr. Kinderheilk. **106**, 254 (1958).
[995] Wernstedt, H.: Mschr. Kinderheilk. **4**, 241 (1905).
[996] Wespi, H. J.: Klin. Wschr. **1944**, 85.
[997] West, J. R., H. W. Smith and H. Chasis: J. Pediat. **32**, 10 (1948).
[998] Weyelins, R.: Acta paediat. (Uppsala) **35**, Suppl., 4 (1948).
[999] Wezler, K.: Z. Alternsforsch. **3**, 199; **4**, 1 (1942).
[1000] — Verh. dtsch. Ges. Kreisl.-Forsch. **15**, 18 (1949).
[1001] White, P., and H. Hunt: J. Endocr. **3**, 500 (1943).
[1002] Wiener, A. S., and I. J. Silverman: J. exp. Med. **71**, 21 (1940).
[1003] — Ann. Allergy **10**, 535 (1952).
[1004] Wiessenbruch, A.: Diss. Köln 1958.
[1005] Wiesener, H., u. M. Hirzmann: Z. Kinderheilk. **78**, 416 (1956).
[1006] Wiggers, C. J.: The circulatory system. Physiological in growth and development of the child. Part 2: The white house conference. New York: Century Comp. 1933.
[1007] — Physiology in health and disease, 3. edit. Philadelphia: Lea and Febiger 1939.
[1008] Wilkins, L.: Advanc. Pediat. **3**, 159 (1948).
[1009] Willi, H., u. F. Hartmeier: Schweiz. med. Wschr. **1950**, 1091.
[1010] — Die Blutungskrankheiten des Neugeborenen. Ergebn. inn. Med., Kinderheilk., N. F. **2**, 467 (1951).
[1011] Williamson, A.: J. biol. Chem. **156**, 47 (1944).
[1012] Wilson, J. L.: Pediatrics **1**, 453 (1948).
[1013] Windle, W. F.: Physiology of the fetus. Philadelphia: W. B. Saunders Company 1940.
[1014] Wintrobe, M. M.: Clin. hematology, 2. nd. edit. Philadelphia 1952.
[1015] Witebsky, E., G. W. Anderson and A. Heide: Proc. Soc. exp. Biol. (N.Y.) **49**, 179 (1942).
[1016] Woddbury, R. A., M. Rotinow and W. F. Hamilton: Amer. J. Physiol. **122**, 472 (1938).
[1017] Wöhler, F.: Arch. Kinderheilk. **155**, 209 (1957).
[1018] Wolf, H.: Klin. Wschr. **1960**, 87.
[1019] Wolman, I. J.: Amer. J. Dis. Child. **71**, 394 (1946).
[1020] Wulf, H.: Arch. Kinderheilk. **161**, 122 (1960).
[1021] Wundt, N.: Z. Kinderheilk. **43**, 297 (1927).
[1022] Yang, D. C. Y.: Proc. Soc. exp. Biol. (N.Y.) 88, 626 (1955).
[1023] Yllpö, A.: Z. Kinderheilk. **9**, 208 (1913)
[1024] — Z. Kinderheilk. **14**, 229, 268 (1916).
[1025] — Z. Kinderheilk. **20**, 212 (1919).
[1026] — Z. Kinderheilk. **38**, 32 (1924).
[1027] — Acta paediat. (Uppsala) **3**, 235 (1924).
[1028] Yudkin, S., S. S. Gellis and F. Lappen: Arch. Dis. Childh. **24**, 12 (1949).
[1029] Zander, J., u. K. Stolte: Klin. Wschr. **1953**, 317.
[1030] Zeisel, H., u. M. Pressler: Mschr. Kinderheilk. **101**, 151 (1953).
[1031] Zöllner, N.: Moderne Probl. Pädiat. **3**, 378 (1957).
[1032] Zweymüller, E., u. R. A. McCance: 57. Tagg Dtsch. Ges. Kinderheilk., Graz, 1958.

Pathologie I

[1033] Aballi, A. J.: Rev. cubana Pediat. **26**, 431 (1954).
[1034] Abderhalden, E.: Z. physik. Chem. **38**, 557 (1903).
[1035] Abrescia, N.: Riv. Anat. pat. **5**, 645 (1952).
[1036] Adam, A.: Jb. Kinderheilk. **116**, 8 (1927).
[1037] Ahvenainen, E. K., u. M. Hallman: Ann. Méd. intern. Fenn. **41**, 1 (1952).
[1038] Ahvenainen, E., B. Landtman Ann. Med. internat. Fenn. **43**, Suppl., 18 (1954).
[1039] Akerrón, Y.: Acta paediat. (Uppsala) **43**, 185 (1954).
[1040] Albers-Schönberg, H. E.: Münch. med. Wschr. **51**, 365 (1904).
[1041] Albright, F.: Bull. Johns Hopk. Hosp. **66**, 7 (1940).

[1042] Albright, F., F. J. Barttlerand A. P. Forbes: Trans. Ass. Amer. Phycns 62, 204 (1949).
[1043] — Trans. Ass. Amer. Phycns 62, 208 (1949).
[1044] Alm, I.: Acta paediat. (Uppsala) 42, Suppl. 94, 116 (1953).
[1045] Althoff, H., u. H. Werners: Acta haemat. (Basel) 18, 126 (1957).
[1046] Alvares de los Cobos, L.: Ann. Paediat. Fenn. 3, 118 (1957).
[1047] Amann, L.: Mschr. Kinderheilk. 107, 5 (1959).
[1048] Anders, H., u. E. Loeschke: Kinderärztl. Prax. 25, 349 (1957).
[1049] Anderson, G. W., G. Anderson, A. Ikaar and F. Sandler: Amer. J. Hyg. 55, 127 (1952).
[1050] Andrews, L. G.: Proc. roy. Soc. Med. 50, 329 (1957).
[1051] d'Antuono, G., e A. Cozza: G. Clin. med. 34, 881 (1953).
[1052] Apert, E.: Soc. méd. Gaz. Hôp. 1906, 1758.
[1053] Arakawa, C.: Tôkoku J. exp. Med. 63, 87 (1955).
[1054] Arden, F.: Med. J. Aust. 1957, 683.
[1055] Arena, C., e G. Boniser: Acta paediat. lat. (Parma) 10, 470 (1957).
[1056] Arias, I. M.: Bull. N.Y. Acad. Med. 35, 450 (1959).
[1057] Aron, A., u. N. Sosnitzky: Ann. paediat. (Basel) 188, 276 (1957).
[1058] Ashton, N.: Brit. J. Ophthal. 37, 513 (1953); — Trans. Amer. Acad. Ophthal. Otolaryng. 58, 51 (1954).
[1059] d'Avignon, M., u. R. Zetterström: Acta paediat. (Uppsala) 45, 170 (1956).
[1060] Aycock, W. L.: New Engl. J. Med. 235, 160 (1946).
[1061] Babini, B., J. Palesi u. C. Vannucchi: Minerva pediat. (Torino) 11, 316 (1959).
[1062] Bachmann, K. D.: Z. Kinderheilk. 73, 287 (1953).
[1063] — Z. Kinderheilk. 74, 133 (1954).
[1064] — Mschr. Kinderheilk. 107, 129 (1959).
[1065] Ballowitz, L.: Ergebn. inn. Med. Kinderheilk., N. F. 3, 538 (1952).
[1066] Bamatter, F.: Ergebn. inn. Med. Kinderheilk., N. F. 3, 652 (1952).
[1067] — Dtsch. med. Wschr. 1958, 932.
[1068] Barandum, S., H. J. Huser u. A. Hässig: Schweiz. med. Wschr. 1958, 78.
[1069] Barger, A. J.: Amer. J. Roentgenol. 80, 426 (1958).
[1070] Barnett, H. L., J. Vesterdal, H. McNamara and H. D. Lauson: J. clin. Invest. 31, 1069 (1952).
[1071] Barrett, B.: J. Amer. med. Ass. 164, 866 (1957).
[1072] Bartelheimer, H.: Med. Klin. 21, 624 (1951).
[1073] Baumann, W. A.: Pediatrics 24, 194 (1959).
[1074] Bayer, P.: Arch. franç. Pediat. 5, 1 (1948).
[1075] Beatty jr., E. C., and Ch. R. Hawes: J. Pediat. 46, 654.
[1076] Beavan, T. E. D.: Lancet 1944 I, 568.
[1077] Behrle, F. L., and N. W. Smull: Pediatrics 20, 601 (1957).
[1078] Bencze, B.: J. Kinderheilk. 256, 357 (1959).
[1079] Benjamin, H. R., H. H. Gordon and E. Marples: Amer. J. Dis. Child. 65, 412 (1943).
[1080] Benjamin, B., and J. L. Schulman: Amer. J. Dis. Child. 90, 392 (1955).
[1081] Bennholdt-Thomsen, C.: Z. Kinderheilk. 53 (1932).
[1082] Benz, B., O. Preisler u. K. Betke: Klin. Wschr. 1957, 1089.
[1083] Berfenstam, R., R. Jagenburg u. O. Melander: Acta paediat. (Uppsala) 44, 348 (1955).
[1083a] — — — Acta paediat. (Uppsala) 44, 348 (1955).
[1084] Berger, E.: Mod. Probl. Pädiat. 2, 213 (1957).
[1085] Berglund, G., u. R. Zetterström: Acta paediat. (Uppsala) 43, 368 (1954).
[1086] Berkenmeier, J.: Ther. d. Gegenw. 80, 164 (1939).
[1087] Bernfeld, W.: Mschr. Kinderheilk. 51, 1 (1931).
[1088] Bernheim, M.: Pédiatrie 9, 333 (1954).
[1089] Bernheim, M. R.: Pédiatrie 9, 333 (1954).
[1090] Beystadt, W.: Acta paediat. (Uppsala) 45, 211 (1956).
[1091] Bickel, H.: Acta paediat. (Uppsala) 42, Suppl., 90 (1952).
[1091a] — Thesis, Birmingham 1952.
[1092] — J. Gerrard and H. M. Hickmans: Lancet 1953 II, 812.
[1093] — — Acta paediat. (Uppsala) 43, 64 (1954).
[1093a] — Arch. Dis. Childh. 29, 224 (1954).
[1094] Biesalski, P.: Dtsch. med. Wschr. 1959, 1390.
[1095] Bille, B. S. V., u. B. Vahlquist: Acta paediat. (Uppsala) 44, 435 (1955).
[1096] Bischoff, G.: Kinderärztl. Prax. 26, 209 (1958).
[1097] Björklund, S.: Acta endocr. (Kbh.) 15, 25 (1954).
[1098] — Acta endocr. (Kbh.) 18, 133 (1955).

[1099] BODA, D.: Acta med. scand. **9**, 85 (1956).
[1100] — Acta med. scand. **9**, 97 (1956).
[1101] BOEHNKE, H.: Z. Kinderheilk. **75**, 365 (1954).
[1102] BOLCK, F., u. A. PEIPER: Mschr. Kinderheilk. **103**, 331 (1955).
[1103] BONNEVIE, K.: Erbarzt **2**, 145 (1935).
[1104] BORRONE, C.: Minerva paediat. (Torino) **11**, 1063 (1959).
[1105] BOTTURA, C. e C. BUSSI: Haematologica **43**, 73 (1958).
[1106] BOUND, J. P., and W. R. HACKETT: Arch. Dis. Childh. **28**, 104 (1953).
[1107] BOUND, J., and T. TELFER: Lancet **1956**, 720.
[1108] BÓZKOWA, K.: Pediat. pol. **32**, 1125 (1957); **31**, 1325 (1956).
[1109] — Čsl. Pediat. **13**, 956 (1958).
[1109a] BRADHAM, R. R.: Surgery **44**, 578 (1958).
[1109b] BRADÁC, O. R., PROCHÁZKOVÁ u. J. SEDLÁK: Pediat. Listy **9**, 229 (1959).
[1110] BRANTE, G.: Fette u. Seifen **53**, 457 (1951); — Scand. J. clin. Lab. Invest. **4**, 43 (1952).
[1110a] BRATUSCH-MARVAIN, A.: Arch. Kinderheilk. **87**, 81 (1929); 98, 62 (1933).
[1111] BRAUN, O., u. A. DEHNERT: Z. Kinderheilk. **68**, 57 (1950).
[1112] BRAUN, O. H.: Z. Hyg. Infekt.-Kr. **132**, 548 (1951).
[1113] — Ergebn. inn. Med. Kinderheilk., N. F. **4**, 52 (1953).
[1114] — H. SEELIGER u. N. WAGNER: Z. Kinderheilk. **75**, 50 (1954).
[1115] — H. SPECHT, O. LÜDERITZ u. O. WESTPHAL: Z. Hyg. Infekt.-Kr. **139**, 565 (1954).
[1116] — Die Epidemiologie der Säuglings-Enteritis. In: Säuglings-Enteritis. Stuttgart: Georg Thieme 1956.
[1117] BREMER, F. W.: Zbl. Nervenheilk. **95**, 1 (1926).
[1118] — Dtsch. Z. Nervenheilk. **99**, 104 (1929).
[1119] BRET, A. J., et C. L. COUPE: Presse méd. **1957**, 253.
[1120] BRETON, A., et O. DUBOIS: Pédiatrie **12**, 647 (1957).
[1121] BREUNING, M., u. F. FRITSCHE: Geburtsh. u. Frauenheilk. **14**, 1113 (1954).
[1122] BROWN, J. J. M.: Arch. Dis. Childh. **32**, 480 (1957).
[1123] BROWN, R. J. K.: Brit. med. J. **1959**, No 5119 404.
[1124] BRUCK, E., and D. H. WEINTRAUB: Amer. J. Dis. Child. **90**, 653 (1955).
[1125] BRUTON, C. O.: Pediatrics **9**, 722 (1952).
[1126] — Med. Ann. D. C. **22**, 648 (1953).
[1127] BUCHANAN, E. U., and G. M. KOMROWER: Arch. Dis. Childh. **33**, 532 (1958).
[1128] BUNDESEN, H. N.: J. Amer. med. Ass. **148**, 907 (1952).
[1129] BURCH, H.: J. clin. Invest. **36**, 1579 (1957).
[1130] BURDA, M.: Pediatria (Bucureşti) 8, 33 (1959).
[1131] BURGIO, G. R., e O. GIACALONE: Pediatria (Napoli) **63**, 630 (1955).
[1132] BURKE, E. C.: Mod. Probl. Pädiat. **3**, 314 (1958).
[1132a] BURKE, F. G.: Med. Ann. D. C. **27**, 176 (1958).
[1133] BURNARD, E. D., and K. W. CROSS: Brit. med. J. **1958**, No 5106, **1197**.
[1134] — Brit. med. J. **1959 I**, 34.
[1135] — Brit. med. J. **1959**, I 1495.
[1136] BURNS, L. E.: New Engl. J. med. **261**, 1318 (1959).
[1137] BUTLER, A. M.: New Engl. J. Med. **243**, 648 (1950).
[1138] CANTARUTTI, F., S. VOLPATO e P. SCARPA: Acta paediat. lat. (Parma) **10**, **484** (1957).
[1139] CARTER, R. E. B., C. E. DENT, D. I. FOWLER and CH. M. HARPER: Arch. Dis. Childh. **30**, 399 (1955).
[1140] CASCIO, G.: G. Mal. infett. **11**, 941 (1959).
[1141] CASMAN, E. P.: Publ. Hlth Serv. (Wash.) **73**, 599 (1958).
[1142] CASS, J. M.: Lancet **1941 I**, 346.
[1143] CATHALA, J.: Bull. Soc. méd. Hôp. Paris, XIV. s. **73**, 1056 (1957).
[1144] CHANDA, N. K.: Brit. med. J. **1958**, No 5082, 1263.
[1145] CHANOCK, R. B., B. ROIZMAN and R. MYERS: Amer. J. Hyg. **66**, 281 (1957).
[1146] — Ann. N.Y. Acad. Sci. **67**, 287 (1957).
[1147] CHAPTAL, J. P.: Sem. Hôp. Paris **1955**, 256.
[1148] — Sem. Hôp. Paris **1955**, 269.
[1149] — Arch. franç. Pédiat. **15**, 352 (1958).
[1150] CHILDS, B.: Proc. exp. Biol. (N.Y.) 81, 225 (1952).
[1151] CHOREMIS, K. B.: Z. Kinderheilk. **74**, 123 (1954).
[1151a] CHOREMIS, U. B.: Z. Kinderheilk. **74**, 333 (1954).
[1152] CHOREMIS, C., u. M. NESTORIDON: Acta paediat. (Uppsala) **43**, 219 (1954).
[1153] —, and D. NICOLOPOULOS: J. Pediat. **53**, 515 (1958).
[1154a] CHOWN, B., and M. LEWIS: Canad. med. Ass. J. **58**, 504 (1948).
[1154] — Canad. med. Ass. J. **78**, 252 (1958).

[*1155*] CLEIN, N. W.: Ann. Allergy **9**, 195 (1951).
[*1156*] CLIFFORD, ST. H.: J. Amer. med. Ass. **165**, 1363 (1957).
[*1156a*] CLIFFORD, S.: New Engl. J. Med. **237**, 969 (1947).
[*1157*] COCCHI, U.: Fortschr. Röntgenstr. **73**, 77 (1950).
[*1158*] CONRADI, E.: Jb. Kinderheilk. **80**, 86 (1914).
[*1159*] COOPER, M. C.: Amer. J. Dis. Child. **97**, 255 (1959).
[*1160*] CORBED, L., H. MALBRAIN et M. DE VISCHER: Acta paediat. belg. 8, 337 (1954).
[*1161*] CORCKER, A. C., and S. FARBER: Medicine (Baltimore) **37**, 1 (1958).
[*1162*] CORDA, R., e T. PRUNA: Ann. ital. Pediat. **12**, 136 (1959).
[*1163*] CORI, G. T.: Mod. Probl. Pädiat. **3**, 344 (1957).
[*1164*] COSSACK, G.: Z. Kinderheilk. **72**, 240 (1953).
[*1165*] — Z. Kinderheilk. **75**, 449 (1954/55).
[*1166*] COSSEL, L.: Zbl. allg. Path. path. Anat. **95**, 99 (1956).
[*1167*] COTTIER, H.: Schweiz. med. Wschr. **1957**, 39.
[*1168*] — Schweiz. med. Wschr. **1958**, 82.
[*1169*] COVENTRY, M. B., L. E. HARRIS e J. BONE: J. Bone Surg. Am. **41**, 815 (1959).
[*1170*] CRAIG, J. M., and B. H. LANDING: Arch. Path. (Chicago) **54**, 321 (1952).
[*1171*] CRAIG, J., u. M. S. FRASER: Ann. Paediat. Fenn. **3**, 143 (1957).
[*1172*] CRAIG, W. S.: Pediatrics **22**, 297 (1958).
[*1173*] CRAMER, R., u. E. ROSSI: Helv. paediat. Acta 8, 544 (1953).
[*1174*] CREVELD, S. VAN: Amer. J. Dis. Child. **38**, 912 (1929).
[*1175*] CRIGLER, J. F., and V. A. NAJJAR: Pediatrics **10**, 169 (1952).
[*1176*] CROME, L.: Arch. Dis. Childh. **27**, 468 (1952).
[*1177*] CROSS, K. W., J. P. M. TIZART and D. A. H. TOYTHAL: J. Physiol. (Lond.) **129**, 69 (1955).
[*1178*] — — — Acta paediat. (Uppsala) **46**, 265 (1957).
[*1179*] CROSSE, M., E. M. HICKMANS, B. E. HOWARTH and J. AUBREY: Arch. Dis. Childh. **29**, 178 (1954); **30**, 501 (1955).
[*1180*] CROSSE, M. V.: The premature baby, 4. edit. London: J. & A. Churchill 1957.
[*1181*] CUMMIUS, H.: In BRENNEMANNs Practice of pediatrics, vol. IV, chapt. 24, p. 1.
[*1182*] CURTIUS, F.: Nervenarzt **28**, 185 (1957).
[*1183*] CZERNY, A., u. A. KELLER: Des Kindes Ernährung, Ernährungsstörungen und Ernährungstherapie, Bd. 2, S. 103. Leipzig: Franz Deuticke 1924.
[*1184*] CZENKAR, B.: Virchows Arch. path. Anat. **331**, 696 (1958).
[*1185*] DAESCHNER, G. L.: Pediatrics **19**, 362 (1957).
[*1186*] DAHR, P., u. R. MANZ: Ärztl. Wschr. **3**, 289 (1948).
[*1187*] DALLDORF, G.: Klin. Wschr. **1958**, 347.
[*1188*] DANCIS, J., J. R. O'CONNELL and L. E. HOLT jr.: J. Pediat. **33**, 570 (1948).
[*1189*] — J. J. OSBORN and H. W. KUNZ: Pediatrics **12**, 151 (1953).
[*1190*] DANCIS, J. L. M., and R. G. WESTALL: Pediatrics **25**, 72 (1960).
[*1191*] DANIEL, W., u. L. SOMLOI: Wien. med. Wschr. **108**, 705 (1958).
[*1192*] DANLOS, H.: Bull. Soc. franç. Derm. Syph. **19**, 70 (1908).
[*1193*] DARLING, S. v., u. O. MORTENSEN: Acta paediat. (Uppsala) **43**, 337 (1954).
[*1194*] DAVID, G.: Gynéc. et Obstét. **57**, 362 (1958).
[*1195*] —, et F. INGRAND: Presse méd. **1958**, 630.
[*1196*] — Gynéc. et Obstet. **57**, 362 (1958).
[*1197*] DAVIES, W.: Arch. Dis. Childh. **33**, 265 (1958).
[*1198*] DEBRÉ, R.: Arch. Méd. Enf. **37**, 597 (1934).
[*1199*] DEGEN, E., u. R. DEGEN: Mschr. Kinderheilk. **106**, 320 (1958).
[*1199a*] DEKABAN, A., and R. BAIROK: J. Pediat. **55**, 563 (1955).
[*1200*] DELON, J., et F. SEGUIN: Maroc. méd. **35**, 433 (1956).
[*1201*] DENNISON, W. M.: Lancet **1955 II**, 474.
[*1202*] DENT, C. E., J. G. HEATHCOSE and G. E. JORON: J. clin. Invest. **33**, 1210 (1954).
[*1202*a] DESMOND, M. M.: J. Pediat. **55**, 131 (1959).
[*1203*] DIECKHOFF, J.: Z. Kinderheilk. **68**, 75 (1950).
[*1204*] —, u. R. KOCH: Ann. paediat. (Basel) **190**, 56 (1958).
[*1205*] DIECKMANN, B.: Ärztl. Wschr. **1957**, 910.
[*1206*] DIEMER, K., u. H. BERCHTELSHEIMER: Z. Kinderheilk. **82**, 147 (1959).
[*1207*] DIETEL, V., u. R. SCHMÖGER: Mschr. Kinderheilk. **101**, 433 (1953).
[*1208*] DITTRICH, J. K.: Z. Kinderheilk. **72**, 29 (1953).
[*1209*] — Z. Kinderheilk. **71**, 307 (1952).
[*1210*] — Z. Kinderheilk. **75**, 401 (1954/55).
[*1211*] —, u. L. WEINGÄRTNER: Mschr. Kinderheilk. **103**, 267 (1955).
[*1212*] — Z. Kinderheilk. **78**, 232 (1956).
[*1213*] — Z. Kinderheilk. **82**, 1 (1959).

[1214] Dodd, K., and S. Rapoport: Amer. J. Dis. Child. **78**, 537 (1949).
[1215] Doll, E., u. J. Wenner: Arch. Kinderheilk. **158**, 64 (1958).
[1216] Donnel, G. N.: IX. Internat. Kongr. für Kinderheilk., Montreal, 1959.
[1217] Dörfler, R.: Münch. med. Wschr. **1957**, 1664.
[1217a] Doermann, P.: New Engl. J. Med. **258**, 68 (1958).
[1218] Dost, F. H.: Folia haemat. (Lpz.) **71**, 322 (1953).
[1219] Douglas, J. W. B., and C. Mogford: Brit. med. J. **1953**, No 4813, 748.
[1220] Drillien, C. M.: Arch. Dis. Childh. **34**, 210 (1959).
[1221] — Arch. Dis. Childh. **33**, 10 (1958).
[1222] Droese, W., u. H. Stolley: Z. Kinderheilk. **77**, 582 (1956).
[1223] — Ann. paediat. (Basel) **178**, 121 (1952).
[1224] Duke Elder, St.: Brit. med. J. **1955**, 78.
[1225] Dumont, M.: Presse méd. **67**, 126 (1959).
[1226] Dunham, E. C.: Premature infants. A manual for Physicians. New York: P. B. Hoeber 1955.
[1227] — Amer. J. Dis. Child. **45**, 229 (1933).
[1228] Durant, P.: Minerva paediat. (Torino) **5**, 76 (1953).
[1229] — G. Primon y S. Garibizzo: Pediat. prát. (S. Paulo) **27**, 147 (1956).
[1230] Dutton, G. I.: Biochem. J. **71**, 141 (1959).
[1231] Dux, E.: Z. Kinderheilk. **84**, 118 (1960).
[1232] Duyck, E. M., u. C. L. V. Vink: Mod. Probl. Pädiat. **3**, 527 (1957).
[1233] Ebel, D., u. U. Keuth: Z. Kinderheilk. **82**, 59 (1959).
[1234] Ebensperger, J.: Rev. chil. Pediat. **24**, 440 (1953).
[1234a] Ebers, D. W., D. I. Smith and G. E. Gibbs: Pediatrics **18**, 800 (1956).
[1235] Eckoldt, U.: Kinderärztl. Prax. **23**, 77 (1955).
[1236] Eek, S., and H. Hagelstein: Lancet **1958 I**, 26.
[1237] Ehlers, E.: Derm. Wschr. **8**, 173 (1899).
[1238] Ehrengut, W.: Z. Kinderheilk. **74**, 141 (1954).
[1239] Eichenwald, H. F., A. Ababio, A. M. Arky and A. P. Hartmann: J. Amer. med. Ass. **166**, 1563 (1958).
[1240] Eigner, J.: Kinderärztl. Prax. **22**, 501 (1954).
[1241] Ek, J. I.: Acta paediat. (Uppsala) **47**, 302 (1957).
[1242] Ellis, R. W. B., and S. van Creveld: Arch. Dis. Childh. **15**, 65 (1940).
[1243] Emminger, E.: Dtsch. med. Wschr. **1955**, 1182.
[1244] Enell, H., u. M. Person: Acta paediat. (Uppsala) **47**, 279 (1958).
[1245] Engle, M. A.: Amer. J. Dis. Child. **89**, 316, 399 (1955).
[1246] Engleson, G., and P. Zetterquist: Arch. Dis. Childh. **32**, 193 (1957).
[1247] Eörsi, M.: Acta microbiol. Acad. Sci. hung. **4**, 201 (1957).
[1248] Erbslöh, F.: Klin. Wschr. **1947**, 622.
[1249] Ernster, L., L. Herlin and R. Zetterström: Pediatrics **20**, 647 (1957).
[1250] Eröss, A., K. Lörinczi u. M. Nemeth: Orv. Hetil. **1958**, 1403.
[1251] Ewerbeck, H., u. H. Braun: Z. Kinderheilk. **73**, 274 (1953).
[1252] — Mschr. Kinderheilk. **101**, 146 (1953).
[1253] —, u. E. Wiznerowicz: Z. Kinderheilk. **82**, 604 (1959).
[1254] Fanconi, G.: Jb. Kinderheilk. **147**, 299 (1936); — Helv. paediat. Acta **1**, 183 (1945).
[1255] — Schweiz. med. Wschr. **1941**, 255.
[1256] — 12. Congrès des Pédiatres de langue francaise, Paris, 1949.
[1257] —, Caldelari, E., H. Melano, R. Cramer: Helv. paediat. Acta **7**, 314 (1952).
[1258] Farquhar, J. W.: Arch. Dis. Childh. **31**, 203 (1956).
[1259] —, and H. Smith: Arch. Dis. Childh. **33**, 142 (1958).
[1260] Feinsberg, S. B., and A. R. Margulis: Amer. J. Roentgenol. **80**, 468 (1958).
[1261] Fellers, F. X., and R. Schwarz: A.M.A. J. Dis. Child. **96**, 476 (1958).
[1262] — — New Engl. J. Med. **259**, 1050 (1958).
[1263] Fendell, P.: Zbl. Gynäk. **77**, 1297 (1955).
[1264] Ferencz, P., u. K. Barb: Kinderärztl. Prax. **27**, 63 (1959).
[1265] Ferguson, A. W., and G. K. McGowan: Lancet **266 I**, No 6825, 1272 (1954).
[1266] Filko, O. de A.: J. Pediat. **20**, 586 (1955).
[1267] Fischer, W.: Zur heutigen Problematik der Lues bei Mutter und Kind. Stuttgart: Georg Thieme 1957.
[1268] Fittke, H.: Z. Kinderheilk. **63**, 510 (1943).
[1269] Flamm, H.: Die pränatalen Infektionen des Menschen. Stuttgart: Georg Thieme 1959.
[1270] Flanagan, C. J., and T. F. Mitoma: Amer. J. clin. Path. **29**, 337 (1958).
[1271] Foltynowicz-Mankowa, J.: Pediat. pol. **34**, 711 (1959).
[1272] Fontan, A., C. Lassere et P. Verger: Ann. Pédiat. **35**, 79 (1959).
[1273] Forfar, J. O.: Lancet **1956**, No 6930, 981

[1274] Forgásc, J.: Orv. Hetil. **1954**, 346.
[1275] Fraccaro, M., K. Kaijser et J. Lindsten: Lancet **1960**, No 7127, 724.
[1276] Franceschetti, A.: Bull. schweiz. Acad. med. Wiss. **1**, 60 (1944); — Acta ophthal. (Kbh.) **27**, 134 (1949).
[1277] — Confin. neurol. (Basel) **13**, 161 (1953).
[1278] François, J., et G. Verriest: Ann. Oculist. (Paris) **189**, 269 (1956).
[1279] Fraser, B.: Amer. J. Dis. Child. **92**, 494 (1956).
[1280] Fraser, D.: Amer. J. Med. **22**, 730 (1957).
[1281] Freeman, E. A., and J. H. Sheldon: Arch. Dis. Childh. **13**, 277 (1938).
[1282] Frenk, S.: Pediatrics **20**, 105 (1957).
[1283] Freund, W.: Ergebn. inn. Med. Kinderheilk. **6**, 333 (1910).
[1284] Freudenberg, E.: Ergebn. inn. Med. Kinderheilk., N.F. **10**, 481 (1958).
[1285] Fried, Ch. T., and W. L. Henley: Pediatrics **14**, 59 (1954).
[1286] Friedriszick, F. K.: Med. Klin. **54**, 1541 (1959).
[1287] Friedman, S., and R. Ash: J. Pediat. **52**, 635 (1958).
[1288] Friis-Hansen, B.: Acta paediat. (Uppsala) **46**, Suppl. 110, 1 (1957).
[1289] Froesch, E. R., A. Prader u. A. Labhart: Mod. Probl. Pädiat. **4**, 520 (1959).
[1290] Froewis, J., u. W. Plattner: Wien. klin. Wschr. **1956**, 645.
[1291] Fülling, G., u. O. Ernst: Z. Kinderheilk. **69**, 412 (1950).
[1292] Fujii, R.: Paediat. Univ. Tokyo 1958, No 61.
[1292a] Gale, A. S.: J. Amer. med. Ass. **170**, 1408 (1959).
[1293] Gallasch, E. H.: Mschr. Kinderheilk. **105**, 446 (1957).
[1294] Gaus, B.: Arch. Dis. Childh. **34**, 292 (1959).
[1295] Geisler, E., u. J. Ströder: Ann. paediat. (Basel) **191**, 147 (1958).
[1296] Gelderen, H. H. van: Acta paediat. (Uppsala) **48**, 169 (1959).
[1297] Gelderen, H. H. van: Ned. T. Geneesk. **103**, 211 (1959).
[1298] Gerbasi, M.: Minerva med. (Torino) **1954**, 1146.
[1299] Gerlini, F., e R. Vizioli: 25. Congr. ital. Pediatr. **2**, 281 (1957).
[1300] Gerlózy, F. B. Bence: Acta med. Acad. Sci hung. **12**, 1 (1958).
[1301] Giblett, E. R., J. E. Varda and C. A. Finsch: Pediatrics **17**, 37 (1956).
[1302] Giedion, A., u. J. J. Scheidegger: Helv. paediat. Acta **12**, 241 (1957).
[1303] Gierke, E. v.: Beitr. path. Anat. **82**, 497 (1929).
[1304] Giesswein, H.: Dtsch. Gesundh.-Wes. **12**, 841 (1957).
[1305] Ginsberg, H. S.: Amer. J. publ. Hlth **49**, 1480 (1959).
[1306] Gireaud, P., et J. Espinas: Sem. Hôp. Paris **34**, 1817 (1958).
[1307] Gitlin, D., u. C. A. Janeway: Progr. Haemat. **1**, 318 (1956).
[1308] Gittleman, I. F., E. Schmerzler and M. Saito: Pediatrics **18**, 721 (1956).
[1309] Glander, R., G. A. v. Harnack u. H. Lippelt: Dtsch. med. Wschr. **1956**, 1147.
[1310] Glanzmann, E.: Helv. paediat. Acta **5**, 401 (1950).
[1311] — In Fanconi-Wallgren, Lehrbuch der Pädiatrie, 4. Aufl. Stuttgart: Benno Schwabe & Co. 1956.
[1312] Glaser, K., A. H. Parmelee and E. B. Plattner: Pediatrics **5**, 130 (1950).
[1313] Gleiss, J.: Biologische und soziale Faktoren bei der Genese der Frühgeborenen. Beih. Arch. Kinderheilk. Nr 30 (1955).
[1314] Gluck, L., and W. A. Silverman: Pediatrics **20**, 951 (1957).
[1314a] Goebel, F.: Z. Kinderheilk. **34**, 94 (1923).
[1315] Goetz, O.: Z. Kinderheilk. **82**, 217 (1959).
[1316] Göhlen, D.: Diss. Köln 1960.
[1317] Goldschmidt, R.: Jb. Kinderheilk. **139**, 318 (1933).
[1318] Gomez, F.: Lancet **1956**, No 6934, 121.
[1319] — Pediatrics **20**, 101 (1957).
[1320] Gorten, M. K., S. H. Shear, M. Hodson and S. P. Bessman: Pediatrics **21**, 27 (1958).
[1321] Gött, H.: Z. Kinderheilk. **66**, 434 (1949).
[1322] — Z. Kinderheilk. **80**, 325 (1957/58).
[1323] Gramm, H.: In A. Peiper, Krankheiten des Neugeborenen. Leipzig: VEB Georg Thieme 1958.
[1324] Grant, J. C., and G. C. Arneil: Surgery **46**, 966 (1959).
[1325] Gregg, N.: Trans. ophthal. Soc. Aust. **3**, 35 (1941).
[1326] Greig, D. M.: Edinb. med. J. **31**, 560 (1924).
[1327] Grieble, H. G.: Amer. J. med. Sci **235**, 245 (1958).
[1328] Grob, M.: Lehrbuch der Kinderchirurgie, S. 314. Stuttgart: Georg Thieme 1957.
[1328a] — Z. Kinderheilk. **46**, 748 (1928).
[1329] Gross, H.: Wien. klin. Wschr. **70**, 483 (1958).
[1330] Gruber, E. A.: Geburtsh. u. Frauenheilk. **17**, 382 (1957).
[1331] Grumbach, R.: Rev. Prat. (Paris) **8**, 3685 (1958).

[1332] Grunhofer, P.: Mschr. Kinderheilk. **101**, 124 (1953).
[1333] Gruskay, F. L., and R. E. Cooke: Pediatrics **16**, 763 (1955).
[1334] Gschwind, R.: Ann. paediat. (Basel) **175**, 169 (1950).
[1335] Guerra, A. U. R., C. E. Escande, M. E. N. de Niny y G. Laguardia: Arch. Pediat. Uruguay **28**, 761 (1957).
[1336] Guilbert, V. W.: Amer. J. med. Sci. **227**, 672 (1954).
[1337] Haas, F.: Z. Kinderheilk. **51**, 400 (1931).
[1338] Haas, J.: Ann. paediat. (Basel) **167**, 320 (1946).
[1339] Haas, L.: Arch. Dis. Childh. **33**, 362 (1958).
[1340] Hagge, W.: Arch. Kinderheilk. **160**, 216 (1959).
[1341] Hallman, N., H. Täkka u. E. N. Ahvenainen: Ann. Paediat. Fenn. **1**, **34** (1954).
[1342] — Z. Kinderheilk. **76**, **413** (1955).
[1343] — Ann. Paediat. Fenn. **2**, *31*, 94 (1956).
[1344] —, and L. Hjelt: J. Pediat. **55**, 152 (1959).
[1345] Hamperl, H.: Klin. Wschr. **1952**, 820.
[1346] Hamrick, L. C.: J. Amer. med. Ass. **171**, 411 (1959).
[1347] Hancke, K., u. F. Roser: Kinderärztl. Prax. **26**, 63 (1958).
[1348] Hanhart, E.: Arch. Klaus-Stift. Vererb.-Forsch. **25**, 531 (1950).
[1349] — Zit. J. Oster, Mongolism. Kopenhagen 1953.
[1350] Hansen, J. D. L., and C. A. Smith: Pediatrics **12**, 99 (1953).
[1351] Harnack, G. A. v.: Mschr. Kinderheilk. **106**, **324** (1958).
[1352] Harnaes, Kr., and K. H. Torp: Arch. Dis. Childh. **29**, 199 (1954).
[1353] Harper, P. A., L. K. Fischer et R. V. Rider: J. Pediat. **55**, 679 (1959).
[1354] Harris, L. E.: Proc. Mayo Clin. **30**, 297 (1955).
[1355] Harris, R. C., J. F. Lucey and J. R. MacLean: Pediatrics **21**, 875 (1958).
[1356] Hartig, H.: Z. Kinderheilk. **68**, 32, 51 (1950).
[1357] Hartmann, H., u. E. Aring: Kinderärztl. Prax. **27**, 551 (1959).
[1358] Haupt, H.: Mschr. Kinderheilk. **104**, 1 (1956).
[1359] — In A. Peiper, Krankheiten der Neugeborenen. Leipzig: VEB Georg Thieme 1958.
[1360] — Dtsch. med. Wschr. **1960**, **474**.
[1361] Heald, F., and T. S. Wilder: J. Pediat. **34**, 325 (1949).
[1362] Heintzen, P., u. C. E. Petersen: Z. Kinderheilk. **83**, 200 (1959).
[1363] Helbig, G., u. H. Zeisel: Z. Kinderheilk. **78**, 71 (1956).
[1364] — Medizinische **1959**, 1248.
[1365] Hellman, L. M.: Amer. J. Obstet. Gynec. **56**, 861 (1948).
[1366] Hempel, H. Ch.: Dtsch. Gesundh.-Wes. **1952**, 1090.
[1367] Hennequet, A.: Rev. int. Hép. **5**, 1223 (1955).
[1368] Henserson, H., R. Mosher and N. M. Bittrich: Amer. J. Obstet. Gynec. **73**, 664 (1957).
[1369] *Herausgebermitteilung:* Dtsch. med. Wschr. **1958**, 593.
[1369a] Herpay, Z.: Mykosen **2**, 96 (1959).
[1370] Hess, J. H.: Pediatrics **11**, 425 (1953).
[1371] Hickmans, E. M., E. Finch and E. Tonks: Arch. Dis. Childh. **18**, 96 (1943).
[1372] Hill, E. E., and J. A. Williams: Arch. Dis. Childh. **34**, 178 (1959).
[1373] Hirayama, M., H. Kubota and R. Kono: Paediat. Univ. Tokyo **1958**, No 2, 58.
[1374] Hitzig, W. H.: Schweiz. med. Wschr. **1959**, 1249.
[1375] Hodes, H. L.: J. Pediat. **41**, 766 (1952).
[1376] Hoet, J. P.: Hormoner (Uppsala) **21**, 13 (1957).
[1377] Hoevels, O.: Kinderärztl. Prax. **23**, 552 (1953).
[1378] Hövels, O., u. A. Peters: Wissensch. Ausstellung, Tagg Dtsch. Ges. Kinderheilk., München 1959.
[1379] — O. G. Thilenius u. S. Kafczyk: Z. Kinderheilk. **63**, 508 (1960).
[1380] Hoffmann, K., u. H. U. Sauerbrei: Mschr. Kinderheilk. **104**, 211 (1956).
[1381] Holborow, C. A.: Arch. Dis. Childh. **33**, 210 (1958).
[1382] Holfeld, H.: Arch. Kinderheilk. **149**, 270 (1954).
[1383] Holler, G.: In Seitz-Amreich, Biologie und Pathologie des Weibes, Bd. VI. München u. Berlin: Urban & Schwarzenberg 1954.
[1384] Holmdahl, K.: Acta paediat. (Uppsala) **41**, 1 (1952).
[1385] Holowach, J., D. L. Thurston and B. Becker: J. Pediat. **50**, 689 (1957).
[1386] Holt, E.: Amer. J. Dis. Child. **9**, 213 (1915).
[1387] Holzel, A., G. M. Komrower and V. Schwarz: Amer. J. Med. **22**, 703 (1957).
[1388] — — — Mod. Probl. Pädiat. **3**, 359 (1958).
[1389] Hottinger, A., u. A. Giraldi: Schweiz. med. Wschr. **1958**, 587.
[1390] Horster, J. A.: Dtsch. med. Wschr. **1959**, 42.
[1391] Houlton, C. L.: Trans. ophthal. Soc. U. K. **74**, 519 (1956).

[1392] Hsia, D. Y. Y., and S. S. Gellis: Ann. hum. Genet. **22**, 80 (1957).
[1393] — W. Knox, K. V. Quinn and R. S. Paine: Pediatrics **21**, 178 (1958).
[1394] Hudermann, H.: Z. Kinderheilk. **73**, 589 (1953).
[1395] Hünermann, C.: Z. Kinderheilk. **51**, 1 (1931).
[1396] Hugh-Jones, K., and G. I. M. Ross: Arch. Dis. Child. **33**, 543 (1958).
[1397] Hungerland, H.: Mschr. Kinderheilk. **101**, 90 (1953).
[1398] — Wasser- und Mineralstoffwechsel in Säuglings-Enteritis. Stuttgart: Georg Thieme 1956.
[1399] Hutchinson, J. H., u. A. M. Macdonald: Acta paediat. (Uppsala) **40**, 371 (1951).
[1400] — Lancet **269 I**, No 6895, 844 (1955).
[1401] Ilgner, G.: Pathologische Anatomie der Säuglings-Enteritis in „Säuglings-Enteritis". Stuttgart: Georg Thieme 1956.
[1401a] Illig, R., u. A. Prader: Helv. paediat. Acta **14**, 431 (1959).
[1402] Illingworth, R. S., and E. Finch: Arch. Dis. Childh. **29**, 513 (1954).
[1403] Imperato, C.: Lattante **29**, 249 (1958).
[1404] — Minerva paediat. (Torino) **11**, 696 (1959).
[1405] Jacobs, P. A.: Lancet **1959 I**, No 7075, 710.
[1405a] Jäykkä, S.: Acta paediat. (Uppsala) **47**, 484 (1958).
[1406] Jakoby, Ch., u. I. Krause: Kinderärztl. Prax. **27**, 542 (1959).
[1407] James, U., and B. L. Coles: Arch. Dis. Childh. **27**, 265 (1952).
[1408] James, L. S., I. M. Weissbrot, C. E. Prince, D. A. Holiday and V. Apgar: J. Pediat. **52**, 379 (1958).
[1409] Jandricek, M., u. A. Mores: Acta paediat. (Uppsala) **44**, 293 (1955).
[1410] Jelin, G., R. Schmid and S. S. Gellis: Pediatrics **23**, 92 (1959).
[1411] Jenny, J., u. E. Gschwend: Geburtsh. u. Frauenheilk. **18**, 36 (1958).
[1412] Jensen, K. E., E. Minuse and W. W. Ackermann: J. Immunol. **75**, 71 (1955).
[1413] Jewett, Th. C.: Ann. Surg. **147**, 239 (1958).
[1414] Jirsová, V., M. Jirsa u. M. Jonosvský: Acta paediat. (Uppsala) **47**, 179 (1958).
[1415] Jones, D. M. M., and G. C. Pantin: J. clin. Path. **9**, 128 (1956).
[1416] Joppich, G., u. K. H. Schäfer: Dtsch. med. Wschr. **1955**, 73.
[1417] —, u. H. Wolf: Klin. Wschr. **1958**, 616.
[1418] Jorpes, J. E., J. H. Magnusson and A. Wretlind: Lancet **1946 II**, 228.
[1419] Joseph, M. C., and D. Parrot: Arch. Dis. Childh. **33**, 385 (1958).
[1420] Josephson, B., and C. Gyllenswärd: Scand. J. clin. Lab. Invest. **9**, 29 (1957).
[1421] Jundell, J.: Z. Kinderheilk. **8**, 235 (1913).
[1422] Kahn, W.: Z. Kinderheilk. **33**, 48 (1922).
[1422a] Kaiser, I. H., and R. C. Goodlin: Pediatrics **22**, 1097 (1958).
[1423] Karlberg, P., C. D. Cook, D. O'Brien, R. B. Cherry u. C. A. Smith: Acta paediat. (Uppsala) **43**, Suppl. 100, 397 (1954).
[1424] Kaufmann, F.: Acta path. microbiol. scand. **20**, 416 (1943).
[1425] — Enterobacteriaceae, 2. edit. Kopenhagen: Munskgaard 1954.
[1426] Kauffmann, F., u. F. Ørskov: In: Säuglings-Enteritis. Stuttgart: Georg Thieme 1956.
[1427] Kaufmann, E.: Untersuchungen über die sogenannte fetale Rachitis (Chondrodystrophie fetalis). Berlin 1892.
[1428] Keller, W.: Z. Kinderheilk. **62**, 714 (1941).
[1429] —, u. P. Biesalski: Z. Kinderheilk. **76**, 514 (1955).
[1430] — Mod. Probl. Pädiat. **2**, 41 (1957).
[1431] Kerpel-Fronius, E.: Ergebn. inn. Med. Kinderheilk. **62**, 919 (1942).
[1432] — F. Varga and K. Kun: Arch. Dis. Childh. **25**, 158 (1950).
[1433] — — J. Kovack u. K. Kun: Ann. paediat. (Basel) **176**, 11 (1951).
[1433a] — — K. Kun u. J. Vönoczky: Ann. paediat. (Basel) **177**, 1 (1951).
[1434] — — Ann. paediat. (Basel) **183**, 1 (1954).
[1435] — Mod. Probl. Pädiat. **2**, 146 (1957).
[1436] Kerr, J., and G. J. Scott: Arch. Dis. Childh. **29**, 543 (1954).
[1437] Keuth, U.: Z. Kinderheilk. **81**, 660 (1958).
[1438] — Z. Kinderheilk. **82**, 139 (1959).
[1439] — Z. Kinderheilk. **82**, 181 (1959).
[1440] —, u. A. Partener: Z. Kinderheilk. **83**, 195 (1959).
[1441] — Mschr. Kinderheilk. **107**, 353 (1959).
[1442] Kibrick, S., and K. Benirschke: Proc. Soc. exp. Biol. (N.Y.) **22**, 857 (1958).
[1443] Kienitz, M.: Fortschr. Med. **76**, 439 (1958).
[1444] — Mschr. Kinderheilk. **107**, 20 (1959).
[1445] — Arch. Kinderheilk. **160**, 133 (1959).
[1446] Kieser, W.: Z. menschl. Vererb.- u. Konstit.-Lehre **23**, 594 (1939).

[1447] KIESEWETTER, W. B., C. E. KOOP and J. D. FARQUAHR: Pediatrics **15**, 149 (1955).
[1448] KINNEAR, A. A.: Brit. med. J. **1956 I**, 1528.
[1449] KINSELL, L. W.: J. clin. Invest. **29**, 238 (1950).
[1450] KINTZEL, H. W.: Arch. Kinderheilk. **154**, 238 (1957).
[1451] KIRCHHOFF, H.: Dtsch. med. Wschr. **1958**, 912.
[1452 u. 1453] KJESSLER, A.: Acta obstet. gynec. scand. **34**, 1 (1955).
[1454] KLEIDAN, S. E.: Arch. Dis. Childh. **28**, 110 (1953).
[1455] KLEINBAUM, H.: Z. Kinderheilk. **79**, 465 (1957).
[1456] — Z. Kinderheilk. **80**, 232 (1957).
[1457] — Z. Kinderheilk. **81**, 158 (1958).
[1458] KLEINSCHMIDT, H.: Dtsch. med. Wschr. **1947**, 241.
[1459] KLINKE, K.: Dtsch. med. Wschr. **1957**, 1593.
[1460] — Kinderärztl. Prax. **26**, 157 (1958).
[1461] KLOOS, K., u. K. WULF: Zb.. Gynäk. **78**, 1693 (1956).
[1462] — G. MALORNY u. H. WULF: Verh. dtsch. Ges. Path. **41**, 180 (1957).
[1463] — Ärztl. Wschr. **1957**, 457.
[1464] KLUGE, R. L., R. S. WICKSMAN and TH. H. WELLER: Pediatrics **25**, 35 (1960).
[1465] KNOBLOCH, H., B. PASAMANICK: Amer. J. publ. Hlth **49**, 1164 (1959).
[1466] KNOX, A. W.: Proc. Soc. exp. Biol. (N.Y.) **73**, 520 (1950).
[1467] KOCH, C. A., and D. V. JONES: J. Pediat. **55**, 23 (1959).
[1468] KOCH, FR., U. SCHLAGELTER, H. E. SCHULZE u. G. SCHWICK: Z. Kinderheilk. **78**, 283 (1956).
[1469] —, u. E. WOKITTEL: Z. Kinderheilk. **83**, 688 (1959).
[1470] KÖDITZ, H. P.: Kinderärztl. Prax. **27**, 174 (1959).
[1471] KOEGEL, R.: Helv. paediat. Acta, Ser. C **11**, 283 (1956).
[1472] KÖHN, A.: Mschr. Kinderheilk. **107**, 322 (1959).
[1473] KÖLITZ, E., u. H. ZEISEL: Z. Kinderheilk. **73**, 389 (1953).
[1474] KÖNIG, H.: Ärztl. Forsch. **14** (I), 379 (1960).
[1475] KOSENOW, W., u. A. TREIBS: Z. Kinderheilk. **73**, 82 (1953).
[1476] KOSZEWSKI, B. J.: Schweiz. Z. Path. **12**, 41 (1949).
[1477] KÖTTGEN, U.: Mschr. Kinderheilk. **103**, 226 (1955).
[1478] KOVE, S., S. GOLDSTEIN and F. WROBLEWESKI: J. Amer. med. Ass. **168**, 860 (1958); — Pediatrics **20**, 590 (1956).
[1479] KOWARSKI, A.: Pediatrics **22**, 533 (1958).
[1480] KRAINICK, H. G., u. H. RICHARZ: Z. Kinderheilk. **69**, 262 (1951).
[1481] — — Z. Kinderheilk. **70**, 253 (1952).
[1482] — F. DEBATIN u. W. ZIERL: Dtsch. med. Wschr. **1955**, 1350.
[1483] KRAMER, I., and S. N. SHERRY: J. Pediat. **51**, 373 (1957).
[1484] KRAMER, J. R. H.: Lancet **1958 I**, 646.
[1485] KRETSCHMER, N., S. Z. LEVINE and H. MCNAMARA: Soc. for pediatr. Res., Buck Hill Falls Pa., May 7, 1956.
[1486] KREPLER, P., u. H. FLAMM: Ergebn. inn. Med. Kinderheilk., N.F. **7**, 64 (1956).
[1487] KROMME, L. DE, L. A. M. VAN DER SPEK u. H. ROTTINGHUIS: Ned. T. Geneesk. **37**, 3143 (1949).
[1488] KÜNZER, W.: Z. Kinderheilk. **66**, 135 (1949).
[1489] — Z. Kinderheilk. **66**, 323 (1949).
[1490] — Z. Kinderheilk. **74**, 652 (1954).
[1491] — Mschr. Kinderheilk. **107**, 110 (1959).
[1492] KÜSTER, F., u. H. KRINGS: Z. Kinderheilk. **67**, 503 (1950).
[1493] KULIN, L.: Ann. paediat. (Basel) **183**, 162, 270 (1954); **189**, 79 (1957).
[1494] KUNZ, H. W., M. W. CHENNG and E. L. PRATT: J. Pediat. **52**, 434 (1958).
[1495] KUTZIM, H.: Diss. Köln 1946.
[1496] LABRINAKOS, P.: Arch. franç. Pédiat. **10**, 714 (1953).
[1497] LACOMME, M.: Sem. Hôp. Paris **27**, 2940 (1951).
[1498] LADD, W. E.: Ann. Surg. **102**, 742 (1935).
[1499] LADSTÄTTER, L., u. H. MANKOPF: Kinderärztl. Prax. **27**, 233 (1959).
[1500] LAMBERS, K., u. H. RICHTER: Z. Kinderheilk. **78**, 60 (1956).
[1501] LAMY, J.: Metabolism **3**, 173 (1954).
[1502] LANDSTEINER, K., u. A. S. WIENER: Proc. Soc. exp. Biol. (N.Y.) **43**, 223 (1940).
[1503] LANG, K.: Ergebn. inn. Med. Kinderheilk., N. F. **6**, 78 (1955).
[1504] — Z. Kinderheilk. **76**, 28 (1955).
[1505] — K. KROPP u. CH. WEBER: Z. Kinderheilk. **80**, 311 (1957).
[1506] —, u. W. S. ELARDT: Z. Kinderheilk. **79**, 490 (1957).
[1507] LANGE, C. DE: Arch. Méd. Enf. **41**, 193 (1938).
[1508] LANTUÉJOUL, P.: Hôpital (Paris) **41**, 7 (1953).

[1509] LARROCHE, J. C.: Presse méd. **1956**, 1913.
[1509a] LASZLÓ, I. K.: Orv. Szle **4**, 277 (1958). [Ungarisch.]
[1510] LATNER, A. L., and E. D. BURNARD: Quart. J. Med. N. S. **19**, 285 (1950).
[1511] LAURENCE, J. Z., and R. C. MOON: Ophthal. Rev. **2**, 32 (1866).
[1512] LEIPOLD, W.: In Haut- und Geschlechtskrankheiten, Therapeutische Technik, herausgeg. von K. HANSEN u. K. BLOCH, 4. Aufl. Stuttgart: Springer 1956.
[1513] LELONG, M.: Sem. Hôp. Paris **27**, 2937 (1951).
[1514] — F. ALISON et LE TAN VINH: Rev. int. Hépat. **6**, 419 (1956).
[1515] LEMMINGSON, W., u. G. STARK: Geburtsh. u. Frauenheilk. **17**, 548 (1957).
[1516] LENGYEL, F.: Ann. paediat. (Basel) **188**, **330** (1957).
[1517] LEONE, A.: Ann. ital. Pediat. **11**, 271 (1958).
[1518] LESTRADET, H., et G. MARTIN: Rev. Prat. **9**, 939 (1959).
[1519] LEVINE, S. Z., H. H. GORDON and E. MARPLES: Science **90**, 620 (1939).
[1520] —, and H. H. GORDON: J. clin. Invest. **64**, 297 (1942).
[1521] —, u. M. DAUN: Ann. Paediat. Fenn. **3**, 185 (1957).
[1522] LEVY, J.: Ann. paediat. (Basel) **188**, 257 (1957).
[1523] LIGHT, J. S., and H. L. HODES: Amer. J. publ. Hlth **33**, 1451 (1943); — J. exp. Med. **90**, 113 (1949).
[1524] LIGHTWOOD, R.: Arch. Dis. Childh. **10**, 205 (1935).
[1525] —, and R. STAPLETON: Lancet **265 II**, No 6779, 255 (1953).
[1526] LIGNAC, G. O. E.: Dtsch. Arch. klin. Med. **145**, 139 (1924).
[1527] LIND, J., and G. T. HULTQUIST: Amer. Heart. J. **38**, 123 (1949).
[1528] LINNEWEH, F.: Mod. Probl. Pädiat. **4**, 162 (1959).
[1529] —, u. H. BICKEL: Klin. Wschr. **1959**, 963.
[1530] LIPPARD, V. W., O. M. SCHLOSS and P. A. JOHNSON: Amer. J. Dis. Childh. **51**, 562 (1936).
[1531] LOBDELL, D. H.: Arch. Path. (Chicago) **67**, 412 (1959).
[1532] LÖHR, H.: Mschr. Kinderheilk. **106**, 188 (1958).
[1533] LOMBARDO, G.: Rev. pediat. sizilian. **12**, 33 (1957).
[1534] LORENZ, CH.: Kinderärztl. Prax. **26**, 145 (1958).
[1535] LOTH, G.: Z. Kinderheilk. **72**, 42 (1952).
[1536] LOVE, W. G., u. B. TILLERY: Amer. J. Dis. Childh. **86**, 423 (1953).
[1537] LOWE, C. U., M. TERRY and E. A. MACLACHLAN: Amer. J. Dis. Child. **83**, 164 (1952).
[1538] LOWE, K. G.: Lancet **267 II**, No 6829, 101 (1954).
[1539] LOWREY, G. H., and J. L. WILSON: J. Pediat. **35**, 702 (1949).
[1540] LUKES, J.: Čsl. Pediat. **14**, 731 (1959).
[1541] LUNDSTRÖM, R.: Acta paediat. (Uppsala) **41**, 583 (1952).
[1542] MACDONALD, A. M., and P. MACARTUHR: Arch. Dis. Childh. **28**, 311 (1953).
[1543] MACKENZIE, D. Y., and C. I. WOOLF: Brit. med. J. **1959 I**, 90.
[1544] MAGNUSSON, J. H.: Acta paediat. (Uppsala) **32**, 599 (1945).
[1545] MANNSFELD, L., u. W. FISCHER: Kinderärztl. Prax. **1959**, 136.
[1546] MANSCHOT, W. A.: Ned. T. Geneesk. **1955**, 3838.
[1547] MARBY, C. C.: J. Pedait. **55**, 211 (1955).
[1548] MARFAN, B.: Bull. Soc. méd. Hôp. Paris **13**, 220 (1896).
[1549] MARGULIS, A. R., and S. B. FEINBERG: Radiology **69**, 354 (1957).
[1550] MARIE, P., et R. SAINTON: Bull. Soc. méd. Hôp. Paris **14**, 706 (1897).
[1551] MARTIN, W. J., D. R. NICHOLS and J. E. GERACI: Med. Ann. D. C. **23**, 419 (1954).
[1552] MARTIUS, G.: Dtsch. med. Wschr. **1958**, 1681.
[1552a] — Dtsch. med. Wschr. **1957**, 422.
[1553] MATSANIOTIS, N. S.: J. Pediat. **51**, 267 (1957).
[1554] MAYER, M.: Sem. Hôp. Paris **27**, 2943 (1951).
[1555] — Sem. Hôp. Paris **29**, 2118 (1953).
[1556] MAYER, J. B.: Z. Kinderheilk. **71**, 183 (1952).
[1557] — Kinderärztl. Prax. **22**, 536 (1954).
[1558] MAZZITELLO, W. F., and R. A. GOOD: Postgrad. Med. **20**, 95 (1956).
[1559] MCCANCE, R. A., A. B. MORRISON and C. E. DENT: Lancet **1955 I**, 131.
[1560] —, and E. M. WIDDOWSON: Arch. Dis. Childh. **30**, 405 (1955).
[1561] MEIGE, H.: Rev. neurol. **40**, 70 (1933).
[1562] MENGHI, P., e E. GRASSO: Minerva pediat. (Torino) **10**, 1035 (1958).
[1563] MENGER, W.: Z. Kinderheilk. **69**, 74 (1950/51).
[1564] MENKES, J. H.: Pediatrics **23**, 348 (1959).
[1565] MERDLER-PALTIN, K.: Z. Gynäk. **78**, 1713 (1956).
[1566] MERSKEY, C.: Brit. J. Haemat. **3**, 39 (1957).
[1567] MEYER, L. F.: Jb. Kinderheilk. **56**, 585 (1907).
[1568] MEYER, K. F.: New. Engl. J. Med. **249**, 765, 804, 845 (1953).
[1569] MIKULOWSKI, W.: Pediat. pol. **32**, 1153 (1957).

[1570] MILLER, H. C., and F. C. BEHRLE: Pediatrics **14**, 93 (1954).
[1571] —, and N. W. SMULL: Pediatrics **16**, 93 (1955).
[1572] — F. C. BEHRLE and N. W. SMULL: Pediatrics **19**, 387 (1957).
[1573] MILLER, G., A. B. MCCOORD, H. A. JOOS and S. W. CLAUSEN: Amer. J. Dis. Child. **84**, 637 (1952); — Pediatrics **13**, 412 (1954).
[1574] MILROY, W. F.: J. Amer. med. Ass. **91**, 1172 (1928).
[1575] MINK, R.: Strasbourg méd., N. S. **7**, 335 (1956).
[1576] MINKOWSKI, A.: Arch. franç. Pédiat. **12**, 271 (1951).
[1577] — Anoxia of newborn Symp. council. intern. organ of med. Sci. Oxford 1953.
[1578] MOEBIUS, G., L. MOEBIUS u. L. WEINGÄRTNER: Z. Kinderheilk. **80**, 615 (1957/58).
[1579] MOLLISON, P. L., A. E. MOURANT and R. R. RACE: Med. Res. Council Mem. No 19 (1948).
[1580] MONCKEBERG, F.: Rev. chil. Pediat. **27**, 93 (1956).
[1581] — Rev. chil. Pediat. **28**, 173 (1957).
[1582] MONCRIEFF, A., u. R. H. WILKINSON: Acta paediat. (Uppsala) **43**, 495 (1954).
[1582a] MONSTARDIER, G., et B. DURAND: Ann. Inst. Pasteur **88**, 515 (1955).
[1583] MONTGOMERY, R. D.: J. clin. Path. **11**, 114 (1958).
[1584] MOORE, J. B.: Surgery **42**, 484 (1957).
[1585] MOORE, T. C., J. ST. BATTERSBY, M. W. ROGGENKAMP and J. A. CAMPBELL: Surg. Gynec. Obstet. **104**, 675 (1957).
[1586] MORALES, S., A. W. CHUNG, J. M. LEWIS, A. MESSINA and L. E. HOLT: Pediatrics **6**, 86, 644 (1950).
[1587] —, and L. E. HOLT: Pediatrics **6**, 644 (1953).
[1588] MORGAN, H. G.: Lancet **1956 I**, 925.
[1589] MORTENSEN, O., u. G. SØNDERGAARD: Acta paediat. (Uppsala) **44**, 155 (1955).
[1590] — Acta obstet. gynec. scand. **38**, 352 (1959).
[1591] MOSER, E.: Ann. paediat. (Basel) **178**, 1 (1952).
[1592] MOSER, L.: Z. Kinderheilk. **81**, 152 (1958).
[1593] MOZZICONACCI, P., A. HERRAULT, C. ATTAL, P. GIRARD et K. LESTRADET: Rev. franç. Et. clin. biol. **4**, 255 (1959).
[1594] MÜLLER, F.: Arch. Kinderheilk. **154**, 153 (1956).
[1595] MÜLLER, H. A.: Dtsch. med. Wschr. **1952**, 1225.
[1596] — Mschr. Kinderheilk. **101**, 112 (1954).
[1597] MUNDT, G., u. R. PAPST: Kinderärztl. Prax. **23**, 69 (1955).
[1598] MURANO, G.: Arch. franç. Pédiat. **16**, 861 (1959).
[1599] MYERS, R. L., A. H. BAGGENSTOSS, G. B. LOGAN and G. HALLENBECK: Pediatrics **18**, 767 (1956).
[1600] NASSAN, E., A. ARON u. R. STRAUSS: Ann. paediat. (Basel) **191**, 193 (1958).
[1601] NASSI, I., u. A. VARGA: Ann. Paediat. Fenn. **3**, 302 (1957).
[1602] NEIMEIER, R.: Ann. paediat. (Basel) **191** (1958).
[1603] NESTEL, J. P., and L. NESTEL: Med. J. Aust. **1957**, 909.
[1604] NETTER, E.: J. Immunol. **76**, 377 (1956).
[1605] NEWNS, G. H., and K. R. NORTON: Lancet **1958 II**, No 7057, 1138.
[1606] NITSCH, U.: Dtsch. med. Wschr. **1947**, 244.
[1607] NITSCH, K.: Z. Kinderheilk. **76**, 609 (1955).
[1608] NOACK, H., u. G. OPITZ: Zbl. Gynäk. **76**, 1009 (1954).
[1609] NONNE, M.: Virchows Arch. path. Anat. **125**, 189 (1891).
[1610] NORIS, H.: Mschr. Kinderheilk. **108**, 59 (1960).
[1611] NORVAL, M. A.: J. Pediat. **36**, 177 (1950).
[1612] OCKLITZ, H. W., u. E. F. SCHMIDT: Die Bedeutung pathogener Colistämme (Dyspepsiecoli) für die akuten Durchfallserkrankungen des Säuglings. Beih. Arch. Kinderheilk. Nr. 18 (1954).
[1613] —, u. B. REINMUTH: Z. Kinderheilk. **82**, 321 (1959).
[1614 u. 1615] ODELL, G. B.: J. Pediat. **55**, 268 (1959).
[1616] OEHME, J.: Lues connata. Bd. 1, Abh. Kinderheilk. Leipzig: VEB Georg Thieme 1956.
[1617] — Klin. Wschr. **1958**, 869.
[1618] OHM, H.: Arch. Kinderheilk. **161**, 77 (1960).
[1619] OLLIER, L.: Bull. Soc. chir. (Lyon) **3**, 23 (1889).
[1620] OLOW, I., u. C. PAULSEN: Acta paediat. (Uppsala) **47**, 76 (1958).
[1621] OPPE, T. E., and I. E. GIBBS: Arch. Dis. Childh. **34**, 125 (1959).
[1622] OSLER, M., u. J. PEDERSEN: Acta endocr. (Kbh.) **29**, 458, 467 (1958).
[1623] OTTO, F. M. G.: Z. Kinderheilk. **73**, 240 (1953).
[1623a] OWENS, W. L., and E. U. OWENS: Amer. J. Ophthal. **32**, 1 (1949).
[1624] PACI, A., e L. PARDELLI: Acta paediat. (Parma) **10**, 829 (1957).
[1625] PAGÈS, P., et J. CHAPTAL: Arch. franç. Pédiat. **11**, 232 (1954).

[1626] Du Pan, M., J. J. Scheidegger, E. Pongratz et H. Roulet: Arch. franç. Pédiat. **12**, 233 (1955).
[1627] —, et M. Neyroud: Sem. Hôp. Paris **1956**, **1444**.
[1628] Panos, T. C.: J. Amer. med. Ass. **161**, 1475 (1956).
[1629] Parkes, R.: Brit. med. J. **1958**, 973.
[1630] Parrot, J.: Les malformations achondroplasiques: Soc. anthrop (Paris) 1878.
[1631] Passow, A.: Arch. Augenheilk. **107**, 1 (1943).
[1632] Passweg, E.: Ann. paediat. (Basel) **175**, 135 (1950).
[1633] Pauli, M.: Kinderärztl. Prax. **1958**, 1.
[1634] Payne, W. W.: Pediatrics **12**, 628 (1953).
[1635] Pearse, A. G. E., and C. R. McPherson: J. Path. Bact. **57**, 69 (1958).
[1636] Pearson, H. E.: Amer. J. Obstet. Gynec. **73**, 804 (1957).
[1637] Peddie, S. C.: N.Z. med. J. **56**, 404 (1957).
[1638] Pedowitz, P., and E. L. Shlevin: Obstet. and Gynec. **9**, 524 (1957).
[1639] Peiper, A.: Jb. Kinderheilk. **113**, 87 (1926).
[1640] —, u. H. Thomas: Ärztl. Wschr. **1957**, 103.
[1641] Pellegrini, U., e L. Leonardi: Lattante **23**, 71 (1952).
[1642] Pew, W. L.: J. Pediat. **49**, 570 (1956).
[1643] Pfaundler, M. v.: Handbuch der Kinderkrankheiten von Pfaundler-Schlossmann, 4. Aufl., Bd. 1, S. 637. 1931.
[1644] — Z. Kinderheilk. **62**, 351 (1941).
[1645] Philipp, E.: Verh. dtsch. Ges. Path. **1956**, 40.
[1646] Phillips, K. P.: Amer. J. Obstet. Gynec. **77**, 113 (1959).
[1647] Pierce, M., E. Rigor and A. Luken: J. Obstet. Gynec. **75**, 357 (1958).
[1648] Pincus, J. B., I. F. Gittleman, M. Saito and A. E. Sobel: Pediatrics **18**, 39 (1956).
[1649] Platon, R. V., J. H. Rohrer u. E. Allen: Acta paediat. (Uppsala) Suppl. **43**, 526 (1954).
[1650] Platz, A.: Amer. J. Ophthal. **36**, 1511 (1953).
[1651] Plettenberg, W., u. H. O. Sauerbrei: Arch. Kinderheilk. **151**, 133 (1955).
[1652] Pliess, G.: Frankfurt. Z. Path. **68**, 565 (1957).
[1653] Plotkin, St. A.: J. Pediat. **52**, 42 (1958).
[1654] Plückthun, H., u. K. Schreier: Kinderärztl. Prax. **18**, 508 (1950).
[1655] Polayes, S. H., and B. Cramer: J. Pediat. **2**, 482 (1933).
[1656] Polleri, J. O., A. L. Matteo, A. L. Petruccelli u. N. Toledo: Ann. Paediat. Fenn. **3**, 727 (1957).
[1657] Poluschev, F. N.: Akus. i Ginek. **33**, 45 (1957).
[1658] Popa, M., u. M. Bilca: Psichiat. Neurochir. (Bucureşti) **3**, 447 (1958).
[1659] Popper, H., and F. Schaffner: Arch. intern. med. **94**, 785 (1954).
[1660] Porter, A.: New Engl. J. med. **254**, 694 (1956).
[1661] Püschel, E.: Mschr. Kinderheilk. **106**, 45 (1958).
[1662] Puskas, G., u. L. Nagy: Orv. Szle **4**, 150 (1958).
[1663] Prystowsky, H.: Bull. Johns Hosp. **101**, 48 (1957).
[1664] Quilligan, J. J., and J. L. Wilson: J. Lab. clin. Med. **38**, 742 (1951).
[1665] Rademacher, M.: Kinderärztl. Prax. **23**, 298 (1955).
[1666] Raimondo, N., and E. Lev: Bull. Ocul. **34**, 361 (1955).
[1667] Ramos, R., W. Oppenheimer u. L. Domingo: Zit. [910] Hungerland.
[1668] Ramos-Alvarez, M.: Ann. N.Y. Acad. Sci. **67**, 326 (1957).
[1669] —, and A. B. Sabin: J. Amer. med. Ass. **167**, 147 (1958).
[1670] Rapmund, G.: New Engl. J. med. **260**, 819 (1959).
[1671] Rathburn, J. C.: Amer. J. Dis. Child. **75**, 822 (1948).
[1672] Reece, A. B., and J. C. Cocke: Amer. J. Ophthal. **35**, 1407 (1952).
[1673] Rehbein, F.: Arch. Kinderheilk. **152**, 221 (1956).
[1674] Reichelderfer, Th. E.: Pediatrics **18**, 918 (1956).
[1675] Reimold, E.: Kinderärztl. Prax. **27**, 1 (1959).
[1676] Reiss, H. J.: Jb. inn. Med. **6**, 451 (1951).
[1676a] *Report* of Sixteenth M. and R. Pediatric. Res. Conf. 1955, M. and R. Laboratories Columbus 16 Ohio.
[1677] Revenholt, R. T., Pr. Wright and M. Mulkern: New Engl. J. Med. **257**, 789 (1957).
[1678] Rhaney, K., and R. G. Mitchell: Lancet **1956 I**, 1028.
[1679] Richard, J., V. Chevalier, R. Capelle et E. Cavrot: Arch. franç. Pédiat. **14**, 563 (1957).
[1680] Richter, H.: Zbl. Gynäk. **79**, 219 (1957).
[1681] Richter, W.: Berl. Med. **9**, 399 (1958).
[1682] Rickard, H. J.: J. Amer. med. Ass. **159**, 754 (1955).
[1683] Rindge, M. E.: New Engl. J. Med. **256**, 281 (1957).

[1684] Rintelen, Fr.: Schweiz. med. Wschr. **1959**, 427.
[1685] Robert, B.: Zit. Braun [1116].
[1686] Roberts, K. E., and M. G. Magida: A.M.A. Arch. intern. Med. **74**, 509 (1954).
[1687] Rogers, K. B.: J. Hyg. (Lond.) **49**, 140 (1951).
[1688] Rominger, E.: Mschr. Kinderheilk. **101**, 138 (1953).
[1689] Rosa, P.: Gynéc. et Obstét. **60**, 463 (1951).
[1690] Rossi, E.: Helv. paediat. Acta **2**, 82 (1947).
[1691] Rossi, R., e M. Acocella: G. Mal. infett. **9**, 383 (1957).
[1692] Rossier, A.: Sem. Hôp. Paris **1951**, 2952.
[1693] — Sem. Hôp. Paris **1953**, 1803.
[1694] — Presse méd. **1958**, 535.
[1695] Röpke, G.: Z. Kinderheilk. **73**, 601 (1953).
[1696] Rössler, H.: Neue öst. Z. Kinderheilk. **3**, 301 (1958).
[1697] Rubin, M. I., and D. H. Weintraub: Amer. J. Dis. Child. **92**, 513 (1956).
[1697a] Rubinstein, H.: J. Pediat. **35**, 210 (1949).
[1698] Russo, P. E., and G. C. Goin: Amer. J. Roentgenol. **80**, 440 (1958).
[1699] Russo, G.: Minerva pediat. (Torino) **9**, 382 (1957).
[1700] Ryzhova, G. E.: Pediatrija **37**, 60 (1959).
[1701] Sacrez, R.: Pédiatrie **41**, 599 (1952).
[1702] Sager, C. A., u. M. Raida: Ann. paediat. (Basel) **190**, 18 (1958).
[1703] Saito, M., I. F. Gittleman, J. B. Pincus and A. E. Sobel: Pediatrics **17**, 657 (1956).
[1704] Salazar de Sousa, C.: Arch. Pediat. (Barcelona) **6**, 565 (1956).
[1705] — Pediat. int. (Roma) **9**, 167 (1959).
[1706] Salt, H. B., C. A. C. Ross and J. W. Gerrard: Lancet **1955 I**, 1177.
[1707] Sanford, H. N., and J. Shmigelsky: J. Pediat. **26**, 149 (1945).
[1708] Sato, Y.: Tôhoku J. exp. Med. **63**, 93 (1955).
[1709] — Tôhoku J. exp. Med. **64**, 209 (1956).
[1710] — Tôhoku J. exp. Med. **64**, 217 (1956).
[1711] Sano, T. I. Nakagawa et T. Ando: Yokohama med. Bull. **4**, 199 (1953).
[1712] Sauerbrei, H. U.: Mschr. Kinderheilk. **98**, 375 (1950).
[1713] — Z. Kinderheilk. **70**, 60 (1951).
[1714] Sauthoff, R.: Arch. Kinderheilk. **159**, 67 (1959).
[1715] Scarzella, M.: Minerva pediat. (Torino) **10**, 941 (1958).
[1716] Schaefer, R.: Münch. med. Wschr. **1959**, 740.
[1717] Schäfer, K. H., u. K. Fischer: Ann. Paediat. Fenn. **3**, 249 (1957).
[1718] Schaper, G.: Z. Kinderheilk. **70**, 504 (1951).
[1719] Schendel, H. E., and J. D. L. Hansen: Metabolism **7**, 731 (1958).
[1720] Scheutauer, G.: Allg. Wien. med. Z. **16**, 293 (1841).
[1721] Schick, B., and J. W. Greenbaum: J. Pediat. **27**, 241 (1945).
[1722] Schlesinger, B. E., W. Payne and J. Black: Quart. J. Med. **24**, 33 (1955).
[1723] — N. R. Butler and J. A. Black: Brit. med. J. **1956**, No 4959, 127.
[1724] Schmidt, E. F.: Die Salmonella- und Shigella-Enteritis in „Säuglings-Enteritis". Stuttgart: Georg Thieme 1956.
[1725] Schmidt, H.: Z. Kinderheilk. **82**, 30 (1959).
[1726] Schmidtmann, M.: Dtsch. med. Wschr. **1958**, 173.
[1727] Schmidt-Rohr, H.: Z. Kinderheilk. **72**, 399 (1953).
[1728] Schmitz, H. R.: Erbtypen und Formen bei Brachydaktylie. Arch. Klaus-Stift. Vererb.-Forsch. **18**, 361 (1943).
[1729] Schmöger, R.: Ärztl. Wschr. **1957**, 103.
[1730] Schneegans, E., et A. Harscher: Pédiatrie **6**, 677 (1951).
[1731] Schreier, K.: Z. Kinderheilk. **67**, 227 (1949/50).
[1732] — Z. Kinderheilk. **66**, 415 (1949).
[1733] — Klin. Wschr. **1953**, 729.
[1734] — J. Pediat. **46**, 86 (1955).
[1735] — Eiweiß- und Kohlehydratstoffwechsel bei Enteritis in „Säuglings-Enteritis". Stuttgart: Georg Thieme 1956.
[1736] — Mod. Probl. Pädiat. **3**, 292 (1958).
[1737] Schubert, W., u. Kl. Kleint: Arch. Kinderheilk. **156**, 61 (1958).
[1738] — Virchows Arch. path. Anat. **330**, 818 (1957).
[1739] Schürer, W.: Ann. paediat. (Basel) **167**, 320 (1946).
[1740] Schulman, J., and Ch. Smith: Amer. J. Dis. Child. 88, 567, 575 (1954).
[1741] Schulthess-Sallmann, B. v.: Helv. med. Acta **25**, 601 (1958).
[1742] Schultze-Jena, B. S., u. G. Schaper: Z. Kinderheilk. **80**, 267 (1957).
[1743] Schutt, W. H.: Arch. Dis. Childh. **34**, 202 (1959).
[1744] Schwabacher, H.: Lancet **1958**, No 7049, 709.

[1745] SCHWALBE, E.: Allgemeine Mißbildungslehre. Leipzig: Gustav Fischer 1906.
[1746] SCHWARZ, O., and H. FINK: J. Pediat. **48**, 334 (1956).
[1747] SCHWARZ, V., A. HOLZEL and G. M. KOMROWER: Lancet **1958 I**, 24.
[1748] SCOTT, J. S., and J. K. WILSON: Lancet **1957 II**, 569.
[1749] SCOTT, R. B., W. WILKINS and A. KESSLER: Pediatrics **13**, 447 (1954).
[1750] SEIFERT, G., u. J. OEHME: Pathologie und Klinik der Cytomegalie. Leipzig: Georg Thieme 1957.
[1751] — Das AB-Zellsystem des Pankreas. In: Die Physiologie der Entwicklung, herausgeg. von F. LINNEWEH. Berlin-Göttingen-Heidelberg: Springer 1959.
[1752] SELBERG, W.: Dtsch. med. Wschr. **1952**, 1020.
[1753] SERAPHIN, R.: Z. Kinderheilk. **75**, 664 (1955).
[1754] SERENI, F., and H. MCNAMANA: Pediatrics **15**, 575 (1955).
[1755] SHAFFER, T. E., R. F. SYLVESTER jr., N. J. BALDWIN and M. S. RHEINS: Amer. J. publ. Hlth **47**, 990 (1957).
[1756] SHELOKOW, A., and L. WEINSTEIN: J. Pediat. **38**, 80 (1951).
[1757] SIEGEL, M., and M. GREENBERG: New Engl. J. Med. **253**, 841 (1955).
[1758] SILVER, H. K., PH. J. KUFFMAN and J. A. NAKASHIMA: A.M.A. J. Dis. Child. **96**, 268 (1958).
[1759] SIMCO, I.: Ann. paediat. (Basel) **189**, 1 (1957).
[1760] SIMON, H.: Verh. dtsch. Ges. Path. **1956**, 224.
[1761] SIMPSON, W. J.: Amer. J. Obstet. Gynec. **73**, 808 (1957).
[1762] SISSON, R. C., K. E. WAHLEN and A. TELEK: Pediatrics **21**, 81 (1958).
[1763] SJÖSTEDT, S., and G. ROOTH: Arch. Dis. Childh. **32**, 397 (1957).
[1764] SLONE, D.: Med. Proc. **4**, 265 (1958).
[1765] SMETANA, H. F., and F. B. JOHNSON: Amer. J. Path. **31**, 747 (1955).
[1766] SMITH, L. H., u. G. E. SCHREINER: Dtsch. med. Wschr. **1955**, 235.
[1767] SMITH, H. L., and A. M. HAND: Pediatrics **21**, 198 (1958).
[1768] SMITH, C. A., S. YUDKIN, W. YOUNG, A. MINKOWSKI and M. CUSHMAN: Pediatrics **3**, 34 (1949).
[1769] — J. Dis. Child. **82**, 171 (1951).
[1770] SMITH, R. T., E. S. PLATON and R. A. GOVEL: Pediatrics **17**, 549 (1956).
[1771] SMITH, CL. A.: Ann. Paediat. Fenn. **3**, 261 (1957).
[1772] SÖDERKJELM, L.: Infant metabolism the McMillan Comp. New York 1956, p. 388.
[1773] SOMERS, KR.: Arch. Dis. Childh. **32**, 220 (1957).
[1774] SOUCHON, F.: Z. ges. exp. Med. **118**, 219 (1952).
[1775] —, u. G. GRUNAU: Arch. Kinderheilk. **144**, 143 (1952).
[1776] SPARTA, D.: Acta paediat. lat. (Parma) **11**, 637 (1958).
[1777] SPEISER, P.: Klin. Med. **14**, Beih. 1 (1959).
[1778] SPRENGEL, O. K.: Langenbecks Arch. klin. Chir. **4**, 304 (1863).
[1779] STAPLETON, TH., u. W. B. MACDONALD: Mschr. Kinderheilk. **106**, 175 (1958).
[1780] STAPLETON, I., W. B. MACDONALD and R. LIGHTWOOD: Amer. J. clin. Nutr. **5**, 533 (1957).
[1781] STARCK, D.: Embryologie. Stuttgart: Georg Thieme 1955.
[1781a] STEEDE, F., and H. W. SMITH: Brit. med. J. **1954**, No 4887, 576.
[1782] STEMPFEL, R., u. R. ZETTERSTRÖM: Acta paediat. (Uppsala) **43**, 587 (1954).
[1783] STENGER, K.: Mschr. Kinderheilk. **96**, 355 (1949); — Z. Kinderheilk. **67**, 639 (1950); — Mschr. Kinderheilk. **104**, 259 (1956).
[1784] —, u. H. WOLF: Mschr. Kinderheilk. **108**, 98 (1960).
[1785] STERN, K., J. DAVIDSON and A. BUZNITZKY: J. Lab. clin. Med. **50**, 550 (1957).
[1786] STICH, W.: Mod. Probl. Pädiat. **3**, 139 (1957).
[1787] STIRLACCI, J. R.: J. Pediat. **46**, 581 (1955).
[1788] STOWENS, D.: Amer. J. Gastroent. **33**, 294 (1960).
[1789] STRÖDER, J., u. W. SCHOLTZ: Z. Kinderheilk. **70**, 63 (1951).
[1790] —, u. H. ZEISEL: Z. Kinderheilk. **75**, 84 (1954/55).
[1791] — W. KÜNZER u. G. MÜLKE: Klin. Wschr. **1957**, 857.
[1792] STUR, O., u. E. ZWEYMÜLLER: Wien. klin. Wschr. **1958**, 734.
[1793] SWOBODA, W.: Mod. Probl. Pädiat. **3**, 462 (1957).
[1794] SWYNGEDAUW, P., M. DELECOUR et G. FONTAINE: Congr. Intern. Gynéc. Obstet. 1954, p. 1114.
[1795] SYDOW, G. v.: Acta paediat. (Uppsala) **33**, Suppl. 2 (1946).
[1796] SZEKELY, K., u. J. KECSKES: Ann. paediat. (Basel) **188**, 339 (1957).
[1797] SZEWCZYK, TH. S.: Amer. J. Ophthal. **35**, 301 (1952).
[1798] TANINO, J., M. STEINER and B. BENJAMIN: J. Pediat. **54**, 793 (1959).
[1799] TARANTOLA, D.: Lattante **29**, 208 (1958).
[1799a] TAYLOR, R.: Amer. J. Dis. Child. **14**, 233 (1917).

[1800] Teggia, L.: Aggiorn. pediat. **9**, 109 (1958).
[1801] Telo, W.: Acta gastro-ent. belg. **15**, 659 (1952).
[1801a] Terry, T. L.: Amer. J. Ophthal. **25**, 1409 (1942).
[1802] Thalhammer, O.: Ann. paediat. (Basel) **181**, 257 (1953).
[1803] — Wien. med. Wschr. **109**, 576 (1959).
[1804] Thomas, J., F. Legler u. E. Leuxner: Arch. Gynäk. **182**, 707 (1953).
[1805] Thomsen, O., u. U. Nettel: Z. Immun.-Forsch. **63**, 67 (1929).
[1806] Thurau, R.: 33. Beih. Arch. Kinderheilk. 1956.
[1807] Tidwell, H. C., L. E. Holt, H. L. Farrow and S. Neale: J. Pediat. **6**, 481 (1935).
[1808] Tobler, W.: Ann. Nestle **3**, 3 (1953).
[1809] Tobler, R., u. H. Cottier: Helv. paediat. Acta **13**, 313 (1958).
[1810] — Helv. paediat. Acta **13**, 339 (1958).
[1811] Tönz, O.: Helv. paediat. Acta **13**, 88 (1958).
[1812] Tomaszewski, K., u. T. Zalewski: Pediat. pol. **33**, 523 (1958).
[1813] Toni, G. de: Acta paediat. (Uppsala) **16**, 479 (1935).
[1814] Toth, L., u. A. Vörös: Mschr. Kinderheilk. **106**, 251 (1958).
[1815] Travassos, J.: Ann. Microbiol. (Milano) **2**, 83 (1952/53).
[1816] Turner, J. W.: J. Amer. med. Ass. **100**, 882 (1933).
[1817] Turner, E. K.: Med. J. Aust. **1954 II**, 860.
[1818] Uehlinger, E.: Schweiz. Z. allg. Path. **20**, 754 (1957).
[1819] Uhlig, H.: Z. Kinderheilk. **79**, 616 (1957).
[1820] Ule, G.: Virchows Arch. path. Anat. **332**, 204 (1959).
[1821] Ullrich, O.: Ergebn. inn. Med. Kinderheilk., N. F. **2**, 412 (1951).
[1822] —, u. H. Fremerey-Dohna: Ophthalmologica (Basel) **125**, 73 (1953).
[1823] —, u. H. R. Wiedemann: Klin. Wschr. **1953**, 107.
[1824] Undeutsch, U., W. Undeutsch u. P. Scheid: Z. Kinderheilk. **74**, 484 (1954).
[1825] Urbach, H.: Jkurse ärztl. Fortbild. **51**, 152 (1957).
[1826] Urbach, K. F.: Proc. Soc. exp. Biol. (N.Y.) **72**, 626 (1949).
[1827] Vahlquist, B. C., u. F. Nordbring: Acta paediat. (Uppsala) **41**, 53 (1952).
[1828] Valledor, T.: Rev. cubana Pediat. **28**, 127 (1956).
[1829] Vaněk, J., u. O. Jirirovec: Zbl. Bakt. **158**, 120 (1952).
[1830] — Zbl. allg. Path. path. Anat. **99**, 358 (1959).
[1831] Vaughan, V. C.: J. Pediat. **54**, 586 (1959).
[1832] Versé, H.: Mschr. Kinderheilk. **105**, 201 (1959).
[1833] Vest, M.: Mod. Probl. Pädiat. **2**, 202 (1957).
[1834] — Schweiz. med. Wschr. **1958**, 59.
[1835] — Schweiz. med. Wschr. **1958**, 969.
[1836] — Schweiz. med. Wschr. **1959**, 102.
[1837] Vivell, O., W. H. Buhn u. G. Lips: Z. Kinderheilk. **78**, 659 (1956).
[1838] —, u. G. Lips: Z. Kinderheilk. **81**, 181 (1958).
[1839] — Dtsch. med. Wschr. **1959**, 510.
[1840] Vogt, A.: Klin. Mbl. Augenheilk. **90**, 441 (1933).
[1841] Waalwyk, V.: Diss. Amsterdam 1950.
[1842] Waardenburg, P. J. v.: Klin. Mbl. Augenheilk. **92**, 29 (1934).
[1843] Wagner, R., N. Meyerriecks and R. Sparaco: J. Pediat. **53**, 683 (1958).
[1844] Walker, R. H.: J. Pediat. **51**, 429 (1957).
[1845] Walker, W., and G. A. Neligan: Brit. med. J. **1955**, No 4915, 681.
[1845a] Wallgren, G. R., u. L. Hjelt: Ann. Paediat. Fenn. **1**, 303 (1955).
[1846] Ward, H., and G. Parker: Med. Aust. **43** (1), 81 (1956).
[1847] Waterlow, J. C., and T. Weisz: J. clin. Invest. **35**, 346 (1956).
[1848] Wechselberg, K.: Klin. d. Gegenw. **3**, 175 (1959).
[1849] Weidenmüller, K.: Z. Kinderheilk. **63**, 190 (1943).
[1850] Weil jr., W. B.: Amer. J. med. Sci. **229**, 678 (1955).
[1851] Weingärtner, L.: Tuberk.-Arzt **7**, 411 (1953).
[1852] Weintraub, D. H., and A. Tabasskin: J. Pediat. **49**, 75 (1956).
[1853] Weippe, G.: Neue öst. Z. Kinderheilk. **3**, 221 (1958).
[1854] Weisse, K.: Z. Kinderheilk. **65**, 376 (1948).
[1855] — Ergebn. inn. Med. Kinderheilk., N. F. **2**, 610 (1951).
[1856] Wernstedt, W.: Mschr. Kinderheilk. **5**, 241 (1904).
[1857] Westall, R. G., E. Roitman, C. de la Peña, H. Rasmussen, J. Cravito, F. Gomez and L. E. Holt jr.: Arch. Dis. Childh. **33**, 499 (1958).
[1858] Weyers, H.: Ann. paediat. (Basel) **18**, 45 (1953).
[1859] — Z. Kinderheilk. **78**, 111 (1956).
[1860] Widdowson, E. M., and C. M. Spray: Arch. Dis. Childh. **26**, 205 (1951).
[1861] Wiedemann, H. R., u. H. Haupt: Z. Kinderheilk. **73**, 355 (1953).

[1862] WIENER, A. S.: Blood groups and blood transfusion, 3. edit. Springfield: Ch. C. Thomas **1943**.
[1863] — Proc. Soc. exp. Biol. (N.Y.) **70**, 576 (1949).
[1864] WIESENER, H.: Mschr. Kinderheilk. **101**, 119 (1953).
[1865] WILKE, G.: Dtsch. Z. Nervenheilk. **166**, 447 (1951); **171**, 388 (1954).
[1866] WILLI, H., F. KOLLER u. J. RAAFLAUB: Acta haemat. (Basel) **11**, 316 (1954).
[1867 u. 1868] — Acta Paediat. Fenn. **3**, 283 (1957).
[1869] — In: Pädiatrie, S. 186.
[1870] — Helv. paediat. Acta **14**, 351 (1959).
[1871] WILLIAMS, H.: Med. J. Aust. **1952**, 313.
[1871a] WILLIAMS, B. H., and W. C. BEACH: J. Amer. med. Ass. **142**, 1286 (1950).
[1872] WILLICH, E.: Arch. Kinderheilk. **159**, 276 (1959).
[1873] WISEMAN, H. J.: J. Pediat. **55**, 207 (1959).
[1874] WISHAM, D. N., M. E. MULHERN, G. C. NAVARRE, G. D. LA BECK, A. L. KENNAN and W. R. GIED: New Engl. J. Med. **257**, 295 (1957).
[1875] WOHLMUTH, G., u. R. PERTRORINI: Mschr. Kinderheilk. **106**, 334 (1958).
[1876] WOLFROM, I.: Arch. Dis. Childh. **34**, 30 (1959).
[1877] WOOD, J. L.: J. Pediat. **54**, 143 (1959).
[1878] WOODBURG, R. A., M. ROBINOW and W. F. HAMILTON: Amer. J. Physiol. **122**, 472 (1938).
[1879] WOLF, H., D. ZSCHOCKE, F. W. WEDEMEYER u. W. HÜBNER: Klin. Wschr. **1959**, 693.
[1880] WOLF, H. P.: Mod. Probl. Pädiat. **4**, 528 (1959).
[1881] WOLFF, J.: Krankenhaus **49**, 372 (1957).
[1882] WOOLF, H., and W. P. U. JACKSON: J. Path. Bact. **74**, 223 (1957).
[1883] WOLFF, J. A., and A. M. GOODFELLOW: Pediatrics **16**, 753 (1955).
[1884] WOOLF, L., R. GRIFFITHS, A. MONCRIEFF, ST. COATES and F. DILLISTONE: Arch. Dis. Childh. **33**, 31 (1958).
[1885] *World Health Organisation Genf:* Manual of the intern. Statistical classification of diseases injuries and causes of death 1948/49.
[1886] WULF, H.: Klin. Wschr. **1958**, 234.
[1887] WUNDERLICH, CHR.: Ann. Paediat. (Basel) **185**, 193 (1955).
[1888] YLPPÖ, A.: Z. Kinderheilk. **38**, 32 (1924).
[1889] — In Lehrbuch der Pädiatrie von FANCONI-WALLGREN-LUES. Basel u. Stuttgart: Benno Schwabe & Co. 1956.
[1890] YOUNG, W., F. HALLUM, J. L. and R. A. MCCANCE: Arch. Dis. Childh. **16**, **243** (1941).
[1891] ZAPP, E.: Arch. Kinderheilk. **153**, 141 (1956).
[1892] ZEISEL, H., u. J. STRÖDER: Arch. Kinderheilk. **153**, 107 (1956).
[1893] ZELLWEGER, H.: Helv. paediat. Acta **12**, 606 (1957).
[1894] ZELTNER, E.: Arch. Kinderheilk. **108**, 95 (1936).
[1895] ZETTERSTRÖM, R., u. M. LJUNGGREN: Acta chem. scand. **5**, 283 (1951).
[1896] — Mod. Probl. Pädiat. **3**, 478 (1958).
[1897] — Mod. Probl. Pädiat. **3**, 488 (1958).
[1898 u. 1900] — R. G. u. ARNHOLD: Acta paediat. (Uppsala) **47**, 107 (1958).
[1899] — Acta paediat. (Uppsala) **47**, 238 (1958).
[1901] ZIEGLER, H.-K.: Z. Kinderheilk. **79**, 433 (1957).
[1902] ZIMMERMANN, H. H., and W. H. HALL: Amer. Rev. Tuberc. **74**, 773 (1956).
[1903] ZÖLLNER, N.: Mod. Probl. Pädiat. **3**, 378 (1958).
[1904] ZOLLINGER, H. U.: Verh. dtsch. Ges. Path. **1956**, 32.
[1905] — Amer. J. Diss. Child. **83**, 421 (1952).
[1906] ZUELZER, W. W., and E. KAPLAN: Amer. J. Dis. Child. 88, 179 (1954).

Pathologie II

[1907] ABBOTT, M. E.: Atlas of congenital cardiac diseases. The Amer. Heart Ass. N.Y. 1936
[1908] ADAMS, J. M.: J. Amer. med. Ass. **138**, 1142 (1948).
[1909] — In BRENNEMANN, Pract of pediatr, Vol. II, chapt. 48: The pneumonias.
[1910] ADLER, N. N.: J. Pediat. **42**, 471 (1953).
[1911] AGUIRRE-NEUHAUS, C. y J. MORICE: Rev. chil. Pediat. **28**, 496 (1957).
[1912] AKERÉN, Y.: Acta paediat. (Uppsala) **43**, 411 (1954).
[1913] ALAROTU, H., u. E. CHRISTIANSEN: Acta paediat. (Uppsala) Suppl. **77**, 250 (1949).
[1914] — Acta paediat. (Uppsala) **45**, Suppl. 107 (1956).
[1915] ALTHOFF, H., u. H. WERNER: Z. Kinderheilk. **79**, 586 (1957).
[1916] ANELIE, R.: Cardiologia (Basel) **179**, 316 (1952).
[1917] ANELLO, V. J.: Arch. argent. Pediat. **46**, 197 (1956).
[1918] ANDERSON, J. A.: In BRENNEMANN, Practice of pediatrics, vol. I, p. 27. 1948.

[1919] Anderson, A. S.: St. Louis Park. Med. Cent. Bull. **1**, 240 (1957).
[1920] Anderson, R. E., and C. Huston: Amer. J. Surg. **95**, 445 (1958).
[1921] Anspach, W. E., and C. J. Wolman: Surg. Gynec. Obstet. **56**, 635 (1933).
[1922] Apley, J.: Arch. Dis. Childh. **30**, 517 (1955).
[1923] Arden, F.: Med. J. Aust. **1957**, 683.
[1924] Arias, J. M.: Bull. N.Y. Acad. Med. **35**, 450 (1959).
[1925] Avery, M. E., E. H. Oppenheimer and H. H. Gordon: New Engl. J. Med. **256**, 1134 (1957).
[1926] Avčin, M.: Helv. paediat. Acta **14**, 529 (1959).
[1927] Bach, U.: Z. Kinderheilk. **74**, 593 (1954).
[1928] Bachmann, F.: Schweiz. med. Wschr. **1958**, 1037.
[1929] Bachmann, K. D.: Mschr. Kinderheilk. **108**, 91 (1960).
[1930] Bain, G. O., and G. C. Wang: J. pediat. **51**, 549 (1957).
[1931] Bain, R. C., J. E. Geraci, J. W. Dushane and J. E. Edwards: Proc. Mayo Clin. **27**, 180 (1952).
[1932] Bakowa, St., u. J. Starzyk: Przegl. lek., Ser. II **15**, 345 (1959).
[1933] Ballenger, C. N.: J. Pediat. **50**, 145 (1957).
[1934] Bamberger, Ph., u. A. Matthes: Anfälle im Kindesalter. Basel u. New York: S. Karger 1959.
[1935] Barnett, W. O.: Amer. Surg. **23**, 713 (1957).
[1936] Barr, M.: Sv. Läk.-Tidn. **1958**, 162.
[1937] Bass, M. H., and J. Caplan: J. Pediat. **47**, 690 (1955).
[1938] Bastrup-Madsen, P.: Acta paediat. (Uppsala) **40**, 85 (1951).
[1939] Bauer, Ch. H., M. A. Engle and R. Mellins: Bull. N.Y. Acad. Med. **35**, 260 (1959).
[1940] Bauer, G. C.: Metabolism **5**, 573 (1956).
[1941] Baum, P.: Klin. Wschr. **1960**, 38.
[1942] Baumann, Th.: Schweiz. med. Wschr. **1950**, 1121.
[1943] — Schweiz. med. Wschr. **1952**, 940.
[1944] Bayer, J. M., u. W. Spiegelhoff: Langenbecks Arch. klin. Chir. **285**, 86 (1957).
[1945] Beare, J. M.: Brit. J. Derm. **70**, 233 (1958).
[1946] Beau, A.: Arch. franç. Pédiat. **15**, 1382 (1958).
[1947] Beaven, D. W.: Brit. med. J. **1958 II**, No 5090, 198.
[1948] Beck, C. van: Mschr. Kindergenesk. **20**, 84, 129, 141 (1952).
[1949] Becker, F.: Dtsch. med. Wschr. **1960**, 1041.
[1950] Belding, H. H.: Thesis Minnesota 1951.
[1951] —, and J. W. Kernohan: Surg. Gynec. Obstet. **97**, 322 (1953).
[1952] Beller, F. K., u. G. Ruhrmann: Klin. Wschr. **1959**, 1078.
[1953] Belling, L. B., and J. W. Bailit: J. Pediat. **40**, 60 (1952).
[1954] Benson, C. D., and E. B. Alpern: Arch. Surg. (Chicago) **75**, 877 (1957).
[1955] Bérand, Cl.: J. Radiol. Ëlectrol. **38**, 967 (1957).
[1956] Berger, E.: Zur allergischen Pathogenese der Coeliakie. Basel 1958.
[1957] Bergonnion, J. L.: Sem. Hôp. Paris **1953**, 324.
[1958] Bergstedt, J.: Acta paediat. (Uppsala) **46**, 201 (1957).
[1959] Berkeley, W. T.: Plast. reconstr. Surg. **23**, 55 (1959).
[1960] Bernheim, M., D. Germain et Y. Loaec: Pédiatrie **13**, 535 (1958).
[1961] Berthrong, M., T. H. Cochran and: Bull. Johns Hopk. Hosp. **97**, 69 (1955).
[1962] Bertolini, R.: Zbl. allg. Path. path. Anat. **97**, 430 (1958).
[1963] Bertoye, A.: Pédiatrie **13**, 435 (1958).
[1964] Betke, K., u. L. Gantert: Dtsch. med. Wschr. **1951**, 1341.
[1965] — Z. Kinderheilk. **78**, 359 (1956).
[1966] —, u. H. Schall: Z. Kinderheilk. 81, 379 (1958).
[1967] Bielicka, I.: Z. Wiadomosci Lek. **11**, 413 (1958).
[1968] Bierich, J. R.: Ergebn. inn. Med. Kinderheilk., N. F. **9**, 510 (1958).
[1969] Biesalski, P.: Kinderärztl. Prax. **21**, 204 (1953).
[1970] Bilger, M.: J. Pediat. **49**, 445 (1956).
[1971] — Helv. paediat. Acta **13**, 69 (1958).
[1972] Birn, O.: Ugeskr. Laeg. **1951**, 1706.
[1973] Biró, Z.: Helv. paediat. Acta **15**, 115 (1960).
[1974] Bivings, L.: J. Pediat. **45**, 643 (1954).
[1975] Black, J. A., and J. F. R. Bentley: Lancet **1959 I**, No 5062, 21.
[1976] Blaw, M. E., and J. C. Sheehan: Neurology (Minneap.) 8, 539 (1958).
[1977] Bloch, B.: Schweiz. med. Wschr. **1926**, 404.
[1978] Bocquet, L.: Méd. infant. **64**, 29 (1957).
[1979] Bodian, M.: Lancet **1949 I**, 6.
[1980] Boeminghaus, H.: Urol. int. (Basel) **4**, 257 (1957).

[1981] Boenheim, F.: Ergebn. inn. Med. Kinderheilk., N. F. 3, 157 (1952).
[1982] Boer, A. de: Arch. Surg. (Chicago) 75, 920 (1957).
[1983] Boericke, H.: Kinderärztl. Prax. 27, 370 (1959).
[1984] Bogner, W.: Arch. Kinderheilk. 148, 161 (1954).
[1985] Bohman, M.: Acta paediat. (Uppsala) 43, 374 (1954).
[1986] Bohn, H.: Medizinische 1959, 1139.
[1987] Boissonnat, P.: J. Urol. méd. chir. 63, 518 (1957).
[1988] Bongiovanni, A. M.: J. clin. Endocr. 16, 146 (1956).
[1989] — J. clin. Endocr. 19, 1004 (1959).
[1990] Boniver, G.: Acta paediat. lat. (Parma) 10, 718 (1957).
[1991] —, e F. Cantarutti: Acta paediat. lat. (Parma) 11, 620 (1958).
[1992] Bono, G., e P. L. Gamalero: Minerva paediat. (Torino) 10, 1076 (1958).
[1993] Botsztej, A.: Ann. paediat. (Basel) 157, 28 (1941).
[1994] Bouchet, J.: Ann. Oto-laryng. (Paris) 71, 834 (1954).
[1995] Bowers, C. Y.: J. Pediat. 54, 46 (1959).
[1996] Boye, E.: Acta paediat. (Uppsala) 47, 187 (1958).
[1997] Blomstrand, R., u. B. Lindquist: Helv. paediat. Acta, Ser. C 10, 640 (1955).
[1998] Bloom, G.: Acta paediat. (Uppsala) 47, 152 (1958).
[1999] Blum, E., et L. Fruhling: J. Urol. méd. chir. 59, 170 (1953).
[2000] Bracht, J. v.: Kinderärztl. Prax. 18, 13 (1950).
[2001] Braid, Fr., and J. H. Ebbs: Arch. Dis. Childh. 12, 389 (1937).
[2002] Brain, R. T., and C. R. B. Pugh: Arch. Dis. Childh. 32, 120 (1957).
[2003] Brandt, Th.: Acta derm.-venereol. (Stockh.) 17, 513 (1936).
[2004] Braun, O. H., u. W. Sievers: Z. Hyg. Infekt.-Kr. 137, 293 (1953).
[2005] Brenner, W., u. M. Hagedorn: Z. Kinderheilk. 74, 209 (1954).
[2006] Brescia, M. A.: J. Pediat. 55, 35 (1959).
[2007] Brodribb, H. S.: Brit. med. J. 1952, No 4767, 1060.
[2008] Brogren, N.: Acta med. scand. 163, 223 (1959).
[2009] Bruce, J., and A. J. Strong: Quart. J. Med. 24, 307 (1955).
[2010] Brüster, H., u. W. Schulte-Brinkmann: Kinderärztl. Prax. 28, 247 (1960).
[2011] Brunck, H. J.: Frankfurt. Z. Path. 69, 492 (1959).
[2012] Burgio, G. R.: Arch. Kinderheilk. 152, 109 (1956).
[2013] Burgstedt, H., u. F. Hartl: Z. Kinderheilk. 76, 298 (1955).
[2014] Burman, D.: Arch. Dis. Childh. 33, 335 (1958).
[2015] Bush, J. A., and L. E. Ainger: Pediatrics 15, 93 (1955).
[2016] Buske, U. A.: Dtsch. med. Wschr. 1956, 192.
[2017] Caffey, J., and W. A. Silverman: Amer. J. Roentgenol. 54, 1 (1945).
[2018] —, and Ch. di Liberti: Amer. J. Roentgenol. 82, 530 (1959).
[2019] Capps, R. B., and J. Stokes jr.: J. Amer. med. Ass. 1952, 557.
[2020] — Amer. J. Dis. Child. 89, 701 (1955).
[2021] Carlgren, L. E.: Brit. Heart J. 21, 40 (1959).
[2022] Caroli, J., et G. Marcoulides: Arch. Mal. Appar. dig. 42, 1045 (1953).
[2023] Casilli, A.: Amer. J. Dis. Child. 83, 788 (1952).
[2024] Catel, W.: Lehrbuch der Tuberkulose des Kindes und des Jugendlichen. Stuttgart: Georg Thieme 1954.
[2025] Cathie, I. A. B.: Arch. Dis. Childh. 25, 313 (1950).
[2026] Chambers, V., and J. S. Welington: J. Pediat. 49, 437 (1956).
[2027] Chanock, R. M.: J. exp. Med. 104, 555 (1956).
[2028] Chao, D.: J. Pediat. 55, 189 (1959).
[2029] Chaptal, J., et P. Cazal: Arch. franç. Pédiat. 7, 465 (1950).
[2030] Charrat, A.: Pédiatrie 14, 112 (1959).
[2031] Childs, B., and M.: J. clin. Invest. 35, 213 (1956).
[2032] Christensen, E., u. J. E. Rasmussen: Acta paediat. (Uppsala) 46, 553 (1957).
[2033] Cristescu, E.: Pediatria (Bucureşti) 7, 461 (1958).
[2034] Christiaens, L.: Pédiatrie 13, 107 (1958).
[2035] — Pédiatrie 15, 87 (1960).
[2036] Christian, J. R., and R. B. Mack: Illinois med. J. 113, 149 (1958).
[2037] Christiansen, Th.: T. norske Laegeforen 73, 532 (1953).
[2038] Claireaux, A.: Arch. Dis. Childh. 25, 61 (1950).
[2039] Clement, R.: Bull. Soc. méd. Hôp. Paris 68, 932 (1952); — Presse méd. 60, 1767 (1952).
[2040] Cless, D., u. R. Anger: Kinderärztl. Prax. 22, 506 (1954).
[2041] Cocchi, U.: Radiol. clin. (Basel) 20, 362 (1951).
[2042] Codounis, A.: Sang 3, 195 (1949).
[2043] Coe, I. E., and E. E. Hartman: J. Pediat. 56, 786 (1960).

[2044] Coghlan, M. K.: Arch. Dis. Childh. **33**, 191 (1958).
[2045] Cohen, N. J.: Ann. paediat. (Basel) **191**, 16 (1958).
[2046] Cole, A.: Med. J. Aust. **1954 II**, 790.
[2047] Colona, P. C.: J. Amer. med. Ass. **196**, 715 (1958).
[2048] Comly, H. H.: J. Amer. med. Ass. **129**, 112 (1945).
[2049] Coulant, A. le: Arch. franç. Pédiat. **9**, 770 (1952).
[2050] Coursin, D. B.: Amer. J. Dis. Child. **90**, 344 (1955).
[2051] Craig, J. M.: Arch. Path. (Chicago) **49**, 665 (1950).
[2051a] —, and B. H. Landing: Arch. Path. (Chicago) **54**, 321 (1952).
[2052] Cramblett, H. G., u. F. Clarence: Pediatrics **21**, 168 (1958).
[2053] Crawford, L. V.: J. Pediat. **53**, 99 (1958).
[2054] Creveld, S. van: Acta paediat. (Uppsala) **43**, Suppl. 100, 245 (1954).
[2055] — Ann. paediat. (Basel) **183**, 193 (1954).
[2056] — Ann. paediat. (Basel) **190**, 316 (1958).
[2056a] Crigler, J. F., J. A. Knapp and J. Chagnon: A.M.A. J. Dis. Child. **96**, **434** (1958).
[2057] Crocker, D. W., and R. S. Cleland: Pediatrics **19**, 596 (1957).
[2058] Crottier, H.: Schweiz. med. Wschr. **1957**, 39.
[2059] Danbolt, N., u. K. Closs: Acta derm.-venereol. (Stockh.) **28**, 523 (1948).
[2060] Danowski, T. S.: Pediatrics **7**, 240 (1951).
[2061] Davies, P. A.: Arch. Dis. Childh. **30**, 174 (1955).
[2062] Dawson, J. P., and W. W. Thayler: Blood **13**, 1113 (1958).
[2063] Debré, R., M. Lamy et P. Seringe: Ann. Méd. **47**, 1 (1946).
[2064] — P. Royer, H. Lestradet et W. Straub: Arch. franç. Pédiat. **12**, 337 (1955).
[2065] — Algérie méd. **62**, 691 (1958).
[2066] Dennis, J. L.: J. Amer. med. Ass. **172**, 688 (1960).
[2067] Dible, J. H.: J. Path. Bact. **67**, 195 (1954).
[2067a] Doll, E., u. J. Wenner: Arch. Kinderheilk. **158**, 64 (1958).
[2068] Donnell, G. N., N. Litman and M. Roldan: Amer. J. Dis. Child. **97**, 813 (1959).
[2069] Dost, F. H.: Ärztl. Forsch. **10** (I), 459 (1956).
[2070] Douglas, D. M.: Arch. Dis. Childh. **34**, 171 (1959).
[2071] Drablos, A., u. J. Slördahl: Acta paediat. (Uppsala) **48**, 507 (1959).
[2072] Duhamel, B.: Arch. franç. Pédiat. **15**, 1405 (1958).
[2073] Dumermuth, G.: Helv. paediat. Acta **14**, 250 (1959).
[2074] Ebel, D.: Med. Bild **1**, 163 (1958).
[2075] — Arch. Kinderheilk. **161**, 7 (1959).
[2076] Eberlein, W. R., u. A. M. Bongiovanni: Helv. paediat. Acta **11**, 105 (1956).
[2077] Ehmann, B., u. H. Stickl: Landarzt **36**, 966 (1960).
[2078] Ehrengut, W.: Z. Kinderheilk. **77**, 468 (1955).
[2079] — Dtsch. med. Wschr. **1959**, 2005.
[2080] Eiben, R. M., I. Kleinermann and I. C. Cline: J. Pediat. **44**, 195 (1954).
[2081] Elefant, E., u. V. Strejchýv: Čsl. Pediatr. **13**, 776 (1958).
[2082] — Arch. Dis. Childh. **33**, 169 (1958).
[2083] Eldering, G., and P. Kendrick: J. Bact. **33**, 71 (1937).
[2084] Elmore, S. E.: Pediatrics **1**, 643 (1948).
[2085] Elphinstone, N.: Lancet **264 I**, No 6774, 1281 (1953).
[2086] Emery, J. L.: Med. Wld (Lond.) **89**, 210 (1958).
[2087] — Proc. roy. Soc. Med. **52**, 890 (1959).
[2088] Engle, M. A.: Amer. J. Dis. Child. **84**, 692 (1952).
[2088a] Epstein, J. A., and H. S. Kupperman: J. clin. Endocr. **19**, 1503 (1959).
[2089] Erlacher, Ph. J.: Wien. med. Wschr. **1959**, 416.
[2090] Escardó, F. E., u. P. Karlberg: Acta paediat. (Uppsala) **45**, 259 (1956).
[2091] Essigke, G.: Ärztl. Wschr. **13**, 534 (1958).
[2092] Etteldorf, J. N.: J. Pediat. **53**, 389 (1958).
[2093] Evans, D. G.: J. Path. Bact. **51**, 49 (1940).
[2094] Ewerbeck, H.: Z. Kinderheilk. **67**, 577 (1950).
[2095] — Kinderärztl. Prax. **22**, 408 (1954).
[2096] — Z. Kinderheilk. **74**, 349 (1954).
[2097] — Erg. inn. Med. Kinderheilk., N. F. **6**, 466 (1955).
[2098] Faessler, B.: Ann. paediat. (Basel) **153**, 327 (1939).
[2099] Falk, W., u. B. Gellin: Acta paediat. (Uppsala) **46**, 471 (1957).
[2100] — Arch. Kinderheilk. **159**, 176 (1959).
[2101] Fancett, R. L., and H. C. Miller: J. Pediat. **29**, 593 (1946).
[2102] Fanconi, G., A. Botsztejn u. P. Schenker: Helv. paediat. Acta Suppl. **4**, Bd. 2 (1947).
[2103] —, u. P. Girardet: Helv. paediat. Acta **7**, 409 (1952).

[2104] FANCONI, G., Acta paediat. (Uppsala) **43**, Suppl. 100, 275 (1954).
[2105] — Mod. Probl. Pädiatrie. Bibl. Paediatr. Fasc. 58, S. 375. Basel u. New York: S. Karger 1954.
[2106] — Ciba foundation symposium on bone structure and metabolism, p. 187. London: J. & A. Churchill 1956.
[2107] — Helv. paediat. Acta **14**, 462 (1959).
[2108] —, u. R. ILLIG: Helv. paediat. Acta **14**, 425 (1959).
[2109] — Schweiz. med. Wschr. **90**, 1 (1960).
[2110] — Praxis **49**, 1 (1960).
[2111] FARQUHAR, H. G.: Arch. Dis. Childh. **27**, 401 (1952).
[2112] FASSKE, E.: Zbl. allg. Path. path. Anat. **98**, 281 (1958).
[2113] FAVINI, F. S.: Acta paediat. lat. (Parma) **12**, 827 (1959).
[2114] FAZEKAS, I. G.: Z. ges. gerichtl. Med. **46**, 374 (1957).
[2115] FERLAZZO, A.: Lattante **21**, 553 (1950).
[2116] FERNANDO, P. B.: Blood **12**, 475 (1957).
[2117] FERNER, H., u. C. VAN BECK: Endokrinologie **37**, 86 (1956).
[2118] FINLAND, M.: Amer. J. med. Sci. **209**, 455 (1945).
[2119] FISCHER, L., u. J. JANY: Z. Kinderheilk. **83**, 249 (1959).
[2120] FISSON, T. N.: Arch. Dis. Childh. **31**, 101 (1956).
[2121] FLEISCHHACKER, G.: Öst. Z. Kinderheilk. 8, 79 (1952).
[2122] FLEXNER, L. B.: Amer. J. Physiol. **106**, 170 (1933).
[2123] FLOSDORF, E. W., and A. C. KIMBALL: J. Immunol. **39**, 475 (1940).
[2124] FLÜCKIGER, P.: Helv. paediat. Acta **12**, 260 (1957).
[2125] FOLBERTH, J.: Dtsch. med. Wschr. **1953**, 1564.
[2126] FREISLEDERER, W.: Dtsch. med. Wschr. **1955**, 1348, 1352.
[2127] —, u. P. SCHREIER: Münch. med. Wschr. **1957**, 99.
[2128] FRIED, R.: J. Pediat. **50**, 66 (1957).
[2129] FRIEDERICHSEN, C., u. J. MELCHIOR: Acta paediat. (Uppsala) **43**, Suppl. 100, 306 (1954).
[2130] FRIEDERISZICK, F. K.: Z. Kinderheilk. **66**, 229 (1950).
[2131] FRIEDMAN, M. S.: J. Amer. med. Ass. **166**, 1840 (1958).
[2132] FRIIS-HANSEN, B.: Acta paediat. (Uppsala) **45**, 376 (1956).
[2133] FREUND, J., u. G. BICK: Z. Kinderheilk. **67**, 23 (1949).
[2134] FUNDER, F.: T. norske Laegeforen. **78**, 184 (1958).
[2135] GAGNON, J., and M. RHEAULT: Pediatrics **23**, 710 (1959).
[2136] GARRETT, I. V.: Lancet **1956**, No 7123, 521.
[2137] GARSCHE, R.: Ergebn. inn. Med. Kinderheilk., N. F. **1**, 139 (1949).
[2138] — Arch. Kinderheilk. **145**, 115 (1952).
[2139] GASSER, C., et L. HOLLÄNDER: Rev. Hémat. **6**, 316 (1951).
[2140] — Die hämolytischen Syndrome im Kindesalter. Stuttgart: Georg Thieme 1951.
[2141] —, u. M. R. URTILEK: Schweiz. med. Wschr. **1952**, 1122.
[2142] — Schweiz. med. Wschr. **1958**, 1014.
[2143] GASUL, B.: J. Amer. med. Ass. **149**, 258 (1952).
[2144] GATZIMOS, CH., and D. R. H. JOWITT: Amer. J. Dis. Child. **89**, 182 (1955).
[2145] GERARD-MARCHANT, R.: Concours méd. **77**, 1401 (1955).
[2146] GERBASSI, M.: Pediatria Riv. **48**, 505 (1940).
[2147] GEHRT, B.: Mschr. Kinderheilk. **102**, 278 (1954).
[2148] GERHARD, A. M., and H. E. THELANDER: J. Pediat. **53**, 586 (1958).
[2149] GERLÓCZY, F.: Z. Kinderheilk. **82**, 271 (1959).
[2150] GERSTENBERGER, H. J.: Mschr. Kinderheilk. **56**, 217 (1933).
[2151] GIBBS, E. L.: Pediatrics **13**, 66 (1954).
[2152] GIBSON, L. E., and R. E. COOKE: Pediatrics **23**, 545 (1959).
[2153] GIERHAKE, FR. W.: Zbl. allg. Path. path. Anat. **90**, 323 (1953).
[2154] GILBERT, J. W.: Arch. Surg. (Chicago) **76**, 402 (1958).
[2155] GIZA, T., and J. ARMATA: Arch. Dis. Childh. **33**, 269 (1958).
[2156] GLANZMANN, E., u. P. RINIKER: Ann. paediat. (Basel) **175**, 1 (1950).
[2157] — Handbuch der inneren Medizin, Bd. I/2, S. 275. Berlin-Göttingen-Heidelberg: Springer 1952.
[2158] GLEISS, J., u. W. GREINER: Mschr. Kinderheilk. **99**, 382 (1951).
[2159] GOEBEL, A., u. E. KOBURG: Beitr. path. Anat. **120**, 95 (1959).
[2160] GOLD, A. P., and A. F. MICHAEL: J. Pediat. **52**, 279 (1958).
[2161] GOLD, A. P., and A. F. MICHAEL: Pediatrics **23**, 727 (1959).
[2162] GOLDBLOOM, A., u. F. W. WIGLESWORTH: Acta paediat. (Uppsala) **43**, 324 (1954).
[2163] GRASER, FR.: Z. Kinderheilk. **70**, 142 (1951).
[2164] GRENIER, B.: Les myocardites aigues primitives de l'infant et les viruses coxsackie. Paris: Masson & Cie. 1958.

[2165] GRIEPENTROG, F., u. H. PAULY: Zbl. Neurochir. **17**, 129 (1957).
[2166] GRIFFITH, W. H.: Arch. Dis. Childh. **33**, 269 (1958).
[2167] GROB, M.: Lehrbuch der Kinderchirurgie, S. 379. Stuttgart: Georg Thieme 1957.
[2168] GROOT, L. J. DE, and J. B. STANBURY: Amer. J. Med. **27**, 586 (1959).
[2169] GROSS, J., and R. PITT-RIVERS: Lancet **262 I**, No 6705, **439** (1952).
[2170] GROSS, R. E.: The surgery of infancy and childhood, p. 428. Philadelphia: W. B. Saunders Company 1957.
[2171] GROSSMANN, B. J.: J. Pediat. **47**, 424 (1955).
[2172] — R. E. V. CARTER, J. Pediat. **50**, 708 (1957).
[2173] GRÜTZNER, A., u. FR. KOCH: Z. Kinderheilk. **76**, 148 (1955).
[2174] GRUNER, J.: Kinderärztl. Prax. **27**, 471 (1959).
[2175] GRUPPER, CH.: Méd. infant. **65**, 5 (1958).
[2176] GRUSKAY, F. L., and A. TURANO: Amer. J. Dis. Child. **94**, 117 (1957).
[2177] GUNSON, H. H.: J. Pediat. **54**, 602 (1959).
[2178] GUNZ, F. W.: Lancet **1958 II**, No 7039, 190.
[2179] HAASE, U. E.: Z. Kinderheilk. **71**, 398 (1952).
[2180] HAGER, H., u. W. OEHLERT: Z. Kinderheilk. **80**, 82 (1957).
[2181] HAGGE, W.: Arch. Kinderheilk. **162**, 135 (1960).
[2182] HALLMAN, N., L. HJELT u. E. K. AHVENAINEN: Ann. Paediat. Fenn. **2**, 227 (1956).
[2183] — — J. Pediat. **55**, 152 (1959).
[2184] HANQUET, H., u. H. EWERBECK: Z. Kinderheilk. **81**, 431 (1958).
[2185] HANSEN, F., u. S. RÖSSIGER: Z. Kinderheilk. **75**, 565 (1954/55).
[2186] HANSEN, A. E.: Pediatrics **21**, 494 (1958).
[2187] HARNAPP, G. O.: Mschr. Kinderheilk. **106**, 435 (1958).
[2188] HARRIS, L. E.: J. Pediat. **56**, 478 (1960).
[2189] HARRISON, H. E.: Helv. paediat. Acta **14**, 434 (1959).
[2190] HARTMANN, M. G.: Z. Kinderheilk. **78**, 613 (1956).
[2191] HASSE, KL. E., u. K. WEBER: Z. Kinderheilk. **71**, 448 (1952).
[2192] HAUPT, H., u. H. ROST: Z. Kinderheilk. **77**, 68 (1955).
[2193] HAUSSLER, H.: Dtsch. med. Wschr. **1957**, 1733.
[2194] HAYLES, A. B., and R. B. NOLAN: Proc. Mayo Clin. **33**, 200 (1958).
[2195] HECK, W., u. J. STOERMER: Mschr. Kinderheilk. **106**, 361 (1958).
[2196] — In FR. LINNEWEH, Prognose chronischer Krankheiten, S. 46. Berlin-Göttingen-Heidelberg: Springer 1960.
[2197] HEDENBERG, F.: Acta paediat. (Uppsala) **48**, 77 (1959).
[2198] HEFKE, H. W.: Radiology **8**, 43 (1944).
[2199] HEILMANN, E. M.: Münch. med. Wschr. **1960**, 28.
[2200] HEILMEYER, L., W. KEIDERLING u. F. WÖHLER: Dtsch. med. Wschr. **1958**, 1965.
[2201] HEINISCH, H. M.: Münch. med. Wschr. **1959**, 1407.
[2202] — Münch. med. Wschr. **1959**, 1409.
[2203] HEINTZEN, P.: Mschr. Kinderheilk. **107**, 406 (1959).
[2203a] HELLSTRÖM, B.: Svenska Läk.-Tidn. **55**, 3099 (1958).
[2204] HEMERY, G.: Bull. Féd. Gynéc. Obstét. franç. **11**, 93 (1959).
[2205] HENDERSON, J. L.: Arch. Dis. Childh. **17**, 49 (1942).
[2206] HENQUET, S. A.: Sem. Hôp. Paris **1957**, 3310.
[2207] HERBST, CH.: Z. Kinderheilk. **56**, 122 (1934).
[2208] HEROLD, A.: Helv. paediat. Acta **10**, 427 (1955).
[2209] HERZBERG, K.: Zbl. Bakt., I. Orig. **174**, 38 (1959).
[2210] HERZOG, F.: Arch. franç. Pédiat. **11**, 871 (1954).
[2211] HESS, R., u. TH. NEUHAUS: Arch. Psychiat. Nervenkr. **189**, 37 (1952).
[2212] HEYMAN, W.: Amer. J. Dis. Child. **90**, 22 (1955).
[2213] HEYN, R. M., and ST. GIAMMONO: A.M.A. J. Dis. Child. **98**, 253 (1959).
[2214] HIATT, R. B.: Pediatrics **21**, 825 (1958).
[2215] HITZIG, W. H., u. W. ZOLLINGER: Helv. paediat. Acta **13**, 189 (1958).
[2216] — Helv. paediat. Acta **13**, 551 (1958).
[2217] HODES, H. L.: Pediatrics **10**, 138 (1952).
[2218] HÖSLI, P. O.: Arch. Kinderheilk. **160**, 246 (1959).
[2219] HÖVELS, O.: Z. Kinderheilk. **71**, 286 (1952).
[2220] —, u. S. KAFCZYK: Z. Kinderheilk. **82**, 328 (1959).
[2221] —, u. D. REISS: Ergebn. inn. Med. Kinderheilk., N. F. **11**, 206 (1959).
[2222] HOFFERT, P. W.: Surgery **46**, 810 (1959).
[2223] HOGG, G. R.: Amer. J. clin. Path. **28**, 648 (1957).
[2224] HOLMDAHL, K.: Acta paediat. (Uppsala) **44**, 370 (1955).
[2225] HONET, R.: Ann. paediat. (Basel) **170**, 233 (1948).
[2226] — Ann. paediat. (Basel) **172**, 28 (1949).

[*2227*] Hoog, G. R., and O. A. Schmidt: Canad. med. Ass. J. 78, 421 (1958).
[*2228*] Horstmann, W.: Z. Kinderheilk. **82**, 649 (1959).
[*2229*] Hsia, D. Y. Y.: Pediatrics **10**, **243** (1952).
[*2230*] Hüther, W.: Mschr. Kinderheilk. **108**, 284 (1960).
[*2231*] Hungerland, H.: Helv. paediat. Acta **11**, 562 (1956).
[*2232*] Hunt, A. C., and D. G. Leys: Brit. Med. J. **1**, 385 (1957).
[*2233*] Husler, J., u. H. Spatz: Z. Kinderheilk. **38**, 428 (1924).
[*2234*] Husslein, H., u. E. Schüler: Acta endocr. (Kbh.) **28**, 11 (1958).
[*2235*] Hutchinson, J. H.: Lancet **1957 II**, 314.
[*2236*] Huth, E.: Die Tuberkulose im Kindesalter. Berlin: W. de Gruyter & Co. 1956.
[*2237*] — Kinderärztl. Prax. **27**, 219 (1959).
[*2238*] Illig, R., E. Uehlinger u. A. Prader: Helv. paediat. Acta **14**, 566 (1959).
[*2239*] Illingworth, R. J.: Lancet **1959 II**, No 7112, 1119.
[*2239a*] James, U.: Lancet **1959 II**, 1001.
[*2240*] Jandon, J. C.: J. Pediat. **29**, 696 (1946); **32**, 641 (1948).
[*2241*] Jatho, U.: HNO (Berl.) **2**, 365 (1951).
[*2242*] Javett, S. N.: Pediatrics **24**, 65 (1959).
[*2243*] Jensen, A. R.: J. Pediat. **51**, 566 (1957).
[*2244*] Jesserer, H., u. W. Swoboda: Klin. Wschr. **1959**, 84.
[*2245*] Johannsmann, R. J.: Arch. Path. (Chicago) **58**, 207 (1954).
[*2246*] Jonsson, B. J.: Acta paediat. (Uppsala) **46**, 595 (1957).
[*2247*] Jonxis, J. H. P., and T. H. J. Huisman: Lancet **1953 II**, 428.
[*2248*] — Ergebn. inn. Med. Kinderheilk., N. F. 8, 169 (1957).
[*2249*] Joseph, R.: Sem. Hôp. Paris **1958**, 552.
[*2250*] — Presse méd. **66**, 1550 (1958).
[*2251*] Juillard, R.: L'Invagination intestinale. Paris 1950.
[*2252*] Jurka, J.: Wien. med. Wschr. **1953**, **534**.
[*2253*] Kagan, H.: Arch. Dis. Childh. **33**, 257 (1953).
[*2254*] Kanabusowa, I.: Pediat. pol. **34**, 975 (1959).
[*2255*] Kanof, A., E. J. Donevan and H. Berner: Amer. J. Dis. Child. **86**, 780 (1953).
[*2256*] Kanthio, J., u. N. Hallmann: Ann. Med. exp. Fenn. **28**, Suppl. 5, 1 (1950).
[*2257*] Kaplan, E.: Pediat. **54**, 644 (1959).
[*2258*] Kartagener, M.: Beitr. Klin. Tuberk. **83**, 489 (1933).
[*2259*] Kaufmann, J. H., u. R. Hess: Schweiz. med. Wschr. **1959**, 1053.
[*2260*] Keller, W.: 59. Tagg Dtsch. Ges. Kinderheilk. 1960.
[*2261*] Kemp, G., u. F. Roth: Z. Kinderheilk. **75**, 60 (1954).
[*2262*] Keuth, U.: Z. Kinderheilk. **78**, 401 (1956).
[*2263*] Kibrick, S.: Med. Clin. N. Amer. **43**, 1291 (1959).
[*2264*] King, A. B.: J. Neurosurg. **10**, 75 (1953).
[*2264a*] Kinsbourne, M., and L. J. Woolfs: Arch. Dis. Childh. **34**, 166 (1959).
[*2265*] Kirchhoff, H. W., u. N. Müller: Z. Kreisl.-Forsch. **48**, 168 (1959).
[*2266*] Kleinschmidt, H., u. P. Schürmann: Mschr. Kinderheilk. **40**, 193 (1928).
[*2267*] Kleint, W.: Arch. Kinderheilk. **157**, 165 (1958).
[*2268*] Kline, A. H.: J. Pediat. **53**, 479 (1958).
[*2269*] Klinke, K.: Z. Kinderheilk. **70**, **345** (1952).
[*2270*] Knights, E. M.: J. Amer. med. Ass. **169**, 1279 (1959).
[*2271*] Kno, P. T., and N. N. Huang: J. Pediat. **55**, **720** (1959).
[*2272*] Knorr, D., u. W. Freisléderer: Münch. med. Wschr. **1959**, 718.
[*2273*] Koch, Fr.: Kinderärztl. Prax. **20**, **434** (1952).
[*2274*] —, u. A. Grützner: Münch. med. Wschr. **1960**, 36.
[*2275*] Koch, Fr.: In Linneweh, Prognose chronischer Krankheiten, S. 293. Heidelberg: Springer 1960.
[*2276*] Köttgen, U.: Mschr. Kinderheilk. **96**, 372 (1948/49).
[*2277*] —, u. B. Grosse-Perdekamp: Dtsch. med. Wschr. **1952**, 701.
[*2278*] Kolle, P.: Dtsch. med. Wschr. **1959**, 1256.
[*2279*] Koller, F.: Naunyn-Schmiedeberg's Arch. exp. Path. Pharmak. **222**, 89 (1954).
[*2280*] Kopp, E., u. J. M. Biretti: Gastroenterologia (Basel) **89**, 170 (1958).
[*2281*] Korb, G.: Z. ges. inn. Med. **12**, 605 (1957).
[*2282*] Kosenow, W.: Z. Kinderheilk. **69**, 191 (1950/51).
[*2283*] —, u. N. Schümmelfeder: Klin. Wschr. **1953**, 1022.
[*2284*] Kostmann, R.: Acta paediat. (Uppsala) **45**, Suppl. 105 (1956).
[*2285*] Kourilsky, R.: Rev. Tuberc. (Paris) **15**, 917 (1951).
[*2286*] Kozinn, P. J.: Pediatrics **20**, 827 (1957).
[*2287*] Krainick, H. G.: Helv. paediat. Acta **13**, **432** (1958).
[*2288*] Kralkowska, J.: Pediat. pol. **34**, 200 (1959).

[2289] KRAMER, J. H. VAN DE, H. A. WEIJERS u. W. K. DICKE: Acta paediat. (Uppsala) **42**, 223 (1953).
[2290] KRANZ, W. C., and J. D. RUFF: Oral Surg. **12**, 88 (1959).
[2291] KREČMER, B. B.: Pediat. (russ.) **1953**, 36.
[2292] KREDBA, V.: Med. Klin. **1956**, 136.
[2293] KREIDENBERG, M. B.: J. Pediat. **43**, 92 (1953).
[2294] KREPLER, P. Z.: Z. Kinderheilk. **79**, 211 (1957).
[2295] KRIVIT, W., and R. A. GOOD: A.M.A. J. Dis. Child. **97**, 137 (1959).
[2296] KÜNZER, W., u. H. ZEISEL: Z. Kinderheilk. **66**, 411 (1949).
[2297] —, u. G. BREUNINGER: Z. Kinderheilk. **71**, 415 (1952).
[2298] —, u. D. SCHNEIDER: Acta haemat. (Basel) **9**, 346 (1953).
[2299] — E. SCHÜTZ u. E. AMBS: Z. Kinderheilk. **76**, 48 (1955).
[2300] — Kinderärztl. Prax. **28**, 1 (1960).
[2301] KUNSTADTER, R. H., and R. I. KLEIN: J. Amer. med. Ass. **168**, 1008 (1958).
[2302] KUSKE, F. A.: Arch. Kinderheilk. **142**, 132 (1951).
[2303] LADD, W. E.: New Engl. J. Med. **215**, 705 (1936).
[2304] LALEZARI, P.: Blood **15**, 236 (1960).
[2305] LAMBRINAKOS, P.: Arch. franç. Pédiat. **12**, 972 (1955).
[2306] LAMMAN, J. T.: J. Pediat. **46**, 724 (1955).
[2307] LAMY, M., et M. AUSSANNAIRE: Arch. franç. Pédiat. **10**, 71 (1952).
[2308] LANDTMAN, B., u. E. KASSILA: Acta paediat. (Uppsala) **44**, 272 (1955).
[2309] LANDSBERGER, M.: Klin. Wschr. **1924 II**, 1360.
[2310] LANGEMANN-LAVATER, U. L.: Helv. paediat. Acta **14**, 302 (1959).
[2311] LANSECKER, H.: Wien. klin. Wschr. **1956**, 433.
[2312] LAPLANE, R.: Bull. Soc. méd. Hôp. Paris **75**, 31, 314 (1959).
[2313] LAURELL, T. G.: Nord. Med. **59**, 49 (1958).
[2314] LAURENCE, G.: Rev. Prat. (Paris) **1958**, 2793.
[2315] LAWLER, H. J.: Amer. J. Dis. Child. **90**, 701 (1955).
[2316] LAWSON, D.: Proc. Nutr. Soc. **13**, 75 (1954).
[2317] LEE, CH., and E. LINER: J. Pediat. **51**, 303 (1957).
[2318] LEES, M. H., and H. JOLLY: Lancet **1957**, No 7006, 1147.
[2319] LEGLER, U.: Dtsch. med. Wschr. **1959**, 69.
[2320] LEHMANN, H.: Dtsch. med. Wschr. **1959**, 1253.
[2321] LELONG, M.: Arch. franç. Pédiat. **10**, 530 (1953).
[2322] — Ann. Pédiat. **35**, 615 (1959).
[2323] LERIQUE-KOECHLIN, A.: Rev. neurol. **99**, 11 (1958).
[2324] LEVINGSON, A.: In BRENNEMANNS Practice of pediatrits, Bd. IV. chap. 8. 1957.
[2325] LEVINGSON, M. E.: Amer. J. dig. Dis. **21**, 149 (1954).
[2326] LIBAN, E.: Amer. J. Dis. Child. **88**, 210 (1954).
[2327] LICH, R.: J. Amer. med. Ass. **157**, 577 (1955).
[2328] LIEBNER, E., u. E. FLORIAN: Ann. paediat. (Basel) **189**, 129 (1957).
[2329] LIGHTWOOD, R.: Arch. Dis. Childh. **27**, 362 (1952).
[2330] LILI LING, AN-CH'ÜAN MA: Clin. med. J. **78**, 228 (1959).
[2331] LINNEWEH, F.: Dtsch. med. Wschr. **1957**, 369, 438, 499.
[2332] — Mschr. Kinderheilk. **106**, 169 (1958).
[2333] — Z. Kinderheilk. **81**, 567 (1958).
[2334] — Z. Kinderheilk. **81**, 706 (1958).
[2335] LIPMAN, B. L., and S. O. KRASNOFF: Amer. J. Dis. Child. **78**, 477 (1949).
[2336] LIPMAN, B. J., I. M. ROSENTHAL and H. LOWENBURG: Amer. J. Dis. Child. **82**, 561 (1951).
[2337] LITTLE, J.: Pediatrics **24**, 1 (1959).
[2338] LONGINO, L. A., and T. W. MARTIN: Pediatrics **21**, 596 (1958).
[2339] LONTIC, P., et E. BUISSERET: Presse méd. **1951**, 348.
[2340] LORENZ, E., W. FALK u. H. KALOUD: Mschr. Kinderheilk. **100**, 315 (1952).
[2341] LOTHER, U.: Arch. Kinderheilk. **160**, 156 (1956).
[2342] LOWREY, G. H.: Amer. J. Dis. Child. **96**, 131 (1958).
[2343] LUBBY, A. L.: J. Pediat. **54**, 615 (1959).
[2344] LUND, O. E.: Arch. Psychiat. Nervenkr. **195**, 205 (1956).
[2345] LUTZ, W.: Lehrbuch der Haut- und Geschlechtskrankheiten, 2. Aufl. Basel u. New York: S. Karger 1957.
[2346] MAI, H.: Z. Kinderheilk. **61**, 503 (1940).
[2347] — Z. Kinderheilk. **82**, 73 (1959).
[2348] — Münch. med. Wschr. **1960**, 22.
[2349] MALÝ, R.: Kinderärztl. Prax. **28**, 105 (1960).
[2350] MARAMAROSI, G.: Derm. Wschr. **129**, 313 (1954).

[2351] MARIE, J., P. H. SERINGE, O. SCHWEISSGUTH et S. HEBET: Arch. franç. Pediat. **4**, 389 (1947).
[2352] — Sem. Hôp. Paris **28**, 605 (1952).
[2352a] —, et G. SÉE: Arch. franç. Pédiat. 8, 563 (1951).
[2353] — Amer. J. Dis. Child. **87**, 731 (1954).
[2354] —, et M. BASSET: Ann. Pédiat. **35**, 528 (1959).
[2355] MARKS, T. M.: Amer. J. Dis. Child. **60**, 923 (1940).
[2356] MARQUARDSEN, G.: Arch. Kinderheilk. **158**, 142 (1958).
[2357] MARTI, J., u. J. H. KAUFMANN: Dtsch. med. Wschr. **1959**, 984.
[2358] MARTISCHNIG, R.: Tuberkulose im Säuglingsalter. Wien: Wilhelm Maudrich 1952.
[2359] MARTONI, L.: Clin. pediat. (Bologna) **40**, 501 (1958).
[2360] MATAJC, L.: Zdrav. Vestn. **27**, 15 (1958).
[2361] MATSON, D. D.: New Engl. J. Med. **255**, 933 (1956).
[2362] MATTEIS DE F., e G. RAGGIO: Minerva pediat. (Torino) **6**, 794 (1954).
[2362a] — G. Mal. infett. **7**, 594 (1955).
[2363] McGOVERN, J. J.: New Engl. J. Med. **258**, 1149 (1958).
[2364] McKENZIE, D., and J. D. L. HANSEN: Arch. Dis. Childh. **34**, 250 (1959).
[2364a] McPARLAND, F. A., and W. B. KIESEWETTER: Surg. Gynec. Obstet. **106**, 11 (1958).
[2365] McQUARRIE, I., E. T. BELL, B. ZIMMERMANN and W. S. WRIGHT: Fed. Proc. **9**, 337 (1950).
[2366] — Amer. J. Dis. Child. **87**, 399 (1954).
[2367] MEIER, A., u. F. KÖBERLE: Z. Kinderheilk. **62**, 576 (1941).
[2367a] MELICK, W. F.: J. Urol. (Baltimore) **78**, 592 (1957).
[2368] MILKMAN, L. A.: Amer. J. Roentgenol. **32**, 622 (1934).
[2369] MILLER, F.: Virchows Arch. path. Anat. **326**, 73 (1954).
[2370] MILTON, S. S., and M. M. STREITFELD: Amer. J. Dis. Child. **91**, 555 (1956).
[2371] MINERVINI, F., and T. V. SANTULLI: J. Pediat. **52**, 324 (1958).
[2372] MIRANDE, L. M.: Arch. argent. Derm. **7**, 267 (1957).
[2373] MISCH, K. A., and H. M. MOLDEN: Arch. Dis. Childh. **33**, 179 (1958).
[2374] MISRA, S. S.: Acta med. scand. Suppl. **259**, 281 (1951).
[2375] MITCHELL, F. N., u. W. H. CABANISS jr.: Acta paediat. (Uppsala) **45**, 222 (1956).
[2376] MITCHELL, G. R.: Arch. Dis. Childh. **33**, 205 (1958).
[2377] MÖLLER, L. K.: Acta paediat. (Uppsala) **44**, 399 (1955).
[2378] MOLL, H.: Arch. Kinderheilk. **157**, 255 (1958).
[2379] MOLNAR, S.: Gyermekgyógyászat 8, 228 (1957).
[2380] MONDE, R., et A. BASSET: Bull. Soc. franç. Derm. Syph. **56**, 237 (1958).
[2381] MONET, P.: Sem. Hôp. Paris **1957**, 2486.
[2382] MOORE, T. C.: Surgery **92**, 215 (1953).
[2383] MORAND, J. J., and ST. M. BECKER: Amer. J. clin. Path. **31**, 517 (1959).
[2384] MORO, E.: Ekzema infantum und Dermatitis seborrhoides. Berlin: Springer 1932.
[2385] MÜLLER, D.: Dtsch. Gesundh.-Wes. **13**, 1117 (1958).
[2386] MÜLLER, N.: Arch. Kinderheilk. **157**, 155 (1958).
[2387] MULLOY, M., and R. E. KNUTTI: J. Pediat. **39**, 251 (1951).
[2388] MUNRO-FAURE, H.: Pediatrics **23**, 914 (1959).
[2389] MUNZINGER, H.: Arch. Kinderheilk. **161**, 60 (1950).
[2390] MYERS, R. L.: Pediatrics **18**, 767 (1956).
[2391] —, and L. E. HARRIS: Proc. Mayo Clin. **34**, 102 (1959).
[2392] NADAS, A. S., C. W. DAESCHNER, A. POTH and S. L. BLUMENTHAL: Pediatrics **9**, 167 (1952).
[2393] NAGAI, H.: Ann. paed. jap. **2**, 199 (1956).
[2394] — Ann. paediat. jap. **2**, 90 (1956).
[2395] NEIMANN, N.: Arch. franç. Pédiat. **14**, 1083 (1957).
[2396] — Arch. franç. Pédiat. **16**, 1023 (1959).
[2397] NEUMANN, A.: Mschr. Kinderheilk. **107**, 293 (1959).
[2398] McNICKOLL, B.: Proc. roy. Soc. Med. **45**, 220 (1952).
[2399] NICOLINI, A.: Minerva pediat. (Torino) 8, 53 (1956).
[2400] NITSCHKE, A.: Mschr. Kinderheilk. **41**, 128 (1928).
[2401] NOBACK, G. J.: J. Dis. Child. **22**, 120 (1921).
[2402] NÖLLER, H. G., u. K. J. FREUNDT: Arch. Kinderheilk. **157**, 258 (1958).
[2403] OBERHOFFER, G.: Z. Kinderheilk. **68**, 167 (1950).
[2404] OBERNIEDERMAYR, A.: Münch. med. Wschr. **1955**, 4.
[2405] OBIDITSCH-MAYER, I., u. F. HELMER: Wien. klin. Wschr. **71**, 968 (1959).
[2406] OECONOMOPOULOS, CHR. T.: J. Pediat. **53**, 24 (1958).
[2407] OEHLERT, W.: Beitr. path. Anat. **117**, 253 (1957).
[2408] OEHME, J.: Kinderärztl. Prax. **23**, 385 (1955).

[2409] Oehme, J., G. Schwick u. H. E. Schultze: Klin. Wschr. **1958**, 521.
[2410] Okuni, M.: Paediat. Univ. Tokyo **1958**, 30.
[2411] Okuyama, K.: Paediat. Univ. Tokyo **1958**, 67.
[2412] Olive, J. T., and J. W. du Shane: Amer. J. Dis. Child. **85**, 43 (1953).
[2413] Oliveira, H. P.: Sangue Milano **4**, 51 (1959).
[2414] Ootegkem, G. van: Acta paediat. (Uppsala) **44**, 263 (1955).
[2415] Opitz, H.: Kinderärztl. Prax. **23**, 156 (1955).
[2416] Oppermann, A.: Ann. anat. path., N. s. **3**, 454 (1958).
[2417] Oppermann, Ch., u. H. Ortner: Zbl. allg. Path. path. Anat. **100**, 33 (1959).
[2418] Otani, T.: Arch. franç. Pédiat. **15**, 227 (1958).
[2419] Pache, H. D., u. J. Lorenzo: Münch. med. Wschr. **1960**, 191.
[2420] Palomby, L., e L. Esposito: G. Mal. infett. **11**, 979 (1959).
[2421] Paltauf, A.: Wien. klin. Wschr. **1889**, 877.
[2422] Pande, H.: Acta paediat. (Uppsala) **48**, 397 (1959).
[2423] Paris, L.: J. Pediat. **46**, 1 (1955).
[2424] Parker, R. G. F.: Arch. Dis. Childh. **33**, 330 (1958).
[2425] Parker, W. L.: Canad. med. Ass. J. **80**, 893 (1959).
[2426] Paul, J.: Z. Kinderheilk. **81**, 183 (1958).
[2427] Paul, O., and C. J. Harrison: J. Amer. med. Ass. **149**, 363 (1952).
[2428] Pavlik, A.: Z. Orthop. **89**, 341 (1958).
[2429] Pawlukiewicz, St.: Pol. Tyg. lek. **1957**, 1777.
[2430] Payne, R., and M. R. Rolfs: J. clin. Invest. **37**, 1756 (1958).
[2431] Peltonen, T.: Kinderärztl. Prax. **27**, 217 (1959).
[2432] Peluffo, E.: Arch. Pediat. Uruguay **29**, 383 (1958).
[2433] Pérez, A. C.: Arch. esp. Urol. **13**, 10 (1957).
[2434] Peres, E.: Kinderärztl. Prax. **24**, 14 (1956).
[2435] Petit, P.: Arch. franç. Pédiat. **14**, 789 (1957).
[2436] Pfaundler, M. v.: Jb. Kinderheilk. **70**, 1909.
[2437] — Verh. dtsch. Kongr. inn. Med. **1911**, 36.
[2438] Pickering, D. E., and D. A. Fisher: J. chron. Dis. **7**, 242 (1958).
[2439] Pierce, M. J.: J. Pediat. **54**, 691 (1959).
[2440] Pisciotta, A. V.: J. Lab. clin. Med. **54**, 73 (1959).
[2441] Plenert, W.: Kinderärztl. Prax. **23**, 481 (1958).
[2442] Pollock, A. Q., and P. A. Laslett: J. Pediat. **53**, 731 (1958).
[2443] Pomponio, N., e N. Pontonieri: Minerva paediat. (Torino) 8, 102 (1956).
[2444] Popoff, N., u. A. Wasilewa: Pediat. pol. **34**, 1077 (1959).
[2445] Porcelli, T.: Pediatria (Napoli) **60**, 189 (1952).
[2446] Pounders, C. M.: J. Pediat. **51**, 413 (1957).
[2447] Prader, A.: Schweiz. med. Wschr. **1956**, 289.
[2448] Prader, A., u. R. E. Siebenmann: Helv. paediat. Acta **12**, 569 (1957).
[2449] — Helv. paediat. Acta **13**, 426 (1958).
[2450] Prichard, J. St., and D. A. Greal (Med. Clin. N. Amer. **42**, 379 (1958).
[2451] Prochazka, M.: Čsl. Pediat. **12**, 1014 (1957).
[2452] Prouty, M., and W. L. Waskow: J. Pediat. **50**, 734 (1957).
[2453] Puretić, St., and B. Puretić: Rad. med. Fak. Zagrebu **3**, 232 (1957).
[2454] Purpura, R.: Lattante **28**, 216 (1957).
[2455] Queill, J.: Arch. franç. Pédiat. **16**, 668 (1959).
[2456] Quick, A. J.: Brit. med. J. **1959**, No 5129, 1059.
[2457] Quillian, W. W.: J. Pediat. **53**, 737 (1958).
[2458] Raia, A.: Gastroenterology **16**, 787 (1950).
[2459] Rambar, A. C.: J. Pediat. **31**, 556 (1947).
[2460] Rapaport, S.: Amer. J. Dis. Child. **73**, 391 (1947).
[2461] Ravitch, M. M.: Calif. Med. **89**, 7 (1958).
[2462] Reed, R. W.: Dtsch. med. Wschr. **1956**, 1.
[2463] Rehbein, F., u. W. Eckesparre: Medizinische **1957**, 1366.
[2464] —, u. W. Hüther: Kinderärztl. Prax. **25**, 403 (1957).
[2465] — Kinderärztl. Prax. **26**, 296 (1958).
[2466] Reid, J. D.: J. Pediat. **56**, 658 (1960).
[2467] Reilly, W.: Symp. Pediatr. Endocrinol. 1957, S. 849.
[2468] Reimold, E.: Kinderärztl. Prax. **28**, 112 (1960).
[2469] Reinwein, H.: Arch. Kinderheilk. **159**, 103 (1959).
[2469a] Richards jr., G. J., and R. J. Reeves: Amer. J. Dis. Child. **95**, 284 (1958).
[2470] Richart, R., and K. Benirschke: New Engl. J. Med. **258**, 979 (1958).
[2471] Riecke, H.: Arch. Kinderheilk. **148**, 71 (1954).
[2472] Rivarda, J. E.: Arch. argent. Pediat. **50**, 123 (1958).

[2473] ROBBINS, J. G.: Arch. Derm. Syph. (Chicago) **70**, 232 (1954).
[2474] ROBERTS, M. H.: Canad. med. Ass. J. **78**, 922 (1958).
[2475] ROBERTS, A. P.: Arch. Dis. Childh. **33**, 222 (1958).
[2476] ROBERTSON, S. E. J.: Med. J. Aust. **1957 II**, 686.
[2477] ROCHE, J., S. LISSISKY et R. C. MICHEL: C. R. Acad. Sci. (Paris) **234**, 997, 1228 (1952).
[2478] RÖSSLER, H., u. P. SCHUMACHER: Neue öst. Z. Kinderheilk. **2**, 263 (1957).
[2479] ROHMER, P.: Sem. Hôp. Paris **1956**, 3886.
[2480] ROLL-HANSEN, D. H.: Nord. Med. **59**, 360 (1958).
[2481] ROMINGER, E.: Arch. Kinderheilk. **131**, 23 (1924).
[2482] — Arch. Kinderheilk. **162**, 1 (1960).
[2483] ROOTSELAAR, F. J. VAN: Ned. T. Geneesk. **102**, 2097 (1958).
[2484] ROSENBERG, H .S., and D. G. McNAMARA: Pediatrics **20**, 408 (1957).
[2485 u. 2486] ROSENKRANZ, A.: Helv. paediat. Acta **13**, 455 (1958).
[2487] ROSKE, G.: Mschr. Kinderheilk. **47**, 385 (1930).
[2488] ROSS, C.: Arch. Dis. Childh. **30**, 316 (1955).
[2489] ROSSI, E.: Herzkrankheiten im Säuglingsalter. Stuttgart: Georg Thieme 1954.
[2490] —. u. M. RENTSCH: 59. Tagg Dtsch. Ges. Kinderheilk. 1960.
[2491] ROSSIER, A.: Ann. Pédiat. **34**, 368 (1958).
[2492] ROTHMUND, A.: Albrecht v. Graefes Arch. Ophthal. **14**, 159 (1868).
[2493] ROUNDS, V. J.: Pediatrics **14**, 528 (1954).
[2494] ROWE, R. D., and L. S. JAMES: J. Pediat. **51**, 1 (1957).
[2495] ROYER, P.: Méd. infant. **7**, 17 (1959).
[2496] RUPP, W.: Z. Kinderheilk. **81**, 200 (1958).
[2497] — Z. Kinderheilk. **82**, 668 (1959).
[2498] SAILER, J., u. R. HINRICHS: Wien. Z. inn. Med. **40**, 10 (1959).
[2499] SALMI, T., u. P. LAKESMAA: Acta paediat. (Uppsala) **45**, 428 (1956).
[2500] SANDMANN, H.: Kinderärztl. Prax. **26**, 195 (1958).
[2501] — Kinderärztl. Prax. **26**, 427 (1958).
[2502] SANSONE, G.: Minerva pediat. (Torino) **10**, 677 (1958).
[2503] SANT'AGNESE, P. A. DI: Acta paediat. (Uppsala) **46**, 51 (1957).
[2504] SANTY, P.: J. franç. Méd. Chir. thor. **11**, 457 (1957).
[2505] SAUERBREI, H. U.: Z. Kinderheilk. **67**, 233 (1949); **78**, 439 (1956).
[2506] —, u. A. UNTERBERG: Kinderärztl. Prax. **21**, 388 (1953).
[2507] SCAGLIONE, G.: Rass. Clin. Ter. **56**, 185 (1958).
[2508] SCARZELLA, M.: Minerva pediat. (Torino) **10**, 941 (1958).
[2509] SCHÄFER, H., u. E. WERNER: Z. Kinderheilk. **67**, 469 (1949/50).
[2510] SCHÄFER, R., u. F. SOUCHON: Arch. Kinderheilk. **158**, 17 (1958).
[2511] SCHAEFER, R., u. CHR. FLUX: Kinderärztl. Prax. 28, 97 (1960).
[2512] SCHALL, L.: Medizinische **1958**, 741.
[2513] SCHAPER, G.: Kinderärztl. Prax. **24**, 1 (1956).
[2514] SCHIFF, E.: Z. Kinderheilk. **76**, 426 (1955).
[2515] SCHLESINGER, B., W. W. PAYNE and E. D. BURNARD: Arch. Dis. Childh. **24**, 15, 117 (1949).
[2516] SCHMID, F., u. A. WEISS: Mschr. Kinderheilk. **102**, 442 (1954).
[2517] SCHMID, P. CH.: Z. Kinderheilk. **81**, 13 (1958).
[2518] SCHMIDT, W.: Kinderärztl. Prax. **27**, 9 (1959).
[2519] SCHMIDT-WEYLAND, P.: Med. Klin. **2**, 1763 (1925).
[2520] SCHMÖGER, R.: Ärztl. Wschr. **1957**, 103.
[2521] SCHNECK, H.: J. Pediat. **52**, 584 (1958).
[2522] SCHNEEGANS, E.: Strasbourg méd., N. s. **1**, 437 (1950).
[2523] SCHWENZER, N.: Z. Kinderheilk. **82**, 167 (1959).
[2524] SCHOEN, E. J., A. L. KING and R. T. DUANE: Pediatrics **17**, 72 (1956).
[2525] SCHÖNENBERG, H., u. M. STAEMMLER: Z. Kinderheilk. **83**, 259 (1960).
[2526] SCHORN, J.: Verh. dtsch. Ges. Path. **1956**, 291.
[2527] SCHREIER, K.: Mschr. Kinderheilk. **97**, 121 (1949).
[2528] —, u. H. WEISER: Z. Kinderheilk. **73**, 133 (1953).
[2529] SCHULTE, E.: Z. Orthop. **90**, 506 (1958).
[2530] SCHUMACHER, P.: Münch. med. Wschr. **1959**, 1083.
[2531] SHWACHMANN, H.: Amer. J. Dis. Child. **92**, 347 (1956).
[2532] — Pediatrics **25**, 155 (1960).
[2533] SCHWEISSGUT, O., et J. NONAILLE: Sem. Hôp. Paris **1952**, 2155.
[2533a] SCHWENZER, N.: Z. Kinderheilk. **82**, 167 (1959).
[2534] SCOLPINI, V., u. A. U. R. GUERRA: Arch. pediat. Uruguay **29**, 88 (1958).
[2535] SCOTT, R. B.: Pediatrics **13**, 447 (1954).

[2535a] SCOTT, L. S.: Brit. J. Surg. **42**, 513 (1955).
[2536] SEIDLMAYER, M.: Z. Kinderheilk. **64**, 171 (1943).
[2537] SHELDON, J.: Arch. Dis. Childh. **22**, 7 (1947).
[2538] SHERMAN, F. E.: J. Pediat. **54**, 93 (1959).
[2539] SHERMAN, M. S.: Amer. J. Roentgenol. **63**, 212 (1950).
[2540] SHURINOK, A. R.: Nov. chir. Arh. **1958**, 98.
[2541] SHWACHMAN, H.: Amer. J. Dis. Child. **91**, 223 (1956); — New Engl. J. med. **225**, 999 (1956).
[2542] SIDERIDES, L. E.: J. Pediat. **51**, 435 (1957).
[2543] SIEMENS, H. W.: Arch. Derm. Syph. (Berl.) **157**, 382 (1959).
[2544] SIENIAWSKA, M.: Pediat. pol. **33**, 577 (1958).
[2545] SINGLETON, J. W., and G. G. GRAHAM: Amer. J. Dis. Child. **89**, 609 (1955).
[2546] SIROLA, K.: Ann. Paediat. Fenn. **5**, 304 (1959).
[2547] SIWE, ST.: Advanc. Pediat. **4**, 1—7 (1949).
[2548] SMETANA, H. F.: Amer. J. Path. **31**, 747 (1955).
[2548a] —, and F. B. JOHNSON: Amer. J. Path. **31**, 747 (1955).
[2549] SMITH, N. J.: J. Pediat. **54**, 654 (1959).
[2550] SMITHELLES, R. W., and E. B. OUTON: Arch. Dis. Childh. **34**, 223 (1959).
[2551] SOKOLOFF, L. N.: Nature (Lond.) **183**, 751 (1959).
[2551a] SOMMARAL, D.: Helv. paediat. Acta **12**, 666 (1957).
[2552] SPANN, W.: Münch. med. Wschr. **1959**, 929.
[2553] SPIESS, H.: Schutzimpfungen. Stuttgart: Georg Thieme 1958.
[2554] — Dtsch. med. Wschr. **1959**, 1410.
[2555] STADLER, H. E.: J. Pediat. **33**, 624 (1948).
[2556] STAHLIE, T. D.: J. Pediat. **48**, 710 (1956).
[2557] STAVE, U.: Z. Kinderheilk. **77**, 554 (1956).
[2558] STEIFLER, M.: J. Dis. Child. **95**, 25 (1958).
[2559] STEIN, H.: Arch. Kinderheilk. **161**, 149 (1960).
[2560] STEINICKE-NIELSEN, O.: Acta paediat. (Uppsala) **45**, 636 (1956).
[2561] STERNER, G.: Acta paediat. (Uppsala) **45**, 449 (1956).
[2562] STILL, W. J., and H. E. BOULT: Lancet **1956, I** No 6934, 117.
[2563] STOEBER, E.: Z. Kinderheilk. **62**, 513 (1941).
[2564] — Z. Kinderheilk. **71**, 319 (1952).
[2565] STOPPELMAN, M. R. H.: Mschr. Kindergeneesk. **25**, 4 (1957).
[2566] STOWENS, D.: J. Dis. Child. **94**, 674 (1957).
[2566a] — Amer. J. Gastroent. **33**, 294 (1960).
[2567] STRANSKY, E.: Philipp. J. Pediat. 8, 18 (1959).
[2568] STRESEMANN, E.: Z. Kreisl.-Forsch. **23**, 77 (1955).
[2569] STRÖDER, J., u. E. GEISLER: In LINNEWEH, Prognose chronischer Krankheiten. Heidelberg: Springer 1960.
[2570] STRØM, T.: Acta paediat. (Uppsala) **46**, 601 (1957).
[2571] STRUPPLER, A.: In BODECHTEL, Differentialdiagnose neurologischer Erkrankungen. Stuttgart: Georg Thieme 1957.
[2572] SULZBERGER, M. B.: Arch. Derm. Syph. (Berl.) **154**, 19 (1928).
[2573] SUNDAL, A.: Acta paediat. (Uppsala) **45**, 456 (1956).
[2574] SWENSON, O.: Surgery **24**, 212 (1948).
[2575] —, and J. H. FISHER: Pediatrics **18**, 304 (1956).
[2576] — Ann. Surg. **146**, 706 (1957).
[2577] —, and J. H. FISCHER, A.M.A. Arch. Surg. **79**, 987 (1959).
[2578] SWOBODA, W.: In LINNEWEH, Physiologische Entwicklung des Kindes, S. 419. Berlin-Göttingen-Heidelberg: Springer 1959.
[2579] SYDOW, G. Z.: Acta paediat. (Uppsala) **46**, 497 (1957).
[2580] SYNDER jr., W. H.: J. Amer. med. Ass. **149**, 1645 (1952).
[2581] SZCÉSNIAK, A.: Zbl. Gnyäk. **80**, 1889 (1958).
[2582] SZÓRÁDY, I.: Mschr. Kinderheilk. **107**, 249 (1959).
[2583] TAILLENS, J.: Pract. oto-rhino-laryng. (Basel) **20**, 104 (1958).
[2584] TALALAK, P.: Langenbecks Arch. klin. Chir. **292**, 451 (1959).
[2585] TAUSSIG, F. J.: Diseases of the vulva. London: Appleton & Co. 1931.
[2586] TAYLOR, W. B.: A.M.A. Arch. Derm. **75**, 236 (1957).
[2587] THALHAMMER, O.: Öst. Z. Kinderheilk. **4**, 201 (1949/50).
[2588] THOENES, F.: Z. Kinderheilk. **76**, 476 (1955).
[2589] THIBAULT, PH.: Vie méd. **40**, 911 (1959).
[2590] THIEME, W.: Kinderärztl. Prax. **22**, 435 (1954).
[2591] THIEFFRY, ST.: Ann. paediat. (Basel) **191**, 95 (1958).
[2592] THOMSON, J.: Clinical study and treatment of sick children. London: Oliver & Boyd 1925

[2593] TOLENTINO, P.: Aggiorn. Mal. Infez. **2**, 9 (1956).
[2594] TOBLER, R., u. A. PRADER: Helv. paediat. Acta **12**, 215 (1957).
[2595] — Helv. paediat. Acta **12**, 215 (1957).
[2596] —, u. H. COTTIER: Helv. paediat. Acta **13**, 313 (1958).
[2597] TOSCANO, F., u. G. ROSSI: Pediatria (Napoli) **58**, 209 (1950).
[2598] TOŠOVSKÝ, V., u. O. VYCHYTIL: Das akute Abdomen im Kindesalter. Berlin: Volk u. Gesundheit 1958.
[2599] TROJABORG, W., u. P. PLUM: Ugeskr. Laeg. **122**, 311 (1960).
[2600] TURPIN, R.: Ann. Pédiat. **35**, 265 (1959).
[2601] TUFFY, PH., A. K. BROWN and W. W. ZUELZER: A.M.A. J. Dis. Childh. **98**, 227 (1959).
[2602] TUNGER, H.: Ärztl. Wschr. **12**, 474 (1957).
[2603] TVETERAS, E., u. P. RUDSTRÖM: Acta paediat. (Uppsala) **45**, 545 (1956).
[2604] UGLAND, J.: Acta paediat. (Uppsala) **41**, 483 (1952).
[2605] UNDEUTSCH, U.: Z. Kinderheilk. **74**, 484 (1954).
[2606] URBAN, N.: Arch. Kinderheilk. **150**, 13 (1955).
[2607] — Z. Kinderheilk. **78**, 104 (1956).
[2608] VANEK, J.: Hyg. Epid. Prague **3**, 283 (1959).
[2609] VAHLQUIST, B., u. N. ANJOU: Acta haemat. (Basel) **8**, 199 (1952).
[2610] VASQUEZ, J. R.: Arch. argent. Pediat. **47**, 241 (1957).
[2611] — Arch. argent. Pediat. **50**, 152 (1958).
[2612] VEENEKLAAS, G. M. H.: Ned. T. Geneesk. **1947**, 316.
[2613] VEDDER, J. S.: J. Pediat. **48**, 212 (1956).
[2614] VERSÉ, H.: Z. Kinderheilk. **78**, 82 (1956).
[2615] VEST, M.: Ann. paediat. (Basel) **184**, 108 (1955).
[2616] VOGTHERR, H., u. H. LOCHER: Ann. paediat. (Basel) **189**, 205 (1957)
[2617] VOIGT, G. E.: Medizinische **1959**, 896.
[2618] VIGNEC, A. J. P.: J. Pediat. **53**, 692 (1958).
[2619] VILLENEUWE, V. H. DE: Mschr. Kindergeneesk. **26**, 23 (1958).
[2620] VINES, R., and L. DODS: Aust. Ann. Med. **3**, 5 (1954).
[2621] VRTILEK, M.: Helv. paediat. Acta **7**, 207 (1952).
[2622] WALKER, C. H. M.: Arch. Dis. Childh. **32**, 293 (1957).
[2623] WALTHER, T.: Acta paediat. (Uppsala) **45**, 476 (1956).
[2624] WARKANY, J., and D. M. HUBBARD: Lancet **22**, 829 (1948).
[2625] WATTIEZ, R.: Helv. paediat. Acta **12**, 643 (1957).
[2626] WATSON, K. C.: Arch. Dis. Childh. **33**, 171 (1958).
[2627] WEBB, B. W.: Arch. Dis. Childh. **32**, 82 (1957).
[2628] WEBER, G.: Schweiz. med. Wschr. **1958**, 159.
[2629] WECHSELBERG, KL.: Tägl. Praxis **1**, 411 (1960).
[2630] —, u. K. R. BUNGE: Mschr. Kinderheilk. **108**, 272 (1960).
[2631] WEGELINS, R., u. TH. PELTONEN: Acta paediat. (Uppsala) **43**, 280 (1954).
[2632] WEIPPL, G.: Wien. Z. inn. Med. **38**, 375 (1957).
[2633] WEISEMANN, H. J.: J. Pediat. **55**, 207 (1959).
[2634] WEISSBECKER, L.: Kobalt als Spurelement und Pharmakon. Stuttgart: Georg Thieme 1950.
[2635] WEISSE, K.: Z. Kinderheilk. **71**, 136 (1952).
[2636] WEISSMANN, J., and H. J. TAGNON: Arch. intern. Med. **92**, 523 (1933).
[2637] WELLAUER, J.: Helv. paediat. Acta **4**, 462 (1949).
[2638] WERNER, E.: Kinderärztl. Prax. **22**, 339 (1954).
[2639] WETTLER, H.: Schweiz. med. Wschr. **1951**, 387.
[2640] WETTSTEIN, A.: Verh. schweiz. naturforsch. Ges. **1956**, 39.
[2641] WEYSSER, E.: Z. Kinderheilk. **72**, 498 (1953).
[2641a] WIEDEMANN, H. R.: Persönliche Mitteilung, Krankengesch. Nr 6661/1953, 8618/1953, 3015/1954, 6806/1955, Kinderklinik Krefeld.
[2642] WIESNER, E.: Öst. Z. Kinderheilk. **4**, 249 (1949/50).
[2643] WILBRANDT, W.: Wien. med. Wschr. **1958**, 809.
[2644] WILHELM, G.: Dtsch. med. Wschr. **1958**, 1428.
[2645] — Z. Kinderheilk. **83**, 711 (1960); — Dtsch. med. Wschr. **1959**, 1428.
[2646] WILKINS, L.: The diagnosis and treatment of endocrine disorders in childhood and adoleszence. Oxford 1957.
[2647] —, and H. W. JONES: J. Endocr. **18**, 559 (1958).
[2647a] WILLIAMS, B. H., and W. C. BEACH: J. Amer. med. Ass. **142**, 1286 (1950).
[2648] WILLICH, E.: Mschr. Kinderheilk. **105**, 377 (1957).
[2648a] WINDBERG, J.: Acta paediat. (Uppsala) **48**, 577 (1959).
[2649] WINGE, J.: Ugeskr. Laeg. **1958**, 150.
[2650] WINKLER, A., u. M. HITTMAIER: Öst. Z. Kinderheilk. **7**, 283 (1952).

[2651] Winters, R. W.: J. Pediat. **55**, 15 (1959).
[2652] Wiskott, A.: Zur Pathogenese, Klinik und Systematik der frühkindlichen Lungenentzündungen. Basel 1932.
[2653] Witte, E.: Z. Kinderheilk. **66**, 115 (1949).
[2654] Wokurek, W.: Kinderärztl. Prax. **28**, 66 (1960).
[2655] Wolf, G. H.: Neue öst. Z. Kinderheilk. **4**, 9 (1959).
[2656] Wolf, I. J.: J. Amer. med. Ass. **166**, 1859 (1958).
[2657] Wolff, O. H.: Med. Press **1958**, 911.
[2658] Wolfram, G.: Münch. med. Wschr. **1959**, 1398.
[2659] Wolfrom, I.: Arch. Kinderheilk. **158**, 159 (1958).
[2660] Wolman, B.: Acta paediat. (Uppsala) **45**, 595 (1956).
[2661] Worriger, P.: Das Säuglingsekzem. Stuttgart: Wissenschaftliche Verlagsgesellschaft 1943.
[2662] Worthen, H. G., R. L. Vernier and R. A. Good: A.M.A. J. Dis. Childh. **98**, 731 (1959).
[2663] Wright, J., and D. Morley: Lancet **1958 I**, No 7026, 871.
[2664] Wylie, M. E. S.: Arch. Dis. Childh. **28**, 297 (1953).
[2665] Yllpö, L., u. A. Yllpö: Acta paediat. (Uppsala) **45**, 483 (1956).
[2666] Zapp, E.: Neue paedische Urologie. (Arch. Kinderheilk. Beih. 40.) Stuttgart: Ferdinand Enke 1960.
[2666a] — Arch. Kinderheilk. **153**, 141 (1956).
[2667] Zarfl, M.: Virchows Arch. path. Anat. **266**, 274 (1927).
[2668] Zeidler, U.: Z. Kinderheilk. **81**, 315 (1958).
[2668a] Zeisel, H., u. G. Helbig: Z. Kinderheilk. **76**, 378 (1955).
[2669] Zellweger, H.: Arch. Pediat. **76**, 381 (1959).
[2670] Zetterström, R., u. S. Franzen: Acta paediat. (Uppsala) **43**, 379 (1954).
[2671] —, u. B. Strindberg: Acta paediat. (Uppsala) **47**, 14 (1958).
[2672] Ziegler, H. K.: Z. Kinderheilk. **80**, 432 (1957/58).
[2673] Zinkham, W. H.: Pediatrics **23**, 18 (1959).
[2674] Zollinger, H. V.: Helv. paediat. Acta **1**, Suppl. 1, 103 (1945/46).
[2675] Zülch, K.: Arch. Kinderheilk. **149**, 3 (1954).
[2676] Zuelzer, W. W., and F. W. Ogden: Amer. J. Dis. Child. **71**, 211 (1946).
[2677] Zunin, C., e F. Testa: Minerva paediat. (Torino) **6**, 683 (1954).

Sachverzeichnis

Auf den *kursiv* gedruckten Seiten wird das Stichwort bevorzugt behandelt